中医五运六气全书

（全2册）

顾问　张登本
主编　吴　白　金敬梅

中国出版集团有限公司

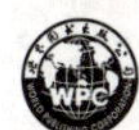
世界图书出版公司
北京　广州　上海　西安

图书在版编目（C I P）数据

中医五运六气全书：全2册 / 吴白主编 .—北京：世界图书出版公司，2012.12（2025.4重印）
ISBN 978-7-5100-5539-3

Ⅰ.①中… Ⅱ.①吴… Ⅲ.①运气（中医）—基本知识 Ⅳ.① R226

中国版本图书馆 CIP 数据核字（2012）第 320413 号

书　　名　中医五运六气全书：全2册
　　　　　ZHONGYI WUYUNLIUQI QUANSHU：QUAN 2 CE

主　　编　吴　白　金敬梅
总 策 划　吴　迪
责任编辑　梁沁宁
特约编辑　滕伟喆

出版发行　世界图书出版有限公司北京分公司
地　　址　北京市东城区朝内大街 137 号
邮　　编　100010
电　　话　010-64033507（总编室）　0431-80787855　13894825720（售后）
网　　址　http://www.wpcbj.com.cn
邮　　箱　wpcbjst@vip.163.com
销　　售　新华书店及各大平台
印　　刷　河北文福旺印刷有限公司
开　　本　787 mm×1092 mm　1/16
印　　张　126
字　　数　2681 千字
版　　次　2012 年 12 月第 1 版
印　　次　2025 年 4 月第 4 次印刷
国际书号　ISBN 978-7-5100-5539-3
定　　价　398.00 元（全 2 册）

《中医五运六气全书》专家指导委员会

（以姓氏笔画为序）

王者悦　毛小妹　田合禄　孙　洁
孙永章　杨　力　杨　威　苏　颖
李学忠　张登本　傅景华　鞠　曦

《中医五运六气全书》编辑委员会

总 主 编　吴　白　金敬梅

副总主编　（以姓氏笔画为序）
王学东　孙　洁　孙永章　苏　颖
张　弛

参编人员　（以姓氏笔画为序）
马　跃　王林萍　王雪君　刘　煜
刘迁红　刘宇佳　刘彦东　李东雪
李智慧　辛行之　张劲松　张绍华
张殿才　赵　阳

序　言

“如果说《黄帝内经》是中医学的皇冠，那么运气七篇则是那皇冠上的明珠。”这是20世纪90年代初我所著的《中医运气学》的“宣言”。

中医运气学说占据《黄帝内经·素问》三分之一的分量，是《黄帝内经》中最为光彩夺目的内容，是中医理论中最为高深，也是最有价值的部分。

运气学说对中医学的巨大贡献是无与伦比的。运气学说是中医理论的重要基础，作为运气学说的核心理论——气化学说，又是中医理论的精髓。运气七篇对中医学的最大贡献是把中医理论上升到了一个更高的境界，即气化境界。运气气化、运气藏象、运气病机、运气治疗学成为了《黄帝内经》的重要理论，不但对中医临床应用有奇效，而且对中医学的发展起到了巨大的推动作用。

历代中医学家对运气学说都非常重视，撰写了许多优秀的运气学专著，对中医运气理论的发展及临床应用都做出了重要贡献。我在中国中医科学院研究生院，经过数十年的《黄帝内经》教学及对历代运气专著的研究，感触颇深，已在我的医学专著《中医运气学》中列举的30部重要专著中作了评论。现在，由吴白主编，世界图书出版公司出版的《中医五运六气全书》对历代中医运气学说专著进行了比较全面的归纳，并作了详细的阐述，其必将对中医运气学说的弘扬和传承做出重要贡献。相信该书一定会给予广大的中医学生、医生及中医学爱好者们很大的启示，故愿应邀作序，以飨读者。

杨力

于北京中国中医科学院研究生院

2013年3月

中医五运六气全书

目录

上册

中医五运六气全书

目录

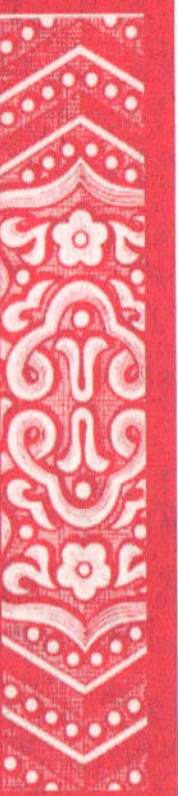

下　册

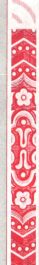

中医五运六气全书

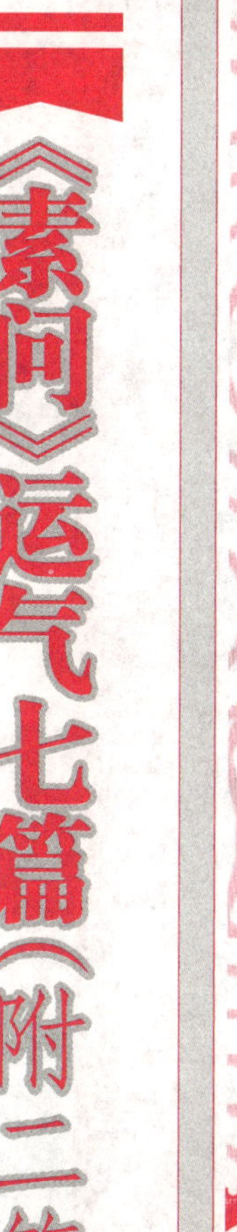

《素问》运气七篇（附二篇）

唐 王冰 注

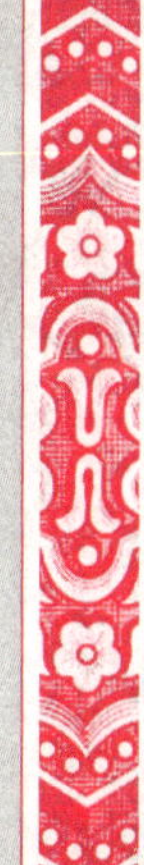

目录

CONTENTS

整理说明

《素问》天元纪大论、五运行大论、六微旨大论、气交变大论、五常政大论、六元正纪大论、至真要大论七篇，文辞古奥，篇幅浩繁，习称运气七篇。自唐人王冰补入后，逐渐盛行于世，对后世众多医家产生了重要的积极影响。

本次《〈素问〉运气七篇（附二篇）》的整理出版，是在张登本、孙理军主编的《王冰医学全书·重广补注黄帝内经素问》的基础上进行的。同时，参考了其他版本，并根据《中医五运六气全书》统一体例作相应调整、选择、校勘、注释。

《重广补注黄帝内经素问》序

夫释缚脱艰，全真导气，拯黎元于仁寿，济羸劣以获安者，非三圣道则不能致之矣。孔安国序《尚书》曰："伏羲、神农、黄帝之书，谓之三坟，言大道也。"班固《汉书，艺文志》曰："《黄帝内经》十八卷。"《素问》即其经之九卷也，兼《灵枢》九卷，乃其数焉。虽复年移代革，而授学犹存，惧非其人，而时有所隐，故第七一卷，师氏藏之，今之奉行，惟八卷尔。然而其文简，其意博，其理奥，其趣深；天地之象分，阴阳之候列，变化之由表，死生之兆彰；不谋而遐迩自同，勿约而幽明斯契，稽其言有徵，验之事不忒，诚可谓至道之宗、奉生之始矣。

假若天机迅发，妙识玄通。蕆谋虽属乎生知，标格亦资于诂训，未尝有行不由径、出不由户者也。然刻意研精，探微索隐，或识契真要，则目牛无全，故动则有成，犹鬼神幽赞，而命世奇杰，时时间出焉。则周有秦公，汉有淳于公，魏有张公、华公，皆得斯妙道者也。咸日新其用，大济蒸人，华叶递荣，声实相副。盖教之著矣，亦天之假也。

冰弱龄慕道，夙好养生，幸遇真经，式为龟镜。而世本纰缪，篇目重叠，前后不伦，文义悬隔，施行不易，披会亦难，岁月既淹，袭以成弊。或一篇重出，而别立二名；或两论併吞，而都为一目；或问答未已，别树篇题；或脱简不书，而云世阙。重《经合》而冠《针服》，併《方宜》而为《咳篇》；隔《虚实》而为《逆从》，合《经络》而为《论要》；节《皮部》为《经络》，退《至教》以先《针》。诸如此流，不可胜数。且将升岱嶽，非径奚为?！欲诣扶桑，无舟莫适。乃精勤博访，而并有其人。历十二年，方臻理要。询谋得失，深遂夙心。时于先生郭子斋堂，受得先师张公秘本，文字昭晰，义理环周，一以参详，群疑冰释。恐散于末学，绝彼师资，因而撰註，用传不朽。兼旧藏之卷，合八十一篇二十四卷，勒成一部。冀乎究尾明首，寻註会经，开发童蒙，宣扬至理而已。

其中简脱文断、义不相接者，搜求经论所有，迁移以补其处。篇目坠缺、指事不明者，量其意趣，加字以昭其义。篇论吞并、义不相涉、阙漏名目者，区分事类，别目以冠篇首。君臣请问、礼仪乖失者，考校尊卑，增益以光其意。错简碎文、前后重叠者，详其指趣，削去繁杂，以存其要。辞理秘密、难粗论述者，别撰《玄珠》，以陈其道。凡所加字，皆朱书其文，使今古必分，字不杂糅。庶厥昭彰圣旨，敷畅玄言，有如列宿高悬，奎张不乱；深泉净滢，鳞介咸分。君臣无夭枉之期，夷夏有延龄之望。俾工徒勿误，学者惟明，至道流行，徽音累属，千载之后，方知大圣之慈惠无穷。

时大唐宝应元年岁次壬寅序①。

启玄子王冰撰

将仕郎守殿中丞孙兆重改误

朝奉郎守国子博士同校正医书上骑都尉赐绯鱼袋高保衡

朝奉郎守尚书屯田郎中同校正医书骑都尉赐绯鱼袋孙奇

朝散大夫守光禄卿直秘阁判登闻检院上护军林亿

①宝应元年：公元 762 年。宝应，唐肃宗李亨的年号之一。岁次：某年在干支纪年法之干支相配循环链上的次序。

天元纪大论[①]篇 第六十六

黄帝问曰：天有五行，御五位，以生寒暑燥湿风[②]。人有五藏，化五气，以生喜怒思忧恐，御，谓临御。化，谓生化也。天真之气无所不周，器象虽殊，参应一也。　新校正云：按《阴阳应象大论》云：“喜怒悲忧恐，”二论不同者，思者，脾也，四藏皆受成焉。悲者，胜怒也，二论所以互相成也。论言五运相袭而皆治之，终朞之日，周而复始，余已知之矣，愿闻其[③]与三阴三阳之候[④]，奈何合之？论，谓《六节藏象论》也。运，谓五行应天之五运，各周三百六十五日而为纪者也。故曰终朞之日，周而复始也。以六合五，数未参同，故问之也。

鬼臾区稽首再拜对曰：昭乎哉问也。夫五运阴阳者[⑤]，天地之道也，万物之纲纪，变化之父母，生杀之本始，神明之府也，可不通乎！道，谓化生之道。纲纪，谓生长化成收藏之纲纪也。父母，谓万物形之先也。本始，谓生杀皆因而有之也。夫有形禀气而不为五运阴阳之所摄者，未之有也。所以造化不极，能为万物生化之元始者，何哉？以其是神明之府故也。然合散不测，生化无穷，非神明运为无能尔也。　新校正云：详“阴阳者”至“神明之府也”与《阴阳应象大论》同，而两论之注颇异。故物生谓之化，物极谓之变[⑥]，阴阳不测谓之神[⑦]，神用无方谓之圣。所谓化变圣神之道也。化，施化也。变，散易也。神，无期也。圣，无思也。气之施化故曰生，气之散易故曰极，无期禀候故曰神，无思测量故曰圣。由化与变，故万物无能逃五运阴阳，由圣与神，故众妙无能出幽玄之理。深乎妙用，不可得而称之。　新校正云：按《六微旨大论》云：“物之生从

①天元纪大论：天，指自然界。元，始也。纪，指规律。本篇讨论自然界万物变化的本始及其规律，故名“天元纪大论”。

②天有五行御五位，以生寒暑燥湿风：主运五步是由五行代表的。天，指自然界。御，驾御，控制。五位，在此指一年中主运的五步。

③其：承上指五运。

④三阴三阳之候……奈何合之：即厥阴风木、少阴君火、太阴湿土等六气与主运五步怎样配合。

⑤夫五运阴阳者：是就广义而言的，不可只局限于主运五步和三阴三阳。五运，即五行。

⑥物生谓之化，物极谓之变：此谓万物的发展变化，皆由化至变，亦即所谓“化者变之渐，变者化之成。”

⑦阴阳不测谓之神：阴阳的微妙变化就叫做“神”。不测，莫测，难测，在此指其变化微妙。

于化，物之极由乎变，变化之相薄，成败之所由也。”又《五常政大论》云：“气始而生化，气散而有形，气布而蕃育，气终而象变，其致一也。”

夫变化之为用也，应万化之用也。在天为玄，玄，远也。天道玄远，变化无穷。《传》曰：“天道远，人道迩。”在人为道，道，谓妙用之道也。经术政化，非道不成。在地为化，化，谓生化也。生万物者地，非土气孕育，则形质不成。化生五味，金石草木，根叶华实，酸苦甘淡辛咸，皆化气所生，随时而有。道生智①，智通妙用，唯道所生。玄生神②。玄远幽深，故生神也。神之为用，触遇玄通，契物化成，无不应也。

神在天为风，风者，教之始，天之使也，天之号令也。在地为木③，东方之化。在天为热，应火为用。在地为火，南方之化。在天为湿，应土为用。在地为土，中央之化。在天为燥，应金为用。在地为金，西方之化。在天为寒，应水为用。在地为水，北方之化。神之为用，如上五化。木为风所生，火为热所炽，金为燥所发，水为寒所资，土为湿所全，盖初因而成立也。虽初因之以化成，卒因之以败散尔。岂五行之独有是哉，凡因所因而成立者，悉因所因而散落尔。　新校正云：详“在天为玄”至此，则与《阴阳应象大论》及《五运行大论》文重，注颇异。

故在天为气，在地成形，气，谓风热湿燥寒。形，谓木火土金水。形气相感，而化生万物矣④。此造化生成之大纪。然天地者，万物之上下也；天覆地载，上下相临，万物化生，无遗略也。由是故万物自生自长，自化自成，自盈自虚，自复自变也。夫变者何？谓生之气极本而更始化也。孔子曰：曲成万物而不遗。左右者，阴阳之道路也；天有六气御下，地有五行奉上。当岁者为上，主司天。承岁者为下，主司地。不当岁者，二气居右，北行转之，二气居左，南行转之。金木水火运，面北正之，常左为右，右为左，则左者南行，右者北行而反也。　新校正云：详上下左右之说，义具《五运行大论》中。水火者，阴阳之征兆也；征，信也，验也。兆，先也。以水火之寒热，彰信阴阳之先兆也。金木者，生成之终始也⑤。木主发生应春，春为生化之始。金主收敛应秋，秋为成实之终。终始不息，其化常行，故万物生长化成收藏自久。　新校正云：按《阴阳应象大论》曰：“天地者，万物之上下也；阴阳者，血气之男女也；左右者，阴阳之道路也；水火者，阴阳之征兆也；阴阳者，万物之能始也。”与此论相出入

①道生智：谓掌握阴阳变化之理就能有无穷的智慧。

②玄生神：谓有了构成万物的元始之气就能产生微妙无穷之变化。

③神在天为风，在地为木：言自然界的变化，在天之气与地之五行是相应的，如风与木相应。

④形气相感而化生万物矣：言在天无形之气与在地有形之质相互感召、互相作用而生化成万物。

⑤金木者，生成之终始也：万物生发于春，收成于秋，春属木，秋属金，故以金木代表万物生长、收成的全过程。

也。气有多少①，形有盛衰②，上下相召，而损益彰矣③。气有多少，谓天之阴阳三等，多少不同秩也。形有盛衰，谓五运之气，有太过不及也。由是少多衰盛，天地相召，而阴阳损益昭然彰著可见也。 新校正云：详阴阳三等之义，具下文注中。

帝曰：愿闻五运之主时也何如？时，四时也。

鬼臾区曰：五气运行，各终期日，非独主时也。一运之日，终三百六十五日四分度之一乃易之，非主一时当其王相囚④死而为绝法也。气交之内迢然而别有之也。

帝曰：请闻其所谓也。

鬼臾区曰：臣积考⑤《太始天元册》文曰：《天元册》所以记天真元气运行之纪也。自神农之世，鬼臾区十世祖始，诵而行之，此太古占候灵文。洎乎伏羲之时，已镌诸玉版，命曰《册文》。太古灵文，故命曰《太始天元册》也。 新校正云：详今世有《天元玉册》，或者以为即此《太始天元册》文，非是。太虚寥廓⑥，肇基化元⑦，太虚，谓空玄之境，真气之所充，神明之宫府也，真气精微，无远不至，故能为生化之本始，运气之真元矣。肇，始也。基，本也。万物资始⑧，五运终天⑨，五运，谓木火土金水运也。终天，谓一岁三百六十五日四分度之一也。终始更代，周而复始也。言五运更统于太虚，四时随部而迁复，六气分居而异主，万物因之以化生，非曰自然，其谁能始，故曰万物资始。《易》曰："大哉乾元，万物资始。乃统天，云行雨施，品物流形。"孔子曰："天何言哉，四时行焉，百物生焉。"此其义也。布气真灵，揔统坤元，太虚真气，无所不至也，气齐生有，故禀气含灵者，抱真气以生焉。揔统坤元，言天元气常司地气，化生之道也。《易》曰："至哉坤元，万物资生。乃顺承天也。"九星⑩悬朗，七曜⑪周旋，九星，上古之时也。上古世质人淳，归真反朴，九星悬朗，五运齐宣。中古道德稍衰，标星藏曜，故计星之见者七焉。九星谓天蓬、天内、天冲、

---

①气有多少：谓天之六气各有阴阳多少之异。气，指六气，即风、寒、暑、湿、燥、火。

②形有盛衰：即运有太过不及。形，指五运。盛，太过。衰，不及。

③上下相召而损益彰矣：谓六气五行上下相合，不足与有余的现象就明显地表露出来。上，指天之六气。下，指地之五行。相召，即相互感召。损，不足。益，有余。彰，昭彰显著。

④囚：运气术语，在此指五运之气或岁气因某种原因而受到制约。囚，限制、制约。

⑤积考：谓反复考究。积，累次，多次。考，考察，研究。

⑥太虚寥廓：谓宇宙苍茫辽阔，无边无际。

⑦肇基化元：谓寥廓无边的宇宙充满了元气，元气是万物生化之本源，亦即元气是宇宙间造化万物的根源。

⑧万物资始：谓万物资取元气得以始生。资，取。始，有生之初。

⑨五运终天：谓五运在宇宙间的运动变化，充斥天地，亘古不变。五运，在这里概指五运六气的运动变化。终，极尽。《玉篇》："极也，穷也。"终天，极天地之高远。

⑩九星：指天蓬、天内（天芮）、天冲、天辅、天禽、天心、天任、天柱、天英等。古代天象中的星名。

⑪七曜：古称日、月与木、火、土、金、水五星为七曜。

天辅、天禽、天心、天任、天柱、天英，此盖从标而为始，遁甲式法，今犹用焉。七曜，谓日月五星，今外蕃具以此历为举动吉凶之信也。周，谓周天之度。旋谓左循天度而行。五星之行，犹各有进退高下小大矣。曰阴曰阳，曰柔曰刚[①]，阴阳，天道也。柔刚，地道也。天以阳生阴长，地以柔化刚成也。《易》曰："立天之道，曰阴与阳。立地之道，曰柔与刚。"此之谓也。幽显既位[②]，寒暑弛张，幽显既位，言人神各得其序。寒暑弛张，言阴阳不失其宜也。人神各守所居，无相干犯，阴阳不失其序，物得其宜，天地之道且然，人神之理亦犹也。　新校正云：按《至真要大论》云："幽明何如？岐伯曰：两阴交尽，故曰幽。两阳合明，故曰明。"幽明之配，寒暑之异也。生生化化，品物咸章。上生，谓生之有情有识之类也，下生，谓生之无情无识之类也。上化，谓形容彰显者也。下化，谓蔽匿形容者也。有情有识，彰显形容，天气主之。无情无识，蔽匿形质，地气主之。禀元灵气之所化育尔。《易》曰："天地絪缊，万物化醇。"斯之谓欤。臣斯十世，此之谓也。传习斯文，至鬼臾区，十世于兹，不敢失坠。

帝曰：善。何谓气有多少[③]，形有盛衰[④]？

鬼臾区曰：阴阳之气各有多少，故曰三阴三阳也。由气有多少，故随其升降，分为三别也。　新校正云：按《至真要大论》云："阴阳之三也，何谓？岐伯曰：气有多少异用。"王冰云："太阴为正阴，太阳为正阳，次少者为少阴，次少者为少阳，又次为阳明，又次为厥阴。"形有盛衰，谓五行之治，各有太过不及也。太过，有余也。不及，不足也。气至不足，太过迎之，气至太过，不足随之，天地之气，亏盈如此，故云形有盛衰也。故其始也，有余而往，不足随之，不足而往，有余从之，知迎知随，气可与期[⑤]。言亏盈无常，互有胜负尔。始，谓甲子岁也。《六微旨大论》曰："天气始于甲，地气始于子，子甲相合，命曰岁立。"此之谓也。则始甲子之岁，三百六十五日，所禀之气，当不足也，次而推之，终六甲也，故有余已则不足，不足已则有余，亦有岁运，非有余非不足者，盖以同天地之化也。若余已复余，少已复少，则天地之道变常，而灾害作，苛疾生矣。　新校正云：按《六微旨大论》云："木运临卯，火运临午，土运临四季，金运临酉，水运临子，所谓岁会，气之平也。"又按《五常政大论》云："委和之纪，上角与正角同，上商与正商同，上宫与正宫同。伏明之纪，上商与正商同。卑监之纪，上宫与正宫同，上角与正角同。从革之纪，上商与正商同，上角与正

①曰阴曰阳，曰柔曰刚：谓太空大气肇始，九星照耀大地，七曜运转不休，因而产生了自然界四时阴阳、昼夜寒暑的递迁，以及大地上具有刚柔不同性质的物类。

②幽显既位：幽，属阴，指黑夜。显，属阳，指白昼。既位，固定的位置及次第。

③气有多少：谓阴阳太则为多，少则为少。明・张介宾："阴阳之气，各有多少，故厥阴为一阴，少阴为二阴，太阴为三阴；少阳为一阳，阳明为二阳，太阳为三阳也。"

④形有盛衰：谓五运太过为盛，不及为衰。形，指五运（五行）。

⑤知迎知随，气可与期：明・吴昆："迎者，时未至而令先至，若有所迎也。随者，当令亢甚、复气随之也。"期，预知。

角同。涸流之纪，上宫与正宫同。赫曦之纪，上羽与正徵同。坚成之纪，上徵与正商同。”又《六元正纪大论》云：“不及而加同岁会，已前诸岁，并为正岁，气之平也。”今王注以同天之化为非有余不足者，非也。应天为天符[①]，承岁为岁直[②]，三合为治[③]。应天，谓木运之岁上见厥阴，火运之岁上见少阳、少阴，土运之岁上见太阴，金运之岁上见阳明，水运之岁上见太阳，此五者天气下降，如合符运，故曰应天为天符也。承岁，谓木运之岁，岁当于卯；火运之岁，岁当于午；土运之岁，岁当辰戌丑未；金运之岁，岁当于酉；水运之岁，岁当于子，此五者岁之所直，故曰承岁为岁直也。三合，谓火运之岁，上见少阴，年辰临午；土运之岁，上见太阴，年辰临丑未；金运之岁，上见阳明，年辰临酉；此三者，天气、运气与年辰俱会，故云三合为治也。岁直亦曰岁位，三合亦为天符。《六微旨大论》曰：天符岁会，曰太一天符。谓天、运与岁俱会也。 新校正云：按天符岁会之详，具《六微旨大论》中，又详火运，上少阴，年辰临午，即戊午岁也。土运，上太阴，年辰临丑未，即己丑、己未岁也。金运，上阳明，年辰临酉，即乙酉岁也。

帝曰：上下相召奈何？

鬼臾区曰：寒暑燥湿风火，天之阴阳也，三阴三阳，上奉之[④]。太阳为寒，少阳为暑，阳明为燥，太阴为湿，厥阴为风，少阴为火，皆其元在天，故曰天之阴阳也。木火土金水火，地之阴阳也，生长化收藏，下应之[⑤]。木，初气也。火，二气也。相火，三气也。土，四气也。金，五气也。水，终气也。以其在地应天，故云下应也。气在地，故曰地之阴阳也。 新校正云：按《六微旨大论》曰：“地理之应六节气位何如？岐伯曰，显明之右，君火之位，退行一步，相火治之。复行一步，土气治之。复行一步，金气治之。复行一步，水气治之。复行一步，木气治之。”此即木火土金水火，地之阴阳之义也。天以阳生阴长，地以阳杀阴藏。生长者天之道，藏杀者地之道。天阳主生，故以阳生阴长。地阴主杀，故以阳杀阴藏。天地虽高下不同，而各有阴阳之运用也。 新校正云：详此经与《阴阳应象大论》文重，注颇异。天有阴阳，地亦有阴阳。天有阴故能下降，地有阳故能上腾，是以各有阴阳也。阴阳交泰，故化变由之成也。木火土金水火，地之阴阳也[⑥]，生长化

①应天为天符：谓中运和司天之气的五行属性相合，称为“天符”年。

②承岁为岁直：谓中运和年支的五行属性相合，称为“岁会”或“岁直”。

③三合为治：指中运、司天、年支三者五行属性皆相符合，即既为天符，又为岁会，也称“太一天符”。

④三阴三阳上奉之：六气有阴阳性质的不同，且有多少的区别，故厥阴配风，少阴配暑，少阳配火，太阴配湿，阳明配燥，太阳配寒。

⑤木火土金水……下应之：即春应木主生，夏应火主长，长夏应土主化，秋应金主收，冬应水主藏。明·吴昆：“水字下旧有火字，误之也。天以六为节，地以五为制，何必强之为六耶。”此说较妥。

⑥木火土金水火，地之阴阳也：《类经》中删去此十六字，甚妥。因上句已概括上文，此系重出，文义不全，恐系衍文。

收藏。故阳中有阴，阴中有阳。阴阳之气，极则过亢，故各兼之。《阴阳应象大论》曰："寒极生热，热极生寒。"又曰："重阴必阳，重阳必阴。"言气极则变也。故阳中兼阴，阴中兼阳，《易》之卦，离中虚，坎中实。此其义象也。所以欲知天地之阴阳者，应天之气，动而不息，故五岁而右迁，应地之气，静而守位，故六朞而环，天有六气，地有五位，天以六气临地，地以五位承天，盖以天气不加君火故也。以六加五，则五岁而余一气，故迁一位。若以五承六，则常六岁乃备尽天元之气，故六年而环会，所谓周而复始也。地气左行，往而不返，天气东转，常自火运数五岁已，其次气正当君火气之上，法不加临，则右迁君火气上，以临相火之上，故曰五岁而右迁也。由斯动静，上下相临，而天地万物之情，变化之机可见矣。动静相召，上下相临，阴阳相错，而变由生也[1]。天地之道，变化之微，其由是矣。孔子曰："天地设位，而易行乎其中。"此之谓也。　新校正云：按《五运行大论》云："上下相遘，寒暑相临，气相得则和，不相得则病。"又云："上者右行，下者左行，左右周天，余而复会。"

帝曰：上下周纪[2]，其有数乎？

鬼臾区曰：天以六为节，地以五为制[3]，周天气者，六朞为一备；终地纪者，五岁为一周。六节，谓六气之分。五制，谓五位之分。位应一岁，气统一年，故五岁为一周，六年为一备。备，谓备历天气。周，谓周行地位。所以地位六而言五者，天气不临君火故也。君火以明，相火以位[4]。君火在相火之右，但立名于君位，不立岁气，故天之六气，不偶其气以行，君火之政，守位而奉天之命，以宣行火令尔。以名奉天，故曰君火以名，守位禀命，故云相火以位。五六相合而七百二十气为一纪，凡三十岁，千四百四十气，凡六十岁，而为一周，不及太过，斯皆见矣。历法一气十五日，因而乘之，积七百二十气，即三十年，积千四百四十气，即六十年也。经云：有余而往，不足随之，不足而往，有余从之，故六十年中，不及太过，斯皆见矣。　新校正云：按《六节藏象论》云："五日谓之候，三候谓之气，六气谓之时，四时谓之岁，而各从其主治焉。五运相袭，而皆治之，终朞之日，周而复始，时立气布，如环无端，候亦同法，故曰不知年之所加，气之盛衰，虚实之所起，不可为工矣。"

①动静相召……而变由生也：明·张介宾："动以应天，静以应地，故曰动静，曰上下，无非言天地之合气，皆所以结上文相召之义。"

②上下周纪：谓天地间运气的循环变化有一定的周期和规律。

③天以六为节，地以五为制：言天之六气需要六年方能循环一周，地之五运需要五年才能循环一周。

④君火以明，相火以位：火之质在下而光明在上。以此比喻六气之中的君火在前（二之气），相火在后（三之气），并解释其在前、在后之意。明，火之光。位，火之质。

帝曰：夫子之言，上终天气，下毕地纪①，可谓悉矣。余愿闻而藏之②，上以治民，下以治身，使百姓昭著，上下和亲，德泽下流，子孙无忧，传之后世，无有终时，可得闻乎？安不忘危，存不忘亡，大圣之至教也。求民之瘼，恤民之隐，大圣之深仁也。

鬼臾区曰：至数之机③，迫迮以微④，其来可见，其往可追，敬之者昌，慢之者亡，无道行私，必得夭殃⑤，谓传非其人，授于情狎，及寄求名利者也。谨奉天道，请言真要⑥。申誓戒于君王，乃明言天道，至真之要旨也。

帝曰：善言始者，必会于终。善言近者，必知其远，数术明著，应用不差，故远近于言，始终无谬。是则至数极而道不惑，所谓明矣⑦。愿夫子推而次之。令有条理，简而不匮，久而不绝，易用难忘，为之纲纪，至数之要，愿尽闻之。简，省要也。匮，乏也。久，远也。要，枢纽也。

鬼臾区曰：昭乎哉问！明乎哉道！如鼓之应桴，响之应声也。桴，鼓椎也。响，应声也。臣闻之：甲己之岁⑧，土运统之；乙庚之岁，金运统之；丙辛之岁，水运统之；丁壬之岁，木运统之；戊癸之岁，火运统之。太始天地初分之时，阴阳析位之际，天分五气，地列五行，五行定位，布政于四方，五气分流，散支于十干，当时黄气横于甲己，白气横于乙庚，黑气横于丙辛，青气横于丁壬，赤气横于戊癸。故甲己应土运，乙庚应金运，丙辛应水运，丁壬应木运，戊癸应火运。太古圣人，望气以书天册，贤者谨奉以纪天元，下论文义备矣。 新校正云：详运有太过、不及、平气，甲、庚、丙、壬、戊主太过，乙、辛、丁、癸、己主不及，大法如此。取平气之法，其说不一，具如诸篇。

帝曰：其于三阴三阳，合之奈何？

鬼臾区曰：子午之岁，上见少阴⑨；丑未之岁，上见太阴；寅申之岁，上见少阳；卯酉之岁，上见阳明；辰戌⑩之岁，上见太阳；巳亥之岁，上见厥阴。少

①上终天气，下毕地纪：谓五运阴阳之道穷究天地发生之原，尽赅万物生化之理。终，穷究，尽明。天气，指气候的产生。毕，都，全部。地纪，指万物生化之理。

②闻而藏之：听到并记住它。之，指五运六气之道。

③至数之机：明·张介宾："即五六相合之类也。"至数，指五运六气相合的定数。机，奥妙，机要。

④迫迮以微：言五运六气相合之理精细而深奥。迫，近。迮，明·张介宾："谓天地之气数，其精微切近，无物不然也。"又曰："迮音窄，近也。"微，幽深也。

⑤无道行私，必得夭殃：不懂或不遵循客观规律，一味按主观意志办事，必然导致半途而废或带来灾难。

⑥真要：至真之要道。

⑦至数极而道不惑，所谓明矣：谓极尽五运六气的道理而不被迷惑，这就是所谓明达。

⑧甲己之岁，土运统之：谓逢甲、逢己之年都属土运。余皆仿此。

⑨子午之岁，上见少阴：子午之岁，凡年支为子、为午的年份。上见，指司天之气。如甲子之年，少阴君火司天。余皆仿此。

⑩戌：原本作"戍"，误，故改。

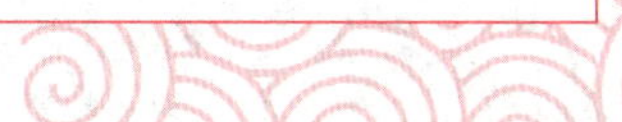

阴所谓标也，厥阴所谓终也。标，谓上首也。终，谓当三甲六甲之终。 新校正云：详午、未、寅、酉、戌、亥之岁为正化，正司化令之实，子、丑、申、卯、辰、巳之岁为对化，对司化令之虚，此其大法也。厥阴之上，风气主之；少阴之上，热气主之；太阴之上，湿气主之；少阳之上，相火主之；阳明之上，燥气主之；太阳之上，寒气主之。所谓本也，是谓六元①。三阴三阳为标，寒暑燥湿风火为本，故云所谓本也。天真元气分为六化，以统坤元生成之用，徵其应用则六化不同，本其所生则正是真元之一气，故曰六元也。 新校正云：按别本"六元"作"天元"也。

帝曰：光乎哉道！明乎哉论！请著之玉版，藏之金匮，署曰《天元纪》。

①所谓本也，是谓六元：明·张介宾："三阴三阳者，由六气之化为之主，而风化厥阴，热化少阴，湿化太阴，火化少阳，燥化阳明，寒化太阳，故六气谓本，三阴三阳谓标也。然此六者，皆天元一气之所化，一分为六，故曰六元。"

五运行大论[①]篇第六十七

黄帝坐明堂[②]，始正天纲，临观八极[③]，考建五常[④]，明堂，布政宫也。八极，八方目极之所也。考，谓考校。建，谓建立也。五常，谓五气，行天地之中者也。端居正气，以候天和。

请天师而问之曰：论言天地之动静，神明为之纪，阴阳之升降，寒暑彰其兆。新校正云：详论谓《阴阳应象大论》及《气交变大论》文，彼云："阴阳之往复，寒暑彰其兆。"余闻五运之数于夫子，夫子之所言，正五气之各主岁[⑤]尔，首甲定运[⑥]，余因论之。

鬼臾区曰：土主甲己[⑦]，金主乙庚，水主丙辛，木主丁壬，火主戊癸。子午之上，少阴主之[⑧]；丑未之上，太阴主之；寅申之上，少阳主之；卯酉之上，阳明主之；辰戌之上，太阳主之；巳亥之上，厥阴主之。不合阴阳，其故何也？首甲，谓六甲之初，则甲子年也。

岐伯曰：是明道也，此天地之阴阳也。上古圣人，仰观天象，以正阴阳。夫阴阳之道，非不昭然，而人昧宗源，述其本始，则百端疑议，从是而生。黄帝恐至理真宗，便因诬废，愍念黎庶，故启问之，天师知道出从真，必非谬述，故对上曰："是明道也，此天地之阴阳也。"《阴阳法》曰："甲己合，乙庚合，丙辛合，丁壬合，戊癸合。"盖取圣人仰观天象之义。不然，则十干之位，各在一方，徵其离合，事亦寥阔。呜呼远哉！百姓日用而不知尔。故《太上立言》曰："吾言甚易知，甚易行；天下莫能知，莫能行。"此其类也。新校正云：详金主乙庚者，乙者庚之柔，庚者乙之刚。大而言之阴与阳，小而言之夫与妇，是刚柔之事也。余并如此。

①五运行大论：五运，即以五行代表的五运。行，变化运行。五运既主岁，又主时。随着天体的运行，而五运也就有了不同的变化。如癸年为火运，甲年为土运，初运为木，二运即为火等。

②明堂：谓黄帝处理事务和宣布政令的办公场所。

③临观八极：观看之意。八极：即东、南、西、北、东南、东北、西南、西北八方。

④考建五常：谓考校自然界气候变化的一般规律，并建立掌握五运六气的纲领。

⑤主岁：指五运分别主持一年的岁运。

⑥首甲定运：五运之中，以甲子纪年，所以说首先用甲子决定五运的某运。

⑦土主甲己：指年干逢甲逢己之年，司岁的中运为土运。下文仿此。逢乙逢庚之年为金运，逢丙逢辛之年为水运，逢丁逢壬之年为木运，逢戊逢癸之年为火运。

⑧子午之上，少阴主之：即岁支逢子逢午之年，少阴君火热气为司天。

夫数之可数者，人中之阴阳也，然所合，数之可得者也。夫阴阳者，数之可十，推之可百，数之可千，推之可万。天地阴阳者，不以数推以象之谓也。言智识偏浅，不见原由，虽所指弥远，其知弥近，得其元始，桴鼓非遥。

帝曰：愿闻其所始也①。

岐伯曰：昭乎哉问也！臣览《太始天元册》文，丹天之气②，经于牛女戊分③；黅天之气经于心尾己分；苍天之气，经于危室柳鬼；素天之气，经于亢氐昴毕；玄天之气，经于张翼娄胃。所谓戊己分④者，奎壁角轸，则天地之门户⑤也。戊土属乾，己土属巽。《遁甲经》⑥曰："六戊为天门，六己为地户，晨暮占雨，以西北、东南。"义取此。雨为土用，湿气生之，故此占焉。夫候之所始，道之所生，不可不通也。

帝曰：善。论言天地者，万物之上下，左右⑦者，阴阳之道路，未知其所谓也。论，谓《天元纪》及《阴阳应象论》也。

岐伯曰：所谓上下者，岁上下见阴阳之所在也。左右者，诸上见厥阴，左少阴右太阳；见少阴，左太阴右厥阴；见太阴，左少阳右少阴；见少阳，左阳明右太阴；见阳明，左太阳右少阳；见太阳，左厥阴右阳明。所谓面北而命其位⑧，言其见也。面向北而言之也。上，南也。下，北也。左，西也。右，东也。

帝曰：何谓下？

岐伯曰：厥阴在上则少阳在下，左阳明右太阴；少阴在上则阳明在下，左太阳右少阳；太阴在上则太阳在下，左厥阴右阳明；少阳在上则厥阴在下，左少阴右太阳；阳明在上则少阴在下，左太阴右厥阴；太阳在上则太阴在下，左少阳右少阴。所谓面南而命其位⑨，言其见也。主岁者位在南，故面北而言其左右。在下者位在北，故面南而言其左右也。上，天位也。下，地位也。面南，左东也，右西也，上下异而左右殊也。

---

①愿闻其所始也：即讨论十干配属五运之理。始，开始，言开始以甲与己合而属土运，己与庚合而属金运。

②丹天之气：指横贯于天空的赤色火气。丹，赤色。下文的黅天之气，指黄色土气。苍天之气，指青色木气。玄天之气，指黑色水气。素天之气，指白色金气。

③经：横贯。牛女：以及下文的心尾、危室柳鬼、亢氐昴毕、张翼娄胃、奎壁角轸都是二十八宿的名称。二十八宿是标志天体方位的，它分布于天体的情况是：角、亢、氐、房、心、尾、箕，是东方苍龙七宿；斗、牛、女、虚、危、室、壁，是北方玄武七宿；奎、娄、胃、昴、毕、觜、参，是西方白虎七宿；井、鬼、柳、星、张、翼、轸，是南方的朱雀七宿。

④戊己分：即奎、壁、角、轸四宿之位。

⑤天地之门户：太阳视运动，位于奎壁二宿时正当由春入夏之时，位于角轸二宿时正当由秋入冬之时，夏为阳中之阳，冬为阴中之阴，因此古人谓奎壁角轸为天地之门户。

⑥遁甲经：古代术数书籍。李贤在注《后汉书·方术传序》时说："遁甲，推六甲之阴而隐遁也。"一说"遁甲"即"循甲"，以六甲循环推数。

⑦上下：指司天和在泉。左右：指司天之左右间气。司天的左侧为左间，司天的右侧为右间。

⑧面北而命其位：上为南，下为北。司天在上，故面北而命其左右，则西为左，东为右。

⑨面南而命其位：定在泉的左右，是面向南方，则东为左，西为右。

上下相遘[①]，寒暑[②]相临，气相得则和，不相得则病。木火相临，金水相临，水木相临，火土相临，土金相临，为相得也。土木相临，土水相临，水火相临，火金相临，金木相临，为不相得也。上临下为顺，下临上为逆，逆亦郁抑而病生。土临相火君火之类者也。

帝曰：气相得而病者何也？

岐伯曰：以下临上[③]，不当位也。六位相临，假令土临火，火临木，木临水，水临金，金临土，皆为以下临上，不当位也。父子之义，子为下，父为上，以子临父，不亦逆乎？

帝曰：动静何如？言天地之行左右也。

岐伯曰：上者右行，下者左行[④]，左右周天，余而复会也。上，天也。下，地也。周天，谓天周地五行之位也。天垂六气，地布五行，天顺地而左回，地承天而东转，木运之后，天气常余，余气不加于君火，却退一步加临相火之上，是以每五岁已，退一位而右迁，故曰左右周天，余而复会。会，遇也，合也。言天地之道，常五岁毕，则以余气迁加，复与五行座位再相会合，而为岁法也。周天，谓天周地位，非周天之六气也。

帝曰：余闻鬼臾区曰：应地者静。今夫子乃言下者左行，不知其所谓也，愿闻何以生之乎？诘异也。　新校正云：按鬼臾区言应地者静，见《天元纪大论》中。

岐伯曰：天地动静，五行迁复，虽鬼臾区其上候[⑤]而已，犹不能遍明。不能遍明，无求备也。夫变化之用，天垂象，地成形，七曜纬虚[⑥]，五行丽地[⑦]。地者，所以载生成之形类[⑧]也。虚者，所以列应天之精气[⑨]也。形精之动，犹根本之与枝叶也[⑩]，仰观其象，虽远可知也。观五星之东转，则地体左行之理，昭然可知也。丽，著也。有形之物，未有不依据物而得全者也。

帝曰：地之为下否乎？言转不居，为下乎、为否乎？

岐伯曰：地为人之下，太虚之中者也。言人之所居，可谓下矣，徵其至理，

---

①上下相遘：谓司天与在泉之客气互相交替，逐年变迁。遘，交。上，指司天。下，指在泉。

②寒暑：泛指六步不同之气的表现，不只是寒暑二气。

③以下临上：下指主气，上指客气，系说明客主之气中相火与君火加临情况的。

④上者右行，下者左行：如子年为少阴君火司天，丑年则为太阴湿土司天，而少阴君火则自右降为太阴的右间。如子年阳明在泉，丑年则太阳由在泉的左间升为在泉。上，指司天。下，指在泉。

⑤上候：上等之义。

⑥七曜纬虚：谓日月及五星像穿梭一样来回地横越于天上的众星之间（太空）。七曜指金、木、水、火、土五星和日月。纬，纬线，在这里是横越的意思。虚，指太虚，即宇宙。

⑦五行丽地：五行之气附着于大地运行变化而产生万物。丽，附着之意。

⑧形类：指有形的物类，包括动植物和矿物。

⑨应天之精气：指日月星辰。

⑩形精之动……枝叶也：大地上的万物与天上的日月星辰之间的关系，由于均由元气所化生，故如根本与枝叶一样密切。形，指大地的万物。精，指天上的日月星辰。

则是太虚之中一物尔。《易》曰："坤厚载物，德合无疆。"此之谓也。

帝曰：冯乎[1]？言太虚无碍，地体何冯而止住？

岐伯曰：大气举之也。大气，谓造化之气，任持太虚者也。所以太虚不屈，地久天长者，盖由造化之气任持之也。气化而变，不任持之，则太虚之器亦败坏矣。夫落叶飞空，不疾而下，为其乘气，故势不得速焉。凡之有形，处地之上者，皆有生化之气任持之也。然器有大小不同，坏有迟速之异，及至气不任持，则大小之坏一也。燥以干之，暑以蒸之，风以动之，湿以润之，寒以坚之，火以温之。故风寒在下，燥热在上，湿气在中，火游行其间，寒暑六入[2]，故令虚而生化也[3]。地体之中，凡有六入：一曰燥、二曰暑、三曰风、四曰湿、五曰寒、六曰火。受燥故干性生焉，受暑故蒸性生焉，受风故动性生焉，受湿故润性生焉，受寒故坚性生焉，受火故温性生焉，此谓天之六气也。故燥胜则地干，暑胜则地热，风胜则地动，湿胜则地泥，寒胜则地裂，火胜则地固矣。六气之用。

帝曰：天地之气[4]，何以候之？

岐伯曰：天地之气，胜复[5]之作，不形于诊也。言平气及胜复，皆以形证观察，不以诊知也。《脉法》曰：天地之变，无以脉诊。此之谓也。天地以气不以位，故不当以脉知之。

帝曰：间气[6]何如？

岐伯曰：随气所在，期于左右[7]。于左右尺寸四部，分位承之，以知应与不应，过与不过。

帝曰：期之奈何？

岐伯曰：从其气则和，违其气则病，谓当沉不沉，当浮不浮，当涩不涩，当钩不钩，当弦不弦，当大不大之类也。新校正云：按《至真要大论》云："厥阴之至，其脉弦；少阴之至，其脉钩；太阴之至，其脉沉；少阳之至，大而浮；阳明之至，短而涩；太阳之至，大而长。至而和则平，至而甚则病，至而反则病，至而不至者病，未至而至者病，阴阳易者危。"不当其位[8]者病，见于他位也。迭移其位[9]者病，谓左见右脉，右见左脉，气差错故尔。失守其位者危，已

---

①冯：通"凭"。

②寒暑六入：指一年之中有六步之气下临大地。寒暑：指一年的气候变化。六入：指六气下临大地如自外而入。六，指六气。

③令虚而生化：虚则寓气，六气方可出入升降其间，以致产生一年四季寒暑往来的迁移变化，而使大地生化万物。

④天地之气：指司天、在泉之气。

⑤胜复：气太过而克贼侵犯者为胜。复，报复，六气盛极，则己所不胜之气来报复。

⑥间气：客气六步之中，除司天、在泉之气外，其余四气称为间气。

⑦期于左右：言间气与脉象的关系，如气在左间则左脉应，气在右间而右脉应。期，会。左右，指左右寸口脉。

⑧不当其位：谓间气与脉气不相应，气在左而见于右脉，气在右而见于左脉，是不当其位的病脉。

⑨迭移其位：实谓脉与气候变化特征相反。

见于他乡，本宫见贼杀之气，故病危。尺寸反者死，子午卯酉四岁有之。反，谓岁当阴在寸脉而反见于尺，岁当阳在尺而脉反见于寸，尺寸俱乃谓反也。若尺独然，或寸独然，是不应气，非反也。阴阳交者死。寅申巳亥丑未辰戌八年有之。交，谓岁当阴在右脉反见左，岁当阳在左脉反见右，左右交见是谓交。若左独然，或右独然，是不应气，非交也。先立其年，以知其气[①]，左右应见，然后乃可以言死生之逆顺。经言岁气备矣。 新校正云：详此备《六元正纪大论》中。

帝曰：寒暑燥湿风火，在人合[②]之奈何？其于万物何以生化？合，谓中外相应。生，谓承化而生。化，谓成立众象也。

岐伯曰：东方生[③]风，东者日之初，风者教之始，天之使也，所以发号施令，故生自东方也。景霁山昏，苍埃际合。崖谷若一，岩岫之风也。黄白昏埃，晚空如堵，独见天垂，川泽之风也。加以黄黑白埃承下，山泽之猛风也。风生木，阳升风鼓，草木敷荣，故曰风生木也。此和气之生化也，若风气施化则飘扬敷折，其为变极则木拔草除也。运乘丁卯、丁丑、丁亥、丁酉、丁未、丁巳之岁，则风化不足。若乘壬申、壬午、壬辰、壬寅、壬子、壬戌之岁，则风化有余于万物也。 新校正云：详王注以丁壬分运之有余不足，或者以丁卯、丁亥、丁巳、壬申、壬寅五岁为天符、同天符、正岁会，非有余不足，为平木运，以王注为非，是不知大统也。必欲细分，虽除此五岁，亦未为尽。下文火土金水运等，并同此。木生酸，万物味酸者，皆始自木气之生化也。酸生肝，酸味入胃，生养于肝藏。肝生筋，酸味入肝，自肝藏布化，生成于筋膜也。筋生心。酸气荣养筋膜毕已，自筋流化，乃入于心。其在天为玄，玄，谓玄冥也。丑之终，东方白。寅之初，天色反黑，太虚皆闇，在天为玄象可见。 新校正云：详“在天为玄”至“化生气”七句，通言六气五行生化之大法，非东方独有之也。而王注“玄”谓丑之终，寅之初，天色黑，则专言在东方，不兼诸方，此注未通。在人为道[④]，正理之道，生养之政化也。在地为化。化，生化也。有生化而后有万物，万物无非化气以生成者也。化生五味，金玉土石，草木菜果，根茎枝叶，花谷实核，无识之类，皆地化生也。道生智，智，正知也，虑远也。知正则不疑于事，虑远则不涉于危，以道处之，理符于智。《灵枢经》曰：“因虑而处物谓之智。”玄生神，神用无方，深微莫测，迹见形隐，物鲜能期。由是则玄冥之中，神明栖据，隐而不见，玄生神明也。化生气。飞走蚑行，鳞介毛倮羽，五类变化，内属神机，虽为五味所该，然其生禀则异，故又曰化生气也。此上七句，通言六气五行生化之大法，非东方独有之也。 新校正云：按《阴阳应象大论》及《天元纪大论》无“化生气”一句。神在天为风，鸣紊启坼，风之化也。振拉摧拔，风之

①先立其年，以知其气：谓先确立岁干岁支，然后就可知当年的五运之气和司天、在泉、间气的分布。

②合：配合。

③生：事物间的化生与滋养。如“东方生风”之“生”为化生，“酸生肝”之“生”为滋养。

④道：明·张介宾：“道者，天地之生意也，人以道为生，而知其所生之本，则可与言道矣。”

用也。岁属厥阴在上，则风化于天；厥阴在下，则风行于地。在地为木，长短曲直，木之体也。干举机发，木之用也。在体为筋，维结束络，筋之体也。緛纵卷舒，筋之用也。在气为柔，木化宣发，风化所行，则物体柔耎。在藏为肝。肝有二布叶，一小叶，如木甲拆之象也。各有支络，脉游于中，以宣发阳和之气，魂之宫也。为将军之官，谋虑出焉。乘丁岁，则肝藏及经络先受邪而为病也。胆府同。其性为暄，暄，温也，肝木之性也。其德为和[①]，敷布和气于万物，木之德也。　新校正云：按《气交变大论》云，"其德敷和"。其用为动，风摇而动，无风则万类皆静。　新校正云：按木之用为动，火太过之政亦为动，盖火木之主暴速，故俱为动。其色为苍，有形之类，乘木之化，则外色皆见薄青之色。今东方之地，草木之上，色皆苍。遇丁岁，则苍物兼白及黄，色不纯也。其化为荣，荣，美色也。四时之中，物见华荣，颜色鲜丽者，皆木化之所生也。　新校正云：按《气交变大论》云："其化生荣"。其虫毛[②]，万物发生，如毛在皮。其政为散[③]，发散生气于万物。　新校正云：按《气交变大论》云："其政舒启"。详木之政散，平木之政发散，木太过之政散，土不及之气散，金之用散落，木之灾散落，所以为散之异有六，而散之义惟二：一谓发散之散，是木之气也；二谓散落之散，是金之气所为也。其令宣发，阳和之气，舒而散也。其变摧拉，摧，拔成者也。　新校正云：按《气交变大论》云："其变振发"。其眚为陨，陨，坠也。大风暴起，草泯木坠。　新校正云：按《气交变大论》云："其灾散落"。其味为酸，夫物之化之变而有酸味者，皆木气之所成败也。今东方之野，生味多酸。其志为怒。怒，直声也。怒所以威物。怒伤肝，凡物之用极，皆自伤也。怒发于肝，而反伤肝藏。悲胜怒；悲发而怒止，胜之信也。　新校正云：详五志悲当为忧，盖忧伤意，悲伤魂，故云悲胜怒也。风伤肝，亦犹风之折木也，风生于木而反折之，用极而衰。　新校正云：按《阴阳应象大论》云："风伤筋"。燥胜风；风自木生，燥为金化，风余则制之以燥，肝盛则治之以凉，凉清所行，金之气也。酸伤筋，酸泻肝气，泻甚则伤其气。《灵枢经》曰："酸走筋，筋病无多食酸。"以此尔。走筋，谓宣行其气速疾也。气血肉骨同。　新校正云：详注云《灵枢经》云，乃是《素问·宣明五气篇》文。按《甲乙经》以此为《素问》。王云《灵枢经》者误也。辛胜酸。辛，金味，故胜木之酸，酸余则胜之以辛也。

南方生热，阳盛所生，相火、君火之政也。太虚昏翳，其若轻尘，山川悉然，热之气也。大明不彰，其色如丹，郁热之气也。若行云暴升，炭然叶积，乍盈乍缩，崖谷之热也。热生火，热甚之气，火运盛明，故曰热生火。火者，盛阳之生化也，热气施化则炎暑郁燠，其为变极则燔灼销融。运乘癸酉、癸未、癸巳、癸卯、癸丑、癸亥岁，则热化不足。若乘戊辰、戊寅、戊子、戊戌、戊申、

①其德为和：明·张介宾："春阳布和，木之德也。"德，本性。和，温和。

②虫：泛指动物而言。毛，指毛虫，各种家畜、走兽之类。

③政、令：均有行使权力之义。此下"令"字义同。而"政"指木之性，"令"则指事物的景象。

戊午岁，则热化有余。火有君火、相火，故曰热生火，又云火也。火生苦，物之味苦者，皆始自火之生化也。甘物遇火，体焦则苦，苦从火化，其可徵也。苦生心，苦物入胃，化入于心，故诸癸岁则苦化少，诸戊岁则苦化多。心生血，苦味自心化已，则布化生血脉。血生脾。苦味营血已，自血流化，生养脾也。其在天为热，亦神化气也。暄暑郁蒸，热之化也。炎赫沸腾，热之用也。岁属少阴少阳，在上，则热化于天；在下，则热行于地。在地为火，光显炳明，火之体也。燔燎焦然，火之用也。在体为脉，流行血气，脉之体也。壅泄虚实，脉之用也。络脉同。在气为息[①]，息，长也。在藏为心，心形如未敷莲花，中有九空，以导引天真之气，神之宇也。为君主之官，神明出焉。乘癸岁，则心与经络受邪而为病，小肠府亦然。其性为暑，暑，热也。心之气性也。其德为显，明显见象，定而可取，火之德也。　新校正云：按《气交变大论》云："其德彰显"。其用为躁，火性躁动，不专定也。其色为赤，生化之物，乘火化者，悉表备赭丹之色。今南方之地，草木之上，皆兼赤色。乘癸岁，则赤色之物，兼黑及白也。其化为茂，茂，蕃盛也。　新校正云：按《气交变大论》云："其化蕃茂"。其虫羽，参差长短，象火之形。其政为明，明曜彰见，无所蔽匿，火之政也。　新校正云：按《气交变大论》云："其政明曜"。又按火之政明，水之气明，水火异而明同者，火之明明于外，水之明明于内，明虽同而实异也。其令郁蒸，郁，盛也。蒸，热也。言盛热气如蒸也。　新校正云：详注谓郁为盛，其意未安。按王冰注《五常政大论》云："郁，谓郁燠不舒畅也。"当如此解。其变炎烁，热甚炎赫，烁石流金，火之极变也。　新校正云：按《气交变大论》云："其变销烁"。其眚燔焫[②]，燔焫山川，旋及屋宇，火之灾也。　新校正云：按《气交变大论》云"其灾燔焫"。其味为苦，物之化之变而有苦味者，皆火气之所合散也。今南方之野，生物多苦。其志为喜。喜，悦乐也，悦以和志。喜伤心，言其过也。喜发于心而反伤心，亦犹风之折木也。过则气竭，故见伤也。恐胜喜；恐至则喜乐皆泯，胜喜之理，目击道存。恐则水之气也。热伤气，天热则气伏不见，人热则气促喘急。热之伤气，理亦可徵。此皆谓大热也，小热之气，犹生诸气也。《阴阳应象大论》曰："壮火散气，少火生气。"此其义也。寒胜热；寒胜则热退，阴盛则阳衰，制热以寒，是求胜也。苦伤气，大凡如此尔。苦之伤气，以其燥也。苦加以热，则伤尤甚也。何以明之？饮酒气促，多则喘急，此其信也。苦寒之物，偏服岁久，益火滋甚，亦伤气也。暂以方治，乃同少火，反生气也。　新校正云：详此论所伤之旨有三：东方曰风伤肝，酸伤筋。中央曰湿伤肉，甘伤脾。西方曰辛伤皮毛，是自伤者也。南方曰热伤气，苦伤气。北方曰寒伤血，咸伤血，是伤己所胜也。西方曰热伤皮毛，是被胜伤己也。凡此五方所伤之例有三，若《太素》则俱云自伤焉。咸胜苦。酒得咸而解，物理昭然。火苦之胜，制以水咸。

中央生湿，中央，土也，高山土湿，泉出地中，水源山隈，云生岩谷，则其

①息：长养之义。
②燔焫：谓大火燃烧。

象也。夫性内蕴，动而为用，则雨降云腾，中央生湿，不远信矣。故历候记土润溽暑于六月，谓是也。湿生土，湿气内蕴，土体乃全，湿则土生，干则土死，死则庶类凋丧，生则万物滋荣，此湿气之化尔。湿气施化则土宅而云腾雨降，其为变极则骤注土崩也。运乘己巳、己卯、己丑、己亥、己酉、己未之岁，则湿化不足。乘甲子、甲戌、甲申、甲午、甲辰、甲寅之岁，则湿化有余也。土生甘，物之味甘者，皆始自土之生化也。甘生脾，甘物入胃，先入于脾，故诸己岁则甘少化，诸甲岁甘多化。脾生肉，甘味入脾，自脾藏布化，长生脂肉。肉生肺。甘气营肉已，自肉流化，乃生养肺藏也。其在天为湿，言神化也。柔润重泽，湿之化也。埃郁云雨，湿之用也。岁属太阴在上，则湿化于天，太阴在下则湿化于地。在地为土，敦静安镇，聚散复形，群品以生，土之体也。含垢匿秽，静而下民，为变化母，土之德也。　新校正云：详注云静而下民，为土之德。下民之义，恐字误也。在体为肉，覆裹筋骨，气发其间，肉之用也。疏密不时，中外否闭，肉之动也。在气为充[①]，土气施化，则万象盈。在藏为脾。形象马蹄，内包胃脘，象土形也。经络之气，交归于中，以营运真灵之气，意之舍也。为仓廪之官，化物出焉。乘己岁，则脾及经络受邪而为病。　新校正云：详肝心肺肾四藏，注各言府同。独此注不言胃府同者，阙文也。其性静兼[②]，兼，谓兼寒热暄凉之气也。《白虎通》曰："脾之为言并也。"谓四气并之也。其德为濡，津湿润泽，土之德也。　新校正云：按《气交变大论》云："其德溽蒸"。其用为化，化，谓兼诸四化，并己为五化，所谓风化、热化、燥化、寒化，周万物而为生长化成收藏也。其色为黄，物乘土化，则表见黅黄之色。今中央之地，草木之上，皆兼黄色。乘己岁则黄色之物，兼苍及黑。其化为盈[③]，盈，满也。土化所及，则万物盈满。　新校正云：按《气交变大论》云："其化丰备"。其虫倮[④]，倮露皮革，无毛介也。其政为谧[⑤]，谧，静也。土性安静。　新校正云：按《气交变大论》云："其政安静"。详土之政谧，水太过其政谧者，盖水太过，而土下承之，故其政亦谧。其令云雨，湿气布化之所成。其变动注[⑥]，动，反静也。地之动则土失性，风摇不安，注雨久下也。久则垣岸复为土矣。　新校正云：按《气交变大论》云："其变骤注。"其眚淫溃，淫，久雨也。溃，土崩溃也。　新校正云：按《气交变大论》云："其灾霖溃。"其味为甘，物之化之变而有甘味者，皆土化之所终始也。今中原之地，物味多甘淡。其志为思。思以成务。　新校正云：按《灵枢经》曰："因志而存变谓之思。"思伤脾，思劳于智，过则伤脾。怒胜思；怒则不思，忿而忘祸，则胜可知矣。思甚不解，以怒制之，调性之道也。湿伤

①充：谓充实饱满。

②其性静兼：中央属土，土为阴，故其性为静；土不主时，寄旺于四季之末，故兼有寒热温凉四气之性。

③盈：充满丰盛之义。清·高世栻："其化为盈，物之充也。"

④倮：指无毛、无甲、无鳞、无羽的倮体动物。

⑤谧：安然宁静的意思。

⑥动注：谓流动灌注。

肉，湿甚为水，水盈则肿，水下去已，形肉已消，伤肉之验，近可知矣。风胜湿；风，木气，故胜土湿，湿甚则制之以风。甘伤脾，过节也。新校正云：按《阴阳应象大论》云："甘伤肉。"酸胜甘。甘余则制之以酸，所以救脾气也。

西方生燥，阳气已降，阴气复升，气爽风劲，故生燥也。夫岩谷青埃，川源苍翠，烟浮草木，远望氤氲，此金气所生，燥之化也。夜起白朦，轻如微雾，遐迩一色，星月皎如，此万物阴成，亦金气所生，白露之气也。太虚埃昏，气郁黄黑，视不见远，无风自行，从阴之阳，如云如雾，此杀气也。亦金气所生，霜之气也。山谷川泽，浊昏如雾，气郁蓬勃，惨然戚然，咫尺不分，此杀气将用，亦金气所生，运之气也。天雨大霖，和气西起，云卷阳曜，太虚廓清，燥生西方，义可徵也。若西风大起，木偃云腾，是为燥与湿争，气不胜也，故当复雨。然西风雨晴，天之常气，假有东风雨止，必有西风复雨，因雨而乃自晴，观是之为，则气有往复，动有燥湿，变化之象，不同其用矣。由此则天地之气，以和为胜，暴发奔骤，气所不胜，则多为复也。燥生金，气动风切，金鸣声远，燥生之信，视听可知，此则燥化，能令万物坚定也。燥之施化于物如是，其为变极则天地凄惨，肃杀气行，人悉畏之，草木凋落。运乘乙丑、乙卯、乙巳、乙未、乙酉、乙亥之岁，则燥化不足，乘庚子、庚寅、庚辰、庚午、庚申、庚戌之岁，则燥化有余，岁气不同，生化异也。金生辛，物之有辛味者，皆始自金化之所成也。辛生肺，辛物入胃，先入于肺，故诸乙岁则辛少化，诸庚岁则辛多化。肺生皮毛，辛味入肺，自肺藏布化，生养皮毛也。皮毛生肾。辛气自入皮毛，乃流化生气，入肾藏也。其在天为燥，神化也。雾露清劲，燥之化也。肃杀凋零，燥之用也。岁属阳明在上，则燥化于天，阳明在下，则燥行于地者也。在地为金，从革坚刚，金之体也。锋刃铦利，金之用也。新校正云：按别本"铦"作"括"。在体为皮毛，柔韧包裹，皮毛之体也。渗泄津液，皮毛之用也。在气为成[①]，物乘金化则坚成。在藏为肺。肺之形似人肩，二布叶，数小叶，中有二千四空，行列以分布诸藏清浊之气，主藏魄也。为相傅之官，治节出焉。乘乙岁，则肺与经络受邪而为病也。大肠府亦然。其性为凉，凉，清也，肺之性也。其德为清，金以清凉为德化。新校正云：按《气交变大论》云："其德清洁。"其用为固，固，坚定也。其色为白，物乘金化，则表彰缟素之色，今西方之野，草木之上，色皆兼白，乘乙岁，则白色之物，兼赤及苍也。其化为敛，敛，收也。金化流行，则物体坚敛。新校正云：按《气交变大论》云："其化紧敛"，详金之化为敛，而木不及之气亦敛者，盖木不及而金胜之，故为敛也。其虫介[②]，介，甲也。外被介甲，金坚之象也。其政为劲，劲，前锐也。新校正云：按《气交变大论》云："其政劲切。"其令雾露，凉气化生。其变肃杀，天地惨凄，人所不喜，则其气也。其眚苍落[③]，青干而凋落。其味为辛，夫物之化之变而有辛味者，皆金气之

①成：成熟，成形。清·高世栻："在气为成者，感秋气而万物成就也。"

②介：即"甲"，俗称"壳"，指介虫，即有壳的动物。

③苍落：青干而凋谢。

所离合也。今西方之野，草木多辛。其志为忧。忧，虑也，思也。　新校正云：详王注以忧为思，有害于义。按本论思为脾之志，忧为肺之志，是忧非思明矣。又《灵枢经》曰："愁忧则闭塞而不行。"又云："愁忧而不解，则伤意。"若是，则忧者愁也，非思也。忧伤肺，愁忧则气闭塞而不行，肺藏气，故忧伤肺。喜胜忧；神悦则喜，故喜胜忧。热伤皮毛，火有二别，故此再举热伤之形证也。火气薄烁则物焦干，故热气盛则皮毛伤也。寒胜热；以阴消阳，故寒胜热。　新校正云：按《太素》作"燥伤皮毛，热胜燥"。辛伤皮毛，过节也，辛热又甚焉。苦胜辛。苦，火味，故胜金之辛。

北方生寒，阳气伏，阴气升，政布而大行，故寒生也。太虚澄净，黑气浮空，天色黯然，高空之寒气也。若气似散麻，本末皆黑，微见川泽之寒气也。太虚清白，空犹雪映，遐迩一色，山谷之寒气也。太虚白昏，火明不翳，如雾雨气，遐迩肃然，北望色玄，凝雾夜落，此水气所生，寒之化也。太虚凝阴，白埃昏翳，天地一色，远视不分，此寒湿凝结，雪之将至也。地裂水冰，河渠干涸，枯泽浮咸，水敛土坚，是土胜水。水不得自清，水所生，寒之用也。寒生水，寒资阴化，水所由生，此寒气之生化尔。寒气施化则水冰雪雾，其为变极则水涸冰坚。运乘丙寅、丙子、丙戌、丙申、丙午、丙辰之岁，则寒化大行。乘辛未、辛巳、辛卯、辛丑、辛亥、辛酉之岁，则寒化少。水生咸，物之有咸味者，皆始自水化之所成结也。水泽枯涸，卤咸乃蓄，沧海味咸，盐从水化，则咸因水产，其事炳然，煎水味咸，近而可见。咸生肾，咸物入胃，先归于肾，故诸丙岁咸物多化，诸辛岁咸物少化。肾生骨髓，咸味入肾，自肾藏布化，生养骨髓也。髓生肝。咸气自生骨髓，乃流化生气，入肝藏也。其在天为寒，神化也。凝惨冰雪，寒之化也。凛冽霜雹，寒之用也。岁属太阳在上则寒化于天，太阳在下则寒行于地。在地为水，阴气布化，流于地中，则为水泉。澄澈流衍，水之体也。漂荡没溺，水之用也。在体为骨，强干坚劲，骨之体也。包裹髓脑，骨之用也。在气为坚，柔耎之物，遇寒则坚，寒之化也。在藏为肾。肾藏有二，形如豇豆相并，而曲附于膂筋，外有脂裹，里白表黑，主藏精也。为作强之官，伎巧出焉。乘辛岁，则肾藏及经络受邪而为病。膀胱府同。其性为凛①，凛，寒也。肾之性也。其德为寒，水以寒为德化。　新校正云：按《气交变大论》："其德凄沧"。其用为藏②，本阙。其色为黑，物禀水成，则表被玄黑之色，今北方之野，草木之上，色皆兼黑。乘辛岁，则黑色之物，兼黄及赤也。其化为肃，肃，静也。　新校正云：按《气交变大论》云："其化清谧"。详水之化为肃，而金之政太过者为肃，平金之政劲肃，金之变肃杀者何也？盖水之化肃者，肃静也。金之政肃者，肃杀也。文虽同而事异者也。其虫鳞。鳞，谓鱼蛇之族类。其政为静，水性澄澈而清静。　新校正云：按《气交变大论》云："其政凝肃"。详水之政为静，而平土之政安静。土太过之政亦为静，土不及之政亦为静定。水土异而静同者，非同

①凛：严厉也。冬气严厉而寒，故其性为凛，其性凛则其德为寒。

②其用为藏：原脱，据《素问吴注》补。

也。水之静清净也，土之静安静也。其令霰雪本阙，其变凝冽[1]，寒甚故致是。新校正云：按《气交变大论》云："其变凛冽"。其眚冰雹，非时而有及暴过也。新校正云：按《气交变大论》云："其灾冰雪霜雹"。其味为咸，夫物之化之变而有咸味者，皆水化之所凝散也。今北方川泽，地多咸卤。其志为恐。恐以远祸。恐伤肾，恐甚动中则伤肾。《灵枢经》曰："恐惧而不解则伤精。"肾藏精，故精伤而伤及于肾也。思胜恐；思见祸机，故无忧恐。思一作忧，非也。寒伤血，明胜心也。寒甚血凝，故伤血也。燥胜寒；寒化则水积，燥用则物坚，燥与寒兼，故相胜也。天地之化，物理之常也。咸伤血，味过于咸，则咽干引饮，伤血之义，断可知矣。甘胜咸。渴饮甘泉，咽干自已，甘为土味，故胜水咸。新校正云：详自上岐伯曰至此，与《阴阳应象大论》同，小有增损，而注颇异。五气更立[2]，各有所先，当其岁时，气乃先也。非其位[3]则邪，当其位则正。先立运，然后知非位与当位者也。

帝曰：病生之变何如？

岐伯曰：气相得则微，不相得则甚。木居火位，火居土位，土居金位，金居水位，水居木位，木居君位，如是者为相得。又木居水位，水居金位，金居土位，土居火位，火居木位，如是者虽为相得，终以子僭居父母之位，下陵其上，犹为小逆也。木居金土位，火居金水位，土居水木位，水居火土位，如是者为不相得，故病甚也。皆先立运气及司天之气，则气之所在，相得与不相得可知矣。

帝曰：主岁[4]何如？

岐伯曰：气有余，则制己所胜而侮所不胜，其不及，则己所不胜侮而乘之，己所胜轻而侮之。木余，则制土，轻忽于金，以金气不争，故木恃其余而欺侮也。又木少金胜，土反侮木，以木不及，故土妄凌之也。四气率同，侮，谓侮而凌忽之也。侮反受邪[5]，或以己强盛，或遇彼衰微，不度卑弱，妄行凌忽，虽侮而求胜，故终必受邪。侮而受邪，寡于畏也。受邪，各谓受己不胜之邪也。然舍己宫观，适他乡邦，外强中干，邪盛真弱，寡于敬畏，由是纳邪，故曰寡于畏也。新校正云：按《六节藏象论》曰："未至而至，此谓太过，则薄所不胜，而乘所胜，命曰气淫。至而不至，此谓不及，则所胜妄行，而所生受病，所不胜而薄之，命曰气迫。"即此之义也。

帝曰：善。

①凝冽：水结冰为凝，冷极为冽。

②五气更立：即五气更替主时。

③位：指季节——春、夏、长夏、秋、冬。

④主岁：即五行各主一岁，五行主岁称为"五运"。

⑤侮反受邪：五气相互之间存在着生克制化关系，有胜必有复。

六微旨大论[①]篇第六十八

黄帝问曰：呜呼远哉！天之道也，如迎浮云，若视深渊，视深渊尚可测，迎浮云莫知其极。深渊静滢而澄澈，故视之可测其深浅；浮云飘泊而合散，故迎之莫诣其边涯。言苍天之象，如渊可视乎鳞介；运化之道，犹云莫测其去留。六气深微，其于运化，当如是喻矣。　新校正云：详此文与《疏五过论》文重。夫子数言，谨奉天道[②]，余闻而藏之，心私异之，不知其所谓也。愿夫子溢志尽言其事，令终不灭，久而不绝，天之道可得闻乎？运化生成之道也。

岐伯稽首再拜对曰：明乎哉问，天之道也！此因天之序，盛衰之时也。

帝曰：愿闻天道六六之节[③]盛衰何也？六六之节，经已启问，天师未敷其旨，故重问之。

岐伯曰：上下有位，左右有纪[④]。上下，谓司天地之气二也。余左右四气，在岁之左右也。故少阳之右[⑤]，阳明治之；阳明之右，太阳治之；太阳之右，厥阴治之；厥阴之右，少阴治之；少阴之右，太阴治之；太阴之右，少阳治之；此所谓气之标[⑥]，盖南面而待也。标，末也。圣人南面而立，以阅气之至也。故曰：因天之序，盛衰之时，移光定位，正立而待之[⑦]。此之谓也。移光，谓日移光。定位，谓面南观气，正立观岁，数气之至，则气可待之也。

少阳之上，火气治之，中见厥阴；少阳南方火，故上见火气治之。与厥阴合，故中见厥阴也。阳明之上，燥气治之，中见太阴；阳明，西方金，故上燥气治之。与太阴合，故燥气之下，中见太阴也。太阳之上，寒气治之，中见少阴；太阳北方水，故上寒气治之。与少阴合，故寒气之下，中见少阴也。　新校正

---

①六微旨大论：六，指六气。微，精微之意。本篇重点讨论了六气变化的理论，故名“六微旨”。

②夫子数言，谨奉天道：意谓您曾多次说过要认真谨慎地掌握自然界的变化规律。夫子，是对岐伯的尊称。谨奉，是谨慎奉行的意思。天道，指自然界的变化规律。

③天道六六之节：指六气六步，每步为60.875天，周天365.25度，正合六气六步（节），故云。

④上下有位，左右有纪：指司天、在泉之气有一定位置，左右四间气的升降，有一定的次序。左右，指左右四间气。纪，次序。

⑤少阳之右：即观测者面南以观三阴三阳的次序是向右旋转。明·张介宾：“然此“右”字，皆自南面而观以待之，所以少阳之右为阳明也。”

⑥气之标：就是用三阴三阳为风热湿火燥寒六气之标志。气，指六气。

⑦移光定位，正立而待之：这是古人利用测光的位置来定节气的一种方法。

云：按《六元正纪大论》云："太阳所至为寒生，中为温。"与此义同。厥阴之上，风气治之，中见少阳；厥阴东方木，故上风气治之。与少阳合，故风气之下，中见少阳也。少阴之上，热气治之，中见太阳；少阴东南方君火，故上热气治之。与太阳合，故热气之下，中见太阳也。　新校正云：按《六元正纪大论》云"少阴所至为热生，中为寒。"与此义同。太阴之上，湿气治之，中见阳明。太阴西南方土，故上湿气治之。与阳明合，故湿气之下，中见阳明也。所谓本也，本之下，中之见也，见之下，气之标也。本，谓元气也。气则为主，则文言著矣。　新校正云：详注云，文言著矣，疑误。本标不同，气应异象。本者应之元，标者病之始，病生形用求之标，方施其用求之本，标本不同，求之中，见法万全。　新校正云：按《至真要大论》云：六气标本不同，气有从本者，有从标本者，有不从标本者。少阳太阴从本，少阴太阳从本从标，阳明厥阴不从标本，从乎中。故从本者，化生于本。从标本者，有标本之化。从中者，以中气为化。

帝曰：其①有至而至②，有至而不至，有至而太过③，何也？皆谓天之六气也。初之气，起于立春前十五日。余二三四五终气次至，而分治六十日余八十七刻半。

岐伯曰：至而至者和；至而不至，来气④不及也；未至而至，来气有余也。时至而气至，和平之应，此则为平岁也。假令甲子，岁气有余，于癸亥岁未当至之期，先时而至也。乙丑岁气不足，于甲子岁当至之期，后时而至也。故曰来气不及，来气有余也。言初气之至期如此，岁气有余，六气之至皆先时；岁气不及，六气之至皆后时。先时后至，后时先至，各差三十日而应也。　新校正云：按《金匮要略》云：有未至而至，有至而不至，有至而不去，有至而太过。冬至之后得甲子夜半少阳起，少阳之时阳始生，天得温和，以未得甲子，天因温和，此为未至而至也。以得甲子而天未温和，此为至而不至。以得甲子而天寒不解，此为至而不去。以得甲子而天温如盛夏时，此为至而太过。此亦论气应之一端也。

帝曰：至而不至，未至而至如何？言太过不及岁，当至晚至早之时应也。

岐伯曰：应则顺，否则逆⑤，逆则变生，变则病。当期为应，愆时为否，天地之气生化不息，无止碍也。不应有而有，应有而不有，是造化之气失常，失常则气变，变常则气血纷挠而为病也。天地变而失常，则万物皆病。

帝曰：善。请言其应。

岐伯曰：物生其应也；气脉其应也。物之生荣有常时，脉之至有常期，有余岁早，不及岁晚，皆依期至也。

帝曰：善。愿闻地理之应六节气位⑥何如？

---

①其：在此谓气候变化。

②至而至：六气随所主的时令而来，这是正常的自然现象。前一个"至"，指时令；后一个"至"，指气候（六气）。

③至而太过：即下文所谓"未至而至"，指未到其时而有其气。

④来气：指实际上的气候之变化。

⑤应则顺，否则逆：是指六气按其所主时令而来临叫"应"，反则为"否"。

⑥地理之应六节气位：地理，指大地的物生情况。六节气位，六气所主之部位。

岐伯曰：显明之右，君火之位也①；君火之右，退行一步，相火治之②；日出谓之显明，则卯地气分春也。自春分后六十日有奇，斗建卯正至于巳正，君火位也。自斗建巳正至未之中，三之气分，相火治之，所谓少阳也。君火之位，所谓少阴，热之分也，天度至此，暄淑大行。居热之分，不行炎暑，君之德也。少阳居之为僭逆，大热早行，疫疠乃生，阳明居之为温凉不时。太阳居之为寒雨间热。厥阴居之为风湿，雨生羽虫。少阴居之为天下疵疫，以其得位，君令宣行故也。太阴居之为时雨。火有二位，故以君火为六气之始也。相火，则夏至日前后各三十日也，少阳之分，火之位也，天度至此，炎热大行。少阳居之，为热暴至，草萎河干，炎亢，湿化晚布。阳明居之为凉气间发。太阳居之为寒气间至，热争冰雹。厥阴居之为风热大行，雨生羽虫。少阴居之为大暑炎亢。太阴居之为云雨雷电。退，谓南面视之，在位之右也。一步凡六十日又八十七刻半。余气同法。复行一步，土气治之；雨之分也，即秋分前六十日而有奇，斗建未正至酉之中，四之气也，天度至此，云雨大行，湿蒸乃作。少阳居之为炎热沸腾，云雨雷雹。阳明居之为清雨雾露。太阳居之为寒雨害物。厥阴居之为暴风雨摧拉，雨生倮虫。少阴居之为寒热气反用，山泽浮云，暴雨溽蒸。太阴居之为大雨霪霪。复行一步，金气治之；燥之分也，即秋分后六十日而有奇，自斗建酉正至亥之中，五之气也，天度至此，万物皆燥。少阳居之为温清更正，万物乃荣。阳明居之为大凉燥疾，太阳居之为早寒。厥阴居之为凉风大行，雨生介虫。少阴居之为秋湿，热病时行。太阴居之为时雨沉阴。复行一步，水气治之；寒之分也，即冬至日前后各三十日。自斗建亥至丑之中六之气也，天度至此，寒气大行。少阳居之为冬温蛰虫不藏，流水不冰。阳明居之为燥寒劲切。太阳居之为大寒凝冽。厥阴居之为寒风摽扬，雨生鳞虫。少阴居之为蛰虫出见，流水不冰。太阴居之为凝阴寒雪，地气湿也。复行一步，木气治之；风之分也，即春分前六十日而有奇也，自斗建丑正至卯之中，初之气也，天度至此，风气乃行，天地神明号令之始也，天之使也。少阳居之为温疫至。阳明居之为清风，雾露朦昧。太阳居之为寒风切冽，霜雪水冰。厥阴居之为大风发荣，雨生毛虫。少阴居之为热风伤人，时气流行。太阴居之为风雨，凝阴不散。复行一步，君火治之。热之分也，复春分始也，自斗建卯正至巳之中，二之气也。凡此六位，终纪一年，六六三百六十日，六八四百八十刻，六七四十二刻，其余半刻积而为三，约终三百六十五度也，余奇细分率之可也。相火之下，水气承之③；热盛水承，条蔓柔弱，凑润衍溢，水象可见。　新校正云：按《六元正纪大论》云："少阳所至为火生，终为蒸溽。"则水

①显明之右，君火之位也：显明，指东方木位，为初之气。自东而南，故曰"显明之右"。初之气之后为二之气，故曰"君火之位"。

②君火之右……相火治之：明·张介宾："退行一步，谓退于君火之右一步也。此自斗建巳中以至未中，步居正南，位直司天，主三之气，乃小满后六十日有奇，相火之治令也。"古代天文学把向西、向右称为"退行"。

③相火之下，水气承之：有相火之气，就有寒水之气制约，以防其过亢。承，在此有承接与制约两义。

承之义可见。又云："少阳所至为摽风燔燎霜凝。"亦下承之水气也。水位之下，土气承之；寒甚物坚，水冰流涸，土象斯见，承下明矣。　新校正云：按《六元正纪大论》云："太阳所至为寒雪冰雹白埃。"则土气承之之义也。土位之下，风气承之；疾风之后，时雨乃零。是则湿为风吹，化而为雨。　新校正云：按《六元正纪大论》云："太阴所至为湿生，终为注雨。"则土位之下，风气承之而为雨也。又云："太阴所至为雷霆骤注烈风。"则风承之义也。风位之下，金气承之；风动气清，万物皆燥，金承木下，其象昭然。　新校正云：按《六元正纪大论》云："厥阴所至为风生，终为肃。"则金承之义可见。又云："厥阴所至为飘怒大凉。"亦金承之义也。金位之下，火气承之；锻金生热，则火流金，乘火之上，理无妄也。　新校正云：按《六元正纪大论》云："阳明所至为散落温。"则火乘之义也。君火之下，阴精①承之。君火之位，大热不行，盖为阴精制承其下也。诸以所胜之气乘于下者，皆折其摽盛，此天地造化之大体尔。　新校正云：按《六元正纪大论》云："少阴所至为热生，中为寒。"则阴承之义可知。又云："少阴所至为大暄寒。"亦其义也。又按《六元正纪》云："水发而雹雪，土发而飘骤，木发而毁折，金发而清明，火发而曛昧，何气使然？曰：气有多少，发有微甚，微者当其气，甚者兼其下，徵其下气而见可知也。"所谓徵其下者，即此六承气也。

帝曰：何也？

岐伯曰：亢则害，承乃制，制则生化，外列盛衰，害则败乱，生化大病。亢，过极也，物恶其极。

帝曰：盛衰何如？

岐伯曰：非其位②则邪，当其位则正，邪则变甚，正则微。

帝曰：何谓当位？

岐伯曰：木运临卯，火运临午，土运临四季，金运临酉，水运临子，所谓岁会③，气之平也。非太过，非不及，是谓平运主岁也。平岁之气，物生脉应，皆必合期，无先后也。　新校正云：详木运临卯，丁卯岁也。火运临午，戊午岁也。土运临四季，甲辰、甲戌、己丑、己未岁也。金运临酉，乙酉岁也。水运临子，丙子岁也。内戊午、己丑、己未、乙酉，又为太一天符。

帝曰：非位何如？

岐伯曰：岁不与会也。不与本辰相逢会也。

帝曰：土运之岁，上见太阴；火运之岁，上见少阳、少阴；少阴少阳皆火气。金运之岁，上见阳明；木运之岁，上见厥阴；水运之岁，上见太阳。奈何？

岐伯曰：天之与会④也。天气与运气相逢会也。　新校正云：详土运之岁，上见太阴，己丑、己未也。火运之岁上见少阳，戊寅、戊申也。上见少阴，戊

①阴精：就六气而论，在此指太阳寒水。

②非其位：即岁运与岁气不相符。下句"当其位"的意思相反。

③岁会：又叫岁直，即通主一年的中运之气与岁支之气相同者叫岁会。

④天之与会：即天符年。唐·王冰："天气与运气相逢会也。"

子、戊午也。金运之岁，上见阳明，乙卯、乙酉也。木运之岁，上见厥阴，丁巳、丁亥也。水运之岁，上见太阳，丙辰、丙戌也。内己丑、己未、戊午、乙酉，又为太一天符。按《六元正纪大论》云：太过而同天化者三。不及而同天化者亦三，戊子、戊午太徵，上临少阴；戊寅、戊申太徵，上临少阳；丙辰、丙戌太羽上临太阳，如是者三。丁巳、丁亥少角，上临厥阴；乙卯、乙酉少商，上临阳明；己丑、己未少宫，上临太阴，如是者三。临者太过不及，皆曰天符。故《天元册》曰：天符①。

天符岁会何如？

岐伯曰：太一天符②之会也。是谓三合，一者天会，二者岁会，三者运会也。《天元纪大论》曰：三合为治。此之谓也。　新校正云：按太一天符之详，具《天元纪大论》注中。

帝曰：其贵贱③何如？

岐伯曰：天符为执法，岁位为行令，太一天符为贵人④。执法犹相辅，行令犹方伯，贵人犹君主。

帝曰：邪之中也奈何？

岐伯曰：中执法者，其病速而危；执法官人之绳准，自为邪僻，故病速而危。中行令者，其病徐而持，方伯无执法之权，故无速害，病但执持而已。中贵人者，其病暴而死。义无凌犯，故病则暴而死。

帝曰：位之易也何如？

岐伯曰：君位臣则顺，臣位君则逆，逆则其病近，其害速，顺则其病远，其害微，所谓二火也。相火居君火，是臣居君位，故逆也。君火居相火，是君居臣位，君临臣位，故顺也。远谓里远，近谓里近也。

帝曰：善。愿闻其步⑤何如？

岐伯曰：所谓步者，六十度而有奇。奇，谓八十七刻又十分刻之五也。故二十四步积盈百刻而成日也⑥。此言天度之余也。夫言周天之度者，三百六十五度四分度之一也。二十四步，正四岁也。四分度之一，二十五刻也。四岁气乘积已

---

①天符：天符之年，是指一年的中运之气与司天之气五行属性相符合，即己丑、己未、戊寅、戊申、戊子、戊午、乙卯、乙酉、丁亥、丙辰、丙戌、丁巳之年。

②太一天符：太一者，至尊无二之称。即戊午、乙酉、己丑、己未四年当为太一天符之年。

③贵贱：下文以官职高低比喻天符、岁会、太一天符，故称“贵贱”。

④“天符为执法”三句：这是古人用行政官职之大小作比喻，说明天符犹如相辅，有执行法律之权；岁会如同方伯，有执行命令之权；太一天符如同君主，权力最大。用来比喻天符、岁会、太一天符之年邪伤人体的预后情况。

⑤其步：指六气即风、热、火、湿、燥、寒在一年之中的相应时间和位置。因每一气所主之时为一步，一岁之中六气主时，故一年之中可分为六步。其，此处指六气。步，指位置和时间。

⑥二十四步积盈百刻而成日：六气运行，每年分为六步，四年共运行二十四步，为一千四百六十日又一百刻。盈，指 0.25 度。古人以一日分为百刻，每年积盈 0.25 度，四年共积 1 度。1 度等于 100 刻即 1 日，此即“积盈百刻而成日”之义。也就是四年一闰。

盈百刻故成一日。度，一日也。

帝曰：六气应五行之变何如？

岐伯曰：位有终始，气有初中，上下不同，求之亦异也。位，地位也。气，天气也。气与位互有差移，故气之初，天用事，气之中，地主之。地主则气流于地，天用则气腾于天。初与中皆分天步而率刻尔，初中各三十日余四十三刻四分刻之三也。

帝曰：求之奈何？

岐伯曰：天气始于甲，地气始于子，子甲相合，命曰岁立，谨候其时，气可与期①。子甲相合，命曰岁立，则甲子岁也。谨候水刻早晏，则六气悉可与期尔。

帝曰：愿闻其岁，六气始终，早晏何如②？

岐伯曰：明乎哉，问也！甲子之岁，初之气，天数③始于水下一刻④，常起于平明寅初一刻，艮中之南也。　新校正云：按戊辰、壬申、丙子、庚辰、甲申、戊子、壬辰、丙申、庚子、甲辰、戊申、壬子、丙辰、庚申岁同此。所谓辰申子岁气会同，《阴阳法》以是为三合。终于八十七刻半；子正之中，夜之半也。外十二刻半，入二气之初，诸余刻同入也。二之气，始于八十七刻六分，子中之左也。终于七十五刻；戌之后四刻也。外二十五刻，入次三气之初率。三之气，始于七十六刻，亥初之一刻。终于六十二刻半；酉正之中也。外三十七刻半差入后。四之气，始于六十二刻六分，酉中之北。终于五十刻；未后之四刻也。外五十刻差入后。五之气，始于五十一刻；申初之一刻。终于三十七刻半；午正之中，昼之半也。外六十二刻半差入后。六之气，始于三十七刻六分，午中之酉。终于二十五刻，辰正之后四刻，外七十五刻差入后。所谓初六⑤，天之数也。天地之数，二十四气乃大会而同，故命此曰初六天数也。

乙丑岁，初之气，天数始于二十六刻，巳初之一刻。　新校正云：按己巳、癸酉、丁丑、辛巳、乙酉、己丑、癸巳、丁酉、辛丑、乙巳、己酉、癸丑、丁巳、辛酉岁同，所谓巳酉丑岁气会同也。终于一十二刻半；卯正之中。二之气，始于一十二刻六分，卯中之南。终于水下百刻；丑后之四刻。三之气，始于一刻，又寅初之一刻。终于八十七刻半；子正之中。四之气，始于八十七刻六分，子中正东。终于七十五刻；戌后之四刻。五之气，始于七十六刻，亥初之一刻。终于六十二刻半；酉正之中。六之气，始于六十二刻六分，酉中之北。终于五十

①期：推求之义。

②六气始终，早晏何如：即每年初之气至终之气交司时刻的早晚情况。始终，指每年六气开始与终止的时刻。晏，晚也。

③天数：在此指六气的交司时刻。

④水下一刻：古代用铜壶贮水，壶上穿一个小孔，使水自然经小孔滴漏以为记时之器，名曰漏壶。所谓水下一刻，是壶水贮满，自第一条横线开始下滴，水面微低于第一条横线，所以称为水下一刻。

⑤初六：指甲子这一年中六气六步交司时刻的第一周。六气始终刻分早晏的一个周期为四年，称为“一纪”。甲子年是一纪的第一个年岁，故称为“初六”。

刻；未后之四刻。所谓六二，天之数也。一六为初六，二六为六二，名次也。

丙寅岁，初之气，天数始于五十一刻，申初之一刻。 新校正云：按庚午、甲戌、戊寅、壬午、丙戌、庚寅、甲午、戊戌、壬寅、丙午、庚戌、甲寅、戊午、壬戌岁同此。所谓寅午戌岁气会同。终于三十七刻半；午正之中。二之气，始于三十七刻六分，午中之西。终于二十五刻；辰后之四刻。三之气，始于二十六刻，巳初之一刻。终于一十二刻半；卯正之中。四之气，始于一十二刻六分，卯中之南。终于水下百刻；丑后之四刻。五之气，始于一刻，寅初之一刻。终于八十七刻半；子正之中。六之气，始于八十七刻六分，子中之左。终于七十五刻，戌后之四刻。所谓六三，天之数也。

丁卯岁，初之气，天数始于七十六刻，亥初之一刻。 新校正云：按辛未、乙亥、己卯、癸未、丁亥、辛卯、乙未、己亥、癸卯、丁未、辛亥、乙卯、己未、癸亥岁同。此所谓卯未亥岁气会同。终于六十二刻半；酉正之中。二之气，始于六十二刻六分，酉中之北。终于五十刻；未后之四刻。三之气，始于五十一刻，申初之一刻。终于三十七刻半；午正之中。四之气，始于三十七刻六分，午中之西。终于二十五刻；辰后之四刻。五之气，始于二十六刻，巳初之一刻。终于一十二刻半；卯正之中。六之气，始于一十二刻六分，卯中之南。终于水下百刻，丑后之四刻。所谓六四，天之数也。次戊辰岁①，初之气，复始于一刻，常如是无已，周而复始。始自甲子年，终于癸亥岁，常以四岁为一小周，一十五周为一大周，以辰命岁，则气可与期。

帝曰：愿闻其岁候②何如？

岐伯曰：悉乎哉问也！日行一周③，天气始于一刻，甲子岁也。日行再周，天气始于二十六刻，乙丑岁也。日行三周，天气始于五十一刻，丙寅岁也。日行四周，天气始于七十六刻，丁卯岁也。日行五周，天气复始于一刻，戊辰岁也。余五十五岁循环，周而复始矣。所谓一纪④也。法以四年为一纪，循环不已。余三岁一会同，故有三合也。是故寅午戌岁气会同⑤，卯未亥岁气会同，辰申子岁气会同，巳酉丑岁气会同，终而复始。《阴阳法》以是为三合者，缘其气会同也。

---

①次戊辰岁：明·张介宾："以上丁卯年六之气，终于水下百刻，是子丑寅卯四年气数，至此已尽，所谓一纪。故戊辰年，则气复始于一刻，而辰巳午未四年又为一纪……所以常如是无已，周而复始也。"

②岁候：此指一年之六气运行开始和终止的总刻分数，以一年为单位进行推算。明·张介宾："岁候者，通岁之大候。"

③日行一周：就是一年。古人以甲子年算起，所以日行一周是指甲子年，日行再周即是乙丑年，日行三周是丙寅年，日行四周为丁卯年，余类推。

④一纪：就是标志一个循环，此指六气以四年共积盈百刻而成一日为一纪。故阳历每四年置闰一天，即是此意。纪，循环的标志。

⑤岁气会同：每年的中运开始之时，就是主运初运的交司时刻，而主运初运的交司时刻，与六气初之气的交司时刻是一致的。因而每四年，其六步之气的初之气交司时刻满100刻，从第五年（即下一个四年）的初气起步时刻又从水下一刻开始。

不尔，则各在一方，义无由合。

帝曰：愿闻其用[①]也。

岐伯曰：言天者求之本[②]，言地者求之位[③]，言人者求之气交[④]。本，谓天六气，寒暑燥湿风火也。三阴三阳由是生化，故云本，所谓六元者也。位，谓金木火土水君火也。天地之气，上下相交，人之所处者也。

帝曰：何谓气交？

岐伯曰：上下之位，气交之中，人之居也[⑤]。自天之下地之上，则二气交合之分也。人居地上，故气交合之中，人之居也。是以化生变易，皆在气交之中也。故曰：天枢之上，天气主之；天枢之下，地气主之；气交之分，人气从之，万物由之。此之谓也。天枢，当脐之两傍也，所谓身半矣，伸臂指天，则天枢正当身之半也。三分折之，上分应天，下分应地，中分应气交。天地之气交合之际，所遇寒暑燥湿风火胜复之变之化，故人气从之，万物生化，悉由而合散也。

帝曰：何谓初中？

岐伯曰：初凡三十度而有奇，中气同法[⑥]。奇，谓三十日余四十三刻又四十分刻之三十也。初中相合，则六十日余八十七刻半也。以各余四十分刻之三十，故云中气同法也。

帝曰：初中何也？

岐伯曰：所以分天地也[⑦]。以是知气高下，生人病主之也。

帝曰：愿卒闻之。

岐伯曰：初者地气也，中者天气也。气之初，天用事，天用事，则地气上腾于太虚之内。气之中，地气主之，地气主则天气下降于有质之中。

帝曰：其升降何如？

岐伯曰：气之升降，天地之更用也[⑧]。升，谓上升。降，谓下降。升极则

---

①用：指运气的变化。

②言天者求之本：明·张介宾："本者，天之六气风寒暑湿火燥是也……言天者求之本，谓求六气之盛衰，而上可知也。"天，即客气。本，就是风寒暑湿燥火六气。

③言地者求之位：因主时之位属于地，故为地之位。木火土金水在此意指自然界生长化收藏各种物化现象。地，指主气。位，即六步，指一年二十四节气所属的部位。

④言人者求之气交：人，是指人的生命现象和生理活动。气交，是指天气下降，地气上升，一升一降则气交于中而言。

⑤上下之位……人之居也：明·张介宾："上者谓天，天气下降；下者谓地，地气上升。一升一降，则气交于中也。而人居之，而生化变易，则无非气交之使然。"上，指天气。下，指地气。

⑥初凡三十度而有奇，中气同法：因每步六十度而有奇（即六十日八十七刻半），一步又分初、中各占一半（即三十日四十三刻四分之三刻），前三十日为"初"，后三十日为"中"。度，即周天度数，周天一度约为一日。

⑦所以分天地也：即分阴阳之义。

⑧气之升降，天地之更用也：明·张介宾："天无地之升，则不能降；地无天之降，则不能升。故天地更相为用。"更用，相互为用之义。

降，降极则升，升降不已，故彰天地之更用也。

帝曰：愿闻其用何如？

岐伯曰：升已而降，降者谓天；降已而升，升者谓地。气之初，地气升；气之中，天气降。升已而降以下，彰天气之下流；降已而升以上，表地气之上应。天气下降，地气上腾，天地交合，泰之象也。《易》曰："天地交泰"。是以天地之气升降，常以三十日半下上，下上不已，故万物生化，无有休息，而各得其所也。天气下降，气流于地；地气上升，气腾于天。故高下相召，升降相因，而变作矣①。气有胜复，故变生也。 新校正云：按《六元正纪大论》云：天地之气，盈虚何如？曰：天气不足，地气随之，地气不足，天气从之，运居其中，而常先也。恶所不胜，归所和同，随运归从而生其病也。故上胜则天气降而下，下胜则地气迁而上，多少而差其分，微者小差，甚者大差，甚则位易气交，易则大变生而病作矣。

帝曰：善。寒湿相遘②，燥热相临③，风火相值④，其有闻乎⑤？

岐伯曰：气有胜复⑥，胜复之作，有德有化⑦，有用有变，变则邪气居之。夫抚掌成声，沃火生沸，物之交合，象出其间，万类交合，亦由是矣。天地交合，则八风鼓折，六气交驰于其间，故气不能正者，反成邪气。

帝曰：何谓邪乎？邪者，不正之目也。天地胜复，则寒暑燥湿风火六气互为邪也。

岐伯曰：夫物之生从于化，物之极由乎变⑧，变化之相薄，成败之所由也⑨。夫气之有生化也，不见其形，不知其情，莫测其所起，莫究其所止，而万物自生自化，近成无极，是谓天和。见其象，彰其动，震烈刚暴，飘泊骤卒，拉坚摧残，折拆鼓慄，是谓邪气。故物之生也静而化成，其毁也躁而变革，是以生从于化，极由乎变，变化不息，则成败之由常在，生有涯分者，言有终始尔。 新校正云：按《天元纪大论》云：物生谓之化，物极谓之变也。故气有往复，用有迟速，四者之有，而化而变，风之来也⑩。天地易位，寒暑移方，水火易处，当动用时，气之迟速往复，故不常在。虽不可究识意端，然微甚之用，而为化为变，

①高下相召，升降相因，而变作矣：此天运循环之道也。阳必召阴，阴必召阳，此阴阳两合之理也。故高下相召则有升降，有升降则强弱相因而变作矣。

②遘：作"遇"解。见《尔雅·释诂》。

③临：见，遇。见《易·系辞下》虞注。

④值：有"当"意。见《文选·皇太子释奠会诗》，李善注。

⑤寒湿相遘……其有闻乎：即客主之气加临时，寒与湿相逢，燥与热相逢，风与火相逢。

⑥气有胜复：这是六气的自然变化规律。六气中一气过亢叫"胜"。胜气之后，必有其所不胜之气出现就叫"复"。胜复，是对六气相互制约、相互斗争的概括说法。

⑦德：指气候正常变化给予万物的影响。化：指万物正常的生化过程。

⑧物之极由乎变：意谓物之极是由于气的变化的结果。极，指事物发展到极点。

⑨变化之相薄，成败之所由也：是说气之变与化，是万物成长与败坏的根本原因。

⑩气有往复……风之来也：言气之往复迟速的变化，产生了六气。风是六气的代称，不能理解为狭义之风。

风所由来也。人气不胜，因而感之，故病生焉，风匪求胜于人也。

帝曰：迟速往复，风所由生，而化而变，故因盛衰之变耳。成败倚伏游乎中何也？夫倚伏者，祸福之萌也。有祸者，福之所倚也。有福者，祸之所伏也。由是故祸福互为倚伏，物盛则衰，乐极则哀，是福之极，故为祸所倚。否极之泰，未济之济，是祸之极，故为福所伏。然吉凶成败，目击道存，不可以终，自然之理，故无尤也。

岐伯曰：成败倚伏生乎动，动而不已，则变作矣。动静之理，气有常运，其微也为物之化，其甚也为物之变。化流于物，故物得之以生，变行于物，故物得之以死。由是成败倚伏，生于动之微甚迟速尔，岂唯气独有是哉？人在气中，养生之道，进退之用，当皆然也。　新校正云：按《至真要大论》云：阴阳之气，清静则化生治，动则苛疾起，此之谓也。

帝曰：有期①乎？

岐伯曰：不生不化，静之期也②。人之期可见者，二也。天地之期，不可见也。夫二可见者，一曰生之终也，其二曰变易，与土同体。然后舍小生化，归于大化，以死后犹化变未已，故可见者二也。天地终极，人寿有分。长短不相及，故人见之者鲜矣。

帝曰：不生化乎？言亦有不生不化者乎？

岐伯曰：出入废则神机化灭，升降息则气立孤危。出入，谓喘息也。升降，谓化气也。夫毛羽倮鳞介，及飞走蚑行，皆生气根于身中，以神为动静之主，故曰神机也。然金玉土石，熔埏草木，皆生气根于外，假气以成立主持，故曰气立也。《五常政大论》曰："根于中者，命曰神机，神去机息。根于外者，命曰气立，气止则化绝。"此之谓也。故无是四者则神机与气立者，生死皆绝。　新校正云：按《易》云：本乎天者亲上，本乎地者亲下。《周礼》、《大宗伯》有天产、地产；《大司徒》云动物植物。即此神机、气立之谓也。故非出入，则无以生长壮老已；非升降，则无以生长化收藏③。夫自东自西，自南自北者，假出入息以为化主。因物以全质者，阴阳升降之气以作生源，若非此道，则无能致是十者也。是以升降出入，无器不有④。包藏生气者，皆谓生化之器，触物然矣。夫窍横者，皆有出入去来之气。窍竖者皆有阴阳升降之气往复于中。何以明之？则壁窗户牖两面伺之，皆承来气冲击于人，是则出入气也。夫阳升则井寒，阴升则水暖，以物投井，及叶坠空中，翩翩不疾，皆升气所碍也。虚管溉满，捻上悬之，

①期：此指运动静止之时。

②不生不化，静之期也：气是动而不息的，是在不断地变化着的，所以没有停止之期。如果说有"静之期"，除非是"不生不化"。

③非出入，则无以生长壮老已……生长化收藏：明·张介宾："生长壮老已，动物之始终也，故必赖呼吸之出入。生长化收藏，植物之盛衰也，故必赖阴阳之升降。"出入：此处指呼吸、摄入饮食及排泄废物等。

④升降出入，无器不有：本句是说升降出入的运动形式广泛存在于万物之中。器，明·张介宾："器即形也。"

水固不泄，为无升气而不能降也。空瓶小口，顿溉不入，为气不出而不能入也。由是观之，升无所不降，降无所不升，无出则不入，无入则不出。夫群品之中，皆出入升降不失常守，而云非化者，未之有也。有识无识，有情无情，去出入，已升降，而云存者，未之有也。故曰升降出入，无器不有。故器者生化之宇，器散则分之，生化息矣①。器，谓天地及诸身也。宇，谓屋宇也。以其身形，包藏府藏，受纳神灵，与天地同，故皆名器也。诸身者，小生化之器宇。太虚者，广生化之器宇也。生化之器，自有小大，无不散也。夫小大器，皆生有涯分，散有远近也。故无不出入，无不升降，真生假立，形器者，无不有此二者。化有小大，期有近远。近者不见远，谓远者无涯。远者无常，见近而叹有其涯矣。既近远不同期，合散殊时节，即有无交竞，异见常乖。及至分散之时，则近远同归于一变。四者之有，而贵常守。四者，谓出入升降也。有出入升降，则为常守。有出无入，有入无出，有升无降，有降无升，则非生之气也。若非胎息道成，居常而生，则未之有屏出入息，泯升降气而能存其生化者，故贵常守。反常则灾害至矣。出入升降，生化之元主，故不可无之。反常之道，则神去其室，生之微绝，非灾害而何哉！故曰：无形无患②，此之谓也。夫喜于遂，悦于色，畏于难，惧于祸，外恶风寒暑湿，内繁饥饱爱欲，皆以形无所隐，故常婴患累于人间也。若便想慕滋蔓，嗜慾无厌，外附权门，内丰情伪，则动以牢网，坐招燔焫，欲思释缚，其可得乎！是以身为患阶尔。《老子》曰："吾所以有大患者，为吾有身，及吾无身，吾有何患。"此之谓也。夫身形与太虚释然消散，复未知生化之气，为有而聚耶？为无而灭乎？

帝曰：善。有不生不化③乎？言人有逃阴阳，免生化，而不生不化无始无终，同太虚自然者乎？

岐伯曰：悉乎哉问也！与道合同，惟真人也。真人之身，隐见莫测，出入天地内外，顺道至真以生，其为小也入于无间，其为大也过虚空界，不与道如一，其孰能尔乎！

帝曰：善。

①器者生化之宇……生化息矣：意谓有形之体均由气所构成，而有形之体就是气的生化之器，器不存在，生化也就息灭。一个物体如此，整个宇宙也是如此。

②无形无患：即谓如果没有形体，就不会有灾难。形，指形体。患，指灾难。

③不生不化：谓不生不死。

气交变大论[1]篇第六十九

黄帝问曰：五运更治，上应天朞，阴阳往复，寒暑迎随，真邪相薄，内外分离[2]，六经波荡，五气倾移[3]，太过不及，专胜兼并[4]，愿言其始，而有常名，可得闻乎？朞，三百六十五日四分日之一也。专胜，谓五运主岁太过也。兼并，谓主岁之不及也。常名，谓布化于太虚，人身参应病之形诊也。　新校正云：按《天元纪大论》云：五运相袭，而皆治之，终朞之日，周而复始。又云：五气运行，各终朞日。《太始天元册》文曰：万物资始，五运终天。即五运更治上应天朞之义也。

岐伯稽首再拜对曰：昭乎哉问也！是明道也。此上帝所贵，先师[5]传之，臣虽不敏，往闻其旨。言非己心之生知，备闻先人往古受传之遗旨也。

帝曰：余闻得其人不教，是谓失道，传非其人，慢泄天宝[6]。余诚菲德，未足以受至道[7]；然而众子哀其不终，愿夫子保于无穷，流于无极，余司其事，则而行之奈何[8]？至道者，非传之难非知之艰，行之难，圣人愍念苍生，同居永寿，故屈身降志，请受于天师。太上贵德，故后己先人，苟非其人，则道无虚授。黄帝欲仁慈惠远，博爱流行，尊道下身，拯乎黎庶，乃曰余司其事则而行之也。

岐伯曰：请遂言之也。《上经》曰：夫道者，上知天文，下知地理，中知人事，可以长久，此之谓也。夫道者，大无不包，细无不入，故天文、地理、人事咸通。　新校正云：详夫道者一节，与《著至教论》文重。

---

①气交变大论：天地之间，人居之处，称为“气交”。本篇主要论述五运六气太过不及与胜复变化对人体和万物的影响，故名“气交变”。

②真邪相薄，内外分离：即正气与邪气相互斗争，使人体表里失调，阴阳失衡。

③六经波荡，五气倾移：六经气血动荡不安，五脏之气随之出现偏盛偏衰。

④专胜兼并：一气独胜，侵犯它气称为专胜。一气独衰，被两气相兼所乘侮称为兼并。如岁木太过，则乘土侮金是为专胜。岁木不及，则金乘土侮，是为兼并。

⑤先师：此指岐伯之师僦贷季。

⑥天宝：即天道。此指本篇所论的运气学说内容。

⑦至道：最完备的理论。

⑧保于无穷……行之奈何：这些道理作用甚大，永远流传，由我主管过此事，一定遵照规律办事。无穷，无极，指本篇内容重要，学术思想永远流传。司，掌管，主管。则，效法，仿效之义。

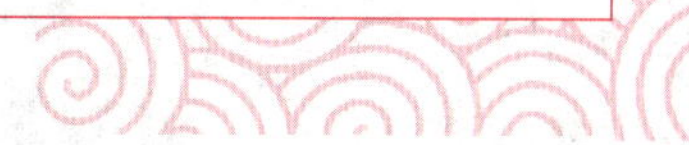

帝曰：何谓也？

岐伯曰：本气位也[①]，位天者，天文也；位地者，地理也；通于人气之变化者，人事也。故太过者，先天；不及者，后天，所谓治化而人应之也。三阴三阳，司天司地，以表定阴阳生化之纪，是谓位天位地也。五运居中，司人气之变化，故曰通于人气也。先天后天，谓生化气之变化所主时也。太过岁化先时至，不及岁化后时至。

帝曰：五运之化，太过何如？太过，谓岁气有余也。　新校正云：详太过五化，具《五常政大论》中。

岐伯曰：岁木太过，风气流行，脾土受邪。木余，故土气卑屈。民病飧泄，食减，体重，烦冤，肠鸣腹支满，上应岁星[②]。飧泄，谓食不化而下出也。脾虚，故食减，体重烦冤，肠鸣腹支满也。岁木气太盛，岁星光明逆守，星属分皆灾也。　新校正云：按《藏气法时论》云：脾虚则腹满肠鸣，飧泄食不化。甚则忽忽善怒，眩冒巅疾[③]。凌犯太甚，则遇于金，故自病。　新校正云：按《玉机真藏论》云：肝脉太过，则令人喜怒忽忽眩冒巅疾，为肝实而然，则此病不独木太过遇金自病，肝实亦自病也。化气不政，生气独治[④]，云物飞动，草木不宁，甚而摇落，反胁痛而吐甚，冲阳绝者，死不治，上应太白星[⑤]。诸壬岁也。木余土抑，故不能布政于万物也。生气，木气也，太过故独治而生化也。风不务德，非分而动，则太虚之中，云物飞动，草木不宁，动而不止，金则胜之，故甚则草木摇落也。胁反痛，木乘土也。冲阳，胃脉也。木气胜而土气乃绝，故死也。金复而太白逆守，属星者危也。其灾之发，害于东方。人之内应，则先害于脾，后伤肝也。《书》曰："满招损。"此其类也。　新校正云：详此太过五化，言星之例有三：木与土运，先言岁镇，后言胜己之星；火与金运，先言荧惑太白，次言胜己之星，后再言荧惑太白；水运先言辰星，次言镇星，后再言辰星，兼见己胜之星也。

岁火太过，炎暑流行，肺金受邪[⑥]。火不以德，则邪害于金，若以德行，则政和平也。民病疟，少气咳喘，血溢血泄注下，嗌燥耳聋，中热肩背热，上应荧

①本气位也：本，事物产生的缘由。引申为研究推求天气、地气、人气，三气本源的过程谓本。位，即部位。

②上应岁星：古人认为，自然界的气化和物化现象与日月五星的运转密切相关。上应，指与天体上的星辰相应。岁星即木星。

③眩冒：指头昏眩晕，眼黑发花。巅疾：在这里指头部的疾病。

④化气不政，生气独治：明·张介宾："化气，土气也；生气，木气也。木盛则土衰，故化气不能布政于万物，而木之生气独治也。"文中"长气"、"收气"、"藏气"分别指火气、金气、水气。

⑤太白星：即金星。

⑥岁火太过……肺金受邪：岁火太过之年，炎暑流行，人体内的心火也相应的亢盛，火盛则克金，金在人体为肺，故肺金受邪。

惑星[1]。少气，谓气少不足以息也。血泄，谓血利便血也。血溢，谓血上出于七窍也。注下，渭水利也。中热，谓胸心之中也。背，谓胸中之府，肩接近之，故胸心中及肩背热也。火气太盛，则荧惑光芒逆临，宿属分皆灾也。　新校正云：详火盛而克金，寒热交争，故为疟，按《藏气法时论》云：肺病者，咳喘。肺虚者，少气不能报息，耳聋嗌干。甚则胸中痛，胁支满胁痛，膺背肩胛间痛，两臂内痛，　新校正云：按《藏气法时论》云：心病者，胸中痛胁支满，胁下痛，膺背肩甲间痛，两臂内痛。身热骨痛而为浸淫[2]。火无德令，纵热害金，火为复雠，故火自病。　新校正云：按《玉机真藏论》云：心脉太过，则令人身热而肤痛，为浸淫。此云骨痛者，误也。收气不行，长气独明[3]，雨水霜寒，今详水字当作冰。上应辰星，金气退避，火气独行，水气折之，故雨零冰雹及遍降霜寒而杀物也。水复于火，天象应之，辰星逆凌，乃寒灾于物也。占辰星者，常在日之前后三十度。其灾之发，当至南方。在人之应，则内先伤肺，后反伤心。　新校正云：按《五常政大论》"雨水霜寒"作"雨冰霜雹。"上临少阴少阳[4]，火燔焫，水泉涸，物焦槁，　新校正云：按《五常政大论》云：赫曦之纪，上徵而收气后。又《六元正纪大论》云：戊子、戊午太徵，上临少阴；戊寅、戊申太徵，上临少阳，临者太过不及皆曰天符。病反谵妄狂越，咳喘息鸣，下甚血溢泄不已，太渊绝者死不治，上应荧惑星。诸戊岁也。戊午、戊子岁，少阴上临；戊寅、戊申岁，少阳上临，是谓天符之岁也。太渊，肺脉也。火胜而金绝故死。火既太过，又火热上临，两火相合，故形斯候。荧惑逆犯，宿属皆危。　新校正云：详戊辰、戊戌岁，上见太阳，是谓天刑运，故当盛而不得盛，则火化减半，非太过又非不及也。

岁土太过，雨湿流行，肾水受邪。土无德乃尔。民病腹痛，清厥[5]，意不乐，体重烦冤，上应镇星[6]。腹痛，谓大腹、小腹痛也。清厥，谓足逆冷也。意不乐，如有隐忧也。土来刑水，象应之，镇星逆犯，宿属则灾。　新校正云：按《藏气法时论》云：肾病者，身重。肾虚者，大腹小腹痛。清厥，意不乐。甚则肌肉萎，足痿不收，行善瘈，脚下痛，饮发中满食减，四支不举。脾主肌肉，外应四支，又其脉起于足中指之端，循核骨内侧，斜出络跗，故病如是。　新校正云：按《藏气法时论》云："脾病者，身重善饥，肉痿，足不收，行善瘈，脚下痛。"又《玉机真要论》云："脾太过，则令人四支不举。"变生得位，　新校正

①上应荧惑星：荧惑星即火星，岁火太过，则火星相应的明亮。

②浸淫：即浸淫疮。此病由火热之毒侵犯心经，发于皮肤而成。

③收气不行，长气独明：岁火太过克制秋金之气，故秋收之气不行而夏长之气专横独行。明，言火气之盛。

④上临少阴少阳：火运太过之年是戊年，又值少阴君火司天的戊子戊午年或少阳相火司天的戊申、戊寅年，太过之火又得君火、相火之气司天，则火热益盛。故出现"火燔焫，水泉涸，物焦槁"。上临，即司天。

⑤清厥：四肢厥冷。

⑥上应镇星：岁土太过则镇星光亮倍增。镇星，即土星。

云：详太过五化，独此言变生得位者，举一而四气可知也。又以土王时月难知，故此详言之也。藏气伏，化气独治之①，泉涌河衍，涸泽生鱼②，风雨大至，土崩溃，鳞见于陆③，病腹满溏泄肠鸣，反下甚而太溪绝者，死不治，上应岁星。诸甲岁也。得位，谓季月也。藏，水气也。化，土气也。化太过，故水藏伏匿而化气独治，土胜木复，故风雨大至，水泉涌，河渠溢，干泽生鱼。湿既甚矣，风又鼓之，故土崩溃，土崩溃谓垣颓岸仆，山落地入也。河溢泉涌，枯泽水滋，鳞物丰盛，故见于陆地也。太溪，肾脉也。土胜而水绝，故死。木来折土，天象逆临，加其宿属，正可忧也。　新校正云：按《藏气法时论》云：脾虚则腹满肠鸣飧泄，食不化也。

岁金太过，燥气流行，肝木受邪。金暴虐乃尔。民病两胁下少腹痛，目赤痛眦疡，耳无所闻。两胁，谓两乳之下胁之下也。少腹，谓脐下两傍髎骨内也。目赤，谓白睛色赤也。痛，谓渗痛也。眦，谓四际睑睫之本也。肃杀而甚，则体重烦冤，胸痛引背，两胁满且痛引少腹，上应太白星。金气已过，肃杀又甚，木气内畏，感而病生。金盛应天，太白明大，加临宿属，心受灾害。　新校正云：按《藏气法时论》云：肝病者，两胁下痛，引少腹，肝虚则目䀮䀮无所见，耳无所闻。又《玉机真藏论》云：肝脉不及，则令人胸痛引背，下则两胁胠满也。甚则喘咳逆气，肩背痛，尻阴股膝髀腨䯒足皆病。上应荧惑星。火气复之，自生病也。天象示应，在荧惑，逆加守宿属，则可忧也。　新校正云：按《藏气法时论》云：肺病者，喘咳逆气，肩背痛，汗出，尻阴股膝髀腨䯒足皆痛。收气峻，生气下，草木敛，苍乾凋陨④，病反暴痛，胠胁不可反侧，　新校正云：详此云反暴痛，不言何所痛者。按《至真要大论》云：心胁暴痛，不可反侧，则此乃心胁暴痛也。咳逆甚而血溢，太冲绝者死不治，上应太白星。诸庚岁也。金气峻虐，木气被刑，火未来复，则如是也。敛，谓已生枝叶，敛附其身也。太冲，肝脉也。金胜而木绝故死，当是之候，太白应之，逆守星属，病皆危也。　新校正云：按庚子、庚午、庚寅、庚申岁，上见少阴、少阳司天，是谓天刑运，金化减半，故当盛而不得盛，非太过又非不及也。

岁水太过，寒气流行，邪害心火。水不务德，暴虐乃然。民病身热烦心，躁悸，阴厥⑤上下中寒，谵妄心痛，寒气早至，上应辰星。悸，心跳动也。谵，乱语也。妄，妄见闻也。天气水盛，辰星莹明，加其宿属，灾乃至。　新校正云：

---

①藏气伏，化气独治之：岁土太过，水气受克，故云。藏气，即"水气"。化气，即土气。

②泉涌河衍，涸泽生鱼：湿土太过，导致泉水喷涌，河水涨满外溢泛滥，本来干涸的沼泽也会孳生鱼类。衍，充满盈溢。泽，沼泽。

③风雨大至……鳞见于陆：湿土太过，木气来复，则风雨暴至，土败而水泛，致使堤岸崩溃，河水泛滥成灾，变为水泽而生鱼类。鳞，指鳞虫，即鱼类。有鳞的动物。

④收气峻……苍干凋陨：岁金太过，燥气流行，春生之气受抑而减弱，影响到草木正常萌芽生长，使草木枝叶枯萎，干枯坠落。峻，峻猛。下，低下，衰弱之义。陨，坠落。收气，金气也。生气，即木气。

⑤阴厥：阴寒内盛所致的、以手足逆冷为主症的病。

按阴厥在后，金不及，复则阴厥，有注。甚则腹大胫肿，喘咳，寝汗出憎风，新校正云：按《藏气法时论》云：肾病者，腹大胫肿，喘咳身重，寝汗出，憎风。再详太过五化，木言化气不政，生气独治；火言收气不行，长气独明；土言藏气伏，长气独治；金言收气峻，生气下。水当言藏气乃盛，长气失政。今独亡者，阙文也。大雨至，埃雾朦郁[①]，上应镇星。水盛不已，为土所乘，故彰斯候，埃雾朦郁，土之气。肾之脉，从足下上行入腹，从肾上贯肝鬲，入肺中，循喉咙，故生是病。肾为阴，故寝则汗出而憎风也。卧寝汗出，即其病也。夫土气胜，折水之强，故镇星明盛，昭其应也。上临太阳，雨冰雪霜不时降，湿气变物[②]，新校正云：按《五常政大论》云：流衍之纪，上羽而长气不化。又《六元正纪大论》云：丙辰、丙戌太羽，上临太阳。临者，太过不及，皆曰天符。病反腹满肠鸣，溏泄食不化，新校正云：按《藏气法时论》云：脾虚则腹满肠鸣，飧泄食不化。渴而妄冒[③]，神门绝者死不治，上应荧惑、辰星。诸丙岁也。丙辰、丙戌岁，太阳上临，是谓天符之岁也。寒气太甚，故雨化为冰雪。雨冰，则雹也。霜不时降，彰其寒也。土复其水，则大雨霖霪。湿气内深，故物皆湿变。神门，心脉也。水胜而火绝，故死。水盛太甚，则荧惑减曜，辰星明莹，加以逆守宿属，则危亡也。新校正云：详太过五，独记火水之上临者，火临火，水临水，为天符故也。火临水为逆，水临木为顺，火临土为顺，水临土为运胜天，火临金为天刑运，水临金为逆，更不详出也。又此独言土应荧惑、辰星，举此一例，余从而可知也。

帝曰：善。其不及何如？谓政化少也。新校正云：详不及五化，具《五常政大论》中。

岐伯曰：悉乎哉问也！岁木不及，燥乃大行，清冷时至，加之薄寒，是谓燥气。燥，金气也。生气失应，草木晚荣，后时之谓失应也。肃杀而甚，则刚木辟著，柔萎苍干[④]，上应太白星，天地凄沧，日见朦昧，谓雨非雨，谓晴非晴，人意惨然，气象凝敛，是为肃杀甚也。刚，劲硬也。辟著，谓辟著枝茎，干而不落也。柔，耎也。苍，青也。柔木之叶，青色不变而干卷也。木气不及，金气乘之，太白之明，光芒而照其空也。民病中清，胠胁痛，少腹痛，肠鸣溏泄，凉雨时至，上应太白星，新校正云：按不及五化，民病证中，上应之星，皆言运星失色，畏星加临宿属为灾。此独言畏星，不言运星者，经文阙也。当云上应太白星、岁星。其谷苍，金气乘木，肝之病也。乘此气者，肠中自鸣而溏泄者，即无胠胁少腹之痛疾也。微者善之，甚者止之，遇夏之气，亦自止也，遇秋之气，而复有之。凉雨时至，谓应时而至也，金土齐化，故凉雨俱行，火气来复，则夏雨

①大雨至，埃雾朦郁：水气太过，土湿来复则出现大雨时降，雾露湿气弥漫的自然景象。

②湿气变物：湿气盛，使万物霉烂变质。

③妄：指谵语狂妄。冒，同“瞀”，指神识不清。

④刚木辟著，柔萎苍干：指坚硬的树木因燥甚而受伤害，柔软的树枝及植物叶片也干枯了。刚木，指坚硬的树木。柔萎，柔软的枝条及青草。苍干，即青干枯萎。柔，原本作“悉”，误，故改。

少。金气胜木，太白临之，加其宿属分皆灾也。金胜毕岁，火气不复，则苍色之谷不成实也。　新校正云：详中清、胠胁痛，少腹痛，为金乘木，肝病之状。肠鸣溏泄，乃脾病之证。盖以木少，脾土无畏，侮反受邪之故也。上临阳明，生气失政①，草木再荣，化气乃急，上应太白、镇星，其主苍早②，诸丁岁也。丁卯、丁酉岁，阳明上临，是谓天刑之岁也。金气承天，下胜于木，故生气失政，草木再荣。生气失政，故木华晚启。金气抑木，故秋夏始荣，结实成熟，以化气急速，故晚结成就也。金气胜木，天应同之，故太白之见，光芒明盛。木气既少，土气无制，故化气生长急速。木少金胜，天气应之，故镇星、太白，润而明也。苍色之物，又早凋落，木少金乘故也。　新校正云：按不及五化，独纪木上临阳明，土上临厥阴，水上临太阴，不纪木上临厥阴，土上临太阴，金上临阳明者，经之旨各记其甚者也。故于太过运中，只言火临火，水临水。此不及运中，只言木临金，土临木，水临土。故不言厥阴临木，太阴临土，阳明临金也。复则炎暑流火，湿性燥，柔脆草木焦槁，下体再生，华实齐化③，病寒热疮疡痱胗痈痤，上应荧惑、太白，其谷白坚。火气复金，夏生大热，故万物湿性，时变为燥，流火烁物，故柔脆草木及蔓延之类皆上干死，而下体再生。若辛热之草，死不再生也。小热者死少，大热者死多，火大复已，土气间至，则凉雨降，其酸苦甘咸性寒之物，乃再发生，新开之与先结者，齐承化而成熟。火复其金，太白减曜，荧惑上应，则益光芒，加其宿属，则皆灾也。以火反复，故曰白坚之谷。秀而不实。白露早降，收杀气行，寒雨害物，虫食甘黄，脾土受邪，赤气后化，心气晚治，上胜肺金，白气乃屈，其谷不成，咳而鼽上应荧惑，太白星。阳明上临，金自用事，故白露早降。寒凉大至，则收杀气行。以太阳居土湿之位，寒湿相合，故寒雨害物，少于成实。金行伐木，假途于土，子居母内，虫之象也。故甘物黄物，虫蠹食之。清气先胜，热气后复，复已乃胜，故火赤之气后生化也。赤后化，谓草木赤华及赤实者，皆后时而再荣秀也。其五藏则心气晚王，胜于肺，心胜于肺，则金之白气乃屈退也。金谷，稻也。鼽，鼻中水出也。金为火胜，天象应同，故太白芒减，荧惑益明。

岁火不及，寒乃大行，长政不用，物荣而下④，凝惨而甚，则阳气不化，乃折荣美⑤，上应辰星，火少水胜，故寒乃大行，长政不用，则物容卑下。火气既少，水气洪盛，天象出见，辰星益明。民病胸中痛，胁支满，两胁痛，膺背肩胛间及两臂内痛，　新校正云：详此证与火太过，甚则反病之状同，傍见《藏气法

①上临阳明，生气失政：岁木不及之年，又遇克木之阳明燥金司天，则燥气盛，迫使属木的春生之气不能发挥作用。政，主事，作用。

②其主苍早：指春生之气不足，万物生长迟缓，秋色到来时，尚未成熟就过早的青干凋谢。

③下体再生，华实齐化：火气来复，植物又复生长，很快就开花结果，但由于生长期短而不能丰收。下体，指草木的根部。华实，指开花结果。

④长政不用，物荣而下：夏令长养规律失常，植物不能繁荣向上。

⑤凝惨而甚……乃折荣美：指阴寒凝滞之气过盛，则阳气不能生化，繁荣美丽的生机就受到摧残。凝惨，形容严寒时的凝滞萧条景象。

时论》。郁冒朦昧①，心痛暴瘖②，胸腹大，胁下与腰背相引而痛，　新校正云：按《藏气法时论》云：心虚则胸腹大，胁下与腰背相引而痛。甚则屈不能伸，髋髀如别③，上应荧惑、辰星，其谷丹。诸癸岁也。恚，以其脉行于是也。火气不行，寒气禁固，髋髀如别，屈不得伸。水行乘火，故荧惑芒减，丹谷不成，辰星临其宿属之分，则皆灾也。复则埃郁，大雨且至，黑气乃辱，病鹜溏④腹满，食饮不下，寒中⑤肠鸣，泄注腹痛，暴挛痿痹，足不任身⑥，上应镇星、辰星，玄谷不成。埃郁云雨，土之用也。复寒之气必以湿，湿气内淫，则生腹疾身重，故如是也。黑气，水气也。辱，屈辱也。鹜，鸭也。土复于水，故镇星明润，临犯宿属，则民受病灾矣。

岁土不及，风乃大行，化气不令，草木茂荣，飘扬而甚，秀而不实，上应岁星。木无德也。木气专行，故化气不令。生气独擅，故草木茂荣。飘扬而甚，是木不以德。土气薄少，故物实不成。不实，谓秕恶也。土不及，木乘之，故岁星之见，润而明也。民病飧泄霍乱，体重腹痛，筋骨繇复⑦，肌肉瞤酸⑧，善怒，藏气举事，蛰虫早附，咸病寒中，上应岁星、镇星，其谷黅。诸己岁也。风客于胃，故病如是。土气不及，水与齐化，故藏气举事，蛰虫早附于阳气之所，人皆病中寒之疾也。繇，摇也。筋骨摇动，已复常则已繇复也。土抑不伸，若岁星临宿属，则皆灾也。　新校正云：详此文云筋骨繇复，王氏虽注，义不可解。按《至真要大论》云：筋骨繇并。疑此复字，并字之误也。复则收政严峻，名木苍凋⑨，胸胁暴痛，下引少腹，善太息，虫食甘黄，气客于脾，黅谷乃减，民食少失味，苍谷乃损，金气复木，故名木苍凋。金入于土，母怀子也。故甘物黄物，虫食其中。金入土中，故气客于脾。金气大来，与土仇复，故黅减实，谷不成也。上应太白、岁星。太白芒盛，岁减明也。一经少此六字，缺文耳。上临厥阴，流水不冰，蛰虫来见，藏气不用，白乃不复，上应岁星，民乃康。己亥己巳岁，厥阴上临，其岁少阳在泉，火司于地，故蛰虫来见，流水不冰也。金不得复，故岁星之象如常，民康不病。　新校正云：详木不及上临阳明，水不及上临太阴，俱后言复。此先言复而后举上临之候者，盖白乃不复，嫌于此年有复也。

岁金不及，炎火乃行，生气乃用，长气专胜，庶物以茂，燥烁以行，上应荧惑星，火不务德，而袭金危，炎火既流，则夏生大热。生气举用，故庶物蕃茂。

①郁冒朦昧：目无所见也。火不足则阴邪盛而心气伤，故得此类病。
②暴瘖：突然声音嘶哑。
③髋髀如别：指臀股之间如同分离以致于不能活动。别，即分离。
④鹜溏：指大便如鸭粪稀淡，为寒湿所致。
⑤寒中：中气虚寒，乃湿困脾阳所致。
⑥足不任身：不能站立行走。任，担任，承受，支持之意。
⑦繇复：摇动不定。
⑧肌肉瞤酸：肌肉抽缩跳动痠痛。
⑨复则收政严峻，名木苍凋：收政，指秋金主事，土衰木亢，金来复之，故肃杀摧残之气峻烈，大树枝叶虽青而凋谢。名，大也。名木，即大木。谓大木尚且苍凋，其它万物更无所论了。

燥烁气至，物不胜之，烁胜之烁石流金，涸泉焦草，山泽燔烁，雨乃不降。炎火大盛，天象应之，荧惑之见而大明也。民病肩背瞀重，鼽嚏血便注下，收气乃后，上应太白星，其谷坚芒。诸乙岁也。瞀，谓闷也，受热邪故生是病。收，金气也。火先胜，故收气后。火气胜金，金不能盛，若荧惑逆守，宿属之分皆受病。　新校正云：详其谷坚芒，白色可见，故不云其谷白也。经云上应太白，以前后例相照，经脱荧惑二字。及详王注言荧惑逆守之事，益知经中之阙也。复则寒雨暴至，乃零①冰雹霜雪杀物，阴厥且格，阳反上行，头脑户痛，延及囟顶发热，上应辰星，　新校正云：详不及之运，克我者行胜，我者之子来复，当来复之后，胜星减曜，复星明大。此只言上应辰星，而不言荧惑者，阙文也。当云上应辰星、荧惑。丹谷不成，民病口疮，甚则心痛。寒气折火，则见冰雹霜雪，冰雹先伤而霜雪后损，皆寒气之常也。其灾害乃伤于赤化也。诸不及而为胜所犯，子气复之者，皆归其方也。阴厥，谓寒逆也。格，至也，亦拒也。水行折火，以救困金，天象应之，辰星明莹。赤色之谷，为霜雹损之。

岁水不及，湿乃大行，长气反用，其化乃速，暑雨数至，上应镇星，湿大行，谓数雨也。化速，谓物早成也。火湿齐化，故暑雨数至，乘水不及而土胜之，镇星之象，增益光明，逆凌留犯，其又甚矣。民病腹满身重，濡泄寒疡流水，腰股痛发，腘腨股膝不便。烦冤，足痿，清厥，脚下痛，甚则跗肿，藏气不政，肾气不衡②，上应辰星，其谷秬。藏气不能申其政令，故肾气不能内致和平。衡，平也。辰星之应，当减其明。或遇镇星临宿属者乃灾。　新校正云：详经云：上应辰星，注言镇星，以前后例相校，此经阙镇星二字。上临太阴，则大寒数举，蛰虫早藏，地积坚冰，阳光不治，民病寒疾于下③，甚则腹满浮肿，上应镇星，　新校正云：详木不及，上临阳明，上应太白、镇星，此独言镇星，而不言荧惑者，文阙也。盖水不及而又上临太阴，则镇星明盛，以应土气专盛，水既益弱，则荧惑无畏而明大。其主黅谷。诸辛岁也。辛丑、辛未岁，上临太阴，太阳在泉，故大寒数举也。土气专盛，故镇星益明，黅谷应天岁成也。复则大风暴发，草偃木零④，生长不鲜，面色时变，筋骨并辟，肉瞤瘛⑤，目视䀮䀮，物疏璺⑥，肌肉胗发，气并鬲中，痛于心腹⑦，黄气乃损，其谷不登，上应岁星。木复其土，故黄气反损，而黅谷不登也，谓实不成无以登祭器也。木气暴复，岁星下临宿属分者灾。　新校正云：详此当云上应岁星、镇星尔。

帝曰：善。愿闻其时也。

岐伯曰：悉哉问也！木不及，春有鸣条律畅之化，则秋有雾露清凉之政；春

①零：通“令”。
②藏气不政，肾气不衡：岁水不及，则藏气不能主其政事，肾之阴阳失去平衡。
③寒疾于下：指下半身发生寒性疾病。
④草偃木零：指岁水不及，土胜木气来复，故大风暴发，使草木倒伏、凋落。偃，倒伏。
⑤筋骨并辟，肉瞤瘛：外风引动内风，肢体偏侧的筋骨拘急，肌肉抽搐瞤动。
⑥物疏璺：指植物种子破壳发芽。璺，同“纹”。
⑦肌肉胗发……心腹：此指水运不及之年，风木成为复气偏盛所致的病症。

有惨凄残贼之胜，则夏有炎暑燔烁之复，其眚东[1]，化，和气也。胜，金气也。复，火气也。火复于金，悉因其木。故灾眚之作，皆在东方，余眚同。　新校正云：按木火不及，先言春夏之化，秋冬之政者，先言木火之政化，次言胜复之变也。其藏肝，其病内舍胠胁，外在关节。东方，肝之主也。

火不及，夏有炳明光显之化，则冬有严肃霜寒之政；夏有惨凄凝冽之胜，则不时有埃昏大雨之复，其眚南，化，火德也。胜，水虐也。复，土变也，南方火也。其藏心，其病内舍膺胁，外在经络。南方，心之主也。

土不及，四维有埃云润泽之化，则春有鸣条鼓拆之政[2]；四维发振拉飘腾之变，则秋有肃杀霖霪之复[3]，其眚四维，东南、东北、西南、西北方也。维，隅也。谓日在四隅月也。　新校正云：详土不及，亦先言政化，次言胜复。其藏脾，其病内舍心腹，外在肌肉四支。四维，中央脾之主也。

金不及，夏有光显郁蒸[4]之令，则冬有严凝整肃[5]之应；夏有炎烁燔燎之变，则秋有冰雹霜雪之复，其眚西，其藏肺，其病内舍膺胁肩背，外在皮毛。西方，肺之主也。

水不及，四维有湍润埃云之化，则不时有和风生发之应；四维发埃昏骤注[6]之变，则不时有飘荡振拉之复，其眚北，飘荡振拉，大风所作。　新校正云：详金水不及，先言火土之化令与应，故不当秋冬而言也。次言者，火土胜复之变也。与木火土之例不同者，互文也。其藏肾，其病内舍腰脊骨髓，外在溪谷踹膝。肉之大会为谷，肉之小会为溪。肉分之间，溪谷之会，以行荣卫，以会大气。

夫五运之政，犹权衡也[7]，高者抑之，下者举之，化者应之，变者复之，此生长化成收藏之理，气之常也。失常则天地四塞[8]矣。失常之理，则天地四时之气闭塞，而无所运行，故动必有静，胜必有复，乃天地阴阳之道。故曰：天地之动静，神明为之纪，阴阳之往复，寒暑彰其兆，此之谓也。　新校正云：按故曰已下，与《五运行大论》同，上两句又与《阴阳应象大论》文重，彼云阴阳之升降，寒暑彰其兆也。

帝曰：夫子之言五气之变，四时之应，可谓悉矣。夫气之动乱，触遇而作，

---

①其眚东：即灾害发生于东方。

②四维有埃云润泽之化……鼓拆之政：指三、六、九、十二月，有尘埃飞扬、雨露滋润的正常气候，则春天就有和风吹拂枝条鸣响、大地解冻、万物萌芽的当令之政。

③四维发振拉飘腾之变……霖霪之复：指三、六、九、十二四个月及所在之四隅，有狂风毁物之变，则秋有肃杀淫雨之复。振拉飘腾，比喻狂风怒吼，毁树折枝的景象。

④郁蒸：雨湿云气蒸腾。

⑤严凝整肃：寒冬大地冰冻，草木叶落，使大自然变得整齐严肃。

⑥骤注：暴雨如注。

⑦五运之政，犹权衡也：指五行的运化之事，应保持动态平衡。权衡，指测物体重量的器具，即秤。此引申为平衡。

⑧天地四塞：谓气交失常，阴阳之气的升降逆乱，故天地间万物不能正常生长变化。

发无常会①，卒然灾合，何以期之？

岐伯曰：夫气之动变，固不常在，而德化政令灾变，不同其候也。

帝曰：何谓也？

岐伯曰：东方生风，风生木，其德敷和②，其化生荣。其政舒启③，其令风。其变振发④，其灾散落⑤。敷，布也。和，和气也。荣，滋荣也。舒，展也。启，开也。振，怒也。发，出也。散，谓物飘零而散落也。　新校正云：按《五运行大论》云：其德为和，其化为荣，其政为散，其令宣发，其变摧拉，其眚为陨。义与此通。

南方生热，热生火，其德彰显⑥，其化蕃茂。其政明曜，其令热。其变销烁⑦，其灾燔焫。　新校正云：详《五运行大论》云：其德为显，其化为茂，其政为明，其令郁蒸，其变炎烁，其眚燔焫。

中央生湿，湿生土，其德溽蒸⑧，其化丰备⑨。其政安静，其令湿。其变骤注，其灾霖溃⑩。溽，湿也。蒸，热也。骤注，急雨也。霖，久雨也。溃，烂泥也。　新校正云：按《五运行大论》云：其德为濡，其化为盈，其政为谧，其令云雨，其变动注，其眚淫溃。

西方生燥，燥生金，其德清洁，其化紧敛。其政劲切⑪，其令燥。其变肃杀，其灾苍陨。紧，缩也。敛，收也。劲，锐也。切，急也。燥，干也。肃杀，谓风动草树声若干也。杀气太甚，则木青干而落也。　新校正云：按《五运行大论》云：其德为清，其化为敛，其政为劲，其令雾露，其变肃杀，其眚苍落。

北方生寒，寒生水，其德凄沧，其化清谧。其政凝肃，其令寒。其变溧冽，其灾冰雪霜雹。凄沧，薄寒也。谧，静也。肃，中列严整也。溧冽，甚寒也。冰雪霜雹寒气凝结所成，水复火则非时而有也。　新校正云：按《五运行大论》云：其德为寒，其化为肃，其政为静，其变凝冽，其眚冰雹。是以察其动也，有德有化，有政有令，有变有灾，而物由之，而人应之也。夫德化政令，和气也。其动静胜复，施于万物，皆悉生成。变与灾，杀气也，其出暴速，其动骤急，其行损伤，虽皆天地自为动静之用，然物有不胜其动者，且损且病且死焉。

---

①气之动乱……发无常会：此指因五运之气的太过不及和胜复变化引起的自然界和人体的变异，遇到触犯就随时发生，没有一定的周期。气，指五运之气。动乱，异常之谓。

②敷和：此处指春季木气发生的特性和作用。

③舒启：指风木之气有舒展阳气的作用。

④振发：指岁木所主之气为风，风性主动，而振动万物。

⑤散落：指风气太过，致使植物枝叶飘散零落。

⑥彰显：指火气具有光明显耀的特征。

⑦销烁：煎熬蒸灼，指火的异常变化所带来的灾变。

⑧溽蒸：指土气湿热且滋润。

⑨丰备：指土气带来的正常变化，具有充实丰满的特征。

⑩霖溃：指湿土之气异常所带来的灾变是久雨不止，泥烂堤崩。

⑪劲切：指金气主令，有强劲急切的特征。

帝曰：夫子之言岁候，不及其太过，而上应五星①。今夫德化政令，灾眚变易，非常而有也，卒然而动，其亦为之变乎？

岐伯曰：承天而行之，故无妄动，无不应也。卒然而动者，气之交变也，其不应焉。故曰：应常不应卒②，此之谓也。德化政令，气之常也。灾眚变易，气卒交会而有胜负者也。常，谓岁四时之气不差晷刻者。不常，不久也。

帝曰：其应奈何？

岐伯曰：各从其气化也。岁星之化，以风应之。荧惑之化，以热应之。镇星之化，以湿应之。太白之化，以燥应之。辰星之化，以寒应之。气变则应，故各从其气化也。上文言复胜皆上应之，今经言应常不应卒，所谓无大变易而不应。然其胜复，当色有枯燥润泽之异，无见小大以应之。

帝曰：其行之徐疾逆顺何如？

岐伯曰：以道留久，逆守而小，是谓省下；以道，谓顺行。留久，谓过应留之日数也。省下，谓察天下人君之有德有过者也。以道而去，去而速来，曲而过之，是谓省遗过也；顺行已去，已去辄逆行而速，委曲而经过，是谓遗其过而辄省察之也。行急行缓，往多往少，盖谓罪之有大有小，按其遗而断之。久留而环，或离或附，是谓议灾与其德也③；环，谓如环之遶，盘回而不去也。火议罪，金议杀，土木水议德也。应近则小，应远则大，近，谓犯星常在。远，谓犯星去久。大小，谓喜庆及罚罪事。芒而大倍常之一，其化甚④；大常之二，其眚即也；甚，谓政令大行也。发，谓起也。即，至也。金火有之。小常之一，其化减；小常之二，是谓临视，省下之过与其德也。省，谓省察万国人吏侯王有德有过者也。故侯王人吏，安可不深思诫慎邪？德者福之，过者伐之⑤。有德，则天降福以应之。有过者，天降祸以淫之。则知祸福无门，惟人所召尔。是以象之见也，高而远则小，下而近则大，见物之理也。故大则喜怒迩，小则祸福远。象见高而小，既未即祸，亦未即福。象见下而大，福既不远，祸亦未遥。但当修德省过，以候厥终。苟未能慎祸，而务求福祐，岂有是者哉。岁运太过，则运星北越，火运火星，木运木星之类也。北越，谓北而行也。运气相得，则各行以道⑥。无克伐之嫌，故守常而各行于中道。故岁运太过，畏星失色而兼其母。木失色而兼玄，火失色而兼苍，土失色而兼赤，金失色而兼黄，水失色而兼白，是

①五星：指岁星、荧惑星、镇星、太白星、辰星，又称木、火、土、金、水星，与五行配属。

②常：指岁运盛衰的正常规律，来自天体的运行，所以五星变化能和它相应。卒：指突然的变化，与天运无关。所以五星的变化不和它相应。

③久留而环……与其德也：指五星久留或环绕其位而不去，或有时离时附其位的时候，好像是判断它所属的分野中万物的正常与异常变化。

④化甚：指岁运偏移引起胜复之气变化的专用术语叫“化”。化甚、化减，指胜复之气相互作用增大和减弱。

⑤德者福之，过者伐之：意思是正常的给以资助，异常的给以克伐。

⑥运气相得，则各行以道：指岁运不及之年又遇本气司天之助，运气相和成为平气的星象特征。

谓兼其母也。不及则色兼其所不胜。木兼白色，火兼玄色，土兼苍色，金兼赤色，水兼黄色，是谓兼不胜也。肖者瞿瞿，莫知其妙，闵闵之当，孰者为良，新校正云：详肖者至为良，与《兰灵秘典论》重，彼有注。妄行无徵，示畏侯王①。不识天意，心私度之，妄言灾咎，卒无徵验，适足以示畏之兆于侯王，荧惑于庶民矣。

帝曰：其灾应何如？

岐伯曰：亦各从其化也。故时至有盛衰，凌犯有逆顺，留守有多少，形见有善恶，宿属有胜负，徵应有吉凶矣。五星之至，相王为盛，囚死为衰。东行凌犯为顺，灾轻。西行凌犯为逆，灾重。留守日多则灾深，留守日少则灾浅。星喜润则为见善，星怒燥忧丧，则为见恶。宿属，谓所生月之属二十八宿，及十二辰相，分所属之位也。命胜星不灾不害，不胜星为灾小重，命与星相得虽灾无害。灾者，狱讼疾病之谓也。虽五星凌犯之事，时遇星之囚死时月，虽灾不成。然火犯留守逆临，则有诬谮②狱讼之忧。金犯，则有刑杀气郁之忧。木犯，则有震惊风鼓之忧。土犯，则有中满下利跗肿之忧。水犯，则有寒气冲稸之忧。故曰，徵应有吉凶也。

帝曰：其善恶何谓也？

岐伯曰：有喜有怒，有忧有丧，有泽有燥，此象之常也，必谨察之。夫五星之见也，从夜深见之。人见之喜，星之喜也。见之畏，星之怒也。光色微曜，乍明乍暗，星之忧也。光色迥然，不彰不莹，不与众同，星之丧也。光色圆明，不盈不缩，怡然莹然，星之喜也。光色勃然临人，芒彩满溢，其象懔然，星之怒也。泽，洪润也。燥，干枯也。

帝曰：六者高下异乎？

岐伯曰：象见高下，其应一也，故人亦应之。观象睹色，则中外之应，人天咸一矣。

帝曰：善。其德化政令之动静损益③皆何如？

岐伯曰：夫德化政令灾变，不能相加也。天地动静，阴阳往复，以德报德，以化报化，政令灾眚及动复亦然，故曰不能相加也。胜复盛衰，不能相多也。胜盛复盛，胜微复微，不应以盛报微，以化报变，故曰不能相多也。往来小大，不能相过也。胜复日数，多少皆同，故曰不能相过也。用之升降，不能相无也④。木之胜，金必报，火土金水皆然，未有胜而无报者，故气不能相使无也。各从其动而复之耳。动必有复，察动以言复也。《易》曰："吉凶悔吝者生乎动。"此之

①妄行无征，示畏侯王：那些不甚通晓天文知识的人，毫无验证，妄加猜测，错误地把畏星当作旺星。

②谮：当为"谮"之讹字。谮，诬陷别人的语言。

③动静：指德化政令的变化。损益：即指对自然界和人体所带来的利和害的影响，言五运的德化政令与自然界和人体的关系。

④相无：指五运的德化政令虽不能过，但也不能无，与前之"相加"、"相多"、"相过"均言其有一定的变化规律。加：多，过，均指德优政令的变化不能偏移太过。

谓欤。天虽高不可度，地虽广不可量，以气动复言之，其犹视其掌矣。

帝曰：其病生何如？

岐伯曰：德化者气之祥，政令者气之章[①]，变易者复之纪，灾眚者伤之始，气相胜者和，不相胜者病，重感于邪则甚也。祥，善应也。章，程也，式也。复纪，谓报复之纲纪也。重感，谓年气已不及，天气又见克杀之气，是为重感。重，谓重累也。

帝曰：善。所谓精光之论[②]，大圣之业[③]，宣明大道[④]，通于无穷，究于无极也。余闻之，善言天者，必应于人；善言古者，必验于今；善言气者，必彰于物；善言应者，同天地之化；善言化言变者，通神明之理，非夫子孰能言至道欤！太过不及，岁化无穷，气交迁变，流于无极。然天垂象，圣人则之以知吉凶。何者？岁太过而星大或明莹，岁不及而星小或失色，故吉凶可指而见也。吉凶者何？谓物禀五常之气以生成，莫不上参应之，有否有宜，故曰吉凶斯至矣。故曰善言天者，必应于人也。言古之道，而今必应之，故曰善言古者，必验于今也。化气生成，万物皆禀，故言气应者，以物明之，故曰善言应者，必彰于物也。彰，明也。气化之应，如四时行，万物备，故善言应者，必同天地之造化也。物生谓之化，物极谓之变，言万物化变终始，必契于神明运为，故言化变者，通于神明之理。圣人智周万物，无所不通，故言必有发，动无不应之也。乃择良兆而藏之灵室，每旦读之，命曰《气交变》，非斋[⑤]戒不敢发，慎传也。灵室，谓灵兰室，黄帝之书府也。　新校正云：详此文与《六元正纪大论》末同。

①祥、章：皆言其正常。

②精光之论：精湛广博的理论。光，广也。

③大圣之业：神圣的事业。

④宣明大道：揭示畅明其中的道理。

⑤斋：原本作“齐”，形近而误，故改。

五常政大论[①]篇第七十

黄帝问曰：太虚寥廓，五运回薄[②]，衰盛不同，损益相从[③]，愿闻平气何如而名？何如而纪也？

岐伯对曰：昭乎哉问也！木曰敷和，敷布和气，物以生荣。火曰升明，火气高明。土曰备化[④]，广被化气，损[⑤]于群品。金曰审平[⑥]，金气清，审平而定。水曰静顺[⑦]。水体清静，顺于物也。

帝曰：其不及奈何？

岐伯曰：木曰委和，阳和之气，委屈而少用也。火曰伏明，明曜之气，屈伏不申。土曰卑监，土虽卑少，犹监万物之生化也。金曰从革，从顺革易，坚成万物。水曰涸流。水少，故流注干涸。

帝曰：太过何谓？

岐伯曰：木曰发生，宣发生气，万物以荣。火曰赫曦，盛明也。土曰敦阜[⑧]，敦，厚也。阜，高也。土余，故高而厚。金曰坚成[⑨]，气爽风劲，坚成庶物。水曰流衍[⑩]。衍，泮衍也，溢也。

---

①五常政大论：五常，五运主岁有平气、不及、太过的一般规律。政，为政令。本篇主要讨论了五运主岁各有平气、不及、太过三种不同情况，以及在各种情况下对自然界万物和人类的影响，这些都是五运主岁的一般规律，故名“五常政大论”。

②五运回薄：五运主岁按照一定规律相互承袭，循环往复不息。

③衰盛不同，损益相从：运有太过、不及的变化，其于万物则有损益之应。

④备化：谓土运应长夏，具备化生万物的作用，万物皆赖土以生长、变化，形体充实而完备。备，具备、完满。

⑤损：诸本作“资”。当从改。

⑥审平：谓万物发展之极，其形已定。金运应秋，主收主成，万物皆因其肃杀之气以收以成。审，终。平，平定。

⑦静顺：谓万物归藏，其生机相对的平静和顺，以待来年的春生。水运应冬，冬主蛰藏，故水之平气曰“静顺”。静，平静。顺，和顺。

⑧敦阜：谓土气太过，犹如土山既高又大。敦，厚。阜，土山，盛大，高大。

⑨坚成：谓金运太过，其气坚敛刚劲，万物肃杀凋零，因杀伐过度，不能成形。坚，坚敛。

⑩流衍：谓水运太过，犹如水盛满而外溢。

帝曰：三气之纪[①]，愿闻其候[②]。

岐伯曰：悉乎哉问也！新校正云：按此论与《五运行大论》及《阴阳应象大论》、《金匮真言论》相通。敷和之纪，木德周行[③]，阳舒阴布，五化宣平，自当其位，不与物争，故五气之化，各布政令于四方，无相干犯。新校正云：按王注太过不及，各纪年辰。此平木运，注不纪年辰者，平气之岁，不可以定纪也。或者欲补注云：谓丁巳、丁亥、壬寅、壬申岁者，是未达也。其气端，端，直也，丽也。其性随，顺于物化。其用曲直，曲直材干，皆应用也。其化生荣，木化宣行，则物生荣而美。其类草木，木体坚高，草形卑下，然各有坚脆刚柔、蔓结条屈者。其政发散，春气发散，物禀以生，木之化也。其候温和，和，春之气也。其令风，木之令行以和风。其藏肝，五藏之气与肝同。肝其畏清，清，金令也。木性暄，故畏清。《五运行大论》曰："木，其性暄。"又曰："燥胜风。"其主目，阳升明见，目与同也。其谷麻，色苍也。新校正云：按《金匮真言论》云："其谷麦"。与此不同。其果李，味酸也。其实核，中有坚核者。其应春，四时之中，春化同。其虫毛，木化宣行，则毛虫生。其畜犬。如草木之生，无所避也。新校正云：按《金匮真言论》云："其畜鸡"。其色苍，木化宣行，则物浮苍翠。其养筋，酸入筋。其病里急支满，木气所生。新校正云：按《金匮真言论》云："是以知病之在筋也"。其味酸，木化敷和，则物酸味厚。其音角，调而直也。其物中坚，象土中之有木也。其数八[④]。成数也。

升明之纪，正阳而治[⑤]，德施周普[⑥]，五化均衡，均，等也。衡，平也。其气高，火炎上。其性速，火性躁疾。其用燔灼，灼，烧也。燔之与灼，皆火之用。其化蕃茂，长气盛，故物大。其类火，五行之气，与火类同。其政明曜[⑦]，德合高明，火之政也。其候炎暑，气之至也，以是候之。其令热，热至乃令行。其藏心，心气应之。心其畏寒，寒，水令也。心性暑热，故畏寒。《五运行大论》曰："心其性暑。"又曰："寒胜热。"其主舌，火以烛幽，舌申明也。其谷麦，色赤也。新校正云：按《金匮真言论》云："其谷黍"。又《藏气法时论》云："麦也"。其果杏，味苦也。其实络，中有支络者。其应夏，四时之气，夏气同。其虫羽，羽，火象也。火化宣行，则羽虫生。其畜马，健决躁速，火类同。新校正云：按《金匮真言论》云："其畜羊"。其色赤，色同火明。其养血，其病瞤瘛[⑧]，火之性动也。新校正云：按《金匮真言论》云："是以知病之在脉也"。

①三气：指五运之气的平气、不及和太过。
②候：征兆、征象。其：指代三气之纪。
③木德周行：谓木运平气之年，阳和生发之气遍布大地。周，遍及。
④其数八：木的成数是八。
⑤正阳：清·姚止庵："正阳者，谓火得其平，无亢烈之患也。"正，不偏。
⑥周普：意为遍及四面八方。与"周行"同义。周，环周。普，普遍。
⑦其政明曜：即阳光充足。明，光明。曜，日光也。
⑧其病瞤瘛：即患病为肌肉跳动，肢体抽搐。瞤，瞤肉跳动。瘛，抽搐。

其味苦，外明气化，则物苦味纯。其音徵，和而美。其物脉，中多支脉，火之化也。其数七。成数也。

备化之纪，气协天休，德流四政，五化齐修，土之德静，分助四方，赞成金木水火之政。土之气厚，应天休和之气，以生长收藏，终而复始，故五化齐修。其气平，土之生也，平而正。其性顺，应顺群品，悉化成也。其用高下，田土高下，皆应用也。其化丰满，丰满万物，非土化不可也。其类土，五行之化，土类同。其政安静，土体厚，土德静，故政化亦然。其候溽蒸[①]，溽，湿也。蒸，热也。其令湿，湿化不绝竭，则土令延长。其藏脾，脾气同。脾其畏风[②]，风，木令也。脾性虽四气兼并，然其所主，犹畏木也。《五运行大论》云："脾，其性静兼。"又曰："风胜湿。"其主口，土体包容，口主受纳。其谷稷[③]，色黄也。新校正云：按《金匮真言论》作"稷"。《藏气法时论》作"粳"。其果枣，味甘也。其实肉，中有肌肉者。其应长夏，长夏，谓长养之夏。 新校正云：按王注《藏气法时论》云："夏为土母，土长于中，以长而治，故云长夏。"又注：《六节藏象论》云："所谓长夏者，六月也。土生于火，长在夏中，既长而王，故云长夏。"其虫倮，无毛羽鳞甲，土形同。其畜牛，成彼稼穑，土之用也。牛之应用，其缓而和。其色黄，土同也。其养肉，所养者，厚而静。其病否[④]，土性拥碍。 新校正云：按《金匮真言论》云："病在舌本，是以知病之在肉也。"其味甘，备化气丰，则物味甘厚。其音宫，大而重。其物肤，物禀备化之气，则多肌肉。其数五。生数也，正土不虚加故也。

审平之纪，收而不争，杀而无犯[⑤]，五化宣明。犯，谓刑犯于物也。收而不争，杀而无犯，匪审平之德，何以能为是哉。其气洁，金气以洁白莹明为事。其性刚，性刚，故摧缺于物。其用散落，金用则万物散落。其化坚敛，收敛坚强，金之化也。其类金，审平之化，金类同。其政劲肃，化急速而整肃也。劲，锐也。其候清切，清，大凉也。切，急也，风声也。其令燥，燥，干也。其藏肺，肺气之用，同金化也。肺其畏热，热，火令也。肺性凉，故畏火热。《五运行大论》曰："肺，其性凉"。其主鼻，肺藏气，鼻通息也。其谷稻，色白也。 新校正云：按《金匮真言论》作"稻"。《藏气法时论》作"黄黍"。其果桃，味辛也。其实壳，外有坚壳者。其应秋，四时之化，秋气同。其虫介，外被坚甲者。其畜鸡，性善斗伤，象金用也。 新校正云：按《金匮真言论》云："其畜马"。其色白，色同也。其养皮毛，坚同也。其病咳，有声之病，金之应也。 新校正云：按《金匮真言论》云："病在背，是以知病之在皮毛也。"其味辛，审平化治，则

---

①其候溽蒸：长夏季节的气候特点是湿热郁蒸。溽，湿。蒸，热。

②脾其畏风：风属肝木，木克土，故脾畏风。

③稷：五谷之一，即小米。

④其病否：因病在中焦，脾土运化失司，气机升降失常，故病痞。否，通"痞"，痞塞不畅。

⑤收而不争，杀而无犯：谓金气虽有收敛、肃杀之性，但金运平气之年，收敛而无剥夺，肃杀而无残害。

物辛味正。其音商，和利而扬。其物外坚，金化宣行，则物体外坚。其数九，成数也。

静顺之纪，藏而勿害，治而善下①，五化咸整②。治，化也。水之性下，所以德全。江海所以能为百谷主者，以其善下之也。其气明，清净明昭，水气所主。其性下，归流于下。其用沃衍③，用非净事，故沫生而流溢。沃，沫也。衍，溢也。其化凝坚，藏气布化，则水物凝坚。其类水，净顺之化，水同类。其政流演④，井泉不竭，河流不息，则流演之义也。其候凝肃，凝，寒也。肃，静也。寒来之气候。其令寒，水令宣行，则寒司物化。其藏肾，肾藏之用，同水化也。肾其畏湿，湿，土气也。肾性凛，故畏土湿。《五运行大论》曰："肾，其性凛。"其主二阴，流注应同。　新校正云：按《金匮真言论》曰："北方黑色，入通于肾，开窍于二阴。"其谷豆，色黑也。　新校正云：按《金匮真言论》及《藏气法时论》同。其果栗，味咸也。其实濡，中有津液也。其应冬，四时之化，冬气同。其虫鳞，鳞，水化生。其畜彘，善下也。彘，豕也。其色黑，色同也。其养骨髓，气入也。其病厥，厥，气逆也，凌上也，倒行不顺也。　新校正云：按《金匮真言论》云："病在溪，是以知病之在骨也。"其味咸，味同也。其音羽，深而和也。其物濡，水化丰洽，庶物濡润。其数六。成数也。

故生而勿杀，长而勿罚，化而勿制，收而勿害，藏而勿抑，是谓平气。生气主岁，收气不能纵其杀。长气主岁，藏气不能纵其罚。化气主岁，生气不能纵其制。收气主岁，长气不能纵其害。藏气主岁，化气不能纵其抑。夫如是者，皆天气平，地气正，五化之气不以胜克为用，故谓曰平和气也。

委和之纪，是谓胜生，丁卯、丁丑、丁亥、丁酉、丁未、丁巳之岁。生气不政，化气乃扬，木少，故生气不政。土宽，故化气乃扬。长气自平，收令乃早，火无忤犯，故长气自平。木气既少，故收令乃早。凉雨时降，风云并兴，凉，金化也。雨，湿气也。风，木化也。云，湿气也。草木晚荣，苍干凋落，金气有余，木不能胜故也。　新校正云：详委和之纪，木不及而金气乘之，故苍干凋落。非金气有余，木不能胜也，盖木不足而金胜之也。物秀而实，肤肉内充，岁生虽晚，成者满实，土化气速，故如是也。其气敛，收敛，兼金气故。其用聚，不布散也。其动緛戾拘缓⑤，緛，缩短也。戾，了戾也。拘，拘急也。缓，不收也。其发惊骇，大屈卒伸，惊骇象也。其藏肝，内应肝。其果枣李，枣，土。李，木实也。　新校正云：详李，木实也。按火土金水不及之果，李当作桃，王注亦非。其实核壳，核，木。壳，金主。其谷稷稻，金土谷也。其味酸辛，味酸

①藏而勿害，治而善下：水运平气之年，冬气能正常的纳藏而无害于万物，德性平顺而下行。藏，蛰藏，为冬所主，与水相应。治，管理。

②五化咸整：谓五化全部齐备。咸，全部、皆。整，齐。

③其用沃衍：言水具有流溢灌溉作用。

④流演：水流长之义。

⑤其动緛戾拘缓：筋脉为病后出现拘挛或松弛的病态。緛，缩短。拘，拘急。缓，弛缓。

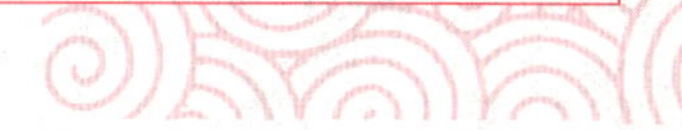

之物，孰兼辛也。其色白苍，苍色之物熟，兼白也。其畜犬鸡，木从金畜。其虫毛介，毛从介。其主雾露凄沧[①]，金之化也。其声角商，角从商。其病摇动注恐，木受邪也。从金化也，木不自政，故化从金。少角与判商同，少角木不及，故半与商金化同。判，半也。 新校正云：按火土金水之文判作少，则此当云少角与少商同。不云少商者，盖少角之运共有六年，而丁巳、丁亥，上角与正角同。丁卯、丁酉，上商与正商同。丁未、丁丑，上宫与正宫同。是六年者，各有所同，与火土金水之少运不同，故不云同少商，只大约而言，半从商化也。上角与正角同，上见厥阴，与敷和岁化同，谓丁亥、丁巳岁，上之所见者也。上商与正商同，上见阳明，则与平金岁化同，丁卯，丁酉岁，上见阳明。其病支废痈肿疮疡，金刑木也。其甘虫[②]，子在母中。邪伤肝也。虽化悉与金同，然其所伤，则归于肝木也。上宫与正宫同，土盖其木，与未出等也。木未出土，与无木同。土自用事，故与正土运岁化同也。上见太阴，是谓上宫。丁丑、丁未岁上见太阴，司天化之也。萧飋肃杀，则炎赫沸腾，萧飋肃杀，金无德也。炎赫沸腾，火之复也。眚于三，火为木复，故其眚在东。三，东方也。此言金之物胜也。 新校正云：按《六元正纪大论》云："灾三宫也。"所谓复也，复，报复也。其主飞蠹蛆雉，飞，羽虫也。蠹，内生虫也。蛆，蝇之生者，此则物内自化尔。雉，鸟耗也。乃为雷霆，雷，谓大声，生于太虚云暝之中也。霆，谓迅雷，卒如火之爆者，即霹雳也。

伏明之纪，是谓胜长，藏气胜长也，谓癸酉、癸未、癸巳、癸卯、癸丑、癸亥之岁也。长气不宣[③]，藏气反布，火之长气，不能施化，故水之藏气，反布于时。收气自政[④]，化令乃衡[⑤]，金土之义，与岁气素无干犯，故金自行其政，土自平其气也。寒清数举，暑令乃薄，火气不用故。承化物生，生而不长，火令不振，故承化生之物，皆不长也。成实而稚，遇化已老[⑥]，物实成熟，苗尚稚短，及遇化气，未长极而气已老矣。阳气屈伏，蛰虫早藏，阳不用而阴胜也，若上临癸卯、癸酉岁，则蛰反不藏。 新校正云：详癸巳、癸亥之岁，蛰亦不藏。其气郁，郁燠不舒畅。其用暴，速也。其动彰伏变易，彰，明也。伏，隐也。变易，谓不常其象见也。其发痛，痛由心所生。其藏心，岁运之气通于心。其果栗桃，栗，水。桃，金果也。其实络濡[⑦]，络，支脉也。濡，有汁也。其谷豆稻，豆，水。稻，金谷也。其味苦咸，苦兼咸也。其色玄丹，色丹之物，熟兼玄也。其畜

---

①凄沧：寒冷。

②其甘虫：甘为土味，因木运不及，土反侮之，甘味生虫。

③长气不宣：火运不及，夏长之气不得宣布。

④收气自政：谓因火运不及，金不畏火而擅行政令。收气，金运所主秋令之气。

⑤化令乃衡：火运不及，土无损害，故土主之化气如常。化令，土运所主长夏之令。

⑥成实而稚，遇化已老：谓由于生而不长，虽已结实，但却很小，待到长夏生化时令，就已呈衰老之态。稚，小，幼稚。

⑦络濡：指其果实的特点是有液汁和丝络。络，支络。濡，液汁。

马龇，火从水畜。其虫羽鳞，羽从鳞。其主冰雪霜寒，水之气也。其声徵羽，徵从羽。其病昏惑悲忘①，火之躁动不拘常律，阴冒阳火，故昏惑不治。心气不足，故喜悲善忘也。从水化也，火弱水强，故伏明之纪半从水之政化。少徵与少羽同，火少故，半同水化。　新校正云：详少徵运六年内，癸卯、癸酉，同正商。癸巳、癸亥，同岁会外，癸未、癸丑二年少徵与少羽同，故不云判羽也。上商与正商同，岁上见阳明，则与平金岁化同也。癸卯及癸酉岁，上见阳明。　新校正云：详此不言上宫上角者，盖宫角于火无大克罚，故经不备云。邪伤心也，受病者心。凝惨凛冽，则暴雨霖霪，凝惨凓冽，水无德也。暴雨霖霪，土之复也。眚于九，九，南方也。　新校正云：按《六元正纪大论》云："灾九宫"。其主骤注雷霆震惊，天地气争，而生是变。气交之内，害及粢盛，及伤鳞类。沉黔淫雨②。沉黔淫雨，湿变所生也。黔，音阴。

卑监之纪，是谓减化③，谓化气减少，己巳、己卯、己丑、己亥、己酉、己未之岁也。化气不令，生政独彰，土少而木专其用。长气整④，雨乃愆，收气平，不相干犯，则平整。化气减，故雨愆期。风寒并兴，草木荣美，风，木也。寒，水也。土少故寒气得行，生气独彰，故草木敷荣而端美。秀而不实，成而秕也。荣秀而美，气生于木，化气不满，故物实中空，是以秕恶。其气散，气不安静，水且乘之，从木之风，故施散也。其用静定⑤，虽不能专政于时物，然或举用，则终归土德而静定。其动疡涌分溃痈肿，疡，疮也。涌，呕吐也。分，裂也。溃，烂也。痈肿，脓疮也。其发濡滞⑥，土性也。濡，湿也。其藏脾，主藏病。其果李栗，李，木。栗。水果也。其实濡核，濡，中有汁者。核，中坚者。　新校正云：详前后濡实主水，此濡字当作肉，王注亦非。其谷豆麻，豆，水。麻，木谷也。其味酸甘，甘味之物，熟兼酸也。其色苍黄，色黄之物，外兼苍也。其畜牛犬，土从木畜。其虫倮毛⑦，倮从毛。其主飘怒振发⑧，木之气用也。其声宫角，宫从角。其病留满否塞⑨，土气拥碍，故。从木化也。不胜，故从他化。少宫与少角同，土少，故半从木化也。　新校正云：详少宫之运，六年内，除己丑、己未，与正宫同，己巳、己亥，与正角同外，有己卯、己酉二年，少宫与少角同，故不云判角也。上宫与正宫同，上见太阴，则与平土运，生化同也。

①其病昏惑悲忘：火气通于心，火运不及，心气不足，心神失养，故昏惑悲忘。
②沉黔淫雨：乌云不散，阴雨连绵。黔，古文"阴"字。
③减化：谓土运不及，木来克之，水来侮之，减弱了化气的作用。
④长气整：土运不及，火无损害，故火主之长气如常。
⑤其用静定：谓土性本静，不及则不能发挥其"化"之用。静定，静止不动。
⑥其发濡滞：因土运不及，不能制水，水气留滞而不行，气机不畅。濡，湿润，指水气。滞，不畅。
⑦倮毛：倮虫和毛虫。
⑧飘怒振发：谓土运不及，从其木化，木胜则动风，狂风怒号，草木飘摇，其势如怒。
⑨留满否塞：谓土运不及，木气乘之，在人体则为脾失运化，气机升降失常，饮食留滞而见脘腹胀满，痞塞不通的病证。

己丑、己未，其岁见也。上角与正角同，上见厥阴，则悉是敷和之纪也。己亥、己巳其岁见也。其病飧泄，风之胜也。邪伤脾也，纵诸气金病，即自伤脾。 新校正云：详此不言上商者，土与金无相克罚，故经不纪之也。又注云：“纵诸气金病，即自伤脾也。”“金”字疑误。振拉飘扬，则苍干散落，振拉飘扬，木无德也。苍干散落，金之复也。其眚四维，东南、西南、东北、西北，土之位也。 新校正云：按《六元正纪大论》云：“灾五宫。”其主败折虎狼，虎狼猴豺豹鹿马獐麂，诸四足之兽，害于粢盛及生命也。清气乃用，生政乃辱。金气行，则木气屈。

从革之纪，是谓折收，火折金收之气也，谓乙丑、乙亥、乙酉、乙未、乙巳、乙卯之岁也。收气乃后，生气乃扬，后，不及时也。收气不能以时而行，则生气自应布扬而用之也。长化合德，火政乃宣，庶类以蕃，火土之气，同生化也。宣，行也。其气扬，顺火也。其用躁切，少虽后用，用则切急，随火躁也。其动铿禁瞀厥，铿，咳声也。禁，谓二阴禁止也。瞀，闷也。厥，谓气上逆也。其发咳喘，咳，金之有声。喘，肺藏气也。其藏肺，主藏病。其果李杏，李，木。杏，火果也。其实壳络，外有壳，内有支络之实也。其谷麻麦，麻，木。麦，火谷也。麦色赤也。其味苦辛，苦味胜辛，辛兼苦也。其色白丹，赤加白也。其畜鸡羊，金从火土之兼化。 新校正云：详火畜马、土畜牛，今言羊，故王注云从火土之兼化为羊也。或者当去注中之土字，甚非。其虫介羽，介从羽。其主明曜炎烁，火之胜也。其声商徵，商从徵。其病嚏咳鼽衄[①]，金之病也。从火化也，火气来胜，故屈己以从之。少商与少徵同，金少，故半同火化也。 新校正云：详少商运六年内，除乙卯、乙酉同正商，乙巳、乙亥同正角外，乙未、乙丑二年为少商同少徵，故不云判徵也。上商与正商同，上见阳明，则与平金运生化同，乙卯、乙酉其岁止见也。上角与正角同，上见厥阴，则与平木运生化同，乙巳、乙亥其岁上见也。 新校正云：详金土无相胜克，故经不言上宫与正宫同也。邪伤肺也，有邪之胜则归肺。炎光赫烈，则冰雪霜雹[②]，炎光赫烈，火无德也。冰雪霜雹，水之复也。水复之作，雹形如半珠。 新校正云：详注云：雹形如半珠，半字疑误。眚于七[③]，七，西方也。 新校正云：按《六元正纪大论》云：“灾七宫”。其主鳞伏彘鼠[④]，突戾潜伏，岁主纵之，以伤赤实及羽类也。岁气早至，乃生大寒。水之化也。

涸流之纪，是谓反阳，阴气不及，反为阳气代之，谓辛未、辛巳、辛卯、辛酉、辛亥、辛丑之岁也。藏令不举，化气乃昌，少水而土盛。长气宣布，蛰虫不藏，太阳在泉，经文背也。厥阴、阳明司天，乃如经谓也。土润水泉减，草木条

①鼽：鼻塞流涕。

②炎光赫烈，则冰雪霜雹：谓火胜之象为炎光赫烈，水复之象为冰雪霜雹。

③眚于七：即灾害应在西方。七，七宫，西方兑位。

④鳞伏彘鼠：用动物的活动来喻阴寒之气降临。伏，匿藏。彘，猪也，水畜。鼠，指鼠类昼伏夜出，皆属阴类。

茂，荣秀满盛，长化之气，丰而厚也。其气滞，从土也。其用渗泄，不能流也。其动坚止[①]，谓便泻也。水少不濡，则干而坚止。藏气不能固，则注下而奔速。其发燥槁，阴少而阳盛故尔。其藏肾，主藏病也。其果枣杏，枣，土。杏，火果也。其实濡肉，濡，水。肉，土化也。其谷黍稷，黍，火。稷，土谷也。　新校正云：按本论上文，麦为火之谷，今言黍者，疑麦字误为黍也。虽《金匮真言论》作黍，然本论作麦，当从本篇之文也。其味甘咸，甘入于咸，味甘美也。其色黅玄，黄加黑也。其畜彘牛，水从土畜。其虫鳞倮，鳞从倮。其主埃郁昏翳[②]，土之胜也。其声羽宫，羽从宫。其病痿厥坚下，水土参并，故如是。从土化也，不胜于土，故从他化。少羽与少宫同，水土各半化也。　新校正云：详少羽之运六年内，除辛壬、辛未与正宫同外，辛卯、辛酉、辛巳、辛亥四岁为同少宫，故不言判宫也。上宫与正宫同，上见太阴，则与平土运生化同。辛丑、辛未岁上见之。　新校正云：详此不言上角、上商者，盖水于金木无相克罚故也。其病癃闷，癃，小便不通。闷，大便干涩不利也。邪伤肾也，邪胜则归肾。埃昏骤雨，则振拉摧拔[③]，埃昏骤雨，土之虐也。振拉摧拔，木之复也。眚于一，一，北方也。诸谓方者，国郡州县境之方也。　新校正云：按《六元正纪大论》云："灾一宫。"其主毛显狐狢，变化不藏。毛显，谓毛虫，麋鹿麞麂猯兔虎狼显见，伤于黄实，兼害倮虫之长也。变化，谓为魅狐狸当之。不藏，谓害粢盛，鼠猯兔狸狢当之，所谓毛显不藏也。

故乘危而行，不速而至，暴虐无德，灾反及之[④]，微者复微[⑤]，甚者复甚，气之常也。通言五行气少，而有胜复之大凡也。乘彼孤危，恃乎强盛，不召而往，专肆威刑，怨祸自招，又谁咎也。假令木弱，金气来乘，暴虐苍卒，是无德也。木被金害，火必雠[⑥]之，金受火燔，则灾及也。夫如是者，刑甚则复甚，刑微则复微，气动之常，固其宜也，五行之理，咸迭然乎。　新校正云：按五运不及之详，具《气交变大论》中。

发生之纪，是谓启敕[⑦]，物乘木气以发生，而启陈其容质也。是谓壬申、壬午、壬辰、壬寅、壬子、壬戌之六岁化也。敕，古陈字。土疏泄，苍气达，生气上发，故土体疏泄。木之专政，故苍气上达。达，通也，出也，行也。阳和布化，阴气乃随，少阳先生，发于万物之表。厥阴次随，营运于万象之中也。生气

①其动坚止：指因水少不濡，大便燥坚不下。坚止，坚硬停止。后文"坚下"，与此同义。

②其主埃郁昏翳：形容湿土之气漫游，天色迷蒙昏暗。埃，尘埃。郁，作遮盖解。昏翳，昏蒙不清楚。

③埃昏骤雨，则振拉摧拔：埃昏骤雨为土胜之象，土胜则木复，故又有振拉摧拔的木胜之象。

④暴虐无德，灾反及之：运气不及之纪，胜气过甚，超过了一定的限度，则本气必虚，定将受到复气的惩罚。

⑤复：指复气。

⑥雠：怨恨，同"仇"。

⑦启敕：即阳气宣达布散，推陈出新。启，宣通开达。敕，指陈气。

淳化，万物以荣，岁木有余，金不来胜，生令布化，故物以舒荣。其化生，其气美，木化宣行，则物容端美。其政散[①]，布散生荣，无所不至。其令条舒，条，直也，理也。舒，启也。端直舒启，万物随之，发生之化，无非顺理者也。其动掉眩巅疾，掉，摇动也。眩，旋转也。巅，上首也。疾，病气也。 新校正云：详王不解其动之义，按后敦阜之纪，其动濡积并稸。王注云：动谓变动。又坚成之纪，其动暴折疡疰。王注云：动以生病。盖谓气既变，因动以生病也，则木火土金水之动义皆同也。又按王注《脉要精微论》云：巅疾，上巅疾也。又注《奇病论》云：巅，谓上巅，则头首也。此注云：巅，上首也。疾，病气也。气字为衍。其德鸣靡启坼[②]，风气所生。 新校正云：按《六元正纪大论》云：其化鸣紊启拆。其变振拉摧拔[③]，振，谓振怒。拉，谓中折。摧，谓仆落。拔，谓出本。 新校正云：按《六元正纪大论》同。其谷麻稻，木化齐金。其畜鸡犬，齐鸡孕也。其果李桃，李齐桃实也。其色青黄白，青加于黄白，自正也。其味酸甘辛，酸入于甘辛，齐化也。其象春，如春之气，布散阳和。其经足厥阴少阳，厥阴，肝脉。少阳，胆脉。其藏肝脾，肝胜脾。其虫毛介，木余，故毛齐介育。其物中坚外坚[④]，中坚有核之物，齐等于皮壳之类也。其病怒，木余故。太角与上商同，太过之木气与金化齐等。 新校正云：按太过五运，独太角言与上商同，余四运并不言者，疑此文为衍。上徵则其气逆，其病吐利，上见少阴、少阳，则其气逆行。壬子、壬午岁，上见少阴。壬寅、壬申岁，上见少阳。木余遇火，故气不顺。 新校正云：按《五运行大论》云：气相得而病者，以下临上，不当位也。不云上羽者，水临木为相得故也。不务其德，则收气复，秋气劲切[⑤]，甚则肃杀，清气大至，草木凋零，邪乃伤肝。恃己太过，凌犯于土，土气屯极，金为复雠。金行杀令，故邪伤肝木也。

赫曦之纪，是谓蕃茂[⑥]，物遇太阳，则蕃而茂，是谓戊辰、戊寅、戊子、戊戌、戊申、戊午之岁也。 新校正云：按或者云：注中"太阳"当作"太徵"。详木土金水之太过注，俱不言角宫商羽等运，而水太过注云，阴气大行。此火太过，是物遇太阳也，安得谓之太徵乎。阴气内化，阳气外荣，阴阳之气，得其序也。炎暑施化，物得以昌，长气多故尔。其化长，其气高，长化行，则物容大。高气达，则物色明。其政动，革易其象不常也。其令鸣显[⑦]，火之用而有声，火之燔而有焰，象无所隐，则其信也。显，露也。其动炎灼妄扰，妄，谬也。扰，

①其政散：谓木主春季生发之令，布散阳和之气。
②鸣靡启坼：风声散乱，物体开裂之义。
③振拉摧拔：谓风太大，使草木振摇毁折。
④中坚外坚：谓既有中坚之物，又有外坚之物。
⑤秋气劲切：谓秋气肃杀，清劲急切。劲，清劲。切，急切。
⑥蕃茂：繁荣茂盛的样子。
⑦其令鸣显：指夏长之气唤起万物繁茂。

挠也。其德暄暑郁蒸[1]，热化所生，长于物也。　新校正云：按《六元正纪大论》云："其化暄嚣郁燠。"又作"暄曜。"其变炎烈沸腾，胜复之有，极于是也。其谷麦豆，火齐水化也。其畜羊彘，齐孕育也。　新校正云：按本论上文马为火之畜。今言羊者，疑马字误为羊。《金匮真言论》及《藏气法时论》，俱作羊。然本论作马，当从本论之文也。其果杏栗，等实也。其色赤白玄，赤色加白黑，自正也。其味苦辛咸，辛物兼苦与咸，化齐成也。其象夏，如夏气之热也。其经手少阴太阳，少阴，心脉。太阳，小肠脉。手厥阴少阳，厥阴，心包脉。少阳，三焦脉。其藏心肺，心胜肺。其虫羽鳞，火余，故鳞羽齐化。其物脉濡，脉，火物。濡，水物。水火齐也。　新校正云：详脉，即络也。文虽殊，而义同。其病笑、疟、疮疡、血流、狂妄、目赤[2]，火盛故。上羽与正徵同，其收齐，其病痓[3]，上见太阳，则天气且制，故太过之火，反与平火运生化同也。戊辰、戊戌岁上见之。若平火运同，则五常之气无相凌犯，故金收之气生化同等。上徵而收气后也[4]，上见少阴、少阳，则其生化自政，金气不能与之齐化。戊子、戊午岁上见少阴，戊寅、戊申岁上见少阳。火盛故收气后化。　新校正云：按《气交变大论》云："岁火太过，上临少阴、少阳，火燔焫，水泉涸，物焦槁。"暴烈其政，藏气乃复，时见凝惨，甚则雨水霜雹切寒，邪伤心也。不务其德，轻侮致之也。　新校正云：按《气交变大论》云："雨冰霜寒。"与此互文也。

敦阜之纪，是谓广化，土余，故化气广被于物也。是谓甲子、甲戌、甲申、甲午、甲辰、甲寅之岁也。厚德清静，顺长以盈，土性顺用，无与物争，故德厚而不躁。顺火之长育，使万物化气盈满也。至阴内实[5]，物化充成，至阴，土精气也。夫万物所以化成者，皆以至阴之灵气生化于中也。烟埃朦郁，见于厚土[6]，厚土，山也。烟埃，土气也。大雨时行，湿气乃用，燥政乃辟，湿气用则燥政辟，自然之理尔。其化圆，其气丰，化气丰圆，以其清静故也。其政静，静而能久，故政常存。其令周备，气缓故周备。其动濡积并稸，动，谓变动。其德柔润重淖，静而柔润，故厚德常存。　新校正云：按《六元正纪大论》云："其化柔润重泽。"其变震惊飘骤崩溃，震惊，雷霆之作也。飘骤，暴风雨至也。大雨暴注，则山崩土溃，随水流注。其谷稷麻，土木齐化。其畜牛犬，齐孕育也。其果枣李，土齐木化。其色黅玄苍，黄色加黑苍，自正也。其味甘咸酸，甘入于咸酸，齐化也。其象长夏，六月之气生化同。其经足太阴阳明，太阴，脾脉。阳明，胃脉。其藏脾肾，脾胜肾。其虫倮毛，土余故毛倮齐化。其物肌核，肌，土。核，木化也。其病腹满，四支不举，土性静，故病如是。　新校正云：详此

---

①暄暑郁蒸：即暑热郁蒸。暄，热。

②其病笑、疟、疮疡、血流、狂妄、目赤：皆为火气太过所致的病证。

③痓：当为"痉"。痉病，以牙关紧闭，头项、四肢强直为特征。

④上徵而收气后也：谓火运太过，又遇君火相火司天，则金气受抑而收气晚至。

⑤至阴内实：谓土为至阴之气，土气有余，故万物得以内部充实。

⑥厚土：山陵。

不云上羽、上徵者，徵羽不能亏盈于土，故无他候也。大风迅至，邪伤脾也。木盛怒，故土脾伤。

坚成之纪，是谓收引①，引，敛也。阳气收，阴气用，故万物收敛。谓庚午、庚辰、庚寅、庚子、庚戌、庚申之岁也。天气洁，地气明，秋气高洁，金气同。阳气随，阴治化，阳顺阴而生化。燥行其政，物以司成，燥气行化万物，专司其成熟，无遗略也。收气繁布，化洽不终②，收杀气早，土之化不得终其用也。新校正云：详繁字疑误。其化成，其气削，减，削也。其政肃，肃，清也、静也。其令锐切，气用不屈，劲而急。其动暴折疡疰，动以病生。其德雾露萧飋，燥之化也。萧飋，风声也。静为雾露，用则风生。新校正云：按《六元正纪大论》"德"作"化"。其变肃杀凋零，陨坠于物。其谷稻黍，金火齐化也。新校正云：按本论上文麦为火之谷，当言其谷稻麦。其畜鸡马，齐孕育也。其果桃杏，金火齐实。其色白青丹，白加于青丹，自正也。其味辛酸苦，辛入酸苦齐化。其象秋，气爽清洁，如秋之化。其经手太阴、阳明，太阴，肺脉。阳明，大肠脉。其藏肺、肝，肺胜肝。其虫介羽，金余，故介羽齐育。其物壳络，壳，金。络，火化也。其病喘喝胸凭仰息，金气余故。上徵与正商同，其生齐，其病咳，上见少阴、少阳，则天气见抑，故其生化与平金岁同。庚子、庚午岁上见少阴，庚寅、庚申岁上见少阳。上火制金，故生气与之齐化。火乘金肺，故病咳。新校正云：详此不言上羽者，水与金非相胜克故也。政暴变则名木不荣，柔脆焦首，长气斯救，大火流，炎烁且至，蔓将槁，邪伤肺也。变，谓太甚也。政太甚则生气抑，故木不荣，草首焦死。政暴不已，则火气发怒，故火流炎烁至，柔条蔓草之类皆干死也。火乘金气，故肺伤也。

流衍之纪，是谓封藏③，阴气大行，则天地封藏之化也，谓丙寅、丙子、丙戌、丙申、丙午、丙辰之岁。寒司物化，天地严凝，阴之气也。藏政以布，长令不扬，藏气用则长化止，故令不发扬。其化凛，其气坚，寒气及物则坚定。其政谧④，谧，静也。其令流注，水之象也。其动漂泄沃涌⑤，沃，沫也。涌，溢也。其德凝惨寒雰⑥，寒之化也。新校正云：按《六元正纪大论》作"其化凝惨慄冽。"其变冰雪霜雹，非时而有。其谷豆稷，水齐土化。其畜彘牛，齐孕育也。其果栗枣，水土齐实。其色黑丹黅，黑加于丹黄，自正也。其味咸苦甘，咸入于苦甘，化齐焉。其象冬，气序凝肃，似冬之化。其经足少阴、太阳，少阴，肾脉。太阳，膀胱脉也。其藏肾、心，肾胜心。其虫鳞倮，水余，故鳞倮齐育。其物濡满，濡，水。满，土化也。新校正云：按土不及作肉，土太过作肌，此作

---

①收引：收敛引急。

②化洽不终：谓金运太过，收气早布，以致土运之化气不能尽终其所主之时令。

③封藏：明·张介宾："水盛则阴气大行，天地闭而万物藏，故曰封藏。"

④谧：安谧，宁静。

⑤漂泄：形容肠鸣腹泄。沃涌：指涎沫上涌。

⑥凝惨寒雰：谓阴寒凝结，寒冷霜雪。雰，雪霜盛状。

满，互相成也。其病胀，水余也。上羽而长气不化也。上见太阳，则火不能布化以长养也。丙辰、丙戌之岁，上见天符水运也。　新校正云：按《气交变大论》云："上临太阳，则雨、冰、雪、霜不时降，湿气变物。"不云上徵者，运所胜也。政过则化气大举，而埃昏气交，大雨时降，邪伤肾也。暴寒数举，是谓政过。火被水凌，土来仇复，故天地昏翳，土水气交，大雨斯降，而邪伤肾也。

故曰：不恒其德，则所胜来复[①]。政恒其理，则所胜同化[②]。此之谓也。不恒，谓恃已有余，凌犯不胜。恒，谓守常之化，不肆威刑。如是则克己之气，岁同治化也。　新校正云：详五运太过之说，具《气交变大论》中。

帝曰：天不足西北，左寒而右凉，地不满东南，右热而左温，其故何也？面巽言也。

岐伯曰：阴阳之气，高下之理，太少之异也。高下，谓地形。太少，谓阴阳之气盛衰之异。今中原地形，西北方高，东南方下，西方凉，北方寒，东方温，南方热，气化犹然矣。东南方，阳也，阳者其精降于下，故右热而左温。阳精下降，故地以温而知之于下矣。阳气生于东而盛于南，故东方温而南方热，气之多少明矣。西北方，阴也，阴者其精奉于上，故左寒而右凉。阴精奉上，故地以寒而知之于上矣。阴气生于西而盛于北，故西方凉北方寒，君面巽而言，臣面乾而对也。　新校正云：详天地不足阴阳之说，亦具《阴阳应象大论》中。是以地有高下，气有温凉。高者气寒，下者气热，　新校正云：按《六元正纪大论》云：至高之地，冬气常在。至下之地，春气常在。故适寒凉者胀，之温热者疮，下之则胀已，汗之则疮已，此腠理开闭之常，太少之异耳。西北、东南，言其大也。夫以气候验之，中原地形所居者，悉以居高则寒，处下则热。尝试观之，高山多雪，平川多雨；高山多寒，平川多热，则高下寒热可徵见矣。中华之地，凡有高下之大者，东西、南北各三分也。其一者，自汉蜀江南至海也；二者，自汉江北至平遥县也；三者，自平遥北山北至蕃界北海也。故南分大热，中分寒热兼半，北分大寒。南北分外，寒热尤极。大热之分，其寒微，大寒之分，其热微。然其登陟极高山顶，则南面北面，寒热悬殊，荣枯倍异也。又东西高下之别亦三矣，其一者自汧源县西至沙州，二者自开封县西至汧源县，三者自开封县东至沧海也。故东分大温，中分温凉兼半，西分大凉。大温之分，其寒五分之二；大凉之分，其热五分之二；温凉分外，温凉尤极，变为大暄、大寒也。约其大凡如此。然九分之地，寒极于东北，热极于西南。九分之地，其中有高下不同，地高处则湿，下处则燥，此一方之中小异也。若大而言之，是则高下之有二也。何者？中原地形，西高北高，东下南下。今百川满凑，东之沧海，则东南西北高下可知。

①不恒其德，则所胜来复：谓五运之气不能正常地施予而生化万物。如运气太过，横施暴虐，则导致己所不胜者之复气出现。如木运太过收气来复，火运太过之藏（水）气复等。恒，常，不恒即失去常度之义。

②政恒其理，则所胜同化：指五运之气能够正常地施予而使万物得以生化。

一为地形高下，故寒热不同；二则阴阳之气有少有多，故表温凉之异尔。今以气候验之，乃春气西行，秋气东行，冬气南行，夏气北行。以中分校之，自开封至汧源，气候正与历候同。以东行校之，自开封至沧海，每一百里，秋气至晚一日，春气发早一日。西行校之，自汧源县西至蕃界碛石；其以南向及西北东南者，每四十里，春气发晚一日，秋气至早一日；北向及东北西南者，每一十五里，春气发晚一日，秋气至早一日。南行校之，川形有北向及东北西南者，每五百里。　新校正云：按别本作"十五里。"阳气行晚一日，阴气行早一日；南向及东南西北川，每一十五里，热气至早一日，寒气至晚一日；广平之地，则每五十里，阳气发早一日，寒气至晚一日。北行校之，川形有南向及东南西北者，每二十五里，阳气行晚一日，阴气行早一日；北向及东北西南川，每一十五里，寒气至早一日，热气至晚一日。广平之地，则每二十里，热气行晚一日，寒气至早一日。大率如此。然高处峻处，冬气常在；平处下处，夏气常在。观其雪零草茂，则可知矣。然地土固有弓形川、蛇行川、月形川，地势不同，生杀荣枯，地同而天异。凡此之类，有离向、丙向、巽向、乙向、震向、艮向处，则春气早至，秋气晚至，早晚校十五日。有丁向、坤向、庚向、兑向、辛向、乾向、坎向处，则秋气早至，春气晚至，早晚亦校二十日，是所谓带山之地也，审观向背，气候可知。寒凉之地，腠理开少而閇多，閇多则阳气不散，故适寒凉，腹必胀也。湿热之地，腠理开多而閇少，开多则阳发散，故往温热，皮必疮也。下之则中气不余，故胀已。汗之则阳气外泄，故疮愈。

帝曰：其于寿夭何如？言土地居人之寿夭。

岐伯曰：阴精所奉其人寿，阳精所降其人夭。阴精所奉，高之地也；阳精所降，下之地也。阴方之地，阳不妄泄，寒气外持，邪不数中而正气坚守，故寿延。阳方之地，阳气耗散，发泄无度，风湿数中，真气倾竭，故夭折。即事验之，今中原之境，西北方众人寿，东南方众人夭，其中犹各有微甚尔，此寿夭之大异也，方者审之乎！

帝曰：善。其病也，治之奈何？

岐伯曰：西北之气散而寒之，东南之气收而温之，所谓同病异治也①。西方北方人皮肤腠理密，人皆食热，故宜散宜寒。东方南方人皮肤疏，腠理开，人皆食冷，故宜收宜温。散，谓温浴，使中外条达。收，谓温中，不解表也。今土俗皆反之，依而疗之则反甚矣。　新校正云：详分方为治，亦具《异法方宜论》中。故曰：气寒气凉，治以寒凉，行水渍之②。气温气热，治以温热，强其内守③。必同其气，可使平也，假者反之。寒方以寒，热方以热，温方以温，凉方

①同病异治：指因气候、地理因素引起的病证，由于病人所处的地域环境不同，故治疗原则、方法就不同。

②行水渍之：即用汤液浸渍取汗以散其外寒。行，用。渍，浸泡。

③强其内守：即防止内守之阳气外泄。

以凉，是正法也，是同气也。行水渍之，是汤漫渍也。平，谓平调也。若西方、北方有冷病，假热方、温方以除之；东方、南方有热疾，须凉方、寒方以疗者，则反上正法以取之。

帝曰：善。一州之气，生化寿夭不同，其故何也？

岐伯曰：高下之理，地势使然也。崇高则阴气治之，污下则阳气治之。阳胜者先天，阴胜者后天，先天，谓先天时也。后天，谓后天时也。悉言土地生荣枯落之先后也。物既有之，人亦如然。此地理之常，生化之道也。

帝曰：其有寿夭乎？

岐伯曰：高者其气寿，下者其气夭，地之小大异也，小者小异，大者大异。大，谓东南西北相远万里许也。小，谓居所高下相近二十、三十里，或百里许也。地形高下悬倍不相计者，以近为小，则十里、二十里。高下平慢气相接者，以远为小，则三百里、二百里。地气不同乃异也。故治病者，必明天道地理，阴阳更胜，气之先后，人之寿夭，生化之期，乃可以知人之形气矣。不明天地之气，又昧阴阳之候，则以寿为夭，以夭为寿，虽尽上圣救生之道，毕经脉药石之妙，犹未免世中之诬斥也。

帝曰：善。其岁有不病，而藏气不应不用者①，何也？

岐伯曰：天气制之②，气有所从也③。从，谓从事于彼，不及营于私应用之。

帝曰：愿卒闻之。

岐伯曰：少阳司天，火气下临，肺气上从，白起金用，草木眚，火见燔焫，革金且耗，大暑以行，咳嚏鼽衄鼻窒，曰疡，寒热胕肿。寅申之岁候也。临，谓御于下。从，谓从事于上。起，谓价高于市。用，谓用行刑罚也，临从起用同之。革，谓皮革，亦谓革易也。金，谓器属也。耗，谓费用也。火气燔灼，故曰生疮。疮，身疮也。疡，头疮也。寒热，谓先寒而后热，则疟疾也。肺为热害，水且救之，水守肺中，故为胕肿。胕肿，谓肿满，按之不起，此天气之所生也。新校正云：详注云："故曰生疮，疮，身疮也。疡，头疮也。"今经只言曰疡，疑经脱一疮字，别本"曰"字作"口。"风行于地，尘沙飞扬，心痛胃脘痛，厥逆鬲不通，其主暴速。厥阴在泉，故风行于地。风淫所胜，故是病生焉。少阳厥阴，其化急速，故病气起发，疾速而为，故云其主暴速。此地气不顺而生是也。新校正云：详厥阴与少阳在泉，言其主暴速，其发机速，故不言甚则某病也。

阳明司天，燥气下临，肝气上从，苍起木用而立，土乃眚，凄沧数至，木伐草萎，胁痛目赤，掉振鼓栗，筋痿不能久立。卯酉之岁候也。木用，亦谓木功也。凄沧，大凉也。此病之起，天气生焉。暴热至，土乃暑，阳气郁发，小便

①岁有不病……不用者：谓其运当主生某病，但五脏却不患与岁运相应的病证。

②天气：指司天之气。制：制约。

③气有所从：即因司天之气的下临，岁气从化于司天之气。联系到人体脏气，也从于司天之气而化。气，指岁运之气。

变，寒热如疟，甚则心痛，火行于槁，流水不冰，蛰虫乃见。少阴在泉，热监于地，而为是也，病之所有，地气生焉。

太阳司天，寒气下临，心气上从，而火且明， 新校正云：详火且明三字，当作火用二字。丹起，金乃眚，寒清时举，胜则水冰，火气高明，心热烦，嗌干善渴，鼽嚏，喜悲数欠，热气妄行，寒乃复，霜不时降，善忘，甚则心痛。辰戌之岁候也。寒清时举，太阳之令也。火气高明，谓燔焫于物也。不时，谓太早及偏害，不循时令，不普及于物也。病之所起，天气生焉。土乃润，水丰衍，寒客至，沉阴化湿，气变物①，水饮内稸，中满不食，皮痛肉苛②，筋脉不利，甚则胕肿，身后痈。太阴在泉，湿监于地而为是也，病之源始，地气生焉。 新校正云：详"身后痈"，当作"身后难"。

厥阴司天，风气下临，脾气上从，而土且隆，黄起水乃眚，土用革，体重，肌肉萎，食减口爽③，风行太虚，云物摇动④，目转耳鸣。巳亥之岁候也。土隆、土用革，谓土气有用而革易其体，亦谓土功事也。云物摇动，是谓风高。此病所生，天之气也。火纵其暴，地乃暑，大热消烁，赤沃下⑤，蛰虫数见，流水不冰，少阳在泉，火监于地而为是也。病之宗兆，地气生焉。其发机速。少阳厥阴之气，变化卒急，其为疾病，速若发机，故曰其发机速。

少阴司天，热气下临，肺气上从，白起金用，草木眚，喘呕寒热，嚏鼽衄鼻窒，大暑流行，子午之岁候也。热司天气，故是病生，天气之作也。甚则疮疡燔灼，金烁石流⑥。天之交也。地乃燥清，凄沧数至，胁痛善太息，肃杀行，草木变。变，谓变易容质也。胁痛太息，地气生也。

太阴司天，湿气下临，肾气上从，黑起水变， 新校正云：详前后文，此少火乃眚三字。埃冒云雨，胸中不利，阴痿气大衰而不起不用。 新校正云：详"不用"二字当作"水用"。当其时反腰脽痛，动转不便也，丑未之岁候也。水变，谓甘泉变咸也。埃，土雾也。冒，不分远也。云雨，土化也。脽，谓臀肉也。病之有者，天气生焉。厥逆。 新校正云：详"厥逆"二字，疑当连上文。地乃藏阴，大寒且至，蛰虫早附，心下否痛，地裂冰坚，少腹痛，时害于食，乘金则止水增，味乃咸，行水减也。止水，井泉也。行水，河渠流注者也。止水虽长，乃变常甘美而为咸味也。病之有者，地气生焉。 新校正云：详太阴司天之化，不言甚则病某，而云"当其时"，又云"乘金"则云云者，与前条互相发

①寒客至……气变物：谓太阳司天，则寒水之气加临于上半年三气。太阴在泉，湿土之气加临于下半年三气，水湿相合而从阴化，万物因寒湿而发生变化。

②皮痛肉苛：即皮肤麻木，肌肉不仁。

③食减口爽：指饮食减少，胃口败坏，无味。因脾主运化，开窍于口，脾土的作用变革，则体重肌肉萎，食减而胃口败坏。爽，败坏。

④云物动摇：谓因风行于宇宙间，云彩万物皆因之而摇动。云物，即天空之云彩和地上之物类。

⑤赤沃下：指赤痢。

⑥金烁石流：形容热势极盛，金石皆被熔化成流。

明也。

帝曰：岁有胎孕不育，治之不全①，何气使然？

岐伯曰：六气五类②，有相胜制也。同者盛之，异者衰之③，此天地之道，生化之常也。故厥阴司天，毛虫静，羽虫育，介虫不成；谓乙巳、丁巳、己巳、辛巳、癸巳、乙亥、丁亥、己亥、辛亥、癸亥之岁也。静，无声也。亦谓静退，不先用事也。羽为火虫，气同地也。火制金化，故介虫不成，谓白色有甲之虫少孕育也。在泉，毛虫育，倮虫耗，羽虫不育。地气制土，黄倮耗损，岁乘木运，其又甚也。羽虫不育，少阳自抑之，是则五寅五申岁也。凡称不育不成，皆谓少，非悉无也。

少阴司天，羽虫静，介虫育，毛虫不成；谓甲子、丙子、戊子、庚子、壬子、甲午、丙午、戊午、庚午、壬午之岁也。静，谓胡越燕、百舌鸟之类也。是岁黑色毛虫孕育少成。在泉，羽虫育，介虫耗不育。地气制金，白介虫不育，岁乘火运，斯复甚焉，是则五卯五酉岁也。 新校正云：详介虫耗，以少阴在泉，火克金也。介虫不育，以阳明在天自抑之也。

太阴司天，倮虫静，鳞虫育，羽虫不成；谓乙丑、丁丑、己丑、辛丑、癸丑、乙未、丁未、己未、辛未、癸未之岁也。倮虫，谓人及虾蟆之类也。羽虫，谓青绿色者，则鹦鹉、鸳鸟、翠碧鸟之类，诸青绿色之有羽者也。岁乘金运，其复甚焉。在泉，倮虫育，鳞虫， 新校正云：详此少一"耗"字。不成。地气制水，黑鳞不育，岁乘土运而又甚乎，是则五辰五戌岁也。

少阳司天，羽虫静，毛虫育，倮虫不成；谓甲寅、丙寅、戊寅、庚寅、壬寅、甲申、丙申、戊申、庚申、壬申之岁也。倮虫，谓青绿色者也。羽虫，谓黑色诸有羽翼者，则越燕、百舌鸟之类是也。在泉，羽虫育，介虫耗，毛虫不育。地气制金，白介耗损，岁乘火运，其又甚也。毛虫不育，天气制之。是则五巳五亥岁也。

阳明司天，介虫静，羽虫育，介虫不成；谓乙卯、丁卯、己卯、辛卯、癸卯、乙酉、丁酉、己酉、辛酉、癸酉岁也。羽为火虫，故蕃育也。介虫，诸有赤色甲壳者也。赤介不育，天气制之也。在泉，介虫育，毛虫耗，羽虫不成。地气制木，黑毛虫耗，岁乘金运，损复甚焉，是则五子五午岁也。羽虫不就，以上见少阴也。

太阳司天，鳞虫静，倮虫育；谓甲辰、丙辰、戊辰、庚辰、壬辰、甲戌、丙戌、戊戌、庚戌、壬戌之岁也。倮虫育，地气同也。鳞虫静，谓黄鳞不用也。是岁雷霆少举，以天气抑之也。 新校正云：详此当云"鳞虫不成。"在泉，鳞虫

①岁有胎孕不育，治之不全：谓在同一年份，有的动物能怀胎孕育，有些则不能，主岁之气不能使所有的动物都能繁育。岁，岁运。胎孕，怀胎孕育。

②六气：指司天在泉之六气。五类：这里指按五行归类的动物：毛（木类）、羽（火类）、倮（土类）、介（金类）、鳞（水类）。

③同者盛之，异者衰之：谓相同者则繁育旺盛，不同者则其繁育衰减。

耗，倮虫不育。天气制胜，黄黑鳞耗，是则五丑五未岁也。　新校正云：详此当为“鳞虫育，羽虫耗，倮虫不育”。注中“鳞”字亦当作“羽”。

诸乘所不成之运，则甚也①。乘木之运，倮虫不成。乘火之运，介虫不成。乘土之运，鳞虫不成。乘金之运，毛虫不成。乘水之运，羽虫不成。当是岁者，与上文同，悉少能孕育也。斯并运与气同者，运乘其胜，复遇天符及岁会者，十孕不全一二也。故气主有所制，岁立有所生，地气制己胜，天气制胜己。天制色，地制形②，天气随己不胜者制之，谓制其色也；地气随己所胜者制之，谓制其形也。故又曰天制色，地制形焉。是以天地之间，五类生化，互有所胜，互有所化，互有所生，互有所制矣。五类衰盛，各随其气之所宜也。宜则蕃息。故有胎孕不育，治之不全，此气之常也。天地之间，有生之物，凡此五类也。五，谓毛羽倮鳞介也。故曰：毛虫三百六十，麟为之长。羽虫三百六十，凤为之长。倮虫三百六十，人为之长。鳞虫三百六十，龙为之长。介虫三百六十，龟为之长。凡诸有形，跂行飞走，喘息胎息，大小高下，青黄赤白黑，身被毛羽鳞介者，通而言之，皆谓之虫矣。不具是四者，皆谓倮虫。凡此五物，皆有胎生、卵生、湿生、化生也。因人致问，言及五类也。所谓中根也③。生气之根本，发自身形之中。中，根也。非是五类，则生气根系，悉因外物以成立，去之则生气绝矣。根于外者亦五，谓五味五色类也。然木火土金水之形类，悉假外物色藏，乃能生化。外物既去，则生气离绝，故皆是根于外也。　新校正云：详注中“色藏”二字当作“已成”。故生化之别，有五气、五味、五色、五类、五宜也④。然是二十五者，根中、根外悉有之。五气，谓臊焦香腥腐也。五味，谓酸苦辛咸甘也。五色，谓青黄赤白黑也。五类有二矣，其一者，谓毛羽倮鳞介，其二者谓燥湿液坚软也。夫如是等，于万物之中互有所宜。

帝曰：何谓也？

岐伯曰：根于中者，命曰神机⑤，神去则机息。根于外者，命曰气立⑥，气止则化绝。诸有形之类，根于中者，生源系天，其所动静，皆神气为机发之主，故其所为也，物莫之知，是以神舍去，则机发动用之道息矣。根于外者，生源系地，故其所生长化成收藏，皆为造化之气所成立，故其所出也，亦物莫之知，是以气止息，则生化结成之道绝灭矣。其木火土金水，燥湿液坚柔，虽常性不易，

①诸乘所不成之运，则甚也：谓上述五类动物遇其不成之气，又逢其不成之运，则孕育就更加困难了。

②天气制胜己……地制形：谓司天之气下临，能制约其胜己的物类。但“天气胜制己”是指制约胜己之物的色，如厥阴司天，介虫不白之类。而“地气制己胜”则是指制类之形。天气，指司天之气。

③中根：动物类的生气之本藏于内（脏），故称中根。

④五宜：指五类事物各有所宜。

⑤神机：针对五虫类而言，是对动物类生化形式的概括。

⑥气立：对植物类而言，是对植物类生化形式的概括。

及乎外物去，生气离，根化绝止，则其常体性颜色，皆必小变移其旧也。　新校正云：按《六微旨大论》云："出入废，则神机化灭。升降息，则气立孤危。故非出入，则无以生长壮老已；非升降，则无以生长化收藏。"故各有制，各有胜，各有生，各有成。根中、根外悉如是。故曰：不知年之所加，气之同异，不足以言生化。此之谓也。　新校正云：按《六节藏象论》云："不知年之所加，气之盛衰，虚实之所起，不可以为工矣。"

帝曰：气始而生化，气散而有形，气布而蕃育，气终而象变[①]，其致一也。始，谓始发动。散，谓流散于物中。布，谓布化于结成之形。终，谓所终极于收藏之用也。故始动而生化，流散而有形，布化而成结，终极而万象皆变也。即事验之，天地之间，有形之类，其生也柔弱，其死也坚强。凡如此类，皆谓变易生死之时形质，是谓气之终极。　新校正云：按《天元纪大论》云："物生谓之化，物极谓之变。"又《六微旨大论》云："物之生，从于化，物之极，由乎变，变化之相薄，成败之所由也。"然而五味所资，生化有薄厚，成熟有少多，终始不同，其故何也？

岐伯曰：地气制之也[②]，非天不生、地不长也。天地虽无情于生化，而生化之气自有异同尔。何者？以地体之中有六入故也。气有同异，故有生有化，有不生有不化，有少生少化，有广生广化矣。故天地之间，无必生必化，必不生必不化，必少生少化，必广生广化也，各随其气分所好、所恶、所异、所同也。

帝曰：愿闻其道。

岐伯曰：寒热燥湿，不同其化也。举寒热燥湿四气不同，则温清异化可知之矣。故少阳在泉，寒毒[③]不生，其味辛，其治苦酸，其谷苍丹。巳亥岁气化也。夫毒者，皆五行標盛暴烈之气所为也。今火在地中，其气正热，寒毒之物，气与地殊，生死不同，故生少也。火制金气，故味辛者不化也。少阳之气上奉厥阴，故其岁化苦与酸也。六气主岁，唯此岁通和，木火相承，故无间气也。苦丹地气所化，酸苍天气所生矣。余所生化，悉有上下胜克，故皆有间气矣。

阳明在泉，湿毒不生，其味酸，其气湿，　新校正云：详在泉六，唯阳明与太阴在泉之岁，云其气湿，其气热，盖以湿燥未见寒温之气，故再云其气也。其治辛苦甘，其谷丹素。子午岁气化也。燥在地中，其气凉清，故湿温毒药少生化也。金木相制，故味酸者少化也。阳明之气上奉少阴，故其岁化辛与苦也。辛、素，地气也。苦、丹，天气也。甘，间气也。所以间金火之胜克，故兼治甘。

太阳在泉，热毒不生，其味苦，其治淡咸，其谷黅秬[④]。丑未岁气化也。寒在地中与热殊化，故其岁物热毒不生。水胜火，味故当苦也。太阳之气上奉太

---

①气始而生化……气终而象变：指万物之终始皆取决于气的变化。

②地气制之也：谓五味生化的薄厚，成熟的多少、早晚，受在泉之气的制约。地气，指在泉之六气。

③毒：这里泛指一切毒物及禀五味气偏之物。

④秬：即黑黍，其性属水。

阴，故其岁化生淡咸也。太阴土气上主于天，气远而高，故甘之化薄而为淡也。味以淡亦属甘，甘之类也。淡、黅，天化也。咸、秬，地化也。黅，黄也。 新校正云：详注云“味故当苦”，当作“故味苦者不化”，传写误也。

厥阴在泉，清毒不生，其味甘，其治酸苦，其谷苍赤。寅申岁气化也。温在地中与清殊性，故其岁物清毒不生。木胜其土，故味甘少化也。厥阴之气上合少阳，所合之气既无乖忤，故其治化酸与苦也。酸苍，地化也。苦赤，天化也。气无胜克，故不间气以甘化也。其气专，其味正。厥阴少阳在泉之岁，皆气化专一，其味纯正。然余岁悉上下有胜克之气，故皆有间气间味矣。

少阴在泉，寒毒不生，其味辛，其治辛苦甘，其谷白丹。卯酉岁气化也。热在地中与寒殊化，故其岁药寒毒甚微。火气烁金，故味辛少化也。故少阴阳明主天主地，故其所治苦与辛焉。苦丹为地气所育，辛白为天气所生，甘，间气也。所以间止克伐也。

太阴在泉，燥毒不生，其味咸，其气热，其治甘咸，其谷黅秬。辰戌岁气化也。地中有湿与燥不同，故干毒之物不生化也。土制于水，故味咸少化也。太阴之气上承太阳，故其岁化甘与咸也。甘黅，地化也。咸秬，天化也。寒湿不为大忤，故间气同而气热者应之。化淳则咸守，气专则辛化而俱治。淳，和也。化淳，谓少阳在泉之岁也，火来居水而反能化育，是水咸自守不与火争化也。气专，谓厥阴在泉之岁也，木居于水而复下化，金不受害，故辛复生化，与咸俱王也。唯此两岁，上下之气无克伐之嫌，故辛得与咸同应王而生化也。余岁皆上下有胜克之变，故其中间甘味兼化以缓其制抑，余苦咸酸三味不同其生化也，故天地之间，药物辛甘者多也。

故曰：补上下者从之，治上下者逆之，以所在寒热盛衰而调之。上，谓司天。下，谓在泉也。司天地气太过，则逆其味以治之。司天地气不及，则顺其味以和之。从，顺也。故曰：上取下取，内取外取，以求其过。能毒者以厚药，不胜毒者以薄药[①]。此之谓也。上取，谓以药制有过之气也，制而不顺，则吐之。下取，谓以迅疾之药除下病，攻之不去，则下之。内取，谓食及以药内之，审其寒热而调之。外取，谓药熨令所病气调适也。当寒反热，以冷调之。当热反寒，以温和之。上盛不已，吐而脱之。下盛不已，下而夺之，谓求得气过之道也。药厚薄，谓气味厚薄者也。 新校正云：按《甲乙经》云：胃厚色黑大骨肉肥者，皆胜毒。其瘦而薄胃者，皆不胜毒。又按《异法方宜论》云：“西方之民，陵居而多风，水土刚强，不衣而褐荐，华食而脂肥，故邪不能伤其形体，其病生于内，其治宜毒药。”气反者[②]，病在上，取之下；病在下，取之上；病在中，傍取之。下取，谓寒逆于下，而热攻于上，不利于下，气盈于上，则温下以调之。

---

①能毒者以厚药……以薄药：药物耐受力强的，用气味纯厚的药物治疗；药物耐受力弱的，用气味淡薄的药物治疗。能，通耐。毒，泛指药物。厚、薄，指药力峻猛的程度。

②气反：指病情本标不同，有反常态者。

上取，谓寒积于下，温之不去，阳藏不足，则补其阳也。傍取，谓气并于左，则药熨其右，气并于右则熨其左以和之，必随寒热为适。凡是七者，皆病无所逃，动而必中，斯为妙用矣。治热以寒，温而行之；治寒以热，凉而行之；治温以清，冷而行之；治清以温，热而行之。气性有刚柔，形證有轻重，方用有大小，调制有寒温。盛大则顺气性以取之，小软则逆气性以伐之，气殊则主必不容，力倍则攻之必胜，是则谓汤饮调气之制也。　新校正云：按《至真要大论》云："热因寒用，寒因热用，必伏其所主，而先其所因，其始则同，其终则异，可使破积，可使溃坚，可使气和，可使必已者也。"故消之削之，吐之下之，补之泻之，久新同法。量气盛虚而行其法，病之新久无异道也。

帝曰：病在中而不实不坚，且聚且散，奈何？

岐伯曰：悉乎哉问也！无积者求其藏，虚则补之，随病所在，命其藏以补之。药以祛之，食以随之，食以无毒之药，随汤、丸以追逐之，使其尽也。行水渍之，和其中外，可使毕已。中外通和，气无流碍，则释然消散，真气自平。

帝曰：有毒无毒，服有约乎①？

岐伯曰：病有久新，方有大小，有毒无毒，固宜常制矣。大毒治病，十去其六，下品药毒，毒之大也。常毒治病，十去其七，中品药毒，次于下也。小毒治病，十去其八，上品药毒，毒之小也。无毒治病，十去其九，上品、中品、下品无毒药，悉谓之平。谷肉果菜，食养尽之，无使过之，伤其正也。大毒之性烈，其为伤也多。少毒之性和，其为伤也少。常毒之性，减大毒之性一等，加小毒之性一等，所伤可知也。故至约必止之，以待来证尔。然无毒之药，性虽平和，久而多之，则气有偏胜，则有偏绝，久攻之则藏气偏弱，既弱且困，不可长也，故十去其九而止。服至约已，则以五谷、五肉、五果、五菜，随五藏宜者食之，以尽其余病，药食兼行亦通也。　新校正云：按《藏气法时论》云："毒药攻邪，五谷为养，五果为助，五畜为益，五菜为充。"不尽，行复如法。法，谓前四约也。余病不尽，然再行之，毒之大小，至约而止，必无过也。必先岁气，无伐天和，岁有六气分主，有南面北面之政，先知此六气所在，人脉至尺寸应之。太阴所在其脉沉，少阴所在其脉钩，厥阴所在其脉弦，太阳所在其脉大而长，阳明所在其脉短而涩，少阳所在其脉大而浮。如是六脉，则谓天和，不识不知，呼为寒热。攻寒令热，脉不变而热疾已生；制热令寒，脉如故而寒病又起，欲求其适，安可得乎？夭枉之来，率由于此。无盛盛，无虚虚，而遗人天殃②。不察虚实，但思攻击，而盛者转盛，虚者转虚，万端之病，从兹而甚，真气日消，病势日侵，殃咎之来，苦夭之兴，难可逃也，悲夫！无致邪，无失正③，绝人长命。所

①服有约：指服用有毒无毒药物时要有一定的规则。约，规则。

②天：金刻本、道藏本、朝鲜本作"夭"，是，指夭折。殃：灾害。

③失正："虚证"误泻，损伤正气。致邪：实证误补，助长邪气。

谓代[1]天和也。攻虚谓实，是则致邪。不识藏之虚，斯为失正。正气既失，则为死之由矣。

帝曰：其久病者，有气从不康[2]，病去而瘠[3]，奈何？从，谓顺也。

岐伯曰：昭乎哉圣人之问也！化不可代，时不可违[4]。化，谓造化也。代大匠斲[5]，犹伤其手，况造化之气，人能以力代之乎？夫生长收藏，各应四时之化，虽巧智者亦无能先时而致之，明非人力所及。由是观之，则物之生长收藏化，必待其时也。物之成败理乱，亦待其时也。物既有之，人亦宜然。或言力必可致，而能代造化、违四时者，妄也。夫经络以通，血气以从，复其不足，与众齐同，养之和之，静以待时，谨守其气，无使倾移，其形乃彰，生气以长，命曰圣王。故《大要》曰：无代化，无违时，必养必和，待其来复。此之谓也。

帝曰：善。《大要》，上古经法也。引古之要旨，以明时化之不可违，不可以力代也。

---

①代：疑为“伐”字之误。上有“无伐天和”可证。

②气从不康：正气已顺从，但身体尚未完全恢复康健。

③瘠：瘦弱状。

④时不可违：谓顺应四时的交替变化而不能违背。

⑤斲：指斩、砍削。

六元正纪大论[①]篇第七十一

黄帝问曰：六化六变，胜复淫治②，甘苦辛咸酸淡，先后③余知之矣。夫五运之化④，或从五气，新校正云：详“五气”疑作“天气”，则与下文相协。或逆天气，或从天气而逆地气，或从地气而逆天气，或相得，或不相得⑤，余未能明其事。欲通天之纪、从地之理⑥，和其运，调其化，使上下合德，无相夺伦，天地升降，不失其宜，五运宣行，勿乖其政，调之正味⑦，从逆奈何？气同谓之从，气异谓之逆，胜制为不相得，相生为相得。司天地之气更淫胜复，各有主治法则。欲令平调气性，不违忤天地之气，以致清静和平也。

岐伯稽首再拜对曰：昭乎哉问也，此天地之纲纪，变化之渊源，非圣帝孰能穷其至理欤！臣虽不敏，请陈其道，令终不灭，久而不易。气主循环，同于天地，太过不及，气序常然。不言永定之制，则久而更易，去圣辽远，何以明之。

帝曰：愿夫子推而次之，从其类序⑧，分其部主，别其宗司，昭其气数，明其正化⑨，可得闻乎？部主，谓分六气所部主者也。宗司，谓配五气运行之位也。气数，谓天地五运气更用之正数也。正化，谓岁直气味所宜，酸苦甘辛咸、寒温冷热也。

岐伯曰：先立其年，以明其气⑩，金木水火土，运行之数，寒暑燥湿风火，

①六元正纪大论：六元指风、寒、暑、湿、燥、火六气。正纪即六气的演变规律。本篇论述了60年的运气变化，故名“六元正纪”。

②胜复淫治：胜气复气扰乱人体新致病证的治疗。胜，胜气。复，复气。淫，扰乱人体之病害。治，即平气，协调平衡谓之“治”。

③甘苦辛咸酸淡，先后：言药物归经的道理。

④五运之化：指五运的运动变化及其对自然界的生化作用。

⑤或相得，或不相得：此处谓岁运与岁气相合为“相得”，反之，岁运与岁气相克为不相得。

⑥通天之纪，从地之理：即指要通晓司天在泉之气的变化规律。天地，指司天、在泉之气。纪、理，指六气变化的规律。

⑦调之正味：是根据运气胜复变化正确地应用药食五味调之以补偏救弊。

⑧类序：即类属和次序。如甲乙类天干，子午属地支，甲为天干之始，子为地支之首，各有次序。明·张介宾：“类分六元，序其先后。”

⑨正化：即六气当位主令所产生的正常生化的作用。

⑩先立其年，以明其气：年辰先立，一岁之气就可知道。

临御之化，则天道可见，民气可调，阴阳卷舒[①]，近而无惑，数之可数者，请遂言之。遂，尽也。

帝曰：太阳之政奈何？

岐伯曰：辰戌之纪也。

太阳　太角　太阴　壬辰　壬戌　其运风，其化鸣紊启拆[②]，　新校正云：按《五常政大论》云："其德鸣靡启折"，其变振拉摧拔[③]，　新校正云：详此其运、其化、其变从太角等运起。其病眩掉目瞑[④]。　新校正云：详此病证，以运加司天地为言。

太角初正　少徵　太宫　少商　太羽终

太阳　太徵　太阴　戊辰　戊戌　同正徵　新校正云：按《五常政大论》云："赫曦之纪，上羽与正徵同。"其运热，其化暄暑郁燠。　新校正云：按《五常政大论》"燠"作"蒸。"其变炎烈沸腾，其病热郁。

太徵　少宫　太商　少羽终　少角初

太阳　太宫　太阴　甲辰岁会同天符　甲戌岁会同天符　新校正云：按《天元纪大论》云："承岁为岁直。"又《六微旨大论》云："木运临午，火运临午，土运临四季，金运临酉，水运临子，所谓岁会，气之平也。"王冰云："岁直亦曰岁会，此甲为太宫，辰戌为四季。故曰岁会。"又云：同天符者，按本论下文云：太过而加同天符。是此岁一为岁会，又为同天符也。其运阴埃[⑤]，　新校正云：详太宫三运，两曰阴雨，独此曰阴埃。埃，疑作雨。其化柔润重泽[⑥]，　新校正云：按《五常政大论》"泽，作淖。"其变震惊飘骤[⑦]，其病湿下重[⑧]。

太宫　少商　太羽终　太角初　少徵

太阳　太商　太阴　庚辰　庚戌　其运凉，其化雾露萧瑟，其变肃杀凋零，其病燥、背瞀、胸满[⑨]。

太商　少羽终　少角初　太徵　少宫

太阳　太羽　新校正云：按《五常政大论》云："上羽而长气不化。"太阴　丙辰天符　丙戌天符　新校正云：按《天元纪大论》云："应天为天符。"又《六微旨大论》云："土运之岁，上见太阴；火运之岁，上见少阳、少阴；金运之岁，上见阳明；木运之岁，上见厥阴；水运之岁，上见太阳，曰天与之会，"故曰天

①阴阳卷舒：即言阴阳正常的运动规律。卷，收敛闭藏，指阴气密固内守之性；舒，舒畅外达，指阳气有不断向体表发布的特征。卷舒，引申作开合解。

②鸣紊启拆：即是地气开始萌动的意思。

③振拉摧拔：形容风木之气太过，狂风振动摧折，树木拔倒。

④眩掉目瞑：即头晕眼花，肢体震颤。

⑤阴埃：是形容湿土之气行令，天空阴晦不清，如尘埃弥漫。埃，尘埃。

⑥柔润重泽：即风调雨顺，万物润泽之意。

⑦震惊飘骤：土运太过，则风气承之，故迅雷震惊，狂风骤雨。

⑧下重：湿气甚于下部而肢体重坠。

⑨燥背瞀胸满：即多干燥和胸背胀满不大清爽等疾患。

符。又本论下文云："五运行同天化者，命曰天符。"又云："临者太过不及，皆曰天符。"其运寒，新校正云：详太羽三运，此为上羽，少阳少阴司天为太徵。而少阳司天运言寒肃，此与少阴司天运言其运寒者，疑此太阳司天运合太羽，当言其运寒肃。少阳少阴司天运，当云其运寒也。其化凝惨凛冽[1]，新校正云：按《五常政大论》作"凝惨寒雰。"其变冰雪霜雹，其病大寒留于溪谷。

太羽终 太角初 少徵 太宫 少商

凡此太阳司天之政，气化运行先天。六步之气，生长化成收藏，皆先天时而应至也。余岁先天同之也。天气肃，地气静，寒临太虚，阳气不令，水土合德，上应辰星镇星，明而大也。其谷玄黅，天地正气之所生长化成也。黅，黄也。其政肃，其令徐。寒政大举，泽无阳焰，则火发待时。寒甚则火郁，待四时乃发，暴为炎热也。少阳中治，时雨乃涯，止极雨散，还于太阴，云朝北极，湿化乃布，北极，雨府也。泽流万物，寒敷于上，雷动于下，寒湿之气，持于气交。岁气之大体也。民病寒湿，发肌肉萎，足痿不收，濡泻血溢。新校正云：详血溢者，火发待时，所为之病也。

初之气，地气迁，气乃大温。畏火致之。草乃早荣，民乃厉[2]，温病乃作，身热头痛呕吐，肌腠疮疡。赤斑也，是为肤腠中疮，在皮内也。二之气，大凉反至，民乃惨[3]，草乃遇寒，火气遂抑，民病气郁中满，寒乃始。因凉而反之于寒气，故寒气始来近人也。三之气，天政布，寒气行，雨乃降。民病寒反热中，痈疽注下，心热瞀闷，不治者死。当寒反热，是反天常，热起于心，则神之危亟，不急扶救，神必消亡，故治者则生，不治则死。四之气，风湿交争、风化为雨，乃长乃化乃成。民病大热，少气，肌肉萎，足痿，注下赤白。五之气，阳复化，草乃长，乃化乃成，民乃舒。大火临御，故万物舒荣。终之气，地气正，湿令行，阴凝太虚，埃昏郊野[4]，民乃惨凄，寒风以至，反者孕乃死。

故岁宜苦以燥之温之，新校正云：详"故岁宜苦以燥之温之"九字，当在"避虚邪以安其正"下，错简在此。必折其郁气，先资其化源，化源，谓九月迎而取之，以补心火。新校正云：详水将胜也，先于九月迎取其化源，先泻肾之源也。盖以水王十月，故先于九月迎而取之，泻水所以补火也。抑其运气，扶其不胜，太角岁脾不胜，太徵岁肺不胜，太宫岁肾不胜，太商岁肝不胜，太羽岁心不胜，岁之宜也如此。然太阳司天五岁之气，通宜先助心，后扶肾气。无使暴过而生其疾，食岁谷以全其真，避虚邪以安其正。木过则脾病生，火过则肺病生，土过则肾病生，金过则肝病生，水过则心病生，天地之气过亦然也。岁谷，谓黄色、黑色。虚邪，谓从冲后来之风也。适气同异，多少制之，同寒湿者燥热化，异寒湿者燥湿化，太宫、太商、太羽，岁同寒湿，宜治以燥热化。太角太徵，岁

①凝惨凛冽：形容寒水之气化，严寒凛冽之气候特征。

②厉：疫病。

③惨：指寒冷凄惨的意思。

④埃昏：灰沙飞扬，昏暗不清。

异寒湿，宜治以燥湿化也。故同者多之[①]，异者少之，多，谓燥热。少，谓燥湿。气用少多，随其岁也。用寒远寒，用凉远凉，用温远温，用热远热，食宜同法。有假者反常[②]，反是者病，所谓时也。时，谓春夏秋冬及间气所在，同则远之，即离其时。若六气临御，假寒热温凉以除疾病者，则勿远之。如太阳司天，寒为病者，假热以疗，则用热不远夏，余气例同，故曰：有假反常也。食同药法尔。若无假反法，则为病之媒，非方制养生之道。　新校正云：按用寒远寒，及有假者、反常等事，下文备矣。

帝曰：善。阳明之政奈何？

岐伯曰：卯酉之纪也。

阳明　少角　少阴　清热胜复同[③]，同正商。清胜少角，热复清气，故曰清热胜复同也。余少运皆同也。同正商者，上见阳明，上商与正商同，言岁木不及也。余准此。　新校正云：按《五常政大论》云："委和之纪，上商与正商同。"丁卯岁会　丁酉，其运风清热[④]。不及之运，常兼胜复之气言之。风，运气也。清，胜气也。热，复气也。余少运悉同。

少角初正　太徵　少宫　太商　少羽终

阳明　少徵　少阴　寒雨胜复同[⑤]，同正商。　新校正云：按伏明之纪，上商与正商同。癸卯同岁会　癸酉同岁会。　新校正云：按本论下文云：不及而加同岁会。此运少徵为不及，下加少阴，故云同岁会。其运热寒雨。

少徵　太宫　少商　太羽终　太角初

阳明　少宫　少阴　风凉胜复同。己卯　己酉　其运雨风凉。

少宫　太商　少羽终　少角初　太徵

阳明　少商　少阴　热寒胜复同，同正商。　新校正云：按《五常政大论》云："从革之纪，上商与正商同。"乙卯天符　乙酉岁会，太一天符。　新校正云：按《天元纪大论》云："三合为治。"又《六微旨大论》云："天符岁会，曰太一天符。"王冰云："是谓三合，一者天会，二者岁会，三者运会。"或云此岁三合，曰太一天符，不当更曰岁会者，甚不然也。乙酉本为岁会，又为太一天符，岁会之名不可去也。或云：己丑、己未、戊午何以不连言岁会，而单言太一天符？曰：举一隅不以三隅反，举一则三者可知，去之则是太一天符，不为岁会。故曰：不可去也。其运凉热寒。

少商　太羽终　太角初　少徵　太宫

阳明　少羽　少阴　雨风胜复同，同少宫。　新校正云：按《五常政大论》云：五运不及，除同正角、正商、正宫外，癸丑、癸未，当云少徵与少羽同。己

①同者多之：气运相同的气势盛，所以应多用相宜的气味制之。

②假者反常：即若天气反常，邪气反胜，则不必泥于"用寒远寒"的用药规律。

③清热胜复同：即金的清气和火的热气，胜复的程度是相同的。

④其运风清热：运气是风，胜气为清，复气为热。

⑤寒雨胜复：寒胜少徵（火），土来复之。下类此。寒，为太阳寒水之气。雨，此指太阴湿土之气。

卯、乙酉，少宫与少角同。乙丑、乙未，少商与少徵同。辛卯、辛酉、辛巳、辛亥，少羽与少宫同。合有十年。今此论独于此言同少宫者，盖以癸丑、癸未、丑未为土，故不更同少羽。己卯、己酉为金，故不更同少角。辛巳、辛亥为太徵，不更同少宫。乙丑、乙未，下见太阳为水，故不更同少徵。又除此八年外，只有辛卯、辛酉二年为少羽同少宫也。辛卯　辛酉　其运寒雨风。

少羽终　少角初　少徵　少宫　太商

凡此阳明司天之政，气化运行后天[①]。六步之气，生长化成，庶务动静，皆后天时而应，余少岁同。天气急，地气明，阳专其令，炎暑大行，物燥以坚，淳风乃治[②]，风燥横运，流于气交，多阳少阴，云趋雨府，湿化乃敷。雨府，太阴之所在也。燥极而泽，燥气欲终，则化为雨泽，是谓三气之分也。其谷白丹，天地正气所化生也。间谷命太者[③]，命太者，谓前文太角商等气之化者，间气化生，故云间谷也。　新校正云：按《玄珠》云："岁谷与间谷者何？即在泉为岁谷，及在泉之左右间者皆为岁谷。其司天及运间而化者，名间谷。又别有一名间谷者，是地化不及，即反有所胜而生者，故名间谷。即邪气之化，又名并化之谷也，亦名间谷。与王注颇异。其耗白甲品羽，白色甲虫，多品羽类，有羽翼者耗散粢盛，虫鸟甲兵，岁为灾，以耗竭物类。金火合德，上应太白荧惑。见大而明。其政切，其令暴，蛰虫乃见，流水不冰，民病咳嗌塞，寒热发，暴振栗癃闷，清先而劲，毛虫乃死，热后而暴，介虫乃殃，其发躁，胜复之作，扰而大乱，金先胜，木已承害，故毛虫死，火后胜，金不胜，故介虫复殃。胜而行杀，羽者已亡，复者后来，强者又死，非大乱气，其何谓也？清热之气，持于气交。

初之气，地气迁，阴始凝，气始肃，水乃冰，寒雨化。其病中热胀，面目浮肿，善眠、鼽衄、嚏、欠、呕，小便黄赤，甚则淋。太阴之化。　新校正云：详气肃水冰，疑非太阴之化。二之气，阳乃布，民乃舒，物乃生荣。厉大至，民善暴死。臣位君故尔。三之气，天政布，凉乃行，燥热交合，燥极而泽，民病寒热。寒热，疟也。四之气，寒雨降。病暴仆，振栗谵妄，少气嗌干引饮，及为心痛、痈肿、疮疡、疟寒之疾，骨痿血便。骨痿，无力。五之气，春令反行，草乃生荣，民气和。终之气，阳气布，候反温，蛰虫来见，流水不冰，民乃康平，其病温。君之化也。

故食岁谷以安其气，食间谷以去其邪，岁宜以咸以苦以辛，汗之、清之、散之，安其运气，无使受邪，折其郁气，资其化源。化源，谓六月，迎而取之也。　新校正云：按金王七月，故逆于六月泻金气。以寒热轻重少多其制，同热者多天化，同清者多地化，少角少徵岁同热，用方多以天清之化治之。少宫少商少羽岁同清，用方多以地热之化治之。火在地，故同清者多地化。金在天，故同热者多天化。用凉远凉，用热远热，用寒远寒，用温远温，食宜同法。有假者反之，

①后天：运气不及，应至未至，后于天时。

②淳风乃治：和淳之风行令。

③间谷命太：即承受太过之间气而化生的谷物。

此其道也。反是者，乱天地之经，扰阴阳之纪也。

帝曰：善。少阳之政奈何？

岐伯曰：寅申之纪也。

少阳　太角　新校正云：按《五常政大论》云："上徵则其气逆。"厥阴　壬寅同天符　壬申同天符　其运风鼓[1]，　新校正云：详风火合势，故其运风鼓。少阴司天，太角运亦同。其化鸣紊启坼，　新校正云：按《五常政大论》云："其德鸣靡启坼。"其变振拉摧拔，其病掉眩支胁惊骇[2]。

太角初正　少徵　太宫　少商　太羽终

少阳　太徵　新校正云：按《五常政大论》云："上徵而收气后。"厥阴　戊寅天符　戊申天符　其运暑，其化暄嚣郁燠，　新校正云：按《五常政大论》作"暄暑郁燠"。此变暑为嚣者，以上临少阳故也。其变炎烈沸腾，其病上热郁、血溢、血泄、心痛。

太徵　少宫　太商　少羽终　少角初

少阳　太宫　厥阴　甲寅　甲申　其运阴雨，其化柔润重泽，其变震惊飘骤，其病体重、胕肿、痞饮[3]。

太宫　少商　太羽终　太角初　少徵

少阳　太商　厥阴　庚寅　庚申　同正商　新校正云：按《五常政大论》云："坚成之纪，上徵与正商同。"其运凉，其化雾露清切，　新校正云：按《五常政大论》云："雾露萧瑟。又太商三运，两言萧瑟，独此言清切。详此下加厥阴，当此萧瑟。其变肃杀凋零，其病肩背胸中。

太商　少羽终　少角初　太徵　少宫

少阳　太羽　厥阴　丙寅　丙申　其运寒肃　新校正云：详此运不当言寒肃，已注太阳司天太羽运中。其化凝惨凛冽，　新校正云：按《五常政大论》云："作凝惨寒雰。"其变冰雪霜雹，其病寒浮肿。

太羽终　太角初　少徵　太宫　少商

凡此少阳司天之政，气化运行先天，天气正，　新校正云：详少阳司天，厥阴司地，正得天地之正。又厥阴、少阳司地，各云得其正者，以地主生荣为言也。本或作天气止者，少阳火之性用动躁，云止义不通也。地气扰，风乃暴举，木偃沙飞[4]，炎火乃流，阴行阳化，雨乃时应，火木同德，上应荧惑岁星。见明而大。　新校正云：详六气惟少阳、厥阴司天司地为上下通和，无相胜克，故言火木同德。余气皆有胜克，故言合德。其谷丹苍，其政严，其令扰。故风热参布，云物沸腾，太阴横流，寒乃时至，凉雨并起。民病寒中，外发疮疡，内为泄

①其运风鼓：相火司天，风木在泉，风火合势，故其运如风鼓动。

②掉眩支胁：掉眩，头目昏花，视物动摇不定。掉，动摇不定。支胁，胁下胀满，如有物支撑于内。

③胕肿痞饮：胕肿就是皮肤浮肿；痞饮为水液停潴，发为心腹胀满的症状。

④木偃沙飞：树木吹倒，尘沙飞起，形容风势之盛，此乃风木在泉的变化所致。

满。故圣人遇之，和而不争。往复之作，民病寒热疟泄，聋瞑呕吐，上怫肿色变①。

初之气，地气迁，风胜乃摇，寒乃去，候乃大温，草木早荣。寒来不杀，温病乃起，其病气怫于上，血溢目赤，咳逆头痛，血崩，今详崩字当作崩。胁满，肤腠中疮②。少阴之化。二之气，火反郁，太阴分故尔。白埃四起③，云趋雨府，风不胜湿，雨乃零，民乃康。其病热郁于上，咳逆呕吐，疮发于中，胸嗌不利，头痛身热，昏愦脓疮。三之气，天政布，炎暑至，少阳临上，雨乃涯。民病热中，聋瞑血溢，脓疮咳呕，鼽衄渴嚏欠，喉痹目赤，善暴死。四之气，凉乃至，炎暑间化，白露降，民气和平，其病满身重。五之气，阳乃去，寒乃来，雨乃降，气门乃闭，新校正云：按王注《生气通天论》："气门，玄府也。所以发泄经脉荣卫之气，故谓之气门。"刚木早凋，民避寒邪，君子周密。终之气，地气正，风乃至，万物反生，霿雾以行。其病关闭不禁，心痛，阳气不藏而咳。

抑其运气，赞所不胜，必折其郁气，先取化源，化源，年之前十二月，迎而取之。　新校正云：详王注资取化源，俱注云取，其意有四等：太阳司天取九月，阳明司天取六月，是二者，先取在天之气也。少阳司天取年前十二月，太阴司天取九月，是二者，乃先时取在地之气也。少阴司天取年前十二月，厥阴司天取四月，义不可解。按《玄珠》之说则不然，太阳、阳明之月与王注合，少阳少阴俱取三月，太阴取五月，厥阴取年前十二月。《玄珠》之义可解。王注之月疑有误也。暴过不生④，苛疾不起。苛，重也。　新校正云：详此不言食岁谷间谷者，盖此岁天地气正，上下通和，故不言也。故岁宜咸辛宜酸，渗之泄之，渍之发之，观气寒温，以调其过，同风热者多寒化，异风热者少寒化，太角、太徵岁同风热，以寒化多之。太宫、太商、太羽岁异风热，以凉调其过也。用热远热，用温远温，用寒远寒，用凉远凉，食宜此法，此其道也。有假者反之，反是者病之阶也。

帝曰：善。太阴之政奈何？

岐伯曰：丑未之纪也。

太阴　少角　太阳　清热胜复同，同正宫。　新校正云：按《五常政大论》云："委和之纪，上宫与正宫同。"丁丑　丁未　其运风清热。

少角初正　太徵　少宫　太商　少羽终

太阴　少徵　太阳　寒雨胜复同。癸丑　癸未　其运热寒雨。

少徵　太宫　少商　太羽终　太角初

太阴　少宫　太阳　风清胜复同，同正宫。　新校正云：按《五常政大论》云："卑监之纪，上宫与正宫同。"己丑太一天符，己未太一天符　其运雨风清。

---

①上怫肿色变：指因热胜寒复，机体上部出现怫郁不舒，肿胀等病。

②肤腠中疮：皮肤生疮。

③白埃：指白色之云气起自地面。

④暴过不生：即不会因运气太过而生急病的意思。

少宫　太商　少羽终　少角初　太徵

太阴　少商　太阳　热寒胜复同。乙丑　乙未　其运凉热寒。

少商　太羽终　太角初　少徵　太宫

太阴　少羽　太阳　雨风胜复同，同正宫。　新校正云：按《五常政大论》云："涸流之纪，上宫与正宫同。"或以此二岁为同岁会，为平水运，欲去同正宫三字者，非也。盖此岁有二义，而辄去其一，甚不可也。

辛丑同岁会　辛未同岁会　其运寒雨风。

少羽终　少角初　太徵　少宫　太商

凡此太阴司天之政，气化运行后天，万物生长化成，皆后天时而生成也。阴专其政，阳气退辟，大风时起，　新校正云：详此太阴之政，何以言大风时起，盖厥阴为初气，居木位，春气正，风乃来，故言大风时起。天气下降，地气上腾，原野昏霿[①]，白埃四起，云奔南极[②]，寒雨数至，物成于差夏。南极，雨府也。差夏，谓立秋之后三十日也。民病寒湿，腹满身䐜愤胕肿，痞逆寒厥拘急。湿寒合德，黄黑埃昏，流行气交，上应镇星辰星。见而大明。其政肃，其令寂，其谷黅玄。正气所生成也。故阴凝于上，寒积于下，寒水胜火，则为冰雹，阳光不治，杀气乃行。黄黑昏埃，是谓杀气，自北及西，流行于东及南也。故有余宜高，不及宜下；有余宜晚，不及宜早，土之利，气之化也，民气亦从之，间谷命其太也。以间气之大者，言其谷也。

初之气，地气迁，寒乃去，春气正，风乃来，生布万物以荣，民气条舒，风湿相薄，雨乃后。民病血溢，筋络拘强，关节不利，身重筋痿。二之气，大火正，物承化[③]，民乃和，其病温厉大行，远近咸若，湿蒸相薄，雨乃时降。应顺天常，不愆时候，谓之时雨。　新校正云：详此以少阴居君火之位，故言大火正也。三之气，天政布，湿气降，地气腾，雨乃时降，寒乃随之。感于寒湿，则民病身重胕肿，胸腹满。四之气，畏火[④]临，溽蒸化[⑤]，地气腾，天气否隔，寒风晓暮，蒸热相薄，草木凝烟，湿化不流，则白露阴布，以成秋令。万物得之以成。民病腠理热，血暴溢，疟，心腹满热，胪胀[⑥]，甚则胕肿。五之气，惨令已行，寒露下，霜乃草降，草木黄落，寒气及体，君子周密，民病皮腠。终之气，寒大举，湿大化，霜乃积，阴乃凝，水坚冰，阳光不治。感于寒，则病人关节禁固，腰脽痛，寒湿推于气交而为疾也。

必折其郁气，而取化源，九月化源，迎而取之，以补益也。益其岁气，无使邪胜，食岁谷以全其真，食间谷以保其精。故岁宜以苦燥之温之，甚者发之泄之。不发不泄，则湿气外溢，肉溃皮拆而水血交流。必赞其阳火，令御甚寒，冬

①昏霿：即晦暗。

②云奔南极：明·张介宾："司天主南，而太阴居之，故云奔南极，雨湿多见于南方。"

③物承化：指万物因此得到生长发育。

④畏火：明·张介宾："少阳相火用事，故气龙烈故曰畏火。"

⑤溽蒸化：作"湿润薰物"解。溽，即"湿"。

⑥胪胀：腹部肿胀。

之分，其用五步，量气用之也。从气异同，少多其判也，通言岁运之同异也。同寒者以热化，同湿者以燥化，少宫、少商、少羽岁同寒。少宫岁又同湿，湿过故宜燥，寒过故宜热，少角、少徵岁平和处之也。异者少之，同者多之，用凉远凉，用寒远寒，用温远温，用热远热，食宜同法。假者反之，此其道也，反是者病也。

帝曰：善。少阴之政奈何？

岐伯曰：子午之纪也。

少阴　太角　新校正云：按《五常政大论》云："上徵则其气逆。"阳明　壬子　壬午　其运风鼓，其化鸣紊启坼。　新校正云：按《五常政大论》云："其德鸣靡启折。"其变振拉摧拔，其病支满。

太角初正　少徵　太宫　少商　太羽终

少阴　太徵　新校正云：按《五常政大论》：云："上徵而收气后。"阳明　戊子天符　戊午太一天符　其运炎暑。　新校正云：详太徵运太阳司天曰热，少阳司天曰暑，少阴司天曰炎暑，兼司天之气而言运也。其化暄曜郁燠，　新校正云：按《五常政大论》作"暄暑郁燠"，此变者为曜者，以上临少阴故也。其变炎烈沸腾，其病上热血溢。

太徵　少宫　太商　少羽终　少角初

少阴　太宫　阳明　甲子　甲午　其运阴雨，其化柔润时雨，　新校正云：按《五常政大论》云："柔润重淖"，又太宫三运，两作"柔润重泽"，此时雨二字疑误。其变震惊飘骤，其病中满身重。

太宫　少商　太羽终　太角初　少徵

少阴　太商　阳明　庚子同天符　庚午同天符　同正商　新校正云：按《五常政大论》云："坚成之记。上徵与正商同。"其运凉劲[①]，　新校正云：详此以运合在泉，故云凉劲。其化雾露萧瑟，其变肃杀凋零，其病下清。

太商　少羽终　少角初　太徵　少宫

少阴　太羽　阳明　丙子岁会　丙午　其运寒，其化凝惨凛冽，　新校正云：按《五常政大论》作"凝惨寒雰"。其变冰雪霜雹，其病寒下。

太羽终　太角初　少徵　太宫　少商

凡此少阴司天之政，气化运行先天，地气肃，天气明，寒交暑，热加燥，新校正云：详此云寒交暑者，谓前岁终之气少阳，今岁初之气太阳，太阳寒交前岁少阳之暑也。热加燥者，少阴在上而阳明在下也。云驰雨府，湿化乃行，时雨乃降，金火合德，上应荧惑太白。见而明大。其政明，其令切[②]，其谷丹白。水火寒热持于气交而为病始也，热病生于上，清病生于下，寒热凌犯而争于中，民

①其运凉劲：金运与阳明燥金之气在泉相合，故曰凉劲。

②其政明，其令切：谓少阴君火司天，火性光明。阳明燥金在泉，金性急切，故此年上半年候偏热，下半年气候偏于寒凉。

病咳喘，血溢血泄鼽嚏，目赤眦疡[1]，寒厥入胃[2]，心痛、腰痛、腹大，嗌干肿上。

初之气，地气迁，暑将去[3]，　新校正云：按阳明在泉之前岁为少阳，少阳者暑，暑往而阳明在地。太阳初之气，故上文寒交暑，是暑去而寒始也。此燥字乃是暑字之误也。寒乃始，蛰复藏，水乃冰，霜复降，风乃至，　新校正云：按王注《六微旨大论》云："太阳居木位，为寒风切冽。此"风乃至"当作"风乃冽。"阳气郁，民反周密。关节禁固，腰脽痛，炎暑将起，中外疮疡。二之气，阳气布，风乃行，春气以正，万物应荣，寒气时至，民乃和。其病淋，目瞑目赤，气郁于上而热。三之气，天政布，大火行，庶类蕃鲜，寒气时至。民病气厥心痛，寒热更作，咳喘目赤。四之气，溽暑至，大雨时行，寒热互至。民病寒热，嗌干黄瘅，鼽衄饮发。五之气，畏火临，暑反至，阳乃化，万物乃生乃长荣，民乃康，其病温。终之气，燥令行，余火内格[4]，肿于上，咳喘，甚则血溢。寒气数举，则霿雾翳，病生皮腠，内舍于胁，下连少腹而作寒中，地将易也。气终则迁，何可长也？

必抑其运气，资其岁胜，折其郁发，先取化源，先于年前十二月，迎而取之。无使暴过而生其病也。食岁谷以全真气，食间谷以辟虚邪。岁宜咸以耎之，而调其上。甚则以苦发之，以酸收之，而安其下。甚则以苦泄之。适气同异而多少之，同天气者以寒清化，同地气者以温热化。太角、太徵同天气，宜以寒清治之。太宫、太商、太羽岁同地气，宜以温热治之。化，治也。用热远热，用凉远凉，用温远温，用寒远寒，食宜同法。有假则反，此其道也，反是者病作矣。

帝曰：善。厥阴之政奈何？

岐伯曰：巳亥之纪也。

厥阴　少角　少阳　清热胜复同，同正角。　新校正云：按《五常政大论》云："委和之纪，上角与正角同。"丁巳天符　丁亥天符　其运风清热。

少角初正　太徵　少宫　太商　少羽终

厥阴　少徵　少阳　寒雨胜复同。癸巳同岁会　癸亥同岁会　其运热寒雨。

少徵　太宫　少商　太羽终　太角初

厥阴　少宫　少阳　风清胜复同，同正角。　新校正云：按《五常政大论》云："卑监之纪，上角与正角同。"

己巳　己亥　其运雨风清。

少宫　太商　少羽终　少角初　太徵

厥阴　少商　少阳　热寒胜复同，同正角。　新校正云：按：《五常政大论》云："从革之纪，上角与正角同。"

---

①眦疡：指眼角溃疡。

②寒厥入胃：指寒邪入于胃，致使胃气不降，脾气不升，气机升降悖逆。厥，气逆。

③暑：原作"燥"，据《新校正》改。

④余火内格：火热之余邪未尽，郁滞在内，不得发泄。

乙巳　乙亥　其运凉热寒。

少商　太羽终　太角初　少徵　太宫

厥阴　少羽　少阳　雨风胜复同。辛巳　辛亥　其运寒雨风。

少羽终　少角初　太徵　少宫　太商

凡此厥阴司天之政，气化运行后天，诸同正岁[①]，气化运行同天[②]，太过岁运化气行先天时，不及岁化生成后天时，同正岁化生成与天二十四气迟速同，无先后也。　新校正云：详此注云同正岁与二十四气同，疑非。恐是与大寒日交司、气候同。天气扰，地气正，风生高远[③]，炎热从之，云趋雨府，湿化乃行，风火同德，上应岁星荧惑。其政挠，其令速，其谷苍丹，间谷言太者，其耗文角品羽。风燥火热，胜复更作，蛰虫来见，流水不冰，热病行于下，风病行于上，风燥胜复形于中。

初之气，寒始肃，杀气方至，民病寒于右之下。二之气，寒不去，华雪水冰，杀气施化，霜乃降，名草上焦，寒雨数至，阳复化，民病热于中。三之气，天政布，风乃时举，民病泣出耳鸣掉眩。四之气，溽暑湿热相薄，争于左之上，民病黄瘅而为胕肿。五之气，燥湿更胜，沉阴乃布，寒气及体，风雨乃行。终之气，畏火[④]司令，阳乃大化，蛰虫出见，流水不冰，地气大发，草乃生，人乃舒，其病温厉。

必折其郁气，资其化源，化源，四月也，迎而取之。赞其运气，无使邪胜。岁宜以辛调上，以咸调下，畏火之气，无妄犯之。　新校正云：详此运何以不言适气同异少多之制者，盖厥阴之政与少阳之政同，六气分政，惟厥阴与少阳之政，上下无克罚之异，治化惟一，故不再言同风热者多寒化，异风热者少寒化也。用温远温，用热远热，用凉远凉，用寒远寒，食宜同法。有假反常，此之道也，反是者病。

帝曰：善。夫子之言可谓悉矣，然何以明其应乎？

岐伯曰：昭乎哉问也！夫六气者，行有次，止有位[⑤]，故常以正月朔日[⑥]平旦视之，睹其位而知其所在矣。阴之所在，天应以云。阳之所在，天应以清净。自然分布，象见不差。运有余，其至先；运不及，其至后，先后，皆寅时之先后也，先则丑后，后则卯初。此天之道，气之常也。天道昭然，当期必应，见无差失，是气之常。运非有余非不足，是谓正岁，其至当其时也。当时，谓当寅之正也。

帝曰：胜复之气，其常在也，灾眚时至，候也奈何？

岐伯曰：非气化者，是谓灾也。十二变备矣。

①正岁：平气之年。本篇下文曰："运非有余非不足，是谓正岁，其主当其时也。"

②同天：时令与天气相应。

③风生高远：为厥阴风木司天之互词。

④畏火：指少阳相火。

⑤行有次，止有位：指六气的运行主时各有一定的次序和方位。

⑥正月朔日：农历正月初一。

帝曰：天地之数，终始奈何？

岐伯曰：悉乎哉问也！是明道也。数之始，起于上而终于下，岁半[①]之前，天气主之；岁半之后，地气主之。岁半，谓立秋之日也。　新校正云：详初气交司在前岁大寒日，岁半当在立秋前一气十五日，不得云立秋日也。上下交互，气交主之，岁纪毕矣。交互，互体也。上体下体之中，有二互体也。故曰：位明气月[②]可知乎，所谓气也。大凡一气，主六十日而有奇，以立位数之位，同一气则月之节气中气可知也。故言天地气者以上下体，言胜复者以气交，言横运者以上下互，皆以节气准之，候之灾眚，变复可期矣。

帝曰：余司其事，则而行之，不合其数何也？

岐伯曰：气用[③]有多少，化治[④]有盛衰，衰盛多少，同其化也。

帝曰：愿闻同化何如？

岐伯曰：风温春化同，热曛昏火夏化同，胜与复同，燥清烟露秋化同，云雨昏暝埃长夏化同，寒气霜雪冰冬化同，此天地五运六气之化，更用盛衰之常也。

帝曰：五运行同天化者，命曰天符，余知之矣。愿闻同地化者何谓也？

岐伯曰：太过而同天化者三，不及而同天化者亦三，太过而同地化者三，不及而同地化者亦三，此凡二十四岁也。六十年中，同天地之化者，凡二十四岁，余悉随己多少。

帝曰：愿闻其所谓也。

岐伯曰：甲辰甲戌太宫下加太阴，壬寅壬申太角下加厥阴，庚子庚午太商下加阳明，如是者三。癸巳癸亥少徵下加少阳，辛丑辛未少羽下加太阳，癸卯癸酉少徵下加少阴，如是者三。戊子戊午太徵上临少阴，戊寅戊申太徵上临少阳，丙辰丙戌太羽上临太阳，如是者三。丁巳丁亥少角上临厥阴，乙卯乙酉少商上临阳明，己丑己未少宫上临太阴，如是者三。除此二十四岁，则不加不临也。

帝曰：加者何谓？

岐伯曰：太过而加同天符，不及而加同岁会也。

帝曰：临者何谓？

岐伯曰：太过不及，皆曰天符，而变行有多少，病形有微甚，生死有早晏耳。

帝曰：夫子言用寒远寒，用热远热，余未知其然也，愿闻何谓远[⑤]？

岐伯曰：热无犯热，寒无犯寒，从者和，逆者病，不可不敬畏而远之，所谓

①岁半：大寒节至小暑为岁半以前，大暑至小寒为岁半以后。

②位明气月：即是要明确六气所在的方位与相应的节气月份。

③气用：六气的作用。

④化治：六气与五运相合之化。

⑤远：避，避开。

时兴六位也[1]。四时气王之月，药及食衣寒热温凉同者，皆宜避之。差[2]四时同犯，则以水济水，以火助火，病必生也。

帝曰：温凉何如？温凉减于寒热，可轻犯之乎？

岐伯曰：司气以热，用热无犯；司气以寒，用寒无犯；司气以凉，用凉无犯；司气以温，用温无犯，间气同其主无犯，异其主则小犯之，是谓四畏[3]，必谨察之。

帝曰：善。其犯者何如？须犯者。

岐伯曰：天气反时，则可依时，反甚为病，则可依时。及胜其主[4]，则可犯，夏寒甚，则可以热犯热。寒气不甚，则不可犯之。以平为期，而不可过，气平则止，过则病生，过而病生，与犯同也。是谓邪气反胜者。气动有胜是谓邪，客胜于主，不可不御也。六步之气，于六位中应寒反热，应热反寒，应温反凉，应凉反温，是谓六步之邪胜也。差冬反温，差夏反冷，差秋反热，差春反凉，是谓四时之邪胜也。胜则反其气以平之。故曰：无失天信[5]，无逆气宜[6]，无翼其胜，无赞其复[7]，是谓至治。天信，谓至时必定。翼赞，皆佐之。谨守天信，是谓至真妙理也。

帝曰：善。五运气行主岁之纪，其有常数[8]乎？

岐伯曰：臣请次之。

甲子　甲午岁

上少阴火，中太宫土运，下阳明金，热化二，　新校正云：详对化从标成数，正化从本生数，甲子之年热化七，燥化九。甲午之年热化二，燥化四。雨化五，　新校正云：按本论正文云："太过不及，其数何始？太过者，其数成，不及者其数生，土常以生也。"甲年太宫，土运太过，故言雨化五。五，土数也。燥化四，所谓正化日也。正气化也。其化上咸寒[9]，中苦热，下酸热，所谓药食宜也。　新校正云：按《玄珠》云："下苦热。"又按《至真要大论》云："热淫所胜，平以咸寒。燥淫于内，治以苦温。"此云下酸热，疑误也。

乙丑　乙未岁

上太阴土，中少商金运，下太阳水，热化寒化胜复同，所谓邪气化日也[10]。

---

①时兴六位：一年之中，六气分时而兴，每一位（步）主时六十日八十七刻半。时有六位之异，气有寒热温凉之变。

②差：四库本、守校本并作"若"。作"若"是。

③四畏：言用药时应当畏避寒热温凉四气。

④及胜其主：谓气太过而胜主气。主，指主气。

⑤无失天信：天气应时而至，信而有征，故谓天信。

⑥气宜：六气的宜忌。

⑦翼、赞：即帮助、资助。

⑧常数：常，即正常。数，指河图中的五行生成数。

⑨其化：此处指气化病的治法宜用的药食性味。

⑩邪气化：非本身正气所化。皆谓邪化。

灾七宫[①]。新校正云：详七宫、西室兑位，天柱司也。灾之方，以运之当方言。湿化五，新校正云：详太阴正司于未，对司于丑，其化皆五，以生数也。不以成数者，土王四季，不得正方，又天有九宫，不可至十。清化四，新校正云：按本论下文云：不及者，其数生。乙年少商，金运不及，故言清化四。四，金生数也。寒化六，新校正云：详乙丑寒化六，乙未寒化一。所谓正化日也。其化上苦热，中酸和，下甘热，所谓药食宜也。新校正云：按《玄珠》云：上酸平，下甘温。又按《至真要大论》云："湿淫所胜，平以苦热。寒淫于内，治以甘热。"

丙寅。丙申岁 新校正云：详丙申之岁，申金生水，水化之令转盛，司天相火为病减半。

上少阳相火，中太羽水运，下厥阴木，火化二，新校正云：详丙寅火化二，丙申火化七。寒化六，风化三，新校正云：详丙寅风化八，丙申风化三。所谓正化日也。其化上咸寒，中咸温，下辛温，所谓药食宜也。新校正云：按《玄珠》云："下辛凉。"又按《至真要大论》云："火淫所胜，平以咸冷。风淫于内，治以辛凉。"

丁卯岁会 丁酉岁 新校正云：详丁年正月，壬寅为干德符，便为平气，胜复不至，运同正角，金不胜木，木亦不灾土。又丁卯年，得卯木佐之，即上阳明不能灾之。

上阳明金，中少角木运，下少阴火，清化热化胜复同，所谓邪气化日也。灾三宫。新校正云：详三宫，东室震位，天冲司。燥化九，新校正云：详丁卯，燥化九。丁酉，燥化四。风化三，热化七，新校正云：详丁卯，热化二。丁酉，热化七。所谓正化日也。其化上苦小温，中辛和，下咸寒，所谓药食宜也。新校正云：按《至真要大论》云："燥淫所胜，平以苦温。热淫于内，治以咸寒。"又《玄珠》云："上苦热也。"

戊辰 戊戌岁

上太阳水，中太徵火运，新校正云：详此上见太阳，火化减半。下太阴土，寒化六，新校正云：详戊辰，寒化六。戊戌，寒化一。热化七，湿化五，所谓正化日也。其化上苦温，中甘和，下甘温，所谓药食宜也。新校正云：按《至真要大论》云："寒淫所胜，平以辛热。湿淫于内，治以苦热。"又《玄珠》云："上甘温，下酸平。"

己巳 己亥岁

上厥阴木，中少宫土运，新校正云：详至九月甲戌月，己得甲戌，方还正宫。下少阳相火，风化清化胜复同，所谓邪气化日也。灾五宫。新校正云：按《五常政大论》云："其眚四维。"又按《天元玉册》云："中室天禽司，非维宫，同正宫寄位二宫坤位。"风化三，新校正云：详己巳风化八，己亥风化三。湿

①灾七宫：指邪害发生于正西方。灾，邪气损害。七宫，在西方兑位。有关九宫方位，详见《灵枢·九宫八风》。下仿此。

化五，火化七，新校正云：详己巳热化七，己亥热化二。所谓正化日也。其化上辛凉，中甘和，下咸寒，所谓药食宜也。新校正云：按《至真要大论》云："风淫所胜，平以辛凉。火淫于内，治以咸冷。"

庚午同天符　庚子岁同天符

上少阴火，中太商金运，新校正云：详庚午年金令减半，以上见少阴君火，年午亦为火故也。庚子年，子是水，金气相得，与庚午年又异。下阳明金热化七，新校正云：详庚午年热化二，燥化四。庚子年，热化七，燥化九。清化九，燥化九，所谓正化日也。其化上咸寒，中辛温，下酸温，所谓药食宜也。新校正云：按《玄珠》云："下苦热。"又按《至真要大论》云："燥淫于内，治以苦热。"

辛未同岁会　辛丑岁同岁会

上太阴土，中少羽水运，新校正云：详此至七月丙申月，水还正羽。下太阳水，雨化风化胜复同，所谓邪气化日也。灾一宫。新校正云：详一宫，北室坎位，天玄司。雨化五，寒化一①，新校正云：详此以运与在泉俱水，故只言寒化一。寒化一者，少羽之化气也。若太阳在泉之化，则辛未寒化一，辛丑寒化六。所谓正化日也。其化上苦热，中苦和，下苦热，所谓药食宜也。新校正云：按《玄珠》云："上酸和，下甘温。"又按《至真要大论》云："湿淫所胜，平以苦热。寒淫于内，治以甘热。"

壬申同天符　壬寅岁同天符

上少阳相火，中太角木运，下厥阴木，火化二。新校正云：详壬申热化七，壬寅热化二。风化八，新校正云：详此以运与在泉俱木，故只言风化八。风化八，乃太角之运化也。若厥阴在泉之化，则壬申风化三，壬寅风化八。所谓正化日也。其化上咸寒，中酸和，下辛凉，所谓药食宜也。

癸酉同岁会　癸卯岁同岁会

上阳明金，中少徵火运，新校正云：详此五月遇戊午月，火还正徵。下少阴火，寒化雨化胜复同，所谓邪气化日也。灾九宫。新校正云：详九宫，离位南室，天英司也。燥化九，新校正云：详癸酉燥化四，癸卯燥化九。热化二，新校正云：详此以运与在泉俱火，故只言热化二。热化二者，少徵之运化也。若少阴在泉之化，癸酉热化七，癸卯热化二。所谓正化日也。其化上苦小温，中咸温，下咸寒，所谓药食宜也。新校正云：按《玄珠》云："上苦热。"

甲戌岁会　同天符　甲辰岁岁会　同天符

上太阳水，中太宫土运，下太阴土。寒化六，新校正云：详甲戌寒化一，甲辰寒化六。湿化五，新校正云：详此以运与在泉俱土，故只言湿化五。正化日也。其化上苦热，中苦温，下苦温，药食宜也。新校正云：按《玄珠》云："上甘温，下酸平。"又按《至真要大论》云："寒淫所胜，平以辛热。湿淫于内，

---

①寒化一：寒属水，一为水之生数，本年的中运与在泉均属水。故"寒化一"是中运寒化一，在泉亦寒化一。以下凡属岁会的年份仿此。

治以苦热。”

乙亥　乙巳岁

上厥阴木，中少商金运，　新校正云：详乙亥年三月得庚辰月，早见干德符，即气还正商，火未得王而先平，火不胜则水不复，又亥是水得力年，故火不胜也。乙巳岁火来小胜，巳为火，佐于胜也。即于二月中气君火时化日，火来行胜，不待水复，遇三月庚辰月，乙见庚而气自全，金还正商。下少阳相火，热化寒化胜复同，邪气化日也。灾七宫。风化八，　新校正云：详乙亥风化三，乙巳风化八。清化四，火化二，　新校正云：详乙亥热化二，乙巳热化七。正化度也。度，谓日也。其化上辛凉，中酸和，下咸寒，药食宜也。

丙子岁会　丙午岁

上少阴火，中太羽水运，下阳明金，热化二，　新校正云：详丙子岁热化七，金之灾得其半，以运水太过，胜于天令，天令减半。丙午热化二，午为火，少阴君火司天，运虽水，一水不能胜二火，故异于丙子岁。寒化六，清化四，　新校正云：详丙子燥化九，丙午燥化四。正化度也。其化上咸寒，中咸热，下酸温，药食宜也。　新校正云：按《玄珠》云：“下苦热。”又按《至真要大论》云：“燥淫于内，治以酸温。”

丁丑　丁未岁

上太阴土，　新校正云：详此木运平气上刑，天令减半。中少角木运，　新校正云：详丁年正月壬寅为干德符，为正角。下太阳水，清化热化胜复同，邪气化度也。灾三宫。雨化五，风化三，寒化一，　新校正云：详丁丑寒化六，丁未寒化一。正化度也。其化上苦温，中辛温，下甘热，药食宜也。　新校正云：按《玄珠》云：“上酸平，下甘温。”又按《至真要大论》云：“湿淫所胜，平以苦热。寒淫于内，治以甘热。”

戊寅　戊申岁天符　新校正云：详戊申年与戊寅年小异，申为金，佐于肺，肺受火刑，其气稍实，民病得半。

上少阳相火，中太徵火运，下厥阴木，火化七，　新校正云：详天符，司天与运合，故只言火化七。火化七者，太徵之运气也。若少阳司天之气，则戊寅火化二，戊申火化七。风化三，　新校正云：详戊寅风化八，戊申风化三。正化度也。其化上咸寒，中甘和①，下辛凉，药食宜也。

己卯　新校正云：详己卯金与运土相得，子临父位，为逆。己酉岁

上阳明金，中少宫土运，　新校正云：详复罢，土气未正，后九月甲戌月土还正宫。己酉之年，木胜火微。下少阴火，风化清化胜复同，邪气化度也。灾五宫。清化九，　新校正云：详己卯燥化九，己酉燥化四。雨化五，热化七，　新校正云：详己卯热化二，己酉热化七。正化度也。其化上苦小温，中甘和，下咸

①中甘和：甘为中央之味，能和诸味，甘性平和，并称甘和。故此“中甘和”之义尤长，颇耐品评。其言外之意，谓药食之宜，当本中和之气之味而权变圆机，不得仅以“中太徵火运”而拘泥于“苦寒”。

寒，药食宜也。

庚辰　庚戌岁

上太阳水，中太商金运，下太阴土，寒化一，　新校正云：详庚辰寒化六，庚戌寒化一。清化九，雨化五，正化度也。其化上苦热，中辛温，下甘热，药食宜也。　新校正云：按《玄珠》云："上甘温，下酸平。"又按《至真要大论》云："寒淫所胜，平以辛热。湿淫于内，治以苦热。"

辛巳　辛亥岁

上厥阴木，中少羽水运，　新校正云：详辛巳年木复土罢，至七月丙申月，水还正羽。辛亥年为水平气，以亥为水，相佐为正羽，与辛巳年小异。下少阳相火，雨化风化胜复同，邪气化度也。灾一宫。风化三，　新校正云：详辛巳风化八，辛亥风化三。寒化一，火化七，　新校正云：详辛巳热化七，辛亥热化二。正化度也。其化上辛凉，中苦和，下咸寒，药食宜也。

壬午　壬子岁

上少阴火，中太角木运，下阳明金，热化二，　新校正云：详壬午热化二，壬子热化七。风化八，清化四，　新校正云：详壬午燥化四，壬子燥化九。正化度也。其化上咸寒，中酸凉，下酸温，药食宜也。　新校正云：按《玄珠》云："下苦热"。又按《至真要大论》云："燥淫于内，治以苦热。"

癸未　癸丑岁

上太阴土，中少徵火运，　新校正云：详癸未、癸丑，左右二火为间相佐，又五月戊午干德符，癸见戊而气全，水未行胜，为正徵。下太阳水，寒化雨化胜复同①，邪气化度也。灾九宫。雨化五，火化二，寒化一，　新校正云：详癸未寒化一，癸丑寒化六。正化度也。其化上苦温，中咸温，下甘热，药食宜也。　新校正云：按《玄珠》云："上酸和，下甘温。"又按《至真要大论》云："湿淫所胜，平以苦热。寒淫于内，治以甘热。"

甲申　甲寅岁

上少阳相火，中太宫土运，　新校正云：详甲寅之岁，小异于甲申，以寅木可刑土气之平也。下厥阴木，火化二，　新校正云：详甲申火化七，甲寅火化二。雨化五，风化八，　新校正云：详甲申风化三，甲寅风化八。正化度也。其化上咸寒，中咸和，下辛凉，药食宜也。

乙酉太一天符　乙卯岁天符

上阳明金，中少商金运，　新校正云：按乙酉为正商，以酉金相佐，故得平气。乙卯之年，二之气君火分中，火来行胜。水未行复，其气以平。以三月庚辰，乙得庚合，金运正商，其气乃平。下少阴火，热化寒化胜复同②。邪气化度

①寒化雨化胜复同：火运不及三年，太阳寒水之气偏盛多寒，此寒为胜气。又遇太阴湿土司天而多雨，湿土为火之子，子复母仇而为复气，故谓"寒化，雨化胜复同"。

②热化寒化胜复同：金运不及之年，在泉的火热之气乘袭而为胜气；金生水，寒水之气为子复母仇而为复气，故曰"热化寒化胜复同"。

也。灾七宫。燥化四， 新校正云：详乙酉燥化四，乙卯燥化九。清化四，热化二， 新校正云：详乙酉热化七，乙卯热化二。正化度也。其化上苦小温，中苦和，下咸寒，药食宜也。

丙戌天符　丙辰岁天符

上太阳水，中太羽水运，下太阴土，寒化六， 新校正云：详此以运与司天俱水运，故只言寒化六。寒化六者，太羽之运化也。若太阳司天之化，则丙戌寒化一，丙辰寒化六。雨化五，正化度也。其化上苦热，中咸温，下甘热，药食宜也。 新校正云：按《玄珠》云："上甘温，下酸平。"又按《至真要大论》云："寒淫所胜，平以辛热。湿淫于内，治以苦热。"

丁亥天符　丁巳岁天符

上厥阴木，中少角木运， 新校正云：详丁年正月壬寅，丁得壬合，为干德符，为正角平气。下少阳相火，清化热化胜复同①，邪气化度也。灾三宫。风化三， 新校正云：详此运与司天俱木，故只言风化三。风化三者，少角之运化也。若厥阴司天之化，则丁亥风化三，丁巳风化八。火化七， 新校正云：详丁亥热化二，丁巳热化七。正化度也。其化上辛凉，中辛和，下咸寒，药食宜也。

戊子天符　戊午岁太一天符

上少阴火，中太徵火运，下阳明金，热化七， 新校正云：详此运与司天俱火，故只言热化七。热化七者，太徵之运化也。若少阴司天之化，则戊子热化七，戊午热化二。清化九， 新校正云：详戊子清化九，戊午清化四。正化度也。其化上咸寒，中甘寒，下酸温，药食宜也。 新校正云：按《玄珠》云："下苦热。"又按《至真要大论》云："燥淫于内，治以苦温。"

己丑太一天符　己未岁太一天符

上太阴土，中少宫土运， 新校正云：详是岁木得初气而来胜，脾乃病久，土至危，金乃来复，至九月甲戌月，己得甲合，土还正宫。下太阳水，风化清化胜复同②，邪气化度也。灾五宫，雨化五， 新校正云：详此运与司天俱土，故只言雨化五。寒化一， 新校正云：详己丑寒化六，己未寒化一。正化度也。其化上苦热，中甘和，下甘热，药食宜也。 新校正云：按《玄珠》云："上酸平。"又按《至真要大论》云："湿淫所胜，平以苦热。"

庚寅　庚申岁

上少阳相火，中太商金运， 新校正云：详庚寅岁为正商，得平气，以上见少阳相火，下克于金运，不能太过。庚申之岁，申金佐之，乃为太商。下厥阴木，火化七， 新校正云：详庚寅热化二，庚申热化七。清化九，风化三， 新校正云：详庚寅风化八，庚申风化三。正化度也。其化上咸寒，中辛温，下辛

---

①清化热化胜复同：木运不及，金气来胜为"清化"。同时又招致逢木之子气火热来复，故为"热化"。所以说"清化热化胜复同"。

②风化清化胜复同：土运不及之年，木气来，胜而为风化。有风化，必然招致寒水之气的报复而成寒化，故谓"风化寒化胜复同"。

凉，药食宜也。

辛卯　辛酉岁

上阳明金，中少羽水运，　新校正云：详此岁七月丙申，水还正羽。下少阴火，雨化风化胜复同[①]，邪气化度也。灾一宫。清化九，　新校正云：详辛卯燥化九，辛酉燥化四。寒化一，热化七，　新校正云：详辛卯热化二，辛酉热化七。正化度也。其化上苦小温，中苦和，下咸寒，药食宜也。

壬辰　壬戌岁

上太阳水，中太角木运，下太阴土，寒化六，　新校正云：详壬辰寒化六，壬戌寒化一。风化八，雨化五，正化度也。其化上苦温，中酸和，下甘温，药食宜也。　新校正云：按《玄珠》云："上甘温，下酸平。"又按《至真要大论》云："寒淫所胜，平以辛热。湿淫于内，治以苦热。"

癸巳同岁会　癸亥同岁会

上厥阴木，中少徵火运，　新校正云：详癸巳正徵火气平，一谓巳为火，亦名岁会，二谓水未得化，三谓五月戊午月，癸得戊合，故得平气。癸亥之岁，亥为水，水得年力，便来行胜，至五月戊午，火还正徵，其气始平。下少阳相火，寒化雨化胜复同[②]，邪气化度也。灾九宫。风化八，　新校正云：详癸巳风化八，癸亥风化三。火化二，　新校正云：详此运与在泉俱火，故只言火化二。火化二者，少徵火运之化也。若少阳在泉之化，则癸巳热化七，癸亥热化二。正化度也。其化上辛凉，中咸和，下咸寒，药食宜也。

凡此定期之纪，胜复正化[③]，皆有常数，不可不察。故知其要者，一言而终，不知其要，流散无穷，此之谓也。

帝曰：善。五运之气，亦复岁乎？复，报也。先有胜制，则后必复也。

岐伯曰：郁极乃发，待时而作也。　待，谓五及差分位也。大温发于辰巳，大热发于申未，大凉发于戌亥，大寒发于丑寅。上件所胜临之，亦待间气而发，故曰待时也。　新校正云：详注及字疑作气。

帝曰：请问其所谓也？

岐伯曰：五常之气，太过不及，其发异也。岁太过其发早，岁不及其发晚。

帝曰：愿卒闻之。

岐伯曰：太过者暴，不及者徐，暴者为病甚，徐者为病持[④]。持，谓相执持也。

帝曰：太过不及，其数何如？

---

①雨化风化胜复同：水运不及之年，故有土气来胜之雨化。有雨化，必然招致水之子气木气来复而有风化，故曰"雨化风化胜复同"。

②寒化雨化胜复同：火运不及，故有水寒之气来胜而为"寒化"。有寒化必然招致火之子土气来复而为"雨化"。故曰"寒化雨化胜复同"。

③胜复：复，报也。先有生制，则后必复也。

④持：谓病情缠绵，持续日久。

岐伯曰：太过者其数成，不及者其数生[①]，土常以生也[②]。数，谓五常化行之数也。水数一、火数二、木数三、金数四、土数五。成数，谓水数六、火数七、木数八、金数九、土数五也。故曰：土常以生也。数生者，各取其生数多少以占，故政令德化胜复之休作日，及尺寸分毫，并以准之，此盖都明诸用者也。

帝曰：其发也何如？

岐伯曰：土郁之发，岩谷震惊，雷殷气交，埃昏黄黑，化为白气，飘骤高深，郁，谓郁抑，天气之甚也。故虽天气，亦有涯也。分终则衰，故虽郁者怒发也。土化不行，炎亢无雨，木盛过极，故郁怒发焉。土性静定，至动也，雷雨大作，而木土相持之气乃休解也。《易》曰："雷雨作，解。"此之谓也。土虽独怒，木尚制之，故但震惊于气交之中，而声尚不能高远也。故曰：雷殷气交。气交，谓土之上，尽山之高也。《诗》云："殷其雷也。"所谓雷雨生于山中者，土即郁抑，天木制之，平川土薄，气常干燥，故不能先发也；山原土厚，湿化丰深，土厚气深，故先怒发也。击石飞空，洪水乃从[③]，川流漫衍，田牧土驹[④]。疾气骤雨，岸落山化，大水横流，石迸势急，高山空谷，击石先飞，而洪水随至也。洪，大也。巨川衍溢，流漫平陆，漂荡瘗没于粢盛。大水去已，石土危然，若群驹散牧于田野。凡言土者，沙石同也。化气乃敷，善为时雨，始生始长，始化始成。化，土化也。土被制，化气不敷，否极则泰，屈极则伸，处怫之时，化气因之，乃能敷布于庶类，以时而雨，滋泽草木而成也。善，谓应时也。化气既少，长气已过，故万物始生始长，始化始成。言是四始者，明万物化成之晚也。故民病心腹胀，肠鸣而为数后，甚则心痛胁䐜，呕吐霍乱，饮发注下，胕肿身重。脾热之生。云奔雨府，霞拥朝阳，山泽埃昏，其乃发也，以其四气。雨府，太阴之所在也。埃，白气似云而薄也。埃固有微甚，微者如纱縠[⑤]之腾，甚者如薄云雾也。甚者发近，微者发远。四气，谓夏至后三十一日起，尽至秋分日也。云横天山，浮游生灭[⑥]，怫之先兆。天际云横，山犹冠带，岩谷丛薄，乍灭乍生，有土之见，怫兆已彰，皆平明占之。浮游，以午前候望也。

金郁之发，天洁地明，风清气切，大凉乃举，草树浮煙[⑦]，燥气以行，霿雾数起，杀气来至，草木苍干，金乃有声。大凉，次寒也。举，用事也。浮煙，燥气也。杀气，霜氛。正杀气者，以丑时至，长者亦卯时辰时也。其气之来，色黄赤黑杂而至也。物不胜杀，故草木苍干。苍，薄青色也。故民病咳逆，心胁满引少腹，善暴痛，不可反侧，嗌干面尘色恶。金胜而木病也。山泽焦枯，土凝霜

①其数成……其数生：数成、数生，分别指五行的生数和成数。太过取其成数。岁不及是为生数。故曰"太过者其数成，不及者其数生"。

②土常以生：土不用成数，唯用生数。

③击石飞空，洪水乃从：形容大雨骤降，山洪暴发，水流湍急，岩崩石走。

④田牧土驹：形容洪水退去之后，田野之间，土石巍然，有如群驹牧于田野。

⑤縠（hú音胡）：绉纱一类的丝织品。

⑥浮游：通"蜉蝣"，一种昆虫，寿命极短，其生死与阴雨有关。

⑦草树浮烟：草丛树木之上飘浮着白色的烟雾。

卤，怫乃发也。其气五。夏火炎亢，时雨既愆，故山泽焦枯，土上凝白，咸卤状如霜也。五气，谓秋分后至立冬后十五日内也。夜零白露[①]，林莽声悽，怫之兆也。夜濡白露，晓听风悽。有是，乃为金发徵也。

水郁之发，阳气乃辟[②]，阴气暴举，大寒乃至，川泽严凝，寒雰结为霜雪[③]，雰，音纷。寒雰，白气也。其状如雾而不流行，坠地如霜雪，得日晞也。甚则黄黑昏翳，流行气交，乃为霜杀，水乃见祥。黄黑，亦浊恶气，水气也。祥，媛祥[④]，亦谓泉出平地。故民病寒客心痛，腰脽痛，大关节不利，屈伸不便，善厥逆，痞坚腹满。阴胜阳故。阳光不治，空积沉阴，白埃昏暝，而乃发也，其气二火前后。阴精与水皆上承火，故其发也，在君相二火之前后，亦犹辰星迎随日也。太虚深玄[⑤]，气犹麻散[⑥]，微见而隐，色黑微黄，怫之先兆也。深玄，言高远而暗黑也。气似散麻，薄微可见之也。寅后卯时候之，夏月兼辰前之时，亦可候也。

木郁之发，太虚埃昏，云物以扰，大风乃至，屋发折木，木有变。屋发，谓发鸱吻[⑦]。折木，谓大树摧拔摺落，悬辛[⑧]中拉也。变，谓土生异木奇状也。故民病胃脘当心而痛，上支两胁，鬲咽不通，食饮不下，甚则耳鸣眩转，目不识人，善暴僵仆。筋骨强直而不用，卒倒而无所知也。太虚苍埃，天山一色，或气浊色，黄黑郁若[⑨]，横云不起，雨而乃发也，其气无常。气如尘如云，或黄黑郁然，犹在太虚之间而特异于常，乃其候也。长川草偃[⑩]，柔叶呈阴[⑪]，松吟高山，虎啸岩岫，怫之先兆也。草偃，谓无风而自低。柔叶，谓白杨叶也。无风而叶皆背见，是谓呈阴。如是皆通微甚，甚者发速，微者发徐也。山行之候，则以松虎期之，原[⑫]行亦以麻黄为候，秋冬则以梧桐蝉叶候之。

火郁之发，太虚肿翳，大明不彰，肿翳，谓赤气也。大明，日也。 新校正云：详经注中肿字疑误。炎火行，大暑至，山泽燔燎，材木流津，广厦腾烟，土浮霜卤，止水[⑬]乃减，蔓草焦黄，风行惑言[⑭]，湿化乃后。太阴太阳在上，寒湿

①夜零白露：即指夜间有露水降落。零，作“降”解。

②辟：通“避”。

③寒雰：寒冷的潮湿空气。

④媛祥：四库本作“妖祥”。谓吉凶也。

⑤深玄：言高远而黯黑的样子。

⑥麻散：如麻散乱的样子。

⑦鸱吻：古代宫殿屋脊的正脊上之饰物。初作鸱尾之状，后来式样改变，折而向上似张口吞脊，因名为鸱吻。象征辟除火灾。

⑧辛：一本作“竿”，似是。

⑨若：郭校本作“语末助辞”。

⑩长川草偃：野草被风吹而偃伏，犹如长长的流水。

⑪柔叶呈阴：形容植物叶子被大风吹得叶背反转。

⑫原：一本作“凉”似是。

⑬止水：渭不流动的水，如井水、池水等。

⑭风行惑言：热盛风行，气候多变，因混乱不清，难以说明。

流于太虚，心火应天，郁抑而莫能彰显，寒湿盛已，火乃与行，阳气火光，故曰泽燔燎，井水减少，妄作讹言，雨已愆期也。湿化乃后，谓阳亢主时，气不争长，故先旱而后雨也。故民病少气，疮疡痈肿，胁腹胸背、面首四支，䐜愤胪胀，疡痱，呕逆，瘛瘲骨痛，节乃有动，注下温疟，腹中暴痛，血溢流注，精液乃少，目赤心热，甚则瞀闷懊侬，善暴死。火郁而怒，为土水相持，客主皆然，悉无深犯，则无咎也。但热已胜寒，则为摧敌，而热从心起，是神气孤危，不速救之，天真将竭，故死。火之用速，故善暴死。刻终大温，汗濡玄府，其乃发也，其气四。刻终，谓昼夜水刻之终尽时也。大温，次热也。玄府，汗空也。汗濡玄府，谓早行而身蒸热也。刻尽之时，阴盛于此，反无凉气，是阴不胜阳，热既已萌，故当怒发也。 新校正云：详二火俱发四气者何？盖火有二位，为水发之所，又大热发于申未，故火郁之发，在四气也。动复则静，阳极反阴，湿令乃化乃成。火怒烁金，阳极过亢，畏火求救土中，土救热金，发为飘骤，继为时雨，气乃和平，故万物由是乃生长化成。壮极则反，盛亦何长也。华发水凝，山川冰雪，焰阳午泽，怫之先兆也。谓君火王时，有寒至也，故岁君火发，亦待时也。有怫之应而后报也，皆观其极而乃发也，木发无时，水随火也。应为先兆，发必后至，故先有应而后发也。物不可以终壮，观其壮极，则怫气作焉，有郁则发，气之常也。谨候其时，病可与期，失时反岁，五气不行，生化收藏，政无恒也。人失其时，则候无期准也。

帝曰：水发而雹雪，土发而飘骤，木发而毁折，金发而清明，火发而曛昧，何气使然？

岐伯曰：气有多少[①]，发有微甚，微者当其气，甚者兼其下[②]，征其下气而见可知也[③]。六气之下，各有承气也。则如火位之下水气承之，水位之下土气承之，土位之下木气承之，木位之下金气承之，金位之下火气承之，君位之下阴清[④]承之。各征其下，则象可见矣。故发兼其下，则与本气殊异。

帝曰：善。五气之发，不当位者何也？言不当其正月也。

岐伯曰：命其差。谓差四时之正月位也。 新校正云：按《至真要大论》云："胜复之作，动不当位，或后时而至，其故何也？

岐伯曰：夫气之生化，与其衰盛异也。寒暑温凉，盛衰之用，其在四维。故阳之动始于温，盛于暑；阴之动始于清，盛于寒。春夏秋冬，各差其分。故《大要》曰：彼春之暖，为夏之暑；彼秋之忿，为冬之怒。谨按四维，斥候皆归，其终可见，其始可知。"彼论胜复之不当位，此论五气之发不当位，所论胜复五发之事则异，而命其差之义则同也。

帝曰：差有数乎？言日数也。

---

①气有多少：清·张志聪："五运之气有太过不及也。"

②下：指六气各自的下承之气。如水位之下，土气承之。

③征：明·张介宾："征，证也，取证于下承之气，而郁发之微甚可知矣。"

④清：一本作"精"，作"精"似是。

岐伯曰：后皆三十度而有奇也。后，谓四时之后也。差三十日余八十七刻半，气犹来去而甚盛也。度，日也。四时之后今常①尔。　新校正云：详注云，八十七刻半，当作四十三刻又四十分刻之三十。

帝曰：气至而先后者何？谓未应至而至太早，应至而至反太迟之类也。正谓气至在期前后。

岐伯曰：运太过则其至先，运不及则其至后，此候之常也。

帝曰：当时而至者何也？

岐伯曰：非太过，非不及，则至当时，非是者眚也。当时，谓应日刻之期也。非应先后至而有先后至者，皆为灾。眚，灾也。

帝曰：善。气有非时而化者何也？

岐伯曰：太过者，当其时，不及者归其己胜也。冬雨、春凉、秋热、夏寒之类，皆为归己胜也。

帝曰：四时之气，至有早晏高下左右，其候何如？

岐伯曰：行有逆顺，至有迟速，故太过者化先天，不及者化后天。气有余故化先，气不足故化后。

帝曰：愿闻其行，何谓也？

岐伯曰：春气西行，夏气北行，秋气东行，冬气南行，观万物生长收藏如斯言。故春气始于下，秋气始于上，夏气始于中，冬气始于标②。春气始于左，秋气始于右，冬气始于后，夏气始于前。此四时正化之常。察物以明之，可知也。故至高之地，冬气常在；至下之地，春气常在。高山之巅，盛夏冰雪；污下川泽，严冬草生，长在之义足明矣。　新校正云：按《五常政大论》云："地有高下，气有温凉，高者气寒，下者气热。"必谨察之。

帝曰：善。天地阴阳视而可见，何必思新冥昧，演法推求，智极心劳而无所得邪。

黄帝问曰：五运六气之应见③，六化之正，六变之纪何如？

岐伯对曰：夫六气正纪，有化有变，有胜有复，有用有病，不同其候，帝欲何乎？

帝曰：愿尽闻之。

岐伯曰：请遂言之。遂，尽也。夫气之所至也，厥阴所至为和平，初之气，木之化。少阴所至为暄，二之气，君火也。太阴所至为埃溽，四之气，土之化。少阳所至为炎暑。三之气，相火也。阳明所至为清劲，五之气，金之化。太阳所至为寒雰，终之气，水之化。时化之常也④。四时气正化之常候。

①今常：别本作"令当"，宜从。

②标：就是外表、标记、标象。

③应见：指气至所应当表现的自然界物象，人体之脉象等皆谓之"应见"。

④时化之常：指四时应当见到的正常气候特征。

厥阴所至为风府①，为璺启②；璺，微裂也。启，开坼也。少阴所至为火府，为舒荣③；太阴所至为雨府，为员盈④；物承土化，质员盈满。又雨界地绿，文见如环，为员化明矣。少阳所至为热府，为行出⑤；藏热者，出行也。阳明所至为司杀府，为庚苍；庚，更也。更，代也，易也。太阳所至为寒府，为归藏；物寒故归藏也。司化之常也。

厥阴所至为生，为风摇⑥；木之化也。少阴所至为荣，为形见⑦；火之化也。太阴所至为化，为云雨；土之化也。少阳所至为长，为蕃鲜；火之化也。阳明所至为收，为雾露；金之化也。太阳所至为藏，为周密。水之化也。气化之常也。

厥阴所至为风生，终为肃；风化以生，则风生也。肃，静也。 新校正云：按《六微旨大论》云："风位之下，金气承之。"故厥阴为风生，而终为肃也。少阴所至为热生，中为寒；热化以生，则热生也。阴精承上，故中为寒也。 新校正云：按《六微旨大论》云："少阴之上，热气治之，中见太阳。"故为热生，而中为寒也。又云："君位之下，阴精承之。"亦为寒之义也。太阴所至为湿生，终为注雨；湿化以生，则湿生也。太阴在上，故终为注雨。 新校正云：按《六微旨大论》云："土位之下，风气承之。"王注云："疾风之后，雨乃零，湿为风吹，化而为雨。故太阴为湿生，而终为注雨也矣。"少阳所至为火生，终为蒸溽；火化以生，则火生也。阳在上，故终为蒸溽。 新校正云：按《六微旨大论》云："相火之下，水气承之。"故少阳为火生，而终为蒸溽也矣。阳明所至为燥生，终为凉；燥化以生，则燥生也。阴在上，故终为凉。 新校正云：详此六气俱先言本化，次言所反之气，而独阳明之化，言燥生，终为凉，未见所反之气。再寻上下文义，当云阳明所至为凉生，终为燥，方与诸气之义同贯。盖以金位之下，火气承之，故阳明为清生，而终为燥也。太阳所至为寒生，中为温；寒化以生，则寒生也。阳在内，故中为温。 新校正云：按《五运行大论》云："太阳之上，寒气治之，中见少阴。"故为寒生而中为温。德化之常也。风生毛形，热生翮形，湿生倮形，火生羽形，燥生介形，寒生鳞形，六化皆为主岁及间气所在，而各化生常无替也。非德化，则无能化生也。

厥阴所至为毛化，形之有毛者。少阴所至为羽化，有羽翮飞行之类也。太阴所至为倮化，无毛羽鳞甲之类也。少阳所至为羽化⑧，薄明羽翼，蜂蝉之类，非翎羽之羽也。阳明所致为介化，有甲之类。太阳所至为鳞化，身有鳞也。德化之常也。

①风府：此指风气所聚之处。

②璺（wèn 音问）启：指器物因风吹而起裂纹，此处有植物破土萌生之义。

③舒荣：舒展荣美，言夏季欣欣向荣之象。

④员盈：指长夏之时，万物华实丰盛之景象。此处为肥美丰盛之义。

⑤行出：阳气旺盛，尽达于外。

⑥风摇：是厥阴风木所产生的正常物化。

⑦形见：是少阴君火之气产生的正常物化特征。

⑧羽：此指蝉、蜜蜂、蝇之透明薄羽，而非鸟类之羽毛。

厥阴所至为生化，温化也。少阴所至为荣化，暄化也。太阴所至为濡化，湿化也。少阳所至为茂化，热化也。阳明所至为坚化，凉化也。太阳所至为藏化，寒化也。布政之常也。

厥阴所至为飘怒大凉，飘怒，木也。大凉，下承之金气也。少阴所至为大暄、寒，大暄，君火也。寒，下承之阴精也。太阴所至为雷霆骤注烈风[1]，雷霆骤注，土也。烈风，下承之水气也。少阳所至为飘风燔燎霜凝[2]，飘风，旋转风也。霜凝，下承之水气也。阳明所至为散落温[3]，散落，金也。温，下承之火气也。太阳所至为寒雪冰雹白埃，霜雪冰雹，水也。白埃，下承之土气也。气变之常也。变，谓变常平之气而为甚用也。用甚不已，则下承之气兼行，故皆非本气也。

厥阴所至为挠动，为迎随[4]，风之性也。少阴所至为高明焰，为曛；焰，阳焰也。曛，赤黄色也。太阴所至为沉阴，为白埃，为晦暝；暗蔽不明也。少阳所至为光显，为彤云，为曛；光显，电也，流光也，明也。彤，赤色也。少阴气同。阳明所至为煙埃，为霜。为劲切，为凄鸣；杀气也。太阳所至为刚固，为坚芒，为立。寒化也。令行之常也。令行则庶物无违。

厥阴所至为里急[5]，筋緛缩故急。少阴所至为疡胗身热，火气生也。太阴所至为积饮否隔[6]，土碍也。少阳所至为嚏呕，为疮疡，火气生也。阳明所至为浮虚，浮虚薄肿，按之复起也。太阳所至为屈伸不利。病之常也。

厥阴所至为支痛；支，柱妨也。少阴所至为惊惑，恶寒，战慄谵妄；谵，乱言也，今详"慄"字当作"栗"字。太阴所至为稸满[7]，少阳所至为惊躁、瞀昧、暴病[8]，阳明所至为鼽尻阴股膝髀腨䯒足病，太阳所至为腰痛。病之常也。

厥阴所至为緛戾[9]，少阴所至为悲妄衄衊[10]，衊，污血，亦脂也。太阴所至为中满、霍乱吐下，少阳所至为喉痹、耳鸣、呕涌，涌，谓溢食不下也。阳明所至皴揭，身皮麸象。太阳所至为寝汗、痉。寝汗，谓睡中汗发于胸嗌颈掖之间也。俗误呼为盗汗。病之常也。

厥阴所至为胁痛、呕泄，泄，谓利也。少阴所至为语笑，太阴所至为重胕肿，胕肿，谓肉泥，按之不起也。少阳所至为暴注、瞤瘛、暴死，阳明所至为鼽

---

①雷霆骤注烈风：太阴湿土之气太过则雷雨倾盆，土亢而风木之气承制，故发烈风。

②飘风燔燎霜凝：相火太亢而燔燎，热极而生风，火亢而寒水之气承制，故霜凝。

③散落温：金气为散落，火气为温也。

④迎随：言风性流动善变。

⑤里急：清·高世栻："里急，厥阴肝气内逆也。"

⑥积饮否隔：水饮停积，胸脘胀满，膈塞不通。否，通痞。

⑦稸满：太阴主中，病在腹中之故。稸，即蓄，积留，即消化不良，腹中胀满。

⑧昧：原本作"味"，误，故改。

⑨緛戾：明·张介宾："厥阴木病在筋，故令支体跰缩，乖戾不支。"緛，是拘急短缩。戾，身体屈曲。清·高世栻解为癃闭，不如张说为优。

⑩衊：为污血之义。

嚏，太阳所至为流泄①禁止②，病之常也。

凡此十二变者，报德以德，报化以化，报政以政，报令以令，气高则高，气下则下，气后则后，气前则前，气中则中，气外则外，位之常也。气报德报化，谓天地气也。高下前后中外，谓生病所也。手之阴阳其气高，足之阴阳其气下，足太阳气在身后，足阳明气在身前，足太阴、少阴、厥阴气在身中，足少阳气在身侧，各随所在言之，气变生病象也。故风胜则动，动，不宁也。　新校正云：详“风胜则动”至“湿胜则濡泄”五句，与《阴阳应象大论》文重，而两注不同。热胜则肿，热胜气则为丹熛，胜血则为痈脓，胜骨肉则为胕肿，按之不起。燥胜则干，干于外，则皮肤皴拆，干于内则精血枯涸；干于气及津液，则肉干而皮著于骨。寒胜则浮，浮，谓浮起，按之处见也。湿胜则濡泄，甚则水闭胕肿，濡泄，水利也。胕肿，肉泥，按之陷而不起也。水闭，则逸于皮中也。随气所在，以言其变耳。

帝曰：愿闻其用也。

岐伯曰：夫六气之用，各归不胜而为化，用，谓施其化气。故太阴雨化，施于太阳；太阳寒化，施于少阴；　新校正云：详此当云少阴少阳。少阴热化，施于阳明；阳明燥化，施于厥阴；厥阴风化，施于太阴。各命其所在以徵之也。

帝曰：自得其位何如？

岐伯曰：自得其位，常化也。

帝曰：愿闻所在也。

岐伯曰：命其位而方月可知也③。随气所在，以定其方，六分占之，则日及地分无差矣。

帝曰：六位之气盈虚何如？

岐伯曰：太少异也，太者之至徐而常，少者暴而亡④。力强而作，不能久长，故暴而无也。亡，无也。

帝曰：天地之气，盈虚何如？

岐伯曰：天气不足，地气随之；地气不足，天气从之，运居其中而常先也。运，谓木火土金水，各主岁者也。地气胜，则岁运上升；天气胜，则岁气下降；上升下降，运气常先迁降也。恶所不胜⑤，归所同和⑥，随运归从而生其病也。非其位则变生，变生则病作。故上胜则天气降而下，下胜则地气迁而上。胜，谓多也。上多则自降，下多则自迁，多少相移，气之常也。　新校正云：按《六微旨大论》云：“升已而降，降者谓天，降已而升，升者谓地。天气下降，气流于地，地气上升，气腾于天。故高下相召，升降相因，而变作矣。”此亦升降之义

①流泄：即二便失禁。

②禁止：指二便不通。

③方月：古人将一年十二月平均分配于四方，故称“方月”。方，指方隅。月，指月份。

④暴而亡：言六部之气中，凡不足者，气至时急暴而作用短暂。

⑤恶所不胜：即憎恶自己所不胜之气的司天在泉之气。

⑥归所同和：指岁运与司天在泉之气相同。

也矣。多少而差其分[①]，多则迁降多，少则迁降少，多少之应，有微有甚异之也。微者小差，甚者大差。甚则位易，气交易，则大变生而病作矣。《大要》曰：甚纪五分，微纪七分，其差可见。此之谓也。以其五分七分之纪，所以知天地阴阳过差矣。

帝曰：善。论言热无犯热，寒无犯寒。余欲不远寒，不远热奈何？

岐伯曰：悉乎哉问也！发表不远热，攻里不远寒。汗泄，故用热不远热；下利，故用寒不远寒；皆以其不住于中也。如是则夏可用热，冬可用寒；不发不泄，而无畏忌，是谓妄远，法所禁也。皆谓不获已而用之也。春秋亦同。　新校正云：按《至真要大论》云："发不远热，无犯温凉。"

帝曰：不发不攻而犯寒犯热何如？

岐伯曰：寒热内贼，其病益甚。以水济水，以火济火，适足以更生病，岂唯本病之益甚乎？

帝曰：愿闻无病者何如？

岐伯曰：无者生之，有者甚之。无病者犯禁，犹能生病，况有病者，而未轻减，不亦难乎！

帝曰：生者何如？

岐伯曰：不远热则热至，不远寒则寒至。寒至则坚否腹满，痛急下利之病生矣；食已不饥，吐利腥秽，亦寒之疾也。热至则身热，吐下霍乱，痈疽疮疡，瞀郁注下，瞤瘛肿胀，呕，鼽衄头痛，骨节变，肉痛，血溢血泄，淋闷之病生矣。暴瘖冒昧，目不识人，躁扰狂越，妄见妄闻，骂詈惊痫，亦热之病。

帝曰：治之奈何？

岐伯曰：时必顺之[②]，犯者治以胜也。春宜凉，夏宜寒，秋宜温，冬宜热，此时之宜，不可不顺。然犯热治以寒，犯寒治以热，犯春宜用凉，犯秋宜用温，是以胜也。犯热治以咸寒，犯寒治以甘热，犯凉治以苦温，犯温治以辛凉，亦胜之道也。

黄帝问曰：妇人重身[③]，毒之[④]何如？

岐伯曰：有故无殒[⑤]，亦无殒也。故，谓有大坚癥瘕，痛甚不堪，则治以破积愈癥之药；是谓不救，必乃尽死；救之盖存其大也，虽服毒不死也。上无殒，言母必全，亦无殒，言子亦不死也。

帝曰：愿闻其故何谓也？

岐伯曰：大积大聚，其可犯也，衰其太半而止，过者死。衰其大半，不足以害生，故衰大半则止其药；若过禁待尽，毒气内余，无病可攻，以当毒药，毒攻

---

①多少而差其分：上升与下降的差分，决定于胜气的微甚。多少，指胜气的微甚。微甚，指上升与下降。

②时必顺之：即用药治病必须遵守四时规律。

③重身：指怀孕。

④毒之：指峻利之药。

⑤无殒：谓孕妇有病而服用峻利之药，当其病则无失，即于胎儿亦无失。

不已，则败损中和，故过则死。　新校正云：详此妇人身重一节，与上下文义不接，疑他卷脱简于此。

帝曰：善。郁[①]之甚者治之奈何？天地五行应运，有郁抑不申之甚者也。

岐伯曰：木郁达之，火郁发之，土郁夺之，金郁泄之，水郁折之，然调其气，达，谓吐之，令其条达也。发，谓汗之，令其疏散也。夺，谓下之，令无拥碍也。泄，谓渗泄之，解表利小便也。折，谓抑之，制其冲逆也。通是五法，乃气可平调，后乃观其虚盛而调理之也。过者折之，以其畏也[②]，所谓泻之。过，太过也。太过者，以其味泻之。以咸泻肾，酸泻肝，辛泻肺，甘泻脾，苦泻心。过者畏泻，故谓泻为畏也。

帝曰：假者何如？

岐伯曰：有假其气，则无禁[③]也。正气不足，临气胜之，假寒热温凉，以资四正之气，则可以热犯热，以寒犯寒，以温犯温，以凉犯凉也。所谓主气不足，客气胜也。客气，谓六气更临之气。主气，谓五藏应四时，正王春夏秋冬也。

帝曰：至哉圣人之道！天地大化，运行之节，临御之纪，阴阳之政，寒暑之令[④]，非夫子孰能通之！请藏之灵兰之室，署曰《六元正纪》，非斋戒不敢示，慎传也。　新校正云：详此与《气交变大论》末文同。

①郁：指五气之抑郁。此言天地五运六气，人体五脏六腑的气机升降出入发生异常，郁结不行，则造成郁病。

②以其畏：用相制之药泻之。畏，指相制之药。

③无禁：就是不必禁忌。

④令：原本作“今”，误，故改。

至真要大论[1]篇第七十四

黄帝问曰：五气②交合，盈虚更作③，余知之矣。六气分治，司天地者，其至何如？五行主岁，岁有少多，故曰盈虚更作也。《天元纪大论》曰："其始也，有余而往，不足随之；不足而往，有余从之。"则其义也。天分六气，散主太虚，三之气司天，终之气监地，天地生化，是为大纪，故言司天地者，余四可知矣。

岐伯再拜对曰：明乎哉问也！天地之大纪④，人神之通应⑤也，天地变化，人神运为，中外虽殊，然其通应则一也。

帝曰：愿闻上合昭昭，下合冥冥⑥，奈何？

岐伯曰：此道之所主，工之所疑也。不知其要，流散无穷。

帝曰：愿闻其道也。

岐伯曰：厥阴司天，其化以风；飞扬鼓拆，和气发生，万物荣枯，皆因而化变成败也。少阴司天，其化以热；炎蒸郁燠，故庶类蕃茂。太阴司天，其化以湿；云雨润泽，津液生成。少阳司天，其化以火；炎炽赫烈，以烁寒灾。阳明司天，其化以燥；干化以行，物无湿败。太阳司天，其化以寒。对阳之化也。　新校正云：详注云："对阳之化。"阳字疑误。以所临藏位，命其病者也⑦。肝木位东方，心火位南方，脾土位西南方及四维，肺金位西方，肾水位北方，是五藏定位。然六气所御，五运所至，气不相得则病，相得则和，故先以六气所临，后言五藏之病也。

帝曰：地化奈何？

---

①至真要大论：至，极的意思。真，精深、精微。要，为切要、重要、纲要之意。"至真要"言其所论极为精微而重要。本篇详细地阐述了五运六气之司天、在泉、胜复、主客为病的临床表现，以及治疗原则，用药规律，制方大法等，将运气理论落实到了临床诊治之中，具有重要的指导意义，故名"至真要大论"。

②五气：即五运之气。

③盈虚更作：谓五运之太过、不及相互交替发生。

④天地之大纪：天地运动变化的基本规律。即司天、在泉之气的变化规律。

⑤人神之通应：是说人体生命活动与天地变化规律相适应。人神，指人的生命活动。

⑥上合昭昭，下合冥冥：指人类的生存与天地变化相通应。合，相应。昭，明亮。天高而悬日月星辰，故曰昭昭。冥，幽暗。地深而变化不测，故谓冥冥。

⑦以所临藏位，命其病者也：谓根据六气下临所应之脏器，确定疾病之所在。临，来临、降临。藏位，乃主运所配属的五脏部位。

岐伯曰：司天同候，间气皆然。六气之本，自有常性，故虽位易，而化治皆同。

帝曰：间气何谓？

岐伯曰：司左右者，是谓间气也。六气分化，常以二气司天地，为上下、吉凶、胜复、客主之事，岁中悔吝从而明之，余四气散居左右也。故《阴阳应象大论》曰："天地者，万物之上下；左右者，阴阳之道路。"此之谓也。

帝曰：何以异之？

岐伯曰：主岁者纪岁，间气者纪步也。岁，三百六十五日四分日之一；步，六十日余八十七刻半也。积步之日而成岁也。

帝曰：善。岁主奈何？

岐伯曰：厥阴司天为风化①，巳亥之岁，风高气远，云飞物扬，风之化也。在泉为酸化，寅申之岁，木司地气，故物化从酸。司气②为苍化，木运之气，丁壬之岁化。苍，青也。间气为动化。徧主六十日余八十七刻半也。 新校正云：详丑未之岁，厥阴为初之气，子午之岁为二之气，辰戌之岁为四之气，卯酉之岁为五之气。少阴司天为热化，子午之岁，阳光熠耀，暄暑流行，热之化也。在泉为苦化，卯酉之岁，火司地气，故物以苦生。不司气化，君不主运。 新校正云：按《天元纪大论》云："君火以名，相火以位。"谓君火不主运也。居气为灼化。六十日余八十七刻半也。居本位君火为居，不当间之也。 新校正云：详少阴不曰间气，而云居气者，盖尊君火无所不居，不当间之也。王注云："居本位为居，不当间之。"则居他位不为居，而可间也。寅申之岁为初之气，丑未之岁为二之气，巳亥之岁为四之气，辰戌之岁为五之气也。太阴司天为湿化，丑未之岁，埃郁曚昧，云雨润泽，湿之化也。在泉为甘化，辰戌之岁也，土司地气，故甘化生焉。司气为黅化，土运之气，甲己之岁。黅，黄也。间气为柔化。湿化行，则庶物柔耎。 新校正云：详太阴卯酉之岁为初之气，寅申之岁为二之气，子午之岁为四之气，巳亥之岁为五之气。少阳司天为火化，寅申之岁也，炎光赫烈，燔灼焦然，火之化也。在泉为苦化。巳亥之岁也，火司地气，故苦化先焉。司气为丹化，火运之气，戊癸岁也。间气为明化，明，炳明也。亦谓霞烧。 新校正云：详少阳辰戌之岁为初之气，卯酉之岁为二之气，寅申之岁为四之气，丑未之岁为五之气。阳明司天为燥化，卯酉之岁，清切高明，雾露萧瑟，燥之化也。在泉为辛化。子午之岁也，金司地气，故辛化先焉。司气为素化，金运之气，乙庚岁也。间气为清化，风生高劲，草木清冷，清之化也。 新校正云：详阳明巳亥之岁为初之气，辰戌之岁为二之气，寅申之岁为四之气，丑未之岁为五之气。太阳司天为寒化，辰戌之岁，严肃峻整，惨慄凝坚，寒之化也。在泉为咸化，丑未之岁，水司地气，故化从咸。司气为玄化，水运之气，丙辛岁也。间气为藏化。阴凝而冷，庶物敛容，岁之化也。 新校正云：详子午之岁，太阳为初

①风化：指厥阴司天之气，气候从风而生化。

②司气：每一运分别主管一年的气候。

之气，巳亥之岁为二之气，卯酉之岁为四之气，寅申之岁为五之气也。故治病者，必明六化分治，五味五色所生，五藏所宜，乃可以言盈虚病生之绪也。学不厌备习也。

帝曰：厥阴在泉而酸化先，余知之矣，风化之行也何如？

岐伯曰：风行于地，所谓本也①，余气同法。厥阴在泉，风行于地。少阴在泉，热行于地。太阴在泉，湿行于地。少阳在泉，火行于地。阳明在泉，燥行于地。太阳在泉，寒行于地。故曰余气同法也。本，谓六气之上元气也。本乎天者，天之气也；本乎地者，地之气也；化于天者，为天气；化于地者，为地气。新校正云：按《易》曰："本乎天者，亲上。本乎地者，亲下。"此之谓也。天地合气，六节分而万物化生矣。万物居天地之间，悉为六气所生化，阴阳之用，未尝有逃生化、出阴阳也。故曰：谨候气宜，无失病机。此之谓也。病机，下文具矣。

帝曰：其主病②何如？言采药之岁也。

岐伯曰：司岁备物，则无遗主矣③。谨候司天地所主化者，则其味正当其岁也。故彼药工专司岁气，所收药物，则一岁二岁，其所主用无遗略也。今详则字当作用。

帝曰：先岁物④何也？

岐伯曰：天地之专精⑤也。专精之气，药物肥脓⑥，又于使用，当其正气味也。新校正云：详先岁疑作司岁。

帝曰：司气者何如？司运气也。

岐伯曰：司气者主岁同，然有余不足也。五运主岁者，有余不足，比之岁物，恐有薄，有余之岁，药专精也。

帝曰：非司岁物何谓也？

岐伯曰：散也，非专精则散气，散气则物不纯也。故质同而异等也。形质虽同，力用则异，故不尚之。气味有薄厚，性用有躁静，治保⑦有多少，力化⑧有浅深，此之谓也。物与岁不同者何？以此尔。

帝曰：岁主藏害⑨何谓？

---

①风行于地，所谓本也：指厥阴风木司天之气，风气流行于大地，这是该年气化、物候变化及疾病发生的本源。

②主病：谓主治病的药物。

③司岁备物，则无遗主矣：是说按照司岁之气，收备药物，就不会有遗漏了。

④先岁物：指医生为了有效地治疗疾病，必须预先准备高效优质的药物以应急需。岁物，即当年应时产生的有效药物。

⑤天地之专精：谓按照岁气所采备的药物，其气味纯厚。

⑥脓：肥貌。

⑦治保：指药物对人体调养的作用。

⑧力化：药力在体内所产生的药理作用。

⑨岁主藏害：谓气候的异常变化，可引起相应脏腑的病理改变。

岐伯曰：以所不胜命之①，则其要也。木不胜金，金不胜火之类是也。

帝曰：治之奈何？

岐伯曰：上淫于下，所胜平之②，外淫于内，所胜治之。淫，谓行所不胜己者也。上淫于下，天之气也。外淫于内，地之气也。随所制胜而以平治之也。制胜，谓五味寒热温凉随胜用之，下文备矣。　新校正云：详天气主岁，虽有淫胜，但当平调之，故不曰治，而曰平也。

帝曰：善。平气③何如？平，谓诊平和之气。

岐伯曰：谨察阴阳所在而调之，以平为期，正者正治，反者反治。知阴阳所在，则知尺寸应与不应。不知阴阳所在，则以得为失，以逆为从，故谨察之也。阴病阳不病，阳病阴不病，是为正病，则正治之，谓以寒治热，以热治寒也。阴位已见阳脉，阳位又见阴脉，是谓反病，则反治之，谓以寒治寒，以热治热也。诸方之制，咸悉不然，故曰反者反治也。

帝曰：夫子言察阴阳所在而调之，论言人迎与寸口相应，若引绳小大齐等，命曰平。　新校正云：详论言至曰平，本《灵枢经》之文，今出《甲乙经》云寸口主中，人迎主外，两者相应，俱往俱来，若引绳小大齐等，春夏人迎微大，秋冬寸口微大者，故名曰平也。阴之所在寸口何如？阴之所在，脉沉不应，引绳齐等，其候颇乖，故问以明之。

岐伯曰：视岁南北，可知之矣。

帝曰：愿卒闻之。

岐伯曰：北政之岁，少阴在泉，则寸口不应；木火金水运，面北受气，凡气之在泉者，脉悉不见，唯其左右之气脉可见之。在泉之气，善则不见，恶者可见，病以气及客主淫胜名之。在天之气，其亦然矣。厥阴在泉，则右不应；少阴在右故。太阴在泉，则左不应。少阴在左故。南政之岁，少阴司天，则寸口不应；土运之岁，面南行令，故少阴司天，则二手寸口不应也。厥阴司天，则右不应；太阴司天，则左不应。亦左右义也。诸不应者，反其诊④则见矣。不应皆为脉沉，脉沉下者，仰手而沉，覆其手，则沉为浮，细为大也。

帝曰：尺候何如？

岐伯曰：北政之岁，三阴在下，则寸不应；三阴在上，则尺不应。司天曰上，在泉曰下。南政之岁，三阴在天，则寸不应；三阴在泉，则尺不应。左右同。天不应寸，左右悉与寸不应义同。故曰：知其要者，一言而终，不知其要，流散无穷，此之谓也。要，谓知阴阳所在也。知则用之不惑，不知则尺寸之气，沉浮小大，常三岁一差。欲求其意，犹逃树问枝，虽白首区区，尚未知所诣，况

①所不胜命之：言金、木、土、水、火，相为胜制，受制则不胜，不胜则病，故以所不胜之脏的病证命名。

②所胜平之：谓根据司天之气淫胜进行治疗。《新校正》："详天气主岁，虽有淫胜，但当平调之，故不曰治而曰平也。"

③平气：谓气候变化既非太过，亦非不及，完全正常。

④反其诊：就是尺寸倒候。一说谓复其手而诊。

其旬月而可知乎！

帝曰：善。天地之气，内淫而病何如？

岐伯曰：岁厥阴在泉，风淫所胜，则地气不明，平野昧[1]，草乃早秀。民病洒洒振寒，善伸数欠，心痛支满，两胁里急，饮食不下，鬲咽不通，食则呕，腹胀善噫，得后与气，则快然如衰，身体皆重。谓甲寅、丙寅、戊寅、庚寅、壬寅、甲申、丙申、戊申、庚申、壬申岁也。气不明，谓天围之际，气色昏暗，风行地上，故平野皆然。昧，谓暗也。胁，谓两乳之下及胠外也。伸，谓以欲伸努筋骨也。 新校正云：按《甲乙经》洒洒振寒，善伸数欠，为胃病。食则呕，腹胀善噫，得后与气，则快然如衰，身体皆重，为脾病。饮食不下，鬲咽不通，邪在胃脘也。盖厥阴在泉之岁，木王而克脾胃，故病如是。又按《脉解》云："所谓食则呕者，物盛满而上溢，故呕也。所谓得后与气则快然如衰者，十二月阴气下衰而阳气且出，故曰得后与气则快然如衰也。"岁少阴在泉，热淫所胜，则焰浮川泽，阴处反明。民病腹中常鸣，气上冲胸，喘不能久立，寒热皮肤痛，目瞑齿痛頔肿，恶寒发热如虐[2]，少腹中痛腹大，蛰虫不藏[3]。谓乙卯、丁卯、己卯、辛卯、癸卯、乙酉、丁酉、己酉、辛酉、癸酉岁也。阴处，北方也。不能久立，足无力也。腹大，谓心气不足也。金火相薄而为是也。 新校正云：按《甲乙经》齿痛頔肿，为大肠病；腹中雷鸣，气常冲胸，喘不能久立，邪在大肠也。盖少阴在泉之岁，火克金，故大肠病也。

岁太阴在泉，草乃早荣， 新校正云：详此四字疑衍。湿淫所胜，则埃昏岩谷，黄反见黑，至阴之交[4]。民病饮积心痛耳聋，浑浑焞焞[5]，嗌肿喉痹，阴病血见，少腹痛肿，不得小便，病冲头痛，目似脱，项似拔，腰似折，髀不可以回[6]，腘如结，腨如别。谓甲辰、丙辰、戊辰、庚辰、壬辰、甲戌、丙戌、戊戌、庚戌、壬戌岁也。太阴为土，色见应黄于天中，而反见于北方黑处也。水土同见，故曰至阴之交，合其气色也。冲头痛，谓脑后眉间痛也。腘，谓膝后半曲脚之中也。腨，骺后软肉处也。 新校正云：按《甲乙经》，"耳聋浑浑焞焞，嗌肿喉痹，为三焦病。病冲头痛，目似脱，项似拔，腰似折，髀不可以回，腘如结，腨如裂，为膀胱足太阳病。"又少腹肿痛，不得小便，邪在三焦。盖太阴在泉之岁，土正克太阳，故病如是也。岁少阳在泉，火淫所胜，则焰明郊野，寒热更至。民病注泄赤白，少腹痛溺赤，甚则血便。少阴同候。谓乙巳、丁巳、己巳、辛巳、癸巳、乙亥、丁亥、己亥、辛亥、癸亥岁也。处寒之时，热更其气，热气既往，寒气后来，故云更至也。余候与少阴在泉正同。岁阳明在泉，燥淫所

---

①平野昧：四野昏暗不清。

②虐（zhuō 音拙）：指颧骨。明·张介宾："目下称虐。"

③蛰虫不藏：谓冬眠的虫当藏而不藏。

④至阴之交：湿土之气交合的现象，即指土色见于水位，为与至阴之气色交合。

⑤浑浑焞焞：形容耳中嗡嗡作响、听力不清。浑，浊貌。浑浑，不清貌。焞焞，声音洪大貌。这里形容耳中嗡嗡作响。

⑥髀不可以回：髀骨疼痛而不能环转。

胜，则霿雾清瞑①。民病喜呕，呕有苦，善大息，心胁痛不能反侧，甚则嗌干面尘，身无膏泽，足外反热。谓甲子、丙子、戊子、庚子、壬子、甲午、丙午、戊午、庚午、壬午岁也。霿雾，谓雾暗不分，似雾也。清，薄寒也。言雾起霿暗，不辨物形而薄寒也。心胁痛，谓心之傍，胁中痛也。面尘，谓面上如有触冒尘土之色也。　新校正云：按《甲乙经》病喜呕，呕有苦，善大息，心胁痛，不能反侧，甚则面尘，身无膏泽，足外反热，为胆病。嗌干面尘，为肝病。盖阳明在泉之气，金王克木，故病如是。又按《脉解》云："少阳所谓心胁痛者，言少阳盛也，盛者心之所表也，九月阳气尽而阴气盛，故心胁痛。所谓不可反侧者，阴气藏物也，物藏则不动，故不可反侧也。"岁太阳在泉，寒淫所胜，则凝肃惨慄。民病少腹控睾②，引腰脊，上冲心痛，血见，嗌痛颔肿。谓乙丑、丁丑、己丑、辛丑、癸丑、乙未、丁未、己未、辛未、癸未岁也。凝肃，谓寒气霭空，凝而不动，万物静肃其仪形也。惨慄，寒甚也。控，引也。睾，阴丸也。颔，颊车前牙之下也。　新校正云：按《甲乙经》嗌痛颔肿，为小肠病。又少腹控睾，引腰脊，上冲心肺，邪在小肠也。盖太阳在泉之岁。水克火，故病如是。

帝曰：善。治之奈何？

岐伯曰：诸气在泉，风淫于内，治以辛凉，佐以苦，以甘缓之，以辛散之，风性喜温而恶清，故治之凉，是以胜气治之也。佐以苦，随其所利也。木苦急，则以甘缓之。苦抑，则以辛散之。《藏气法时论》曰："肝苦急，急食甘以缓之。肝欲散，急食辛以散之。"此之谓也。食亦音饲，己曰食，他曰饲也。大法正味如此，诸为方者不必尽用之，但一佐二佐，病已则止，余气皆然，热淫于内，治以咸寒，佐以甘苦，以酸收之，以苦发之。热性恶寒，故治以寒也。热之大盛甚于表者，以苦发之；不尽，复寒制之；寒制不尽，复苦发之；以酸收之。甚者再方，微者一方，可使必已。时发时止，亦以酸收之。湿淫于内，治以苦热，佐以酸淡，以苦燥之，以淡泄之。湿与燥反，故治以苦热，佐以酸淡也。燥除湿，故以苦燥其湿也。淡利窍，故以淡渗泄也。《藏气法时论》曰："脾苦湿，急食苦以燥之。"《灵枢经》曰："淡利窍也。"《生气通天论》曰："味过于苦，脾气不濡，胃气乃厚。明苦燥也。"　新校正云：按《六元正纪大论》曰："下太阴，其化下甘温。"火淫于内，治以咸冷，佐以苦辛，以酸收之，以苦发之。火气大行心腹，心怒之所生也，咸性柔耎，故以治之，以酸收之。大法候其须汗者，以辛佐之，不必要资苦味令其汗也。欲柔耎者，以咸治之。《藏气法时论》曰："心欲耎，急食咸以耎之。心苦缓，急食酸以收之。"此之谓也。燥淫于内，治以苦温，佐以甘辛，以苦下之。温利凉性，故以苦治之。下，谓利之使不得也。　新校正云：按《藏气法时论》曰："肺苦气上逆，急食苦以泄之。用辛泻之，酸补之。"又按下文司天燥淫所胜，佐以酸辛。此云甘辛者，甘字疑当作酸。《六元正纪大论》云："下酸热。"与苦温之治又异。又云：以酸收之而安其下，甚则以苦泄之也。

---

①霿雾清瞑：指阳明在泉之年，下半年气候偏凉，天气阴暗。

②控睾：疼痛而牵引睾丸。

寒淫于内，治以甘热，佐以苦辛，以咸泻之，以辛润之，以苦坚之。以热治寒，是为摧胜，折其气用，令不滋繁也。苦辛之佐，通事行之。　新校正云：按《藏气法时论》曰：“肾苦燥，急食辛以润之。肾欲坚，急食苦以坚之。用苦补之，咸泻之。”旧注引此在湿淫于内之下，无义，今移于此矣。

帝曰：善。天气之变[①]何如？

岐伯曰：厥阴司天，风淫所胜，则太虚埃昏，云物以扰，寒生春气，流水不冰。民病胃脘当心而痛，上支两胁，鬲咽不通，饮食不下，舌本强，食则呕，冷泄腹胀，溏泄瘕水闭，蛰虫不去，病本于脾。谓乙巳、丁巳、己巳、辛巳、癸巳、乙亥、丁亥、己亥、辛亥、癸亥岁也。是岁民病集于中也。风自天行，故太虚埃起。风动飘荡，故云物扰也。埃，青尘也。不分远物是为埃昏。土之为病，其善泄利。若病水，则小便闭而不下。若大泄利，则经水亦多闭绝也。　新校正云：按《甲乙经》舌本强，食则呕，腹胀溏泄，瘕，水闭，为脾病。又胃病者，腹脾胀，胃脘当心而痛，上支两胁隔咽不通，食饮不下。盖厥阴司天之岁，木胜土，故病如是也。冲阳绝，死不治。冲阳在足跗上，动脉应手，胃之气也。冲阳脉微则食饮减少，绝则药食不入，亦下嗌还出也。攻之不入，养之不生，邪气日强，真气内绝，故其必死，不可复也。

少阴司天，热淫所胜，怫热至，火行其政。民病胸中烦热，嗌干，右胠满，皮肤痛，寒热咳喘，大雨且至，唾血血泄，鼽衄嚏呕，溺色变，甚则疮疡胕肿，肩背臂臑及缺盆中痛，心痛肺膜，腹大满，膨膨而喘咳，病本于肺。谓甲子、丙子、戊子、庚子、壬子、甲午、丙午、戊午、庚午、壬午岁也。怫热至，是火行其政乃尔。是岁民病集于右，盖以小肠通心故也。病自肺生，故曰病本于肺也。　新校正云：按《甲乙经》溺色变，肩背臂臑及缺盆中痛，肺胀满膨膨而喘咳，为肺病。鼽衄，为大肠病。盖少阴司天之岁，火克金，故病如是。又王注民病集于右，以小肠通心故。按《甲乙经》小肠附脊左环，回肠附脊右环。所说不应，得非火胜克金，而大肠病欤。尺泽绝，死不治。尺泽在肘内廉大文中，动脉应手，肺之气也。火烁于金，承大[②]之命，金气内绝，故必危亡，尺泽不至，肺气已绝，荣卫之气，宣行无主，真气内竭，生之何有哉。

太阴司天，湿淫所胜，则沉阴且布，雨变枯槁。胕肿骨痛阴痹，阴痹者按之不得，腰脊头项痛，时眩，大便难，阴气不用，饥不欲食，咳唾则有血，心如悬，病本于肾。谓乙丑、丁丑、己丑、辛丑、癸丑、乙未、丁未、己未、辛未、癸未岁也。沉，久也。肾气受邪，水无能润，下焦枯涸，故大便难也。　新校正云：按《甲乙经》饥不用食，咳唾则有血，心悬如饥状，为肾病。又邪在肾，则骨痛阴痹，阴痹者，按之而不得，腹胀腰痛，大便难，肩背颈项强痛，时眩。盖太阴司天之岁，土克水，故病如是矣。太溪绝，死不治。太溪在足内踝后跟骨上，动脉应手，肾之气也。土邪胜水而肾气内绝，邪甚正微，故方无所用矣。

---

①天气之变：指司天之气淫胜所致的病变。

②大：一本作“天”，作“天”义顺。

少阳司天，火淫所胜，则温气流行，金政不平。民病头痛发热恶寒而疟，热上皮肤痛，色变黄赤，传而为水，身面胕肿，腹满仰息，泄注赤白，疮疡咳唾血，烦心胸中热甚则鼽衄，病本于肺。谓甲寅、丙寅、戊寅、庚寅、壬寅、甲申、丙申、戊申、庚申、壬申岁也。火来用事，则金气受邪，故曰金政不平也。火炎于上，金肺受邪，客热内燔，水无能救，故化生诸病也。制火之客则已矣。新校正云：按《甲乙经》邪在肺，则皮肤痛，发寒热。盖少阳司天之岁，火克金，故病如是也。天府绝，死不治。天府在肘后内侧上，掖下同身寸之三寸，动脉应手，肺之气也。火胜而金脉绝，故死。

阳明司天，燥淫所胜，则木乃晚荣，草乃晚生，筋骨内变，民病左胠胁痛，寒清于中，感而疟，大凉革候，咳，腹中鸣，注泄鹜溏，名木敛，生菀于下，草焦上首①，心胁暴痛，不可反侧，嗌干面尘腰痛，丈夫㿗疝，妇人少腹痛，目昧眦，疡疮痤痈，蛰虫来见，病本于肝。谓乙卯、丁卯、己卯、辛卯、癸卯、乙酉、丁酉、己酉、辛酉、癸酉岁也。金胜，故草木晚生荣也。配于人身，则筋骨内应而不用也。大凉之气，变易时候，则人寒清发于中，内感寒气，则为痎疟也。大肠居右，肺气通之，今肺气内淫，肝居于左，故左胠胁痛如刺割也。其岁民自注泄，则无淫胜之疾也。大凉，次寒也。大凉且甚，阳气不行，故木容收敛，草荣悉晚。生气已升，阳不布令，故闭积生气而稸于下也。在人之应，则少腹之内，痛气居之。发疾于仲夏，疮疡之疾犹及秋中，疮痤之类生于上，痈肿之患生于下，疮色虽赤，中心正白，物气之常也。　新校正云：按《甲乙经》"腰痛不可以俛仰，丈夫㿗疝，妇人少腹肿，甚则嗌干面尘，为肝病。又胸满洞泄，为肝病。又心胁痛不能反侧，目锐眦痛，缺盆中肿痛，掖下肿马刀挟瘿，汗出振寒疟，为胆病。"盖阳明司天之岁，金克木，故病如是。又按《脉解》云："厥阳所谓㿗疝、妇人少腹肿者，厥阴者辰也。三月阳中之阴，邪在中，故曰㿗疝少腹肿也。"太冲绝，死不治。太冲在足大指本节后二寸，脉动应手，肝之气也。金来伐木，肝气内绝，真不胜邪，死其宜也。

太阳司天，寒淫所胜，则寒气反至，水且冰。血变于中，发为痈疡，民病厥心痛，呕血、血泄、鼽衄，善悲，时眩仆。运火炎烈，雨暴乃雹，胸腹满，手热肘挛掖冲②，心澹澹大动③，胸胁胃脘不安，面赤目黄，善噫嗌干，甚则色炲，渴而欲饮，病本于心。谓甲辰、丙辰、戊辰、庚辰、壬辰、甲戌、丙戌、戊戌、庚戌、壬戌岁也。太阳司天，寒气布化，故水且冰，而血凝皮肤之间，卫气结聚，故为痈也。若乘火运而火热炎烈，与水交战，故暴雨半珠形雹也。心气为噫，故善噫。是岁民病集于心胁之中也。阳气内郁，湿气下蒸，故心厥痛而呕血、血泄、鼽衄，面赤目黄，善噫，手热肘挛掖肿，嗌干。甚则寒气胜阳，水行

①名木敛……草焦上首：谓（大凉革候——大凉之气，变更其湿润生育的气候）树木生发之气被抑制而郁伏于下，草梢出现焦枯。

②掖冲：掖，即"腋"。冲，别本作"肿"。掖冲，即腋肿。

③心澹澹大动：谓心悸怔忡，悸动不安貌。

凌火，火气内郁，故渴而欲饮也。病始心生，为阴凌犯，故云病本于心也。　新校正云：按《甲乙经》手热肘挛掖肿，甚则胸胁支满，心澹澹大动，面赤目黄，为手心主病。又邪在心，则病心痛善悲，时眩仆。盖太阳司天之岁，水克火，故病如是。神门绝，死不治。神门，在手之掌后，锐骨之端，动脉应手，真心气也。水行乘火，而心气内结，神气已亡，不死何待，善知其诊，故不治也。所谓动气，知其藏也①。所以诊视而知死者何？以皆是藏之经脉动气，知神藏之存亡尔。

帝曰：善。治之奈何？谓可攻治者。

岐伯曰：司天之气，风淫所胜，平②以辛凉，佐以苦甘，以甘缓之，以酸泻之。厥阴之气，未为盛热，故曰凉药平之。夫气之用也，积凉为寒，积温为热。以热少之，其则温也。以寒少之，其则凉也。以温多之，其则热也。以凉多之，其则寒也。各当其分，则寒寒也，温温也，热热也，凉凉也，方书之用，可不务乎？故寒热温凉，商③降多少，善为方者，意必精通，余气皆然，从其制也。　新校正云：按本论上文云：上淫于下，所胜平之。外淫于内，所胜治之。故在泉曰治，司天曰平也。热淫所胜，平以咸寒，佐以苦甘，以酸收之。热气已退，时发动者，是为心虚，气散不敛，以酸收之。虽以酸收，亦兼寒助，乃能殄除其源本矣。热见太甚，则以苦发之。汗已便凉，是邪气尽，勿寒水之。汗已犹热，是邪气未尽，则以酸收之。已又热，则复汗之。已汗复热，是藏虚也，则补其心可矣。法则合尔，诸治热者，亦未必得再三发三治，况四变而反复者乎。湿淫所胜，平以苦热，佐以酸辛，以苦燥之，以淡泄之。湿气所淫，皆为肿满，但除其湿，肿满自衰。因湿生病不肿不满者，亦尔治之。湿气在上，以苦吐之，湿气在下，以苦泄之，以淡渗之，则皆燥也。泄，谓渗泄，以利水道下小便为法。然酸虽热，亦用利小便，去伏水也。治湿之病，不下小便，非其法也。　新校正云：按湿淫于内，佐以酸淡。此云酸辛者，辛疑当作淡。湿上甚而热④，治以苦温，佐以甘辛，以汗为故而止。身半以上，湿气余，火气复郁，郁湿相薄，则以苦温甘辛之药，解表流汗而祛之，故云以汗为除病之故而已也。火淫所胜，平以酸冷，佐以苦甘，以酸收之，以苦发之，以酸复之。热淫同。同热淫义，热亦如此法，以酸复其本气也。不复其气，则淫气空虚，招其损。燥淫所胜，平以苦湿，佐以酸辛，以苦下之。制燥之胜，必以苦湿，是以火之气味也。宜下必以苦，宜补必以酸，宜泻必以辛。清甚生寒，留而不去，则以苦湿下之。气有余，则以辛泻之。诸气同。　新校正云：按上文燥淫于内，治以苦温。此云苦湿者，湿当为温，文注中湿字三并当作温。又按《六元正纪大论》亦作苦小温。寒淫所胜，平

①所谓动气，知其藏也：谓临证时要根据五脏经脉的动脉搏动状况，来判断相关脏腑的生理、病理及预后。

②平：即治疗之义。

③商：别本并作“迁”，似是宜从。

④湿上甚而热：明·张介宾：“谓湿郁于上而成热也。”

以辛热，佐以甘苦，以咸泻之。淫散止之，不可过也。　新校正云：按上文寒淫于内，治以甘热，佐以苦辛。此云平以辛热，佐以甘苦者，此文为误。又按《六元正纪大论》云："太阳之政，岁宜苦以燥之也。"

帝曰：善。邪气反胜，治之奈何？不能淫胜于他气，反为不胜之气为邪以胜之。

岐伯曰：风司于地[①]，清反胜之，治以酸温，佐以苦甘，以辛平之。厥阴在泉，则风司于地，谓五寅岁、五申岁。邪气胜盛，故先以酸泻，佐以苦甘。邪气退则正气虚，故以辛补养而平之。热司于地，寒反胜之，治以甘热，佐以苦辛，以咸平之。少阴在泉，则热司于地，谓五卯、五酉之岁也。先泻其邪，而后平其正气也。湿司于地，热反胜之，治以苦冷，佐以咸甘，以苦平之。太阴在泉，则湿司于地，谓五辰、五戌岁也。补泻之义，余气皆同。火司于地，寒反胜之，治以甘热，佐以苦辛，以咸平之。少阳在泉，则火司于地，谓五巳、五亥岁也。燥司于地，热反胜之，治以平寒，佐以苦甘，以酸平之，以和为利。阳明在泉，则燥司于地，谓五子、五午岁也。燥之性，恶热亦畏寒，故以冷热和平为方制也。寒司于地，热反胜之，治以咸冷，佐以甘辛，以苦平之。太阳在泉，则寒司于地，谓五丑、五未岁也。此六气方治，与前淫胜法殊贯。云治者，泻客邪之胜气也。云佐者，皆所利所宜也。云平者，补已弱之正气也。

帝曰：其司天邪胜[②]何如？

岐伯曰：风化于天，清反胜之，治以酸温，佐以甘苦。亥巳岁也。热化于天，寒反胜之，治以甘温，佐以苦酸辛。子午岁也。湿化于天，热反胜之，治以苦寒，佐以苦酸。丑未岁也。火化于天，寒反胜之，治以甘热，佐以苦辛。寅申岁也。燥化于天，热反胜之，治以辛寒，佐以苦甘。卯酉岁也。寒化于天，热反胜之，治以咸冷，佐以苦辛。辰戌岁也。

帝曰：六气相胜[③]奈何？先举其用为胜。

岐伯曰：厥阴之胜，耳鸣头眩，愦愦[④]欲吐，胃鬲如寒。大风数举，倮虫不滋。胠胁气并，化而为热，小便黄赤，胃脘当心而痛，上支两胁，肠鸣飧泄，少腹痛，注下赤白，甚则呕吐，鬲咽不通。五巳、五亥岁也。心下脐上，胃之分。胃鬲，谓胃脘之上及大鬲之下，风寒气生也。气并，谓偏著一边。鬲咽，谓食饮入而复出也。　新校正云：按《甲乙经》胃病者，胃脘当心而痛，上支两胁，鬲咽不通也。

少阴之胜，心下热善饥，脐下反动，气游三焦。炎暑至，木乃津，草乃萎。呕逆躁烦，腹满痛，溏泄，传为赤沃。五子、五午岁也。沃，沫也。

①风司于地：谓厥阴风木在泉，下半年风气偏盛。余类此。

②其司天邪胜：谓与司天之气的性质相反的气候成为致病邪气。

③相胜：六气互有强弱，相互乘虚而为病也，如曰相胜。

④愦愦：谓烦乱之态。

太阴之胜，火气内郁，疮疡于中，流散于外，病在胠胁，甚则心痛热格①，头痛喉痹项强，独胜则湿气内郁，寒迫下焦，痛留顶②，互引眉间，胃满。雨数至，燥化乃见。少腹满，腰脽重强，内不便，善注泄，足下温，头重足胫胕肿，饮发于中，胕肿于上。五丑、五未岁也。湿胜于上，则火气内郁。胜于中，则寒迫下焦。水溢河渠，则鳞虫离水也。脽，谓臀肉也。不便，谓腰重内强直，屈伸不利也。独胜，谓不兼郁火也。胕肿于上，谓首面也。足胫肿，是火郁所生也。新校正云：详注云：水溢河渠，则鳞虫离水也。王作此注，于经文无所解。又按太阴之复云：大雨时行，鳞见于陆。则此文于雨数至下，脱少鳞见于陆四字。不然则王注无因为解也。

少阳之胜，热客于胃，烦心，心痛，目赤，欲呕，呕酸，善饥，耳痛，溺赤，善惊谵妄，暴热消烁。草萎水涸，介虫乃屈。少腹痛，下沃赤白。五寅、五申岁也。热暴甚，故草萎水涸，阴气消烁。介虫，金化也。火气大胜，故介虫屈伏。酸，醋水也。

阳明之胜，清发于中，左胠胁痛，溏泄，内为嗌塞，外发㿗疝。大凉肃杀，华英改容，毛虫乃殃。胸中不便，嗌塞而咳。五卯、五酉岁也。大凉肃杀，金气胜木，故草木华英，为杀气损削，改易形容，而焦其上首也。毛虫木化，气不宜金，故金政大行，而毛虫死耗也。肝木之气，下主于阴，故大凉行而㿗疝发也。胸中不便，谓呼吸回转，或痛或缓，急而不利便也。气太盛，故嗌塞而咳也。嗌，谓喉之下，接连胸中，肺两叶之间者也。

太阳之胜，凝溧且至，非时水冰，羽乃后化。痔疟发，寒厥入胃，则内生心痛，阴中乃疡，隐曲不利③，互引阴股，筋肉拘苛，血脉凝泣，络满色变，或为血泄，皮肤否肿，腹满食减，热反上行，头项囟顶脑户中痛，目如脱，寒入下焦，传为濡泻。五辰、五戌岁也。寒气凌逼，阳不胜之，故非寒时而止水冰结也。水气大胜，阳火不行，故诸羽虫生化而后也。拘，急也。苛，重也。络，络脉也。太阳之气，标在于巅，故热反上行于头也。以其脉起于目内眦，上额交巅上，入络脑，还出别下项，故囟顶及脑户中痛，目如欲脱也。濡，谓水利也。新校正云：按《甲乙经》痔疟，头项囟顶脑户中痛，目如脱，为太阳经病。

帝曰：治之奈何？

岐伯曰：厥阴之胜，治以甘清，佐以苦辛，以酸泻之。少阴之胜，治以辛寒，佐以苦咸，以甘泻之。太阴之胜，治以咸热，佐以辛甘，以苦泻之。少阳之胜，治以辛寒，佐以甘咸，以甘泻之。阳明之胜，治以酸温，佐以辛甘，以苦泄之。太阳之胜，治以甘热④，佐以辛酸，以咸泻之。六胜之至，皆先归其不胜己

①热格：指热邪格阻于上。

②痛留顶：清·于鬯："按留字于义可疑，或当囟字之形误。痛囟顶，犹下文言头项囟顶脑户中痛也。"

③阴中乃疡，隐曲不利：谓太阳经络肾属膀胱，故为阴部因患疮疡而小便不利。

④治以甘热：《新校正》："详此为治，皆先泻其不胜，而后泻其来胜。独太阳之胜，治以甘热为异。疑"甘"字，"苦"之误也。若云治以苦热，则六胜之治皆一贯也。"

者，故不胜者，当先泻之，以通其道，次泻所胜之气令其退释也。治诸胜而不泻遣之，则胜气浸盛而内生诸病也。 新校正云：详此为治，皆先泻其不胜，而后泻其来胜，独太阳之胜治以甘热为异，疑甘字苦之误也。若云治以苦热，则六胜之治皆一贯也。

帝曰：六气之复何如？复，谓报复，报其胜也。凡先有胜，后必有复。 新校正云：按《玄珠》云：六气分正化对化，厥阴正司于亥，对化于巳。少阴正司于午，对化于子。太阴正司于未，对化于丑。少阳正司于寅，对化于申。阳明正司于酉，对化于卯。太阳正司于戌，对化于辰。正司化令之实，对司化令之虚。对化胜而有复，正化胜而不复。此注云：凡先有胜，后必有复，似未然。

岐伯曰：悉乎哉问也！厥阴之复，少腹坚满，里急暴痛[①]。偃木飞沙，倮虫不荣。厥心痛，汗发呕吐，饮食不入，入而复出，筋骨掉眩清厥，甚则入脾，食痹而吐。里，腹胁之内也。木偃沙飞，风之大也。风为木胜，故土不荣。气厥，谓气冲胸胁而凌及心也，胃受逆气而上攻心痛也。痛甚，则汗发泄。掉，谓肉中动也。清厥，手足冷也。食痹，谓食已心下痛，阴阴然不可名也，不可忍也，吐出乃止，此为胃气逆而不下流也。食饮不入，入而复出，肝乘脾胃，故令尔也。冲阳绝，死不治。冲阳，胃脉气也。

少阴之复，燠热[②]内作，烦躁鼽嚏，少腹绞痛，火见燔焫，嗌燥，分注时止[③]，气动于左，上行于右。咳，皮肤痛，暴瘖心痛，郁冒不知人，乃洒淅恶寒，振慄谵妄，寒已而热，渴而欲饮，少气骨痿，隔肠不便，外为浮肿，哕噫。赤气后化，流水不冰，热气大行，介虫不复。病疿胗[④]疮疡，痈疽痤痔，甚则入肺，咳而鼻渊。火热之气，自小肠从脐下之左入大肠，上行至左胁，甚则上行于右而入肺，故动于左，上行于右，皮肤痛也。分注，谓大小俱下也。骨痿，言骨弱而无力也。隔肠，谓肠如隔绝而不便泻也，寒热甚则然。阳明先胜，故赤气后化。流水不冰，少阴之本司于地也。在人之应，则冬脉不凝。若高山穷谷，已是至高之处，水亦当冰，平下川流，则如经矣。水气内蒸，金气外拒，阳热内郁，故为疿胗疮疡。胗甚，亦为疮也。热少则外生疿胗，热多则内结痈痤，小肠有热则中外为痔，其复热之变，皆病于身后及外侧也。疮疡疿胗生于上，痈疽痤痔生于下，反其处者皆为逆也。天府绝，死不治。天府，肺脉气也。 新校正云：按上文少阴司天，热淫所胜，尺泽绝，死不治。少阳司天，火淫所胜，天府绝，死不治。此云少阴之复，天府绝，死不治。下文少阳之复，尺泽绝，死不治。文如相反者，盖尺泽、天府俱手太阴脉之所发动，故此互文也。

太阴之复，湿变乃举，体重中满，食饮不化，阴气上厥，胸中不便，饮发于

①里急暴痛：指小腹拘急疼痛。

②燠热：即郁热。

③分注时止：指二便失调之状。

④胗：通“疹”。

中，咳喘有声。大雨时行，鳞见于陆，头顶痛重，而掉瘛尤甚，呕而密默[1]，唾吐清液，甚则入肾，窍泻无度[2]。湿气内逆，寒气不行，太阳上流，故为是病。头项痛重，则脑中掉瘛尤甚。肠胃寒湿，热无所行，重灼胸府，故胸中不便，食饮不化。呕而密默，欲静密也。喉中恶冷，故唾吐冷水也。寒气易位，上入肺喉，则息道不利，故咳喘而喉中有声也。水居平泽，则鱼游于中，头顶囟痛，女人亦兼痛于眉间也。 新校正云：按上文太阴在泉，头痛项似拔。又太阴司天云头项痛，此云头顶痛，顶，疑当作项。太溪绝，死不治。太溪，肾脉气也。

少阳之复，大热将至，枯燥燔焫，介虫乃耗。惊瘛咳衄，心热烦躁，便数憎风，厥气上行，面如浮埃，目乃瞤瘛，火气内发，上为口糜呕逆，血溢血泄，发而为疟，恶寒鼓慄，寒极反热，嗌络焦槁，渴引水浆，色变黄赤，少气脉萎，化而为水，传为胕肿，甚则入肺，咳而血泄。火气专暴，枯燥草木，燔焰自生，故燔焫也。焫，音焫。火内炽，故惊瘛咳衄，心热烦躁，便数憎风也。火炎于上，则庶物失色，故如尘埃浮于面，而目瞤动也。火烁于内，则口舌糜烂呕逆，及为血溢血泄。风火相薄，则为温疟。气蒸热化，则为水病，传为胕肿。胕，谓皮肉俱肿，按之陷下，泥而不起也。如是之证，皆火气所生也。尺泽绝，死不治。尺泽，肺脉气也。

阳明之复，清气大举，森木苍乾，毛虫乃厉，病生胠胁，气归于左，善太息，甚则心痛否满，腹胀而泄，呕，苦咳，哕，烦心，病在鬲中，头痛，甚则入肝，惊骇筋挛。杀气大举，木不胜之，故苍青之叶，不及黄而干燥也。厉，谓疵厉，疾疫死也。清甚于内，热郁于外故也。太冲绝，死不治。太冲，肝脉气也。

太阳之复，厥气上行，水凝雨冰，羽虫乃死。心胃生寒，胸膈不利，心痛否满，头痛善悲，时眩仆，食减，腰脽反痛，屈伸不便。地裂冰坚，阳光不治。少腹控睾，引腰脊，上冲心，唾出清水，及为哕噫，甚则入心，善忘善悲。雨冰，谓雹也。寒而遇雹，死亦其宜。寒化于地，其上复土，故地体分裂，水积冰坚。久而不释，是阳光之气不治寒凝之物也。太阳之复，与不相持，上湿下寒，火无所往，心气内郁，热由是生，火热内燔，故生斯病。 新校正云：详注云，与不相持，不字疑作土。神门绝，死不治。神门，真心脉气。

帝曰：善。治之奈何？复气倍胜，故先问以治之。

岐伯曰：厥阴之复，治以酸寒，佐以甘辛，以酸泻之，以甘缓之。不大缓之，夏犹不已，复重于胜，故治以辛寒也。 新校正云：按别本治以酸寒，作治以辛寒也。少阴之复，治以咸寒，佐以苦辛，以甘泻之，以酸收之，辛苦发之，以咸耎之。不大发汗，以寒攻之，持至仲秋，热内伏结而为心热，少气少力而不能起矣。热伏不散，归于骨矣。太阴之复，治以苦热，佐以酸辛，以苦泻之，燥之，泄之。不燥泄之，久而为身肿腹满，关节不利，腨及伏兔怫满内作，膝腰胫内侧胕肿病。少阳之复，治以咸冷，佐以苦辛，以咸耎之，以酸收之，辛苦发

①密默：清·张志聪："密默者，欲闭户牖独居。"

②窍泻无度：明·张介宾："窍泻无度，以肾开窍于二便，而门户不要也。"

之。发不远热①，无犯温凉。少阴同法。不发汗以夺盛阳，则热内淫于四支，而为解㑊，不可名也。谓热不甚，谓寒不甚，谓强不甚，谓弱不甚，不可以名言，故谓之解㑊。粗医呼为鬼气恶病也。久久不已，则骨热髓涸齿干，乃为骨热病也。发汗夺阳，故无留热。故发汗者，虽热生病夏月，及差亦用热药以发之。当春秋时，纵火热胜，亦不得以热药发汗，汗不发而药热内甚，助病为虐，逆伐神灵，故曰无犯温凉。少阴气热，为疗则同，故云与少阴同法也。数夺其汗，则津竭涸，故以酸收，以咸润也。　新校正云：按《六元正纪大论》云：发表不远热。阳明之复，治以辛温，佐以苦甘，以苦泄之，以苦下之，以酸补之。泄，谓渗泄，汗及小便，汤浴皆是也。秋分前后则亦发之，春有胜则依胜法，或不已，亦汤渍和其中外也。怒复之后，其气皆虚，故补之以安全其气。余复治同。太阳之复，治以咸热，佐以甘辛，以苦坚之。不坚则寒气内变，止而复发，发而复止，绵历年岁，生大寒疾。

治诸胜复，寒者热之，热者寒之，温者清之，清者温之，散者收之，抑者散之，燥者润之，急者缓之，坚者耎之，脆者坚之，衰者补之，强者泻之。各安其气，必清必静，则病气衰去，归其所宗②，此治之大体也。太阳气寒，少阴、少阳气热，厥阴气温，阳明气清，太阴气湿，有胜复则各倍③其气以调之，故可使平也。宗，属也。调不失理，则余之气自归其所属，少之气自安其所居。胜复衰已，则各补养而平定之，必清必静，无妄挠之，则六气循环，五神安泰。若运气之寒热，治之平之，亦各归司天地气也。

帝曰：善。气之上下④，何谓也？

岐伯曰：身半以上，其气三⑤矣，天之分也，天气主之。身半以下，其气三⑥矣，地之分也。地气主之。以名命气，以气命处，而言其病。半，所谓天枢也⑦。身之半，正谓脐中也。或以腰为身半，是以居中为义，过天中也。中原之人悉如此矣。当伸臂指天，舒足指地，以绳量之，中正当脐也，故又曰半，所谓天枢也。天枢，正当脐两傍，同身寸之二寸也。其气三者，假如少阴司天，则上有热中有太阳兼之三也。六气皆然。司天者其气三，司地者其气三，故身半以上三气，身半以下三气也。以名言其气，以气言其处，以气处寒热，而言其病之形证也。则如足厥阴气，居足及股胫之内侧，上行于少腹循胁。足阳明气，在足之上，箭之外，股之前，上行腹脐之傍，循胸乳上面。足太阳气，起于目，上额络头，下项背过腰，横过髀枢股后，下行入腘贯腨，出外踝之后，足小指外侧。足太阴气，循足及股胫之内侧，上行腹胁之前。足少阴同之。足少阳气，循胫外

①发不远热：谓运用解表方法时，可以不避热气主时的季节。

②归其所宗：谓人体各种功能恢复到正常的状态。宗，归属之义。

③倍：违背之义。

④气之上下：指风、寒、暑、湿、燥、火六气分别有司天和在泉。

⑤其气三：身半以上之“其气三”，指初之气至三之气，为司天所主。

⑥其气三：指四之气至终之气，为在泉所主。在泉也主三步气位，故亦曰“其气三”。

⑦半，所谓天枢也：谓一年之半是阴阳升降的枢纽。人身亦同。

侧，上行腹胁之侧，循颊耳至目锐眦，在首之侧。此足六气之部主也。手厥阴、少阴、太阴气，从心胸横出，循臂内侧，至中指、小指、大指之端。手阳明、少阳、太阳气，并起手表，循臂外侧，上肩及甲上头。此手六气之部主也。欲知病诊，当随气所在以言之，当阴之分，冷病归之；当阳之分，热病归之，故胜复之作，先言病生寒热者，必依此物理也。新校正云：按《六微旨大论》云：天枢之上，天气主之；天枢之下，地气主之；气交之分，人气从之也。故上胜而下俱病者，以地名之，下胜而上俱病者，以天名之。彼气既胜，此未能复，抑郁不畅，而无所行，进则困于雠嫌，退则穷于怫塞，故上胜至则下与俱病，下胜至则上与俱病。上胜下病，地气郁也，故从地郁以名地病。下胜上病，天气塞也，故从天塞以名天病。夫以天名者，方顺天气为制，逆地气而攻之。以地名者，方从天气为制则可。假如阳明司天，少阴在泉，上胜而下俱病者，是怫于下而生也。天气正胜，天可逆之，故顺天之气，方同清也。少阴等司天，上下胜同法。新校正云：按《六元正纪大论》云："上胜则天气降而下，下胜则地气迁而上，此之谓也。"所谓胜至，报气屈伏而未发也①。复至则不以天地异名，皆如复气为法也。胜至未复而病生，以天地异名为式。复气以发，则所生无问上胜下胜，悉皆依复气为病，寒热之主也。

帝曰：胜复之动，时有常乎，气有必乎？

岐伯曰：时有常位，而气无必也②。虽位有常，而发动有无，不必定之也。

帝曰：愿闻其道也。

岐伯曰：初气终三气，天气主之，胜之常也。四气尽终气，地气主之，复之常也。有胜则复，无胜则否③。

帝曰：善。复已而胜何如？

岐伯曰：胜至则复，无常数也，衰乃止耳。胜微则复微，故复已而又胜，胜甚则复甚，故复已则少有再胜者也。假有胜者，亦随微甚而复之尔。然胜复之道，虽无常数，至其衰谢，则胜复皆自止也。复已而胜，不复则害，此伤生也。有胜无复，是复气已衰，衰不能复，是天真之气已伤败甚，而生意尽。

帝曰：复而反病何也？

岐伯曰：居非其位，不相得也④。大复其胜，则主胜之，故反病也，舍己宫观，适于他邦，己力已衰，主不相得，怨随其后，唯便是求，故力极而复，主反袭之，反自病者也。所谓火燥热也。少阳，火也。阳明，燥也。少阴，热也。少阴少阳在泉，为火居水位。阳明司天，为金居火位。金复其胜，则火主胜之。火复其胜，则水主胜之。余气胜复，则无主胜之病气也。故又曰：所谓火燥热也。

---

①报气屈伏而未发：谓报复之气还没有发生作用。

②时有常位，而气无必也：谓风、寒、暑、湿、燥、火六气分主六步，各有所主时间，但作为胜气出现，却没有固定时间。

③有胜则复，无胜则否：谓有胜气就一定有复气，没有胜气出现，也就不会有复气发生。

④居非其位，不相得也：谓复气的产生没有固定时间，就可能与六气主位不一致。

帝曰：治之何如？

岐伯曰：夫气之胜也，微者随之，甚者制之。气之复也，和者平之，暴者夺之。皆随胜气，安其屈伏，无问其数，以平为期，此其道也。随，谓随之。安，谓顺胜气以和之也。制，谓制止。平，谓平调。夺，谓夺其盛气也。治此者，不以数之多少，但以气平和为准度尔。

帝曰：善。客主之胜复奈何？客，谓天之六气。主，谓五行之位也。气有宜否，故各有胜复之者。

岐伯曰：客主之气，胜而无复也。客主自有多少，以其为胜与常胜殊。

帝曰：其逆从何如？

岐伯曰：主胜逆，客胜从，天之道也。客承天命，部统其方，主为之下，固宜只奉天命。不顺而胜，则天命不行，故为逆也。客胜于主，承天而行，理之道，故为顺也。

帝曰：其生病何如？

岐伯曰：厥阴司天，客胜则耳鸣，掉眩，甚则咳。主胜则胸胁痛，舌难以言。五巳、五亥岁也。少阴司天，客胜则鼽嚏，颈项强，肩背瞀热，头痛，少气，发热，耳聋，目瞑，甚则胕肿，血溢，疮疡，咳喘。主胜则心热烦躁，甚则胁痛支满。五子、五午岁也。太阴司天，客胜则首面胕肿，呼吸气喘；主胜则胸腹满，食已而瞀。五丑、五未岁也。少阳司天，客胜则丹胗外发，及为丹熛疮疡，呕逆，喉痹，头痛，嗌肿，耳聋，血溢，内为瘛疭；主胜则胸满，咳仰息，甚而有血，手热。五寅、五申岁也。阳明司天，清复内余[①]，则咳衄，嗌塞，心鬲中热，咳不止而白血出者死[②]。复，谓复旧居也。白血，谓咳出浅红色血，似肉似肺者。五卯、五酉岁也。 新校正云：详此不言客胜主胜者，以金居火位，无客胜之理，故不言也。太阳司天，客胜则胸中不利，出清涕，感寒则咳；主胜则喉嗌中鸣。五辰、五戌岁也。

厥阴在泉，客胜则大关节不利，内为痉强拘瘛，外为不便；主胜则筋骨繇并[③]，腰腹时痛。五寅、五申岁也。大关节，腰膝也。少阴在泉，客胜则腰痛，尻股膝髀腨胻足病，瞀热以酸，胕肿，不能久立，溲便变；主胜则厥气上行，心痛发热，鬲中，众痹皆作，发于胠胁，魄汗不藏，四逆而起。五卯、五酉岁也。太阴在泉，客胜则足痿下重，便溲不时，湿客下焦，发而濡泻，及为肿、隐曲之疾；主胜则寒气逆满，食饮不下，甚则为疝。五辰、五戌岁也。隐曲之疾，谓隐蔽委曲之处病也。少阳在泉，客胜则腰腹痛而反恶寒，甚则下白、溺白[④]；主胜则热反上行而客于心，心痛发热，格中而呕。少阴同候。五巳、五亥岁也。阳明在泉，客胜则清气动下，少腹坚满而数便泻；主胜则腰重腹痛，少腹生寒，下为鹜溏，则寒厥于

①清复内余：谓阳明燥金司天，受主气制约郁于内而不能外达。

②白血：肺在色为白，所以肺部出血称为白血。

③繇并：形容筋骨振摇强直，关节挛急不利。繇，通“摇”。并，挛缩。

④下白、溺白：大便白色或小便色白而浑浊。

肠，上冲胸中，甚则喘不能久立。五子、五午岁也。鹜，鸭也。言如鸭之后也。太阳在泉，寒复内余①，则腰尻痛，屈伸不利，股胫足膝中痛。五丑、五未岁也。新校正云：详此不言客主胜者，盖太阳以水居水位，故不言也。

帝曰：善。治之奈何？

岐伯曰：高者抑之，下者举之，有余折之，不足补之，佐以所利，和以所宜，必安其主客，适其寒温，同者逆之，异者从之②。高者抑之，制其胜也。下者举之，济其弱也。有余折之，屈其锐也。不足补之，全其气也。虽制胜扶弱，而客主须安。一气失所，则矛盾更作，榛棘互兴，各伺其便，不相得志，内淫外并，而危败之由作矣。同，谓寒热温清，气相比和者。异，谓水火金木土，不比和者。气相得者，则逆所胜之气以治之。不相得者，则顺所不胜气以治之。治火胜负，欲益者以其味，欲泻者亦以其味，胜与不胜，皆折其气也。何者？以其性躁动也。治热亦然。

帝曰：治寒以热，治热以寒，气相得者逆之，不相得者从之，余以知之矣。其于正味③何如？

岐伯曰：木位之主，其泻以酸，其补以辛。木位春分前六十一日，初之气也。火位之主，其泻以甘，其补以咸。君火之位，春分之后六十一日，二之气也。相火之位，夏至前后各三十日，三之气也。二火之气则殊，然其气用则一矣。土位之主，其泻以苦，其补以甘。土之位，秋分前六十一日，四之气也。金位之主，其泻以辛，其补以酸。金之位，秋分后六十一日，五之气也。水位之主，其泻以咸，其补以苦。水之位，冬至前后各三十日，终之气也。

厥阴之客，以辛补之，以酸泻之，以甘缓之。少阴之客，以咸补之，以甘泻之，以咸收之。 新校正云：按《藏气法时论》云：心苦缓，急食酸以收之。心欲耎，急食咸以耎之。此云以咸收之者误也。太阴之客，以甘补之，以苦泻之，以甘缓之。少阳之客，以咸补之，以甘泻之，以咸耎之。阳明之客，以酸补之，以辛泻之，以苦泄之。太阳之客，以苦补之，以咸泻之，以苦坚之，以辛润之。开发腠理，致津液、通气也。客之部主，各六十一日，居无常所，随岁迁移。客胜则泻客而补主，主胜则泻主而补客，应随当缓当急以治之。

帝曰：善。愿闻阴阳之三也何谓④？

岐伯曰：气有多少，异用也。太阴为正阴，太阳为正阳，次少者为少阴，次少者为少阳，又次为阳明，又次为厥阴，厥阴为尽，义具《灵枢·系日月论》中。 新校正云：按《六元正纪大论》云："何谓气有多少？鬼臾区曰：阴阳之

①寒复内余：丑未年太阳在泉，以寒水之客而加于金水之主，则为水居水位，无主客之胜的分别，故不说主胜或客胜，而统以寒复内余概之。

②同者逆之，异者从之：谓客气、主气相同而发病时，可用逆治（即正治）法治疗，客、主之气不同时发病，可用从治，或从客气发病规律而治，或从主气发病规律而治。

③正味：五行气化所生的五味各有所入，也即"五味入胃，各归所喜攻"，这种五味与五脏之间的不同亲和关系，分别称作五脏（或五气）的正味。

④阴阳之三：即阴阳各分为三。

气各有多少，故曰三阴三阳也。”

帝曰：阳明何谓也？

岐伯曰：两阳合明也。《灵枢·系日月论》曰：“辰者三月，主左足之阳明。巳者四月，主右足之阳明。两阳合于前，故曰阳明也。”

帝曰：厥阴何也？

岐伯曰：两阴交尽也。《灵枢·系日月论》曰：“戌者九月，主右足之厥阴。亥者十月，主左足之厥阴。两阴交尽，故曰厥阴也。”

帝曰：气有多少，病有盛衰， 新校正云：按《六元正纪大论》曰：“形有盛衰。”治有缓急，方有大小，愿闻其约①奈何？

岐伯曰：气有高下，病有远近，证有中外，治有轻重，适其至所为故也②。藏位有高下，府气有远近，病证有表里，药用有轻重，调其多少，和其紧慢，令药气至病所为故，勿太过与不及也。《大要》曰：君一臣二，奇之制也；君二臣四，偶之制也；君二臣三，奇之制也；君二臣六，偶之制③也。奇，谓古之单方。偶，谓古之复方也。单复一制皆有小大，故奇方云君一臣二，君二臣三；偶方云君二臣四，君二臣六也。病有小大，气有远近，治有轻重所宜，故云之制也。故曰：近者奇之，远者偶之，汗者不以奇，下者不以偶，补上治上制以缓，补下治下制以急，急则气味厚，缓则气味薄，适其至所，此之谓也。汗药不以偶方，气不足以外发泄；下药不以奇制，药毒攻而致过。治上补上，方迅急则止不住而迫下；治下补下，方缓慢则滋道路而力又微；制急方而气味薄，则力与缓等。制缓方而气味厚，则势与急同。如是为缓不能缓，急不能急，厚而不厚，薄而不薄，则大小非制，轻重无度。则虚实寒热，藏府纷挠，无由致理。岂神灵而可望安哉！病所远，而中道气味之者④，食而过之，无越其制度也。假如病在肾而心之气味，饲而冷足，仍急过之。不饲以气味，肾药凌心，心复益衰。余上下远近例同。是故平气之道，近而奇偶，制小其服也。远而奇偶，制大其服也。大则数少，小则数多。多则九之，少则二之。汤丸多少，凡如此也。近远，谓府藏之位也。心肺为近，肾肝为远，脾胃居中。三阳胞膻胆亦有远近，身三分之上为近，下为远也。或识见高远，权以合宜，方奇而分两偶，方偶而分两奇，如是者近而偶制，多数服之，远而奇制，少数服之，则肺服九，心服七，脾服五，肝服三，肾服二为常制矣。故曰小则数多，大则数少。 新校正云：详注云：三阳胞膻胆，一本作三肠，胞膻胆。再详三阳无义，三肠亦未为得。肠有大小，并膻肠为三，今已云胞膻，则不得云三肠，三当作二。奇之不去，则偶之，是谓重方。

①约：要约，引申为规律。

②适其至所：使治疗能有效地作用于病变的部位。

③奇之制，偶之制：即奇方与偶方。

④病所远而中道气味之者：谓病变部位深远的病，在服药后药力未达病灶部位时，其药效中途就已发挥了作用。

偶之不去，则反佐以取之[1]。所谓寒热温凉，反从其病也。方与其重也宁轻，与其毒也宁善，与其大也宁小。是以奇方不去，偶方主之，偶方病在，则反其佐，以同病之气而取之也。夫热与寒背，寒与热违。微小之热，为寒所折，微小之冷，为热所消。甚大寒热，则必能与违性者争雄，能与异气者相格，声不同不相应，气不同不相合，如是则且惮而不敢攻之，攻之则病气与药气抗行，而自为寒热以关闭固守矣。是以圣人反其佐以同其气，令声气应合，复令寒热参合，使其终异始同，燥润而败，坚则必折，柔脆自消尔。

帝曰：善。病生于本[2]，余知之矣。生于标[3]者，治之奈何？

岐伯曰：病反其本，得标之病，治反其本，得标之方。言少阴太阳之二气，余四气标本同。

帝曰：善。六气之胜，何以候之？

岐伯曰：乘其至也，清气大来，燥之胜也，风木受邪，肝病生焉。流于瞻也。热气大来，火之胜也，金燥受邪，肺病生焉。流于回肠大肠。　新校正云：详注云：回肠、大肠，按《甲乙经》回肠即大肠。寒气大来，水之胜也，火热受邪，心病生焉。流于三焦、小肠。湿气大来，土之胜也，寒水受邪，肾病生焉。流于膀胱。风气大来，木之胜也，土湿受邪，脾病生焉。流于胃。所谓感邪而生病也。外有其气，而内恶之，中外不喜，因而遂病，是谓感也。乘年之虚，则邪甚也。年木不足，外有清邪。年火不足，外有寒邪。年土不足，外有风邪。年金不足，外有热邪。年水不足，外有湿邪，是年之虚也。岁气不足，外邪凑甚。失时之和[4]，亦邪甚也。六气临统，与位气相克，感之而病，亦随所不胜而与内藏相应，邪复甚也。遇月之空[5]，亦邪甚也。谓上弦前，下弦后，月轮中空也。重感于邪，则病危矣。年已不足，邪气大至，是一感也。年已不足，天气克之，此时感邪，是重感也。内气召邪，天气不祐，病不危可乎？有胜之气，其必来复也。天地之气不能相无，故有胜之气，其必来复也。

帝曰：其脉至何如？

岐伯曰：厥阴之至其脉弦，耎虚而滑，端直以长，是谓弦。实而强则病，不实而微亦病，不端直长亦病，不当其位亦病，位不能弦亦病。少阴之至其脉钩，来盛去衰，如偃带钩，是谓钩。来不盛去反盛则病，来盛去盛亦病，来不盛去不盛亦病，不偃带钩亦病，不当其位亦病，位不能钩亦病。太阴之至其脉沉，沉，下也。按之乃得，下诸位脉也。沉甚则病，不沉亦病，不当其位亦病，位不能沉亦病。少阳之至大而浮，浮，高也。大，谓稍大诸位脉也。大浮甚则病，浮而不

---

①反佐以取之：谓在用寒药治疗热证时可用少量热药反佐配伍，热药治疗寒证时可用少量寒药仅作配伍。

②本：根本。指风寒热湿燥火六气。因为六气是物化发生的根本，也是疾病发生的根源，所以谓之“本”。清·高世栻：“风热湿火燥寒六气，所谓本也。”

③标：标象，效应。此处指三阴三阳。

④失时之和：谓四时主时之气失和。

⑤遇月之空：指月廓空缺之时。

大亦病，大而不浮亦病，不大不浮亦病，不当其位亦病，位不能大浮亦病。阳明之至短而涩，往来不利，是谓涩也。往来不远，是谓短也。短甚则病，涩甚则病，不短不涩亦病。不当其位亦病，位不能短涩亦病。太阳之至大而长①。往来远是谓长。大甚则病，长甚则病，长而不大亦病，大而不长亦病，不当其位亦病，位不能长大亦病。至而和则平，去太甚，则为平调。不弱不强，是为和也。至而甚则病，弦似张弓弦，滑如连珠，沉而附骨，浮高于皮，涩而止住，短如麻黍，大如帽簪，长如引绳，皆谓至而太甚也。至而反者病，应弦反涩，应大反细，应沉反浮，应浮反沉，应短涩反长滑，应耎虚反强实，应细反大，是皆为气反常平之候，有病乃如此见也。至而不至者病，气位已在，而脉气不应也。未至而至者病。按历占之，凡得节气，当年六位之分，当如南北之岁，脉象改易而应之。气序未移而脉先变易，是先天而至，故病。阴阳易者危②。不应天常，气见交错，失其恒位，更易见之，阴位见阳脉，阳位见阴脉，是易位而见也。二气之乱故危。　新校正云：按《六微旨大论》云："帝曰：其有至而至，有至而不至，有至而太过何也？岐伯曰：至而至者和，至而不至来气不及也，未至而至来气有余也。帝曰：至而不至，未至而至何如？岐伯曰：应则顺，否则逆，逆则变生，变生则病。帝曰：请言其应。岐伯曰：物生其应也，气脉其应也，所谓脉应，即此脉应也。"

帝曰：六气标本，所从不同，奈何？

岐伯曰：气有从本者，有从标本者，有不从标本者也。

帝曰：愿卒闻之。

岐伯曰：少阳太阴从本，少阴太阳从本从标，阳明厥阴，不从标本从乎中也。少阳之本火，太阴之本湿，本末同，故从本也。少阴之本热，其标阴；太阳之本寒，其标阳，本末异，故从本从标。阳明之中太阴，厥阴之中少阳，本末与中不同，故不从标本从乎中也。从本从标从中，皆以其为化主之用也。故从本者，化③生于本；从标本者，有标本之化；从中者，以中气为化也。化，谓气化之元主也。有病以元主气用寒热治之。　新校正云：按《六微旨大论》云：少阳之上，火气治之，中见阳明。厥阴之上，燥气治之，中见太阴。太阳之上，寒气治之，中见少阴。厥阴之上，风气治之，中见少阳。少阴之上，热气治之，中见太阳。太阴之上，湿气治之，中见阳明，所谓本也，本之下，中之见也，见之下，气之标也。本标不同，气应异象，此之谓也。

帝曰：脉从而病反④者，其诊何如？

---

①太阳之至大而长：谓太阳寒水之气偏盛，气候寒冷，脉象沉而有力。

②阴阳易者危：谓脉象的阴阳变化与季节寒热阴阳不相应，阴阳变化，冬时见阳脉，夏时见阴脉，多主病情危重、难治。

③化：化生，指物象、气候、疾病发生。此指风、寒、暑、湿、燥、火六气与三阴三阳之标象之间所产生的变化。既可以根据六气而生、变化，也可以顺随三阴三阳变化，还可以顺随中气而变化。

④脉从而病反：谓脉象与疾病可以一致，有时脉象与疾病相反。

岐伯曰：脉至而从，按之不鼓，诸阳皆然。言病热而脉数，按之不动，乃寒盛格阳而致之，非热也。

帝曰：诸阴之反，其脉何如？

岐伯曰：脉至而从，按之鼓甚而盛也。形证是寒，按之而脉气鼓击于手下盛者，此为热盛拒阴而生病，非寒也。

是故百病之起，有生于本者，有生于标者，有生于中气者。有取本而得者，有取标而得者，有取中气而得者，有取标本而得者，有逆取而得者，有从取而得者。反佐取之，是为逆取。奇偶取之，是为从取。寒病治以寒，热病治以热，是为逆取。从，顺也。逆，正顺也；若顺，逆也[①]。寒盛格阳，治热以热。热盛拒阴，治寒以寒之类，皆时谓之逆，外虽用逆，中乃顺也，此逆乃正顺也。若寒格阳而治以寒，热拒寒而治以热，外则虽顺，中气乃逆，故方若顺，是逆也。

故曰：知标与本，用之不殆。明知逆顺，正行无问，此之谓也。不知是者，不足以言诊，足以乱经[②]。故《大要》曰：粗工嘻嘻[③]，以为可知，言热未已，寒病复始。同气异形，迷诊乱经，此之谓也。嘻嘻，悦也。言心意怡悦，以为知道终尽也。六气之用，粗之与工，得其半也，厥阴之化，粗以为寒，其乃是温。太阳之化，粗以为热，其乃是寒。由此差互，用失其道，故其学问识用不达，工之道半矣。夫太阳少阴，各有寒化热，量其标本应用则正反矣。何以言之？太阳本为寒，标为热；少阴本为热，标为寒，方之用亦如是也。厥阴阳明，中气亦尔。厥阴之中气为热，阳明之中气为湿，此二气亦反，其类太阳少阴也。然太阳与少阴有标本，用与诸气不同，故曰同气异形也。夫一经之标本，寒热既殊，言本当究其标，论标合寻其本。言气不穷其标本，论病未辨其阴阳，虽同一气而生，且阻寒温之候，故心迷正理，治益乱经，呼曰粗工，允膺其称尔。

夫标本之道，要而博，小而大，可以言一而知百病之害；言标与本，易而勿损，察本与标，气可令调，明知胜复，为万民式[④]，天之道毕矣。天地变化，尚可尽知，况一人之诊，而云冥昧，得经之要，持法之宗，为天下师，尚卑其道，万民之式，岂曰大哉。 新校正云：按《标本病传论》云："在其在标而求之于标，有其在本而求之于本，有其在本而求之于标，有其在标而求之于本。故治有取标而得者，有取本而得者，有逆取而得者，有从取而得者。故知逆与从，正行无问。知标本者，万举万当；不知标本，是为妄行。夫阴阳逆从标本之为道也，小而大，言一而知百病之害；少而多，浅而博，可以言一而知百也。以浅而知深，察近而知远，言标与本，易而勿及。治反为逆，治得为从。先病而后逆者，治其本；先逆而后病者，治其本；先寒而后生病者，治其本；先热而后生病者，治其本；先热而后生中满者，治其标；先病而后泄者，治其本；先泄而后生他病

①逆，正顺也；若顺，逆也：逆治法就是常规治疗，若顺从疾病假象而治就是反治法。

②乱经：违反常规进行治疗。

③嘻嘻：形容粗工满足于一知半解的样子。

④式：模式，规范。

者，治其本。必且调之，乃治其他病。先病而后生中满者，治其标；先中满而后烦心者，治其本。人有客气，有同气。小大不利治其标，小大利治其本。病发而有余，本而标之，先治其本后治其标；病发而不足，标而本之，先治其标后治其本。谨察间甚，以意调之，间者并行，甚者独行。先小大不利而后生病者，治其本。此经论标本尤详。”

帝曰：胜复之变，早晏何如？岐伯曰：夫所胜者，胜至已病，病已愠愠①，而复已萌也。复心之愠，不远而有。夫所复者，胜尽而起，得位而甚②，胜有微甚，复有少多，胜和而和，胜虚而虚，天之常也。

帝曰：胜复之作，动不当位，或后时而至，其故何也？言阳盛于夏，阴盛于冬，清盛于秋，温盛于春，天之常候。然其胜复气用，四序不同，其何由哉？

岐伯曰：夫气之生，与其化，衰盛异也。寒暑温凉盛衰之用，其在四维③。故阳之动，始于温，盛于暑；阴之动，始于清，盛于寒。春夏秋冬，各差其分。言春夏秋冬四正之气，在于四维之分也。即事验之，春之温正在辰巳之月，夏之暑正在未申之月，秋之凉正在戌亥之月，冬之寒正在寅丑之月。春始于仲春，夏始于仲夏，秋始于仲秋，冬始于仲冬。故丑之月，阴结层冰于厚地；未之月，阳焰电掣于天垂；戌之月，霜清肃杀而庶物坚；辰之月，风扇和舒而陈柯荣秀。此则气差其分，昭然而不可蔽也。然阴阳之气，生发收藏，与常法相会，徵其气化及在人之应，则四时每差其日数，与常法相违。从差法，乃正当之也。故《大要》曰：彼春之暖，为夏之暑，彼秋之忿，为冬之怒，谨按四维，斥候④皆归，其终可见，其始可知。此之谓也。言气之少壮也。阳之少为暖，其壮也为暑；阴之少为忿，其壮也为怒。此悉谓少壮之异气，证用之盛衰，但立盛衰于四维之位，则阴阳终始应用皆可知矣。

帝曰：差有数乎？

岐伯曰：又凡三十度⑤也。度者，日也。　新校正云：按《六元正纪大论》曰：差有数乎？曰：后皆三十度而有奇也。此云三十度也者，此文为略。

帝曰：其脉应皆何如？

岐伯曰：差同正法，待时而去也⑥。脉亦差，以随气应也。待差日足，应王气至而乃去也。《脉要》曰：春不沉，夏不弦，冬不涩，秋不数，是谓四塞。天地四时之气，闭塞而无所运行也。沉甚曰病，弦甚曰病，涩甚曰病，数甚曰病。但应天和气，是则为平。形见太甚，则为力致，以力而致，安能久乎！故甚皆病。参见曰病，复见曰病，未去而去曰病，去而不去曰病，参，谓参和诸气来见。复见，谓再见已衰已死之气也。去，谓王已而去者也。日行之度未出于差，

---

①愠愠：指疾病蓄积潜伏阶段。愠，通“蕴”，蕴蓄。

②得位而甚：谓复气发生在其所主时位，气候变化剧烈，发病就严重。位，时位。

③四维：指农历三、六、九、十二月。

④斥候：观察之意。

⑤三十度：即三十日。

⑥待时而去：谓随四时气候变化的消失而应时之脉也会消失。

是为天气未出。日度过差，是谓天气已去，而脉尚在，既非得应，故曰病也。反者死。夏见沉，秋见数，冬见缓，春见涩，是谓反也。犯违天命，生其能久乎！新校正云：详上文秋不数，是谓四塞，此注云秋见数，是谓反，盖以脉差只在仲月，差之度尽而数不去，谓秋之季月而脉尚数，则为反也。故曰：气之相守司也，如权衡之不得相失也。权衡，秤也。天地之气，寒暑相对，温清相望，如持秤也。高者否，下者否，两者齐等，无相夺伦，则清静而生化各得其分也。夫阴阳之气，清静则生化治，动则苛疾起①，此之谓也。动，谓变动常平之候，而为灾眚也。苛，重也。　新校正云：按《六微旨大论》云："成败倚伏生乎动，动而不已则变作矣。"

帝曰：幽明何如？

岐伯曰：两阴交尽故曰幽，两阳合明故曰明。幽明之配，寒暑之异也②。两阴交尽于戌亥，两阳合明于辰巳，《灵枢·系日月论》云：亥，十月，左足之厥阴。戌，九月，右足之厥阴。此两阴交尽，故曰厥阴。辰，三月，左足之阳明。巳，四月，右足之阳明。此两阳合于前，故曰阳明。然阴交则幽，阳合则明，幽明之象，当由是也。寒暑位西南、东北，幽明位西北、东南。幽明之配，寒暑之位，诚斯异也。　新校正云：按《太始天元册》文云："幽明既位，寒暑弛张。"

帝曰：分至③何如？

岐伯曰：气至之谓至，气分之谓分，至则气同，分则气异，所谓天地之正纪也。因幽明之问，而形斯义也。言冬夏二至是天地气主岁至其所在也。春秋二分，是间气初、二、四、五，四气各分其政于主岁左右也。故曰至则气同，分则气异也。所言二至二分之气配者，此所谓是天地气之正纪也。

帝曰：夫子言春秋气始于前，冬夏气始于后，余已知之矣。然六气往复，主岁不常也，其补泻奈何？以分至明六气分位，则初气四气，始于立春立秋前各一十五日为纪法。三气六气，始于立夏立冬后各一十五日为纪法。由是四气前后之纪，则三气六气之中，正当二至日也。故曰春秋气始于前，冬夏气始于后也。然以三百六十五日易一气，一岁已往，气则改新，新气既来，旧气复去，所宜之味，天地不同，补泻之方，应知先后，故复以问之也。

岐伯曰：上下所主，随其攸利④，正其味，则其要也，左右同法。《大要》曰：少阳之主，先甘后咸；阳明之主，先辛后酸；太阳之主，先咸后苦；厥阴之主，先酸后辛；少阴之主，先甘后咸；太阴之主，先苦后甘。佐以所利，资以所生，是谓得气。主，谓主岁。得，谓得其性用也。得其性用，则舒卷由人。不得性用，则动生乖忤，岂祛邪之可望乎！适足以伐天真之妙气尔。如是先后之味，

①动则苛疾起：谓四时气候变动时，人体就会产生相应的病变。

②幽明之配，寒暑之异也：谓因为有四时阴阳的消长进退，才能产生气候的寒热不同。

③分至：指春分与秋分，夏至与冬至。

④上下所主，随其攸利：谓根据司天、在泉之气的发病，采取相应适宜方法治疗。上下，指司天、在泉之气。攸，作"所"解。所利，所宜。

皆谓有病先泻之而后补之也。

帝曰：善。夫百病之生也，皆生于风寒暑湿燥火，以之化之变[①]也。风寒暑湿燥火，天之六气也。静而顺者为化，动而变者为变，故曰之化之变也。经言盛者泻之，虚者补之，余锡以方士[②]，而方士用之，尚未能十全。余欲令要道[③]必行，桴鼓相应，犹拔刺雪污[④]。工巧神圣[⑤]，可得闻乎？针曰工巧，药曰神圣。新校正云：按《难经》云："望而知之谓之神，闻而知之谓之圣，问而知之谓之工，切脉而知之谓之巧，以外知之曰圣，以内知之曰神。"

岐伯曰：审察病机[⑥]，无失气宜，此之谓也。得其机要，则动小而功大，用浅而功深也。

帝曰：愿闻病机何如？

岐伯曰：诸[⑦]风掉眩，皆属于肝。风性动，木气同之。诸寒收引，皆属于肾。收，谓敛也。引，谓急也。寒物收缩，水气同也。诸气膹郁，皆属于肺。高秋气凉，雾气烟集，凉至则气热，复甚则气殚，征其物象，属可知也。膹，谓膹满。郁，谓奔迫也。气之为用，金气同之。诸湿肿满，皆属于脾。土薄则水浅，土厚则水深，土平则干，土高则湿，湿气之有，土气同之。诸热瞀瘛，皆属于火。火象徵。诸痛痒疮，皆属于心。心寂则痛微，心躁则痛甚，百端之起，皆自心生，痛痒疮疡生于心也。诸厥固泄，皆属于下。下，谓下焦肝肾气也。夫守司于下，肾之气也。门户束要，肝之气也，故厥固泄，皆属下也。厥，谓气逆也。固，谓禁固也。诸有气逆上行，及固不禁，出入无度，燥湿不恒，皆由下焦之主守也。诸痿喘呕，皆属于上。上，谓上焦心肺气也。炎热薄烁，心之气也，承热分化，肺之气也。热郁化上，故病属上焦。 新校正云：详痿之为病，似非上病，王注不解所以属上之由，使后人疑议。今按《痿论》云：五藏使人痿者，因肺热叶焦，发为痿躄，故云属于上也。痿，又谓肺痿也。诸禁鼓慄，如丧神守，皆属于火。热之内作。诸痉项强，皆属于湿。太阳伤湿。诸逆冲上，皆属于火。炎上之性用也。诸胀腹大，皆属于热。热郁于内，肺胀所生。诸躁狂越，皆属于火。热盛于胃，及四末也。诸暴强直，皆属于风。阳内郁而阴行于外。诸病有声，鼓之如鼓，皆属于热。谓有声也。诸病胕肿疼酸惊骇，皆属于火。热气多也。诸转反戾，水液浑浊，皆属于热。反戾，筋转也。水液，小便也。诸病水液，澄澈清冷，皆属于寒。上下所出，及吐出溺出也。诸呕吐酸，暴注下迫，皆

①之化之变：指风、寒、暑、湿、燥、火六气的化生和变化。明·张介宾："气之正者为化，气之邪者为变，故曰之化之变。"

②锡：通"赐"。方士：指医生。

③要道：指医学中重要的理论与技术。

④雪污：比喻治疗疾病，袪除病邪。雪，这里用作动词，意为洗除、治疗。污，原本作"汙"，诸本作污，喻病邪。

⑤工巧神圣：指医生诊治疾病的高明技术。

⑥病机：指疾病发生发展变化的机理。

⑦诸：表示不定之多数。

属于热。酸，酸水及味也。

故《大要》[①]曰：谨守病机，各司其属，有者求之，无者求之，盛者责之，虚者责之[②]。必先五胜[③]，踈其血气，令其调达，而致和平，此之谓也。深乎圣人之言，理宜然也。有无求之，虚盛责之，言悉由也。夫如大寒而甚，热之不热，是无火也；热来复去，昼见夜伏，夜发昼止，时节而动，是无火也，当助其心。又如大热而甚，寒之不寒，是无水也；热动复止，倏忽往来，时动时止，是无水也，当助其肾。内格呕逆，食不得入，是有火也。病呕而吐，食久反出，是无火也。暴速注下，食不及化，是无水也。溏泄而久，止发无恒，是无火也。故心盛则生热，肾盛则生寒。肾虚则寒动于中，心虚则热收于内。又热不得寒，是无水也。寒不得热，是无火也。夫寒之不寒，责其无水。热之不热，责其无火。热之不久，责心之虚。寒之不久，责肾之少。有者泻之，无者补之，虚者补之，盛者泻之，适其中外，踈其壅塞，令上下无碍，气血通调，则寒热自和，阴阳调达矣。是以方有治热以寒，寒之而水食不入，攻寒以热，热之而昏躁以生，此则气不踈通，壅而为是也。纪于水火，余气可知。故曰有者求之，无者求之，盛者责之，虚者责之，令气通调，妙之道也。五胜，谓五行更胜也。先以五行寒暑温凉湿，酸咸甘辛苦相胜为法也。

帝曰：善。五味阴阳之用何如？

岐伯曰：辛甘发散为阳，酸苦涌泄为阴[④]，咸味涌泄为阴，淡味渗泄[⑤]为阳。六者或收或散，或缓或急[⑥]，或燥或润，或耎或坚[⑦]，以所利而行之，调其气使其平也。涌，吐也。泄，利也。渗泄，小便也。言水液自回肠，泌别汁，渗入膀胱之中，自胞气化之，而为溺以泄出也。 新校正云：按《藏气法时论》云：辛散，酸收，甘缓，苦坚，咸耎。又云：辛酸甘苦咸，各有所利，或散或收，或缓或急，或坚或耎，四时五藏，病随五味所宜也。

帝曰：非调气而得者[⑧]，治之奈何，有毒无毒，何先何后？愿闻其道。夫病生之类，其有四焉，一者始因气动而内有所成，二者不因气动而外有所成，三者始因气动而病生于内，四者不因气动而病生于外。夫因气动而内成者，谓积聚癥瘕，瘤气瘿气，结核癫痫之类也。外成者，谓痈肿疮疡，痂疥疽痔，掉瘛浮肿，目赤瘭胗，胕肿痛痒之类也。不因气动而病生于内者，谓留饮澼食，饥饱劳损，宿食霍乱，悲恐喜怒，想慕忧结之类也。生于外者，谓瘴气贼魅，虫蛇蛊毒，蜚

①大要：古医书名，今已失传。

②盛者责之，虚者责之："责之"即"求之"。与上文"求"之句，异文同义。

③五胜：指五脏、五气的偏胜偏衰。

④涌泄：指催吐法和通泻法。

⑤渗泄：指利尿法。

⑥急：指荡涤攻下。

⑦坚：指坚阴止泻。

⑧非调气而得者：指不是应和六气胜复变化而患的病。调，应和也。此与下文"气调而得者"对言。

尸鬼击，冲薄坠堕，风寒暑湿，斫射刺割棰朴之类也。如是四类，有独治内而愈者，有兼治内而愈者，有独治外而愈者，有兼治外而愈者，有先治内后治外而愈者，有先治外后治内而愈者，有须齐毒而攻击者，有须无毒而调引者。凡此之类，方法所施，或重或轻，或缓或急，或收或散，或润或燥，或耎或坚，方士之用，见解不同，各擅己心，好丹非素，故复问之者也。

岐伯曰：有毒无毒，所治为主，适大小为制也。言但能破积愈疾，解急脱死，则为良方。非必要言以先毒为是，后毒为非，无毒为非，有毒为是，必量病轻重，大小制之者也。

帝曰：请言其制。

岐伯曰：君①一臣②二，制之小也；君一臣三佐③五，制之中也；君一臣三佐九，制之大也。寒者热之，热者寒之，微者逆之，甚者从之，夫病之微小者，犹水火④也。遇草而焫，得水而燔，可以湿伏，可以水灭，故逆其性气以折之攻之。病之大甚者，犹龙火也，得湿而焰，遇水而燔，不知其性以水湿折之，适足以光焰诣天，物穷方止矣；识其性者，反常之理，以火逐之，则燔灼自消，焰光扑灭。然逆之，谓以寒攻热，以热攻寒。从之，谓攻以寒热，虽从其性，用不必皆同。是以下文曰：逆者正治，从者反治，从少从多，观其事也。此之谓乎。 新校正云：按神农云：药有君臣佐使，以相宣摄。合和宜用一君二臣，三佐五使；又可一君二臣，九佐使也。坚者削之，客者除之，劳者温之，结者散之，留者攻之，燥者濡之，急者缓之，散者收之，损者温之⑤，逸者行之⑥，惊者平之，上之下之，摩之浴之，薄之⑦劫之⑧，开之发之，适事为故。量病证候，适事用之。

帝曰：何谓逆从？

岐伯曰：逆者正治，从者反治，从少从多，观其事也。言逆者，正治也。从者，反治也。逆病气而正治，则以寒攻热，以热攻寒。虽从顺病气，乃反治法也。从少，谓一同而二异。从多，谓二同而三异也。言尽同者，是奇制也。

帝曰：反治何谓？

岐伯曰：热因热用，寒因寒用⑨，塞因塞用，通因通用⑩，必伏其所主，而

①君：指治病的主药。

②臣：即辅助主药的药物。

③佐：辅助。

④水火：诸本并作“人火”，义胜可从。

⑤损者温之：诸本并作“益”，义胜可从。后世多随文演义，认为损伤阳气者，当用甘温益气之药治之。

⑥逸者行之：谓过度安逸而致气血壅塞迟滞者，当用行气活血之法治之。

⑦薄之：明·吴昆：“谓渐磨也。如日月薄蚀，以渐而蚀也。”又一说，指薄贴方法。

⑧劫之：谓用祛邪作用峻猛之药治疗。

⑨热因热用，寒因寒用：谓以寒治热，以热治寒。按：原本作“热因寒用，寒因热用”。今据下文“塞因塞用，通因通用”之例改为“热因热用，寒因寒用”。

⑩塞因塞用，通因通用：指用补益药物治疗虚性闭塞不通疡症的方法。用通利攻邪的药物治疗实性闭塞、中满之病证的方法。

先其所因，其始则同，其终则异。可使破积，可使溃坚，可使气和，可使必已。夫大寒内结，稸聚疝瘕，以热攻除，寒格热反，纵之则痛发尤甚，攻之则热不得前。方以蜜煎乌头，佐之以热，蜜多其药，服已便消。是则张公从此而以热因寒用也。有火气动，服冷已过，热为寒格，而身冷呕哕，嗌干口苦，恶热好寒，众议攸同，咸呼为热，冷治则甚，其如之何？逆其好则拒治，顺其心则加病，若调寒热逆，冷热必行，则热物冷服，下嗌之后，冷体既消，热性便发，由是病气随愈，呕哕皆除。情且不违，而致大益，醇酒冷饮，则其类矣，是则以热因寒用也。所谓恶热者，凡诸食余气主于生者（新校正云：详王字疑误“上”），见之已呕也。又病热者，寒攻不入，恶其寒胜，热乃消除。从其气则热增，寒攻之则不入。以豉豆诸冷药酒渍或温而服之，酒热气同，固无违忤，酒热既尽，寒药已行，从其服食，热便随散，此则寒因热用也。或以诸冷物、热齐和之，服之食之，热复围解，是亦寒因热用也。又热食猪肉及粉葵乳，以椒、姜、橘热齐和之，亦其类也。又热在下焦，治亦然。假如下气虚乏，中焦气拥，胠胁满甚，食已转增。粗工之见无能断也，欲散满则恐虚其下，补下则满甚于中，散气则下焦转虚，补虚则中满滋甚。医病参议，言意皆同，不救其虚，且攻其满，药入则减，药过依然，故中满下虚，其病常在。乃不知踈启其中，峻补于下，少服则资壅，多服则宣通，由是而疗，中满自除，下虚斯实，此则塞因塞用也。又大热内结，注泄不止，热宜寒疗，结复须除，以寒下之，结散利止，此则通因通用也。又大热凝内，久利溏泄，愈而复发，绵历岁年，以热下之，寒去利止，亦其类也。投寒以热，凉而行之，投热以寒，温而行之，始同终异，斯之谓也。诸如此等，其徒实繁，略举宗兆，犹是反治之道，斯其类也。　新校正云：按《五常政大论》云：治热以寒，温而行之，治寒以热，凉而行之。亦热因寒用，寒因热用之义也。

帝曰：善。气调而得者何如？

岐伯曰：逆之从之，逆而从之，从而逆之，踈气令调，则其道也。逆，谓逆病气以正治。从，谓从病气而反疗。逆其气以正治，使其从顺，从其病以反取，令彼和调，故曰逆从也。不踈其气令道路开通，则气感寒热而为变，始生化多端也。

帝曰：善。病之中外何如？

岐伯曰：从内之外者，调其内；从外之内者，治其外；各绝其源。从内之外而盛于外者，先调其内而后治于外；从外之内而盛于内者，先治其外而后调其内；皆谓先除其根属，后削其枝条也。中外不相及，则治主病。中外不相及，自各一病也。

帝曰：善。火热复，恶寒发热，有如疟状，或一日发，或间数日发，其故何也？

岐伯曰：胜复之气，会遇之时，有多少也。阴气多而阳气少，则其发日远；阳气多而阴气少，则其发日近。此胜复相薄，盛衰之节。疟亦同法①。阴阳齐

①疟亦同法：“疟亦同法”以上79字与上下文义不属，疑为错简。

等，则一日之中，寒热相半。阳多阴少，则一日一发而但热不寒。阳少阴多，则隔日发而先寒后热。虽胜复之气，若气微则一发后六七日乃发，时谓之愈而复发，或频三日发而六七日止，或隔十日发而四五日止者，皆由气之多少，会遇与不会遇也。俗见不远，乃谓鬼神暴疾，而又祈祷避匿，病势已过，旋至其毙，病者殒殁，自谓其分，致令冤魂塞于冥路，夭死盈于旷野，仁爱鉴兹，能不伤楚，习俗既久，难卒厘革，非复可改，未如之何，悲哉悲哉！

帝曰：论言治寒以热，治热以寒，而方士不能废绳墨①而更其道也。有病热者寒之而热，有病寒者热之而寒，二者皆在，新病复起，奈何治？谓治之而病不衰退，反因药寒热，而随生寒热病之新者也。亦有止而复发者，亦有药在而除药去而发者，亦有全不息者。方士若废此绳墨，则无更新之法，欲依标格，则病势不除，舍之则阻彼凡情，治之则药无能验，心迷意惑，无由通悟，不知其道，何恃而为，因药病生，新旧相对，欲求其愈，安可奈何？

岐伯曰：诸寒之而热者取之阴，热之而寒者取之阳，所谓求其属②也。言益火之源，以消阴翳，壮水之主，以制阳光，故曰求其属也。夫粗工褊浅，学未精深，以热攻寒，以寒疗热；治热未已而冷疾已生，攻寒日深而热病更起；热起而中寒尚在，寒生而外热不除；欲攻寒则惧热不前，欲疗热则思寒又止，进退交战，危亟已臻；岂知藏府之源，有寒热温凉之主哉。取心者不必齐以热，取肾者不必齐以寒；但益心之阳，寒亦通行；强肾之阴，热之犹可。观斯之故。或治热以热，治寒以寒，万举万全，孰知其意，思方智极，理尽辞穷。呜呼！人之死者，岂谓命，不谓方士愚昧而杀之耶！

帝曰：善。服寒而反热，服热而反寒，其故何也？

岐伯曰：治其王气③，是以反也。物体有寒热，气性有阴阳，触王之气，则强其用也。夫肝气温和，心气暑热，肺气清凉，肾气寒冽，脾气兼并之。故春以清治肝而反温，夏以冷治心而反热，秋以温治肺而反温，冬以热治肾而反寒，盖由补益王气太甚也。补王太甚，则藏之寒热气自多矣。

帝曰：不治王而然者何也？

岐伯曰：悉乎哉问也！不治五味属④也。夫五味入胃，各归所喜，攻⑤酸先入肝，苦先入心，甘先入脾，辛先入肺，咸先入肾，新校正云：按《宣明五气》篇云：五味所入：酸入肝，辛入肺，苦入心，咸入肾，甘入脾，是谓五入也。久而增气，物化之常也。气增而久，夭之由也。夫入肝为温，入心为热，入肺为清，入肾为寒，入脾为至阴而四气兼之，皆为增其味而益其气，故各从本藏之气用尔。故久服黄连苦参而反热者，此其类也。余味皆然。但人疏忽，不能精

①绳墨：指规矩、准绳。

②求其属：谓推求疾病本质属于阴或属于阳。

③王气：旺盛之气。

④不治五味属：虽然诊断无误，而治疗不效的原因，是治疗时没有研究药物主治功效理论而施治的结果。

⑤喜攻：指药物主要发挥作用的部位。

候矣。故曰久而增气，物化之常也。气增不已，益以岁年则藏气偏胜，气有偏胜则有偏绝，藏有偏绝则有暴夭者。故曰气增而久，夭之由也。是以《正理观化药集商较服饵[①]》曰："药不具五味，不备四气，而久服之，虽且获胜益，久必致暴夭。"此之谓也。绝粒服饵，则不暴亡，斯何由哉？无五谷味资助故也。复令食谷，其亦夭焉。

帝曰：善。方制君臣，何谓也？

岐伯曰：主病之谓君，佐君之谓臣，应臣之谓使，非上下三品之谓也。上药为君，中药为臣，下药为佐使，所以异善恶之名位。服饵之道当从此为法，治病之道，不必皆然。以主病者为君，佐君者为臣，应臣之用者为使，皆所以赞成方用也。

帝曰：三品何谓？

岐伯曰：所以明善恶之殊贯[②]也。三品，上中下品，此明药善恶不同性用也。　新校正云：按神农云：上药为君，主养命以应天；中药为臣，养性以应人；下药为佐使，主治病以应地也。

帝曰：善。病之中外[③]何如？前问病之中外，谓调气之法，今此未尽，故复问之。此下对，当次前求其属也之下，应古之错简也。

岐伯曰：调气之方，必别阴阳，定其中外，各守其乡，内者内治，外者外治，微者调之，其次平之，盛者夺之，汗之[④]下之，寒热温凉，衰之以属，随其攸利，病者中外，治有表里，在内者，以内治法和之；在外者，以外治法和之；气微不和，以调气法调之；其次大者，以平气法平之；盛甚不已，则夺其气，令甚衰也。假如小寒之气，温以和之；大寒之气，热以取之；甚寒之气，则下夺之，夺之不已则逆折之；折之不尽，则求其属以衰之。小热之气，凉以和之；大热之气，寒以取之；甚热之气，则汗发之；发之不尽，则逆制之；制之不尽，则求其属以衰之。故曰汗之下之，寒热温凉，衰之以属，随其攸利。攸，所也。谨道如法，万举万全，气血正平，长有天命。守道以行，举无不中，故能驱役草石，召遣神灵，调御阴阳，蠲除众疾，血气保平和之候，天真无耗竭之由。夫如是者，盖以舒卷在心，去留从意，故精神内守，寿命灵长。

帝曰：善。

①正理观化药集商较服饵：唐中期以前存世的药物学著作。

②善恶之殊贯：谓上、中、下三品主要是根据药物的有毒无毒、毒性大小来区分的，并以此来说明药物的不同等级。

③病之中外：指邪自外来、病发于外与邪自内生、病发于内者。

④汗之：原本作"汗者"，诸本作"汗之"，今改。

刺法论[①]篇第七十二（遗篇）

新校正云：详此二篇，亡在王注之前。按《病能论》篇末王冰注云："世本既阙第七二篇，谓此二篇也。而今世有《素问亡篇》及《昭明隐旨论》，以谓此三篇，仍托名王冰为注，辞理鄙陋，无足取者。旧本此篇名在《六元正纪篇》后列之，为后人移于此。若以《尚书》亡篇之名皆在前篇之末，则旧本为得。

黄帝问曰：升降不前[②]，气交有变，即成暴[③]郁，余已知之。如何预救生灵[④]，可得却[⑤]乎？

岐伯稽首再拜对曰：昭乎哉问！臣闻夫子言[⑥]，既明天元，须穷法刺[⑦]，可以折郁扶运，补弱全真，泻盛蠲[⑧]余，令除斯苦。

帝曰：愿卒闻之。

岐伯曰：升之不前，即有甚凶也。木欲升而天柱窒抑之，木欲发郁亦须待时，当刺足厥阴之井[⑨]。火欲升而天蓬窒抑之，火欲发郁亦须待时，君火相火同刺包络之荥。土欲升而天冲窒抑之，土欲发郁亦须待时，当刺足太阴之俞。金欲升而天英窒抑之，金欲发郁亦须待时，当刺手太阴之经。水欲升而天芮窒抑之，水欲发郁亦须待时，当刺足少阴之合。

帝曰：升之不前，可以预备，愿闻其降，可以先防。

岐伯曰：既明其升，必达其降也。升降之道，皆可先治也。木欲降而地晶窒

①刺法论：刺法，即针刺治疗方法。篇中主要讨论运气失常、疫疠之气流行的道理，同时提出了诸多预防方法，其中犹以刺法为主，故名"刺法论"。本篇主要论述了六气不向前移动而致郁发之病的针刺方法，六气不能迁正也不能退位所发生病证的刺法，六气司天在泉刚柔失守而发生疫疠之病的治法，预防治疗五疫之病的方法，以及外邪干犯内脏十二官发病的治法。由于全篇所论以针刺方法为主要内容，所以用"刺法"作为其篇名。

②升降不前：岁气的左右四间气，随着岁支的变动而变动，旧岁在泉的右间气升为新岁的司天之左间，故为升；旧岁司天的右间，降为新岁在泉的左间，故为降。

③暴：剧烈。

④生灵：在此指人类。

⑤却：退却、免去之意。明·张介宾："却，言预却其气，以免病也。"

⑥夫子：在指僦贷季。

⑦既明天元，须穷法刺：谓已懂得天地六元之气的变化规律，还必须精通穷究针刺治疗方法。

⑧蠲：祛除。

⑨井、荥、俞、经、合：指经穴中的五输穴。

抑之[1]，降而不入，抑之郁发，散而可得位[2]，降而郁发，暴如天间之待时也[3]，降而不下，郁可速矣，降可折其所胜也，当刺手太阴之所出[4]，刺手阳明之所入[5]。火欲降而地玄窒抑之，降而不入，抑之郁发，散而可矣，当折其所胜，可散其郁[6]，当刺足少阴之所出，刺足太阳之所入。土欲降而地苍窒抑之，降而不下，抑之郁发，散而可入[7]，当折其胜，可散其郁，当刺足厥阴之所出，刺足少阳之所入。金欲降而地彤窒抑之，降而不下，抑之郁发，散而可入，当折其胜，可散其郁，当刺心包络所出，刺手少阳所入也。水欲降而地阜窒抑之，降而不下，抑之郁发，散而可入，当折其土，可散其郁，当刺足太阴之所出，刺足阳明之所入。

帝曰：五运之至，有前后与升降往来，有所承抑之，可得闻乎刺法？

岐伯曰：当取其化源[8]也。是故太过取之，不及资之[9]。太过取之，次抑其郁[10]，取其运之化源，令折郁气；不及扶资，以扶运气，以避虚邪也。资取之法，令出《密语》[11]。

黄帝问曰：升降之刺，以知其要[12]，愿闻司天未得迁正[13]，使司化之失其常政，即万化之或其皆妄，然与民为病，可得先除，欲济群生[14]，愿闻其说。

岐伯稽首再拜曰：悉乎哉问！言其至理，圣念慈悯，欲济群生，臣乃尽陈斯道，可申洞微[15]。太阳复布[16]，即厥阴不迁正，不迁正气塞于上，当泻足厥阴之所流[17]。厥阴复布，少阴不迁正，不迁正即气塞于上，当刺心包络脉之所流。少

---

①地皛、地玄、地苍、地彤、地阜：也是金、水、木、火、土五星的别名。即金星为地皛，水星为地玄，木星为地苍，火星为地彤，土星为地阜。

②降而不入……散而可得位：欲降而不得入，抑而成郁，待郁气散才能得位。

③暴如天间之待时：此言气郁发作，其暴烈的程度如同司天间气应升不升时的郁气待时发作的情况一样。

④所出：即井穴，指脉气所发出之处。

⑤所入：即合穴。指脉气所入而内行之处。

⑥当折其所胜，可散其郁：明·张介宾："火郁不降，则心主受病，当治水之胜也。"

⑦土欲降……散而可入：明·张介宾："地苍，木星也。卯酉岁，太阴当降为地之左间，而木胜窒之，欲其郁发，当速刺也。"入，指司天右间降为在泉左间而得其位。

⑧取其化源：治其六气生化之本源。

⑨太过取之，不及资之：岁运太过者，所致的病证应采取泻法；岁运不及所致病证的治法应予以资助扶植。

⑩次抑其郁：按照升降的次序，抑制其郁滞的发作。

⑪《密语》：即《玄珠密语》，又谓《素问六气玄珠密语》。

⑫以知其要：已经知其大要。以，通"已"。

⑬迁正：上年司天左间迁为次年司天行令，或上年在泉左间，迁为次年在泉行令。

⑭群生：即众生，指人类。

⑮可申洞微：可以把深奥微妙的理论阐发明白。申，阐发明白。洞，幽深，指奥理精深。

⑯太阳复布：指上一年的太阳寒水司天之气继续布施，行使其权力。复布，在此指上一年的司天之气继续施布，发挥作用。

⑰所流：即荥穴。

阴复布，太阴不迁正，不迁正即气留于上，当刺足太阴之所流。太阴复布，少阳不迁正，不迁正则气塞未通，当刺手少阳之所流。少阳复布，则阳明不迁正，不迁正则气未通上，当刺手太阴之所流。阳明复布，太阳不迁正，不迁正则复塞其气，当刺足少阴之所流。

帝曰：迁正不前，以通其要。愿闻不退，欲折其余，无令过失[①]，可得明乎？

岐伯曰：气过有余，复作布正，是名不退位[②]也。使地气不得后化，新司天未可迁正[③]，故复布化令如故也。巳亥之岁天数有余[④]，故厥阴不退位也，风行于上，木化布天，当刺足厥阴之所入。子午之岁，天数有余，故少阴不退位也，热行于上，火余化布天，当刺手厥阴之所入。丑未之岁，天数有余，故太阴不退位也，湿行于上，雨化布天，当刺足太阴之所入。寅申之岁，天数有余，故少阳不退位也，热行于上，火化布天，当刺手少阳之所入。卯酉之岁，天数有余，故阳明不退位也，金行于上，燥化布天，当刺手太阴之所入。辰戌之岁，天数有余，故太阳不退位也，寒行于上凛水[⑤]化布天，当刺足少阴之所入。故天地气逆，化成民病，以法刺之，预可平痾[⑥]。

黄帝问曰：刚柔二干[⑦]，失守其位，使天运之气皆虚乎[⑧]？与民为病，可得平乎？

岐伯曰：深乎哉问！明其奥旨，天地迭移，三年化疫，是谓根之可见[⑨]，必有逃门[⑩]。

假令甲子，刚柔失守，刚未正，柔孤而有亏，时序不令，即音律非从，如此三年，变大疫也。详其微甚，察其浅深，欲至而可刺，刺之，当先补肾俞，次三日，可刺足太阴之所注。又有下位己卯不至，而甲子孤立者[⑪]，次三年作土疠[⑫]，

①欲折其余，无令过失：折服有余之气，不使其太过而形成疾病。

②不退位：指上一年的岁气有余太过，到新的一年还不能退居到司天或在泉的间气之位，继续布施政令，新岁的岁气不能迁居于正位，就称为不退位。

③使地气不得后化，新司天未可迁正：由于上一年的岁气有余不退位，所以旧岁的在泉之气也不能退后以行间气之化，因而新一年的司天之气也就不能迁居正位。

④天数有余：指司天的气数有余太过，不能按时退位。

⑤凛水：指凛冽的寒水之气。

⑥预可平痾：预先可以治疗将要发生的疾病。平，治疗。痾，疾病。

⑦刚柔二干：指十天干。天干中单数为阳干，其气刚强为刚干，即甲、丙、戊、庚、壬；天干中双数为阴干，其气柔弱为柔干，即乙、丁、己、辛、癸。

⑧天运之气皆虚：指司天、在泉与中运之气皆不足。

⑨天地迭移……是谓根之可见：司天在泉之气的不断更替变换，发生刚柔失守的情况，经三年左右，造成时疫流行，这是因司天在泉之气的更换而失守，是导致疾病发生的根源。

⑩逃门：指有避免时疫所伤的门路、办法。

⑪下位己卯不至，而甲子孤立者：下位指在泉，甲子年己卯在泉，己卯不能迁正，而使司天的甲子阳刚之气孤立无配。

⑫土疠：土运之年，因在泉不迁正而酿成的疠病流行。

其法补泻，一如甲子同法也。其刺以毕，又不须夜行及远行，令七日洁，清净斋戒，所有自来肾有久病者，可以寅时面向南，净神不乱，思闭气不息七遍，以引颈咽气顺之，如咽甚硬物，如此七遍后，饵舌下津令无数。

假令丙寅，刚柔失守，上刚干失守，下柔不可独主之，中水运非太过，不可执法而定之，布天有余，而失守上正，天地不合，即律吕音异①，如此即天运失序，后三年变疫。详其微甚，差有大小，徐至即后三年，至甚即首三年，当先补心俞，次五日，可刺肾之所入。又有下位地甲子②，辛巳柔不附刚，亦名失守，即地运皆虚，后三年变水疠，即刺法皆如此矣。其刺如毕，慎其大喜欲情于中，如不忌，即其气复散也，令静七日，心欲实，令少思。

假令庚辰，刚柔失守，上位失守，下位无合，乙庚金运，故非相招③，布天未退，中运胜来④，上下相错，谓之失守，姑洗林钟⑤，商音不应也，如此则天运化易，三年变大疫。详其天数，差有微甚，微即微，三年至，甚即甚，三年至，当先补肝俞，次三日，可刺肺之所行。刺毕，可静神七日，慎勿大怒，怒必真气却散之。又或在下地甲子、乙未失守者，即乙柔干，即上庚独治之，亦名失守者，即天运孤主之，三年变疠，名曰金疠，其至待时也，详其地数之等差，亦推其微甚，可知迟速尔。诸位乙庚失守，刺法同，肝欲平，即勿怒。

假令壬午，刚柔失守，上壬未迁正，下丁独然，即虽阳年，亏及不同⑥，上下失守，相招其有期，差之微甚，各有其数也⑦，律吕二角，失而不和，同音有日⑧，微甚如见，三年大疫，当刺脾之俞，次三日，可刺肝之所出也。刺毕，静神七日，勿大醉歌乐，其气复散，又勿饱食，勿食生物，欲令脾实，气无滞饱，无久坐，食无太酸，无食一切生物，宜甘宜淡。又或地下甲子，丁酉失守其位，未得中司，即气不当位，下不与壬奉合者，亦名失守，非名合德⑨，故柔不附

---

①律吕音异：阳律阴吕之音不相协调。音律分阴阳，阴者为律，阳者为吕。

②下位地甲子：指在泉的年干支。下位地，即在泉。甲子，在此泛指干支。以下诸“甲子”皆属此意。

③乙庚金运，故非相招：指太阳司天不迁正，司天之刚干庚不守于上。上位刚干失守，则下位之柔干亦不能相合，刚柔失守，上下不能相互呼应招引。

④布天未退，中运胜来：上一年己卯为阳明燥金司天，少阴君火在泉，本年庚辰中运属金，如果上一年司天的燥金之气未退位，则在泉的少阴君火就会在本年制胜中运之金。

⑤姑洗林钟：庚辰属金运太过，为太商，应于阳律姑洗，配司天；乙未属金运不及，应于阴吕林钟，即在泉。

⑥即虽阳年，亏及不同：壬属木运太过，因壬年的司天不能迁正，属丁之年的在泉单独迁正，木运不能气化，必见亏虚。所以虽是阳年，却不同于阳年为太过的规律。

⑦上下失守……各有其数也：谓司天不得迁正，上刚与下柔各守其位，虽有相合之期的远近迟速之数，应根据差异的大小不同而定。

⑧律吕二角……同音有日：阳律太角，阴吕少角，如果壬丁失守，司天在泉不能同时迁正，则律吕二角不能相合，待到上下同时迁正之日，律吕二角就协调同音。

⑨合德：指司天之干支与在泉的干支，能按时就位，阴阳相会，刚柔相配，上下相合，共同发挥应有的作用。德，得也。此指司天、在泉之气所产生的作用得到体现。

刚，即地运不合，三年变疠，其刺法一如木疫之法。

假令戊申，刚柔失守，戊癸虽火运，阳年不太过也，上失其刚，柔地独主，其气不正，故有邪干，迭移其位，差有浅深，欲至将合，音律先同①，如此天运失时，三年之中，火疫至矣，当刺肺之俞。刺毕，静神七日，勿大悲伤也，悲伤即肺动，而真气复散也，人欲实肺者，要在息气也。又或地下甲子，癸亥失守者，即柔失守位也，即上失其刚也，即亦名戊癸不相合德者也，即运与地虚，后三年变疠，即名火疠。

是故立地五年，以明失守，以穷法刺，于是疫之与疠，即是上下刚柔之名也，穷归一体也，即刺疫法，只有五法，即总其诸位失守，故只归五行而统之也。

黄帝曰：余闻五疫之至，皆相染易，无问大小，病状相似，不施救疗，如何可得不相移易者？

岐伯曰：不相染者，正气存内，邪不可干，避其毒气，天牝②从来，复得其往，气出于脑，即不邪干。气出于脑，即室先想心如日③。欲将入于疫室，先想青气自肝而出，左行于东，化作林木。次想白气自肺而出，右行于西，化作戈甲。次想赤气自心而出，南行于上，化作焰明。次想黑气自肾而出，北行于下，化作水。次想黄气自脾而出，存于中央，化作土。五气护身之毕，以想头上如北斗④之煌煌，然后可入于疫室。

又一法，于春分之日，日未出而吐之⑤。又一法，于雨水日后，三浴以药泄汗。又一法，小金丹方：辰砂二两，水磨雄黄一两，叶子雌黄⑥一两，紫金半两，同入合中，外固，了地一尺筑地实⑦，不用炉，不须药制，用火⑧二十斤煅之也，七日终，候冷七日取，次日出合子，埋药地中，七日取出，顺日研之三日⑨，炼白沙蜜为丸，如梧桐子大，每日望东吸日华气⑩一口，冰水下一丸，和气咽之，服十粒，无疫干也。

黄帝问曰：人虚即神游失守位，使鬼神外干，是致夭亡，何以全真？愿闻刺法。

---

①音律先同：指戊申年如果不发生司天不迁正时，刚柔相会，那么上戊申阳律太徵与下癸亥阴吕少徵首先表现出气和音协而和同。

②天牝：此指鼻子。

③即室先想心如日：指入病室之前，振作精神，如像阳气很充足一样，没有恐惧的心理。即，到也。即室，同后文"入于疫室"。日，太阳。这里指阳气如太阳光一样充足。

④北斗：即北斗星，常被作为指示方向和认识星座的重要标志。

⑤日未出而吐之：古代避疫的一种方法。在日出之前，将远志去心后所煎的药液，漱口吐出，可以达到预防疫气感染的作用。

⑥叶子雌黄：即上好的雌黄。因其纹理层叠如叶，故名。

⑦了地一尺筑地实：入地一尺筑一坚实的地穴。

⑧火：此指木炭一类燃料。

⑨顺日：每日或逐日。又清·高世栻："顺日，就日，犹向日也。"

⑩日华气：指日出时的精华之气。

岐伯稽首再拜曰：昭乎哉问！谓神移失守，虽在其体，然不致死，或有邪干，故令夭寿。只如厥阴失守，天以虚，人气肝虚，感天重虚①，即魂游于上，邪干厥大气，身温犹可刺之，刺其足少阳之所过，次刺肝之俞。人病心虚，又遇君相二火司天失守，感而三虚②，遇火不及，黑尸鬼③犯之，令人暴亡，可刺手少阳之所过，复刺心俞。人脾病，又遇太阴司天失守，感而三虚，又遇土不及，青尸鬼邪犯之于人，令人暴亡，可刺足阳明之所过，复刺脾之俞。人肺病，遇阳明司天失守，感而三虚，又遇金不及，有赤尸鬼干人，令人暴亡，可刺手阳明之所过，复刺肺俞。人肾病，又遇太阳司天失守，感而三虚，又遇水运不及之年，有黄尸鬼干犯人正气，吸人神魂，致暴亡，可刺足太阳之所过，复刺肾俞。

黄帝问曰：十二藏之相使，神失位，使神彩之不圆④，恐邪干犯，治之可刺，愿闻其要。

岐伯稽首再拜曰：悉乎哉，问至理，道真宗，此非圣帝，焉究斯源，是谓气神合道⑤，契符上天⑥。心者，君主之官，神明出焉，可刺手少阴之源。肺者，相傅之官，治节出焉，可刺手太阴之源。肝者，将军之官，谋虑出焉，可刺足厥阴之源。胆者，中正之官，决断出焉，可刺足少阳之源。膻中者，臣使之官，喜乐出焉，可刺心包络所流。脾为谏议之官，知周出焉，可刺脾之源。胃为仓廪之官，五味出焉，可刺胃之源。大肠者，传道之官，变化出焉，可刺大肠之源。小肠者，受盛之官，化物出焉，可刺小肠之源。肾者，作强之官，伎巧出焉，刺其肾之源。三焦者，决渎之官，水道出焉，刺三焦之源。膀胱者，州都之官，精液藏焉，气化则能出矣，刺膀胱之源。凡此十二官者，不得相失也。是故刺法有全神养真之旨，亦法有修真之道，非治疾也，故要修养和神也。道贵常存，补神固根，精气不散，神守不分，然即神守而虽⑦不去，亦能全真，人神不守，非达至真，至真之要，在乎天玄⑧，神守天息⑨，复入本元，命曰归宗⑩。

①重虚：指脏气已虚，又感受天之虚邪，谓之重虚。

②三虚：人体内伤而虚，司天在泉失守所造成的天虚，复感虚邪贼风为三虚。

③黑尸鬼：即感水疫邪气而死亡的人。因疫邪所致的死亡者，其死尸具有传染性，与之接触后亦可感而发病，所以称尸鬼，因接触患传染病而亡的死尸之后所感染的病叫尸传。以下青尸鬼、黄尸鬼等义皆同此。

④不圆：失去丰满充实的状态。

⑤气神合道：指人身精气神要合乎正常规律。

⑥契符上天：符合司天之气。契，合也。

⑦虽：通“唯”。

⑧天玄：即人身之精。

⑨神守天息：即胎息。

⑩归宗：谓返其本来的元气。

本病论[①]篇第七十三（遗篇）

黄帝问曰：天元九窒[②]，余已知之，愿闻气交，何名失守[③]？

岐伯曰：谓其上下升降，迁正退位，各有经论[④]，上下各有不前，故名失守也。是故气交失易位[⑤]，气交乃变[⑥]，变易非常[⑦]，即四时失序，万化不安[⑧]，变民病也。

帝曰：升降不前，愿闻其故，气交有变，何以明知？

岐伯曰：昭乎问哉！明乎道矣。气交有变，是为天地机[⑨]，但欲降而不得降者，地窒刑之。又有五运太过，而先天而至者，即交不前，但欲升而不得其升，中运抑之；但欲降而不得其降，中运抑之。于是有升之不前，降之不下者，有降之不下，升而至天者，有升降俱不前，作如此之分别，即气交之变。变之有异，常各各不同，灾有微甚者也[⑩]。

帝曰：愿闻气交遇会胜抑之由，变成民病，轻重何如？

岐伯曰：胜相会，抑伏使然。是故辰戌之岁，木气升之，主逢天柱，胜而不前。又遇庚戌，金运先天，中运胜之，忽然不前。木运升天，金乃抑之，升而不前，即清生风少，肃杀于春，露霜复降，草木乃萎。民病温疫早发，咽嗌乃干，

①本病论：本病，即病本。本篇论述了六气升降不前的气候变化与发病；六气不迁正、不退位的气候变化与发病；五运失守的气候变化与化疫致病规律，以及五脏虚实与气运失常而发病的关系。由于六气五运失常是疾病发生的自然界之本源，故篇名曰“本病”。

②九窒：指九星运行阻滞不畅。即《素问·刺法论》所指五星在天之五窒与在地之五窒合为十窒，此言九窒，乃应九宫九星之数。窒，阻抑。

③何名失守：此指客气六步的迁正退位失常。名，名称、概念。失守，六步之气升降运动失常。

④经论：常论，常理。经，常理，规范。

⑤气交失易位：指天地之气的升降运行失常，客气六步气位发生变异。

⑥气交乃变：指天地之气的上下运动规律紊乱。

⑦非常：超越常规。

⑧万化不安：万物的生长化收藏的运动规律受到干扰。

⑨天地机：指气交之变是天地运动变化的关键。机，机要，关键。

⑩灾有微甚者也：天星窒于上则升之不前，地星窒于下则降之不下，中运又有太过阻抑，因气的交变情况不同，所造成的灾害必有轻重之别。

四肢满①，肢节皆痛。久而化郁，即大风摧拉，折陨鸣紊。民病卒中偏痹，手足不仁。

是故巳亥之岁，君火升天，主窒天蓬②，胜之不前。又厥阴木迁正，则少阴未得升天，水运以至其中者。君火欲升，而中水运抑之。升之不前，即清寒复作，冷生旦暮。民病伏阳，而内生烦热，心神惊悸，寒热间作。日久成郁，即暴热乃至，赤风肿翳③，化疫，温疠暖作④，赤气彰而化火疫，皆烦而躁渴，渴甚，治之以泄之可止。

是故子午之岁，太阴升天，主窒天冲，胜之不前。又或遇壬子，木运先天而至者，中木运抑之也。升天不前，即风埃四起，时举埃昏，雨湿不化。民病风厥涎潮⑤，偏痹不随，胀满。久而伏郁，即黄埃化疫也，民病夭亡，脸肢府黄疸满闭⑥，湿令弗布，雨化乃微⑦。

是故丑未之年，少阳升天，主窒天蓬，胜之不前。又或遇太阴未迁正者，即少阳未升天也，水运以至者。升天不前，即寒雰反布，凛冽如冬，水复涸，冰再结，暄暖乍作，冷复布之，寒暄不时。民病伏阳在内，烦热生中，心神惊骇，寒热间争。以成久郁，即暴热乃生，赤风气瞳翳，化成郁疠，乃化作伏热内烦，痹而生厥，甚则血溢。

是故寅申之年，阳明升天，主窒天英，胜之不前。又或遇戊申戊寅，火运先天而至。金欲升天，火运抑之，升之不前，即时雨不降，西风数举，咸卤燥生⑧。民病上热，喘嗽血溢。久而化郁，即白埃翳雾⑨，清生杀气，民病胁满悲伤，寒鼽嚏嗌干，手拆⑩皮肤燥。

是故卯酉之年，太阳升天，主窒天芮，胜之不前。又遇阳明未迁正者，即太阳未升天也，土运以至。水欲升天，土运抑之，升之不前，即湿而热蒸，寒生两间⑪。民病注下，食不及化。久而成郁，冷来客热，冰雹卒至。民病厥逆而哕，热生于内，气痹于外，足胫酸疼，反生心悸懊热⑫，暴烦而复厥。

黄帝曰：升之不前，余已尽知其旨。愿闻降之不下，可得明乎？

---

①四肢满：此症与木气升之不前发病规律不合，据金刻本，当为“两胁满”。
②天蓬：水星之别称。
③赤风肿翳：热风聚集掩盖。肿，《释名》：“肿，钟也。寒热气所钟聚也。”又，一作瞳。翳，《扬子方言》：“翳，掩也。”有遮蔽之义。
④温疠暖作：指温疠病在气候温暖时发作。
⑤涎潮：涎液上涌如潮。
⑥脸肢府黄疸满闭：明·张介宾：“脸为阳明之经，四肢皆主于脾，府言大肠小肠皆属于胃，故为黄疸满闭等。”
⑦湿令弗布，雨化乃微：太阴湿土受抑，湿气不能布化行令，雨水减少。
⑧咸卤燥生：因阳明燥金之气不升而成郁气发作，气候干燥，使卤硝生于地面。
⑨白埃翳雾：言尘雾之气障目。白埃，尘埃。翳，遮掩。
⑩手拆：因肃杀之气大行，气候干燥，导致手部皮肤皲裂脱皮。
⑪两间：指天地之间。
⑫懊热：心中烦热。懊，烦闷。

岐伯曰：悉乎哉问！是之谓天地微旨，可以尽陈斯道，所谓升已必降也。至天三年，次岁必降，降而入地，始为左间也。如此升降往来，命之六纪者矣。是故丑未之岁，厥阴降地，主窒地皛，胜而不前，又或遇少阴未退位，即厥阴未降下，金运以至中。金运承之①，降之未下，抑之变郁，木欲降下，金承之，降而不下，苍埃远见，白气承之，风举埃昏，清躁②行杀，霜露复下，肃杀布令。久而不降，抑之化郁，即作风躁相伏，暄而反清，草木萌动，杀霜乃下，蛰虫未见，惧清伤藏。

是故寅申之岁，少阴降地，主窒地玄，胜之不入。又或遇丙申丙寅，水运太过，先天而至。君火欲降，水运承之，降而不下，即彤云才见，黑气反生③，暄暖如舒，寒常布雪，凛冽复作，天云惨凄。久而不降，伏之化郁，寒胜复热，赤风化疫，民病面赤心烦，头痛目眩也，赤气彰而温病欲作也。

是故卯酉之岁，太阴降地，主窒地苍，胜之不入。又或少阳未退位者，即太阴未得降也，或木运以至。木运承之，降而不下，即黄云见青霞彰，郁蒸作而大风，雾翳埃胜，折损乃作。久而不降也，伏之化郁，天埃黄气，地布湿蒸，民病四肢不举，昏眩肢节痛，腹满填臆④。

是故辰戌之岁，少阳降地，主窒地玄，胜之不入。又或遇水运太过，先天而至也。水运承之，水降不下，即彤云才见，黑气反生，暄暖欲生，冷气卒至，甚即冰雹也。久而不降，伏之化郁，冷气复热，赤风化疫，民病面赤心烦，头痛目眩也，赤气彰⑤而热病欲作也⑥。

是故巳亥之岁，阳明降地，主窒地彤，胜而不入。又或遇太阴未退位，即少阳未得降，即火运以至之。火运承之不下，即天清⑦而肃，赤气乃彰，暄热反作。民皆昏倦，夜卧不安，咽干引饮，懊热内烦，天清朝暮，暄还复作。久而不降，伏之化郁，天清薄寒，远生白气。民病掉眩，手足直而不仁，两胁作痛，满目𥉂𥉂。

是故子午之年，太阳降地，主窒地阜胜之，降而不入。又或遇土运太过，先天而至。土运承之，降而不入，即天彰黑气，暝暗凄惨，才施黄埃而布湿，寒化令气，蒸湿复令。久而不降，伏之化郁，民病大厥，四肢重怠，阴萎少力，天布沉阴，蒸湿间作。

①承之：在此指阻抑。司天之右间在上，岁运居中，所以司天右间气下降时，如果逢到岁运太过就会阻抑下降之气。下文“承之”均有此义。

②清躁：诸本均作“清燥”，似是。下“风躁”之“躁”，亦同。

③彤云才见，黑气反生：红色的云才出现，黑色云气反生。

④臆：指胸部。

⑤赤气彰：指少阳相火不降而成为郁气，待其郁发，火热之气显露。彰，显明也。

⑥热病欲作：寅申之岁云“温病欲作”，是少阴君火不降之故。此言“热病欲作”，是少阳相火不降之故。气不同，病各异。

⑦天清：《素问注证发微》、《类经》卷二十八均作“大清”。下文“天清”同此。作“大清”义胜。

帝曰：升降不前，晰知其宗，愿闻迁正，可得明乎？

岐伯曰：正司中位，是谓迁正位，司天不得其迁正者，即前司天以过交司之日[①]。即遇司天太过有余日也，即仍旧治天数，新司天未得迁正也。

厥阴不迁正，即风暄不时，花卉萎瘁，民病淋溲，目系转，转筋喜怒，小便赤。风欲令而寒由不去，温暄不正，春正失时[②]。少阴不迁正，即冷气不退[③]，春冷后寒，暄暖不时。民病寒热，四肢烦痛，腰脊强直。木气虽有余，位不过于君火也[④]。太阴不迁正，即云雨失令，万物枯焦，当生不发[⑤]。民病手足肢节肿满，大腹水肿，填臆不食，飧泄胁满，四肢不举。雨化欲令，热犹治之，温煦于气，亢而不泽。

少阳不迁正，即炎灼弗令，苗莠不荣，酷暑于秋，肃杀晚至，霜露不时。民病痎疟骨热，心悸惊骇；甚时血溢。阳明不迁正，则暑化于前，肃杀于后，草木反荣。民病寒热鼽嚏，皮毛折，爪甲枯焦，甚则喘嗽息高，悲伤不乐。热化乃布，燥化未令，即清劲未行，肺金复病。太阳不迁正，即冬清反寒，易令于春，杀霜在前，寒冰于后，阳光复治，凛冽不作，雰云待时。民病温疠至，喉闭嗌干，烦燥而渴，喘息而有音也。寒化待燥，犹治天气，过失序，与民作灾[⑥]。

帝曰：迁正早晚，以命[⑦]其旨，愿闻退位，可得明哉？

岐伯曰：所谓不退者，即天数未终，即天数有余，名曰复布政，故名曰再治天也，即天令如故，而不退位也。厥阴不退位，即大风早举，时雨不降，湿令不化，民病温疫，疵废[⑧]风生，民病皆肢节痛，头目痛，伏热内烦，咽喉干引饮。少阴不退位，即温生春冬，蛰虫早至，草木发生，民病膈热咽干，血溢惊骇，小便赤涩，丹瘤瘮疮疡留毒。太阴不退位，而取寒暑不时，埃昏布作，湿令不去，民病四肢少力，食饮不下，泄注淋满，足胫寒，阴萎闭塞，失溺，小便数。少阳不退位，即热生于春，暑乃后化，冬温不冻，流水不冰，蛰虫出见，民病少气，寒热更作，便血上热，小腹坚满，小便赤沃[⑨]，甚则血溢。阳明不退位，即春生清冷，草木晚荣，寒热间作，民病呕吐暴注，食饮不下，大便干燥，四肢不举，

①交司之日：大寒节是新旧岁中运及岁气交接之日。

②风欲令而寒由不去……春正失时：由于太阳寒水之气不退位，厥阴风木之气就不能按时迁正，寒气不去，风令不行，温暖之气不能按时而至，春季的政令就失去正常之序。

③少阴不迁正，即冷气不退：由于旧岁司天的厥阴风木不退位，新岁的君火不能居于司天正位，所以寒冷之气不消退，春寒持久。

④木气虽有余，位不过于君火也：木气虽然太过不退位，但其作用的时间不会超过二之气君火当令之时。

⑤太阴不迁正……当生不发：太阴不能迁正的原因是由于少阴君火不退位的缘故，所以湿气不行，云雨失去正令，君火之热气过盛反而使万物焦枯，得不到滋润而不能生发。

⑥寒化待燥……与民作灾：由于阳明燥金不退位，所以太阳寒水施于寒化之令，必须在阳明燥金施化之后才能主司天之气，由于寒化失于时序，于是就成为致人于病的灾害性气候。

⑦命：告也。

⑧疵废：皮肤起黑斑，肢体偏废。

⑨赤沃：指小便短赤，排尿灼痛。

目瞑掉眩。

太阳不退位，即春寒复作，冰雹乃降，沉阴昏翳，二之气寒犹不去，民病痹厥，阴痿失溺，腰膝皆痛，温疠晚发①。

帝曰：天岁早晚，余以知之，愿闻地数，可得闻乎？

岐伯曰：地下迁正升天及退位不前之法，即地土产化，万物失时之化也。

帝曰：余闻天地二甲子，十干十二支，上下经纬天地②，数有迭移③，失守其位，可得昭乎？

岐伯曰：失之迭位者，谓虽得岁正，未得正位之司④，即四时不节，即生大疫。注《玄珠密语》云：阳年三十年，除六年天刑，计有太过二十四年，除此六年，皆作太过之用，令不然之旨。今言迭支迭位，皆可作其不及也。

假令甲子阳年，土运太窒，如癸亥天数有余者，年虽交得甲子，厥阴犹尚治天，地已迁正，阳明在泉，去岁少阳以作右间，即厥阴之地阳明，故不相和奉者⑤也。癸已相会，土运太过，虚反受木胜，故非太过也，何以言土运太过？况黄钟不应太窒，木既胜而金还复，金既复而少阴如⑥至，即木胜如火而金复微，如此则甲已失守，后三年化成土疫，晚至丁卯，早至丙寅，土疫至也。大小善恶，推其天地，详乎太一⑦。又只如甲子年，如甲至子而合，应交司而治天，即下已卯未迁正，而戊寅少阳未退位者，亦甲已下有合也，即土运非太过，而木乃乘虚而胜土也，金次又行复胜之，即反邪化也。阴阳天地殊异尔，故其大小善恶，一如天地之法旨也。

假令丙寅阳年太过，如乙丑天数有余者，虽交得丙寅，太阴尚治天也，地已迁正，厥阴司地，去岁太阳以作右间，即天太阴而地厥阴，故地不奉天化也。乙辛相会，水运太虚，反受土胜，故非太过。即太簇之管⑧，太羽不应，土胜而雨化，水复即风。此者丙辛失守，其会后三年，化成水疫，晚至已巳，早至戊辰，甚即速，微即徐，水疫至也。大小善恶，推其天地数，乃太乙游宫。又只如丙寅年，丙至寅且合，应交司而治天，即辛巳未得迁正，而庚辰太阳未退位者，亦丙辛不合德也，即水运亦小虚而小胜，或有复，后三年化疠，名曰水疠，其状如水

①太阳不退位……温疠晚发：此四十一字原脱，据金刻本补。

②上下经纬天地：指天干地支所主的五运六气，应于司天在泉，主治天地间的气候变化。上下，指干支甲子。经纬，治理，主治。

③数有迭移：指十天干和十二地支相合，交错变化。数，指干支。迭移，所主的岁气更移其位。

④虽得岁正，未得正位之司：指六气按节气虽已得一年中应值之时，但时至而气不至，没有出现当司之气。

⑤不相和奉：以癸亥年之司天，临甲子年之在泉，上癸下已，不相和合。

⑥如：顺从之义。

⑦大小善恶……详乎太一：即详察北极星的运行情况，测知司天在泉的盛衰，土疫致病的轻重及预后吉凶。太一，即北极星，此与下文丙寅年太一游宫义同。太一游宫内容详见《灵枢·九宫八风》篇。

⑧管：指律管。阴六吕和阳六律，合称十二律，分别指长度不一的管乐。

疫，治法如前①。

假令庚辰阳年太过，如己卯天数有余者，虽交得庚辰年也，阳明犹尚治天，地已迁正，太阴司地，去岁少阴以作右间，即天阳明而地太阴也，故地下奉天也。乙已相会，金运太虚，反受火胜，故非太过也。即姑洗之管，太商不应，火胜热化，水复寒刑。此乙庚失守，其后三年化成金疫也，速至壬午，徐至癸未，金疫至也。大小善恶，推本年天数及太一也。又只如庚辰，如庚至辰，且应交司而治天，即下乙未未得迁正者，即地甲午少阴未退位者，且乙庚不合德也，即下乙未干失刚②，亦金运小虚也，有小胜，或无复，后三年化疠，名曰金疠，其状如金疫也，治法如前。

假令壬午阳年太过，如辛巳天数有余者，虽交后壬午年也，厥阴犹尚治天，地已迁正，阳明在泉，去岁丙申少阳以作右间，即天厥阴而地阳明，故地不奉天者也。丁辛相合会，木运太虚，反受金胜，故非太过也。即蕤宾之管，太角不应③，金行燥胜，火化热复。甚即速，微即徐，疫至大小善恶，推疫至之年天数及太一。又只如壬至午，且应交司而治之，即下丁酉未得迁正者，即地下丙申少阳未得退位者，见丁壬不合德也，即丁柔干失刚，亦木运小虚也，有小胜小复。后三年化疠，名曰木疠，其状如风疫，法治如前。

假令戊申阳年太过，如丁未天数太过者，虽交得戊申年也，太阴犹尚治天，地已迁正，厥阴在泉，去岁壬戌太阳以退位作右间，即天丁未，地癸亥，故地不奉天化也。丁癸相会，火运太虚，反受水胜，故非太过也。即夷则之管，上太徵不应④。此戊癸失守，其会后三年化疫也，速至庚戌。大小善恶，推疫至之年天数及太一。又只如戊申，如戊至申，且应交司而治天，即下癸亥未得迁正者，即地下壬戌太阳未退位者，见戊癸未合德也，即下癸柔干失刚，见火运小虚也，有小胜，或无复也，后三年化疠，名曰火疠也，治法如前。治之法可寒之泄之。

黄帝曰：人气不足，天气如虚，人神失守，神光⑤不聚，邪鬼⑥干人，致有夭亡，可得闻乎？

岐伯曰：人之五藏，一藏不足，又会⑦天虚，感邪之至也。人忧愁思虑即伤心，又或遇少阴司天，天数不及，太阴作接间至⑧，即谓天虚也，此即人气天气同

①治法如前：指前篇《素问·刺法论》中所举诸种刺治方法。下文同。

②下乙未干失刚："干"前当加一"柔"字，方与文例合。即庚辰年，庚辰刚干在上，乙未柔干在下，为刚柔相济，今下乙未不得迁正，则上刚干孤而无配，故曰"柔干失刚"。

③蕤宾之管，太角不应：明·张介宾："蕤宾之管，太角之律也，阳木不正，故蕤宾失音。"

④夷则之管，太徵不应：明·张介宾："夷则之管，火之律也，上管属阳，太徵也，下管属阴，少徵也。戊不得正，故上之太徵不应。"

⑤神光：此指神明也。

⑥邪鬼：即病邪。后文"五鬼"，即五种病邪。

⑦会：此谓遇、逢之义。

⑧太阴作接间至：明·张介宾："少阴司天之年，太阴尚在左间，若少阴不足，则太阴作接者，未当至而至矣。"

虚也。又遇惊而夺精，汗出于心，因而三虚[①]，神明失守，心为君主之官，神明出焉，神失守位，即神游上丹田[②]，在帝太一帝君泥丸宫下[③]，神既失守，神光不聚，却遇火不及之岁，有黑尸鬼见之，令人暴亡。

人饮食劳倦即伤脾，又或遇太阴司天，天数不及，即少阳作接间至，即谓之虚也，此即人气虚而天气虚也。又遇饮食饱甚，汗出于胃，醉饱行房，汗出于脾，因而三虚，脾神失守。脾为谏议之官，智周出焉，神既失守，神光失位而不聚也，却遇土不及之年，或己年或甲年失守，或太阴天虚，青尸鬼见之，令人卒亡。人久坐湿地，强力入水即伤肾，肾为作强之官，伎巧出焉，因而三虚，肾神失守。神志失位，神光不聚，却遇水不及之年，或辛不会符，或丙年失守，或太阳司天虚，有黄尸鬼至，见之令人暴亡。人或恚怒，气逆上而不下，即伤肝也，又遇厥阴司天，天数不及，即少阴作接间至，是谓天虚也，此谓天虚人虚也。又遇疾走恐惧，汗出于肝。肝为将军之官，谋虑出焉，神位失守，神光不聚，又遇木不及年，或丁年不符，或壬年失守，或厥阴司天虚也，有白尸鬼见之，令人暴亡也。已上五失守者，天虚而人虚也，神游[④]失守其位，即有五尸鬼干人，令人暴亡也，谓之曰尸厥。人犯五神易位，即神光不圆也[⑤]，非但尸鬼，即一切邪犯者，皆是神失守位故也。此谓得守者生，失守者死，得神者昌，失神者亡。

①三虚：指人气之虚，天气虚，心气虚。

②上丹田：道家谓人身脐下三寸为丹田。又，《抱朴子·地真篇》认为丹田有三：脐下为下丹田，心下为中丹田，两眉之间为上丹田。又，明·张介宾认为，“人之脑为髓海，是谓上丹田。”

③帝太一帝君泥丸宫：明·张介宾：“太乙帝君所居，亦曰泥丸宫，总众神者也。”《黄庭内景经》：“脑神精根字泥丸”。可见经义在于强调脑在一身之主宰功能。

④神游：明·张介宾：“神游者，神气虽游，未离于身，尚不即死，若脉绝身冷，口中涎塞，舌短卵缩，则无及矣，否则速救可苏也。”

⑤神光不圆：指五脏神明运转不达。与上文“神光不聚”义近，亦可从气功师所见的光解之。

中医五运六气全书

伤寒论

汉 张仲景 撰

目录

CONTENTS

整理说明

《伤寒论》创立了伤寒六经辨证，成为指导后世临床诊疗活动的重要文献。它从五运六气之三阴三阳六气角度出发理解伤寒六经，在后世占有很大的学术地位。

本次整理出版，是在杨鹏举、杨延巍、曹丽静注释的《伤寒论》的基础上进行的。同时，参考了其他版本，并根据《中医五运六气全书》统一体例作相应调整、选择、校勘、注释。

《伤寒卒病论》[1] 集

论曰：余每览越人[2]入虢之诊，望齐侯之色[3]，未尝不慨然叹其才秀也。怪当今居世之士，曾不留神医药，精究方术，上以疗君亲之疾，下以救贫贱之厄，中以保身长全，以养其生。但竞逐荣势，企踵权豪，孜孜汲汲，惟名利是务，崇饰其末，忽弃其本，华其外而悴其内，皮之不存，毛将安附焉。卒然遭邪风之气，婴[4]非常之疾，患及祸至，而方震栗，降志屈节，钦望巫祝，告穷归天，束手受败。赍[5]百年之寿命，持至贵之重器，委付凡医，恣其所措。咄嗟呜呼！厥身[6]已毙，神明消灭，变为异物，幽潜重泉，徒为啼泣。痛夫！举世昏迷，莫能觉悟，不惜其命，若是轻生，彼何荣势之云哉！而进不能爱人知人，退不能爱身知己，遇灾值祸，身居厄地，蒙蒙昧昧，蠢若游魂。哀乎！趋世之士，驰竞浮华，不固根本，忘躯徇物，危若冰谷，至于是也。余宗族素多，向余二百，建安纪年以来，犹未十稔[7]，其死亡者，三分有二，伤寒十居其七。感往昔之沦丧，伤横夭之莫救，乃勤求古训，博采众方，撰用《素问》、《九卷》、《八十一难》、《阴阳大论》、《胎胪药录》[8]，并《平脉辨证》，为《伤寒杂病论》合十六卷。虽未能尽愈诸病，庶可以见病知源。若能寻余所集，思过半矣。

夫天布五行，以运万类，人禀五常，以有五藏，经络府俞，阴阳会通，玄冥幽微，变化难极，自非才高识妙，岂能探其理致哉！上古有神农、黄帝、岐伯、伯高、雷公、少俞、少师、仲文[9]，中世有长桑[10]、扁鹊，汉有公乘阳庆[11]及仓公[12]，下此以往，未之闻也。观今之医，不念思求经旨，以演其所知，各承家技，终始顺旧。省疾问病，务在口给，相对斯须，便处汤药，按寸不及尺，握手不及足，人迎趺阳，三部不参，动数发息，不满五十，短期未知决诊，九候曾无仿佛，明堂阙庭[13]，尽不见察，所谓窥管而已。夫欲视死别生，实为难矣。孔子云：生而知之者上，学则亚之，多闻博识，知之次也。余宿尚方术，请事斯语。

---

①《伤寒卒病论》：恐系《伤寒杂病论》之误，正文有："《伤寒杂病论》合十六卷。"

②越人：指秦越人，即扁鹊，战国时代杰出医学家。

③入虢之诊，望齐侯之色：《史记·扁鹊仓公传》中记载秦越人治虢太子尸厥和望齐桓侯之色诊断和预后疾病的故事。

④婴：遭遇、遭受，谢惠连诗"平生无志意，少小婴忧患"。

⑤赍（jī 基）：拿着。

⑥厥（jué 绝）身：其身，他的生命。

⑦稔（rěn 忍）：年。

⑧《阴阳大论》、《胎胪药录》：汉前医药书籍，均佚。

⑨岐伯、伯高、雷公、少俞、少师、仲文：皆为传说中黄帝之臣，上古时期名医。

⑩长桑：即长桑君，战国时的医学家，扁鹊的老师。

⑪公乘阳庆：西汉时的医学家，淳于意的老师。

⑫仓公：西汉时期的著名医学家，因任太仓公之职，故人称仓公。

⑬明堂阙庭：指鼻部和额部中央，皆为望诊部位。

卷　一

辨脉法第一

问曰：脉有阴阳，何谓也？答曰：凡脉大、浮、数、动、滑，此名阳也；脉沉、涩、弱、弦、微，此名阴也。凡阴病见阳脉者生，阳病见阴脉者死。

问曰：脉有阳结、阴结者，何以别之？答曰：其脉浮而数，能食，不大便者，此为实，名曰阳结也，期十七日当剧。其脉沉而迟，不能食，身体重，大便反鞕①，名曰阴结也，期十四日当剧。

问曰：病有洒淅恶寒，而复发热者，何？答曰：阴脉不足，阳往从之；阳脉不足，阴往乘之。曰：何谓阳不足？答曰：假令寸口脉微，名曰阳不足，阴气上入阳中，则洒淅恶寒也。曰：何谓阴不足？答曰：尺脉弱，名曰阴不足，阳气下陷入阴中，则发热也。

阳脉浮一作微，阴脉弱者，则血虚，血虚则筋急也。其脉沉者，荣气微也。其脉浮，而汗出如流珠者，卫气衰也。荣气微者，加②烧针，则血留不行，更发热而躁烦也。

脉蔼蔼，如车盖者，名曰阳结也。一云：秋脉。

脉累累，如循长竿者，名曰阴结也。一云：夏脉。

脉瞥瞥，如羹上肥者，阳气微也。

脉萦萦，如蜘蛛丝者，阳气衰也。一云：阴气。

脉绵绵，如泻漆之绝者，亡其血也。

脉来缓，时一止复来者，名曰结。脉来数，时一止复来者，名曰促一作：纵。脉阳盛则促，阴盛则结，此皆病脉。

阴阳相搏，名曰动。阳动则汗出，阴动则发热。形冷恶寒者，此三焦伤也。

若数脉见于关上，上下无头尾，如豆大，厥厥动摇者，名曰动也。阳脉浮大而濡，阴脉浮大而濡，阴脉与阳脉同等者，名曰缓也。脉浮而紧者，名曰弦也。弦者状如弓弦，按之不移也。脉紧者，如转索无常也。

脉弦而大，弦则为减，大则为芤。减则为寒，芤则为虚。寒虚相搏，此名为革。妇人则半产、漏下，男子则亡血、失精。

---

①鞕（yìng）：同“硬”，坚之意。下同，不再注。

②加：施及；射。射，引申为“刺”。

问曰：病有战而汗出，因得解者，何也？答曰：脉浮而紧，按之反芤，此为本虚，故当战而汗出也。其人本虚，是以发战，以脉浮，故当汗出而解也。若脉浮而数，按之不芤，此人本不虚，若欲自解，但汗出耳，不发战也。

问曰：病有不战而汗出解者，何也？答曰：脉大而浮数，故知不战汗出而解也。

问曰：病有不战、不汗出而解者，何也？答曰：其脉自微，此以曾发汗、若吐、若下、若亡血，以内无津液，此阴阳自和，必自愈，故不战、不汗出而解也。

问曰：伤寒三日，脉浮数而微，病人身凉和者，何也？答曰：此为欲解也，解以夜半。脉浮而解者，濈[①]然汗出也。脉数而解者，必能食也。脉微而解者，必大汗出也。

问曰：脉病，欲知愈未愈者，何以别之？答曰：寸口、关上、尺中三处，大小、浮沉、迟数同等，虽有寒热不解者，此脉阴阳为和平，虽剧当愈。

师曰：立夏得洪一作：浮大脉，是其本位。其人病，身体苦疼重者，须发其汗。若明日身不疼不重者，不须发汗。若汗濈濈自出者，明日便解矣。何以言之？立夏脉洪大，是其时脉，故使然也。四时仿此。

问曰：凡病欲知何时得？何时愈？答曰：假令夜半得病者，明日日中愈。日中得病者，夜半愈。何以言之？日中得病，夜半愈者，以阳得阴则解也。夜半得病，明日日中愈者，以阴得阳则解也。

寸口脉浮为在表，沉为在里，数为在府，迟为在藏。假令脉迟，此为在藏也。

趺阳[②]脉浮而涩，少阴脉如经者，其病在脾，法当下利。何以知之？若脉浮大者，气实血虚也。今趺阳脉浮而涩，故知脾气不足，胃气虚也。以少阴脉弦而浮一作：沉才见，此为调脉，故称如经也。若反滑而数者，故知当屎脓[③]也。

寸口脉浮而紧，浮则为风，紧则为寒。风则伤卫，寒则伤荣。荣卫俱病，骨节烦疼，当发其汗也。

趺阳脉迟而缓，胃气如经也。趺阳脉浮而数，浮则伤胃，数则动脾，此非本病，医特下之所为也。荣卫内陷，其数先微，脉反但浮，其人必大便鞕，气噫而除。何以言之？本以数脉动脾，其数先微，故知脾气不治，大便鞕，气噫而除。今脉反浮，其数改微，邪气独留，心中则饥，邪热不杀谷，潮热发渴，数脉当迟缓，脉因前后度数如法，病者则饥。数脉不时，则生恶疮也。

师曰：病人脉微而涩者，此为医所病也。大发其汗，又数大下之，其人亡血，病当恶寒，后乃发热，无休止时，夏月盛热，欲著复衣，冬月盛寒，欲裸其身，所以然者，阳微则恶寒，阴弱则发热。此医发其汗，使阳气微，又大下之，令阴气弱。五月之时，阳气在表，胃中虚冷，以阳气内微，不能胜冷，故欲著复衣。十一月之时，阳气在里，胃中烦热，以阴气内弱，不能胜热，故欲裸其身。

①濈：指汗出不断像流水的样子。

②趺阳：指脚背上面。

③屎脓：《敦煌本伤寒论》、《金匮玉函经》、《高继冲本伤寒论》皆作“溺脓”。

又阴脉迟涩，故知血亡也。

脉浮而大，心下反鞕，有热，属藏者，攻之，不令发汗。属府者，不令溲数，溲数则大便鞕。汗多则热愈，汗少则便难，脉迟尚未可攻。

脉浮而洪，身汗如油，喘而不休，水浆不下，形体不仁，乍静乍乱，此为命绝也。又未知何藏先受其灾，若汗出发润，喘不休者，此为肺先绝也。阳反独留，形体如烟熏，直视摇头者，此为心绝也。唇吻反青，四肢漐习[①]者，此为肝绝也。环口黧黑，柔汗发黄者，此为脾绝也。溲便遗失、狂言、目反[②]直视者，此为肾绝也。又未知何藏阴阳前绝，若阳气前绝，阴气后竭者，其人死，身色必青。阴气前绝，阳气后竭者，其人死，身色必赤，腋下温，心下热也。

寸口脉浮大，而医反下之，此为大逆。浮则无血，大则为寒，寒气相搏，则为肠鸣。医乃不知，而反饮冷水，令汗大出，水得寒气，冷必相搏，其人即噎。

趺阳脉浮，浮则为虚，浮虚相搏，故令气噎，言胃气虚竭也。脉滑则为哕。此为医咎，责虚取实，守空迫血。脉浮，鼻中燥者，必衄也。

诸脉浮数，当发热，而洒淅[③]恶寒。若有痛处，饮食如常者，畜积有脓也。

脉浮而迟，面热赤而战惕者，六七日当汗出而解。反发热者，差迟。迟为无阳，不能作汗，其身必痒也。

寸口脉阴阳俱紧者，法当清邪中于上焦，浊邪中[④]于下焦。清邪中上，名曰洁也；浊邪中下，名曰浑也。阴中于邪，必内栗也，表气微虚，里气不守，故使邪中于阴也。阳中于邪，必发热、头痛、项强[⑤]、颈挛、腰痛、胫酸，所为阳中雾露之气。故曰清邪中上，浊邪中下。阴气为栗[⑥]，足膝逆冷，便溺妄出，表气微虚，里气微急，三焦相溷[⑦]，内外不通。上焦怫郁，藏气相熏[⑧]，口烂食龂[⑨]

①漐习：汗出而四肢颤动。

②目反：反，通“翻”。《史记·平準书》：“杜周治之，狱少反者。”司马贞索隐：“反，谓反使从轻也。”按《正字通·又部》：“反……又平反，言理正幽枉举活罪囚也。”目反，即翻白眼。

③洒淅：同淅淅。冷的打哆嗦的样子。

④中：侵袭；伤害；伤。《楚辞·九辩》：“憯悽增欷兮，薄寒之中人。”王逸注：“有似迫寒之伤人。”晋·葛洪《抱朴子·对俗》：“鬼神众精不能犯，五兵百毒不能中。”《汉书·何武传》：“显怒，欲以吏事中商。”颜师古注：“中，伤之也。”

⑤强：通“僵”。僵硬，不灵活。南朝·宋·刘义庆《世说新语·文学》：“殷仲堪云：‘三日不读《道德经》，便觉舌本间强。’”《素问·至真要大论》：“诸燥狂越，皆属于火。诸暴强直，皆属于风。”高世栻注：“诸一时卒暴，筋强而直，屈伸不能。”

⑥栗：通“凓”。寒，凉。唐·萧颖士《有竹》诗之五：“我有珍簟，凄其以栗。”《诗·豳风·七月》：“一之日觱发，二之日栗烈，无衣无褐，何以卒岁？”朱熹集传：“觱发，风寒也；栗烈，气寒也。”

⑦溷（hùn）：扰乱。

⑧熏：烧灼；烧炙。

⑨食龂：食，通“蚀”。此指腐烂。《逸周书·周祝》：“故日之中也仄，月之望也食。”《诗·小雅·十月之交》：“日有食之。”孔颖达疏：“日食者，月掩之也。”龂，同“龈”，齿根肉。汉·扬雄《太玄·密》：“琢齿依龈，君自拔也。”食龂，即牙龈肉烂。

也。中焦不治[①]，胃气上冲，脾气不转，胃中为浊，荣卫不通，血凝不流。若卫气前通者，小便赤黄，与热相搏，因热作使，游于经络，出入藏府，热气所过，则为痈脓。若阴气前通者，阳气厥微，阴无所使，客气内入，嚏而出之，声嗢[②]咽塞。寒厥相追，为热所拥[③]，血凝自下，状如豚肝。阴阳俱厥，脾气弧[④]弱，五液注下。下焦不盍一作：阖，清便下重，令便数难，齐筑湫[⑤]痛，命将难全。

脉阴阳俱紧者，口中气出，唇口干燥，踡卧足冷，鼻中涕出，舌上胎[⑥]滑，勿妄治也。到七日以来，其人微发热，手足温者，此为欲解。或到八日以上，反大发热者，此为难治。设使恶寒者，必欲呕也。腹内痛者，必欲利也。

脉阴阳俱紧，至于吐利，其脉独不解。紧去入安，此为欲解。若脉迟，至六七日，不欲食，此为晚发，水停故也，为未解。食自可者，为欲解。病六七日，手足三部脉皆至，大烦而口噤不能言，其人躁扰者，必欲解也。若脉和，其人大烦，目重[⑦]，睑内际黄者，此欲解也。

解浮而数，浮为风，数为虚，风为热，虚为寒，风虚相搏，则洒淅恶寒也。

脉浮而滑，浮为阳，滑为实，阳实相搏，其脉数疾，卫气失度。浮滑之脉数疾，发热汗出者，此为不治。

伤寒咳逆上气，其脉散者死，谓其形损故也。

平脉[⑧]法第二

问曰：脉有三部，阴阳相乘[⑨]。荣卫血气，在人体躬。呼吸出入，上下于中，因息游布，津液流通。随时动作，效象形容，春弦秋浮，冬沉夏洪。察色观脉，大小不同，一时之间，变无经常，尺寸参差，或短或长。上下乖错，或存或亡。病辄改易，进退低昂。心迷意惑，动失纪纲。愿为具陈[⑩]，令得分明。

师曰：子之所问，道之根源。脉有三部，尺寸及关。荣卫流行，不失衡

①治：安定。

②嗢（wà）：吞咽。

③拥：同"壅"。壅滞。

④弧：疑为"孤"。弧、孤，形近易讹。

⑤齐筑湫：齐，通"脐"。筑，築的简化字，即"杵"。《左传·宣公十一年》："称畚筑，程土物。"孔颖达疏："畚者，盛土之器；筑者，筑土之杵。"湫，凉。齐筑湫，即脐部有棍子样的东西而有凉感。

⑥胎：通"苔"。

⑦重：感觉沉重。

⑧平脉：平，通"辨"。鉴别。《书·尧典》："平址东作。"孙星衍引郑康成曰："平，一作辨。"平脉，分辨脉，北方人称"品品脉"。

⑨乘：利用；凭借。

⑩具陈：详述。

铨[1]。肾沉、心洪、肺浮、肝弦，此自经常，不失铢分[2]。出入升降，漏刻[3]周旋，水下百刻，一周[4]循环。当复寸口，虚实见焉。变化相乘，阴阳相干。风则浮虚，寒则牢坚。沉潜水滀[5]，支饮急弦。动则为痛，数则热烦。设有不应，知变所缘，三部不同，病各异端。大过可怪，不及亦然。邪不空见，终必有奸，审察表里，三焦别焉。知其所舍，消息诊看，料度府藏，独见若神。为子条记，传与贤人。

师曰：呼吸者，脉之头也。初持脉，来疾去迟，此出疾入迟，名曰内虚外实也。初持脉，来迟去疾，此出迟入疾，名曰内实外虚也。

问曰：上工望而知之，中工问而知之，下工脉而知之，愿闻其说。师曰：病家人请，云病人苦发热，身体疼，病人自卧。师到，诊其脉，沉而迟者，知其差[6]也。何以知之？若表有病者，脉当浮大，今脉反沉迟，故知愈也。假令病人云，腹内卒痛，病人自坐。师到，脉之，浮而大者，知其差也。何以知之？若里有病者，脉当沉而细，今脉浮大，故知愈也。

师曰：病家人来请，云病人发热、烦极。明日师到，病人向壁卧，此热已去也。设令脉不和，处言已愈。设令向壁卧，闻师到，不惊起而盻视，若三言三止，脉之，咽唾者，此诈病也。设令脉自和，处言此病大重，当须服吐下药，针灸数十百处，乃愈。

师持脉，病人欠者，无病也。脉之，呻者，病也。言迟者，风也。摇头言者，里痛也。行迟者，表强也。坐而伏者，短气也。坐[7]而下一脚者，腰痛也。里实护腹，如怀卵物者，心痛也。

师曰：伏气之病，以意候之，今月之内，欲有伏气。假令旧有伏气，当须脉之。若脉微弱者，当喉中痛似伤，非喉痹也。病人云：实咽中痛。虽尔，今复欲下利。

问曰：人恐怖者，其脉何状？师曰：脉形如循丝累累然[8]，其面白脱色也。问曰：人不饮，其脉何类？师曰：脉自涩，唇口干燥也。问曰：人愧者，其脉何类？师曰：脉浮，而面色乍白乍赤。

问曰：经说，脉有三菽、六菽重者，何谓也？师曰：脉，人以指按之，如三菽之重者，肺气也；如六菽之重者，心气也；如九菽之重者，脾气也；如十二菽之重者，肝气也；按之至骨者，肾气也。菽者，小豆也。假令下利，寸口、关

①衡铨：鉴别；衡量。

②铢分：古代衡制中的重量单位。此比喻微小。

③漏刻：古代计时用漏壶，其内装入水，分为100个刻度，当水漏尽，即为100刻，正好为一天时间。

④一周：指十二时辰，即24小时。

⑤滀：积聚；结聚。

⑥差：同“瘥”。病愈。

⑦坐：跪。

⑧累累然：连续不断的样子。

上、尺中，悉不见脉，然尺中时一小见，脉再举头一云：按投者，肾气也。若见损脉来至，为难治。肾为脾所胜，脾胜不应时。

问曰：脉有相乘、有纵、有横、有逆、有顺，何谓也？师曰：水行乘①火，金行乘木，名曰纵。火行乘水，木行乘金，名曰横。水行乘金，火行乘木，名曰逆。金行乘②水，木行乘火，名曰顺也。

问曰：脉有残贼，何谓也？师曰：脉有弦、紧、浮、滑、沉、涩，此六脉，名曰残贼，能为诸脉作病也。

问曰：脉有灾怪，何谓也？师曰：假令人病，脉得太阳，与形证相应，因为作汤。比还③送汤，如食顷，病人乃大吐，若下利，腹中痛。师曰：我前来不见此证，今乃变异，是名灾怪。又问曰：何缘作此吐利？答曰：或有旧时服药，今乃发作，故为灾怪耳。

问曰：东方肝脉，其形何似？师曰：肝者，木也，名厥阴，其脉微弦濡弱而长，是肝脉也。肝病自得濡弱者，愈也。假令得纯弦脉者，死。何以知之？以其脉如弦直，此是肝藏伤，故知死也。

南方心脉，其形何似？师曰：心者火也，名少阴，其脉洪大而长，是心脉也。心病自得洪大者，愈也。假令脉来微去大，故名反，病在里也。脉来头小本大，故名复，病在表也。上微头小者，则汗出。下微本大者，则为关格不通，不得尿。头无汗者，可治，有汗者，死。

西方肺脉，其形何似？师曰：肺者金也，名太阴，其脉毛浮也。肺病自得此脉，若得缓迟者，皆愈。若得数者，则剧。何以知之？数者，南方火，火克西方金，法当痈肿，为难治也。

问曰：二月得毛浮脉，何以处言，至秋当死？师曰：二月之时，脉当濡弱，反得毛浮者，故知至秋死。二月肝用事，肝属木，脉应濡弱，反得毛浮脉者，是肺脉也。肺属金，金来克木，故知至秋死。他皆仿此。

师曰：脉，肥人责④浮，瘦人责沉。肥人当沉，今反浮；瘦人当浮，今反沉，故责之。

师曰：寸脉下不至关，为阳绝；尺脉上不至关，为阴绝。此皆不治，决死也。若计其余命生死之期，期以月节克⑤之也。

---

①行乘：行，通“兴”。唐·韩愈《送窦从事序》：“雪霜时降，疠疫不兴。”乘，欺凌；欺侮；侵犯。《汉书·礼乐志》：“世衰民散，小人乘君子。”颜师古注：“乘，陵也。”另可解作治理，管理。《汉书·魏相传》：“明王谨于尊天，慎于养人，故立羲和之官以乘四时，节授民事。”颜师古注：“乘，治也。”

②乘：生；剋；治理，管理。

③比还：等到。

④责：求取；获得。

⑤克：及。

师曰：脉病人不病，名曰行尸①，以无王②气，卒眩仆不识人者，短命则死。人病脉不病，名曰内虚，以无谷神，虽困无苦。

问曰：翕奄③沉，名曰滑，何谓也？师曰：沉为纯阴，翕为正阳，阴阳和合，故令脉滑，关尺自平。阳明脉微沉，食饮自可。少阴脉微滑，滑者，紧之浮名也，此为阴实，其人必股内汗出，阴下湿也。

问曰：曾为人所难，紧脉从何而来？师曰：假令亡汗，若吐，以肺里寒，故令脉紧也。假令咳者，坐饮冷水，故令脉紧也。假令下利，以胃虚冷，故令脉紧也。

寸口卫气盛，名曰高。高者，暴狂而肥。

荣气盛，名曰章。章者，暴泽而光。

高章相搏④，名曰纲。纲者，身筋急，脉强直故也。

卫气弱，名曰惵。惵者，心中气动迫怯。

荣气弱，名曰卑。卑者，心中常自羞愧。

惵卑相搏，名曰损。损者，五藏六府俱乏气虚惙故也。

卫气和，名曰缓。缓者，四肢不能自收。

荣气和，名曰迟。迟者，身体俱重，但欲眠也。

迟缓相搏，名曰沉。沉者，腰中直，腹内急痛，但欲眠，不欲行。

寸口脉缓而迟，缓则阳气长，其色鲜，其颜光，其声商，毛发长。迟则阴气盛，骨髓生，血满⑤，肌肉紧薄鲜鞕⑥。阴阳相抱⑦，荣卫俱行，刚柔相得，名曰强也。

趺阳脉滑而紧，滑者胃气实，紧者脾气强。持实击强，痛还自伤，以手把刃，坐作疮也。

寸口脉浮而大，浮为虚，大为实。在尺为关，在寸为格。关则不得小便，格则吐逆。

趺阳脉伏而涩，伏则吐逆，水谷不化，涩则食不得入，名曰关格。

脉浮而大，浮为风虚，大为气强，风气相搏，必成隐疹，身体为痒。痒者名泄风，久久为痂癞。眉少发稀，身有干疮而腥臭也。

寸口脉弱而迟，弱者卫气微，迟者荣中寒。荣为血，血寒则发热。卫为气，气微者，心内饥，饥而虚满，不能食也。趺阳脉大而紧者，当即下利，为难治。

寸口脉弱而缓，弱者阳气不足，缓者胃气有余。噫而吞酸，食卒不下，气填

---

①行尸：指徒具形骸，虽生犹死的人。《汉书·王莽传下》："莽召问群臣禽贼方略。皆曰：'此天囚行尸，命在漏刻。'"《医宗金鉴·金匮要略·治尸厥方》"尸厥脉动而无气"注："形如不病，人有气而脉动失常，名曰行尸。"

②王：通"旺"。

③翕奄：翕；迅疾，引申为数。奄，同时。

④搏：加。

⑤满：盛满。

⑥紧薄鲜鞕：紧薄，坚实。鲜，美好。鞕，强劲。

⑦抱：合；相互依赖。

于膈上也。一作：下。

趺阳脉紧而浮，浮为气，紧为寒。浮为腹满，紧为绞痛。浮紧相搏，肠鸣而转，转即气动，膈气乃下。少阴脉不出，其阴肿大而虚也。

寸口脉微而涩，微者卫气不行，涩者荣气不逮①。荣卫不能相将②，三焦无所仰③，身体痹不仁。荣气不足，则烦疼，口难言。卫气虚者，则恶寒数欠。三焦不归其部，上焦不归者，噫而酢④吞。中焦不归者，不能消谷引食。下焦不归者，则遗溲。

趺阳脉沉而数，沉为实，数消谷。紧者，病难治。

寸口脉微而涩，微者卫气衰，涩者荣气不足。卫气衰，面色黄。荣气不足，面色青。荣为根，卫为叶。荣卫俱微，则根叶枯槁，而寒栗、咳逆、唾腥、吐涎沫也。

趺阳脉浮而芤，浮者卫气虚，芤者荣气伤，其身体瘦，肌肉甲错，浮芤相搏，宗气微衰，四属断绝。四属者，谓皮、肉、脂、髓。俱竭，宗气则衰矣。

寸口脉微而缓，微者胃气疏，疏则其肤空。缓者胃气实，实则谷消而水化也。谷入于胃，脉道乃行，水入于经，其血乃成。荣盛，则其肤必疏，三焦绝⑤经，名曰血崩。

趺阳脉微而紧，紧则为寒，微则为虚，微紧相搏，则为短气。少阴脉弱而涩，弱者微烦，涩者厥逆。趺阳脉不出，脾不上下，身冷肤鞕。

少阴脉不至，肾气微，少精血，奔气促迫，上入胸膈，宗气反聚，血结心下，阳气退下，热归阴股，与阴相动，令身不仁，此为尸厥。当刺期门、巨阙。宗气者，三焦归气也，有名无形，气之神使也。下荣玉茎，故宗筋聚缩之也。

寸口脉微，尺脉紧，其人虚损，多汗，知阴常在，绝⑥不见阳也。

寸口诸微亡阳，诸濡亡血，诸弱发热，诸紧为寒。诸乘寒者，则为厥，郁冒⑦不仁，以胃无谷气，脾涩不通，口急不能言，战而栗也。

问曰：濡弱何以反适十一头？师曰：五脏六府相乘，故令十一。

问曰：何以知乘府？何以知乘藏？师曰：诸阳浮数为乘府，诸阴迟涩为乘藏也。

①逮：连续。
②将：扶持；帮助。
③仰：依赖；依靠。
④酢：酸。
⑤绝：断。
⑥绝：竭。
⑦郁冒：目眩或昏迷；郁闷。此指昏迷。《后汉书·朱穆传》：“今年九月天气郁冒，五位四候连失正气。”《素问·至真要大论》：“心痛、郁冒不知人。”汉·张仲景《金匮要略·妇人产后病脉证并治》：“新产妇人有三病，一者病痉，二者病郁冒，三者大便难。”尤怡《金匮要略心典》卷下：“郁冒，神病也；亡阴血虚，阳气遂厥，而寒复郁之，则头眩而目瞀也。”金·成无已《伤寒明理论·郁冒》：“伤寒郁冒，何以明之？郁为郁结而气不舒也，冒为昏冒而神不清也，世谓之昏迷者是也。”

卷　二

伤寒例第三

四时八节二十四气七十二候决病法①

立春正月节斗②指艮③	雨水正月中指寅
惊蛰二月节指甲	春分二月中指卯
清明三月节指乙	谷雨三月中指辰
立夏四月节指巽④	小满四月中指巳
芒种五月节指丙	夏至五月中指午
小暑六月节指丁	大暑六月中指未
立秋七月节指坤⑤	处暑七月中指申
白露八月节指庚	秋分八月中指酉
寒露九月节指辛	霜降九月中指戌
立冬十月节指乾⑥	小雪十月中指亥
大雪十一月节指壬	冬至十一月中指子
小雪十二月节指癸	大寒十二月中指丑

二十四气，节有十二，中气有十二，五日为一候，气亦同，合有七十二候，决病生死。此须洞解之也。

《阴阳大论》云：春气温和，夏气暑热，秋气清凉，冬气冰列，此则四时正气之序也。

①四时八节二十四气七十二候决病法：此法内容不见《伤寒论》其他版本。

②斗：星宿名。因象斗形，故以为名，此指北斗星。

③艮：古以八卦定方位。指东北方。《易·说卦》："艮，东北之卦也。"

④巽：古以八卦定方位。指东南方。《易·说卦》："巽，东南也。"北魏·郦道元《水经注·谷水》："谷水历侧，左与北川水合，水有二源，并导北山，东南流，合成一水，自乾注巽入于谷。"

⑤坤：古以八卦定方位。指西南方。宋·苏轼《寄题梅宣义园亭》诗："我本放浪人，家寄西南坤。"清·黄奭《通纬·易乾凿度》："阴始于巳，形于未，据正立位，故坤位在西南，阴之正也。"

⑥乾：古以八卦定方位。指西北方位。《易·说卦》："乾，西北之卦也。"

冬时严寒，万类深藏，君子[1]固密，则不伤于寒。触冒之者，乃名伤寒耳。

其伤于四时之气，皆能为病。以伤寒为毒[2]者，以其最成杀厉之气也。中而即病者，名曰伤寒。不即病者，寒毒藏于肌肤，至春变为温病，至夏变为暑病。暑病者，热极重于温也。

是以辛苦之人，春夏多温热病者，皆由冬时触寒所致，非时行之气也。凡时行者，春时应暖，而反大寒；夏时应热，而反大凉；秋时应凉，而反大热；冬时应寒，而反大温。此非其时而有其气，是以一岁之中，长幼之病多相似者，此则时行之气也。

夫欲候知四时正气为病，及时行疫气之法，皆当按斗历占[3]之。九月霜降节后，宜渐寒，向冬大寒，至正月，雨水节后，宜解也。所以谓之雨水者，以冰雪解而为雨水故也。至惊蛰二月节后。气渐和暖，向夏大热，至秋便凉。从霜降以后，至春分以前，凡有触冒霜露，体中寒即病者，谓之伤寒也。九月十月，寒气尚微，为病则轻。十一月十二月，寒冽已严，为病则重。正月二月，寒渐将解，为病亦轻。此以冬时不调，适有伤寒之人，即为病也。

其冬有非节之暖者，名为冬温。冬温之毒，与伤寒大异，冬温复有先后，更相重沓，亦有轻重，为治不同，证如后章。

从立春节后，其中无暴大寒，又不冰雪，而有人壮热为病者，此属春时阳气，发于冬时伏寒，变为温病。

从春分以后，至秋分节前，天有暴寒者，皆为时行寒疫也。三月四月，或有暴寒，其时阳气尚弱，为寒所折，病热犹轻。五月六月，阳气已盛，为寒所折，病热则重。七月八月，阳气已衰，为寒所折，病热亦微。其病与温及暑病相似，但治有殊耳。

十五日得一气，于四时之中，一时有六气，四六名为二十四气也。

然气候亦有应至仍不至，或有未应至而至者，（校注者补：或有至而不去者。）或有至而太过者，皆成病气也。但天地动静，阴阳鼓击者，各正一气耳。

是以彼春之暖，为夏之暑。彼秋之忿，为冬之怒。

是故冬至之后，一阳爻[4]升，一阴爻降也。夏至之后，一阳气下，一阴气上也。斯则冬夏二至，阴阳合也。春秋二分，阴阳离也。阴阳交易，人变病焉。此

①君子：对统治者和贵族男子的通称，常与“小人”或“野人”对举；泛指才德出众的人。《诗·魏风·伐檀》：“彼君子兮，不素餐兮！”《孟子·滕文公上》：“无君子莫治野人，无野人莫养君子。”《淮南子·说林训》：“农夫劳而君子养焉。”高诱注：“君子，国君。”《易·乾》：“九三，君子终日乾乾。”汉·班固《白虎通·号》：“或称君子何？道德之称也。君之为言群也；子者，丈夫之通称也。”宋·王安石《君子斋记》：“故天下之有德，通谓之君子。”

②毒：酷烈。

③占：预测；推测。

④阳爻：爻，《周易》中组成卦的符号叫爻。“—”是阳爻。与阴爻“— —”相对。

君子春夏养阳，秋冬养阴，顺天地之刚柔也。小人触冒，必婴[①]暴疹[②]。须知毒烈之气，留在何轻，而发何病，详而取之。

是以春伤于风，夏必飧泄[③]。夏伤于暑，秋必病疟。秋伤于湿，冬必咳嗽。冬伤于寒，春必病温。此必然之道，可不审明之！

伤寒之病，逐日浅深，以施方治。今世人伤寒，或始不早治，或治不对病，或日数久淹，困乃告医。医人又不依次第而治之，则不中病。皆宜临时消息制方，无不效也。

今搜采仲景旧论，录其证候、诊脉声色，对病真方，有神验者，拟防世急也。

又土地温凉，高下不同。物性刚柔，飡居亦异。是故黄帝兴四方之问，岐伯举四治之能，以训后贤，开其未悟者。临病之工，宜须两审也。凡伤于寒，则为病热，热虽甚，不死。若两感于寒而病者，必死。

尺寸俱浮者，太阳受病也，当一二日发。以其脉上连风府，故头项痛，腰脊强。

尺寸俱长者，阳明受病也，当二三日发。以其脉侠鼻、络于目，故身热、目疼、鼻干、不得卧。

尺寸俱弦者，少阳受病也，当三四日发。以其脉循胁络于耳，故胸胁痛而耳聋。

此三经皆受病，未入于府者，可汗而已。

尺寸俱沉细者，太阴受病也，当四五日发。以其脉布胃中，络于嗌，故腹满而嗌干。

尺寸俱沉者，少阴受病也，当四五日发。以其脉贯肾，络于肺，系舌本，故口燥舌干而渴。

尺寸俱微缓者，厥阴受病也，当六七日发。以其脉循阴器，络于肝，故烦满而囊缩。

此三经皆受病，已入于府，可下而已。

若两感于寒者，一日太阳受之，即与少阴俱病，则头痛、口干、烦满而渴。二日阳明受之，即与太阴俱病，则腹满身热、不欲食、谵语。三日少阳受之，即与厥阴俱病，则耳聋，囊缩而厥，水浆不入，不知人者，六日死。若三阴三阳、五藏六府皆受病，则荣卫不行。藏府不通，则死矣。

其不两感于寒，更不传经，不加异气者，至七日太阳病衰，头痛少愈也。八日阳明病衰，身热少歇也。九日少阳病衰，耳聋微闻也。十日太阴病衰，腹减如

---

①婴：遭受。

②疹：同“疢”。疾病。《国语·越语上》：“令孤子、寡妇疾疹贫病者，纳宦其子。”《文选·张衡·思玄赋》：“毋绵挛以幸己兮，思百忧以自疹。”李善注：“疹，疾也。”唐·韩愈《祭郑夫人文》：“念寒而衣，念饥而食，疾疹水火，无灾及身。”

③飧泄：腹泻而完谷不化。

故，则思饮食。十一日少阴病衰，渴止舌干，已而嚏也。十二日厥阴病衰，囊纵，少腹微下，大气[1]皆去，病人精神爽慧也。若过十三日以上不间，寸尺陷者，大危。

若更感异气，变为他病者，当依后坏病证而治之。若脉阴阳俱盛，重感于寒者，变成温疟。

阳脉浮滑，阴脉濡弱者，更遇于风，变为风温。

阳脉洪数，阴脉实大者，更遇温热，变为温毒。温毒为病最重也。

阳脉濡弱，阴脉弦紧者，更遇温气，变为温疫一本作：疟。以此冬伤于寒，发为温病，脉之变证，方治如说。

凡人有疾，不时即治，隐忍[2]冀差，以成痼疾。小儿女子，益以滋甚。时气不和，便当早言，寻其邪由，及在腠理，以时治之，罕有不愈者。患人忍之，数日乃说，邪气入藏，则难可制。此为家有患，备虑之要。凡作汤药，不可避晨夜，觉病须臾，即宜便治，不等早晚，则易愈矣。如或差迟，病即传变，虽欲除治，必难为力。服药不如方法，纵意违师，不须治之。

凡伤寒之病，多从风寒得之。始表中风寒，入里则不消矣。未有温复而当，不消散者。不在证治，拟欲攻之，犹当先解表，乃可下之。若表已解，而内不消，非大满，犹生寒热，则病不除。若表已解，而内不消，大满大实，坚有燥屎，自可除下之，虽四五日，不能为祸也。若不宜下，而便攻之，内虚热入，协[3]热遂利，烦躁诸变，不可胜数，轻者困笃，重者必死矣。

夫阳盛阴虚，汗之则死，下之则愈。阳虚阴盛，汗之则愈，下之则死。夫如是，则神丹安可以误发？甘遂何可以妄攻？虚盛之治，相背千里，吉凶之机，应若影响，岂容易哉！况桂枝下咽，阳盛即毙。承气入胃，阴盛以亡。死生之要，在乎须臾，视身之尽，不暇计日。此阴阳虚实之交错，其候至微，发汗吐下之相反，其祸至速。而医术浅狭，懵然不知病源，为治乃误，使病者殒殁，自谓其分。至今冤魂塞于冥路，死尸盈于旷野，仁者鉴此，岂不痛欤！

凡两感病俱作，治有先后，发表攻里，本自不同。而执迷用意者，乃云神丹、甘遂，合而饮之，且解其表，又除其里。言巧似是，其理实违。夫智者之举错也，常审以慎。愚者之动作也，必果而速。安危之变，岂可诡哉！世上之士，但务彼翕习[4]之荣，而莫见此倾危之败，惟明者，居然能护其本，近取诸身，夫何远之有焉。

凡发汗温暖汤药，其方虽言日三服，若病剧不解，当促其间，可半日中尽三服。若与病相阻，即便有所觉。病重者，一日一夜，当晬时[5]观之，如服一剂，

①大气：大，主要。气，邪气。

②隐忍：克制；忍耐。

③协：合并；搀和。

④翕习：迅疾。比喻很快见效。

⑤晬时：一周时，即一整天。

病证犹在，故当复作本汤服之。至有不肯汗出，服三剂乃解。若汗不出者，死病也。

凡得时气病，至五六日，而渴欲饮水，饮不能多，不当与也，何者？以腹中热尚少，不能消之，便更与人作病也。至七八日，大渴，欲饮水者，犹当依证而与之。与之常令不足，勿极意也。言能饮一斗，与五升。若饮而腹满，小便不利，若喘若哕，不可与之也。忽然大汗出，是为自愈也。

凡得病，反能饮水，此为欲愈之病。其不晓病者，但闻病饮水自愈，小渴者，乃强与饮之，因成其祸，不可复数也。

凡得病，厥脉动数，服汤药更迟，脉浮大减小，初躁①后静②，此皆愈证也。

凡治温病，可刺五十九穴。又身之穴，三百六十有五，其三十穴，灸之有害。七十九穴，刺之为灾。并中髓也。

脉四损，三日死。平人四息，病人脉一至，名曰四损。

脉五损，一日死。平人五息，病人脉一至，名曰五损。

脉六损，一时死。平人六息，病人脉一至，名曰六损。

脉盛身寒，得之伤寒。脉虚身热，得之伤暑。

脉阴阳俱盛，大汗出，不解者，死。脉阴阳俱虚，热不止者，死。脉至乍数乍疏者，死。脉至如转索，其日死。谵言妄语，身微热，脉浮大，手足温者，生。逆冷，脉沉细者，不过一日死矣。此以前是伤寒热病证候也。

辨痓湿暍脉证第四

伤寒所致太阳病痓、湿、暍此三种，宜应别论，以为与伤寒相似，故此见之。

太阳病，发热无汗，反恶寒者，多曰刚痓③。[一]

太阳病，发热汗出而不恶寒，名曰柔痓。[二]

太阳病，发热，脉沉而细者，名曰痓。[三]

太阳病，发汗太多，因致痓。[四]

病身热足寒，颈项强急，恶寒，时头热面赤，目脉赤，独头面摇，卒口噤，背反张者，痓病也。

太阳病，关节疼痛而烦，脉沉而细一作：缓者，此名湿痹一云：中湿。湿痹之候，其人小便不利，大便反快，但当利其小便。[一]

湿家之为病，一身尽疼，发热，身色如似熏黄。[二]

湿家，其人但头汗出，背强，欲得被复向火。若下之早则哕，胸满，小便不利，舌上如胎者，以丹田有热，胸中有寒，渴欲得水，而不能饮，口燥烦也。

①躁：急；快。此引申为数。

②静：和原先一样。此引申为正常。

③痓（zhì）：因风而病。

[三]

湿家下之，额上汗出，微喘，小便利一云：不利者，死。若下利[①]不止者，亦死。[四]

问曰：风湿相搏，一身尽疼痛，法当汗出而解。值天阴雨不止，医云：此可发汗，汗之，病不愈者，何也？答曰：发其汗，汗大出者，但风气去，湿气在，是故不愈也。若治风湿者，发其汗，但微微似欲出汗者，风湿俱去也。

湿家病，身上疼痛，发热面黄而喘，头痛，鼻塞而烦，其脉大，自能饮食，腹中和无病，病在头，中寒湿，故鼻塞。内药鼻中，则愈。[五]

病者一身尽疼，发热，日晡[②]所剧者，此名风湿。此病伤于汗出当风，或久伤取冷所致也。[六]

太阳中热者，暍[③]是也。其人汗出恶寒，身热而渴也。[一]

太阳中暍者，身热疼重，而脉微弱，此以夏月伤冷水，水行皮中所致也。[二]

太阳中暍者，发热恶寒，身重而疼痛，其脉弦细芤迟，小便已，洒洒然毛耸，手足逆冷，小有劳，身即热，口开，前板齿燥。若发汗，则恶寒甚。加温针，则发热甚。数下之，则淋甚。[三]

辨太阳病脉证并治上第五 合一十六法 方一十四首

太阳中风，阳浮阴弱，发热汗出恶寒，鼻鸣干呕者，桂枝汤主之。[第一] 五味。前有太阳病一十一证。

太阳病，头痛发热，汗出恶风者，桂枝汤主之。[第二] 用前第一方。

太阳病，项背强几几[④]，反汗出恶风者，桂枝加葛根汤主之。[第三] 七味。

太阳病下之后，其气上冲者，桂枝汤主之。[第四] 用前第一方。下有太阳坏病一证。

桂枝本为解肌，若脉浮紧，发热汗不出者，不可与之。[第五] 下有酒客不可与桂枝一证。

喘家作，桂枝汤加厚朴杏子。[第六] 下有服汤吐脓血一证。

太阳病，发汗，遂漏不止，恶风小便难，四肢急，难以屈伸，桂枝加附子汤主之。[第七] 六味。

太阳病，下之后，脉促，胸满者，桂枝去芍药汤主之。[第八] 四味。

若微寒者，桂枝去芍药加附子汤主之。[第九] 五味。

太阳病，八九日如疟状，热多寒少，不呕，清便自可，宜桂枝麻黄各半汤。

---

①下利：此指腹泻。

②晡：申时，即下午3～5点。

③暍：中暑。

④几几：成无己：伸颈之貌也。

[第十] 七味。

太阳病，服桂枝汤，烦不解，先刺风池、风府，却与桂枝汤。[第十一] 用前第一方。

服桂枝汤，大汗出，脉洪大者，与桂枝汤。若形似疟，一日再发者，宜桂枝二麻黄一汤。[第十二] 七味。

服桂枝汤，大汗出，大烦渴不解，脉洪大者，白虎加人参汤主之。[第十三] 五味。

太阳病，发热恶寒，热多寒少，脉微弱者，宜桂枝二越婢一汤。[第十四] 七味。

服桂枝汤，或下之，头项强痛，发热无汗，心下满痛，小便不利者，桂枝去桂加茯苓白术汤主之。[第十五] 六味。

伤寒脉浮，自汗出，小便数，心烦，微恶寒，脚挛急，与桂枝，得之便厥，咽干，烦躁，吐逆，作甘草干姜汤与之。厥愈，更作芍药甘草汤与之，其脚即伸。若胃气不和，与调胃承气汤。若重发汗，加烧针者，四逆汤主之。[第十六] 甘草干姜汤，芍药甘草汤并二味。调胃承气汤、四逆汤并三味。

一 [①]太阳之为病，脉浮，头项强[②]痛而恶寒[③]。

二 太阳病，发热，汗出，恶风，脉缓者，名为中风[④]。

三 太阳病，或已发热，或未发热，必恶寒，体痛，呕逆，脉阴阳俱紧[⑤]者，名为伤寒[⑥]。

四 伤寒一日[⑦]，太阳受之，脉若静[⑧]者，为不传；颇欲吐，若躁烦，脉数急[⑨]者，为传也。

五 伤寒二、三日，阳明、少阳证不见者，为不传也。

六 太阳病，发热而渴，不恶寒者，为温病[⑩]。若发汗已，身灼热者，名风温[⑪]。风温为病，脉阴阳俱浮，自汗出，身重，多眠睡，鼻息必鼾，语言难出。

①一：原书条文无序号，今据约定俗成的规则及现代共认的条文序号，另补加，以便查阅。下同，不再注。

②强（jiàng）：强直不柔和貌。即头痛项强之意。

③恶（wù）寒：恶，憎恶的意思。恶寒即怕冷。

④中（zhòng）风：指外感风寒引起表证之证名。与猝然晕倒，口眼㖞斜之中风病不同。

⑤脉阴阳俱紧：阴阳，指尺脉和寸脉而言。脉阴阳俱紧，即寸关尺三部之脉皆现紧象。

⑥伤寒：指外感风寒引起表证之证名。此处指狭义伤寒表实证。

⑦伤寒一日：伤寒，指外感风寒之邪。伤寒一日，指受邪之初。

⑧脉若静：静者，平静之意。此处指脉不数不急，与证相符，尚未发生变化。

⑨脉数急：与脉静相对而言。提示脉象已发生变化。

⑩温病：属广义伤寒之一。

⑪风温：在此指温病误用辛温发汗引起的一种变证，非为温病学的风温证。但也有注家认为风温是温病学的一种。供参考。

若被下者，小便不利，直视失溲[①]。若被火[②]者，微发黄色，剧则如惊痫，时瘛疭[③]，若火熏之[④]。一逆[⑤]尚引日，再逆促命期。

七　病有发热恶寒者，发于阳也；无热恶寒者，发于阴也。发于阳，七日愈；发于阴，六日愈。以阳数七、阴数六故也。

八　太阳病，头痛至七日以上自愈者，以行其经尽[⑥]故也。若欲作再经[⑦]者，针足阳明，使经不传则愈。

九　太阳病欲解时，从巳至未上[⑧]。

十　风家[⑨]，表解而不了了[⑩]者，十二日愈。

十一　病人身太热[⑪]，反欲得衣者，热在皮肤[⑫]，寒在骨髓[⑬]也；身大寒[⑭]，反不欲近衣者，寒在皮肤，热在骨髓也。

十二　太阳中风，阳浮而阴弱[⑮]。阳浮者，热自发；阴弱者，汗自出。啬啬恶寒[⑯]，淅淅恶风[⑰]，翕翕发热[⑱]，鼻鸣干呕者，桂枝汤主之。[方一]

桂枝三两，去皮　芍药三两　甘草二两，炙　生姜三两，切　大枣十二枚，擘

上[⑲]五味，㕮咀[⑳]三味，以水七升，微火煮取三升，去滓。适寒温，服一升。

①失溲：溲泛指大小便而言。失溲，为大小便失禁。

②被火：指误用烧针、熏、熨、灸等一类的方法治疗。

③瘛疭（chì zòng）：瘛同瘈。指手足抽搐痉挛。

④若火熏之：象火薰一样，指病人皮肤色泽晦暗枯黄。

⑤逆：指与理不顺的治疗错误。

⑥行其经尽：行尽本经。此处指邪在太阳经之势已衰，并未传他经。

⑦欲作再经：此处指欲传阳明。

⑧从巳至未上：系指巳、午、未三个时表。即从9时至15时之前。

⑨风家：此处指患太阳病者，包括中风、伤寒在内。

⑩不了了：了者，完毕之意。此处不了了，指病虽解而未尽愈，身体尚觉不爽。

⑪太热：《注解伤寒论》作“大热”，是。

⑫皮肤：此处指代人体浅表部位，即表。

⑬骨髓：此处指代人体深层部位，即里。

⑭身大寒：严重的肤冷、肢厥甚至寒战鼓噤。

⑮阳浮而阴弱：有两种含义：一指脉象而言，轻取见浮，故称阳浮；沉取见弱，故称阴弱。即指浮缓之脉。二指病机而言。卫阳浮盛，故称阳浮；营阴不足，故称阴弱。

⑯啬（sè）啬恶寒：啬，畏缩怕冷之状。啬啬恶寒，形容恶寒的状态。

⑰淅（xī）淅恶风：如冷水洒身，不禁其寒，用此形容恶风之状。

⑱翕（xī）翕发热：温和之意。翕翕发热，形容发热轻浅之状。

⑲上：原书为“右”，现改横排本，故改为“上”，下同此，不再注。

⑳㕮咀（fǔ jǔ）：将药破碎成小块。

服已须臾[①]，啜[②]热稀粥一升余，以助药力。温服[③]令一时许，遍身漐漐[④]微似有汗者益佳，不可令如水流漓，病必不除。若一服汗出病差，停后服，不必尽剂。若不汗，更服，依前法；又不汗，后服小促其间[⑤]。半日许，令三服尽。若病重者，一日一夜服，周时[⑥]观之，服一剂尽，病证犹在者，更作服。若汗不出，乃服至二、三剂。禁生冷、粘滑、肉面、五辛[⑦]、酒酪、臭恶等物。

十三　太阳病，头痛，发热，汗出，恶风，桂枝汤主之。［方二］用前第一方。

十四　太阳病，项背强几几，反汗出恶风者，桂枝加葛根汤主之。［方三］

葛根四两　麻黄三两，去节　芍药二两　生姜三两，切　甘草二两，炙　大枣十二枚，擘　桂枝二两，去皮

上七味，以水一斗，先煮麻黄、葛根，减二升，去上沫，内诸药，煮取三升，去滓。温服一升，覆取微似汗，不须啜粥。余如桂枝法将息及禁忌。臣亿等谨按：仲景本论，太阳中风自汗用桂枝，伤寒无汗用麻黄，今证云汗出恶风，而方中有麻黄，恐非本意也。第三卷有葛根汤证云无汗恶风，正与此方同，是合用麻黄也。此云桂枝加葛根汤，恐是桂枝中但加葛根耳。

十五　太阳病，下之后，其气上冲[⑧]者，可与桂枝汤，方用前法；若不上冲者，不得与之。［方四］

十六　太阳病三日，已发汗，若吐、若下、若温针，仍不解者，此为坏病[⑨]，桂枝[⑩]不中[⑪]与之也。观其脉证，知犯何逆[⑫]，随证治之。桂枝本为解肌[⑬]，若其人脉浮紧，发热汗不出者，不可与之也。常须识[⑭]此，勿令误也。［方五］

十七　若酒客[⑮]病，不可与桂枝汤，得之则呕，以酒客不喜甘故也。

---

①须臾：很短的时间。

②啜（chuò）：原意是尝、饮、喝。此指大口喝的意思。

③温服：加盖衣被，取暖助汗。

④漐漐（zhé zhé）：形容微微汗出潮润之状。

⑤小促其间：略缩短服药间隔时间。

⑥周时：一昼夜对时（24小时），为周时。

⑦五辛：《本草纲目》以小蒜、大蒜、韭、芸苔、胡荽为五辛。泛指有香窜刺激性气味的蔬菜。

⑧气上冲：两种解释：一指病人自觉症状，“气上冲”即病人自觉胸中有气上逆；一指太阳经气，“气上产中”即太阳经气上冲，与邪相争，表证仍在。

⑨坏病：即变证，指由误治使原发病出现反常变化、无六经病临床特征的病证。

⑩桂枝：此处指桂枝汤。

⑪不中：不能，不宜。

⑫知犯何逆：知：了解，考察；犯：发生，错误地使用；逆：误治。知犯何逆指了解、考察误治经过。

⑬解肌：解散肌表之邪的意思。

⑭识（zhì）：记住之意。

⑮酒客：指平素嗜酒之人。

十八　喘家[①]，作桂枝汤，加厚朴杏子佳。[方六]

十九　凡服桂枝汤吐者，其后必吐脓血也。

二〇　太阳病，发汗，遂漏不止[②]，其人恶风，小便难[③]，四肢微急[④]，难以屈伸者，桂枝加附子汤主之。[方七]

桂枝三两，去皮　芍药三两　甘草三两，炙　生姜三两，切　大枣十二枚，擘　附子一枚，炮，去皮，破八片

上六味，以水七升，煮取三升，去滓。温服一升。本云桂枝汤，今加附子。将息如前法。

二一　太阳病，下之后，脉促，胸满者，桂枝去芍药汤主之。[方八]促，一作：纵。

桂枝三两，去皮　甘草二两，炙　生姜三两，切　大枣十二枚，擘

上四味，以水七升，煮取三升，去滓。温服一升，本云：桂枝汤，今去芍药。将息如前法。

二二　若微寒者，桂枝去芍药加附子汤主之。[方九]

桂枝三两，去皮　甘草二两，炙　生姜三两，切　大枣十二枚，擘　附子一枚，炮，去皮，破八片

上五味，以水七升，煮取三升，去滓。温服一升。本云：桂枝汤，今去芍药，加附子。将息如前法。

二三　太阳病，得之八九日，如疟状[⑤]，发热恶寒，热多寒少，其人不呕，清便欲自可[⑥]，一日二三度发。脉微缓[⑦]者，为欲愈也；脉微而恶寒者，此阴阳俱虚[⑧]，不可更发汗、更下、更吐也；面色反有热色[⑨]者，未欲解也，以其不能得小汗出，身必痒，宜桂枝麻黄各半汤。[方十]

桂枝一两十六铢，去皮　芍药　生姜切　甘草炙　麻黄去节，各一两　大枣四枚，擘　杏仁二十四枚，汤浸，去皮尖及两仁者

上七味，以水五升，先煮麻黄一二沸，去上沫，内诸药，煮取一升八合，去滓。温服六合。本云：桂枝汤三合，麻黄汤三合，并为六合，顿服。将息如上法。臣亿等谨按：桂枝汤方：桂枝、芍药、生姜各三两，甘草二两，大枣十二枚。麻黄汤方：麻黄三两，桂枝二两，甘草一两，杏仁七十个。今以算法约之，二汤各取三分之一，即得桂枝一两十六铢，芍药、生姜、甘草各一两，大枣四

---

①喘家：指素有喘病的人。

②遂漏不止：遂，作于是，因而解。漏，渗泄不止。全句解为因而汗液渗出不止，称为漏汗。

③小便难：小便少而不畅。

④微急：微有拘急。

⑤如疟状：指发热恶寒呈阵发性，并非疟疾寒热交替出现。

⑥清便欲自可：清，同圊。指大小便尚能如常。

⑦脉微缓：指脉象微微和缓。

⑧阴阳俱虚：此指表里俱虚。

⑨热色：即红色。

枚，杏仁二十三个零三分枚之一，收之得二十四个，合方。详此方乃三分之一，非各半也，宜云合半汤。

二四　太阳病，初服桂枝汤，反烦不解者，先刺风池[①]、风府[②]，却与桂枝汤则愈。[方十一] 用前第一方。

二五　服桂枝汤，大汗出，脉洪大者，与桂枝汤，如前法。若形似疟，一日再发[③]者，汗出必解，宜桂枝二麻黄一汤。[方十二]

桂枝一两十七铢，去皮　芍药一两六铢　麻黄十六铢，去节　生姜一两六铢，切　杏仁十六个，去皮尖　甘草一两二铢，炙　大枣五枚，擘

上七味，以水五升，先煮麻黄一二沸，去上沫，内诸药，煮取二升，去滓。温服一升，日再服。本云：桂枝汤二分、麻黄汤一分，合为二升，分再服。今合为一方，将息如前法。臣亿等谨按：桂枝汤方：桂枝、芍药、生姜各三两，甘草二两，大枣十二枚。麻黄汤方：麻黄三两，桂枝二两，甘草一两，杏仁七十个。今以算法约之，桂枝汤取十二分之五，即得桂枝、芍药、生姜各一两六铢，甘草二十铢，大枣五枚。麻黄汤取九分之二，即得麻黄十六铢，桂枝十铢三分铢之二，收之得十一铢，甘草五铢三分铢之一，收之得六铢，杏仁十五个九分枚之四，收之得十六个。二汤所取相合，即共得桂枝一两十七铢，麻黄十六铢，生姜、芍药各一两六铢，甘草一两二铢，大枣五枚，杏仁十六个，合方。

二六　服桂枝汤，大汗出后，大烦渴不解，脉洪大者，白虎加人参汤主之。[方十三]

知母六两　石膏一斤，碎，绵裹　甘草二两，炙　粳米六合　人参三两

上五味，以水一斗，煮米熟，汤成，去滓。温服一升，日三服。

二七　太阳病，发热恶寒，热多寒少。脉微弱者，此无阳也，不可发汗。宜桂枝二越婢一汤。[方十四]

桂枝去皮　芍药　麻黄　甘草炙，各十八铢　大枣四枚，擘　生姜一两二铢，切　石膏二十四铢，碎，绵裹

上七味，以水五升，煮麻黄一二沸，去上沫，内诸药，煮取二升，去滓。温服一升。本云：当裁为越婢汤、桂枝汤合之，饮一升。今合为一方，桂枝汤二分，越婢汤一分。臣亿等谨按：桂枝汤方：桂枝、芍药、生姜各三两，甘草二两，大枣十二枚。越婢汤方：麻黄二两，生姜三两，甘草二两，石膏半斤，大枣十五枚。今以算法约之，桂枝汤取四分之一，即得桂枝、芍药、生姜各十八铢，甘草十二铢，大枣三枚。越婢汤取八分之一，即得麻黄十八铢、生姜九铢，甘草六铢、石膏二十四铢，大枣一枚八分之七，弃之。二汤所取相合，即共得桂枝、芍药、甘草、麻黄各十八铢，生姜一两三铢，石膏二十四铢，大枣四枚，合方。旧云：桂枝三，今取四分之一，即当云桂枝二也。越婢汤方，见仲景杂方中。

---

①风池：足少阳胆经穴名。在枕骨粗隆直下正中凹陷，与乳突连线之中点，两筋凹陷处。

②风府：督脉经穴名。在后项入发际一寸，枕骨与第一颈椎之间。

③一日再发：一天发作两次。

《外台秘要》一云：起脾汤。

二八　服桂枝汤，或下之，仍头项强痛，翕翕发热，无汗，心下满微痛，小便不利者，桂枝去桂加茯苓白术汤主之。[方十五]

芍药三两　甘草二两，炙　生姜切　白术　茯苓各三两　大枣十二枚，擘

上六味，以水八升，煮取三升，去滓。温服一升。小便利则愈。本云：桂枝汤，今去桂枝加茯苓、白术。

二九　伤寒，脉浮，自汗出，小便数，心烦，微恶寒，脚挛急①。反与桂枝，欲攻其表，此误也。得之便厥②，咽中干，烦躁吐逆者，作甘草干姜汤与之，以复其阳；若厥愈足温者，更作芍药甘草汤与之，其脚即伸；若胃气不和，谵语者，少与调胃承气汤。若重发汗，复加烧针者，四逆汤主之。[方十六]

甘草干姜汤方

甘草四两，炙　干姜二两

上二味，以水三升，煮取一升五合，去滓。分温再服。

芍药甘草汤方

白芍药　甘草炙，各四两

上二味，以水三升，煮取一升五合，去滓。分温再服。

调胃承气汤方

大黄四两，去皮，清酒洗　甘草二两，炙　芒消半升

上三味，以水三升，煮取一升，去滓。内芒消，更上火微煮令沸。少少温服之。

四逆汤方

甘草二两，炙　干姜一两半　附子一枚，生用，去皮，破八片

上三味，以水三升，煮取一升二合，去滓。分温再服。强人可大附子一枚、干姜三两。

三〇　问曰：证象阳旦③，按法治之而增剧，厥逆，咽中干，两胫拘急而谵语。师曰：言夜半手足当温，两脚当伸，后如师言。何以知此？答曰：寸口脉浮而大。浮为风，大为虚，风则生微热，虚则两胫挛，病形象桂枝，因加附子参其间，增桂令汗出，附子温经，亡阳故也。厥逆，咽中干，烦躁，阳明内结，谵语烦乱，更饮甘草干姜汤。夜半阳气还，两足当热，胫尚微拘急，重与芍药甘草汤，尔乃胫伸。以承气汤微溏，则止其谵语，故知病可愈。

①脚挛急：脚：小腿。脚挛急，即小腿筋肉拘急，伸屈不利，或伴有轻度疼痛。

②厥：厥逆，指手足厥冷。

③阳旦：桂枝汤又名阳旦汤，故此处“阳旦”指桂枝汤证。

卷　三

辨太阳病脉证并治中第六 合六十六法　方三十九首　并见太阳阳明合病法

太阳病，项背强几几，无汗，恶风，葛根汤主之。[第一] 七味。

太阳阳明合病，必自利，葛根汤主之。[第二] 用第一方。一云：用后第四方。

太阳阳明合病，不下利，但呕者，葛根加半夏汤主之。[第三] 八味。

太阳病，桂枝证，医反下之，利不止，葛根黄芩黄连汤主之。[第四] 四味。

太阳病，头痛发热，身疼，恶风，无汗而喘者，麻黄汤主之。[第五] 四味。

太阳阳明合病，喘而胸满，不可下，宜麻黄汤主之。[第六] 用前第五方。

太阳病，十日以去，脉浮细而嗜卧者，外已解。设胸满痛，与小柴胡汤。脉但浮者，与麻黄汤。[第七] 用前第五方。小柴胡汤，七味。

太阳中风，脉浮紧，发热恶寒身疼痛，不汗出而烦躁者，大青龙汤主之。[第八] 七味。

伤寒，脉浮缓，身不疼，但重，乍有轻时，无少阴证，大青龙汤发之。[第九] 用前第八方。

伤寒表不解，心下有水气，干呕，发热而咳，小青龙汤主之。[第十] 八味，加减法附。

伤寒，心下有水气，咳而微喘，小青龙汤主之。[第十一] 用前第十方。

太阳病，外证未解，脉浮弱者，当以汗解，宜桂枝汤。[第十二] 五味。

太阳病，下之微喘者，表未解，桂枝加厚朴杏子汤主之。[第十三] 七味。

太阳病，外证未解，不可下也，下之为逆，解外宜桂枝汤。[第十四] 用前第十二方。

太阳病，先发汗不解，复下之，脉浮者，当解外，宜桂枝汤。[第十五] 用前第十二方。

太阳病，脉浮紧无汗，发热身疼痛，八九日不解，表证。在，发汗已，发烦，必衄，麻黄汤主之。[第十六] 用前第五方。下有太阳病，并二阳并病四证。

脉浮者，病在表，可发汗，宜麻黄汤。[第十七] 用前第五方。一法用桂枝汤。

脉浮数者，可发汗，宜麻黄汤。[第十八] 用前第五方。

病常自汗出，荣卫不和也，发汗则愈，宜桂枝汤。[第十九] 用前第十二方。

病人藏无他病，时自汗出，卫气不和也，宜桂枝汤。［第二十］用前第十二方。

伤寒脉浮紧，不发汗，因衄，麻黄汤主之。［第二十一］用前第五方。

伤寒不大便，六七日，头痛，有热，与承气汤。小便清者，知不在里，当发汗，宜桂枝汤。［第二十二］用前第十二方。

伤寒发汗解半日许，复热烦，脉浮数者，可更发汗，宜桂枝汤。［第二十三］用前第十二方。下别有三病证。

下之后，复发汗，昼日烦躁不得眠，夜而安静，不呕不渴，无表证，脉沉微者，干姜附子汤主之。［第二十四］二味。

发汗后，身疼痛，脉沉迟者，桂枝加芍药、生姜各一两，人参三两，新加汤主之。［第二十五］六味。

发汗后，不可行桂枝汤。汗出而喘，无大热者，可与麻黄杏子甘草石膏汤。［第二十六］四味。

发汗过多，其人叉手自冒[①]心，心悸欲得按者，桂枝甘草汤主之。［第二十七］二味。

发汗后，脐下悸，欲作奔豚，茯苓桂枝甘草大枣汤主之。［第二十八］四味。下有作甘烂水法。

发汗后，腹胀满者，厚朴生姜半夏甘草人参汤主之。［第二十九］五味。

伤寒吐下后，心下逆满，气上冲胸，头眩，脉沉紧者，茯苓桂枝白术甘草汤主之。［第三十］四味。

发汗病不解，反恶寒者，虚故也，芍药甘草附子汤主之。［第三十一］三味。

发汗，若下之，不解，烦躁者，茯苓四逆汤主之。［第三十二］五味。

发汗后恶寒，虚故也。不恶寒，但热者，实也，与调胃承气汤。［第三十三］三味。

太阳病，发汗后，大汗出，胃中干躁，不能眠，欲饮水，小便不利者，五苓散主之。［第三十四］五味，即猪苓散是。

发汗已，脉浮数，烦渴者，五苓散主之。［第三十五］用前第三十四方。

伤寒汗出而渴者，五苓散；不渴者，茯苓甘草汤主之。［第三十六］四味。

中风发热，六七日不解而烦，有表里证，渴欲饮水，水入则吐，名曰水逆，五苓散主之。［第三十七］用前第三十四方。下别有三病证。

发汗吐下后，虚烦不得眠，心中懊侬，栀子豉汤主之。若少气者，栀子甘草豉汤主之。若呕者，栀子生姜豉汤主之。［第三十八］栀子豉汤二味。栀子甘草豉汤、栀子生姜豉汤，并三味。

发汗，若下之，烦热，胸中窒者，栀子豉汤主之。［第三十九］用上初方。

伤寒五六日，大下之，身热不去，心中结痛者，栀子豉汤主之。［第四十］用上初方。

①冒：覆。引申为“捂”。

伤寒下后，心烦腹满，卧起不安者，栀子厚朴汤主之。[第四十一] 三味。

伤寒，医以丸药下之，身热不去，微烦者，栀子干姜汤主之。[第四十二] 二味。下有不可与栀子汤一证。

太阳病，发汗不解，仍发热，心下悸，头眩，身瞤，真武汤主之。[第四十三] 五味。下有不可汗五证。

汗家重发汗、必恍惚心乱，禹余粮丸主之。[第四十四] 方本阙。下有吐蛔，先汗下二证。

伤寒，医下之，清谷不止，身疼痛，急当救里。后身疼痛，清便自调，急当救表。救里宜四逆汤，救表宜桂枝汤。[第四十五] 桂枝汤用前第十二方。四逆汤三味。

太阳病未解，脉阴阳俱停，阴脉微者，下之解，宜调胃承气汤。[第四十六] 用前第三十三方。一云：用大柴胡汤。前有太阳病一证。

太阳病，发热汗出，荣弱卫强①，故使汗出。欲救邪风，宜桂枝汤。[第四十七] 用前第十二方。

伤寒五六日，中风，往来寒热，胸胁苦满，不欲食，心烦喜呕者，小柴胡汤主之。[第四十八] 再见柴胡汤，加减法附。

血弱气尽，腠理开，邪气因入，与正气分争，往来寒热，休作有时，小柴胡汤主之。[第四十九] 用前方。渴者属阳明证附，下有柴胡不中与一证。

伤寒四五日，身热恶风，项强，胁下满，手足温而渴者，小柴胡汤主之。[第五十] 用前方。

伤寒阳脉涩，阴脉弦，法当腹中急痛，先与小建中汤。不差者，小柴胡汤主之。[第五十一] 用前方。小建中汤六味。下有呕家不可用建中汤，并服小柴胡汤一证。

伤寒二三日，心中悸而烦者，小建中汤主之。[第五十二] 用前第五十一方。

太阳病，过经十余日，反二三下之，后四五日，柴胡证仍在，微烦者，大柴胡汤主之。[第五十三] 加大黄，八味。

伤寒十三日不解，胸胁满而呕，日晡发潮热，柴胡加芒消汤主之。[第五十四] 八味。

伤寒十三日，过经谵语者，调胃承气汤主之。[第五十五] 用前第三十二方。

太阳病不解，热结膀胱，其人如狂，宜桃核承气汤。[第五十六] 五味。

伤寒八九日，下之，胸满烦惊，小便不利，谵语，身重者，柴胡加龙骨牡蛎汤主之。[第五十七] 十二味。

伤寒腹满谵语，寸口脉浮而紧，此肝乘脾也，名曰纵，刺期门。[第五十八]。

伤寒发热，啬啬②恶寒，大渴欲饮水，其腹必满，自汗出，小便利，此肝乘

①强：通“僵”。本义为趴下或仰倒。百足之虫，死而不僵。引申为垮台；虚弱。此指虚弱。
②啬啬：机体畏寒收缩貌。《金匮要略·腹满寒疝宿食病》：“寸口脉弦者，即胁下拘急而痛，其人啬啬恶寒也。”

肺也，名曰横，刺期门。[第五十九] 下有太阳病二证。

伤寒脉浮，医火劫之，亡阳，必惊狂，卧起不安者，桂枝去芍药加蜀漆牡蛎龙骨救逆汤主之。[第六十] 七味。下有不可火五证。

烧针被[1]寒，针处核起，必发奔豚气，桂枝加桂汤主之。[第六十一] 五味。

火逆下之，因烧针烦躁者，桂枝甘草龙骨牡蛎汤主之。[第六十二] 四味。下有太阳四证。

太阳病，过经十余日，温温欲吐，胸中痛，大便微溏，与调胃承气汤。[第六十三] 用前第三十三方。

太阳病，六七日，表证在，脉微沉，不结胸，其人发狂，以热在下焦，少腹满，小便自利者，下血乃愈，抵当汤主之。[第六十四] 四味。

太阳病，身黄，脉沉结，少腹鞕，小便自利，其人如狂者，血证谛[2]也，抵当汤主之。[第六十五] 用前方。

伤寒有热，少腹满，应小便不利，今反利者，有血也，当下之，宜抵当丸。[第六十六] 四味。下有太阳病一证。

三一　太阳病，项背强几几[3]，无汗，恶风，葛根汤主之。[方一]

葛根四两　麻黄三两，去节　桂枝二两，去皮　生姜三两，切　甘草二两，炙　芍药二两　大枣十二枚，擘

上七味，以水一斗，先煮麻黄、葛根，减二升，去白沫，内诸药，煮取三升，去滓。温服一升，覆取微似汗。余如桂枝法将息[4]及禁忌。诸汤皆仿此。

三二　太阳与阳明合病者，必自下利，葛根汤主之。[方二] 用前第一方，一云：用后第四方。

三三　太阳与阳明合病，不下利，但呕[5]者，葛根加半夏汤主之。[方三]

葛根四两　麻黄三两，去节　甘草二两，炙　芍药二两　桂枝二两，去皮　生姜二两，切　半夏半升，洗　大枣十二枚，擘

上八味，以水一斗，先煮葛根、麻黄，减二升，去白沫，内诸药，煮取三升，去滓。温服一升。覆取微似汗。

三四　太阳病，桂枝证，医反下之，利遂不止。脉促者，表未解也。喘而汗出者，葛根黄芩黄连汤主之。[方四] 促，一作纵。

葛根半斤　甘草二两，炙　黄芩三两　黄连三两

上四味，以水八升，先煮葛根，减二升，内诸药，煮取二升，去滓。分温再服。

三五　太阳病，头痛，发热，身疼，腰痛，骨节疼痛，恶风，无汗而喘者，

---

①被：受，冒。

②谛：确凿。

③项背强几几（shū shū）：几几，形容项背牵强拘急不自如貌。几亦有读作 jǐn 者。

④将息：调养，养息，即护理调理的意思。

⑤但呕：但，只也。只有呕逆。

麻黄汤主之。[方五]

麻黄三两，去节　桂枝二两，去皮　甘草一两，炙　杏仁七十个，去皮尖

上四味，以水九升，先煮麻黄，减二升，去上沫，内[①]诸药，煮取二升半，去滓。温服八合。覆取微似汗，不须啜粥，余如桂枝法将息。

三六　太阳与阳明合病，喘而胸满者，不可下，宜麻黄汤。[方六]用前第五方。

三七　太阳病，十日以去，脉浮细而嗜卧者，外已解也。设胸满胁痛者，与小柴胡汤。脉但浮者，与麻黄汤。[方七]用前第五方。

小柴胡汤方

柴胡半斤　黄芩　人参　甘草炙　生姜切，各三两　大枣十二枚，擘　半夏半升，洗

上七味，以水一斗二升，煮取六升，去滓，再煎取三升。温服一升，日三服。

三八　太阳中风，脉浮紧，发热恶寒，身疼痛，不汗出而烦躁者，大青龙汤主之。若脉微弱，汗出恶风者，不可服之。服之则厥逆[②]，筋惕肉瞤[③]，此为逆也。大青龙汤方。[方八]

麻黄六两，去节　桂枝二两，去皮　甘草二两，炙　杏仁四十枚，去皮尖　生姜三两，切　大枣十枚，擘　石膏如鸡子大，碎

上七味，以水九升，先煮麻黄，减二升，去上沫，内诸药，煮取三升，去滓。温服一升。取微似汗。汗出多者，温粉粉之。一服汗者，停后服。若复服，汗多亡阳，遂一作：逆虚，恶风，烦躁，不得眠也。

三九　伤寒脉浮缓，身不疼，但重，乍有轻时，无少阴证者，大青龙汤发之。[方九]用前第八方。

四〇　伤寒表不解，心下有水气，干呕发热而咳，或渴，或利，或噎[④]，或小便不利、少腹满，或喘者，小青龙汤主之。[方十]

麻黄去节　芍药　细辛　干姜　甘草炙　桂枝去皮，各三两　五味子半升　半夏半升，洗

上八味，以水一斗，先煮麻黄，减二升，去上沫，内诸药，煮取三升，去滓。温服一升。若渴，去半夏，加栝楼三两；若微利，去麻黄，加荛花，如一鸡子，熬[⑤]令赤色；若噎者，去麻黄，加附子一枚，炮；若小便不利、少腹满者，去麻黄，加茯苓四两；若喘，去麻黄，加杏仁半升，去皮尖。且荛花不治利，麻黄主喘，今此语反之，疑非仲景意。臣亿等谨按：小青龙汤，大要治水。又按

①内：同“纳”。放。

②厥逆：即手足厥冷。

③筋惕肉瞤（shùn）：指筋肉跳动。

④噎（yē）：指咽喉部有气逆阻塞感。

⑤熬：用火加工药物的方法。本书很多药物都用熬来处理，因此包括焙、炒、火燎等方法。

《本草》，荛花下十二水，若水去，利则止也。又按《千金》，形肿者，应内麻黄，乃内杏仁者，以麻黄发其阳故也。以此证之，岂非仲景意也。

四一　伤寒，心下有水气，咳而微喘，发热不渴。服汤已，渴者，此寒去欲解也，小青龙汤主之。[方十一] 用前第十方。

四二　太阳病，外证[1]未解，脉浮弱者，当以汗解，宜桂枝汤。[方十二]

桂枝去皮　芍药　生姜切，各三两　甘草二两，炙　大枣十二枚，擘

上五味，以水七升，煮取三升，去滓。温服一升。须臾啜热稀粥一升，助药力，取微汗。

四三　太阳病，下之微喘者，表未解故也，桂枝加厚朴杏子汤主之。[方十三]

桂枝三两，去皮　甘草二两，炙　生姜三两，切　芍药三两　大枣十二枚，擘　厚朴二两，炙，去皮　杏仁五十枚，去皮尖

上七味，以水七升，微火煮取三升，去滓。温服一升。覆取微似汗。

四四　太阳病，外证未解，不可下也，下之为逆。欲解外者，宜桂枝汤。[方十四] 用前第二十方。

四五　太阳病，先发汗不解，而复下之，脉浮者不愈。浮为在外，而反下之，故令不愈。今脉浮，故在外，当须解外则愈，宜桂枝汤。[方十五] 用前第十二方。

四六　太阳病，脉浮紧，无汗，发热，身疼痛，八九日不解，表证仍在，此当发其汗。服药已微除，其人发烦目瞑[2]，剧者必衄，衄乃解。所以然者，阳气重[3]故也。麻黄汤主之。[方十六] 用前第五方。

四七　太阳病，脉浮紧，发热，身无汗，自衄者愈。

四八　二阳并病[4]，太阳初得病时，发其汗，汗先出不彻，因转属阳明，续自微汗出，不恶寒。若太阳病证不罢者，不可下，下之为逆，如此可小发汗。设面色缘缘正赤[5]者，阳气怫郁[6]在表，当解之、熏之[7]。若发汗不彻，不足言，阳气怫郁不得越，当汗不汗，其人躁烦，不知痛处，乍在腹中，乍在四肢，按之不可得，其人短气，但坐以[8]汗出不彻故也，更发汗则愈。何以知汗出不彻？以脉涩，故知也。

四九　脉浮数者，法当汗出而愈。若下之，身重、心悸者，不可发汗，当自汗出乃解。所以然者，尺中脉微，此里虚，须[9]表里实，津液自和，便自汗

①外证：即表证。指发热、恶风寒等表证而言。
②目瞑（míng）：《集韵》："瞑，目不明也。"即闭目畏光之意。
③阳气重：此指阳气郁遏较重。
④二阳并病：太阳病未解，继而出现阳明病的病证。
⑤面色缘缘正赤：缘缘，持续不断。正赤，大红色。指满脸面色持续发红。
⑥阳气怫郁：阳气，指外邪。怫，郁滞之意，故怫郁二字双声同义，指外邪郁遏、抑郁之意。
⑦解之、熏之：发汗解表、外熏的治疗方法。
⑧但坐以：只是；坐，责也、因也。只是责之以……。
⑨须：等待之意。

出愈。

五〇　脉浮紧者，法当身疼痛，宜以汗解之。假令尺中迟者，不可发汗。何以知然？以荣气不足，血少故也。

五一　脉浮者，病在表，可发汗，宜麻黄汤。［方十七］用前第五方，法用桂枝汤。

五二　脉浮而数者，可发汗，宜麻黄汤。［方十八］用前第五方。

五三　病常自汗出者，此为荣气和[1]，荣气和者，外不谐[2]，以卫气不共荣气谐和故尔。以荣行脉中，卫行脉外。复发其汗，荣卫和则愈。宜桂枝汤。［方十九］用前第十二方。

五四　病人藏[3]无他病，时发热，自汗出而不愈者，此卫气不和也。先其时发汗则愈，宜桂枝汤。［方二十］用前第十二方。

五五　伤寒脉浮紧，不发汗，因致衄者，麻黄汤主之。［方二十一］用前第五方。

五六　伤寒不大便六七日，头痛有热者，与承气汤。其小便青一云：大便青[4]者，知不在里，仍在表也，当须发汗。若头痛者，必衄，宜桂枝汤。［方二十二］用前第十二方。

五七　伤寒发汗已解，半日许复烦，脉浮数者，可更发汗，宜桂枝汤。［方二十三］用前第十二方。

五八　凡病，若发汗，若吐，若下，若亡血、亡津液，阴阳自和者，必自愈。

五九　大下之后，复发汗，小便不利者，亡[5]津液故也。勿治之，得小便利，必自愈。

六〇　下之后，复发汗，必振寒[6]，脉微细。所以然者，以内外俱虚故也。

六一　下之后，复发汗，昼日烦躁不得眠，夜而安静，不呕，不渴，无表证，脉沉微，身无大热者，干姜附子汤主之。［方二十四］

干姜一两　附子一枚，生用，去皮，切八片

上二味，以水三升，煮取一升，去滓。顿服。

六二　发汗后，身疼痛，脉沉迟者，桂枝加芍药生姜各一两人参三两新加汤主之。［方二十五］

桂枝三两，去皮　芍药四两　甘草二两，炙　人参三两　大枣十二枚，擘　生姜四两

上六味，以水一斗二升，煮取三升，去滓。温服一升。本云：桂枝汤，今加

---

①和：平和之意。

②谐：调和的意思。

③藏：指内藏而言。

④青：通“清”。白。《文选·潘岳〈射雉赋〉》：“涉青林以游览兮，乐羽族之群飞。”

⑤亡：损失、耗伤。

⑥振寒：恶寒并伴有身体瑟瑟然颤动。

芍药、生姜、人参。

六三　发汗后，不可更行桂枝汤。汗出而喘，无大热者，可与麻黄杏仁甘草石膏汤。[方二十六]

麻黄四两，去节　杏仁五十个，去皮尖　甘草二两，炙　石膏半斤，碎，绵裹

上四味，以水七升，煮麻黄，减二升，去上沫，内诸药，煮取二升，去滓。温服一升。本云：黄耳杯。

六四　发汗过多，其人叉手自冒心①，心下悸，欲得按者，桂枝甘草汤主之。[方二十七]

桂枝四两，去皮　甘草二两，炙

上二味，以水三升，煮取一升，去滓。顿服。

六五　发汗后，其人脐下悸者，欲作奔豚，茯苓桂枝甘草大枣汤主之。[方二十八]

茯苓半斤　桂枝四两，去皮　甘草二两，炙　大枣十五枚，擘

上四味，以甘烂水一斗，先煮茯苓，减二升，内诸药，煮取三升，去滓。温服一升，日三服。

作甘烂水法：取水二斗，置大盆内，以杓扬之，水上有珠子五六千颗相逐，取用之。

六六　发汗后，腹胀满者，厚朴生姜半夏甘草人参汤主之。[方二十九]

厚朴半斤，炙，去皮　生姜半斤，切　半夏半升，洗　甘草二两　人参一两

上五味，以水一斗，煮取三升，去滓。温服一升，日三服。

六七　伤寒，若吐，若下后，心下逆满，气上冲胸，起则头眩，脉沉紧，发汗则动经，身为振振摇者，茯苓桂枝白术甘草汤主之。[方三十]

茯苓四两　桂枝三两，去皮　白术　甘草各二两，炙

上四味，以水六升，煮取三升，去滓。分温三服。

六八　发汗，病不解，反恶寒者，虚故也，芍药甘草附子汤主之。[方三十一]

芍药　甘草炙，各三两　附子一枚，炮，去皮，破八片

上三味，以水五升，煮取一升五合，去滓。分温三服。疑非仲景方。

六九　发汗，若下之，病仍不解，烦躁者，茯苓四逆汤主之。[方三十二]

茯苓四两　人参一两　附子一枚，生用，去皮，破八片　甘草二两，炙　干姜一两半

上五味，以水五升，煮取三升，去滓。温服七合，日二服。

七〇　发汗后，恶寒者，虚故也。不恶寒，但热者，实也。当和胃气，与调胃承气汤。[方三十三]《玉函》云：与小承气汤。

芒消半升　甘草二两，炙　大黄四两，去皮，清酒洗

上三味，以水三升，煮取一升，去滓，内芒消，更煮两沸。顿服。

①叉手自冒心：其义同前第75条“手叉自冒心”。

七一　太阳病，发汗后，大汗出，胃中干，烦躁不得眠，欲得饮水者，少少与饮之，令胃气和则愈。若脉浮，小便不利，微热，消渴者，五苓散主之。[方三十四]

猪苓十八铢，去皮　泽泻一两六铢　白术十八铢　茯苓十八铢　桂枝半两，去皮

上五味，捣为散。以白饮和服方寸匕，日三服。多饮暖水，汗出愈。如法将息。

七二　发汗已，脉浮数，烦渴者，五苓散主之。[方三十五] 用前第三十四方。

七三　伤寒，汗出而渴者，五苓散主之；不渴者，茯苓甘草汤主之。[方三十六]

茯苓二两　桂枝二两，去皮　甘草一两，炙　生姜三两，切

上四味，以水四升，煮取二升，去滓。分温三服。

七四　中风发热，六七日不解而烦，有表里证①，渴欲饮水，水入则吐者，名曰水逆②，五苓散主之。[方三十七] 用前第三十四方。

七五　未持脉时，病人手叉自冒心③。师因教试令咳而不咳者，此必两耳聋无闻也。所以然者，以重发汗，虚故如此。发汗后，饮水多必喘，以水灌④之亦喘。

七六　发汗后，水药不得入口为逆，若更发汗，必吐下不止。发汗吐下后，虚烦⑤不得眠，若剧者，必反复颠倒，心中懊侬⑥，栀子豉汤主之；若少气者，栀子甘草豉汤主之；若呕者，栀子生姜豉汤主之。[方三十八]

栀子豉汤方

栀子十四个，擘　香豉四合，绵裹

上二味，以水四升，先煮栀子，得二升半，内豉，煮取一升半，去滓。分为二服，温进一服。得吐者，止后服。

栀子甘草豉汤方

栀子十四个，擘　甘草二两，炙　香豉四合，绵裹

上三味，以水四升，先煮栀子、甘草，取二升半，内豉，煮取一升半，去滓。分二服，温进一服。得吐者，止后服。

栀子生姜豉汤方

栀子十四个，擘　生姜五两　香豉四合，绵裹

①有表里证：指既有太阳表证，又有蓄水里证。

②水逆：指因蓄水而致渴欲饮水，水入即吐的证候。为蓄水重证的一种表现。

③手叉自冒心：冒：扪护、按住。手叉自冒心即双手叉护按在心胸部位。

④灌：以水浴身。

⑤虚烦：指无形邪热郁于胸膈所致的心烦懊侬证，而内无痰、水等有形实邪。

⑥心中懊侬（ào nǎo）：心胸中烦乱极甚，而有无可奈何之感。

上三味，以水四升，先煮栀子、生姜，取二升半，内豉，煮取一升半，去滓。分二服，温进一服。得吐者，止后服。

七七　发汗，若下之，而烦热、胸中窒[①]者，栀子豉汤主之。［方三十九］用上初方。

七八　伤寒五六日，大下之后，身热不去，心中结痛[②]者，未欲解也。栀子豉汤主之。［方四十］用上初方。

七九　伤寒下后，心烦，腹满，卧起不安者，栀子厚朴汤主之。［方四十一］

栀子十四个，擘　厚朴四两，炙，去皮　枳实四枚，水浸，炙令黄

上三味，以水三升半，煮取一升半，去滓。分二服，温进一服。得吐者，止后服。

八〇　伤寒，医以丸药[③]大下之，身热不去，微烦者，栀子干姜汤主之。［方四十二］

栀子十四个，擘　干姜二两

上二味，以水三升半，煮取一升半，去滓。分二服，温进一服。得吐者，止后服。

八一　凡用栀子汤，病人旧微溏[④]者，不可与服之。

八二　太阳病，发汗，汗出不解，其人仍发热，心下悸，头眩，身瞤动[⑤]，振振欲擗一作：僻地[⑥]者，真武汤主之。［方四十三］

茯苓　芍药　生姜切，各三两　白术二两　附子一枚，炮，去皮，破八片

上五味，以水八升，煮取三升，去滓。温服七合，日三服。

八三　咽喉干燥者，不可发汗。

八四　淋家[⑦]，不可发汗，发汗必便血

八五　疮家[⑧]，虽身疼痛，不可发汗，汗出则痓[⑨]。

八六　衄家[⑩]，不可发汗，汗出必额上陷，脉急紧[⑪]，直视不能眴[⑫]一作：瞬，不得眠。

---

①胸中窒：窒，塞也。指胸中窒塞憋闷。
②心中结痛：指心中因于火邪郁结而作痛。
③丸药：汉代较常用的丸剂成药，具有较强的泻下作用。
④旧微溏：指病人平素大便溏薄。
⑤身瞤动：身体筋肉跳动。
⑥振振欲擗地：身体振振然颤动，站立不稳，有倒仆于地的倾向。
⑦淋家：淋，是指小便淋沥不尽，尿频量少，尿道作痛之证。淋家，是久患淋病之人。
⑧疮家：久患疮疡之人。
⑨痓：《金匮玉函经》、《脉经》作“痉”，可从。痉（jìng）：筋脉拘急之意。《正字通》云：“五痉之其证卒口噤，背反张而瘛疭。”
⑩衄家：素日患鼻出血的人。
⑪额上陷，脉急紧：指额部两旁（相当于太阳穴）凹陷处动脉拘急。
⑫眴（shùn）：指眼珠转动。

八七　亡血家[①]，不可发汗，发汗则寒栗而振[②]。

八八　汗家[③]，重发汗，必恍惚心乱[④]，小便已阴痛[⑤]，与禹余粮丸。[方四十四] 方本阙。

八九　病人有寒，复发汗，胃中冷，必吐蛔[⑥]一作：逆。

九〇　本发汗，而复下之，此为逆也；若先发汗，治不为逆。本先下之，而反汗之，为逆。若先下之，治不为逆。

九一　伤寒，医下之，续得下利，清谷[⑦]不止，身疼痛者，急当救里。后身疼痛，清便自调者，急当救表。救里宜四逆汤，救表宜桂枝汤。[方四十五] 用前第十二方。

九二　病发热，头痛，脉反沉，若不差，身体疼痛，当救其里，四逆汤方。

甘草二两，炙　干姜一两半　附子一枚，炮，去皮，破八片

上三味，以水三升，煮取一升二合，去滓。分温再服。强人可大附子一枚、干姜三两。

九三　太阳病，先下而不愈，因复发汗，以此表里俱虚，其人因致冒[⑧]，冒家汗出自愈。所以然者，汗出表和故也。里未和，然后复下之。

九四　太阳病未解，脉阴阳俱停[⑨]一作：微，必先振栗，汗出而解。但阳脉微者，先汗出而解。但阴脉微一作：尺脉实者，下之而解。若欲下之，宜调胃承气汤。[方四十六] 用前第三十三方，一云：用大柴胡汤。

九五　太阳病，发热，汗出者，此为荣弱卫强[⑩]，故使汗出。欲救邪风者，宜桂枝汤。[方四十七] 方用前法。

九六　伤寒五六日，中风，往来寒热[⑪]，胸胁苦满[⑫]，嘿嘿[⑬]不欲饮食，心烦喜呕，或胸中烦而不呕，或渴，或腹中痛，或胁下痞鞕，或心下悸、小便不利，或不渴、身有微热，或咳者，小柴胡汤主之。[方四十八]

柴胡半斤　黄芩三两　人参三两　半夏半升，洗　甘草炙　生姜切，各三两　大枣十二枚，擘

---

①亡血家：指平素失血之人。

②寒栗而振：即寒战。

③汗家：平素多汗的人，包括自汗和盗汗。

④恍惚心乱：神识昏惑，慌乱不安。

⑤阴痛：指尿道作痛。

⑥蛔：即蛔虫。

⑦下利清谷：腹泻，大便含有未能消化的食物。

⑧冒：头目眩冒，如被物所蒙。后一“冒”亦是此义。冒家指患有这种症状的病人。

⑨脉阴阳俱停：尺寸脉俱隐伏不出。

⑩强：通“僵”。本义为趴下或仰倒。百足之虫，死而不僵。引申为垮台；虚弱。此指虚弱。

⑪往来寒热：即恶寒与发热交替出现。

⑫胸胁苦满：作动词解；满，古与懑通。即病人苦于胸胁满闷。

⑬嘿嘿：嘿同默，静也。即表情沉默，不欲语言。

上七味，以水一斗二升，煮取六升，去滓，再煎，取三升。温服一升，日三服。若胸中烦而不呕者，去半夏、人参，加栝楼实一枚。若渴，去半夏，加人参，合前成四两半，栝楼根四两。若腹中痛者，去黄芩，加芍药三两。若胁下痞鞕，去大枣，加牡蛎四两。若心下悸、小便不利者，去黄芩，加茯苓四两。若不渴，外有微热者，去人参，加桂枝三两，温覆微汗愈。若咳者，去人参、大枣、生姜，加五味子半升、干姜二两。

九七　血弱气尽，腠理开，邪气因入，与正气相搏，结于胁下。正邪分争，往来寒热，休作有时，嘿嘿不欲饮食。藏府相连，其痛必下。邪高痛下，故使呕也一云：藏府相违，其病必下，胁膈中痛。小柴胡汤主之。服柴胡汤已，渴者属阳明，以法治之。[方四十九] 用前方。

九八　得病六七日，脉迟浮弱，恶风寒，手足温。医二三下之，不能食，而胁下满痛，面目及身黄，颈项强，小便难者，与柴胡汤，后必下重①。本渴饮水而呕者，柴胡汤不中与也，食谷者哕②。

九九　伤寒四五日，身热，恶风，颈项强，胁下满，手足温而渴者，小柴胡汤主之。[方五十] 用前方。

一〇〇　伤寒，阳脉涩，阴脉弦，法当腹中急痛，先与小建中汤，不差者，小柴胡汤主之。[方五十一] 用前方。

小建中汤方

桂枝三两，去皮　甘草二两，炙　大枣十二枚，擘　芍药六两　生姜三两，切　胶饴一升

上六味，以水七升，煮取三升，去滓，内饴，更上微火消解。温服一升，日三服。呕家不可用建中汤，以甜故也。

一〇一　伤寒中风，有柴胡证，但见一证便是，不必悉具。凡柴胡汤病证而下之，若柴胡证不罢者，复与柴胡汤，必蒸蒸而振，却复发热汗出而解。

一〇二　伤寒二三日，心中悸而烦者，小建中汤主之。[方五十二] 用前第五十一方。

一〇三　太阳病，过经十余日，反二三下之，后四五日，柴胡证仍在者，先与小柴胡。呕为不止，心下急③一云：呕止小安，郁郁微烦者，未解也，与大柴胡汤，下之则愈。[方五十三]

柴胡半斤　黄芩三两　芍药三两　半夏半升，洗　生姜五两，切　枳实四枚，炙　大枣十二枚，擘

上七味，以水一斗二升，煮取六升，去滓，再煎。温服一升，日三服。一方，加大黄二两，若不加，恐不为大柴胡汤。

---

①后必下重：指大便时肛门有重坠感。

②哕：即呃逆。

③心下急：指胃脘部有拘急不快或疼痛的感觉。

一〇四　伤寒十三日不解，胸胁满而呕，日晡所发潮热，已而微利。此本柴胡证，下之以不得利，今反利者，知医以丸药下之，此非其治也。潮热者，实也。先宜服小柴胡汤以解外，后以柴胡加芒消汤主之。[方五十四]

柴胡二两十六铢　黄芩一两　人参一两　甘草一两，炙生姜一两，切　半夏二十铢，本云五枚，洗　大枣四枚，擘　芒消二两

上八味，以水四升，煮取二升，去滓，内芒消，更煮微沸。分温再服。不解更作。臣亿等谨按：《金匮玉函》，方中无芒消。别一方云：以水七升，下芒消二合，大黄四两，桑螵蛸五枚，煮取一升半，服五合，微下即愈。本云：柴胡再服，以解其外，余二升，加芒消、大黄、桑螵蛸也。

一〇五　伤寒十三日，过经①，谵语者，以有热也，当以汤下之。若小便利者，大便当鞕，而反下利，脉调和者，知医以丸药下之，非其治也。若自下利者，脉当微厥，今反和者，此为内实②也，调胃承气汤主之。[方五十五] 用前第三十三方。

一〇六　太阳病不解，热结膀胱，其人如狂，血自下，下者愈。其外不解者，尚未可攻，当先解其外。外解已，但少腹急结者，乃可攻之，宜桃核承气汤。[方五十六] 后云：解外宜桂枝汤。

桃仁五十个，去皮尖　大黄四两　桂枝二两，去皮　甘草二两，炙　芒消二两

上五味，以水七升，煮取二升半，去滓，内芒消，更上火，微沸下火。先食温服五合，日三服，当微利。

一〇七　伤寒八九日，下之，胸满烦惊，小便不利，谵语，一身尽重，不可转侧者，柴胡加龙骨牡蛎汤主之。[方五十七]

柴胡四两　龙骨　黄芩　生姜切　铅丹　人参　桂枝去皮　茯苓各一两半　半夏二合半，洗　大黄二两　牡蛎一两半，熬　大枣六枚，擘

上十二味，以水八升，煮取四升，内大黄，切如棋子，更煮一二沸，去滓。温服一升。本云：柴胡汤，今加龙骨等。

一〇八　伤寒，腹满谵语，寸口脉浮而紧，此肝乘脾也，名曰纵③，刺期门。[方五十八]

一〇九　伤寒发热，啬啬④恶寒，大渴欲饮水，其腹必满，自汗出，小便利，其病欲解，此肝乘肺也，名曰横⑤，刺期门。[方五十九]

①过经：义同传经，病从一经传至另一经谓过经，谓传经。

②内实：胃肠之内有实邪阻滞。

③纵：脏腑之气以五行之序相乘名曰纵，此处木乘土（肝乘脾）为纵。

④啬啬：机体畏寒收缩貌。《金匮要略·腹满寒疝宿食病》："寸口脉弦者，即胁下拘急而痛，其人啬啬恶寒也。"

⑤横：脏腑之气以五行之序相侮名曰"横"，此处肝侮肺（木侮金）为横。

一一〇　太阳病二日，反躁。凡熨①其背而大汗出，大热入胃一作：二日内，烧瓦熨背，大汗出，火气入胃，胃中水竭，躁烦，必发谵语。十余日，振栗，自下利者，此为欲解也。故其汗从腰以下不得汗，欲小便不得，反呕，欲失溲②，足下恶风，大便鞕，小便当数，而反不数，及不多，大便已，头卓然而痛③，其人足心必热，谷气④下流故也。

一一一　太阳病中风，以火劫发汗，邪风被火热，血气流溢，失其常度。两阳⑤相熏灼，其身发黄。阳盛则欲衄，阴虚小便难，阴阳俱虚竭，身体则枯燥。但头汗出，剂颈而还，腹满，微喘，口干，咽烂，或不大便。久则谵语，甚者至哕，手足躁扰，捻衣摸床。小便利者，其人可治。

一一二　伤寒脉浮，医以火迫劫之⑥，亡阳⑦，必惊狂，卧起不安者，桂枝去芍药加蜀漆牡蛎龙骨救逆汤主之。[方六十]

桂枝三两，去皮　甘草二两，炙　生姜三两，切　大枣十二枚，擘　牡蛎五两，熬　蜀漆三两，洗去腥　龙骨四两

上七味，以水一斗二升，先煮蜀漆，减二升，内诸药，煮取三升，去滓。温服一升。本云：桂枝汤，今去芍药，加蜀漆、牡蛎、龙骨。

一一三　形作伤寒⑧，其脉不弦紧而弱。弱者必渴，被火必谵语。弱者发热，脉浮，解之当汗出愈。

一一四　太阳病，以火熏⑨之，不得汗，其人必躁。到经⑩不解，必清血⑪，名为火邪。

一一五　脉浮，热甚，而反灸之，此为实。实以虚治，因火而动，必咽燥、吐血。

一一六　微数之脉，慎不可灸。因火为邪，则为烦逆，追虚逐实⑫，血散脉中，火气虽微，内攻有力，焦骨伤筋，血难复也。脉浮，宜以汗解，用火灸之，邪无从出⑬，因火而盛，病从腰以下必重而痹，名火逆⑭也。欲自解者，必当先

①熨：将药物炙热，或以砖瓦烧热，外用布包以熨人体一部位，以散寒凝的一种治疗方法。
②失溲：此指小便失禁。
③卓然而痛：突然发生疼痛。
④谷气：水谷之气。亦可理解为人身之正气、阳气。
⑤两阳：风为阳邪，火为阳热，风火合称为两阳。
⑥以火迫劫之：用火疗（如烧针、熏、熨）强迫发汗。
⑦亡阳：阳气大量耗散，这里指心阳亡失。
⑧形作伤寒：病人临床症状表现类似伤寒证。
⑨火熏：古代火疗法的一种，欲使病人汗出。
⑩到经：成无己注曰："六日传经尽，至七日再到太阳经"，则叫"到经"。
⑪清血："清"同"圊"，登厕之意。清血即便血。
⑫追虚逐实："追"、"逐"在此有增加、促使之意。即使虚者更虚，实者更实。
⑬邪无从出：指误治后，表邪不能从汗而出。
⑭火逆：误用火法治疗而引起的变证，统称火逆。

烦，烦乃有汗而解。何以知之？脉浮，故知汗出解。

一一七　烧针令其汗，针处被寒，核起而赤者，必发奔豚[①]。气从少腹上冲心者，灸其核上各一壮[②]，与桂枝加桂汤，更加桂二两也。[方六十一]

桂枝五两，去皮　芍药三两　生姜三两，切　甘草二两，炙　大枣十二枚，擘

上五味，以水七升，煮取三升，去滓。温服一升。本云：桂枝汤，今加桂满五两。所以加桂者，以能泄奔豚气也。

一一八　火逆[③]下之，因烧针[④]烦躁者，桂枝甘草龙骨牡蛎汤主之。[方六十二]

桂枝一两，去皮　甘草二两，炙　牡蛎二两，熬　龙骨二两

上四味，以水五升，煮取二升半，去滓。温服八合，日三服。

一一九　太阳伤寒者，加温针必惊也。

一二〇　太阳病，当恶寒，发热，今自汗出，反不恶寒发热，关上脉细数者，以医吐之过也。一二日吐之者，腹中饥，口不能食。三四日吐之者，不喜糜粥，欲食冷食，朝食暮吐。以医吐之所致也，此为小逆。

一二一　太阳病吐之，但太阳病当恶寒，今反不恶寒，不欲近衣，此为吐之内烦[⑤]也。

一二二　病人脉数，数为热，当消谷引食[⑥]，而反吐者，此以发汗，令阳气微，膈气虚，脉乃数也。数为客热[⑦]，不能消谷，以胃中虚冷，故吐也。

一二三　太阳病，过经十余日，心下温温欲吐，而胸中痛，大便反溏，腹微满，郁郁微烦。先此时自极吐下者，与调胃承气汤。若不尔者，不可与。但欲呕，胸中痛，微溏者，此非柴胡汤证，以呕故知极吐下也。调胃承气汤。[方六十三]用前第三十三方。

一二四　太阳病六七日，表证仍在，脉微而沉，反不结胸[⑧]，其人发狂者，以热在下焦，少腹当鞕满，小便自利者，下血乃愈。所以然者，以太阳随经，瘀热在里[⑨]故也。抵当汤主之。[方六十四]

水蛭熬　虻虫去翅足，熬，各三十个　桃仁二十个，去皮尖　大黄三两，

①奔豚：证候名称。豚者，猪也。奔豚证是以猪的奔跑状态来形容患者自觉有发作性气从少腹上冲胸咽，痛苦异常为主要表现的病证。《诸病源候论》："奔豚者，气上下游走，如豚之奔，故曰奔豚。"

②壮：艾灸疗法计量单位，将艾绒作成艾柱，灸完一个艾柱为一壮。

③火逆：逆：误治。火逆即误用火疗。

④烧针：又称"温针"，针刺方法的一种，待针刺入穴位以后烧灼针柄，使热气透入。

⑤内烦：自觉心中烦闷。

⑥消谷引食：消谷，指消化食物，指要求进食。消谷引食，系指易饥多食的意思。

⑦客热：此指假热。

⑧结胸：证名，指实邪结于胸膈脘腹的病证。

⑨太阳随经，瘀热在里：太阳表邪循经入里化热，与瘀血相结蓄于下焦。

酒洗

上四味，以水五升，煮取三升，去滓。温服一升，不下更服。

一二五　太阳病，身黄，脉沉结，少腹鞕，小便不利者，为无血[①]也。小便自利，其人如狂者，血证谛[②]也。抵当汤主之。［方六十五］用前方。

一二六　伤寒有热，少腹满，应小便不利，今反利者，为有血也，当下之，不可余药[③]，宜抵当丸。［方六十六］

水蛭二十个，熬　虻虫二十个，去翅足，熬　桃仁二十五个，去皮尖　大黄三两

上四味，捣分四丸，以水一升，煮一丸。取七合服之。晬时[④]当下血，若不下者，更服。

一二七　太阳病，小便利者，以饮水多，必心下悸。小便少者，必苦里急[⑤]也。

①无血：指无血证。

②谛（dì）：证据确实之意。

③不可余药：不可服用其他药剂。从方后注服法看，亦可解释为不可剩余药渣，即连汤带丸药渣一并服下。

④晬时：即周时。指一日一夜二十四小时。

⑤苦里急：苦于少腹部有急迫不舒的感觉。

卷　四

辨太阳病脉证并治下第七 合三十九法　方三十首　并见太阳少阳合病法

结胸，项强，如柔痓状。下则和，宜大陷胸丸。[第一] 六味。前后有结胸、藏结病六证。

太阳病，心中懊侬，阳气内陷，心下鞕，大陷胸汤主之。[第二] 三味。

伤寒六七日，结胸热实，脉沉紧，心下痛，大陷胸汤主之。[第三] 用前第二方。

伤寒十余日，热结在里，往来寒热者，与大柴胡汤。[第四] 八味。水结附。

太阳病，重发汗，复下之，不大便五六日，舌燥而渴，潮热，从心下至少腹满痛，不可近者，大陷胸汤主之。[第五] 用前第二方。

小结胸病，正在心下，按之痛，脉浮滑者，小陷胸汤主之。[第六] 三味。下有太阳病二证。

病在阳，应以汗解，反以水潠，热不得去益烦，不渴，服文蛤散，不差，与五苓散。寒实结胸，无热证者，与三物小陷胸汤，白散亦可服。[第七] 文蛤散一味。五苓散五味。小陷胸汤用前第六方。白散三味。

太阳少阳并病，头痛，眩冒，心下痞者，刺肺俞、肝俞，不可发汗，发汗则谵语，谵语不止。当刺期门。[第八]。

妇人中风，经水适来，热除脉迟，胁下满，谵语，当刺期门。[第九]。

妇人中风，七八日，寒热，经水适断，血结如疟状，小柴胡汤主之。[第十] 七味。

妇人伤寒，经水适来，谵语，无犯胃气，及上二焦，自愈。[第十一]。

伤寒六七日，发热微恶寒，支①节疼，微呕，心下支结，柴胡桂枝汤主之。[第十二] 九味。

伤寒五六日，已发汗，复下之，胸胁满，小便不利，渴而不呕，头汗出，往来寒热，心烦，柴胡桂枝干姜汤主之。[第十三] 七味。

伤寒五六日，头汗出，微恶寒，手足冷，心下满，不欲食，大便鞕，脉细者，为阳微结，非少阴也，可与小柴胡汤。[第十四] 用前第十方。

---

①支：肢的古字。《易·坤》："君子黄中通理，正位居体，美在其中而畅于四支。"宋·洪迈《夷坚甲志·犬啮张三首》："张自是亦病，左支皆废。"

伤寒五六日，呕而发热，以他药下之，柴胡证仍在，可与柴胡汤，蒸蒸而振，却发热汗出解。心满痛者，为结胸。但满而不痛为痞，宜半夏泻心汤。[第十五] 七味。下有太阳并病，并气痞二证。

太阳中风，下利呕逆，表解乃可攻之，十枣汤主之。[第十六] 三味。下有太阳一证。

心下痞，按之濡者，大黄黄连泻心汤主之。[第十七] 二味。

心下痞，而复恶寒汗出者，附子泻心汤主之。[第十八] 四味。

心下痞，与泻心汤，不解者，五苓散主之。[第十九] 用前第七证方。

伤寒汗解后，胃中不和，心下痞，生姜泻心汤主之。[第二十] 八味。

伤寒中风，反下之，心下痞，医复下之，痞益甚，甘草泻心汤主之。[第二十一] 六味。

伤寒服药，利不止，心下痞，与理中，利益甚，宜赤石脂禹余粮汤。[第二十二] 二味。下有痞一证。

伤寒发汗，若吐下，心下痞，噫不除者，旋复代赭汤主之。[第二十三] 七味。

下后，不可更行桂枝汤，汗出而喘，无大热者，可与麻黄杏子甘草石膏汤。[第二十四] 四味。

太阳病，外未除，数下之，遂协热而利，桂枝人参汤主之。[第二十五] 五味。

伤寒大下后，复发汗，心下痞，恶寒者，不可攻痞，先解表，表解乃可攻痞。解表宜桂枝汤，攻痞宜大黄黄连泻心汤。[第二十六] 泻心汤用前第十七方。

伤寒发热，汗出不解，心中痞，呕吐下利者，大柴胡汤主之。[第二十七] 用前第四方。

病如桂枝证，头不痛，项不强，寸脉浮，胸中痞，气上冲不得息，当吐之，宜瓜蒂散。[第二十八] 三味。下有不可与瓜蒂散证。

病胁下素有痞，连脐痛，引少腹者，此名藏结。[第二十九]。

伤寒若吐下后，不解，热结在里，恶风，大渴，白虎加人参汤主之。[第三十] 五味。下有不可与白虎证。

伤寒无大热，口燥渴，背微寒者，白虎加人参汤主之。[第三十一] 用前方。

伤寒脉浮，发热无汗，表未解，不可与白虎汤。渴者，白虎加人参汤主之。[第三十二] 用前第三十方。

太阳少阳并病，心下鞕，颈项强而眩者，刺大椎、肺俞、肝俞，慎勿下之。[第三十三]。

太阳少阳合病，自下利，黄芩汤；若呕，黄芩加半夏生姜汤主之。[第三十四] 黄芩汤四味。加半夏生姜汤六味。

伤寒胸中有热，胃中有邪气，腹中痛，欲呕者，黄连汤主之。[第三十五] 七味。

伤寒八九日，风湿相搏，身疼烦，不能转侧，不呕，不渴，脉浮虚而涩者，桂枝附子汤主之。大便鞕一云：脐下心下鞕，小便自利者，去桂加白术汤主之。[第三十六] 桂附汤加术汤并五味。

风湿相搏，骨节疼烦，掣痛不得屈伸，汗出短气，小便不利，恶风，或身微肿者，甘草附子汤主之。[第三十七] 四味。

伤寒脉浮滑，此表有热，里有寒，白虎汤主之。[第三十八] 四味。

伤寒脉结代，心动悸，炙甘草汤主之。[第三十九] 九味。

一二八　问曰：病有结胸①，有藏结②，其状何如？答曰：按之痛，寸脉浮，关脉沉，名曰结胸也。

一二九　何谓藏结？答曰：如结胸状，饮食如故，时时下利，寸脉浮，关脉小细沉紧，名曰藏结。舌上白胎滑者，难治。

一三〇　藏结无阳证，不往来寒热一云：寒而不热，其人反静，舌上胎滑者，不可攻也。

一三一　病发于阳，而反下之，热入因作结胸；病发于阴，而反下之一作，汗出，因作痞③也。所以成结胸者，以下之太早故也。结胸者，项亦强，如柔痓④状，下之则和，宜大陷胸丸。[方一]

大黄半斤　葶苈子半斤，熬　芒消半升　杏仁半升，去皮尖，熬黑

上四味，捣筛二味，内杏仁、芒消，合研如脂，和散。取如弹丸一枚，别捣甘遂末一钱匕，白蜜二合，水二升，煮取一升。温顿服之，一宿乃下。如不下，更服，取下为效。禁如药法。

一三二　结胸证，其脉浮大者，不可下，下之则死。

一三三　结胸证悉具，烦躁者亦死。

一三四　太阳病，脉浮而动数，浮则为风，数则为热，动则为痛，数则为虚。头痛，发热，微盗汗出，而反恶寒者，表未解也。医反之下，动数变迟，膈内拒⑤痛一云：头痛即眩，胃中空虚，客气⑥动膈，短气躁烦，心中懊憹⑦，阳气⑧内陷，心下因鞕，则为结胸，大陷胸汤主之。若不结胸，但头汗出，余处无汗，剂颈而还⑨，小便不利，身必发黄。

---

①结胸：证候名，是有形之邪结于胸膈，以胸脘部疼痛为主证的一种病证。

②藏结：证候名，其证与结胸相似，但病性不同，此是脏虚阳衰，阴寒凝结的一种病症。

③痞：证候名，以心下痞塞不舒，按之柔软不痛为主要症状。

④柔痓：痓，今通作痉。痉病的主要表现为颈项强直，甚则角弓反张。有汗的叫柔痉，无汗的叫刚痉。

⑤拒：通“距”。跳。《仪礼·少牢馈食礼》：“肠三胃三，长皆及俎拒。”郑玄注：“拒，读为‘介距’之‘距’。俎距，胫中当横节也。”《史记·白起王翦列传》：“久之，王翦使人问‘军中戏乎’？对曰：‘方投石超距。’”司马贞索隐：“超距犹跳跃也。”

⑥客气：即邪气。外邪客于人体，故称客气。

⑦心中懊憹：心中烦热而闷乱不安。

⑧阳气：此指表邪、热邪而言。

⑨剂颈而还：剂同齐。指汗出到颈部而止。

大陷胸汤。[方二]

大黄六两，去皮　芒消一升　甘遂一钱匕

上三味，以水六升，先煮大黄，取二升，去滓，内芒消，煮一二沸，内甘遂末。温服一升，得快利，止后服。

一三五　伤寒六七日，结胸热实，脉沉而紧，心下痛，按之石鞕者，大陷胸汤主之。[方三] 用前第二方。

一三六　伤寒十余日，热结在里，复往来寒热者，与大柴胡汤。但结胸，无大热者，此为水结在胸胁也。但头微汗出者，大陷胸汤主之。[方四] 用前第二方。

大柴胡汤方

柴胡半斤　枳实四枚，炙　生姜五两，切　黄芩三两　芍药三两　半夏半升，洗　大枣十二枚，擘

上七味，以水一斗二升，煮取六升，去滓，再煎。温服一升，日三服。一方加大黄二两，若不加，恐不名大柴胡汤。

一三七　太阳病，重发汗而复下之，不大便五六日，舌上燥而渴，日晡所①小有潮热②一云：日晡所发，心胸大烦，从心下至少腹鞕满而痛，不可近③者，大陷胸汤主之。[方五] 用前第二方。

一三八　小结胸病，正在心下，按之则痛，脉浮滑者，小陷胸汤主之。[方六]

黄连一两　半夏半斤，洗　栝楼实大者一枚

上三味，以水六升，先煮栝楼，取三升，去滓，内诸药，煮取二升，去滓。分温三服。

一三九　太阳病，二三日，不能卧，但欲起，心下必结，脉微弱者，此本有寒分④也。反下之，若利止，必作结胸。未止者，四日复下之，此作协热利也。

一四〇　太阳病，下之，其脉促一作：纵，不结胸者，此为欲解也。脉浮者，必结胸。脉紧者，必咽痛。脉弦者，必两胁拘急。脉细数者，头痛未止。脉沉紧者，必欲呕。脉沉滑者，协热利。脉浮滑者，必下血。

一四一　病在阳，应以汗解之。反以冷水潠⑤之，若灌之，其热被劫不得去，弥更益烦，肉上粟起，意欲饮水，反不渴者，服文蛤散。若不差者，与五苓散。寒实结胸，无热证者，与三物小陷胸汤。用前第六方白散亦可服。[方七] 一云：与三物小白散。

文蛤散方

文蛤五两

上一味为散，以沸汤和一方寸匕服，汤用五合。

---

①日晡所：指申时左右，即下午3至5时左右。

②潮热：发热如潮水之涨落，定时而发。

③痛不可近：即疼痛甚而拒按。

④寒分：寒水、痰饮。

⑤潠：《说文新附》："潠，含水喷也。"

五苓散方

猪苓十八铢，去黑皮　白术十八铢　泽泻一两六铢　茯苓十八铢　桂枝半两，去皮

上五味为散，更于臼中杵之。白饮和方寸匕服之，日三服。多饮暖水，汗出愈。

白散方

桔梗三分　巴豆一分，去皮心，熬黑，研如脂　贝母三分

上三味为散，内巴豆，更于臼中杵之。以白饮和服，强人半钱匕，羸者减之。病在膈上必吐，在膈下必利，不利，进热粥一杯，利过不止，进冷粥一杯。身热，皮粟不解，欲引衣自覆，若以水潠之、洗之，益令热劫不得出，当汗而不汗则烦。假令汗出已，腹中痛，与芍药三两如上法。

一四二　太阳与少阳并病，头项强痛，或眩冒，时如结胸，心下痞鞕者，当刺大椎[①]第一间、肺俞[②]、肝俞[③]，慎不可发汗。发汗则谵语，脉弦。五日谵语不止，当刺期门[④]。[方八]

一四三　妇人中风，发热恶寒，经水适来，得之七八日，热除而脉迟，身凉，胸胁下满，如结胸状，谵语者，此为热入血室[⑤]也，当刺期门，随其实而取之。[方九]

一四四　妇人中风，七八日续得寒热，发作有时，经水适断者，此为热入血室，其血必结，故使如疟状，发作有时，小柴胡汤主之。[方十]

柴胡半斤　黄芩三两　人参三两　半夏半升，洗　甘草三两　生姜三两，切　大枣十二枚，擘

上七味，以水一斗二升，煮取六升，去滓，再煎取三升。温服一升，日三服。

一四五　妇人伤寒，发热，经水适来，昼日明了，暮则谵语，如见鬼状者，此为热入血室。无犯胃气及上二焦，必自愈。[方十一]

一四六　伤寒六七日，发热，微恶寒，支节烦疼[⑥]，微呕，心下支结[⑦]，外证未去者，柴胡桂枝汤主之。[方十二]

桂枝去皮　黄芩一两半　人参一两半　甘草一两，炙　半夏二合半，洗　芍药一两半　大枣六枚，擘　生姜一两半，切　柴胡四两

上九味，以水七升，煮取三升，去滓。温服一升。本云：人参汤，作如桂枝法，加半夏、柴胡、黄芩，复如柴胡法。今用人参作半剂。

①大椎：督脉经穴。在第七颈椎和第一胸椎棘突之间。

②肺俞：足太阳膀胱经穴。第三、四胸椎横突之间，在脊外旁开一寸五分处。

③肝俞：足太阳膀胱经穴。第九、十胸椎横突之间，在脊外旁开一寸五分处。

④期门：足厥阴肝经募穴。乳直下二肋间。

⑤血室：指胞宫，即子宫。

⑥支节烦疼：支，通肢。即四肢关节烦痛。

⑦心下支结：即心下感觉支撑闷结。

一四七　伤寒五六日，已发汗而复下之，胸胁满微结，小便不利，渴而不呕，但头汗出，往来寒热，心烦者，此为未解也，柴胡桂枝干姜汤主之。［方十三］

柴胡半斤　桂枝三两，去皮　干姜二两　栝楼根四两　黄芩三两　牡蛎二两，熬　甘草二两，炙

上七味，以水一斗二升，煮取六升，去滓，再煎取三升。温服一升，日三服。初服微烦，复服汗出便愈。

一四八　伤寒五六日，头汗出，微恶寒，手足冷，心下满，口不欲食，大便鞕，脉细者，此为阳微结。必有表，复有里也。脉沉，亦在里也。汗出为阳微，假令纯阴结，不得复有外证，悉入在里，此为半在里半在外也。脉虽沉紧，不得为少阴病，所以然者，阴不得有汗，今头汗出，故知非少阴也，可与小柴胡汤。设不了了者，得屎而解。［方十四］用前第十方。

一四九　伤寒五六日，呕而发热者，柴胡汤证具，而以他药下之，柴胡证仍在者，复与柴胡汤。此虽已下之，不为逆，必蒸蒸而振①，却发热汗出而解。若心下满而鞕痛者，此为结胸也，大陷胸汤主之。但满而不痛者，此为痞，柴胡不中与之，宜半夏泻心汤。［方十五］

半夏半斤，洗　黄芩　干姜　人参　甘草炙，各三两　黄连一两　大枣十二枚，擘

上七味，以水一斗，煮取六升，去滓，再煎取三升。温服一升，日三服。须大陷胸汤者，方用前第二法。一方用半夏一升。

一五〇　太阳、少阳并病，而反下之，成结胸，心下鞕，下利不止，水浆不下，其人心烦。

一五一　脉浮而紧，而复下之，紧反入里，则作痞。按之自濡②，但气痞③耳。

一五二　太阳中风，下利，呕逆，表解者，乃可攻之。其人漐漐汗出④，发作有时，头痛，心下痞鞕满，引胁下痛，干呕，短气⑤，汗出不恶寒者，此表解里未和也，十枣汤主之。［方十六］

芫花熬　甘遂　大戟

上三味，等分，各别捣为散。以水一升半，先煮大枣肥者十枚，取八合，去滓，内药末。强人服一钱匕，羸人服半钱，温服之，平旦服。若下少，病不除者，明日更服，加半钱。得快下利后，糜粥自养。

一五三　太阳病，医发汗，遂发热、恶寒，因复下之，心下痞。表里俱虚，

---

①蒸蒸而振：蒸蒸，兴盛貌。蒸蒸而振，指寒战的很严重。

②濡：柔软。

③气痞：气机痞塞，但满而不痛。

④漐漐汗出：病人微微汗出。

⑤短气：气机不畅，呼吸短促。

阴阳气并竭[①]，无阳则阴独[②]，复加烧针，因胸烦，面色青黄，肤瞤者，难治。今色微黄，手足温者，易愈。

一五四　心下痞，按之濡，其脉关上浮者，大黄黄连泻心汤主之。[方十七]

大黄二两　黄连一两

上二味，以麻沸汤二升，渍之须臾，绞去滓。分温再服。臣亿等看详大黄黄连泻心汤，诸本皆二味。又后附子泻心汤，用大黄、黄连、黄芩、附子，恐是前方中亦有黄芩，后但加附子也。故后云：附子泻心汤，本云加附子也。

一五五　心下痞，而复恶寒、汗出者，附子泻心汤主之。[方十八]

大黄二两　黄连一两　黄芩一两　附子一枚，炮，去皮，破，别煮取汁

上四味，切三味，以麻沸汤二升，渍之须臾，绞去滓，内附子汁。分温再服。

一五六　本以下之，故心下痞，与泻心汤。痞不解，其人渴而口燥烦，小便不利者，五苓散主之。[方十九]一方云：忍之一日乃愈。用前第七证方。

一五七　伤寒汗出解之后，胃中不和，心下痞鞕，干噫食臭[③]，胁下有水气，腹中雷鸣[④]，下利者，生姜泻心汤主之。[方二十]

生姜四两，切　甘草三两，炙　人参三两　干姜一两　黄芩三两　半夏半升，洗　黄连一两　大枣十二枚，擘

上八味，以水一斗，煮取六升，去滓，再煎取三升。温服一升，日三服。附子泻心汤，本云加附子。半夏泻心汤、甘草泻心汤，同体别名耳。生姜泻心汤，本云：理中人参黄芩汤，去桂枝、术，加黄连，并泻肝法。

一五八　伤寒中风，医反下之，其人下利，日数十行，谷不化[⑤]，腹中雷鸣，心下痞鞕而满，干呕，心烦不得安。医见心下痞，谓病不尽，复下之，其痞益甚，此非结热[⑥]，但以胃中虚，客气上逆，故使鞕也。甘草泻心汤主之。[方二十一]

甘草四两，炙　黄芩三两　干姜三两　半夏半升，洗　大枣十二枚，擘　黄连一两

上六味，以水一斗，煮取六升，去滓，再煎取三升。温服一升，日三服。臣亿等谨按：上生姜泻心汤法，本云理中人参黄芩汤，今详泻心以疗痞。痞气因发阴而生，是半夏、生姜、甘草泻心三方，皆本于理中也。其方必各有人参，今甘草泻心汤中无者，脱落之也。又按《千金》并《外台秘要》治伤寒䘌食，用此方，皆有人参，知脱落无疑。

一五九　伤寒服汤药，下利不止，心下痞鞕，服泻心汤已，复以他药下之，

①阴阳气并竭：阴，里也；阳，表也；竭，乃正气竭乏。阴阳气并竭即表里气血俱虚。

②无阳则阴独：阳，指表证；无阳，指表证已罢。无阳则阴独即表证已罢而只有里证。

③干噫食臭：噫同嗳，即嗳气带有食臭味。

④腹中雷鸣：腹中漉漉作响，即肠鸣音亢进。

⑤谷不化：食物不消化。

⑥结热：实热内结。

利不止，医以理中与之，利益甚。理中者，理中焦，此利在下焦，赤石脂禹余粮汤主之。复不止者，当利其小便。赤石脂禹余粮汤。[方二十二]

赤石脂一斤，碎　太一禹余粮一斤，碎

上二味，以水六升，煮取二升，去滓。分温三服。

一六〇　伤寒吐下后，发汗，虚烦，脉甚微，八九日心下痞鞕，胁下痛，气上冲咽喉，眩冒，经脉动惕①者，久而成痿②。

一六一　伤寒发汗，若吐，若下，解后，心下痞鞕，噫气不除者，旋复代赭汤主之。[方二十三]

旋复花三两　人参二两　生姜五两　代赭一两　甘草三两，炙　半夏半升，洗　大枣十二枚，擘

上七味，以水一斗，煮取六升，去滓，再煎取三升。温服一升，日三服。

一六二　下后，不可更行桂枝汤，若汗出而喘，无大热者，可与麻黄杏子甘草石膏汤。[方二十四]

麻黄四两　杏仁五十个，去皮尖　甘草二两，炙　石膏半斤，碎，绵裹

上四味，以水七升，先煮麻黄，减二升，去白沫，内诸药，煮取三升，去滓。温服一升。本云：黄耳杯。

一六三　太阳病，外证未除而数下之，遂协热而利，利下不止，心下痞鞕，表里不解者，桂枝人参汤主之。[方二十五]

桂枝四两，别切　甘草四两，炙　白术三两　人参三两　干姜三两

上五味，以水九升，先煮四味，取五升，内桂，更煮取三升，去滓。温服一升，日再夜一服。

一六四　伤寒大下后，复发汗，心下痞，恶寒者，表未解也。不可攻痞，当先解表，表解乃可攻痞。解表宜桂枝汤，攻痞宜大黄黄连泻心汤。[方二十六]泻心汤用前第十七方。

一六五　伤寒发热，汗出不解，心中痞鞕，呕吐而下利者，大柴胡汤主之。[方二十七]用前第四方。

一六六　病如桂枝证，头不痛，项不强，寸脉微浮③，胸中痞鞕，气上冲喉咽，不得息者，此为胸有寒④也。当吐之，宜瓜蒂散。[方二十八]

瓜蒂一分，熬黄　赤小豆一分

上二味，各别捣筛，为散已，合治之，取一钱匕，以香豉一合，用热汤七合，煮作稀糜，去滓，取汁和散。温顿服之。不吐者，少少加，得快吐乃止。诸亡血、虚家，不可与瓜蒂散。

①惕：伤。

②痿：证候名称。主要表现是两足软弱，不能行走。

③微浮：指略有浮象。

④胸有寒：寒，此当“邪”解，指痰实之邪。胸有寒即胸中有痰实阻滞。

一六七　病胁下素有痞，连在脐傍，痛引少腹，入阴筋①者，此名藏结。死。[方二十九]

一六八　伤寒若吐，若下后，七八日不解，热结在里，表里俱热，时时恶风，大渴，舌上干燥而烦，欲饮水数升者，白虎加人参汤主之。[方三十]

知母六两　石膏一斤，碎　甘草二两，炙　人参二两　粳米六合

上五味，以水一斗，煮米熟，汤成，去滓。温服一升，日三服。此方立夏后、立秋前乃可服，立秋后不可服。正月、二月、三月尚凛冷，亦不可与服之，与之则呕利而腹痛。诸亡血、虚家，亦不可与，得之则腹痛利者，但可温之，当愈。

一六九　伤寒无大热，口燥渴，心烦，背微恶寒者，白虎加人参汤主之。[方三十一]用前方。

一七〇　伤寒脉浮，发热，无汗，其表不解，不可与白虎汤。渴欲饮水，无表证者，白虎加人参汤主之。[方三十二]用前方。

一七一　太阳、少阳并病，心下鞕，颈项强而眩者，当刺大椎、肺俞、肝俞，慎勿下之。[方三十三]

一七二　太阳与少阳合病，自下利者，与黄芩汤。若呕者，黄芩加半夏生姜汤主之。[方三十四]

黄芩汤方

黄芩三两　芍药二两　甘草二两，炙　大枣十二枚，擘

上四味，以水一斗，煮取三升，去滓。温服一升，日再，夜一服。

黄芩加半夏生姜汤方

黄芩三两　芍药二两　甘草二两，炙

大枣十二枚，擘　半夏半升，洗　生姜一两，一方：三两，切

上六味，以水一斗，煮取三升，去滓。温服一升，日再，夜一服。

一七三　伤寒，胸中有热，胃中有邪气，腹中痛，欲呕吐者，黄连汤主之。[方三十五]

黄连三两　甘草三两，炙　干姜三两　桂枝三两，去皮　人参二两　半夏半升，　大枣十二枚，擘

上七味，以水一斗，煮取六升，去滓。温服，昼三夜二。疑非仲景方。

一七四　伤寒八九日，风湿相搏，身体疼烦，不能自转侧，不呕，不渴，脉浮虚而涩者，桂枝附子汤主之。若其人大便鞕一云：脐下、心下鞕，小便自利者，去桂加白术汤主之。[方三十六]

桂枝附子汤方

桂枝四两，去皮　附子三枚，炮，去皮，破　生姜三两，切　大枣十二枚，擘　甘草二两，炙

上五味，以水六升，煮取二升，去滓。分温三服。

①阴筋：指外生殖器有筋处。

去桂加白术汤方

附子三枚，炮，去皮，破　白术四两　生姜三两，切　甘草二两，炙　大枣十二枚，擘

上五味，以水六升，煮取二升，去滓。分温三服。初一服，其人身如痹，半日许复服之，三服都尽，其人如冒状，勿怪。此以附子、术，并走皮内，逐水气未得除，故使之耳。法当加桂四两。此本一方二法，以大便鞕，小便自利，去桂也。以大便不鞕，小便不利，当加桂。附子三枚恐多也，虚弱家及产妇，宜减服之。

一七五　风湿相搏，骨节疼烦，掣痛①不得屈伸，近之则痛剧②，汗出短气，小便不利，恶风不欲去衣，或身微肿者，甘草附子汤主之。[方三十七]

甘草二两，炙　附子二枚，炮，去皮，破　白术二两　桂枝四两，去皮

上四味，以水六升，煮取三升，去滓。温服一升，日三服。初服得微汗则解。能食，汗止复烦者，将服五合。恐一升多者，宜服六七合为始。

一七六　伤寒脉浮滑，此以表有热，里有寒③，白虎汤主之。[方三十八]

知母六两　石膏一斤，碎　甘草二两，炙　粳米六合

上四味，以水一斗，煮米熟，汤成，去滓。温服一升，日三服。臣亿等谨按：前篇云：热结在里，表里俱热者，白虎汤主之。又云：其表不解，不可与白虎汤。此云：脉浮滑，表有热，里有寒者，必表里字差矣。又阳明一证云：脉浮迟，表热里寒，四逆汤主之。又少阴一证云：里寒外热，通脉四逆汤主之。以此表里自差，明矣。《千金翼》云：白通汤。非也。

一七七　伤寒脉结代，心动悸，炙甘草汤主之。[方三十九]

甘草四两，炙　生姜三两，切　人参二两　生地黄一斤　桂枝三两，去皮　阿胶二两　麦门冬半升，去心　麻仁半升　大枣三十枚，擘

上九味，以清酒七升，水八升，先煮八味，取三升，去滓，内胶烊消尽。温服一升，日三服。一名复脉汤。

一七八　脉按之来缓，时一止复来者，名曰结。又脉来动而中止，更来小数，中有还者反动④，名曰结，阴也。脉来动而中止，不能自还，因而复动者，名曰代，阴也。得此脉者，必难治。

①掣痛：疼痛伴有牵引拘急之感。

②近之则疼剧：痛处拒绝抚按或触及。

③表有热，里有寒：宋臣林亿等有按语云："前篇云热结在里，表里俱热者，白虎汤主之，又云其表不解，不可与白虎汤。此云脉浮滑，表有热，里有寒者，必表里字差矣。又阳明一证云，脉浮迟，表热里寒，四逆汤主之。又少阴一证云里寒外热，通脉四逆汤主之。以此表里自差明矣。"据此理校，表有热，里有寒句，当作表里俱热解释为是。

④反动：复动，又跳动。

卷　五

辨阳明病脉证并治第八 合四十四法　方一十首　一方附并见阳明少阳合病法

阳明病，不吐不下，心烦者，可与调胃承气汤。［第一］三味，前有阳明病二十七证。

阳明病，脉迟，汗出不恶寒，身重短气，腹满潮热，大便鞕，大承气汤主之。若腹大满不通者，与小承气汤。［第二］大承气四味，小承气三味。

阳明病，潮热，大便微鞕者，可与大承气汤。若不大便六七日，恐有燥屎，与小承气汤。若不转失气，不可攻之。后发热复鞕者，小承气汤和之。［第三］用前第二方，下有二病证。

伤寒若吐下不解，至十余日，潮热，不恶寒，如见鬼状，微喘直视，大承气汤主之。［第四］用前第二方。

阳明病，多汗，胃中燥，大便鞕，谵语，小承气汤主之。［第五］用前第二方。

阳明病，谵语，潮热，脉滑疾者。小承气汤主之。［第六］用前第二方。

阳明病，谵语，潮热，不能食，胃中有燥屎，宜大承气汤下之。［第七］用前第二方，下有阳明病一证。

汗出谵语，有燥屎在胃中。过经乃可下之，宜大承气汤。［第八］用前第二方，下有伤寒病一证。

三阳合病，腹满身重，谵语遗尿，白虎汤主之。［第九］四味。

二阳并病，太阳证罢，潮热汗出，大便难，谵语者，宜大承气汤。［第十］用前第二方。

阳明病，脉浮紧，咽燥口苦，腹满而喘，发热汗出，恶热身重。若下之，则胃中空虚，客气动膈，心中懊侬，舌上胎者，栀子豉汤主之。［第十一］二味。

若渴欲饮水，舌燥者，白虎加人参汤主之。［第十二］五味。

若脉浮发热，渴欲饮水，小便不利者，猪苓汤主之。［第十三］五味。下有不可与猪苓汤一证。

脉浮迟，表热里寒，下利清谷者，四逆汤主之。［第十四］三味，下有二病证。

阳明病下之，外有热，手足温，不结胸，心中懊侬，不能食，但头汗出，栀子豉汤主之。［第十五］用前第十一方。

阳明病，发潮热，大便溏，胸满不去者，与小柴胡汤。［第十六］七味。

阳明病，胁下满，不大便而呕，舌上胎者，与小柴胡汤。[第十七] 用上方。

阳明中风，脉弦浮大，短气腹满，胁下及心痛，鼻干不得汗，嗜卧，身黄，小便难，潮热而哕，与小柴胡汤。[第十八] 用上方。

脉但浮，无余证者，与麻黄汤。[第十九] 四味。

阳明病，自汗出，若发汗，小便利，津液内竭，虽鞕不可攻之。须自大便，蜜煎导而通之。若土瓜根，猪胆汁。[第二十] 一味。猪胆方附，二味。

阳明病，脉迟，汗出多，微恶寒，表未解，宜桂枝汤。[第二十一] 五味。

阳明病，脉浮，无汗而喘，发汗则愈，宜麻黄汤。[第二十二] 用前第十九方。

阳明病，但头汗出，小便不利，身必发黄，茵陈蒿汤主之。[第二十三] 三味。

阳明证，喜忘，必有畜血[①]，大便黑，宜抵当汤下之。[第二十四] 四味。

阳明病下之，心中懊侬而烦，胃中有燥屎者，宜大承气汤。[第二十五] 用前第二方。下有一病证。

病人烦热，汗出解，如疟状，日晡发热。脉实者，宜大承气汤；脉浮虚者，宜桂枝汤。[第二十六] 大承气汤用前第二方。桂枝汤用前第二十一方。

大下后，六七日不大便，烦不解，腹满痛，本有宿食，宜大承气汤。[第二十七] 用前第二方。

病人小便不利，大便乍难乍易，时有微热，宜大承气汤。[第二十八] 用前第二方。

食谷欲呕，属阳明也，吴茱萸汤主之。[第二十九] 四味。

太阳病，发热，汗出恶寒，不呕，心下痞，此以医下之也。如不下，不恶寒而渴，属阳明，但以法救之。宜五苓散。[第三十] 五味。下有二病证。

趺阳脉浮而涩，小便数，大便鞕，其脾为约，麻子仁丸主之。[第三十一] 六味。

太阳病三日，发汗不解，蒸蒸[②]热者，调胃承气汤主之。[第三十二] 用前第一方。

伤寒吐后，腹胀满者，与调胃承气汤。[第三十三] 用前第一方。

太阳病，若吐下发汗后，微烦，大便鞕，与小承气汤和之。[第三十四] 用前第二方。

得病二三日，脉弱，无太阳、柴胡证，烦躁，心下鞕，小便利，屎定鞕，宜大承气汤。[第三十五] 用前第二方。

伤寒六七日，目中不了了，睛不和，无表里证，大便难，宜大承气汤。[第三十六] 用前第二方。

---

①畜血：畜，通“蓄”。《楚辞。九辩》：“畜怨兮积思，心烦憺兮忘食事。”一本作“蓄怨”。王逸注：“结恨在心，虑愦郁也。”畜血，即瘀血。

②蒸蒸：兴盛貌。

阳明病，发热汗多者，急下之，宜大承气汤。[第三十七] 用前第二方。

发汗不解，腹满痛者，急下之，宜大承气汤。[第三十八] 用前第二方。

腹满不减，减不足言，当下之，宜大承气汤。[第三十九] 用前第二方。

阳明少阳合病，必下利，脉滑而数，有宿食也，当下之，宜大承气汤。[第四十] 用前第二方。

病人无表里证，发热七八日，脉数，可下之。假令已下，不大便者，无瘀血，宜抵当汤。[第四十一] 用前第二十四方，下有二病证。

伤寒七八日，身黄如桔色，小便不利，茵陈蒿汤主之。[第四十二] 用前第二十三方。

伤寒身黄发热，栀子柏皮汤主之。[第四十三] 三味。

伤寒瘀热在里，身必黄，麻黄连轺赤小豆汤主之。[第四十四] 八味。

一七九　问曰：病有太阳阳明，有正阳阳明，有少阳阳明，何谓也？答曰：太阳阳明者，脾约一云：络是也；正阳阳明者，胃家实是也；少阳阳明者，发汗、利小便已，胃中燥、烦、实，大便难是也。

一八〇　阳明之为病，胃家实一作：寒是也。

一八一　问曰：何缘得阳明病？答曰：太阳病，若发汗，若下，若利小便，此亡津液，胃中干燥，因转属阳明。不更衣①，内实，大便难者，此名阳明也。

一八二　问曰：阳明病外证云何？答曰：身热，汗自出，不恶寒，反恶热也。

一八三　问曰：病有得之一日，不发热而恶寒者，何也？答曰：虽得之一日，恶寒将自罢，即自汗出而恶热也。

一八四　问曰：恶寒何故自罢？答曰：阳明居中，主土也②，万物所归，无所复传。始虽恶寒，二日自止，此为阳明病也。

一八五　本太阳，初得病时，发其汗，汗先出不彻，因转属阳明也。伤寒发热，无汗，呕不能食，而反汗出濈濈然者③，是转属阳明也。

一八六　伤寒三日，阳明脉大。

一八七　伤寒脉浮而缓，手足自温者，是为系在太阴。太阴者，身当发黄，若小便自利者，不能发黄。至七八日，大便鞕者，为阳明病也。

一八八　伤寒转系阳明者，其人濈然微汗出也。

一八九　阳明中风，口苦，咽干，腹满，微喘，发热，恶寒，脉浮而紧。若下之，则腹满小便难也。

一九〇　阳明病，若能食，名中风；不能食，名中寒。

一九一　阳明病，若中寒者，不能食，小便不利，手足濈然汗出，此欲作固瘕，必大便初鞕后溏。所以然者，以胃中冷，水谷不别故也。

一九二　阳明病，初欲食，小便反不利，大便自调，其人骨节疼，翕翕如有

①不更衣："更衣"为解大便之婉辞。"不更衣"即不大便。

②阳明居中，主土也：阳明在五行中属土，土居中央，故云阳明居中，主土也。

③汗出濈濈（jǐ jǐ）然：即汗出连绵不断的样子。

热状，奄然①发狂，濈然汗出而解者，此水不胜谷气②，与汗共并，脉紧则愈。

一九三　阳明病欲解时，从申至戌上③。

一九四　阳明病，不能食，攻其热必哕，所以然者，胃中虚冷故也。以其人本虚，攻其热必哕。

一九五　阳明病，脉迟，食难用饱，饱则微烦头眩，必小便难，此欲作谷瘅④。虽下之，腹满如故，所以然者，脉迟故也。

一九六　阳明病，法多汗，反无汗，其身如虫行皮中状者，此以久虚故也。

一九七　阳明病，反无汗，而小便利，二三日呕而咳，手足厥者，必苦头痛。若不咳、不呕、手足不厥者，头不痛。一云：冬阳明。

一九八　阳明病，但头眩，不恶寒，故能食而咳，其人咽必痛。若不咳者，咽不痛。一云：冬阳明。

一九九　阳明病，无汗，小便不利，心中懊憹者，身必发黄。

二〇〇　阳明病，被火，额上微汗出，而小便不利者，必发黄。

二〇一　阳明病，脉浮而紧者，必潮热，发作有时。但浮者，必盗汗出。

二〇二　阳明病，口燥，但欲漱水，不欲咽者，此必衄。

二〇三　阳明病，本自汗出，医更重发汗，病已差，尚微烦不了了者，此必大便鞕故也。以亡津液，胃中干燥，故令大便鞕。当问其小便日几行，若本小便日三四行，今日再行，故知大便不久出。今为小便数少，以津液当还入胃中，故知不久必大便也。

二〇四　伤寒呕多，虽有阳明证，不可攻之。

二〇五　阳明病，心下鞕满者，不可攻之。攻之，利遂不止者死，利止者愈。

二〇六　阳明病，面合⑤色赤，不可攻之。必发热，色黄者，小便不利也。

二〇七　阳明病，不吐，不下，心烦者，可与调胃承气汤。[方一]

甘草二两，炙　芒消半升　大黄四两，清酒洗

上三味，切，以水三升，煮二物至一升，去滓，内芒消，更上微火一二沸。温顿服之，以调胃气。

二〇八　阳明病，脉迟，虽汗出不恶寒者，其身必重，短气，腹满而喘，有潮热者，此外欲解，可攻里也。手足濈然汗出者，此大便已鞕也，大承气汤主之。若汗多，微发热恶寒者，外未解也。一法：与桂枝汤。其热不潮，未可与承气汤。若腹大满不通者，可与小承气汤，微和胃气，勿令至大泄下。大承气汤。[方二]

大黄四两，酒洗　厚朴半斤，炙，去皮　枳实五枚，炙　芒消三合

---

①奄（yǎn）然：突然、忽然。

②谷气：水谷精气，此指胃气。

③从申至戌上：系指申、酉、戌三个时辰。即从下午15时至21时之前。

④谷瘅：瘅，同“疸”。黄疸病之一种，乃因水谷不化，湿郁而发为黄疸，有湿热与寒湿之分。本证之欲作谷疸，当属寒湿。

⑤合：全部。

上四味，以水一斗，先煮二物，取五升，去滓，内大黄，更煮取二升，去滓，内芒消，更上微火一二沸。分温再服。得下，余勿服。

小承气汤方①

大黄四两，酒洗　厚朴二两，炙，去皮　枳实三枚，大者，炙

上三味，以水四升，煮取一升二合，去滓。分温二服。初服汤当更衣，不尔者尽饮之。若更衣者，勿服之。

二〇九　阳明病，潮热，大便微鞕者，可与大承气汤，不鞕者，不可与之。若不大便六七日，恐有燥屎，欲知之法，少与小承气汤，汤入腹中，转失气者，此有燥屎也，乃可攻之。若不转失气者，此但初头鞕，后必溏，不可攻之，攻之必胀满不能食也。欲饮水者，与水则哕。其后发热者，必大便复鞕而少也，以小承气汤和之。不转失气者，慎不可攻也。小承气汤。[方三] 用前第二方。

二一〇　夫实则谵语，虚则郑声②。郑声者，重语也。直视，谵语，喘满者死，下利者亦死。

二一一　发汗多，若重发汗者，亡其阳，谵语，脉短者死；脉自和者不死。

二一二　伤寒若吐、若下后不解，不大便五六日，上至十余日，日晡所发潮热，不恶寒，独语如见鬼状。若剧者，发则不识人，循衣摸床，惕而不安一云：顺衣妄撮，怵惕不安，微喘直视，脉弦者生，涩者死。微者，但发热谵语者，大承气汤主之。若一服利，则止后服。[方四] 用前第二方。

二一三　明阳病，其人多汗，以津液外出，胃中燥，大便必鞕，鞕则谵语，小承气汤主之。若一服，谵语止者，更莫复服。[方五] 用前第二方。

二一四　阳明病，谵语，发潮热，脉滑而疾③者，小承气汤主之。因与承气汤一升，腹中转气者，更服一升，若不转气者，勿更与之。明日又不大便，脉反微涩者，里虚也，为难治，不可更与承气汤也。[方六] 用前第二方。

二一五　阳明病，谵语，有潮热，反不能食者。胃中必有燥屎五六枚也。若能食者，但鞕耳，宜大承气汤下之。[方七] 用前第二方。

二一六　阳明病，下血、谵语者，此为热入血室。但头汗出者，刺期门，随其实而写之，濈然汗出则愈。

二一七　汗汗一作：卧出谵语者，以有燥屎在胃中，此为风也。须下者，过经④乃可下之。下之若早，语言必乱，以表虚里实故也。下之愈，宜大承气汤。[方八] 用前第二方，一云：大柴胡汤。

二一八　伤寒四五日，脉沉而喘满，沉为在里，而反发其汗，津液越出，大便为难，表虚里实，久则谵语。

---

①小承气汤方：本方原在208条下，今移至此。

②郑声：语言重复，声音低微。“郑声者，重语也”即自注句。

③脉滑而疾：脉来滑利而疾数。

④过经：太阳病与阳明病或少阳病同见，若太阳病已罢，纯见阳明或少阳病者谓过经。亦如成无已注云：“须过太阳经，无表证。”

二一九　三阳合病，腹满，身重，难以转侧，口不仁①，面垢②又作：枯，一云：向经，谵语，遗尿。发汗则谵语。下之则额上生汗，手足逆冷。若自汗出者，白虎汤主之。[方九]

知母六两　石膏一斤，碎　甘草二两，炙　粳米六合

上四味，以水一斗，煮米熟，汤成，去滓。温服一升，日三服。

二二〇　二阳并病，太阳证罢，但发潮热，手足漐漐汗出，大便难而谵语者，下之则愈，宜大承气汤。[方十] 用前第二方。

二二一　阳明病，脉浮而紧，咽燥，口苦，腹满而喘，发热汗出，不恶寒反恶热，身重。若发汗则躁，心愦愦③公对切，反谵语。若加温针，必怵惕，烦躁不得眠。若下之，则胃中空虚，客气动膈，心中懊憹，舌上胎者，栀子豉汤主之。[方十一]

肥栀子十四枚，擘　香豉四合，绵裹

上二味，以水四升，煮栀子取二升半，去滓，内豉，更煮取一升半，去滓。分二服，温进一服。得快吐者，止后服。

二二二　若渴欲饮水，口干舌燥者，白虎加人参汤主之。[方十二]

知母六两　石膏一斤，碎　甘草二两，炙　粳米六合　人参三两

上五味，以水一斗，煮米熟，汤成，去滓。温服一升，日三服。

二二三　若脉浮，发热，渴欲饮水，小便不利者，猪苓汤主之。[方十三]

猪苓去皮　茯苓　泽泻　阿胶　滑石碎，各一两

上五味，以水四升，先煮四味，取二升，去滓，内阿胶烊消。温服七合，日三服。

二二四　阳明病，汗出多而渴者，不可与猪苓汤，以汗多胃中燥，猪苓汤复利其小便故也。

二二五　脉浮而迟，表热里寒，下利清谷者，四逆汤主之。[方十四]

甘草二两，炙　干姜一两半　附子一枚，生用，去皮，破八片

上三味，以水三升，煮取一升二合，去滓。分温二服。强人可大附子一枚，干姜三两。

二二六　若胃中虚冷，不能食者，饮水则哕。

二二七　脉浮，发热，口干，鼻燥，能食者则衄。

二二八　阳明病，下之，其外有热，手足温，不结胸，心中懊憹，饥不能食，但头汗出者，栀子豉汤主之。[方十五] 用前第十一方。

二二九　阳明病，发潮热，大便溏，小便自可，胸胁满不去者，与小柴胡

①口不仁：口舌食不知味。

②面垢：面部如蒙尘垢。

③愦愦：烦乱。《素问·至真要大论》："厥阴之胜，耳鸣头眩，愦愦欲吐，胃鬲如寒。"张介宾注："愦愦，心乱也。"《庄子·大宗师》："彼又恶能愦愦然为世俗之礼，以观众人之耳目哉！"成玄英疏："愦愦，犹烦乱也。"

汤。[方十六]

柴胡半斤　黄芩三两　人参三两　半夏半升，洗　甘草三两，炙　生姜三两，切　大枣十二枚，擘

上七味，以水一斗二升，煮取六升，去滓，再煎取三升。温服一升，日三服。

二三〇　阳明病，胁下鞕满，不大便而呕，舌上白胎者，可与小柴胡汤。上焦得通，津液得下，胃气因和，身濈然汗出而解。[方十七] 用上方。

二三一　阳明中风，脉弦浮大而短气，腹都满，胁下及心痛，久按之气不通，鼻干，不得汗，嗜卧，一身及目悉黄，小便难，有潮热，时时哕，耳前后肿，刺之小差。外不解，病过十日，脉续浮者，与小柴胡汤。[方十八] 用上方。

二三二　脉但浮，无余证者，与麻黄汤。若不尿，腹满加哕者，不治。麻黄汤。[方十九]

麻黄三两，去节　桂枝二两，去皮　甘草一两，炙　杏仁七十个，去皮尖

上四味，以水九升，煮麻黄，减二升，去白沫，内诸药，煮取二升半，去滓。温服八合，覆取微似汗。

二三三　阳明病，自汗出，若发汗，小便自利者，此为津液内竭，虽鞕不可攻之，当须自欲大便，宜蜜煎导而通之。若土瓜根及大猪胆汁，皆可为导[1]。[方二十]

蜜煎方

食蜜七合

上一味，于铜器内，微火煎，当须凝如饴状，搅之勿令焦著，欲可丸，并手捻作挺[2]，令头锐，大如指，长二寸许。当热时急作，冷则鞕。以内谷道中，以手急抱，欲大便时，乃去之。疑非仲景意，已试甚良。

又：大猪胆一枚，泻汁，和少许法醋，以灌谷道内，如一食顷，当大便出宿食恶物，甚效。

二三四　阳明病，脉迟，汗出多，微恶寒者，表未解也，可发汗，宜桂枝汤。[方二十一]

桂枝三两，去皮　芍药三两　生姜三两　甘草二两，炙　大枣十二枚，擘

上五味，以水七升，煮取三升，去滓。温服一升，须臾，啜热稀粥一升，以助药力取汗。

二三五　阳明病，脉浮，无汗而喘者，发汗则愈，宜麻黄汤。[方二十二] 前第十九方。

二三六　阳明病，发热，汗出者，此为热越，不能发黄也。但头汗出，身无

①导：导便法，为外治法之一。

②挺：通“梃”。棒状为梃。

汗，剂颈而还，小便不利，渴引水浆[①]者，此为瘀热[②]在里，身必发黄，茵陈蒿汤主之。[方二十三]

茵陈蒿六两　栀子十四枚，擘　大黄二两，去皮

上三味，以水一斗二升，先煮茵陈，减六升，内二味，煮取三升，去滓。分三服。小便当利，尿如皂荚汁状，色正赤，一宿腹减，黄从小便去也。

二三七　阳明证，其人喜忘[③]者，必有蓄血[④]。所以然者，本有久瘀血，故令喜忘。屎虽鞕，大便反易，其色必黑者，宜抵当汤下之。[方二十四]

水蛭熬　虻虫去翅足，熬，各三十个　大黄三两，酒洗　桃仁二十个，去皮尖及两人者

上四味，以水五升，煮取三升，去滓。温服一升，不下更服。

二三八　阳明病，下之，心中懊憹而烦，胃中[⑤]有燥屎者，可攻。腹微满，初头鞕，后必溏，不可攻之。若有燥屎者，宜大承气汤。[方二十五] 用前第二方。

二三九　病人不大便五六日，绕脐痛，烦躁，发作有时者，此有燥屎，故使不大便也。

二四〇　病人烦热，汗出则解，又如疟状，日晡所发热者，属阳明也。脉实者，宜下之。脉浮虚者，宜发汗。下之与大承气汤，发汗宜桂枝汤。[方二十六] 大承气汤用前第二方，桂枝汤用前第二十一方。

二四一　大下后，六七日不大便，烦不解，腹满痛者，此有燥屎也。所以然者，本有宿食故也，宜大承气汤。[方二十七] 用前第二方。

二四二　病人小便不利，大便乍难乍易，时有微热，喘冒[⑥]一作：拂郁不能卧者，有燥屎也。宜大承气汤。[方二十八] 用前第二方。

二四三　食谷欲呕，属阳明也，吴茱萸汤主之。得汤反剧者，属上焦也。吴茱萸汤。[方二十九]

吴茱萸一升，洗　人参三两　生姜六两，切　大枣十二枚，擘

上四味，以水七升，煮取二升，去滓。温服七合，日三服。

二四四　太阳病，寸缓，关浮. 尺弱，其人发热汗出，复恶寒，不呕，但心下痞者，此以医下之也。如其不下者，病人不恶寒而渴者，此转属阳明也。小便数者，大便必鞕，不更衣十日，无所苦也。渴欲饮水，少少与之，但以法救之。渴者，宜五苓散。[方三十]

猪苓去皮　白术　茯苓各十八铢　泽泻一两六铢　桂枝半两，去皮

上五味，为散，白饮和服方寸匕。日三服。

二四五　脉阳微而汗出少者，为自和一作：如也。汗出多者，为太过。阳脉

①水浆：泛指饮料。

②瘀热：即“邪热郁滞”的意思。

③喜忘：喜作“善”字解。《外台秘要》作善忘，可证。喜忘即健忘。

④畜血：畜与“蓄”同，瘀血停留叫蓄血。

⑤胃中：泛指肠道。

⑥喘冒：气喘而头昏目眩。

实，因发其汗，出多者，亦为太过。太过者，为阳绝于里，亡津液，大便因鞕也。

二四六　脉浮而芤，浮为阳，芤为阴，浮芤相搏，胃气生热，其阳则绝。

二四七　趺阳脉浮而涩，浮则胃气强，涩则小便数，浮涩相搏，大便则鞕，其脾为约，麻子仁丸主之。[方三十一]

麻子仁二升　芍药半斤　枳实半斤，炙　大黄一斤，去皮　厚朴一尺，炙，去皮　杏仁一升，去皮尖，熬，别作脂

上六味，蜜和丸如梧桐子大。饮服十丸，日三服，渐加，以知为度。

二四八　太阳病三日，发汗不解，蒸蒸发热①者，属胃也。调胃承气汤主之。[方三十二]用前第一方。

二四九　伤寒吐后，腹胀满者，与调胃承气汤。[方三十三]用前第一方。

二五〇　太阳病，若吐，若下，若发汗后，微烦，小便数，大便因鞕者，与小承气汤，和之愈。[方三十四]用前第二方。

二五一　得病二三日，脉弱，无太阳、柴胡证，烦躁，心下鞕。至四五日，虽能食，以小承气汤，少少与，微和之，令小安。至六日，与承气汤一升。若不大便六七日，小便少者，虽不受食一云：不大便，但初头鞕，后必溏，未定成鞕，攻之必溏。须小便利，屎定鞕，乃可攻之，宜大承气汤。[方三十五]用前第二方。

二五二　伤寒六七日，目中不了了②，睛不和，无表里证，大便难，身微热者，此为实也。急下之，宜大承气汤。[方三十六]用前第二方。

二五三　阳明病，发热、汗多者，急下之，宜大承气汤。[方三十七]用前第二方，一云：大柴胡汤。

二五四　发汗不解，腹满痛者，急下之，宜大承气汤。[方三十八]用前第二方。

二五五　腹满不减，减不足言，当下之，宜大承气汤。[方三十九]用前第二方

二五六　阳明、少阳合病，必下利。其脉不负者，为顺也。负者，失也。互相克贼，名为负也。脉滑而数者，有宿食也，当下之，宜大承气汤。[方四十]用前第二方。

二五七　病人无表里证，发热七八日，虽脉浮数者，可下之。假令已下，脉数不解，合热则消谷喜饥，至六七日，不大便者，有瘀血，宜抵当汤。[方四十一]用前第二十四方。

二五八　若脉数不解，而下不止，必协热便脓血也。

二五九　伤寒发汗已，身目为黄，所以然者，以寒湿一作：温在里不解故也。以为不可下也，于寒湿中求之。

二六〇　伤寒七八日，身黄如橘子色，小便不利，腹微满者，茵陈蒿汤主之。[方四十二]用前第二十三方。

---

①蒸蒸发热：里热炽盛貌，其热势从内向外蒸发。

②目中不了了：目睛昏暗无神，视物不清楚。

二六一　伤寒，身黄，发热，栀子柏皮汤主之。[方四十三]

肥栀子十五个，擘　甘草一两，炙　黄柏二两

上三味，以水四升，煮取一升半，去滓。分温再服。

二六二　伤寒，瘀热在里，身必黄，麻黄连轺[①]赤小豆汤主之。[方四十四]

麻黄二两，去节　连轺二两，连翘根是　杏仁四十个，去皮尖

赤小豆一升　大枣十二枚，擘　生梓白皮一升，切　生姜二两，切　甘草二两，炙

上八味，以潦水一斗，先煮麻黄再沸，去上沫，内诸药，煮取三升，去滓。分温三服，半日服尽。

辨少阳病脉证并治第九 方一首 并见三阳合病法

太阳病不解，转入少阳，胁下鞕满，干呕不能食，往来寒热，尚未吐下，脉沉紧者，与小柴胡汤。[第一] 七味。

二六三　少阳之为病，口苦，咽干，目眩也。

二六四　少阳中风，两耳无所闻，目赤，胸中满而烦者，不可吐下，吐下则悸而惊。

二六五　伤寒脉弦细，头痛发热者，属少阳。少阳不可发汗，发汗则谵语，此属胃。胃和则愈，胃不和，烦而悸一云：躁。

二六六　本太阳病不解，转入少阳者，胁下鞕满，干呕不能食，往来寒热，尚未吐下，脉沉紧者，与小柴胡汤。[方一]

柴胡八两　人参三两　黄芩三两　甘草三两，炙　半夏半升，洗　生姜三两，切　大枣十二枚，擘

上七味，以水一斗二升，煮取六升，去滓，再煎取三升。温服一升。日三服。

二六七　若已吐、下、发汗、温针，谵语，柴胡汤证罢，此为坏病。知犯何逆，以法治之。

二六八　三阳合病，脉浮大，上关上[②]，但欲眠睡，目合则汗。

二六九　伤寒六七日，无大热，其人躁烦者，此为阳去入阴[③]故也。

二七〇　伤寒三日，三阳为尽，三阴当受邪。其人反能食而不呕，此为三阴不受邪也。

二七一　伤寒三日，少阳脉小者，欲已也。

二七二　少阳病欲解时，从寅至辰上[④]。

①连轺（yáo）：赵本连轺下有“连翘根是”四字，现均以连翘代用。

②上关上：指脉长直有力，从关部上至寸部。

③阳去入阴：即去表入里之意。

④从寅至辰上：系指寅、卯、辰三个时辰。即从3时至9时。

卷　六

辨太阴病脉证并治第十 合三法 方三首

太阴病，脉浮，可发汗，宜桂枝汤。[第一] 五味。前有太阴病三证。

自利不渴者，属太阴，以其藏寒[①]故也，宜服四逆辈[②]。[第二] 下有利自止一证。

本太阳病，反下之，因腹满痛，属太阴，桂枝加芍药汤主之；大实痛者，桂枝加大黄汤主之。[第三] 桂枝加芍药汤，五味。加大黄汤，六味。减大黄、芍药法附。

二七三　太阴之为病，腹满而吐，食不下，自利益甚，时腹自痛，若下之，必胸下结鞕[③]。

二七四　太阴中风，四肢烦疼，阳微阴涩而长者，为欲愈。

二七五　太阴病，欲解时，从亥至丑上[④]。

二七六　太阴病，脉浮者，可发汗，宜桂枝汤。[方一]

桂枝三两，去皮　芍药三两　甘草二两，炙　生姜三两，切　大枣十二枚，擘

上五味，以水七升，煮取三升，去滓。温服一升。须臾，啜热稀粥一升，以助药力，温覆取汗。

二七七　自利，不渴者，属太阴，以其藏有寒故也。当温之，宜服四逆辈。[方二]

二七八　伤寒，脉浮而缓，手足自温者，系在太阴[⑤]。太阴当发身黄，若小便自利者，不能发黄。至七八日，虽暴烦下利，日十余行，必自止，以脾家实[⑥]，腐秽[⑦]当去故也。

二七九　本太阳病，医反下之，因尔腹满时痛者，属太阴也，桂枝加芍药汤

①藏有寒："藏"同"脏"。指脾脏虚寒。

②四逆辈：四逆汤一类方剂。

③胸下结鞕：胸下即胃脘部，指胃脘部痞结胀硬。

④从亥至丑上：系指亥、子、丑三个时辰。即从21时至次时之前。

⑤系在太阴：系，联系之意，即病属太阴。

⑥脾家实：指脾阳来复，非指邪实。

⑦腐秽：指肠中腐败秽浊之物。

主之。大实痛者，桂枝加大黄汤主之。[方三]

桂枝加芍药汤方

桂枝三两，去皮　芍药六两　甘草二两，炙　大枣十二枚，擘　生姜三两，切

上五味，以水七升，煮取三升，去滓。温分三服。本云：桂枝汤，今加芍药。

桂枝加大黄汤方

桂枝三两，去皮　大黄二两　芍药六两　生姜三两，切　甘草二两，炙　大枣十二枚，擘

上六味，以水七升，煮取三升，去滓。温服一升，日三服。

二八〇　太阴为病，脉弱，其人续自便利，设当行[①]大黄、芍药者，宜减之，以其人胃气弱，易动故也。下利者，先煎芍药二沸。

辨少阴病脉证并治第十一 合二十三法 方一十九首

少阴病，始得之，发热脉沉者，麻黄细辛附子汤主之。[第一] 三味，前有少阴病二十证。

少阴病，二三日，麻黄附子甘草汤微发汗。[第二] 三味。

少阴病，二三日以上，心烦，不得卧，黄连阿胶汤主之。[第三] 五味。

少阴病，一二日，口中和，其背恶寒，附子汤主之。[第四] 五味。

少阴病，身体痛，手足寒，骨节痛，脉沉者，附子汤主之。[第五] 用前第四方。

少阴病，下利便脓血者，桃花汤主之。[第六] 三味。

少阴病，二三日至四五日，腹痛，小便不利，便脓血者，桃花汤主之。[第七] 用前第六方，下有少阴病一证。

少阴病，吐利，手足逆冷，烦躁欲死者，吴茱萸汤主之。[第八] 四味。

少阴病，下利咽痛，胸满心烦者，猪肤汤主之。[第九] 三味。

少阴病，二三日，咽痛，与甘草汤。不差，与桔梗汤。[第十] 甘草汤一味，桔梗汤二味。

少阴病，咽中生疮，不能语言，声不出者，苦酒汤主之。[第十一] 三味。

少阴病，咽痛，半夏散及汤主之。[第十二] 三味。

少阴病，下利，白通汤主之。[第十三] 三味。

少阴病，下利脉微，与白通汤。利不止，厥逆无脉，干呕者，白通加猪胆汁汤主之。[第十四] 白通汤用前第十三方，如猪胆汁汤，五味。

少阴病，至四五日，腹痛，小便不利，四肢沉重疼痛，自下利，真武汤主之。[第十五] 五味，加减法附。

①当行：应当使用。

少阴病，下利清谷，里寒外热，手足厥逆，脉微欲绝，恶寒，或利止脉不出，通脉四逆汤主之。[第十六] 三味，加减法附。

少阴病，四逆，或咳，或悸，四逆散主之。[第十七] 四味，加减法附。

少阴病，下利六七日，咳而呕渴，烦不得眠，猪苓汤主之。[第十八] 五味。

少阴病，二三日，口燥咽干者，宜大承气汤。[第十九] 四味。

少阴病，自利清水，心下痛，口干者，宜大承气汤。[第二十] 用前第十九方。

少阴病，六七日，腹满不大便，宜大承气汤。[第二十一] 用前第十九方。

少阴病，脉沉者，急温之，宜四逆汤。[第二十二] 三味。

少阴病，食入则吐，心中温温①欲吐，手足寒，脉弦迟，当温之，宜四逆汤。[第二十三] 用前第二十二方，下有少阴病一证。

二八一　少阴之为病，脉微细，但欲寐也。

二八二　少阴病，欲吐不吐②，心烦，但欲寐。五六日自利而渴者，属少阴也。虚故引水自救。若小便色白③者，少阴病形悉具。小便白者，以下焦虚有寒，不能制水，故令色白也。

二八三　病人脉阴阳俱紧，反汗出者，亡阳也，此属少阴，法当咽痛而复吐利。

二八四　少阴病，咳而下利，谵语者，被火气劫④故也。小便必难，以强责⑤少阴汗也。

二八五　少阴病，脉细沉数，病为在里，不可发汗。

二八六　少阴病，脉微，不可发汗，亡阳故也。阳已虚，尺脉弱涩者，复不可下之。

二八七　少阴病，脉紧，至七八日，自下利，脉暴微，手足反温，脉紧反去者，为欲解也。虽烦，下利，必自愈。

二八八　少阴病，下利。若利自止，恶寒而踡卧⑥，手足温者，可治。

二八九　少阴病，恶寒而踡，时自烦，欲去衣被者，可治。

二九〇　少阴中风，脉阳微阴浮者，为欲愈。

二九一　少阴病，欲解时，从子至寅上⑦。

二九二　少阴病，吐利，手足不逆冷，反发热者，不死。脉不至者 至一作：

---

①温温：温，通“愠”。银雀山汉墓竹简《孙子兵法·火攻》：“主不可以怒兴军，将不可以温战。”温温，即愠愠。郁闷，忧郁不舒貌。《素问·玉机真藏论》：“太过则令人逆气而背病，愠愠然。”张隐庵集注：“愠愠，忧郁不舒之貌。”

②欲吐不吐：指想吐而无物吐出。

③小便色白：指小便清而不黄。

④被火气劫：劫，强取之意。此指为火法迫汗所伤。

⑤强责：过分强求之意。

⑥踡卧：指四肢踡曲而卧。

⑦从子至寅上：系指子、丑、寅三个时辰。即从23时至次日5时之前。

足，灸少阴[①]七壮[②]。

二九三　少阴病，八九日，一身手足尽热者，以热在膀胱，必便血也。

二九四　少阴病，但厥，无汗，而强发之，必动其血。未知从何道出，或从口鼻，或从目出者，是名下厥上竭，为难治。

二九五　少阴病，恶寒，身踡而利，手足逆冷者，不治。

二九六　少阴病，吐，利，躁烦，四逆者，死。

二九七　少阴病，下利止而头眩，时时自冒[③]者，死。

二九八　少阴病，四逆，恶寒而身踡，脉不至，不烦而躁者，死。一作：吐利而躁逆者死。

二九九　少阴病六七日，息高[④]者，死。

三〇〇　少阴病，脉微细沉，但欲卧，汗出不烦，自欲吐，至五六日，自利，复烦躁不得卧寐者，死。

三〇一　少阴病，始得之，反发热，脉沉者，麻黄细辛附子汤主之。[方一]

麻黄二两，去节　细辛二两　附子一枚，炮，去皮，破八片

上三味，以水一斗，先煮麻黄，减二升，去上沫，内诸药，煮取三升，去滓。温服一升，日三服。

三〇二　少阴病，得之二三日，麻黄附子甘草汤微发汗，以二三日无证[⑤]，故微发汗也。[方二]

麻黄二两，去节　甘草二两，炙　附子一枚，炮，去皮，破八片

上三味，以水七升，先煮麻黄一二沸，去上沫，内诸药，煮取三升，去滓。温服一升，日三服。

三〇三　少阴病，得之二三日以上，心中烦，不得卧，黄连阿胶汤主之。[方三]

黄连四两　黄芩二两　芍药二两　鸡子黄二枚　阿胶三两，一云：三挺

上五味，以水六升，先煮三物，取二升，去滓，内胶烊尽，小冷，内鸡子黄，搅令相得。温服七合，日三服。

三〇四　少阴病，得之一二日，口中和[⑥]，其背恶寒者，当灸之，附子汤主之。[方四]

附子二枚，炮，去皮，破八片　茯苓三两　人参二两　白术四两　芍药三两

上五味，以水八升，煮取三升，去滓。温服一升，日三服。

三〇五　少阴病，身体痛，手足寒，骨节痛，脉沉者，附子汤主之。[方五]用前第四方。

---

①灸少阴：即灸治少阴经之穴位。

②七壮：每灸一艾炷为一壮。七壮，即灸七个艾炷。

③冒：冒者，指以物蔽首之状。此指眼发昏黑，目无所见的昏晕而言。

④息高：指呼吸表浅，气息浮游于上，是肾不纳气的表现。

⑤无证：《金匮玉函经》作："无里证"，指无吐利等里虚寒证。

⑥口中和：指口中不苦、不燥、不渴。

三〇六　少阴病，下利，便脓血者，桃花汤主之。[方六]

赤石脂一斤，一半全用，一半筛末　干姜一两　粳米一升

上三味，以水七升，煮米令熟，去滓。温服七合，内赤石脂末方寸匕，日三服。若一服愈，余勿服。

三〇七　少阴病，二三日至四五日，腹痛，小便不利，下利不止，便脓血者，桃花汤主之。[方七]用前第六方。

三〇八　少阴病，下利，便脓血者，可刺。

三〇九　少阴病，吐利，手足逆冷，烦躁欲死者，吴茱萸汤主之。[方八]

吴茱萸一升　人参二两　生姜六两，切　大枣十二枚，擘

上四味，以水七升，煮取二升，去滓。温服七合，日三服。

三一〇　少阴病，下利，咽痛，胸满，心烦，猪肤汤主之。[方九]

猪肤一斤

上一味，以水一斗，煮取五升，去滓，加白蜜一升，白粉五合，熬香[1]，和令相得[2]。温分六服。

三一一　少阴病二三日，咽痛者，可与甘草汤。不差，与桔梗汤。[方十]

甘草汤方甘草二两

上一味，以水三升，煮取一升半，去滓。温服七合，日二服。

桔梗汤方

桔梗一两　甘草二两

上二味，以水三升，煮取一升，去滓。温分再服。

三一二　少阴病，咽中伤，生疮，不能语言，声不出者，苦酒汤主之。[方十一]

半夏洗，破如枣核，十四枚　鸡子一枚，去黄，内上苦酒[3]，着鸡子壳中

上二味，内半夏，著苦酒中，以鸡子壳置刀环[4]中，安火上，令三沸，去滓。少少含咽之，不差，更作三剂。

三一三　少阴病，咽中痛，半夏散及汤主之。[方十二]

半夏洗　桂枝去皮　甘草炙

上三味，等分，各别捣筛已，合治之。白饮和服方寸匕，日三服。若不能散服者，以水一升，煎七沸，内散二方寸匕，更煮三沸，下火，令小冷，少少咽之。半夏有毒，不当散服。

三一四　少阴病，下利，白通汤主之。[方十三]

葱白四茎　干姜一两　附子一枚，生，去皮，破八片

上三味，以水三升，煮取一升，去滓。分温再服。

①熬香：熬，通炒、焙，即炒出香味。

②和令相得：即调和均匀。

③苦酒：即米醋。

④刀环：即刀柄端之圆环。

三一五　少阴病，下利，脉微者，与白通汤。利不止，厥逆无脉，干呕，烦者，白通加猪胆汁汤主之。服汤，脉暴出者死，微续者生。白通加猪胆汁汤。[方十四] 白通汤用上方。

葱白四茎　干姜一两　附子一枚，生，去皮，破八片　人尿五合　猪胆汁一合

上五味，以水三升，煮取一升，去滓，内胆汁、人尿，和令相得。分温再服。若无胆，亦可用。

三一六　少阴病，二三日不已，至四五日，腹痛，小便不利，四肢沉重疼痛，自下利者，此为有水气。其人或咳，或小便利，或下利，或呕者，真武汤主之。[方十五]

茯苓三两　芍药三两　白术二两　生姜三两，切　附子一枚，炮，去皮，破八片

上五味，以水八升，煮取三升，去滓。温服七合，日三服。若咳者，加五味子半升，细辛一两，干姜一两。若小便利者，去茯苓。若下利者，去芍药，加干姜二两。若呕者，去附子，加生姜，足前[①]为半斤。

三一七　少阴病，下利清谷，里寒外热，手足厥逆，脉微欲绝，身反不恶寒，其人面色赤。或腹痛，或干呕，或咽痛，或利止，脉不出者，通脉四逆汤主之。[方十六]

甘草二两，炙　附子大者一枚，生用，去皮，破八片　干姜三两，强人可四两

上三味，以水三升，煮取一升三合，去滓，分温再服，其脉即出者愈。面色赤者，加葱九茎[②]。腹中痛者，去葱，加芍药二两。呕者，加生姜二两。咽痛者，去芍药，加桔梗一两。利止脉不出者，去桔梗，加人参二两。病皆与方相应者，乃服之。

三一八　少阴病，四逆，其人或咳，或悸，或小便不利，或腹中痛，或泄利下重者，四逆散主之。[方十七]

甘草炙　枳实破，水渍，炙干　柴胡芍药

上四味，各十分，捣筛。白饮和服方寸匕，日三服。咳者，加五味子、干姜各五分，并主下利。悸者，加桂枝五分。小便不利者，加茯苓五分。腹中痛者，加附子一枚，炮令坼。泄利下重者，先以五升，煮薤白三升，煮取三升，去滓，以散三方寸匕，内汤中，煮取一升半。分温再服。

三一九　少阴病，下利六七日，咳而呕，渴，心烦不得眠者，猪苓汤主之。[方十八]

猪苓去皮　茯苓　阿胶　泽泻　滑石各一两

上五味，以水四升，先煮四物，取二升，去滓，内阿胶烊尽。温服七合，日

①足前：连上前边的。

②茎：梃。《说文》："梃，一枚也。"王筠句读："谓一枚，曰一梃也。"

三服。

三二〇　少阴病，得之二三日，口燥，咽干者，急下之，宜大承气汤。[方十九]

枳实五枚，炙　厚朴半斤，去皮，炙　大黄四两，酒洗，　芒消三合

上四味，以水一斗，先煮二味，取五升，去滓，纳大黄，更煮取二升，去滓，内芒消，更上火，令一二沸。分温再服，一服得利，止后服。

三二一　少阴病，自利清水，色纯青，心下必痛，口干燥者，可下之，宜大承气汤。[方二十] 用前第十九方，一法：用大柴胡。

三二二　少阴病，六七日，腹胀，不大便者，急下之，宜大承气汤。[方二十一] 用第十九方。

三二三　少阴病，脉沉者，急温之，宜四逆汤。[方二十二]

甘草二两，炙　干姜一两半　附子一枚，生用，去皮，破八片

上三味，以水三升，煮取一升二合，去滓。分温再服。强人可大附子一枚，干姜三两。

三二四　少阴病，饮食入口则吐，心中温温①欲吐，复不能吐。始得之，手足寒，脉弦迟者，此胸中实，不可下也，当吐之。若膈上有寒饮，干呕者，不可吐也，当温之，宜四逆汤。[方二十三] 方依上法。

三二五　少阴病，下利，脉微涩，呕而汗出，必数更衣。反少者②，当温其上，灸之。《脉经》云：灸厥阴可五十壮。

辨厥阴病脉证并治第十二 厥利呕哕附 合一十九法　方一十六首

伤寒病，蛔厥，静而时烦，为脏寒。蛔上入隔，故烦。

得食而呕吐蛔者，乌梅丸主之。[第一] 十味。前后有厥阴病四证，哕逆。一十九法。

伤寒，脉滑而厥，里有热，白虎汤主之。[第二] 四味。

手足厥寒，脉细欲绝者，当归四逆汤主之。[第三] 七味。

若内有寒者，宜当归四逆加吴茱萸生姜汤。[第四] 九味。

大汗出，热不去，内拘急，四肢疼，下利厥逆，恶寒者，四逆汤主之。[第五] 三味。

大汗，若大下利而厥冷者，四逆汤主之。[第六] 用前第五方。

病人手足厥冷，脉乍紧，心下满而烦，宜瓜蒂散。[第七] 三味。

伤寒厥而心下悸，宜先治水，当服茯苓甘草汤。[第八] 四味。

伤寒六七日，大下后，寸脉沉迟，手足厥逆，麻黄升麻汤主之。[第九] 十四味。下有欲自利一证。

①温温：温同愠，音运，心中自觉蕴结不适。

②数更衣，反少者：指大便次数多而量反少。

伤寒本自寒下，医复吐下之，若食入口即吐，干姜黄芩黄连人参汤主之。[第十] 四味。下有下利一十病证。

下利清谷，里寒外热，汗出而厥者，通脉四逆汤主之。[第十一] 三味。

热利下重者，白头翁汤主之。[第十二] 四味。

下利腹胀满，身疼痛者，先温里，乃攻表。温里宜四逆汤，攻表宜桂枝汤。[第十三] 四逆汤用第五方。桂枝汤，五味。

下利欲饮水者，以有热也，白头翁汤主之。[第十四] 用前第十二方。

下利谵语者，有燥屎也，宜小承气汤。[第十五] 三味。

下利后更烦，按之心下濡者，虚烦也，宜栀子豉汤。[第十六] 二味。

呕而脉弱，小便利，身有微热，见厥者难治，四逆汤主之。[第十七] 用前第五方。前有呕脓血证。

干呕，吐涎沫，头痛者，吴茱萸汤主之。[第十八] 四味。

呕而发热者，小柴胡汤主之。[第十九] 七味，下有哕二证。

三二六　厥阴之为病，消渴，气上撞心①，心中疼热②，饥而不欲食，食则吐蛔，下之利不止。

三二七　厥阴中风，脉微浮，为欲愈；不浮，为未愈。

三二八　厥阴病欲解时，从丑到卯上③。

三二九　厥阴病，渴欲饮水者，少少与之，愈。

三三〇　诸四逆厥者，不可下之，虚家亦然④。

三三一　伤寒，先厥，后发热而利者，必自止。见厥复利。

三三二　伤寒，始发热六日，厥反九日而利。凡厥利者，当不能食，今以能食者，恐为除中⑤一云：消中，食以索饼⑥，不发热者，知胃气尚在，必愈。恐暴热来出而复去也。后日脉之⑦，其热续在者，期之旦日⑧夜半愈。所以然者，本发热六日，厥为九日，复发热三日，并前六日，亦为九日，与厥相应，故期之旦日夜半愈。后三日脉之，而脉数，其热不罢者，此为热气有余，必发痈脓也。

三三三　伤寒，脉迟六七日，而反与黄芩汤彻其热⑨。脉迟为寒，今与黄芩汤。复除其热，腹中应冷，当不能食。今反能食，此名除中，必死。

①气上撞心：病人自觉有气体上冲心胸部位。

②心中疼热：自觉胃脘部灼热疼痛。

③从丑至卯上：系指丑、寅、卯三个时辰。即1时至7时。

④亦然：也是这样。

⑤除中：证候名。中，胃气。除，消除。除中，指胃气消除，是胃气垂绝而反能食的一种反常现象。

⑥食以索饼：食，读作饲，喂食之意。索饼，面粉做成的条状食品。

⑦脉之：诊察的意思。

⑧旦日：即明日。

⑨彻其热：彻，除的意思，彻其热即除其热。

三三四　伤寒，先厥后发热，下利必自止。而反汗出，咽中痛者，其喉为痹[①]。发热无汗，而利必自止。若不止，必便脓血。便脓血者，其喉不痹。

三三五　伤寒，一二日至四五日，厥者，必发热。前热者，后必厥，厥深者热亦深，厥微者热亦微。厥应下之，而反发汗者，必口伤烂赤[②]。

三三六　伤寒病，厥五日，热亦五日，设六日当复厥，不厥者自愈。厥终不过五日，以热五日，故知自愈。

三三七　凡厥者，阴阳气不相顺接，便为厥。厥者，手足逆冷者是也。

三三八　伤寒，脉微而厥，至七八日，肤冷，其人躁无暂安时者，此为藏厥[③]，非蛔厥[④]也。蛔厥者，其人当吐蛔。令病者静，而复时烦者，此为藏寒[⑤]。蛔上入其膈，故烦，须臾复止，得食而呕，又烦者，蛔闻食臭出，其人常自吐蛔。蛔厥者，乌梅丸主之。又主久利。[方一]

乌梅三百枚　细辛六两　干姜十两　黄连十六两　当归四两　附子六两，炮，去皮　蜀椒四两，出汗[⑥]　桂枝六两，去皮　人参六两　黄柏六两

上十味，异捣筛[⑦]，合治之。以苦酒渍乌梅一宿，去核，蒸之五斗米下，饭熟捣成泥，和药令相得，内臼中，与蜜，杵二千下，丸如梧桐子大。先食饮，服十丸，日三服，稍加至二十丸。禁生冷、滑物、臭食等。

三三九　伤寒，热少微厥[⑧]，指一作：稍头寒，嘿嘿不欲食，烦躁。数日，小便利，色白者，此热除也。欲得食，其病为愈。若厥而呕，胸胁烦满者，其后必便血。

三四〇　病者手足厥冷，言我不结胸，小腹满，按之痛者，此冷结在膀胱关元[⑨]也。

三四一　伤寒发热四日，厥反三日，复热四日，厥少热多者，其病当愈。四日至七日，热不除者，必便脓血。

三四二　伤寒厥四日，热反三日，复厥五日，其病为进。寒多热少，阳气退，故为进也。

三四三　伤寒六七日，脉微，手足厥冷，烦躁，灸厥阴。厥不还者，死。

三四四　伤寒发热，下利，厥逆，躁不得卧者，死。

三四五　伤寒发热，下利至甚，厥不止者，死。

三四六　伤寒六七日，不利，便发热而利，其人汗出不止者，死。有阴无阳

①其喉为痹：咽喉红肿，闭塞不通。

②口伤烂赤：口舌生疮，红肿腐烂。

③藏厥：指肾脏真阳极虚而致的厥逆。

④蛔厥：因蛔虫窜扰而致的四肢厥冷证。

⑤脏寒：此处指脾脏虚寒，即肠中虚寒。

⑥出汗：将蜀椒炒至油质渗出。

⑦异捣筛：将所列药物分别捣碎，筛出细末。

⑧微厥：指厥冷的程度轻微。

⑨膀胱关元：关元为任脉经穴，在脐下三寸。膀胱关元是指病的部位在脐下少腹。

故也。

三四七　伤寒五六日，不结胸，腹濡[1]，脉虚，复厥者，不可下，此亡血[2]，下之死。

三四八　发热而厥，七日，下利者，为难治。

三四九　伤寒脉促，手足厥逆，可灸之。促，一作：纵。

三五〇　伤寒脉滑而厥者，里有热，白虎汤主之。[方二]

知母六两　石膏一斤，碎，绵裹　甘草二两，炙　粳米六合

上四味，以水一斗，煮米熟，汤成，去滓。温服一升，日三服。

三五一　手足厥寒，脉细欲绝者，当归四逆汤主之。[方三]

当归三两　桂枝三两，去皮　芍药三两　细辛三两　甘草二两，炙　通草二两　大枣二十五枚，擘。一法：十二枚

上七味，以水八升，煮取三升，去滓。温服一升，日三服。

三五二　若其人内有久寒者，宜当归四逆加吴茱萸生姜汤。[方四]

当归三两　芍药三两　甘草二两，炙　通草二两　桂枝三两，去皮　细辛三两　生姜半斤，切　吴茱萸二升　大枣二十五枚，擘

上九味，以水六升，清酒六升和，煮取五升，去滓。温分五服。一方：水酒各四升。

三五三　大汗出，热不去，内拘急[3]，四肢疼，又下利，厥逆而恶寒者，四逆汤主之。[方五]

甘草二两，炙　干姜一两半　附子一枚，生用，去皮，破八片

上三味，以水三升，煮取一升二合，去滓。分温再服。若强人，可用大附子一枚，干姜三两。

三五四　大汗，若大下利，而厥冷者，四逆汤主之。[方六] 用前第五方。

三五五　病人手足厥冷，脉乍紧者，邪[4]结在胸中。心下满而烦，饥不能食者，病在胸中，当须吐之，宜瓜蒂散。[方七]

瓜蒂　赤小豆

上二味，各等分，异捣筛，合内臼中，更治之。别以香豉一合，用热汤七合，煮作稀糜，去滓，取汁，和散一钱匕。温顿服之。不吐者，少少加，得快吐乃止。诸亡血、虚家，不可与瓜蒂散。

三五六　伤寒，厥而心下悸，宜先治水，当服茯苓甘草汤，却治其厥。不尔[5]，水渍入胃[6]，必作利也。茯苓甘草汤。[方八]

茯苓二两　甘草一两，炙　生姜三两，切　桂枝二两，去皮

---

①腹濡：腹部按之柔软。

②亡血：指伤血过多，营血亏虚。

③内拘急：腹中拘挛急迫。

④邪：这里指停痰、食积等致病因素。

⑤不尔：不这样，这里指不先治水。

⑥水渍入胃：水饮之邪渗入肠中。

上四味，以水四升，煮取二升，去滓。分温三服。

三五七　伤寒六七日，大下后，寸脉沉而迟，手足厥逆，下部脉①不至，喉咽不利，唾脓血，泄利不止者，为难治，麻黄升麻汤主之。[方九]

麻黄二两半，去节　升麻一两一分　当归一两一分　知母十八铢　黄芩十八铢　萎蕤十八铢，一作菖蒲　芍药六铢　天门冬六铢，去心　桂枝六铢，去皮　茯苓六铢　甘草六铢，炙　石膏六铢，碎，绵裹　白术六铢　干姜六铢

上十四味，以水一斗，先煮麻黄一二沸，去上沫，内诸药，煮取三升，去滓。分温三服。相去如炊三斗米顷，令尽，汗出，愈。

三五八　伤寒四五日，腹中痛，若转气下趣②少腹者，此欲自利也。

三五九　伤寒本自寒下，医复吐下之，寒格③，更逆吐下，若食入口即吐，干姜黄芩黄连人参汤主之。[方十]

干姜　黄芩　黄连　人参各三两

上四味，以水六升，煮取二升，去滓。分温再服。

三六〇　下利，有微热而渴，脉弱者，今自愈。

三六一　下利，脉数，有微热汗出，今自愈。设复紧，为未解。一云：设脉浮复紧。

三六二　下利，手足厥冷，无脉者，灸之不温，若脉不还，反微喘者，死。少阴负趺阳④者，为顺也。

三六三　下利，寸脉反浮数，尺中自涩者，必清浓血⑤。

三六四　下利清谷，不可攻表，汗出必胀满。

三六五　下利，脉沉弦者，下重也。脉大者，为未止。脉微弱数者，为欲自止，虽发热，不死。

三六六　下利，脉沉而迟，其人面少赤，身有微热，下利清谷者，必郁冒⑥，汗出而解，病人必微厥。所以然者，其面戴阳⑦，下虚⑧故也。

三六七　下利，脉数而渴者，今自愈。设不差，必清脓血，以有热故也。

三六八　下利后脉绝，手足厥冷，晬时脉还，手足温者生，脉不还者死。

三六九　伤寒，下利日十余行，脉反实者，死。

三七〇　下利清谷，里寒外热，汗出而厥者，通脉四逆汤主之。[方十一]

甘草二两，炙　附子大者一枚，生，去皮，破八片　干姜三两，强人可四两

上三味，以水三升，煮取一升二合，去滓。分温再服，其脉即出者愈。

---

①下部脉：有两种解释，一是指寸口中的尺脉。一是指三部九候中的足部趺阳脉与太溪脉。

②下趣：音区，作趋字解，下趣，向下进行之义。

③寒格：下寒格热于上，形成上热下寒证。

④少阴负趺阳：少阴指太溪脉，趺阳指冲阳脉。少阴负趺阳，即太溪小于冲阳脉。

⑤清脓血：即大便兼夹脓血。

⑥郁冒：头目昏眩。

⑦其面戴阳：面部微赤，为虚阳郁遏之假热证。

⑧下虚：下焦阳虚，阴寒过盛。

三七一　热利下重者，白头翁汤主之。[方十二]

白头翁二两　黄柏三两　黄连三两　秦皮三两

上四味，以水七升，煮取二升，去滓。温服一升，不愈，更服一升。

三七二　下利，腹胀满，身体疼痛者，先温其里，乃攻其表。温里宜四逆汤，攻表宜桂枝汤。[方十三] 四逆汤用前第五方。

桂枝汤方

桂枝三两，去皮　芍药三两　甘草二两，炙　生姜三两，切　大枣十二枚，擘

上五味，以水七升，煮取三升，去滓。温服一升，须臾，啜热稀粥一升，以助药力。

三七三　下利，欲饮水者，以有热故也，白头翁汤主之。[方十四] 用前第十二方

三七四　下利，谵语者，有燥屎也，宜小承气汤。[方十五]

大黄四两，酒洗　枳实三枚，炙　厚朴二两，去皮，炙

上三味，以水四升，煮取一升二合，去滓。分二服，初一服谵语止，若更衣者，停后服。不尔，尽服之。

三七五　下利后更烦，按之心下濡者，为虚烦也，宜栀子豉汤。[方十六]

肥栀子十四个，擘　香豉四合，绵裹

上二味，以水四升，先煮栀子，取二升半，内豉，更煮取一升半，去滓。分再服。一服得吐，止后服。

三七六　呕家有痈脓者，不可治呕，脓尽自愈。

三七七　呕而脉弱，小便复利，身有微热，见厥者，难治，四逆汤主之。[方十七] 用前第五方。

三七八　干呕，吐涎沫，头痛者，吴茱萸汤主之。[方十八]

吴茱萸一升，汤洗七遍　人参三两　大枣十二枚，擘　生姜六两，切

上四味，以水七升，煮取二升，去滓。温服七合，日三服。

三七九　呕而发热者，小柴胡汤主之。[方十九]

柴胡八两　黄芩三两　人参三两　甘草三两，炙　生姜三两，切　半夏半升，洗　大枣十二枚，擘

上七味，以水一斗二升，煮取六升，去滓，更煎取三升。温服一升，日三服。

三八〇　伤寒，大吐、大下之，极虚，复极汗者，其人外气怫郁①，复与之水，以发其汗，因得哕。所以然者，胃中寒冷故也。

三八一　伤寒，哕而腹满，视其前后，知何部不利，利之即愈。

①外气怫郁：外气指体表之气；怫郁，指体表呈现无汗而有郁热感。

卷　七

辨霍乱病脉证并治第十三 合六法 方六首

恶寒脉微而利，利止者，亡血也，四逆加人参汤主之。［第一］四味，前有吐利三证。

霍乱，头痛，发热，身疼，热多饮水者，五苓散主之。寒多不用[①]水者，理中丸主之。［第二］五苓散，五味。理中丸，四味。作加减法附。

吐利止，身痛不休，宜桂枝汤，小和之。［第三］五味。

吐利汗出，发热恶寒，四肢拘急，手足厥冷者，四逆汤主之。［第四］三味。

吐利，小便利，大汗出，下利清谷，内寒外热，脉微欲绝，四逆汤主之。［第五］用前第四方。

吐已下断，汗出而厥，四肢不解，脉微绝，通脉四逆加猪胆汤主之。［第六］四味。下有不胜谷气一证。

三八二　问曰：病有霍乱者何？答曰：呕吐而利，此名霍乱。

三八三　问曰：病发热，头痛，身疼，恶寒，吐利者，此属何病？答曰：此名霍乱。霍乱自吐下，又利止，复更发热也。

三八四　伤寒，其脉微涩者，本是霍乱，今是伤寒，却四五日，至阴经上，转入阴必利，本呕下利者，不可治也。欲似大便，而反失气，仍不利者，此属阳明也，便必鞕，十三日愈，所以然，经尽故也。下利后，当便鞕，鞕则能食者愈。今反不能食，到后经中，颇[②]能食，复过一经能食，过之一日当愈。不愈者，不属阳明也。

三八五　恶寒，脉微一作：缓而复利，利止，亡血[③]也，四逆加人参汤主之。［方一］

甘草二两，炙　附子一枚，生，去皮，破八片　干姜一两半　人参一两

上四味，以水三升，煮取一升二合，去滓。分温再服。

三八六　霍乱，头痛，发热，身疼痛，热多欲饮水者，五苓散主之。寒多不

①用：喝。指吃、喝。《韩非子·外储说左下》：“孔子御坐于鲁哀公，哀公赐之桃与黍。哀公请用。仲尼先饭黍而后啖桃。”

②颇：此处释为“稍微”，不作“很”解。

③亡血：此处作亡失津液解。

用水者，理中丸主之。[方二]

五苓散方

猪苓去皮　白术　茯苓各十八铢　桂枝半两，去皮　泽泻一两六铢

上五味，为散，更治之。白饮和，服方寸匕，日三服。多饮暖水，汗出愈。

理中丸方下有作汤加减法

人参　干姜　甘草炙　白术各三两

上四味，捣筛，蜜和为丸，如鸡子黄许大。以沸汤数合，和一丸，研碎，温服之，日三四，夜二服。腹中未热，益至三四丸，然不及汤。汤法：以四物依两数切，用水八升，煮取三升，去滓。温服一升，日三服。若脐上筑①者，肾气动也，去术，加桂枝四两。吐多者，去术，加生姜三两。下多者，还用术。悸者，加茯苓二两。渴欲得水者，加术，足前成四两半。腹中痛者，加人参，足前成四两半。寒者，加干姜，足前成四两半。腹满者，去术，加附子一枚。服汤后，如食顷②，饮热粥一升许，微自温，勿发揭衣被。

三八七　吐利止，而身痛不休者，当消息③和解其外，宜桂枝汤，小和之。[方三]

桂枝三两，去皮　芍药三两　生姜三两　甘草二两，炙　大枣十二枚，擘

上五味，以水七升，煮取三升，去滓。温服一升。

三八八　吐利，汗出，发热，恶寒，四肢拘急④，手足厥冷者，四逆汤主之。[方四]

甘草二两，炙　干姜一两半　附子一枚，生，去皮，破八片

上三味，以水三升，煮以一升二合，去滓。分温再服。强人可大附子一枚、干姜三两。

三八九　既吐且利，小便复利，而大汗出，下利清谷，内寒外热，脉微欲绝者，四逆汤主之。[方五] 用前第四方。

三九〇　吐已下，断汗⑤出而厥，四肢拘急不解，脉微欲绝者，通脉四逆加猪胆汤主之。[方六]

甘草二两，炙　干姜三两。强人可四两　附子大者一枚，生，去皮，破八片　猪胆汁半合

上四味，以水三升，煮取一升二合，去滓，内猪胆汁。分温再服，其脉即来。无猪胆，以羊胆代之。

三九一　吐利，发汗，脉平⑥，小烦者，以新虚不胜谷气故也。

①脐上筑：筑者捣也，形容脐上跳动不安如有物捶捣。
②食顷：吃一顿饭的时间。
③消息：斟酌的意思。
④拘急：拘挛紧急，俗称抽筋。
⑤吐已下，断汗：指吐利后，有绝汗出。
⑥脉平：脉见平和之象。

辨阴阳易差后劳复病脉证并治第十四 合六法 方六首

伤寒阴易病，身重，少腹里急，热上冲胸，头重不欲举，眼中生花，烧裈散主之。[第一] 一味。

大病差后，劳复者，枳实栀子汤主之。[第二] 三味。下有宿食，加大黄法附。

伤寒差以后，更发热，小柴胡汤主之。[第三] 七味。

大病差后，从腰以下有水气者，牡蛎泽泻散主之。[第四] 七味。

大病差后，喜唾，久不了了，胸上有寒，当以丸药温之，宜理中丸。[第五] 四味。

伤寒解后，虚羸少气，气逆欲吐，竹叶石膏汤主之。[第六] 七味。下有病新差一证。

三九二　伤寒，阴易之为病，其人身体重，少气，少腹里急，或引阴中拘挛，热上冲胸，头重不欲举，眼中生花花一作：眵，膝胫拘急者，烧裈散主之。[方一]

妇人中裈，近隐处，取烧作灰，上一味，水服方寸匕，日三服，小便即利，阴头微肿，此为愈矣。妇人病，取男子裈烧服。

三九三　大病[①]差后，劳复[②]者，枳实栀子豉汤主之。[方二]

枳实三枚，炙　栀子十四个，擘　豉一升，绵裹

上三味，以清浆水[③]七升，空煮取四升，内枳实、栀子，煮取二升，下豉，更煮五六沸，去滓。温分再服，覆令微似汗。若有宿食者，内大黄如博棋子[④]五六枚，服之愈。

三九四　伤寒差以后，更发热，小柴胡汤主之。脉浮者，以汗解之；脉沉实一作：紧者，以下解之。[方三]

柴胡八两　人参二两　黄芩二两　甘草二两，炙　生姜二两　半夏半升，洗　大枣十二枚，擘

上七味，以水一斗二升，煮取六升，去滓，再煎取三升。温服一升，日三服。

三九五　大病差后，从腰以下有水气者，牡蛎泽泻散主之。[方四]

牡蛎熬　泽泻　蜀漆暖水洗，去腥　葶苈子熬　商陆根熬　海藻洗，去咸　栝楼根各等分

上七味，异捣，下筛为散，更于臼中治之。白饮和，服方寸匕，日三服。小

---

①大病：伤寒热病，统称大病。

②劳复：大病初愈，因过劳而复发者，称劳复。

③清浆水：即淘米泔水，久贮味酸者为佳。

④博棋子：即围棋子。《千金方·服食门》云："博棋子长二寸，方一寸。"

便利，止后服。

三九六　大病差后，喜唾[①]，久不了了，胸上有寒，当以丸药温之，宜理中丸。[方五]

人参　白术　甘草炙　干姜各三两

上四味，捣筛，蜜和为丸，如鸡子黄许大，以沸汤数合，和一丸。研碎，温服之，日三服。

三九七　伤寒解后，虚羸[②]少气，气逆欲吐，竹叶石膏汤主之。[方六]

竹叶二把　石膏一斤　半夏半升，洗　麦门冬一升，去心　人参二两　甘草二两，炙　粳米半升

上七味，以水一斗，煮取六升，去滓，内粳米，煮米熟，汤成，去米。温服一升，日三服。

三九八　病人脉已解[③]，而日暮微烦，以病新差，人强[④]与谷，脾胃气尚弱，不能消谷，故令微烦，损谷[⑤]则愈。

辨不可发汗病脉证并治第十五 一法 方本阙

汗家不可发汗，发汗必恍惚心乱，小便已，阴疼，宜禹余粮丸。[第一] 方本阙，前后有十九病证。

夫以为疾病至急，仓卒寻按，要者难得，故重集诸可与不可方治，比之三阴三阳篇中，此易见也。又时有不止是三阳三阴，出在诸可。与不可中也。

少阴病，脉细沉数，病为在里，不可发汗。

脉浮紧者，法当身疼痛，宜以汗解之。假令尺中迟者，不可发汗，何以知然？以荣气不足，血少故也。少阴病，脉微不可发汗，亡阳故也。

脉濡而弱，弱反在关，濡反在巅，微反在上，涩反在下。微则阳气不足，涩则无血，阳气反微，中风汗出，而反躁烦，涩则无血，厥而且寒。阳微发汗，躁不得眠。

动气在右，不可发汗。发汗则衄而渴，心苦烦，饮即吐水。动气在左，不可发汗。发汗则头眩，汗不止，筋惕肉瞤。动气在上，不可发汗。发汗则气上冲，正在心端。

动气在下，不可发汗。发汗则无汗，心中大烦，骨节苦疼，目运恶寒，食则反吐，谷不得前。咽中闭塞，不可发汗。发汗则吐血，气微绝，手足厥冷，欲得踡卧，不能自温。

---

①喜唾：时时吐唾沫或痰涎。
②虚羸：虚弱消瘦。
③脉已解：指病脉已解，即脉搏平和之意。
④强：劝勉。
⑤损谷：减少饮食。

诸脉得数动微弱者，不可发汗。发汗则大便难，腹中干，一云：小便难，胞中干。胃躁而烦，其形相象，根本异源。

脉濡而弱，弱反在关，濡反在巅，弦反在上，微反在下。弦为阳运，微为阴寒，上实下虚，意欲得温。微弦为虚，不可发汗，发汗则寒栗，不能自还。

咳者则剧，数吐涎沫，咽中必干，小便不利，心中饥烦，晬时而发，其形似疟，有寒无热，虚而寒栗，咳而发汗，蜷而苦满，腹中复坚。厥，脉紧，不可发汗。发汗则声乱，咽嘶舌萎，声不得前。

诸逆发汗，病微者难差，剧者言乱，目眩者死，一云：谵言目眩，睛乱者死，命将难全。

太阳病，得之八九日，如疟状，发热恶寒，热多寒少，其人不呕，清便续自可，一日二三度发，脉微而恶寒者，此阴阳俱虚，不可更发汗也。太阳病，发热恶寒，热多寒少，脉微弱者，无阳也，不可发汗。咽喉干燥者，不可发汗。

亡血不可发汗，发汗则寒栗而振。

衄家不可发汗，汗出必额上陷，脉急紧，直视不能眴[①]，不得眠。汗家不可发汗，发汗必恍惚心乱，小便已，阴疼，宜禹余粮丸。[一] 方本阙。

淋家不可发汗，发汗必便血。

疮家虽身疼痛，不可发汗，汗出则痉。下利不可发汗，汗出必胀满。

咳而小便利，若失小便者，不可发汗，汗出则四肢厥逆冷。

伤寒一二日至四五日厥者，必发热，前厥者后必热，厥深者热亦深，厥微者热亦微。厥应下之，而反发汗者，必口伤烂赤。伤寒脉弦细，头痛发热者，属少阳，少阳不可发汗。

伤寒头痛，翕翕发热，形象中风，常微汗出，自呕者，下之益烦，心懊侬如饥。发汗则致痉，身强难以伸屈。熏之则发黄，不得小便，久则发咳唾。

太阳与少阳并病，头项强痛，或眩冒，时如结胸，心下痞鞕者，不可发汗。

太阳病发汗，因致痉。

少阴病，咳而下利，谵语者，此被火气劫故也。小便必难，以强责[②]少阴汗也。

少阴病，但厥无汗，而强发之[③]，必动其血，未知从何道出，或从口鼻，或从目出者，是名下厥上竭[④]，为难治。

辨可发汗病脉证并治第十六 合四十一法 方一十四首

太阳病，外证未解，脉浮弱，当以汗解，宜桂枝汤。[第一] 五味，前有

---

①眴：眨眼；目转动。

②责：逼。

③强发之：指强行发汗。

④下厥上竭：下厥，指阳亡于下；上竭，指阴竭于上。

四法。

脉浮而数者，可发汗，属桂枝汤证。[第二] 用前第一方。一法：用麻黄汤。

阳明病，脉迟，汗出多，微恶寒，表未解也，属桂枝汤证。[第三] 用前第一方。下有可汗二证。

病人烦热，汗出解，又如疟状，脉浮虚者，当发汗，属桂枝汤证。[第四] 用前第一方。

病常自汗出，此荣卫不和也，发汗则愈，属桂枝汤证。[第五] 用前第一方。

病人脏无他病，时发热汗出，此卫气不和也，先其时发汗则愈，属桂枝汤证。[第六] 用前第一方。

脉浮紧，浮为风，紧为寒，风伤卫，寒伤荣，荣卫俱病，骨节烦疼，可发汗，宜麻黄汤。[第七] 四味。

太阳病不解，热结膀胱，其人如狂，血自下愈，外未解者，属桂枝汤证。[第八] 用前第一方。

太阳病，下之微喘者，表未解，宜桂枝加厚朴杏子汤。[第九] 七味。

伤寒脉浮紧，不发汗，因衄者，属麻黄汤证。[第十] 用前第七方。

阳明病，脉浮无汗而喘者，发汗愈，属麻黄汤证。[第十一] 用前第七方。

太阴病，脉浮者，可发汗，属桂枝汤证。[第十二] 用前第一方。

太阳病，脉浮紧，无汗，发热身疼痛，八九日表证在，当发汗，属麻黄汤证。[第十三] 用前第七方。

脉浮者，病在表，可发汗，属麻黄汤证。[第十四] 用前第七方。一法：用桂枝汤。

伤寒不大便六七日，头痛有热者，与承气汤。其小便清者，知不在里，续在表，属桂枝汤证。[第十五] 用前第一方。

下利腹胀满，身疼痛者，先温里，乃攻表。温里宜四逆汤，攻表宜桂枝汤。[第十六] 四逆汤三味。桂枝汤用前第一方。

下利后，身疼痛，清便自调者，急当救表，宜桂枝汤。[第十七] 用前第一方。

太阳病，头痛发热，汗出恶风寒者，属桂枝汤证。[第十八] 用前第一方。

太阳中风[①]，阳浮阴弱，发热汗出，恶寒恶风，鼻鸣干呕者，属桂枝汤证。[第十九] 用前第一方。

太阳病，发热汗出，此为荣弱卫强，属桂枝汤证。[第二十] 用前第一方。

太阳病下之，气上冲者，属桂枝汤证。[第二十一] 用前第一方。

太阳病，服桂枝汤反烦者，先刺风池、风府，却与桂枝汤愈。[第二十二] 用前第一方。

烧针被寒，针处核起者，必发奔豚气，与桂枝加桂汤。[第二十三] 五味。

①中风：中，伤。中风，即伤风。中原地区方言称感冒为中风。《伤寒论》中的太阳中风、阳明中风是疾病不同时期的分类。

太阳病，项背强几几，汗出恶风者，宜桂枝加葛根汤。［第二十四］七味。注见第二卷中。

太阳病，项背强几几，无汗恶风者，属葛根汤证。［第二十五］用前方。

太阳阳明合病，自利，属葛根汤证。［第二十六］用前方。一云：用后第二十八方。

太阳阳明合病，不利，但呕者，属葛根加半夏汤。［第二十七］八味。

太阳病，桂枝证，反下之，利遂不止，脉促者，表未解也，喘而汗出，属葛根黄芩黄连汤。［第二十八］四味。

太阳病，头痛发热，身疼，恶风无汗，属麻黄汤证。［第二十九］用前第七方。

太阳阳明合病，喘而胸满者，不可下，属麻黄汤证。［第三十］用前第七方。

太阳中风，脉浮紧，发热恶寒，身疼不汗而烦躁者，大青龙汤主之。［第三十一］七味。下有一病证。

阳明中风，脉弦浮大，短气腹满，胁下及心痛，鼻干，不得汗，嗜卧，身黄，小便难，潮热，外不解，过十日，脉浮者，与小柴胡汤。脉但浮，无余证者，与麻黄汤。［第三十二］小柴胡汤七味。麻黄汤用前第七方。

太阳病，十日以去，脉浮细嗜卧者，外解也；设胸满胁痛者，与小柴胡汤；脉但浮，与麻黄汤。［第三十三］并用前方。

伤寒脉浮缓，身不疼但重，乍有轻时，无少阴证，可与大青龙汤发之。［第三十四］用前第三十一方。

伤寒表不解，心下有水气，干呕发热而咳，或渴，或利，或噎，或小便不利，或喘，小青龙汤主之。［第三十五］八味。加减法附。

伤寒心下有水气，咳而微喘，发热不渴，属小青龙汤证。［第三十六］用前方。

伤寒五六日中风，往来寒热，胸胁苦满，不欲饮食，心烦喜呕者，属小柴胡汤证。［第三十七］用前第三十二方。

伤寒四五日，身热恶风，颈项强，胁下满，手足温而渴，属小柴胡汤证。［第三十八］用前第三十二方。

伤寒六七日，发热微恶寒，支节烦疼，微呕，心下支结，外证未去者，柴胡桂枝汤主之。［第三九］九味。

少阴病，得之二三日，麻黄附子甘草汤，微发汗。［第四十］三味。

脉浮，小便不利，微热消渴者，与五苓散。［第四十一］五味。

大法，春夏宜发汗。

凡发汗，欲令手足俱周，时出似漐漐然，一时间许①，益佳。不可令如水流

①一时间许：大约 2 小时。

离①。若病不解，当重发汗。汗多者必亡阳，阳虚不得重发汗也。凡服汤发汗，中病便止，不必尽剂也。

凡云：可发汗，无汤者，丸散亦可用。要以汗出为解，然不如汤，随证良验。

太阳病，外证未解，脉浮弱者，当以汗解，宜桂枝汤。[方一]

桂枝三两，去皮　芍药三两　甘草二两，炙　生姜三两，切　大枣十二枚，擘

上五味，以水七升，煮取三升，去滓，温服一升。啜粥，将息如初法。

脉浮而数者，可发汗，属桂枝汤证。[方二] 用前第一方，一法：用麻黄汤。

阳明病，脉迟，汗出多，微恶寒者，表未解也，可发汗，属桂枝汤证。[方三] 用前第一方。

夫病脉浮大，问病者，言但便鞕耳。设利者，为大逆。鞕为实，汗出而解。何以故？脉浮当以汗解。

伤寒，其脉不弦紧而弱，弱者必渴，被火必谵语，弱者发热脉浮，解之，当汗出愈。病人烦热，汗出即解，又如疟状，日晡所发热者，属阳明也。脉浮虚者，当发汗，属桂枝汤证。[方四] 用前第一方。

病常自汗出者，此为荣气和，荣气和者，外不谐，以卫气不共荣气谐和故尔。以荣行脉中，卫行脉外，复发其汗，荣卫和则愈，属桂枝汤证。[方五] 用前第一方。

病人藏无他病，时发热自汗出，而不愈者，此卫气不和也。先其时发汗则愈，属桂枝汤证。[方六] 用前第一方。

脉浮而紧，浮则为风，紧则为寒，风则伤卫，寒则伤荣，荣卫俱病，骨节烦疼，可发其汗，宜麻黄汤。[方七]。

麻黄三两，去节　桂枝二两　甘草一两，炙　杏仁七十个，去皮尖

上四味，以水八升，先煮麻黄，减二升，去上沫，内诸药，煮取二升半，去滓。温服八合。温复取微似汗，不须啜粥，余如桂枝将息。

太阳病不解，热结膀胱，其人如狂，血自下，下者愈。其外未解者，尚未可攻，当先解其外，属桂枝汤证。[方八] 用前第一方。

太阳病，下之微喘者，表未解也，宜桂枝加厚朴杏子汤。[方九]

桂枝三两，去皮　芍药三两　生姜三两，切　甘草二两，炙　厚朴二两，炙，去皮　杏仁五十个，去皮尖　大枣十二枚，擘

上七味，以水七升，煮取三升，去滓。温服一升。

伤寒脉浮紧，不发汗，因致衄者，属麻黄汤证。[方十] 用前第七方。

阳明病，脉浮无汗而喘者，发汗则愈，属麻黄汤证。[方十一] 用前第七方。

太阴病，脉浮者，可发汗，属桂枝汤证。[方十二] 用前第一方。

---

①流离：离，通“漓”。清·章学诚《文史通义·答客问下》：“所征故实，多非本文，而好易字句，漓其本质，以致学者寗习原书，怠窥新录。”流离，此指汗液如水连绵不断外流。

太阳病，脉浮紧，无汗发热，身疼痛，八九日不解，表证仍在，当复发汗。服汤已微除，其人发烦目瞑，剧者必衄，衄乃解。所以然者，阳气重故也。属麻黄汤证。[方十三] 用前第七方。

脉浮者，病在表，可发汗，属麻黄汤证。[方十四] 用前第七方。一法：用桂枝汤。

伤寒不大便六七日，头痛有热者，与承气汤。其小便清者一云：大便青，知不在里，续在表也，当须发汗。若头痛者，必衄，属桂枝汤证。[方十五] 用前第一方。

下利腹胀满，身体疼痛者，先温其里，乃攻其表，温里宜四逆汤，攻表宜桂枝汤。[十六] 用前第一方。

四逆汤方

甘草二两，炙　干姜一两半　附子一枚，生，去皮，破①八片

上三味，以水三升，煮取一升二合，去滓。分温再服。强人可大附子一枚，干姜三两。

下利后，身疼痛，清便自调者，急当救表，宜桂枝汤发汗。[方十七] 用前第一方。

太阳病，头痛发热，汗出恶风寒者，属桂枝汤证。[方十八] 用前第一方。

太阳中风，阳浮而阴弱，阳浮者，热自发；阴弱者，汗自出；啬啬恶寒，淅淅恶风，翕翕发热，鼻鸣干呕者，属桂枝汤证。[方十九] 用前第一方。

太阳病，发热汗出者，此为荣弱卫强，故使汗出，欲救②邪风③，属桂枝汤证。[方二十] 用前第一方。

太阳病，下之后，其气上冲者，属桂枝汤证。[方二十一] 用前第一方。

太阳病，初服桂枝汤，反烦不解者，先刺风池、风府，却与桂枝汤则愈。[方二十二] 用前第一方。

烧针令其汗，针处被寒，核起而赤者，必发奔豚。气从少腹上撞心者，灸其核上各一壮，与桂枝加桂汤。[方二十三]

桂枝五两，去皮　甘草二两，炙　大枣十二枚，擘　芍药三两　生姜三两，切

上五味，以水七升，煮取三升，去滓。温服一升。本云：桂枝汤，今加桂满五两。所以加桂者，以能泄奔豚气也。

太阳病，项背强几几，反汗出恶风者，宜桂枝加葛根汤。[方二十四]

葛根四两　麻黄三两，去节　甘草二两，炙　芍药三两　桂枝二两　生姜三两　大枣十二枚，擘

上七味，以水一斗，煮麻黄、葛根，减二升，去上沫，内诸药，煮取三升，

---

①破：劈。

②救：解除之意。

③邪风：此处指风邪。

去滓。温服一升。复取微似汗，不须啜粥助药力，余将息依桂枝法。注见第二卷中。

太阳病，项背强几几，无汗恶风者，属葛根汤证。[方二十五] 用前第二十四方。

太阳与阳明合病，必自下利，不呕者，属葛根汤证。[方二十六] 用前方。一云：用后第二十八方。

太阳与阳明合病，不下利，但呕者，宜葛根加半夏汤。[方二十七]

葛根四两　半夏半升，洗　大枣十二枚，擘　桂枝去皮，二两　芍药二两　甘草二两，炙　麻黄三两，去节　生姜三两

上八味，以水一斗，先煮葛根、麻黄，减二升，去上沫，内诸药，煮取三升，去滓。温服一升，复取微似汗。

太阳病，桂枝证，医反下之，利遂不止，脉促者，表未解也，喘而汗出者，宜葛根黄芩黄连汤。[方二十八] 促作纵。

葛根八两　黄连三两　黄芩三两　甘草二两，炙

上四味，以水八升，先煮葛根，减二升，内诸药，煮取二升，去滓。分温再服。

太阳病，头痛发热，身疼腰痛，骨节疼痛，恶风无汗而喘者，属麻黄汤证。[方二十九] 用前第七方。

太阳与阳明合病，喘而胸满者，不可下，属麻黄汤证。[方三十] 用前第七方。

太阳中风，脉浮紧，发热恶寒，身疼痛，不汗出而烦躁者，大青龙汤主之。若脉微弱，汗出恶风者，不可服之。服之则厥逆，筋惕肉瞤，此为逆也。大青龙汤方。[方三十一]

麻黄六两，去节　桂枝二两，去皮　杏仁四十枚，去皮尖　甘草二两，炙　石膏如鸡子大，碎　生姜三两，切　大枣十二枚，擘

上七味，以水九升，先煮麻黄，减二升，去上沫，内诸药，煮取三升。温服一升。复取微似汗，汗出多者，温粉粉之。一服汗者，勿更服。若复服，汗出多者，亡阳遂一作：逆。虚，恶风烦躁，不得眠也。

阳明中风，脉弦浮大而短气，腹都满，胁下及心痛，久按之气不通，鼻干不得汗，嗜卧，一身及目悉黄，小便难，有潮热，时时哕，耳前后肿，刺之小差，外不解，过十日，脉续浮者，与小柴胡汤。脉但浮，无余证者，与麻黄汤。用前第七方。不溺，腹满加哕者，不治。[方三十二]

小柴胡汤方

柴胡八两　黄芩三两　人参三两　甘草三两，炙　生姜三两，切　半夏半升，洗　大枣十二枚，擘

上七味，以水一斗二升，煮取六升，去滓，再煎取三升。温服一升，日三服。

太阳病，十日以去，脉浮而细，嗜卧者，外已解也。设胸满胁痛者，与小柴

胡汤；脉但浮者，与麻黄汤。[方三十三] 并用前方。

伤寒脉浮缓，身不疼，但重，乍有轻时，无少阴证者，可与大青龙汤发之。[方三十四] 用前第三十一方。

伤寒表不解，心下有水气，干呕，发热而咳，或渴，或利，或噎，或小便不利、少腹满，或喘者，宜小青龙汤。[方三十五]

麻黄二两，去节　芍药二两　桂枝二两，去皮　甘草二两，炙　细辛二两　五味子半升　半夏半升，洗　干姜三两

上八味，以水一斗，先煮麻黄，减二升，去上沫，内诸药，煮取三升，去滓。温服一升。若渴，去半夏，加栝楼根三两。若微利，去麻黄，加荛花如一鸡子，熬令赤色。若噎，去麻黄，加附子一枚，炮。若小便不利，少腹满，去麻黄，加茯苓四两。若喘，去麻黄，加杏仁半升，去皮尖。且荛花不治利，麻黄主喘，今此语反之。疑非仲景意。注见第三卷中。

伤寒心下有水气，咳而微喘，发热不渴，服汤已渴者，此寒去欲解也，属小青龙汤证。[方三十六] 用前方。

中风往来寒热，伤寒五六日以后，胸胁苦满，嘿嘿不欲饮食，烦心喜呕，或胸中烦而不呕，或渴，或腹中痛，或胁下痞鞕，或心下悸、小便不利，或不渴、身有微热，或咳者，属小柴胡证。[方三十七] 用前第三十二方。

伤寒四五日，身热恶风，颈项强，胁下满，手足温而渴者，属小柴胡汤证。[方三十八] 用前第三十二方。

伤寒六七日，发热微恶寒，支节烦痛，微呕，心下支结，外证未去者，柴胡桂枝汤主之。[方三十九]

柴胡四两　黄芩一两半　人参一两半　桂枝一两半，去皮　生姜一两半，切　半夏二合半，洗　芍药一两半　大枣六枚，擘　甘草一两，炙

上九味，以水六升，煮取三升，去滓。温服一升，日三服。本云：人参汤，作如桂枝法，加半夏、柴胡、黄芩，如柴胡法，今著人参，作半剂。

少阴病，得之二三日，麻黄附子甘草汤微发汗，以二三日无证，故微发汗也。[方四十]

麻黄二两，去根节　甘草二两，炙　附子一枚，炮，去皮，破①八片

上三味，以水七升，先煮麻黄一二沸，去上沫，内诸药，煮取二升半，去滓。温服八合，日三服。

脉浮，小便不利，微热消渴者，与五苓散，利小便发汗。[方四十一]

猪苓十八铢，去皮　茯苓十八铢　白术十八铢　泽泻一两六铢　桂枝半两，去皮

上五味，捣为散，以白饮和，服方寸匕，日三服。多饮暖水，汗出愈。

①破：劈。

卷　八

辨发汗后病脉证并治第十七 合二十五法 方二十四首

太阳病，发汗后，遂漏不止，恶风，小便难，四肢急，难以屈伸者，属桂枝加附子汤。[第一] 六味。前有八病证。

太阳病，服桂枝汤，烦不解，先刺风池、风府，却与桂枝汤。[第二] 五味。

服桂枝汤，汗出，脉洪大者，与桂枝汤。若形似疟，一日再发者，属桂枝二麻黄一汤。[第三] 七味。

服桂枝汤，汗出后，烦渴不解，脉洪大者，属白虎加人参汤。[第四] 五味。

伤寒，脉浮，自汗出，小便数，心烦，恶寒，脚挛急，与桂枝攻表，得之便厥，咽干，烦燥吐逆，作甘草干姜汤；厥愈，更作芍药甘草汤，其脚即伸。若胃气不和，与调胃承气汤。若重发汗，加烧针者，与四逆汤。[第五] 甘草干姜汤，芍药甘草汤，并二味。调胃承气汤，四逆汤，并三味。

太阳病，脉浮紧，无汗发热，身疼，八九日不解，服汤已，发烦必衄，宜麻黄汤。[第六] 四味。

伤寒发汗已解，半日复烦，脉浮数者，属桂枝汤证。[第七] 用前第二方。

发汗后，身疼，脉沉迟者，属桂枝加芍药生姜各一两人参三两新加汤。[第八] 六味。

发汗后，不可行桂枝汤，汗出而喘，无大热者，可与麻黄杏子甘草石膏汤。[第九] 四味。

发汗过多，其人叉手自冒心，心下悸，欲得按者，属桂枝甘草汤。[第十] 二味。

发汗后，脐下悸，欲作奔豚，属茯苓桂枝甘草大枣汤。[第十一] 四味。甘烂水法附。

发汗后，腹胀满者，属厚朴生姜半夏甘草人参汤。[第十二] 五味。

发汗病不解，反恶寒者，虚也，属芍药甘草附子汤。[第十三] 三味。

发汗后，不恶寒，但热者，实也，当和胃气，属调胃承气汤证。[第十四] 用前第五方。

太阳病，发汗后，大汗出，胃中干，烦躁，不得眠。若脉浮，小便不利，渴者，属五苓散。[第十五] 五味。

发汗已，脉浮数，烦渴者，属五苓散证。[第十六] 用前第十五方。

伤寒，汗出而渴者，宜五苓散；不渴者，属茯苓甘草汤。[第十七] 四味。

太阳病，发汗不解，发热，心悸，头眩，身瞤动，欲擗一作：僻地者，属真武汤。[第十八] 五味。

伤寒，汗出解之后，胃中不和，心下痞，干噫，腹中雷鸣下利者，属生姜泻心汤。[第十九] 八味。

伤寒汗出不解，心中痞，呕吐下利者，属大柴胡汤。[第二十] 八味。

阳明病自汗，若发其汗，小便自利，虽鞕不可攻，须自欲大便，宜蜜煎，若土瓜根、猪胆汁为导。[第二十一] 蜜煎一味，猪胆方二味。

太阳病三日，发汗不解，蒸蒸发热者，属调胃承气汤证。[第二十二] 用前第五方。

大汗出，热不去，内拘急，四肢疼，又下利厥逆恶寒者，属四逆汤证。[第二十三] 用前第五方。

发汗后不解，腹满痛者，急下之，宜大承气汤。[第二十四] 四味。

发汗多，亡阳谵语者，不可下，与柴胡桂枝汤和其荣卫，后自愈。[第二十五] 九味。

二阳并病，太阳初得病时，发其汗，汗先出不彻，因转属阳明，续自微汗出，不恶寒。若太阳病证不罢者，不可下，下之为逆，如此可小发汗。设面色缘缘正赤者，阳气怫郁在表，当解之熏之。若发汗不彻，不足言，阳气怫郁不得越，当汗不汗，其人烦躁，不知痛处，乍在腹中，乍在四肢，按之不可得，其人短气，但坐以汗出不彻故也，更发汗则愈。何以知汗出不彻，以脉涩故知也。

未持脉时，病人叉手自冒心，师因教试令咳，而不即咳者，此必两耳聋无闻也。所以然者，以重发汗，虚故如此。发汗后，饮水多必喘，以水灌之亦喘。

发汗后，水药不得入口为逆。若更发汗，必吐下不止。

阳明病，本自汗出，医更重发汗，病已差，尚微烦不了了者，必大便鞕故也。以亡津液，胃中干燥，故令大便鞕。当问小便日几行，若本小便日三四行，今日再行，故知大便不久出。今为小便数少，以津液当还入胃中，故知不久必大便也。

发汗多，若重发汗者，亡其阳，谵语。脉短者死，脉自和者不死。伤寒发汗已，身目为黄，所以然者，以寒湿一作：温在里不解故也。以为不可下也，于寒湿中求之。

病人有寒，复发汗，胃中冷，必吐蛔。

太阳病，发汗，遂漏不止，其人恶风，小便难，四肢微急，难以屈伸者，属桂枝加附子汤。[方一]

桂枝三两，去皮　芍药三两　甘草二两，炙　生姜三两，切　大枣十二枚，擘　附子一枚，炮

上六味，以水七升，煮取三升，去滓。温服一升。本云：桂枝汤，今加附子。

太阳病，初服桂枝汤，反烦不解者，先刺风池、风府，却与桂枝汤则愈。

[方二]

桂枝三两，去皮　芍药三两　生姜三两，切　甘草二两，炙　大枣十二枚，擘

上五味，以水七升，煮取三升，去滓。温服一升。须臾啜热稀粥一升，以助药力。

服桂枝汤，大汗出，脉洪大者，与桂枝汤，如前法。若形似疟，一日再发者，汗出必解，属桂枝二麻黄一汤。[方三]

桂枝一两十七铢　芍药一两六铢　麻黄一十六铢，去节　生姜一两六铢　杏仁十六个，去皮尖　甘草一两二铢，炙　大枣五枚，擘

上七味，以水五升，先煮麻黄一二沸，去上沫，内诸药，煮取二升，去滓。温服一升，日再服。本云：桂枝汤二分，麻黄汤一分，合为二升，分再服，今合为一方。

服桂枝汤，大汗出后，大烦渴不解，脉洪大者，属白虎加人参汤。[方四]

知母六两　石膏一斤，碎，绵裹　甘草二两，炙　粳米六合　人参二两

上五味，以水一斗，煮米熟汤成，去滓。温服一升，日三服。

伤寒脉浮，自汗出，小便数，心烦，微恶寒，脚挛急。反与桂枝欲攻其表，此误也。得之便厥，咽中干，烦躁吐逆者，作甘草干姜汤与之，以复其阳。若厥愈足温者，更作芍药甘草汤与之，其脚即伸。若胃气不和，谵语者，少与调胃承气汤。若重发汗，复加烧针者，与四逆汤。[方五]

甘草干姜汤方

甘草四两，炙　干姜二两

上二味，以水三升，煮取一升五合，去滓。分温再服。

芍药甘草汤方

白芍药四两　甘草四两，炙

上二味，以水三升，煮取一升五合，去滓。分温再服。

调胃承气汤方

大黄四两，去皮，清酒洗　甘草二两，炙　芒消半升

上三味，以水三升，煮取一升，去滓，内芒消，更上微火，煮令沸。少少温服之。

四逆汤方

甘草二两，炙　干姜一两半　附子一枚，生用，去皮，破八片

上三味，以水三升，煮取一升二合，去滓。分温再服。强人可大附子一枚，干姜三两。

太阳病，脉浮紧，无汗发热，身疼痛，八九日不解，表证仍在，此当复发汗。服汤已微除，其人发烦目瞑，剧者必衄，衄乃解。所以然者，阳气重故也，宜麻黄汤。[方六]

麻黄三两，去节　桂枝二两，去皮　甘草一两，炙　杏仁七十个，去皮尖

上四味，以水九升，先煮麻黄，减二升，去上沫，内诸药，煮取二升半，去

滓。温服八合，复取微似汗，不须啜粥。

伤寒发汗已解，半日许复烦，脉浮数者，可更发汗，属桂枝汤证。[方七]用前第二方。

发汗后身疼痛，脉沉迟者，属桂枝加芍药生姜各一两人参三两新加汤。[八方]

桂枝三两，去皮　芍药四两　生姜四两　甘草二两，炙　人参三两　大枣十二枚，擘

上六味，以水一斗二升，煮取三升，去滓。温服一升。本云：桂枝汤今加芍药生姜人参。

发汗后，不可更行桂枝汤，汗出而喘，无大热者，可与麻黄杏子甘草石膏汤。[方九]

麻黄四两，去节　杏仁五十个，去皮尖　甘草二两，炙　石膏半斤，碎

上四味，以水七升，先煮麻黄，减二升，去上沫，内诸药，煮取二升，去滓。温服一升。本云：黄耳杯。

发汗过多，其人叉手自冒心，心下悸，欲得按者，属桂枝甘草汤。[方十]

桂枝二两，去皮　甘草二两，炙

上二味，以水三升，煮取一升，去滓。顿服。

发汗后，其人脐下悸者，欲作奔豚，属茯苓桂枝甘草大枣汤。[方十一]

茯苓半斤　桂枝四两，去皮　甘草二两，炙　大枣十五枚，擘

上四味，以甘澜水一斗，先煮茯苓，减二升，内诸药，煮取三升，去滓。温服一升，日三服。

作甘澜水法：取水二斗，置大盆内，以杓扬之，水上有珠子五六千颗相逐，取用之。

发汗后，腹胀满者，属厚朴生姜半夏甘草人参汤。[方十二]

厚朴半斤，炙　生姜半斤　半夏半升，洗　甘草二两，炙　人参一两

上五味，以水一斗，煮取三升，去滓。温服一升，日三服。发汗病不解，反恶寒者，虚故也，属芍药甘草附子汤。[方十三]。

芍药三两　甘草三两　附子一枚，炮，去皮，破六片

上三味，以水三升，煮取一升二合，去滓。分温三服。疑非仲景方。

发汗后，恶寒者，虚故也；不恶寒，但热者，实也，当和胃气，属调胃承气汤证。[方十四] 用前第五方，一法：用小承气汤。

太阳病，发汗后，大汗出，胃中干①，烦躁不得眠，欲得饮水者，少少与饮之②，令胃气和则愈。若脉浮，小便不利，微热消渴③者，属五苓散。[方十五]

猪苓十八铢，去皮　泽泻一两六铢　白术十八铢　茯苓十八铢　桂枝半两，

---

①胃中干：指津液耗伤，胃中阴液不足。

②少少与饮之：多次少量给予饮用。

③消渴：指口渴而饮水不止的一种症状。非消渴病。

去皮

上五味，捣为散，以白饮[①]和服方寸匕[②]，日三服，多饮暖水，汗出愈。

发汗已，脉浮数，烦渴者，属五苓散证。[方十六] 用前第十方。

伤寒，汗出而渴者，宜五苓散；不渴者，属茯苓甘草汤。[方十七]

茯苓二两　桂枝二两　甘草一两，炙　生姜一两

上四味，以水四升，煮取二升，去滓。分温再服。

太阳病发汗，汗出不解，其人仍发热，心下悸，头眩，身瞤动，振振欲擗一作：僻地者，属真武汤。[方十八]

茯苓三两　芍药三两　生姜三两，切　附子一枚，炮，去皮，破八片　白术二两

上五味，以水八升，煮以三升，去滓。温服七合，日三服。伤寒，汗出解之后，胃中不和，心下痞鞕，干噫食臭，胁下有水气，腹中雷鸣下利者，属生姜泻心汤。[方十九]

生姜四两　甘草三两，炙　人参三两　干姜一两　黄芩三两　半夏半升，洗　黄连一两　大枣十二枚，擘

上八味，以水一斗，煮取六升，去滓，再煎取三升。温服一升，日三服。生姜泻心汤，本云：理中人参黄芩汤去桂枝、术，加黄连，并泻肝法。

伤寒发热，汗出不解，心中痞鞕，呕吐而下利者，属大柴胡汤。[方二十]

柴胡半斤　枳实四枚，炙　生姜五两　黄芩三两　芍药三两　半夏半升，洗　大枣十二枚，擘

上七味，以水一斗二升，煮取六升，去滓，再煎取三升。温服一升，日三服。一方加大黄二两，若不加，恐不名大柴胡汤。

阳明病，自汗出，若发汗，小便自利者，此为津液内竭，虽鞕不可攻之。须自欲大便，宜蜜煎导而通之。若土瓜根及大猪胆汁，皆可为导。[方二十一]

蜜煎方

食蜜七合

上一味，于铜器内，微火煎，当须凝如饴状，搅之勿令焦著，欲可丸，并手捻作挺，令头锐，大如指许，长二寸。当热时急作，冷则鞕。以内谷道中，以手急抱，欲大便时，乃去之。疑非仲景意，已试甚良。

又大猪胆一枚，泻汁，和少许法醋，以灌谷道内，如一食顷，当大便出宿食、恶物，甚效。

太阳病三日，发汗不解，蒸蒸发热者，属胃也，属调胃承气汤证。[方二十二] 用前第五方。

大汗出，热不去，内拘急，四肢疼，又下利厥逆而恶寒者，属四逆汤证。

①白饮：又作白米饮，指米汤。

②方寸匕：古代量取药末的器具，形如刀匕，大小为一寸正方故名。据考秦汉一寸约今之二点三厘米。

[方二十三] 用前第五方。

发汗后不解，腹满痛者，急下之，宜大承气汤。[方二十四]

大黄四两，酒洗　厚朴半斤，炙　枳实五枚，炙　芒消三合

上四味，以水一斗，先煮二物，取五升，内大黄，更煮取二升，去滓，内芒消，更一二沸，分再服。得利者，止后服。发汗多，亡阳谵语者，不可下，与柴胡桂枝汤，和其荣卫，以通津液，后自愈。[方二十五]

柴胡四两　桂枝一两半，去皮　黄芩一两半　芍药一两半　生姜一两半　大枣六个，擘　人参一两半　半夏二合半，洗　甘草一两，炙

上九味，以水六升，煮取三升，去滓。温服一升，日三服。

辨不可吐第十八合四证

太阳病，当恶寒发热，今自汗出，反不恶寒发热，关上脉细数者，以医吐之过[①]也。若得病一二日吐之者，腹中饥，口不能食；三四日吐之者，不喜糜粥，欲食冷食，朝食暮吐。以医吐之所致也，此为小逆[②]。

太阳病，吐之，但太阳病当恶寒，今反不恶寒，不欲近衣者，此为吐之内烦也。

少阴病，饮食入口则吐，心中温温欲吐，复不能吐，始得之，手足寒，脉弦迟者，此胸中实，不可下也。若膈上有寒饮，干呕者，不可吐也，当温之。

诸四逆厥者，不可吐也，虚家亦然。

辨可吐第十九合二法五证

大法，春宜吐。

凡用吐，汤中病便止，不必尽剂也。

病如桂枝证，头不痛，项不强，寸脉微浮，胸中痞鞕，气上撞咽喉不得息者，此为有寒，当吐之。一云：此以内有久痰，宜吐之。

病胸上诸实一作：寒，胸中郁郁而痛，不能食，欲使人按之，而反有涎唾，下利日十余行，其脉反迟，寸口脉微滑，此可吐之。吐之，利则止。少阴病，饮食入口则吐，心中温温欲吐复不能吐者，宜吐之。宿食在上管者，当吐之。

病手足逆冷，脉乍结，以客气在胸中。心下满而烦，欲食不能食者，病在胸中，当吐之。

①过：过错，即误治之错。

②小逆：指误治后，尚未造成很严重的变证。

卷　九

辨不可下病脉证并治第二十 合四法 方六首

阳明病，潮热，大便微鞕，与大承气汤。若不大便六七日，恐有燥屎，与小承气汤和之。[第一] 大承气四味，小承气三味。前有四十病证。

伤寒，中风，反下之，心下痞，医复下之，痞益甚，属甘草泻心汤。[第二] 六味。

下利脉大者，虚也，以强下之也。设脉浮革，肠鸣者，属当归四逆汤。[第三] 七味，下有阳明病二证。

阳明病，汗自出，若发汗，小便利，津液内竭，虽鞕，不可攻，须自大便，宜蜜煎，若土瓜根、猪胆汁导之。[第四] 蜜煎一味，猪胆汁二味。

脉濡而弱，弱反在关，濡反在巅，微反在上，涩反在下。微则阳气不足，涩则无血，阳气反微，中风汗出，而反躁烦。涩则无血，厥而且寒。阳微则不可下，下之则心下痞鞕。

动气在右，不可下。下之则津液内竭，咽燥，鼻干，头眩，心悸也。

动气在左，不可下。下之则腹内拘急，食不下，动气更剧，虽有身热，卧则欲踡。

动气在上，不可下。下之则掌握热烦，身上浮冷，热汗自泄，欲得水自灌。

动气在下，不可下。下之则腹胀满，卒起头眩，食则下清谷，心下痞也。

咽中闭塞，不可下。下之则上轻下重，水浆不下，卧则欲踡，身急痛，下利日数十行。

诸外实者，不可下。下之则发微热，亡脉厥者，当齐握热。诸虚者，不可下。下之则大渴，求水者易愈，恶水者剧。

脉濡而弱，弱反在关，濡反在巅，弦反在上，微反在下。弦为阳运，微为阴寒，上实下虚，意欲得温。微弦为虚，虚者不可下也。微则为咳，咳则吐涎，下之则咳止，而利因不休，利不休，则胸中如虫啮，粥人则出，小便不利，两胁拘急，喘息为难，颈背相引，臂则不仁，极寒反汗出，身冷若冰，眼睛不慧，语言不休，而谷气多人，此为除中亦云：消中，口虽欲言，舌不得前。

脉濡而弱，弱反在关，濡反在巅，浮反在上，数反在下。浮为阳虚，数为无血。浮为虚，数生热，浮为虚，自汗出而恶寒。数为痛，振而寒栗。微弱在关，胸下为急，喘汗而不得呼吸，呼吸之中，痛在于胁，振寒相搏，形如疟状。医反下之，故令脉数发热，狂走见鬼，心下为痞，小便淋漓，少腹甚鞭，小便则尿血也。

脉濡而紧，濡则卫气微，紧则荣中寒，阳微卫中风，发热而恶寒，荣紧胃气冷，微呕心内烦。医谓有大热，解肌而发汗，亡阳虚烦躁，心下苦痞坚，表里俱虚竭，卒起而头眩，客热在皮肤，怅快[1]不得眠。不知胃气冷，紧寒在关元，技巧无所施，汲水灌其身。客热应时罢，栗栗而振寒，重被而复之，汗出而冒巅，体惕而又振，小便为微难。寒气因水发，清谷不容间，呕变反肠出，颠倒不得安，手足为微逆，身冷而内烦，迟欲从后救，安可复追还。

脉浮而大，浮为气实，大为血虚。血虚为无阴，孤阳独下阴部者，小便当赤而难，胞中当虚，今反小便利，而大汗出，法应卫家当微，今反更实，津液四射，荣竭血尽，干烦而不眠，血薄肉消，而成暴一云：黑液。医复以毒药攻其胃，此为重虚，客阳去有期，必下如污泥而死。

脉浮而紧，浮则为风，紧则为寒，风则伤卫，寒则伤荣，荣卫俱病，骨节烦疼，当发其汗，而不可下也。趺阳脉迟而缓，胃气如经也。趺阳脉浮而数，浮则伤胃，数则动脾，此非本病，医特下之所为也。荣卫内陷，其数先微，脉反但浮，其人必大便鞭，气噫而除。何以言之，本以数脉动脾，其数先微，故知脾气不治，大便鞭，气噫而除。今脉反浮，其数改微，邪气独留，心中则饥，邪热不杀谷，潮热发渴，数脉当迟缓，脉因前后变数加法，病者则饥。数脉不时，则生恶疮也。

脉数者，久数不止。止则邪结，正气不能复，正气却结于藏，故邪气浮之，与皮毛相得。脉数者不可下，下之必烦，利不止。

少阴病，脉微，不可发汗，亡阳故也。阳已虚，尺中弱涩者，复不可下之。脉浮大，应发汗，医反下之，此为大逆也。

脉浮而大，心下反鞭，有热属藏者，攻之，不令发汗。属府者，不令溲数，溲数则大便鞭，汗多则热愈，汗少则便难。脉迟尚未可攻。二阳并病，太阳初得病时，而发其汗，汗先出不彻，因转属阳明，续自微汗出，不恶寒。若太阳证不罢者，不可下，下之为逆。结胸证，脉浮大者，不可下，下之即死。太阳与阳明合病，喘而胸满者，不可下。

太阳与少阳合病者，心下鞭，颈项强而眩者，不可下。诸四逆厥者，不可下之，虚家亦然。病欲吐者，不可下。

太阳病，有外证未解，不可下，下之为逆。

病发于阳，而反下之，热入因作结胸；病发于阴，而反下之，因作痞。病脉浮而紧，而复下之，紧反入里，则作痞。夫病阳多者热，下之则鞭。本虚，攻其热必哕。

①怅快：惆怅不乐；此指烦闷。《北史·崔勉传》："季景于世隆求右丞，夺勉所兼，世隆启用季景，勉遂怅快自失。"

无阳阴强①，大便鞕者，下之必清谷腹满。

太阴之为病，腹满而吐，食不下，自利益甚，时腹自痛，下之必胸下结鞕。

厥阴之为病，消渴，气上撞心，心中疼热，饥而不欲食，食则吐蛔。下之利不止。

少阴病，饮食人口则吐，心中温温欲吐，复不能吐，始得之，手足寒，脉弦迟者，此胸中实，不可下也。

伤寒五六日，不结胸，腹濡，脉虚，复厥者，不可下。此亡血，下之死。

伤寒，发热头痛，微汗出，发汗则不识人；熏之则喘，不得小便，心腹满；下之则短气，小便难，头痛背强；加温针则衄。

伤寒，脉阴阳俱紧，恶寒发热，则脉欲厥。厥者，脉初来大，渐渐小，更来渐大，是其候也。如此者恶寒，甚者翕翕汗出，喉中痛，若热多者，目赤脉多，睛不慧。医复发之，咽中则伤。若复下之，则两目闭，寒多便清谷，热多便脓血。若熏之，则身发黄。若熨之，则咽燥。若小便利者，可救之。若小便难者，为危殆。

伤寒发热，口中勃勃②气出，头痛目黄，衄不可制，贪水者，必呕，恶水者厥。若下之，咽中生疮，假令手足温者，必下重便脓血。头痛目黄者，若下之，则目闭。贪水者，若下之，其脉必厥，其声嘤③，咽喉塞。若发汗，则战栗，阴阳俱虚。恶水者，若下之，则里冷不嗜食，大便完谷出。若发汗，则口中伤，舌上白胎，烦躁。脉数实，不大便六七日，后必便血。若发汗，则小便自利也。

得病二三日，脉弱，无太阳柴胡证，烦躁，心下痞。至四日，虽能食，以承气汤，少少与微和之，令小安，至六日与承气汤一升。若不大便六七日，少便少，虽不大便，但头鞕，后必溏，未定成鞕，攻之必溏。须小便利，屎定鞕，乃可攻之。

藏结无阳证，不往来寒热，其人反静，舌上胎滑者，不可攻也。伤寒呕多，虽有阳明证，不可攻之。

阳明病，潮热，大便微鞕者，可与大承气汤；不鞕者，不可与之。若不大便六七日，恐有燥屎，欲知之法，少与小承气汤，汤人腹中，转失气者，此有燥屎也，乃可攻之。若不转失气者，此但初头鞕后必溏，不可攻之，攻之必胀满不能食也，欲饮水者，与水则哕。其后发热者，大便必复鞕而少也，宜小承气汤和之。不转失气者，慎不可攻也。大承气汤。[方一]

大黄四两　厚朴八两，炙　枳实五枚，炙　芒消三合

上四味，以水一斗，先煮二味，取五升，下大黄，煮取二升，去滓，下芒消，再煮一二沸。分二服，利则止后服。小承气汤方

大黄四两，酒洗　厚朴二两，炙，去皮　枳实三枚，炙

①强：旺盛。

②勃勃：兴盛；气体上升。

③嘤：哽咽。

上三味，以水四升，煮取一升二合，去滓。分温再服。

伤寒中风，医反下之，其人下利日数十行，谷不化，腹中雷鸣，心下痞鞕而满，干呕，心烦不得安。医见心下痞，谓病不尽，复下之，其痞益甚。此非结热，但以胃中虚，客气上逆，故使鞕也，属甘草泻心汤。[方二]

甘草四两，炙　黄芩三两　干姜三两　大枣十二枚，擘　半夏半升，洗　黄连一两

上六味，以水一斗，煮取六升，去滓，再煎，取三升。温服一升，日三服。有人参，见第四卷中。

下利脉大者，虚也，以强下之故也。设脉浮革，因尔肠鸣者，属当归四逆汤。[方三]

当归三两　桂枝三两，去皮　细辛三两　甘草二两，炙　通草二两　芍药三两　大枣二十五枚，擘

上七味，以水八升，煮取三升，去滓。温服一升，半日三服。

阳明病，身合色赤，不可攻之，必发热，色黄者，小便不利也。阳明病，心下鞕满者，不可攻之。攻之，利遂不止者，死，利止者愈。

阳明病，自汗出，若发汗，小便自利者，此为津液内竭，虽鞕不可攻之。须自欲大便，宜蜜煎导而通之，若土瓜根，及猪胆汁，皆可为导。[方四]

食蜜七合

上一味，于铜器内，微火煎，当须凝如饴状，搅之勿令焦著，欲可丸，并手捻作挺，令头锐，大如指，长二寸许。当热时急作，冷则鞕。以内谷道中，以手急抱，欲大便时，乃去之。疑非仲景意，已试甚良。又大猪胆一枚，泻汁，和少许法醋，以灌谷道内。如一食顷，当大便出宿食、恶物，甚效。

辨可下病脉证并治第二十一 合四十四法 方一十一首

阳明病，汗多者，急下之，宜大柴胡汤。[第一] 加大黄，八味。一法：用小承气汤。前别有二法。

少阴病，得之二三日，口燥咽干者，急下之，宜大承气汤。[第二] 四味。

少阴病，六七日腹满不大便者，急下之，宜大承气汤。[第三] 用前第二方。

少阴病，下利清水，心下痛，口干者，可下之，宜大柴胡、大承气汤。[第四] 大柴胡汤用前第一方，大承气汤用前第二方。

下利，三部脉平，心下鞕者，急下之，宜大承气汤。[第五] 用前第二方。

下利，脉迟滑者，内实也。利未止，当下之，宜大承气汤。[第六] 用前第二方。

阳明少阳合病，下利，脉不负者，顺也。脉滑数者，有宿食，当下之，宜大承气汤。[第七] 用前第二方。

寸脉浮大反涩，尺中微而涩，故知有宿食。当下之，宜大承气汤。[第八] 用前第二方。

下利，不欲食者，以有宿食，当下之，宜大承气汤。[第九] 用前第二方。

下利差，至其年月日时复发者，以病不尽，当下之，宜大承气汤。[第十] 用前第二方。

病腹中满痛，此为实，当下之，宜大承气、大柴胡汤。[第十一] 大承气汤用前第二方。大柴胡用前第一方。

下利，脉反滑，当有所去，下乃愈，宜大承气汤。[第十二] 用前第二方。

腹满不减，减不足言，当下之，宜大柴胡、大承气汤。[第十三] 大柴胡用前第一方。大承气用前第二方。

伤寒后，脉沉。沉者，内实也，下之解，宜大柴胡汤。[第十四] 用前第一方。

伤寒六七日，目中不了了，睛不和，无表里证。大便难，身微热者，实也，急下之。宜大承气、大柴胡汤。[第十五] 大柴胡用前第一方，大承气用前第二方。

太阳病未解，脉阴阳俱停，先振栗汗出而解。阴脉微者，下之解，宜大柴胡汤。[第十六] 用前第一方。一法：用调胃承气汤。

脉双弦而迟者，心下鞕，脉大而紧者，阳中有阴也，可下之，宜大承气汤。[第十七] 用前第二方。

结胸者，项亦强，如柔痓状，下之和。[第十八] 结胸门用大陷胸丸。

病人无表里证，发热七八日，虽脉浮数者，可下之，宜大柴胡汤。[第十九] 用前第一方。

太阳病，表证仍在，脉微而沉，不结胸，发狂，少腹满，小便利，下血愈，宜下之，以抵当汤。[第二十] 四味。

太阳病，身黄，脉沉结，少腹鞕，小便自利，其人如狂，血证谛，属抵当汤证。[第二十一] 用前第二十方。

伤寒有热，少腹满，应小便不利，今反利，为有血。当下之，宜抵当丸。[第二十二] 四味。

阳明病，但头汗出，小便不利，身必发黄。宜下之，茵陈蒿汤。[第二十三] 三味。

阳明证，其人喜忘，必有蓄血，大便色黑，宜抵当汤下之。[第二十四] 用前第二十方。

汗出谵语，以有燥屎，过经可下之，宜大柴胡、大承气汤。[第二十五] 大柴胡用前第一方。大承气用前第二方。

病人烦热，汗出，如疟状，日晡发热，脉实者，可下之，宜大柴胡、大承气汤。[第二十六] 大柴胡用前第一方。大承气用前第二方。

阳明病，谵语，潮热，不能食，胃中有燥屎。若能食，便鞕耳。属大承气汤证。[第二十七] 用前第二方。

下利谵语者，有燥屎也，属小承气汤。[第二十八] 三味。

得病二三日，脉弱，无太阳柴胡证，烦躁，心下痞。小便利，屎定鞕，宜大承气汤。[第二十九] 用前第二方，一云：大柴胡汤。

太阳中风，下利呕逆，表解，乃可攻之，属十枣汤。[第三十] 二味。

太阳病不解，热结膀胱，其人如狂，宜桃核承气汤。[第三十一] 五味。

伤寒七八日，身黄如橘子色，小便不利，腹微满者，属茵陈蒿汤证。[第三十二] 用前第二十三方。

伤寒发热，汗出不解，心中痞鞕，呕吐下利者，属大柴胡汤证。[第三十三] 用前第一方。

伤寒十余日，热结在里，往来寒热者，属大柴胡汤证。[第三十四] 用前第一方。

但结胸，无大热，水结在胸胁也，头微汗出者，属大陷胸汤。[第三十五] 三味。

伤寒六七日，结胸热实，脉沉紧，心下痛者，属大陷胸汤证。[第三十六] 用前第三十五方。

阳明病，多汗，津液外出，胃中燥，大便必鞕，谵语，属小承气汤证。[第三十七] 用前第二十八方。

阳明病，不吐不下，心烦者，属调胃承气汤。[第三十八] 三味。

阳明病脉迟，虽汗出不恶寒，身必重，腹满而喘，有潮热，大便鞕，大承气汤主之。若汗出多，微发热恶寒，桂枝汤主之。热不潮，腹大满不通，与小承气汤。[第三十九] 大承气汤用前二方。小承气汤用前第二十八方。桂枝汤五味。

阳明病，潮热，大便微鞕，与大承气汤。若不大便六七日，恐有燥屎，与小承气汤。若不转气，不可攻之。后发热，大便复鞕者，宜以小承气和之。[第四十] 并用前方。

阳明病，谵语，潮热，脉滑疾者，属小承气汤证。[第四十一] 用前第二十八方。

二阳并病，太阳证罢，但发潮热，汗出，大便难，谵语者，下之愈，宜大承气汤。[第四十二] 用前第二方。

病人小便不利，大便乍难乍易，微热喘冒者，属大承气汤证。[第四十三] 用前第二方。

大下，六七日不大便，烦不解，腹满痛者，属大承气汤证。[第四十四] 用前第二方。

大法，秋宜下。

凡可下者，用汤胜丸、散，中病便止，不必尽剂也。

阳明病，发热，汗多者，急下之，宜大柴胡汤。[方一] 一法：用小承气汤。

柴胡八两　枳实四枚，炙　生姜五两　黄芩三两　芍药三两　大枣十二枚，擘　半夏半升，洗

上七味，以水一斗二升，煮取六升，去滓，更煎取三升。温服一升，日三服。一方云：加大黄二两。若不加，恐不成大柴胡汤。

少阴病，得之二三日，口燥咽干者，急下之，宜大承气汤。[方二]

大黄四两，酒洗　厚朴半斤，炙，去皮　枳实五枚，炙　芒消三两

上四味，以水一斗，先煮二物，取五升，内大黄，更煮取二升，去滓，内芒消，更上微火一二沸。分温再服。得下余勿服。

少阴病，六七日腹满不大便者，急下之，宜大承气汤。[方三] 用前第二方。

少阴病，下利清水，色纯青，心下必痛，口干燥者，可下之，宜大柴胡、大承气汤。[方四] 用前第二方。

下利，三部脉皆平，按之心下鞕者，急下之，宜大承气汤。[方五] 用前第二方。

下利，脉迟而滑者，内实也，利未欲止，当下之，宜大承气汤。[方六] 用前第二方。

阳明少阳合病，必下利，其脉不负者，为顺也。负者，失也①，互相克贼②，名为负也。脉滑而数者，有宿食，当下之，宜大承气汤。[方七] 用前第二方。

问曰：人病有宿食，何以别之？师曰：寸口脉浮而大，按之反涩，尺中亦微而涩，故知有宿食。当下之，宜大承气汤。[方八] 用前第二方。

下利，不欲食者，以有宿食故也，当下之，宜大承气汤。[方九] 用前第二方。

下利差，至其年月日时复发者，以病不尽故也，当下之，宜大承气汤。[方十] 用前第二方。

病腹中满痛者，此为实也，当下之，宜大承气、大柴胡汤。[方十一] 用前第一、第二方。

下利，脉反滑，当有所去，下乃愈，宜大承气汤。[方十二] 用前第二方。

腹满不减，减不足言，当下之，宜大柴胡、大承气汤。[方十三] 用前第一、第二方。

伤寒后脉沉，沉者，内实也，下之解，宜大柴胡汤。[方十四] 用前第一方。

伤寒六七日，目中不了了，睛不和，无表里证，大便难，身微热者，此为实也，急下之，宜大承气、大柴胡汤。[方十五] 用前第一、第二方。

太阳病未解，脉阴阳俱停一作：微，必先振栗汗出而解，但阴脉微一作：尺脉实者，下之而解，宜大柴胡汤。[方十六] 用前第一方。一法：用调胃承气汤。

脉双弦而迟者，必心下鞕。脉大而紧者，阳中有阴也，可下之，宜大承气汤。[方十七] 用前第二方。

结胸者，项亦强，如柔痉状，下之则和。[方十八] 结胸门用大陷胸丸。

病人无表里证，发热七八日，虽脉浮数者，可下之，宜大柴胡汤。[方十九]

①其脉不负者，为顺也，负者，失也：阳明病之脉当见滑数而大，少阳病之脉当见弦直，阳明属土，少阳属木。今阳明少阳合病而见下利，若纯见少阳弦脉，则木旺土虚，木来克土，病情为逆，即"负者，失也"。若纯见阳明滑数之脉，则土气旺，木不克土，病情为顺，即"其脉不负者，为顺也"。

②克贼：戕害、伤害。

用前第一方。

太阳病，六七日表证仍在，脉微而沉，反不结胸，其人发狂者，以热在下焦，少腹当鞕满，而小便自利者，下血乃愈。所以然者，以太阳随经，瘀热在里故也，宜下之，以抵当汤。[方二十]。

水蛭三十枚，熬　桃仁二十枚，去皮尖　虻虫三十枚，去翅足，熬　大黄三两，去皮，破六片

上四味，以水五升，煮取三升，去滓。温服一升。不下者，更服。

太阳病，身黄，脉沉结，少腹鞕满，小便不利者，为无血也。小便自利，其人如狂者，血证谛，属抵当汤证。[方二十一] 用前第二十方。

伤寒有热，少腹满，应小便不利，今反利者，为有血也。当下之，宜抵当丸。[方二十二]

大黄三两　桃仁二十五个，去皮尖　虻虫去翅足，熬　水蛭各二十个，熬

上四味，捣筛，为四丸，以水一升，煮一丸，取七合，服之。晬时当下血，若不下者，更服。

阳明病，发热汗出者，此为热越，不能发黄也。但头汗出，身无汗，剂颈而还，小便不利，渴引水浆者，以瘀热在里，身必发黄，宜下之，以茵陈蒿汤。[方二十三]

茵陈蒿六两　栀子十四个，擘　大黄二两，破

上三味，以水一斗二升，先煮茵陈，减六升，内二味，煮取三升，去滓。分温三服。小便当利，尿如皂荚汁状，色正赤，一宿腹减，黄从小便去也。

阳明证，其人喜忘者，必有蓄血。所以然者，本有久瘀血，故令喜忘。屎虽鞕，大便反易，其色必黑，宜抵当汤下之。[方二十四] 用前第二十方。

汗一作：卧出谵语者，以有燥屎在胃中，此为风也。须下者，过经乃可下之。下之若早者，语言必乱，以表虚里实故也。下之愈，宜大柴胡、大承气汤。[方二十五] 用前第一、第二方。

病人烦热，汗出则解，又如疟状，日晡所发热者，属阳明也。脉实者，可下之，宜大柴胡、大承气汤。[方二十六] 用前第一、第二方。

阳明病，谵语有潮热，反不能食者，胃中有燥屎五六枚也。若能食者，但鞕耳，属大承气汤证。[方二十七] 用前第二方。

下利谵语者，有燥屎也，属小承气汤。[方二十八]

大黄四两　厚朴二两，炙，去皮　枳实三枚，炙

上三味，以水四升，煮取一升二合，去滓。分温再服。若更衣者，勿服之。

得病二三日，脉弱，无太阳柴胡证，烦躁，心下痞，至四五日，虽能食，以承气汤，少少与微和之，令小安，至六日，与承气汤一升。若不大便六七日，小便少者，虽不大便，但初头鞕，后必溏，此未定成鞕也，攻之必溏，须小便利，屎定鞕，乃可攻之，宜大承气汤。[方二十九] 用前第二方。一云：大柴胡汤。

太阳病中风，下利呕逆，表解者，乃可攻之。其人漐漐汗出，发作有时，头痛，心下痞鞕满，引胁下痛，干呕则短气，汗出不恶寒者，此表解里未和也，属

十枣汤。[方三十]

芫花熬赤　甘遂　大戟各等分。

上三味，各异捣筛，秤已，合治之。以水一升半，煮大肥枣十枚，取八合，去枣，内药末。强人服一钱匕，羸人半钱，温服之，平旦服。若下之，病不除者，明日更服，加半钱。得快下利后，糜粥自养。

太阳病不解，热结膀胱①，其人如狂②，血自下，下者愈。其外未解者，尚未可攻，当先解其外。外解已，但少腹急结③者，乃可攻之，宜桃核承气汤。[方三十一]

桃仁五十枚，去皮尖　大黄四两　甘草二两，炙　芒消二两　桂枝二两，去皮

上五味，以水七升，煮四物，取二升半，去滓，内芒消，更上火煎微沸。先食温服五合，日三服，当微利。

伤寒七八日，身黄如橘子色，小便不利，腹微满者，属茵陈蒿汤证。[方三十二]用前第二十三方。

伤寒发热，汗出不解，心中痞鞕，呕吐而下利者，属大柴胡汤证。[方三十三]用前第一方。

伤寒十余日，热结在里，复往来寒热者，属大柴胡汤证。[方三十四]用前第一方。

但结胸，无大热者，以水结在胸胁也，但头微汗出者，属大陷胸汤。[方三十五]

大黄六两　芒消一升　甘遂末一钱匕

上三味，以水六升，先煮大黄，取二升，去滓，内芒消，更煮一二沸，内甘遂末。温服一升。

伤寒六七日，结胸热实，脉沉而紧，心下痛，按之石鞕者，属大陷胸汤证。[方三十六]用前第三十五方。

阳明病，其人多汗，以津液外出，胃中燥，大便必鞕，鞕则谵语，属小承气汤证。[方三十七]用前第二十八方。

阳明病不吐不下，心烦者，属调胃承气汤。[方三十八]

大黄四两，酒洗　甘草二两，炙　芒消半升

上三味，以水三升，煮取一升，去滓，内芒消，更上火微煮令沸，温顿服之。

阳明病脉迟，虽汗出不恶寒者，其身必重，短气腹满而喘，有潮热者，此外欲解，可攻里也。手足濈然汗出者，此大便已鞕也，大承气汤主之。若汗出多，微发热恶寒者，外未解也，桂枝汤主之。其热不潮，未可与承气汤。若腹大满不

①热结膀胱：此处膀胱代表下焦，包括膀胱、小肠、胞宫等。热结膀胱，为邪热与瘀血蓄于下焦。
②如狂：指神志不正常，但较发狂为轻。
③少腹急结：指下腹部拘急硬痛。

通者，与小承气汤，微和胃气，勿令至大泄下。[方三十九] 大承气汤用前第二方。小承气用前第二十八方。

桂枝汤方

桂枝去皮　芍药　生姜切，各三两　甘草二两，炙　大枣十二枚，擘

上五味，以水七升，煮取三升，去滓，温服一升。服汤后，饮热稀粥一升余，以助药力，取微似汗。

阳明病潮热，大便微鞕者，可与大承气汤；不鞕者，不可与之。若不大便六七日，恐有燥屎，欲知之法，少与小承气汤，汤人腹中，转失气者，此有燥屎也，乃可攻之。若不转失气者，此但初头鞕，后必溏，不可攻之，攻之必胀满不能食也，欲饮水者，与水则哕。其后发热者，大便必复鞕而少也，宜以小承气汤和之。不转失气者，慎不可攻也。[方四十] 并用前方。

阳明病，谵语，发潮热，脉滑而疾者，小承气汤主之。因与承气汤一升，腹中转气者，更服一升；若不转气者，勿更与之。明日又不大便，脉反微涩者，里虚也，为难治，不可更与承气汤。[方四十一] 用前第二十八方。

二阳并病，太阳证罢，但发潮热，手足漐漐汗出，大便难，而谵语者，下之则愈，宜大承气汤。[方四十二] 用前第二方。

病人小便不利，大便乍难乍易，时有微热，喘冒[1]不能卧者，有燥屎也，属大承气汤证。[方四十三] 用前第二方。

大下后，六七日不大便，烦不解，腹满痛者，此有燥屎也。所以然者，本有宿食故也，属大承气汤证。[方四十四] 用前第二方。

①冒：通"懑"、"惛"、"闷"。烦闷；昏闷；昏厥。《说文解字通训定声》："冒，假借为懑。"《集韵》："闷，《说文》：'懑也，或作惛。"'《晏子春秋·内篇问上》："吴越受令，荆楚惛忧。"王念孙杂志："惛者，闷之借字。"

卷　十

辨发汗吐下后病脉证并治第二十二 合四十八法 方三十九首

太阳病，八九日，如疟状，热多寒少，不呕，清便，脉微而恶寒者，不可更发汗吐下也，以其不得小汗，身必痒，属桂枝麻黄各半汤。[第一] 七味。前有二十二病证。

服桂枝汤，或下之，仍头项强痛，发热，无汗，心下满痛，小便不利，属桂枝去桂加茯苓白术汤。[第二] 六味。

太阳病，发汗不解，而下之，脉浮者为在外，宜桂枝汤。[第三] 五味。

下之后，复发汗，昼日烦躁，夜安静，不呕，不渴，无表证，脉沉微者，属干姜附子汤。[第四] 二味。

伤寒若吐下后，心下逆满，气上冲胸，起则头眩，脉沉紧，发汗则身为振摇者，属茯苓桂枝白术甘草汤。[第五] 四味。

发汗若下之，病不解，烦躁者，属茯苓四逆汤。[第六] 五味。

发汗吐下后，虚烦不眠，若剧者，反覆颠倒，心中懊憹，属栀子豉汤。少气者，栀子甘草豉汤；呕者，栀子生姜豉汤。[第七] 栀子豉汤二味。栀子甘草豉汤、栀子生姜豉汤，并三味。

发汗下之，而烦热胸中窒者，属栀子豉汤证。[第八] 用上初方。

太阳病，过经十余日，心下欲吐，胸中痛，大便溏，腹满，微烦，先此时极吐下者，与调胃承气汤。[第九] 三味。

太阳病，重发汗，复下之，不大便五六日，舌上燥而渴，日晡潮热，心腹鞕满痛，不可近者，属大陷胸汤。[第十] 三味。

伤寒五六日，发汗复下之，胸胁满微结，小便不利，渴而不呕，头汗出，寒热，心烦者，属柴胡桂枝干姜汤。[第十一] 七味。

伤寒发汗、吐下，解后，心下痞鞕，噫气不除者，属旋复代赭汤。[第十二] 七味。

伤寒下之，复发汗，心下痞，恶寒，表未解也。表解乃可攻痞，解表宜桂枝汤；攻痞宜大黄黄连泻心汤。[第十三] 桂枝汤用前第三方。大黄泻心汤二味。

伤寒吐下后，七八日不解，热结在里，表里俱热，恶风，大渴，舌上燥而烦，欲饮水数升者，属白虎加人参汤。[第十四] 五味。

伤寒吐下后，不解，不大便至十余日，日晡发潮热，不恶寒，如见鬼状。剧者不识人，循衣摸床，惕而不安，微喘直视，发热谵语者，属大承气汤。[第十五] 四味。

三阳合病，腹满身重，口不仁面垢，谵语遗尿。发汗则谵语，下之则额上汗，手足逆冷，自汗出者，属白虎汤。[第十六] 四味。

阳明病，脉浮紧，咽躁口苦，腹满而喘，发热汗出，反恶热，身重。若发汗则谵语；加温针必怵惕，烦躁不眠；若下之，则心中懊侬，舌上苔者，属栀子豉汤证。[第十七] 用前第七方。

阳明病，下之，心中懊侬而烦，胃中有燥屎，可攻，宜大承气汤。[第十八] 用前第十五方。

太阳病，吐下发汗后，微烦，小便数，大便鞕者，与小承气汤和之。[第十九] 三味。

大汗大下而厥者，属四逆汤。[第二十] 三味。

太阳病，下之，气上冲者，与桂枝汤。[第二十一] 用前第三方。

太阳病，下之后，脉促胸满者，属桂枝去芍药汤。[第二十二] 四味。

若微寒者，属桂枝去芍药加附子汤。[第二十三] 五味。

太阳桂枝证，反下之，利不止，脉促，喘而汗出者，属葛根黄芩黄连汤。[第二十四] 四味。

太阳病，下之微喘者，表未解也，属桂枝加厚朴杏子汤。[第二十五] 七味。

伤寒，不大便六七日，头痛有热者，与承气汤。小便清者一云：大便青，知不在里，当发汗，宜桂枝汤。[第二十六] 用前第三方。

伤寒五六日，下之后，身热不去，心中结痛者，属栀子豉汤证。[第二十七] 用前第七方。

伤寒下后，心烦腹满，卧起不安，属栀子厚朴汤。[第二十八] 三味。

伤寒，以丸药下之，身热不去，微烦者，属栀子干姜汤。[第二十九] 二味。

伤寒下之，续得下利不止，身疼痛，急当救里。后身疼痛，清便自调者，急当救表。救里宜四逆汤，救表宜桂枝汤。[第三十] 并用前方。

太阳病，过经十余日，二三下之，柴胡证仍在，与小柴胡汤。呕止小安，郁郁微烦者，可与大柴胡汤。[第三十一] 八味。

伤寒十三日不解，胸胁满而呕，日晡发潮热，微利。潮热者，实也。先服小柴胡汤以解外，后以柴胡加芒消汤主之。[第三十二] 八味。

伤寒十三日，过经谵语，有热也。若小便利，当大便鞕，而反利者，知以丸药下之也。脉和者，内实也，属调胃承气汤证。[第三十三] 用前第九方。

伤寒八九日，下之，胸满烦惊，小便不利，谵语，身重不可转侧者，属柴胡加龙骨牡蛎汤。[第三十四] 十二味。

火逆下之，因烧针烦躁者，属桂枝甘草龙骨牡蛎汤。[第三十五] 四味。

太阳病，脉浮而动数，头痛发热，盗汗，恶寒，反下之，膈内拒痛，短气躁烦，心中懊侬，心下因鞕，则为结胸，属大陷胸汤证。[第三十六] 用前第十方。

伤寒五六日，呕而发热者，小柴胡汤证具，以他药下之，柴胡证仍在者，复与柴胡汤，必蒸蒸而振，却[①]发热汗出而解。若心满而鞕痛者，此为结胸，大陷

①却：后。

胸汤主之。但满而不痛者，为痞，属半夏泻心汤。[第三十七] 七味。

本以下之，故心下痞，其人渴而口燥烦，小便不利者，属五苓散。[第三十八] 五味。

伤寒中风，下之，其人下利日数十行，腹中雷鸣，心下痞鞕，干呕，心烦。复下之，其痞益甚，属甘草泻心汤。[第三十九] 六味。

伤寒服药，下利不止，心下痞鞕。复下之，利不止，与理中，利益甚，属赤石脂禹余粮汤。[第四十] 二味。

太阳病，外证未除，数下之，遂协热而利，利不止，心下痞鞕，表里不解，属桂枝人参汤。[第四十一] 五味。

下后，不可更行桂枝汤，汗出而喘，无大热者，属麻黄杏子甘草石膏汤。[第四十二] 四味。

阳明病，下之，外有热，手足温，心中懊憹，饥不能食，但头汗出，属栀子豉汤证。[第四十三] 用前第七方。

伤寒吐后，腹胀满者，属调胃承气汤证。[第四十四] 用前第九方。

病人无表里证，发热七八日，脉虽浮数，可下之。假令已下，脉数不解，不大便者，有瘀血，属抵当汤。[第四十五] 四味。

本太阳病，反下之，腹满痛，属太阴也，属桂枝加芍药汤。[第四十六] 五味。

伤寒六七日，大下，寸脉沉而迟，手足厥，下部脉不至，喉咽不利，唾脓血者，属麻黄升麻汤。[第四十七] 十四味。

伤寒本自寒下，复吐下之，食入口即吐，属干姜黄芩黄连人参汤。[第四十八] 四味。

师曰：病人脉微而涩者，此为医所病也。大发其汗，又数大下之，其人亡血，病当恶寒，后乃发热，无休止时。夏月盛热，欲著复衣，冬月盛寒，欲裸其身。所以然者，阳微则恶寒，阴弱则发热，此医发其汗，使阳气微，又大下之，令阴气弱。五月之时，阳气在表，胃中虚冷，以阳气内微，不能胜冷，故欲著复衣。十一月之时，阳气在里，胃中烦热，以阴气内弱，不能胜热，故欲裸其身。又阴脉迟涩，故知亡血也。

寸口脉浮大，而医反下之，此为大逆。浮则无血，大则为寒，寒气相搏，则为肠鸣。医乃不知，而反饮冷水，令汗大出，水得寒气，冷必相搏，其人则噎。

太阳病三日，已发汗，若吐，若下，若温针，仍不解者，此为坏病，桂枝不中与之也。观其脉证，知犯何逆，随证治之。

脉浮数者，法当汗出而愈，若下之，身重，心悸者，不可发汗，当自汗出乃解。所以然者，尺中脉微，此里虚，须表里实，津液和，便自汗出愈。

凡病若发汗，若吐，若下，若亡血，无津液，阴阳脉自和者，必自愈。

大下之后，复发汗，小便不利者，亡津液故也。勿治之，得小便利，必自愈。

下之后，复发汗，必振寒，脉微细。所以然者，以内外俱虚故也。本发汗，而复[1]下之，此为逆也。若先发汗，治不为逆。本先下之，而反汗之，为逆。若先下之，治不为逆。

太阳病，先下而不愈，因复发汗，以此表里俱虚，其人因致冒，冒家汗出自愈。所以然者，汗出表和故也。得表和，然后复下之。

得病六七日，脉迟浮弱，恶风寒，手足温，医二三下之，不能食，而胁下满痛，面目及身黄，颈项强，小便难者，与柴胡汤，后必下重。本渴饮水而呕者，柴胡不中与也，食谷者哕。

太阳病，二三日不能卧，但欲起，心下必结，脉微弱者，此本有寒分也。反下之，若利止，必作结胸，未止者，四日复下之，此作协热利也。

太阳病，下之，其脉促一作：纵，不结胸者，此为欲解也。脉浮者，必结胸。脉紧者，必咽痛。脉弦者，必两胁拘急。脉细数者，头痛未止。脉沉紧者，必欲呕。脉沉滑者，协热利。脉浮滑者，必下血。

太阳少阳并病，而反下之，成结胸，心下鞕，下利不止，水浆不下，其人心烦。

脉浮而紧，而复下之，紧反入里，则作痞，按之自濡，但气痞耳。伤寒吐下发汗后，虚烦，脉甚微，八九日心下痞鞕，胁下痛，气上冲咽喉，眩冒，经脉动惕者，久而成痿。

阳明病，能食，下之不解者，其人不能食，若攻其热必哕。所以然者，胃中虚冷故也，以其人本虚，攻其热必哕。

阳明病，脉迟，食难用饱，饱则发烦，头眩，必小便难，此欲作谷疸。虽下之，腹满如故，所以然者，脉迟故也。

夫病阳多者热，下之则鞕。汗多，极发其汗亦鞕。

太阳病，寸缓关浮尺弱，其人发热，汗出，复恶寒，不呕，但心下痞者，此以医下之也。

太阴之为病，腹满而吐，食不下，自利益甚，时腹自痛。若下之，必胸下结鞕。

伤寒大吐大下之，极虚，复极汗者，其人外气怫郁，复与之水，以发其汗，因得哕。所以然者，胃中寒冷故也。

吐利发汗后，脉平，小烦者，以新虚不胜谷气故也。

太阳病，医发汗，遂发热恶寒，因复下之，心下痞。表里俱虚，阴阳气并竭，无阳则阴独。复加烧针，因胸烦，面色青黄，肤眴者，难治。今色微黄，手足温者，易愈。

太阳病，得之八九日，如疟状，发热恶寒，热多寒少，其人不呕，清便欲自可，一日二三度发。脉微缓者，为欲愈也。脉微而恶寒者，此阴阳俱虚，不可更发汗更下更吐也。面色反有热色者，未欲解也，以其不能得小汗出，身必痒，属桂枝麻黄各半汤。[方一]

桂枝一两十六铢　芍药一两　生姜一两，切　甘草一两，炙　麻黄一两，去节　大枣四枚，擘　杏仁二十四个，汤浸，去皮尖及两人者

上七味，以水五升，先煮麻黄一二沸，去上沫，内诸药，煮取一升八合，去

---

①复：反而。

滓。温服六合。本云：桂枝汤三合，麻黄汤三合，并为六合，顿服。

服桂枝汤，或下之，仍头项强痛，翕翕发热，无汗，心下满微痛，小便不利者，属桂枝去桂加茯苓白术汤。[方二]

芍药三两　甘草二两，炙　生姜三两，切　白术三两　茯苓三两　大枣十二枚，擘

上六味，以水八升，煮取三升，去滓。温服一升。小便利则愈，本云：桂枝汤，今去桂枝，加茯苓、白术。

太阳病，先发汗不解，而下之，脉浮者不愈。浮为在外，而反下之，故令不愈。今脉浮，故在外，当须解外则愈，宜桂枝汤。[方三]

桂枝三两，去皮　芍药三两　生姜三两，切　甘草二两，炙　大枣十二枚，擘

上五味，以水七升，煮取三升，去滓。温服一升，须臾啜热稀粥一升，以助药力，取汗。

下之后，复发汗，昼日烦躁不得眠，夜而安静，不呕，不渴，无表证，脉沉微，身无大热者，属干姜附子汤。[方四]

干姜一两　附子一枚，生用，去皮，破八片

上二味，以水三升，煮取一升，去滓。顿服。

伤寒若吐、若下后，心下逆满，气上冲胸，起则头眩[①]，脉沉紧，发汗则动经[②]，身为振振摇者，属茯苓桂枝白术甘草汤。[方五]

茯苓四两　桂枝三两，去皮　白术二两　甘草二两，炙

上四味，以水六升，煮取三升，去滓。分温三服。

发汗，若下之后，病仍不解，烦躁者，属茯苓四逆汤。[方六]

茯苓四两　人参一两　附子一枚，生用，去皮，破八片　甘草二两，炙　干姜一两半

上五味，以水五升，煮取二升，去滓。温服七合，日三服。发汗吐下后，虚烦不得眠，若剧者，必反复颠倒，心中懊憹，属栀子豉汤。若少气者，栀子甘草豉汤；若呕者，栀子生姜豉汤。[方七]

肥栀子十四个，擘　香豉四合，绵裹

上二味，以水四升，先煮栀子，得二升半，内豉，煮取一升半，去滓，分为二服，温进一服。得吐者，止后服。

栀子甘草豉汤方

肥栀子十四个，擘　甘草二两，炙　香豉四合，绵裹

上三味，以水四升，先煮二味，取二升半，内豉，煮取一升半，去滓。分二服，温进一服。得吐者，止后服。栀子生姜豉汤

肥栀子十四个，擘　生姜五两，切　香豉四合，棉裹

上三味，以水四升，先煮二味，取二升半，内豉，煮取一升半，去滓。分二

①起则头眩：指病人坐起或起立时感到头目眩晕。

②动经：损伤经脉。

服，温进一服。得吐者，止后服。

发汗若下之，而烦热胸中窒者，属栀子豉汤证。[方八] 用前初方。

太阳病，过经十余日，心下温温欲吐，而胸中痛，大便反溏，腹微满，郁郁微烦，先此时极吐下者，与调胃承气汤。若不尔者，不可与。但欲吐，胸中痛，微溏者，此非柴胡汤证。以呕故知极吐下也，调胃承气汤。[方九]

大黄四两，酒洗　甘草二两，炙　芒消半升

上三味，以水三升，煮取一升，去滓，内芒消，更上火令沸。顿服之。

太阳病，重发汗，而复下之，不大便五六日，舌上燥而渴，日晡所小有潮热一云：日晡所发，心胸大烦，从心下至少腹鞕满而痛，不可近者，属大陷胸汤。[方十]

大黄六两，去皮，酒洗　芒消一升　甘遂末一钱匕

上三味，以水六升，煮大黄，取二升，去滓，内芒消，煮二沸，内甘遂末。温服一升，得快利，止后服。

伤寒五六日，已发汗，而复下之，胸胁满微结，小便不利，渴而不呕，但头汗出，往来寒热，心烦者，此为未解也，属柴胡桂枝干姜汤。[方十一]

柴胡半斤　桂枝三两，去皮　干姜二两　栝楼根四两　黄芩三两　甘草二两，炙　牡蛎二两，熬

上七味，以水一斗二升，煮取六升，去滓，再煎取三升。温服一升，日三服。初服微烦，后汗出便愈。

伤寒发汗，若吐若下，解后，心下痞鞕，噫气不除者，属旋复代赭汤。[方十二]

旋复花三两　人参三两　生姜五两　代赭一两　甘草三两，炙　半夏半升，洗　大枣十二枚，擘

上七味，以水一斗，煮取六升，去滓，再煎取三升。温服一升，日三服。

伤寒大下之，复发汗，心下痞，恶寒者，表未解也，不可攻痞，当先解表，表解乃攻痞，解表宜桂枝汤，用前方；攻痞宜大黄黄连泻心汤。[方十三]

大黄二两，酒洗　黄连一两

上二味，以麻沸汤二升渍之，须臾，绞去滓，分温再服。有黄芩，见第四卷中

伤寒若吐下后，七八日不解，热结在里，表里俱热，时时恶风，大渴，舌上干燥而烦，欲饮水数升者，属白虎加人参汤。[方十四]

知母六两　石膏一斤，碎　甘草二两，炙　粳米六合　人参三两

上五味，以水一斗，煮米熟，汤成，去滓。温服一升，日三服。

伤寒若吐若下后，不解，不大便五六日，上至十余日，日晡所发潮热，不恶寒，独语如见鬼状。若剧者，发则不识人，循衣摸床①，惕而不安②一云：顺衣妄撮，怵惕不安，微喘直视，脉弦者生，涩者死。微者，但发热，谵语者，属大

①循衣摸床：患者意误用障碍时所出现的不自主的循衣被床帐反复摸弄的动作，也叫捻衣摸床，多见于热病后期或其它危重证。

②惕而不安：心中惶恐悸动不安。

承气汤。[方十五]

大黄四两，去皮，酒洗　厚朴半斤，炙　枳实五枚，炙　芒消三合

上四味，以水一斗，先煮二味，取五升，内大黄，煮取二升，去滓，内芒消，更煮令一沸。分温再服。得利者，止后服。

三阳合病，腹满身重，难以转侧，口不仁面垢又作枯，一云：向经。谵语遗尿，发汗则谵语，下之则额上生汗，若手足逆冷，自汗出者，属白虎汤。[方十六]

知母六两　石膏一斤，碎　甘草二两，炙　粳米六合

上四味，以水一半，煮米熟汤成，去滓。温服一升，日三服。

阳明病，脉浮而紧，咽燥口苦，腹满而喘，发热汗出，不恶寒，反恶热，身重。若发汗则躁，心愦愦①而反谵语。

若加温针，必怵惕②烦躁不得眠。若下之，则胃中空虚，客气动膈，心中懊憹，舌上胎者，属栀子豉汤证。[方十七]用前第七方。

阳明病，下之，心中懊憹而烦，胃中有燥屎者，可攻。腹微满，初头鞕，后必溏，不可攻之。若有燥屎者，宜大承气汤。[方十八]用前第十五方。

太阳病，若吐、若下、若发汗后，微烦，小便数，大便因鞕者，与小承气汤和之，愈。[方十九]

大黄四两，酒洗　厚朴二两，炙　枳实三枚，炙

上三味，以水四升，煮取一升二合，去滓。分温二服。大汗，若大下，而厥冷者，属四逆汤。[方二十]

甘草二两，炙　干姜一两半　附子一枚，生用，去皮，破八片

上三味，以水三升，煮取一升二合，去滓。分温再服。强人可大附子一枚，干姜四两。

太阳病，下之后，其气上冲者，可与桂枝汤。若不上冲者，不得与之。[方二十一]用前第三方。

太阳病，下之后，脉促胸满者，属桂枝去芍药汤。[方二十二]促，一作纵。

桂枝三两，去皮　甘草二两，炙　生姜三两　大枣十二枚，擘

上四味，以水七升，煮取三升，去滓。温服一升。本云：桂枝汤，今去芍药。

若微寒者，属桂枝去芍药加附子汤。[方二十三]

桂枝三两，去皮　甘草二两，炙　生姜三两，切　大枣十二枚，擘　附子一枚，炮

上五味，以水七升，煮取三升，去滓。温服一升，本去：桂枝汤，今去芍药加附子。

太阳病桂枝证，医反下之，利遂不止，脉促者，表未解也。喘而汗出者，属葛根黄芩黄连汤。[方二十四]促，一作纵。

葛根半斤　甘草二两，炙　黄芩三两　黄连三两

上四味，以水八升，先煮葛根，减二升，内诸药，煮取二升，去滓。温分再服。

①愦愦（kuì kuì）：形容心中烦乱不安之感。

②怵惕（chù tì）：恐惧的样子。

太阳病，下之微喘者，表未解故也，属桂枝加厚朴杏子汤。[方二十五]

桂枝三两，去皮　芍药三两　生姜三两，切　甘草二两，炙　厚朴二两，炙，去皮　大枣十二枚，擘　杏仁五十个，去皮尖

上七味，以水七升，煮取三升，去滓。温服一升。

伤寒，不大便六七日，头痛有热者，与承气汤。其小便清者一云：大便青，知不在里，仍在表也，当须发汗。若头痛者，必衄，宜桂枝汤。[方二十六] 用前第三方。

伤寒五六日，大下之后，身热不去，心中结痛者，未欲解也，属栀子豉汤证。[方二十七] 用前第七方。

伤寒下后，心烦腹满，卧起不安者，属栀子厚朴汤。[方二十八]。

栀子十四枚，擘　厚朴四两，炙　枳实四个，水浸，炙令赤

上三味，以水三升半，煮取一升半，去滓。分二服，温进一服。得吐者，止后服。

伤寒，医以丸药大下之，身热不去，微烦者，属栀子干姜汤。[方二十九]。

栀子十四个，擘　干姜二两

上二味，以水三升半，煮取一升半，去滓。分二服。一服得吐者，止后服。

凡用栀子汤，病人旧微溏者，不可与服之。

伤寒医下之，续得下利，清谷不止，身疼痛者，急当救里。后身疼痛，清便自调者，急当救表。救里宜四逆汤；救表宜桂枝汤。[方三十] 并用前方。

太阳病，过经十余日，反二三下之，后四五日，柴胡证仍在者，先与小柴胡汤。呕不止，心下急一云：呕止小安，郁郁微烦者，为未解也，可与大柴胡汤，下之则愈。[方三十一]

柴胡半斤　黄芩三两　芍药三两　半夏半升，洗　生姜五两　枳实四枚，炙　大枣十二枚，擘

上七味，以水一斗二升，煮取六升，去滓。再煎取三升，温服一升，日三服，一方：加大黄二两，若不加，恐不为大柴胡汤。

伤寒十三日不解，胸胁满而呕，日晡所发潮热，已而微利，此本柴胡，下之不得利，今反利者，知医以丸药下之，此非其治也。潮热者，实也，先服小柴胡汤以解外，后以柴胡加芒硝汤主之。[方三十二]

柴胡二两十六铢　黄芩一两　人参一两　甘草一两，炙　生姜一两　半夏二十铢，旧云：五枚，洗　大枣四枚，擘　芒消二两

上八味，以水四升，煮取二升，去滓，内亡消，更煮微沸。温分再服，不解更作。

伤寒十三日，过经谵语者，以有热也，当以汤下之。若小便利者，大便当鞕，而反下利，脉调和者，知医以丸药下之，非其治也。若自下利者，脉当微厥，今反和者，此为内实也，属调胃承气汤证。[方三十三] 用前第九方。

伤寒八九日，下之胸满烦惊，小便不利，谵语，一身尽重，不可转侧者，属柴胡加龙骨牡蛎汤。[方三十四]。

柴胡四两　龙骨一两半　黄芩一两半　生姜一两半，切　铅丹一两半　人参

一两半　桂枝一两半，去皮　茯苓一两半　半夏二合半，洗　大黄二两　牡蛎一两半，熬　大枣六枚，擘

上十二味，以水八升，煮取四升，内大黄，切如棋子，更煮一二沸，去滓。温服一升。本云：柴胡汤，今加龙骨等。火逆下之，因烧针烦躁者，属桂枝甘草龙骨牡蛎汤。[方三十五]

桂枝一两，去皮　甘草二两，炙　龙骨二两　牡蛎二两，熬

上四味，以水五升，煮取二升半，去滓。温服八合，日三服。

太阳病，脉浮而动数，浮则为风，数则为热，动则为痛，数则为虚。头痛发热，微盗汗出，而反恶寒者，表未解也。医反下之，动数变迟，膈内拒痛一云：头痛即眩，胃中空虚，客气动膈，短气躁烦，心中懊侬，阳气内陷，心下因鞕，则为结胸，属大陷胸汤证。若不结胸，但头汗出，余处无汗，剂颈而还，小便不利，身必发黄。[方三十六] 用前第十方。

伤寒五六日，呕而发热者，柴胡汤证具，而以他药下之，柴胡证仍在者，复与柴胡汤。此虽已下之，不为逆，必蒸蒸而振①，却发热汗出而解。若心下满而鞕痛者，此为结胸也，大陷胸汤主之，用前方。但满而不痛者，此为痞，柴胡不中②与之，属半夏泻心汤。[方三十七]

半夏半升，洗　黄芩三两　干姜三两　人参三两　甘草三两，炙　黄连一两　大枣十二枚，擘

上七味，以水一斗，煮取六升，去滓，再煎，取三升。温服一升，日三服。

本以下之，故心下痞，与泻心汤。痞不解，其人渴而口燥烦，小便不利者，属五苓散。[方三十八] 一方云：忍之一日，乃愈。

猪苓十八铢，去黑皮　白术十八铢　茯苓十八铢　泽泻一两六铢　桂心半两，去皮

上五味，为散，白饮和，服方寸匕，日三服。多饮暖水，汗出愈。

伤寒中风，医反下之，其人下利日数十行，谷不化，腹中雷鸣，心下痞鞕而满，干呕，心烦不得安。医见心下痞，谓病不尽，复下之，其痞益甚，此非结热，但以胃中虚，客气上逆，故使鞕也，属甘草泻心汤。[方三十九]。

甘草四两，炙　黄芩三两　干姜三两　半夏半升，洗　大枣十二枚，擘　黄连一两

上六味，以水一斗，煮取六升，去滓，再煎，取三升。温服一升，日三服。有人参。见第四卷中。

伤寒服汤药，下利不止，心下痞鞕。服泻心汤已，复以他药下之，利不止。医以理中与之，利益甚。理中，理中焦，此利在下焦，属赤石脂禹余粮汤。复不止者，当利其小便。[方四十]。

赤石脂一升，碎太一禹　余粮一斤，碎

上二味，以水六升，煮取二升，去滓，分温三服。

①蒸蒸而振：蒸蒸；热势从里向外蒸腾。振，振动。战汗的具体表现。

②不中：不宜、不可以。

太阳病，外证未除，而数下之，遂协热而利[①]，利下不止，心下痞鞕，表里不解者，属桂枝人参汤。[方四十一]。

桂枝四两，别切，去皮　甘草四两，炙　白术三两　人参三两　干姜三两

上五味，以水九升，先煮四味，取五升，内桂，更煮取三升，去滓。温服一升，日再夜一服。

下后，不可更行桂枝汤，汗出而喘，无大热者，属麻黄杏子甘草石膏汤。[方四十二]

麻黄四两，去节　杏仁五十个，去皮尖　甘草二两，炙　石膏半斤，碎

上四味，以水七升，先煮麻黄，减二升，去上沫，内诸药，煮取三升，去滓，温服一升。本云：黄耳杯。

阳明病，下之，其外有热，手足温，不结胸，心中懊憹，饥不能食，但头汗出者，属栀子豉汤证。[方四十三] 用前第七初方。

伤寒吐后，腹胀满者，属调胃承气汤证。[方四十四] 用前第九方。

病人无表里证，发热七八日，脉虽浮数者，可下之。假令已下，脉数不解，今热则消谷喜饥，至六七日，不大便者，有瘀血，属抵当汤。[方四十五]

大黄三两，酒洗　桃仁二十枚，去皮尖　水蛭十三枚，熬　虻虫去翅足，三十枚，熬

上四味，以水五升，煮取三升，去滓。温服一升，不下更服。

本太阳病，医反下之，因尔腹满时痛者，属太阴也，属桂枝加芍药汤。[方四十六]

桂枝三两，去皮　芍药六两　甘草二两，炙　大枣十二枚，擘　生姜三两，切

上五味，以水七升，煮取三升，去滓。分温三服。本云：桂枝汤，今加芍药。

伤寒六七日，大下，寸脉沉而迟，手足厥逆，下部脉不至，喉咽不利，唾脓血，泄利不止者，为难治，属麻黄升麻汤。[方四十七]

麻黄二两半，去皮　升麻一两六铢　当归一两六铢　知母十八铢　黄芩十八铢　萎蕤十八铢，一作菖蒲　芍药六铢　天门冬六铢，去心　桂枝六铢，去皮　茯苓六铢　甘草六铢，炙　石膏六铢，碎，绵裹　白术六铢　干姜六铢

上十四味，以水一斗，先煮麻黄一二沸，去上沫，内诸药，煮取三升，去滓。分温三服。相去如炊三斗米顷令尽，汗出愈。

伤寒本自寒下，医复吐下之，寒格更逆吐下，若食入口即吐，属干姜黄芩黄连人参汤。[方四十八]

干姜　黄芩　黄连　人参各三两

上四味，以水六升，煮以二升，去滓。分温再服。

①协热而利：协：伴随、兼带；热：发热。协热而利，即下利并伴有发热。

玄珠密语

中医五运六气全书

唐 王冰 撰

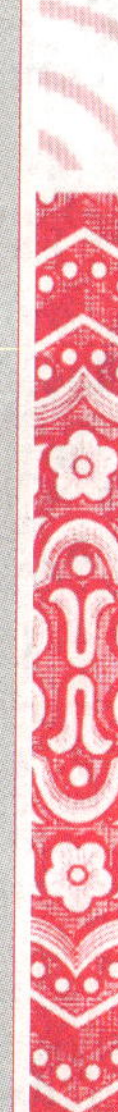

目录

CONTENTS

整理说明

《玄珠密语》共十七卷，对运气的论述很有特色，是古代运气专论中价值较高的一部著作。

本次整理出版，是在张登本、孙理军主编的《王冰医学全书·玄珠密语》的基础上进行的。同时，参考了其他版本，并根据《中医五运六气全书》统一体例作相应调整、选择、校勘、注释。

序

余少精吾[①]道，苦志文儒，三冬不倦于寒窗，九夏岂辞于炎暑，后因则天理位[②]而乃退志休儒[③]，继日优游，栖心至道[④]，每思大数，忧短景以无依，欲究真筌[⑤]，虑流年而不久。故乃专心问道，执志求贤，得遇玄珠，乃师事之尔。即数年间，未敢询其太玄妙之门，以渐穷渊源，乃言妙旨，授余曰：百年间可授一人也。不得其志求者，勿妄泄矣。余即遇玄珠子，与我启萌，故自号启玄子也。谓启问于玄珠子也。今是直书五本，每本一十卷也。头尾篇类义同，其目曰：玄珠密语。乃玄珠子密而口授之言也。余于百年间，不逢志求之士，亦不敢隐没圣人之言，遂书五本，藏于五岳深洞中，先飨山神，后乃藏之。恐后人志求者，可以遇之。如得遇者，可以珍重之宝爱之，勿妄传之。不得奇人，不可轻授尔。此玄珠子授余之深诫也。此十卷书，可见天之令，运之化。地产之物，将来之灾害，可以预见之。《素问》中隐奥之言，可以直而申之。可以修养五内[⑥]，资益群生，有罚强补弱之门，有祛邪全正之法。故圣人云：天生天杀，道之理也。能究其玄珠之义，见之天生，可以延生。见之天杀，可以逃杀。《阴符经》云：观天之道，执天之行，尽矣。此者是人能顺天之五行六气者，可尽天年[⑦]一百二十岁矣。其有夭亡，盖五行六气，近相罚夭，故祖师言六气之道，本天之机，其来可见，其往可追，可以法之玉版，藏之金柜，传之非人，殃堕九祖。

①吾：即圄，守，遵循。《孟子·公孟》孙诒让解诂："吾，当为圄之省。"《说文·口部》："圄，守也。"

②则天理位：指武则天登临皇帝之位而治理天下。

③退志休儒：谓（王冰自己）心志消沉，废止了儒学的研究。

④栖心至道：专心研究运气理论这样的至真至理之学。

⑤欲究真筌：打算深刻地研究其中的理论真谛。筌，通"诠"，《玉篇·言部》："诠，治乱之体也。"

⑥五内：即五脏。

⑦天年：自然所赋予的寿命。又称天数、天寿。

卷　一

五运元通纪篇

夫运者，司气也，故居中位也。在天之下，地之上，当气交之内，万化之中，人物生化之间也。故运者，动也，转动也，即轮流运动往来不歇也。于是太极始判，横五运于中，轮流至今，终而复始。圣人望而详之。

自开辟乾坤，望见青气，横于丁壬，故丁壬为木运也；赤气横于戊癸，故戊癸为火运也；黄气横于甲己，故甲己为土运也；白气横于乙庚，故乙庚为金运也；黑气横于丙辛，丙辛为水运也。故先轮五运，后纪司天也，即常以司天为客也，运气为主也。在泉亦为客，居气间气为次，客也。

故五运之气，上合于天。于是木运之气，上合苍天；火运之气，上合丹天；土运之气，上合黅天；金运之气，上合素天；水运之气，上合玄天。故苍天之气，经于鬼柳危室，即丁壬二分也；丹天之气，经于角轸牛女，即戊癸二分也；黅天之气，经于心尾参井，即甲己二分也；素天之气，经于亢氐毕觜，即乙庚二分也；玄天之气，经于张翼娄胃，即丙辛二分也。

故苍天有青气，经于四宿，下合木运，以同丁壬也；丹天有赤气，经于四宿，下合火运，以同戊癸；黅天有黄气，经于四宿，下合土运，以同甲己；素天有白气，经于四宿，下合金运，以同乙庚；玄天有黑气，经于四宿，下合水运，以同丙辛。

于是五运五色之中，经流之内，乃分大气，于是青气之中，天生风，风生木于地也；赤气之中，天生暄暑，即君相二火也，即热生火于地也；黄气之中，天生湿，湿生土于地也；白气之中，天生清燥，燥生金于地也；黑气之中，天生寒，寒生水于地也。故天有六气者，是风、暄、暑、湿、燥、寒是也。

地产五行者，是水、火、土、金、木是也。于六气五行上下相合，万化生成悉由之尔。五虫衰夭生王，悉由之尔。五虫者，即毛虫、羽虫、倮虫、甲虫、鳞虫是也。即以狮[①]子为毛虫之长，应木也；凤凰为羽虫之长，应火也；人为倮虫之长，应土也；龟为甲虫之长，应金也；龙为鳞虫之长，应水也。此五者，总于万类也。

故运者，丁壬木运，即壬主刚，丁主柔。刚为太过，柔为不及。太过即木气

①狮：本为“师”，据上下文义改。

伤土，不及即自衰，自衰即反受金刑。戊癸火运，即戊主刚，癸主柔。刚为太过，柔为不及。太过即火气伤金，不及即反受水刑。甲己土运，即甲主刚，己主柔。刚为太过，柔为不及。太过即土气伤水，不及即反受木刑。乙庚金运，即庚主刚，乙主柔。刚为太过，柔为不及。太过即金气伤木，不及即反受火刑。丙辛水运，即丙主刚，辛主柔。刚为太过，柔为不及。太过即水气伤火，不及即反受土刑。此者是运气之刚柔、盛衰之意也。

故运从干生，干有十，即五阳五阴配地之六阴六阳，共成六十甲子也。即甲、戊、丙、庚、壬为阳干，阳干主阳年，阳年即子、寅、辰、午、申、戌，此六岁即阳干相临①也，皆主太过也。于是乙、丁、己、辛、癸为阴干，阴干主阴年，阴年即丑、卯、巳、未、酉、亥，此六岁即阴干相临也，皆主不及也。

又不及者，谓其中有平气也。其平气者，假令丁卯岁木运，故曰平气也。何以故？丁虽为木之柔，卯虽阴年，谓卯为木相佐于丁之柔也，故得平气也。假令乙酉，金运故曰平气也。何以故？乙虽为金之柔，酉虽阴年，谓酉为金相佐于乙之柔，亥虽阴年，谓亥为水相佐于辛之柔，故曰平气也。

假令癸巳年，火运亦曰平气也。何以故？癸虽为火之柔，巳虽阴年，谓巳为相火佐于癸之柔，故曰平气也。

假令己年，遇丑未岁，己虽为土之柔，丑未虽阴年，谓丑未土相佐于己之柔，故曰平气也。其辰戌亦是土位，此二年为阳年，各主太过也。

又一法，每年交司于年前大寒日，假令丁年交司之日，遇日朔为壬日，丁得壬名曰干德符也。符者，合也，便为平气也。若过此一日，纵遇皆不相济也。若交司之时遇时直符，见壬亦然，过此亦不相济也。其余皆类也，即己逢甲，辛遇丙，癸逢戊，乙逢庚，皆为干德符也。非交司日、时，除此日时不相济也。又于不及岁中逢月干，皆得符合也，不相济也。若未逢胜而见之干合者，即平气也。若行胜以后，行复以毕，逢月干者，即得正位也。细述于后祕文也。

迎随补泻纪篇

五行六气，各有胜复。故木将行胜也，苍埃先见于林木，木乃有声，震星光芒是其兆也。又木将胜也，宫音失调，倮虫不滋，雨湿失令也，十二月先取其化源也，此谓迎面取之也。迎者于未来而先取之也，故取者泻也，用针泻其源也。即木气将欲胜者，即先泻肝之源，出于太冲，左足大指本节后三寸陷者中，乃肝脉所过为源。先以左手按其源穴，得动气乃下针。针入三分，乃阳之位也。以得天气而住针②，留三呼，即应木之生数三也。乃四面以手弹之，令气至针下，即推而进至五分，留八呼，应其木之成数八也。是引天气而得地气也。针头似动，

①阳干相临：据干支组合规律，阳干配阳支，阴干配阴支，子、寅、辰、午、申、戌六阳支只能与五阳干相配，故曰“阳干相临。”下文“阴干相临”义同此。

②住针：停止行针。

气相接也。乃急出其针，次以手扪之。此是预知木胜，泻木肝之源也。令不克其土也。其用药者，即用辛平之，罚木之胜。用甘全之，佐土之衰。无令食酸物，佐木之胜也。

火之将胜也，远视天涯，光辉赤气，山川草木，先乃焦枯；甲虫之体，遍生燥疥。商音之声，先乃失调。于三月迎而取之化源。火未王之前，先取其心之源也。故心之源，出于大陵，掌后两骨间隐者中，乃心这所过为源也。先以左手按其源穴，得动力气①乃下针。针入三分，乃阳之位也。以得天气乃住针，留二呼，针火生数也。乃四面以手弹之，气至针下，即推而进针至于五分。留七呼，应火之成数也。是引天气而接地气也。针头似动②，其气相接也，急出其针，可泻有余之气，此泻包络小心之源也，应相火之胜也。其君火之源者，故名曰少阴之源也。少阴之源，出于兑骨，此是真心之源，在掌后兑骨之端陷者中。一名神门，一名中都。刺法同前。法其用药者，即用咸平之，罚火之胜也。用辛全之，补金炎衰。勿顺其苦物，佐火之胜也。

土将胜也，山石先润，黄埃四起，溽暑乃作，云气乃扰，雾翳乃施，羽音先少，是其候也。于五月迎而取其化源也，先取泻脾之源也。故脾之源出于太白，在足内侧核骨陷者中，是足太阴所过为源，先以左手按其源穴，得动气乃下针，针至三分，阳之位也。留五呼，应土之数也。以手弹之，气至针下，乃推而针至五分。留五呼，亦应土之数也。是谓引天气而接地气也。针头似动，急出其针，取泻其有余之气，令脾气不盛，勿伤肾也。其用药者，用酸平之，罚土之胜。用咸全之，补肾之衰。勿食其甘物，佐土之胜也。

金将胜也，西风数起，松篁发籁，土生卤白，地气先燥，山彰白气，肃杀乃作，木凋草萎，角音乃亏，是其兆也。于六月迎而取其化源，即先泻肺之源也。故肺之源，出于太渊，在掌后大筋一寸五分间陷者中，是手太阴所过为源。先以左手，按其源穴，得动气乃下针，至三分阳之位也。留四呼，应金之生数也。以手四面弹之，气至针下，推而进针至五分，留九呼应金之成数也。是谓引天气而接地气也。得气乃急出之，可泻肺气之有余也，令勿伤肝也。其用药者，即用苦平之，罚金之胜。用酸全之，补肝之衰。勿食其辛物，佐金之胜也。

水将胜也，天色沉阴，鸣鸟不语，太虚暝黯，阳光不治，冷气先至，徵音不及，荧惑不见，是其兆也。于九月迎而取其化源也，即先泻肾之源也。故肾之源，出于太溪，在足内踝下起大骨下陷中，是足太阴所过为源也。先以左手，按其源穴，得动气乃下针，针入三分，阳之位也。留一呼，应水之生数也。以手四面弹之，令气至针下，即推而进针至五分，留六呼，应水之成数也。是谓引天气而接地气也。得气即急出之，即泻肾气之有余，无令伤于心气也。其用药者，即用甘以平之，罚肾气之胜也。用苦全之，补心气之衰也。无令食咸物，佐肾之

①得动力气：即“得动气”，“力”字疑衍。得动气，即得气，指经过行针，气至针下并产生一定的反应谓之得气。动气，经脉之气运动于针下。

②针头似动：得气时的一种针感。

胜也。

凡资其化源者，何也故？资者补之，取者泻之，当泻其胜实，补其衰弱也。假令未[①]气之胜，土当衰弱也。故泻其肝源，补其脾源也。火气之胜，金当衰弱也。故泻其心源，补其肺源也。土气之胜，水当衰弱也。故泻其脾源，补其肾源也。金气之胜，木当衰弱，故泻其肺源，补其肝源也。水气之胜，火当衰弱，故泻其肾源，补其心源也。

故资补其化源者，故先以左手按其源穴，得动气乃下针，便至五分，阴分地之气，留呼即从其五行之生数也。得地气之动，乃抽针至三分，阳分天之气，是谓引阴至阳，曰资补化源，留呼即次从五行之成数也。故以外至内而出，曰泻也。以内至外而出，曰补也。故以补为资，以取为泻也。即胜者，取之虚者，资也。

①未："未"字当为"木"字之形误。

卷　二

运符天地纪篇

甲子，中土运太宫，土气有余，其名曰敦阜。土行雨化，即岁中湿令过多，气伤肾藏，受病久及膀胱。鳞虫不资，倮虫太盛。脾气之胜也，民病腹痛，清厥，意不乐，体重，烦冤，上应镇星。甚则肌肉萎，足痿不收，行善契，脚下痛，饮发中满，食减，四支不举。变生得位，藏气伏，化气独治之。泉涌河衍，涸泽生鱼，风雨大至，土崩溃，鳞见于陆地①。病腹满，溏泄，肠鸣，反下甚。雨化五。此土太过之令也，甲午之年，化令同。

乙丑，中金运少商，灾九宫七宫，即西方兑。在人为肺，四时应秋，此即谓金不及也。其名从革，即火行胜令，来胜于金，庶物以茂，燥烁以行。民病肩背瞀重，鼽嚏，血便，注下。收气乃后，令胜之至，甚有金，子为水，水来救母，名曰复胜。复胜即寒雨暴至，零冰雹雪霜杀气，阴厥且格阳上行②，头脑户痛，延胸项，发热，丹谷不成。民病口疮，甚则心疼。清化四，从生数。乙未之岁，化令之正，同于此年。

丙寅，中水运太羽，水气有余，其名流衍，上刑天令不化也，中克心藏受病，即寒气流行，邪害心火。民病身热，烦心，燥悸，阴厥，上中下寒③，谵忘，心痛寒气早至，其则腹大，胫肿，喘咳，寝汗出，憎风。大雨至，埃雾朦郁，寒化六，从成数。此太过之政，丙申之岁，化令准前。此水化之令转盛之尔。何以故？申金，金生水运之余，逢申之年更甚也。

丁卯，中木运正角，运得平气也。其名敷和，所谓平气也。即金不来胜，木亦不灾，土故化令，各得其时，故曰平气也。又曰岁会也。谓丁木运，卯为木，其气相佐。丁年正月是壬寅月，壬与丁合，其干得名曰干德符也。故岁胜风化三，从生数也。正化日也，即化令依时，无他令至，故正化日也。故丁酉岁运同，即不得年力也，年酉为金也。正月壬寅，月亦名干德符也，胜符亦不至也。即不名岁会，风化三，生数也。同丁酉年，化令更甚。

①鳞见于陆地：土运太过之年，雨水多，原来的陆地变成了河泽，鱼、虾之类的有鳞的水中生物便会在原为陆地的地方生长。

②阴厥且格阳上行：厥逆上行之阴气格隔了阳气，使阳气上行太过。

③上中下寒：人身上部、中部、下部均见寒盛病症。

戊辰，中火运太徵，火气有余，名曰赫曦，即气胜，肺藏受病，久及大肠，甲虫乃殃，秋冬热，夏令炎热。其化之政，只其半也。何以故？上见司天，水临之火，减其半也。热化七，从成数。正化度，无他令也。戊戌之年，皆如此。

己巳，中土运少宫，灾五宫，五宫即中宫也。卦应坤位，在人为脾，四时应夏，虫为倮虫。土不及，名曰卑监，即四时化气之令不正，木乃来胜，大风数举，民病痞满，黄疸，胕肿。雨湿之气，不化倮虫，乃夭胜之深也。金乃来复，复之至也，白埃四起，肃杀乃至，木叶凋落，民病肝藏，毛虫反困，复罢，脾气犹虚，至九月甲戌，月已得甲力，得其干合，方还正宫，雨化五。巳亥之政，同于此化。

庚午，中金运太商，金气之有余也，其名坚成也。气胜即伤肝，白埃四起，杀气如云，生气不令，成气乃过，毛虫过困，草木晚荣。民病即胠胁气痹，四支筋挛，目瞑，喜怒。其化虽灾，亦不至甚也，只得其半也。何故？谓上见少阴君火，临之年午，亦为火也，故金令衰其半也，木之灾亦少也。燥化九，从成数也。庚子之年，异同也。年子是水，金气相得，其灾至胜也。清化九，从成数也。

辛未，中水运少羽，灾一宫。一宫坎位，在人为肾。四时应冬，虫即鳞虫也。水气不流，名曰涸流也。即土来行胜，湿乃大行，长气反用。其化乃速，暑雨数至。民病腹满，身重，濡泄，寒疡，流水不冰，腰股痛发，腘腨股膝不便，烦寃，足痿，清厥，脚下痛，甚则附肿。藏气不正，复之发也。木来救水，大风暴至，草偃木零，生长不鲜。面色时变，筋骨并辟，肉瞤瘈，目视䀮䀮，物璺①，肌肉胗②发，气并膈中，痛于心腹，黄气乃损。椹谷不发，复罢水气，宁至七月，丙申月，水运正羽，寒化一，从生数，邪化日，令时不正也。辛丑之令，如此也。

壬申，中水运太角，木气有余，其名发生也。即大风摧拉，气刑脾藏，久及其胃也。风气流行，脾土受邪，民病发泄，食减，体重，烦寃，肠鸣，支满。化气独治，云物飞动，草木不宁，甚则振落，反胁疼而吐。风化八，从成数，邪化度也，正令失时也。壬寅这岁，其气更甚也，亦名岁会也。寅木壬木，相会合也。

癸酉，中火运少徵，灾九宫。九宫，南方离位。在人应心，四时为夏，即火气不及也，其名伏明也。心藏自衰，夏令不正，羽虫乃夭，即水来行胜，水之至也。胜则寒乃大行，长气不正，物荥而下，凝惨而甚，则阳气不化，乃折荣美。民病胸中痛，肢支满，胁痛，背肩脚间及两臂内痛，郁胃③朦昧，心痛。胜至深，火有子为土，来救之母复。胜之至，埃郁大雨且至，黑气乃辱。民病鹜溏，

①璺：物体因干燥或风吹，或天寒而有裂纹。

②胗：皮肤上的疹子样病。

③胃："胃"字疑为"冒"字之形误。

腹满，食饮不下，寒肠鸣，泄注，痛挛痿痺①，足不任身。复罢火气始平后，五月戊午月，癸遇于合，火还正徵。热化二，从生数。邪化日，失于正令也。癸卯之岁，亦如此也。

甲戌，中土运太宫，土气有余，其名敦阜。土行雨令，即溽暑埃湿，太虚埃昏，云雨时令，气过即伤肾，久及膀胱。化气有余，藏气不令。民病即气厥，阴痿，足胫寒，少力失精。鳞虫乃困，气盛即风举胜迁。民病嗔恚，否塞，黄疸。上胜天令，乃从雨化五，亦曰邪化，则政令失时。甲辰之年，对化斯令。

乙亥，中金运正商，平气也，其名审平也。所谓平气者，谓三月得庚辰月，早见干德符也。乙柔见庚刚，即气还正位也。火未得王，故未胜而先平也。火不胜，即水不复也。又亥是水，亦得年力，故火不胜也。清化四，从生数也。正化日，无他令，即本化依时也。乙巳岁，火来小胜之，为巳为火，可佐于胜也。即于二月，中气间君火，时化日，火来行胜，金气行胜，少商从太徵，胜之不久，不待水来复，即遇三月庚辰月，乙见庚而气自全，金还正商，气以平也。

丙子，中水运太羽，水气有余也。其名流衍，水之盛也。上克司天②，化令不从，丙为水运，干之刚也，亦是水也。太阳司天。太过，即水气临火，令长不从，藏气之胜也。心藏受病，久及小肠，羽虫乃殃，鳞虫乃育。寒化六，从成数也。亦邪化日，夏失时正也。丙午之岁，小异之尔，午即火也。火得年力，丙虽运刚，水之胜也。谓火居南方午位，得离正气佐，故夏令得化，心藏不病，羽虫不灾，热化得正化日，无他邪所至也。

丁丑，中木运正角，木德平气也，其名敷和。何谓也？不候金行胜而先得干符合也。始得初气，遇正月壬寅月，丁虽为木运之柔，丑虽阴年，谓壬为木运之刚，与丁合德也。丁遇壬而气还全，即金不行胜，火亦不复，故木德正角，生气时令，木亦不伤土，民乃康，倮虫、毛虫、甲虫，各得其育。风化三，从生数，正化日也。依时政令，不失时也。丁未之岁，气化运齐天，依丁丑之政也。

戊寅，中火运太徵，火气太过，其名赫曦也，气运行先天③也。即太过来早，故云先天也。又运与天合德，名曰天符也。即上见少阳相火司天，即运与天同火，其气甚，盛暑流行，金肺受邪民病病疟，少气，咳喘，血溢泄，注下，嗌燥，耳聋，中热，肩背热，甚则胸中痛，胁肢满④，膺背肩胛间痛，两臂内痛，身热，骨痛而为浸淫。收气不行，长气独明，以表火胜。热化七，从成数，邪化日，政令失时。戊申年小异之，即申为金，佐于肺，肺受火刑，其气稍实，民病得半也。故小异之尔。其余之令，亦如此。

己卯，中土运少宫，土气不及，灾五宫。五宫，即中央也。在人应脾，气分

①痺：热。

②上克司天：中运之气土运太过，制约了司天的君火之气。由于中运之气位居司天（即天气）之下，故曰“上克”。

③先天：太过的中运火气先于交司时刻而至，故谓“先天”。

④胁肢满：即两胁支撑胀满。“肢”，疑为“支”字之声误。

四气，虫为倮虫，土其名卑监，木乃来刑，即木行风，胜于土，风乃大行，化气不令，草木茂荣，飘扬而甚，秀而不实。民病飧泄，霍乱，体重，腹痛，筋骨繇复，肌肉瞤酸。胜至甚也，金子来复，复之至则收政严峻，草木苍凋，胸腹暴痛，下引小腹，善太息。虫食甘黄，气客于脾，黅谷乃减①。食少，失餐②。复罢，土气未正，后至九月甲戌月，土还正宫。雨化五，邪化日，失政令也。己酉之年，异于此岁，酉金也。胜之惧之，故木胜之微尔。

庚辰，中金运太商，金气有余，其名坚成。金气有余，即生气乃萎，收气乃杀，即白埃四起，草木苍落，林木肃杀，燥乃卤，田白色。民病于肝，毛虫还困。胠胁气痹，淋溲便难，目瞑，转筋。燥化九，从成数，邪化日，春令失政。庚戌之运准此。

辛巳，中水运少羽，水气不及也，灾一宫，一宫，北方坎位，在人应肾，虫为鳞，水之衰也。其名涸流，即干涸竭也，即土行胜水也，土行雨令，即名曰雨化行胜，胜之至也。至于第四气中，即大雨霖霪，肾病乃危，久及膀胱。鳞虫还瘁，弗令水危困笃，木乃来复胜也。大风数作，场尘高举，摧折林木，飞砂走石，如是即土气亏，脾藏乃病，倮虫反殃，木复罢，土犹未全。至七月丙申月，辛得丙合，水还正羽，水炁方全，寒乃化一，邪化日，失政令也。辛之年小异之尔，何以故？亥为水，虽阴年，亥水与辛水运相佐之。曰岁会，水得平气，即土不胜，木不复，故得正羽。正化日，寒化一，从生数也。

壬午，中木运太角，木气之有余也，其名发生。壬木运，运之刚也。午，阳年，阳年太过，故木气之盛也。即生气之令太过，运行先天，风化乃盛，化气不令，雨湿还亏，脾藏受病，久及其胃。倮虫不育，风化八，从成数，邪化气失令。壬子之岁亦然也。

癸未，中火运正徵，火得平气也，其名昇明。何以故？即左右二火为间气相佐之也。又五月戊，五月先得干符也，癸见戊而气全也，先得符力，水未行胜，故曰平气，即水不胜而土不复也，火又不灾九宫，故名正徵。热化依时令，正化日，无他令。热化二，从生数，癸丑之令准前③。

甲申，中土运太宫，土气有余，其名敦阜也。土行雨令，即化气之盛也。藏气不时，邪干肾藏，久及膀胱，鳞虫乃困，寒凛反温，雨湿流行。民病腹痛，清厥，意不乐，体重，烦冤，甚则肌肉萎，足不收，行善契，脚下痛，饮发中满，食减，四肢不举。雨化五，邪化日也，藏气不正。甲寅之岁，异于此。何以故？寅，木也。木可刑土，气之平也，即藏气平，自令鳞虫得育，肾气均，正化日也，故得无他邪也。

乙酉，中金运正商，金得平气也，名曰审平也。土宫不灾，火胜不至，水复不来，甲虫自育，肺藏气宁。何以故？乙虽为金运之柔，酉虽阴年，故酉为西方

①黅谷乃减：土运不及的年份，干旱少雨，黄色的谷物不能生长而收成较差。

②失餐：因收成欠丰而民食不饱腹。

③癸丑之令准前：准前节有脱文，缺发病内容。

金位，金气相佐，故得平气也。长气亦不刑，生气杀气自正，清化四，从生数，正化日，无他邪也。乙卯之年，异于此岁，中金运少商，金气之不及，其名从革。即火得二之气，君火分中来行胜，即暄热至，甲虫殃，肺乃病，胜之不及久①，水未行复，其气以平。何故也？三月庚辰月，乙得庚合，合其干德，金运正商，其气乃平，使杀气不失其令，清化四，从生数，邪化日，有他邪也。

丙戌，中水运太羽，水气有余，其名流衍。水得丙戌之刚，戌上见太阳，水同于寒，其气临火，长气失政，炎暑乃亏，暴冷时间，藏气乃盛，其眚冰雹，其令寒雰凛冽，羽虫乃亡。心藏病危，久及小肠，民病心热，烦心，燥悸，阴厥，上下中寒，谵忘，心痛。寒气早至，寅化一六，生成二，化并天令也，邪化日，失政令也，丙辰之化准此。

丁亥，中木运正角，木得平气，其名敷和。木气不灾三宫，何以故？丁虽为木之柔，亥虽阴年，令于正月壬寅月，丁得壬合，干德相符，故平气也。故运得干合，即木气乃全，即金不行胜，火不来复也。木亦不伤土令也，使时令各得其化，故曰正化日也。风化三，从生数。丁巳之正，依斯令也。

戊子，中火运太徵，火气有余，其名赫曦。上与少阴君火合德，曰天符也。火行暑令，即炎暑大行，夏令太过，其变郁蒸，其眚炎烁，如是即心气有余，邪炎肺藏，久及大肠。甲虫不滋，杀气失政，肃杀无威，暑化于成数。戊午之年，名曰太乙天符，三会合也。即戊火运，上少阴君火，午为南方火位，即三位火合德②，其化转甚，邪化日，秋失政也。

己丑，中土运少宫，土不及，灾五宫。五宫，即中宫也。在人应脾，卦为坤，主气为四气，虫即倮虫。土不及，其名卑监。土行雨令，湿化乃亏，木乃来刑，木行风令，即风化行胜也。胜之至也，得初气而至早也，风木之时，化之正也。脾乃病，久及胃。倮虫困笃，四气还亏，土至危，金乃至，至而燥来。燥来复胜，胜木也。木反衰，肝乃病，次及胆，土乃静，脾病愈，倮虫舒。土至九月，甲戌月，己得甲，为干合。其德土，还正宫，方伏位，名曰雨风胜复同也。邪化度，邪化者，相刑胜之名也。雨化五，己未之令，准于斯正。

庚寅，中金运正商，金得平气也，其名审平也。寅为阳，庚主太过，何言平气也？谓上见少阳相火司天，下临克于金，故天刑运，运不能太过，故罚盛而见平也。其气亦伤肝也，即为小灾尔。毛虫小困，春令清干，燥化九，从成数，邪化不盛。庚申之岁，金得太过，从太商金，名曰坚成，谓申金为佐之故。金气伤肝，久及其胆，生气之令，不杀，金气太过燥化依令。

辛卯，中水运少羽，水气不及，灾一宫。一宫，即北方坎位也。水在人应肾，水不及，其名涸流，即干涸竭也。即土气来胜，刑于水也。上施雨令，名曰雨化胜也，胜之至也，至于第四气，即土得时化，故胜尔。太虚埃昏，云气以

①久：疑衍。

②三位火合德：太过的中运火气与司天之少阴君火，以及岁支午于南方火位，三者五行属性相一致，故谓之，又叫“三合为治”，或“三合会”。此为“太乙天符之年”的判断条件。

扰，雨令频化，肾藏乃病，久及膀胱，鳞虫困笃，冬令反温，流水不冰，水困之危，木来复克。木者，水之子，木行风令，名曰风化胜复同也。即大风复胜于雨土，即脾反病，倮虫殃，土气复危。如是即土气方缓，至七月丙申月，水还正羽，寒化一，从生数，邪化日，失正令，辛酉亦然。

壬辰，中木运太角，木气有余，其名发生。其气盛，木有余，木令于风，风乃大举，鼓折鸣紊，用施摧拉，气过即伤脾，久及其胃。倮虫不育，化气不令，风化八，从成数，邪化日也。夫正令，壬戌之令，亦从此岁之令。

癸巳，中火运正徵，火得平气，其名升平也。巳虽阴年，癸虽为柔，一谓巳为火，亦名岁会，二谓水未得时化，三谓五月戊午月，癸得戊合，具干合，故得平气也。即水不来胜火，土不来复，即火令依时，热化二，从生数，正化日，依时正。

癸亥，中火运少徵，火不及，灾九宫。九宫，南方离位，在人应心，虫为羽虫。火不及，其名伏明。谓亥为水，故异于巳也，即水得年力，便来行胜，即暴寒胜间，民病于心，久及小肠，羽虫乃病，胜至甚，土来复胜，胜之水困，肾及病，及鳞虫，至五月戊午月，火还正徵，其气乃平，邪化日，失政令矣。

卷　三

天元[1]定化纪篇

夫司天者，司之言直也，司直而侍于天之直也。左右者，从直[2]也，次于司天也，即从司而侍直[3]于天，其名间气，即本气随天虚[4]而时，间令化[5]也。是司天之间化之令，故名曰间气。故与天相得者，或与天不相得者，或与天令并化者，或胜天令而不化者，或先于天令，或后于天令，或来间早，或来间晚，或来早而去早，或来晚而去晚，或来早而去晚，或来晚而去早，或惧天令而不来，或左应而右不应，或右应而左不应，或左右俱应，或左右俱不应，或从南正，或从北正，如此即天令非一，故虽预定[6]，亦以细穷之。定纪天令，必化不化，故述于后。

夫天元六气者，即是厥阴、少阴、太阴、少阳、阳明、太阳。即厥阴为巳亥之纪，少阴为子午之纪，太阴为丑未之纪，少阳为寅申之纪，阳明为卯酉之纪，太阳为辰戌之纪。此者是阴阳轮流定纪之数，故终而复始也。

厥阴为木，其令为风，其性暄[7]，其德和，其忧摧拉，其胜折陨，其复飘怒，其化三、八[8]，其虫毛，其藏肝，其病掉眩、筋拳[9]，其色青，其味酸，其臭臊，其养筋，其候目，其应春，其星岁星，其动左胁，其象青龙，其脉弦长，其卦震，其位寅卯，其谷苍，其果李，其畜鸡，其眚陨落，其灾三宫，其神魂，其液泣，其司巳亥，运合丁壬。

少阴为君火，其令热，其性温和，其德慈，其变郁蒸，其胜大暄，其复郁

①天元：元，即六气，即风（厥阴木）、热（少阴君火）、暑（少阳相火）、湿（太阴土）、燥（阳明金）、寒（太阳水）六者。因为六气为天，五运为地。本节专议六气，故称六气为“天元”又称为“天气”。岁运之气又称为“地气”。

②从直：司天的左、右间气顺应司天之气对上半年气候变化的作用。直，同“置”，也作“值”，指司天对气候的直接作用。从，顺从，服从。

③侍直：司天的左、右间气配合司天之气发挥作用。侍：奉也。犹言配合、协调。

④天虚：即太墟、天空。

⑤间令化：间气对气候的影响作用及所产生的相应变化。

⑥预定：预测而判定。

⑦暄：疑为“温”之误。

⑧其化三、八：三为木之生数，八为木之成数。

⑨拳：通“蜷”，拘挛、缩蜷。

燠，其化二、七[①]，其虫羽。其藏心，其病惊悸，其包赤，其味苦，其臭焦，其养脉，其候舌，其应夏，其星炅煌[②]，似火星赤而小，其动当心，其象朱雀，其脉洪大，其卦离，其位巳午，其谷丹，其果杏，其畜羊，其眚烦热，其灾九宫，其神呻，其液汗，其司子午，运合戊癸，不主运气，君火以名，不统五运也。

太阴为土，其令雨，其性润，其德缓，其变埃昏，其胜霖霪，其复霏霺[③]，其化五[④]，其虫倮，其藏脾，其病痞噫，黄疸，其色黄，其味甘，其臭香，其养肉，其候唇。其应长夏，其星镇星，其动当脐，其象句陈，其脉缓，其卦坤，其位辰戌丑未，其谷黅，其果枣，其畜牛，其眚曚昧，其灾五宫，其神意智，其液涎，其司丑未，运合甲己。

少阳为相火，其令暑，其性炎，其德猛烈，其变沸腾，其胜烁石，其复流金，其化二、七[⑤]，其虫翮，其藏包络，其病狂颠，其色赤，其味苦，其臭焦，其养血，其候舌，其谷丹，其果杏，其畜羊，其眚燔焫，其灾九宫，其神忆憘，其液汗，其司寅申，运合戊癸。

阳明为金，其令燥，其性凉，其德清，其变肃杀，其胜凋零，其复飂陨，其化四、九[⑥]，其虫介甲，其藏肺，其病喘咳、鼽嚏，其色白，其味辛，其臭腥，其养皮毛，其候鼻，其应秋，其星太白，其动右胁，其象白虎，其脉毛，其卦兑，其位申酉，其谷素，其果桃，其畜马，其眚霜露，其灾七宫，其神魄，其液涕，其司卯酉，运合乙庚。

太阳为水，其令寒，其性凉，其德凛，其变凛冽，其胜雰霏，其复冰雹，其化一、六[⑦]，其虫鳞，其藏肾，其病委厥[⑧]，其色黑，其味咸，其臭腐，其养骨，其候耳，其应冬，其星辰星，其动脐下，其象玄武，其脉石，其卦坎，其位亥子，其谷玄，其果粟，其畜彘，其眚霜雪，其灾一宫，其神精志，其液唾，其司辰戌，运合丙辛。

厥阴所以司于巳亥者，何也？谓厥阴木也，木生于亥，故正司于亥也。对化于巳也，虽有卯为正位，木之分，谓阳明金，对化之所以从所生而顺于司也。

少阴所以司于子午者，何也？谓少阴为君火，君火尊位，所以正得南方离位也，即正化于午，对化于子也。

太阴所以司于丑未者，何也？谓太阴为土也，土王中宫，寄卦于坤，坤位西南，居未分也。即正化于未，对化于丑也。

①二、七：火之生数二，成数七。

②炅煌：荧惑星。

③霺（wéi 音微）：小雨。

④五：土的生数五。在运气推算中，只用土的生数，故曰“其数五”。

⑤其化二、七：火之生数二，成数七，故曰“其化二、七”。

⑥其化四、九：金之生数四，成数九，故曰“其化四、九”。

⑦其化一、六：水之生数一，成数六，故曰“其化一、六”。

⑧委厥：疑为“痿厥”之误。

少阳所以司于寅申者，何也？谓少阳为相火之位，卑于君火也[①]。虽有午位，君火以居之，即火生于寅也。故正司于寅，对化于申也。

阳明所以司于卯酉者，何也？谓阳明为金，酉为西方金位，即正司于酉，对化于卯也。

太阳所以司于辰戌者，何也？谓太阳为水，水虽有于子位，谓君火对化也。水乃复于土中，即六戊在天门，即戌是也。六己在地户，即辰是也。故水归土用，正司于戌，对化于辰也。

凡化之令，风木为何化三八？火热为何化二七？土雨为何化五？燥金为何化四九？寒水为何化一六？此谓五行之数也，各有生成之数也。即水一、火二、木三、金四、土五也，此皆五行之生数也。其有成数者，何也？即于本数上各加五是也，即水六、火七、木八、金九、土十是也。土所以无成数者，谓土王四季，不得正方也。又数至十而到行，即复归五也。天有九宫，不可至十也，至九而迴也。

又生成正化，以何明之？从其本而生，从其标而成也。以何为标？以何为本也？正化为本，对化为标。

即厥阴正化于亥，风化三，本也。故生数对司于巳，风化八，标也，故成数。

少阴，正司午，热化二，本也。故生数对司于子，热化七，标也，故成数。

太阴正司于未，对司于丑，皆雨化五，土无成数也，故只生数。

少阳正司于寅，火化二，本也；故生数对司于申，火化七，标也。故成数。

阳明正司于酉，燥化四，本也；故生数对司于卯，燥化九，标也。故成数。

太阳正司于戌，寒化一，本也；故生数对司于辰，寒化六，标也。故成数皆以本，从生数标，从成数正司令化之，实对司令化之虚也。

凡左右者，从司[②]也，间气[③]也。假令厥阴司天，左少阴，右太阳也。少阴司天，左太阴，右厥阴也。太阴司天，左少阳，右少阴也。少阳司天，左阳明，右太阴也。阳明司天，左太阳，右少阳也。太阳司天，左厥阴，右阳明也。即以前为左，后为右也。

若北正司天，即以左在西，右在东了。若南正司天，即以左在东，右在西也。凡木、火、金、水运，皆北正司天，只土运南正司天也。

凡司直之令[④]，皆以在泉及运共主一岁也。唯左右间气不然也，即左主三气，是初、二、三也。是木、君火、相火分也，此三气应左是也。右主三气，是四、五、终也，是土、金、水分也，此三气应右也。

凡间气有至，有不至者何也？假令少阳相火司天，即左见阳明，阳明金也。

①卑：低。少阳相火在君火之后，故曰“卑于君火也”。

②司：司天之气，位当三之气。

③间气：司天的右间气（二之气）和司天的左间气（四之气）。

④司直之令：司天之气主宰气候变化的年份。

金避火而不至也，其相火对化，天虚或见水运，乃可小至尔。除此不至也，余即皆至也。凡少阴司天，即左见太阴也，即左主初、二、三也，即太阴土惧初木气，故至而晚也，何故也？后入二之气，木气退于位始至也，故来晚也。今举此法，余皆仿之也。

又左间气主先，右间气主后也，皆与司天相得即至也。先后有法于后述。若间气胜于天即至也，天胜于间气，间气不至也，其至有时也。亦取正对化之法，即左间气随阳遁于局中，取法并与天相得，遇直符而至也。以何见之尔？假令子年，少阴司天，即左见太阴，太阴，即土也，即土主五宫也。即时甲子入五宫，即至也。又假令丑年，太阴司天，即左见少阳相火也。火主九宫，即时甲子，轮丑入于离宫，即少阳相火至也。今举此二法，即余皆仿之，审详而用。

观象应天纪篇

凡六气之降升得位，气至观之，有候气之盛衰，逆顺吉凶，皆在五星形象之变异，日月气候，天象预报之，皆自司天之气，候占应者也。或气至而星不见，或气未至而先星见，或失度而离位，或前或后，或当大而反小，或小暗而却明盛，或见一而见二，或气应而星不应，或应见而却不见，或日月之失度，或日月之明大，或日月之昏暗，或与气候同见，或异星之相附，或星与月相并而异气挠之，或同月度，或犯月角，或二星相刑而一星乃小，或二星光芒而相射，皆主吉凶之兆。下合上符，应之明显，万化民病，时令并未来之灾祥，并述此纪。

假令少阴君火司天，上应炅煌之星，见而明盛，以表君火之在天，如不见有已何故也？若非水运太过，不见即凶，除水太过之年，不在天即不见在地。地用气时，岁半之后。当见若非此二时，当见而不见，亦作不祥。或与五星并见，即君失朝政，或在金星之傍，金星大而明，炅煌暗而小，主武侯反叛之兆也。又炅煌似荧惑而赤，即小如荧惑，不光芒闪灼，本来赤而小明是也。若水星或木星相近之者，必于相位有欲勃逆之兆也。其火土相近之者，亦主不臣也。故五星不可与炅煌争光，皆主不臣也。又炅煌或见二者，亦非荧惑相近也。其大小相似无别者，主未出世之君，以此世也。又太白或有二见者，大小无异，相似无分别者，兼相近者，此一星是太白，一星是戈甲星也。见之主大决战也。又荧惑或有二见者，大小相似，无分别者，近之不离度，此者一星是荧惑。一星是亢极星，见之必大旱也，退之乃泽。及辰星或有二见者，大小相似，无分别者，近不离度，一星是水星。一星名曰霖泽星，见之主大雨也。其星落而如散者，主大雪。又岁星或有二见者，大小光芒皆相似，近不离度，一星名曰木星。一星名曰强寇星，见之草贼大胜也，半年应之。又镇星或二见者，大小光芒甚相似，近不离度，一星名曰土星，一星名曰隣域星，见之必隣国侵疆界，次二年应之。此六气相佐不祥者也。

又云：太白似老人星者何也？即金在天之年，见于北方，即秋见之，甚似太白，不相近而远者，见之而秋有凉政而不施肃杀，主国家之寿也。

木在天之年，有景星见于东方，大如半月而明有光芒，见之主明君出世。

水在天者，有贤士星出见，似辰星青白光而不芒，又小如辰星，相去而远，即有贤人在野，隐居而不显名也。

又火在天，有温疫星见，其星四上二下。下二星如斗之身至少，而赤见之而天下大疫，人死之半。如见之，只春分日用药吐，吐之不患也。

又火在天之年，有天郁星见，一大而三小时，时有黄赤气附之，见之天下疵疫，皆相染易，见之用药于春分前，汗之三解也。凉上补下，而不疾也。

又木在天者，有毛头星见，大而光芒，芒之乃长。此星不可散落，落即次三年化蝗虫，遍天下食农田。

又金在天之岁，太白与屍星相近者，屍星似樱星而小，小而昏中有白气附之，此伏屍之气也。主杀人百万，流血千里。又荧惑亦不可近。屍星，即人死多露尸于野。

又土在天者，或在泉之年，有稼穑星见，似土星而小，不同度见之而天下丰登。

又土在天之年，有大星见于南方，大而黄白，其星光芒闪灼，名曰瘴黄星，见之数夜，或作声而散落。散落而作，赤气后黄色而消，来日天无风云，天色乃黄，日乃昏，此名天郁之气也。主天下大疫，令人绝门皆死，见之可以吐汗之，皆不病，如人得此病，可吐下，不可温补。

火在天之年，月见赤色者，初出时见赤，以为常月，至午未之间不退赤者，主大旱。又火犯月角者，主旱。水犯月角者，主大雨。又日出至辰巳以来，无云而昏者，君灾。月望而赤昏，后妃灾。又太白忽赤者，次日大风。又北斗间有黑气，南冲过河汉至南箕者，主大雨。

又金在天，有大星见东北方，大而光芒，下有小小星，并微有白气，名曰彗星，见之主攙抢也。

木在天之岁，星失度，乃北游之年，至北斗可近玄枵[①]，东西左右，往来似动摇者，主一十二年国破民灾，兵胜之兆。又夜至四更子之后、丑之前，见东方如日出之象，赤气甚高，可遍东方，气散后有二大星出，至晓日出犹见，见之辰时末伏名日，兢星见之，主国灾，民农失业。

又太白阳年，早见东方为启明，阴年夕见西方为太白者，不以时度而交者，皆主兵乱，失政之兆。日出东方，有白气如覆船者，主大杀凶年，民病也。日出夕过下晡有云，昏淡而不黑，欲散而变龙虎之形，又如鹅雁之状，有奸贼乱政谋叛也。

凡星昼见，皆主不臣。五星失度，皆主吉凶。

木运木司天之岁，岁星当见大而明，中木运与天符木不及，反得金行胜，即太白反大而明，又与岁星同度，岁星乃小，太白甚盛，至相近者，后七年而天下民病，病皆风、燥二证。治之以苦热，佐之以酸平。

①玄枵：北方的天空。枵，天。

火运火司天之年，火得天符，水行复胜之，荧惑当大反见辰星，辰星同度，荧惑伏之甚小，后三年而天下民病，病皆寒热。治之以甘温，佐之以苦热。

土运土司天之年，土得天符，木行胜之岁，镇星当大，反见岁星。岁星同土度，镇星甚小，岁星光芒至近者，后八岁而天下民病，病皆风湿。治之以辛凉，佐之以甘温也。

金运金司天之年，金不及火来胜之，太白当大，反见荧惑。荧惑同度，太白甚小，荧惑光芒至近，后六年天下民病，病皆烦燥。治之以咸寒，佐之以卒凉。

水运水司天之岁，水不及土来行胜，辰星当大，反见镇星。镇星同度，辰星甚小，镇是光芒相近者，后六年而天下民病，病皆寒温。治之以酸平，佐之以咸寒。

所谓病之年，皆从本生[①]。数而合之，可见其年。木被金刑，即七年也。即木三、金四，共七年也。病风燥，金木二证，当罚金之有余，次全[②]木之不是也。

火被水刑，即三年，即水一、火二，其三年也。病寒热水火二证，当罚水之胜，次全火之不足。

土被木刑，即八年，木三、土五，共八年，病风湿者，木土二证也。当罚木之胜，次全土之不足。

金被火刑，即六年，火二、金四，共六年，病烦燥者，火金二证，当罚火之胜，次全金之不足。

水被土刑，即六年，水一、土五，共六年，病寒湿，即水土二证，当罚土之有余，次全水之不足。

凡胜复之岁，若星不同度，星不相胜，即无此证也。若但只胜复，星不相伏，无此病灾尔者，日照明之大表，光景之纪纲，群阳之精，众贵之象，日大而行光，天下和平。

日出有白光，阳无德，日暮无光，阳见刑也。日光曜主，有疾日出，一竿无光，亭亭光色，无云民病。日赤入西，二竿亭亭无光者，人死。日过中半不明，主君道阙，民人失业。日有两足，群雄起。日见赤足，国急见伐。日垂牙，夷狄侵兵将用。日重耳，天子得地。黄气抱日，执政之臣内忠。日昼日昏，不出日大水。日正昼而冥晦者，阴反臣制君。日有黑光，不出六十日，伤五谷大水。日有六耳，六十日丧国。日傍有赤色，如冠耳，有持状有兵，则大风起、暴雨。春日有四耳，天子有孙，不出三年。气如虎触日，将军反。青龙守日，臣下有谋。青气在日下，上利出军。青赤气掩日出，必有大战。日傍有赤气如虎，万人死。日无色，日中有赤气大如星，如踊跃者，人君凶。气广二尺在日东西，其国有忧兵起。日上有黑气如蛟龙伏，必大风。冬至日，日出日入时俱有云迎送者，岁人民

①皆从本生：上述岁运与司天之气五行属性相符年份（即“天符年”）的发病规律，所生病证都由六气所致而成，而非从标而生。六气为本，其三阴三阳属性为标。

②全：保全，此犹补益、扶助。

疫病。其云赤，旱；白，兵；黄，疫；黑，大水；青，大风。日有黄晕二重，风雨顺时，丰熟物贱。

日有白晕，不出九十日，有暴兵，岁多暴病，贵人多病。日晕青，有三重，国多风雨，不出九十日，后妃灾。冬雷夏雪。赤日晕，再重其灾，在下所见国有蝗虫，二百日旱，米贵多盗贼，小有残兵。日四重，四海有兵一年。止日晕半重如鼎盖者，欲清和亲之国。曰晕三重，诸侯反。日晕五重，其年饥荒，五谷贵。日晕十重，天下亡地不出五年。

星堕为土，大饥荒，流血。星堕为沙，兵败国亡。星堕为金，大兵起。星堕为石，落处人灾。

白虹蜺镇星，散为红蜺，白虹出其下，流血。白虹贯日，近臣叛。白虹夏生东方，麦贵。白虹所见之处，国杀人。白虹绕城不帀①，从所在攻之胜。虹蜺西见，岁中灾妇人。虹蜺屈旋城上，其下流血。赤虹从天上直下，指之国丧乱。虹如屈蛇，头下指处，人民病。虹与日同出东方，所见凶年。虹在日左，久不消，见之人灾。

太白下有白气，主大兵。岁星下有青气，主大风。镇星下有黄气，主大疫。辰星下有黑气，主大水。荧惑下有赤气，主大旱。

月生晕，中有星，主大风。月后有黑气，主大雨。月有影，如小月于上，国有争。月晕有二重，主风雨。月晕有四重，主四门国乱失政。月晕傍有云如手，人民灾。月下大三足，万人死。月当圆不圆，四面白云随之，国后灾。月两角有大星，人民灾。月背后有大星，下有小众星，主冰雹。有黑气自月中出，次变赤者，第三日有黑风。月中有白气出，主大雪。

太白行宿，其芒上锐下大，进退合度，当期而见，天下昌。太白高小而明，明而不芒，主太平。太白大而光芒，主兵甲。太白入月中，星色分明，臣有谋。上太白，月掩之如蚀者，忠臣有受戮死者。太白生西月生星北，国有兵强。星有月南，中国兵胜。在南方太白与月相逼，中间通，三指兵，两指城忧。太白在镇星北者，失地亡国。太白在西方，高明早见之，主强兵。太白在东方，出日犹见之，主兵戈事。太白当见不见，凶月傍有众星，有院围月一帀，主国之胜。月傍有紫气绕之，后妃有德。月圆而明，明面大亭亭如不动，后妃有德。月圆而昏，无光明，后妃灾。月见日而犹明，君无德。

①帀（zā 音匝）：周，环绕。《说文・帀部》：“帀，周也。”

卷 四

天运加临纪篇

甲子，上正徵，少阴君火司天，热行于上，对化盛而不实，胜而有复，运土相得，即火生土，热化七，从标，成数也。下临肺气，上从白气，奉天即长气之胜，大暑流行。民病咳，寒热，鼽嚏，鼻窒，病本于肺。甲虫灾，胜之甚也，水来复之。复至也，冷气反用，心藏病，生羽虫，乃天夏炎反冷，辰星反大，炅煌不明。

甲午，上正徵，少阴火司天，热行于上，正化盛而实，胜而不复，热化二，从本，生数也。长气盛，大暑流行，肺气上起，白气奉天。肺病，甲虫灾，民病热行于上。治之以咸寒，水性水味，以伏火热之胜也。勿食苦热物，佐火之王也。上见炅煌明盛，太白之失色也。

乙丑，上正宫，太阴土司天，对化盛而不实，胜而有复，运金天土相生也。雨化五，下刑。肾气衰，黑气奉天，化气之胜，湿气乃盛。肾藏受病，久及膀胱。鳞虫天，民病阴痿不起，气大衰而时反腰脽痛，动转不便。胜之甚也，木来复胜，大风数举，民病脾胃，倮虫灾。岁星反见，镇星复昏。

乙未，上正宫，太阴土司天。湿行于上，正化盛而实，胜而不复，雨化五。下临。肾藏受病，久及膀胱。鳞虫灾，雨湿之胜。民病痿厥，胫寒，阴痿失溺。治之以咸平，以木味木性，以平土湿之胜。镇星见大，辰星失色。

丙寅，上正徵，少阳相火司天，正化盛而实，胜而不复，热化二，从本，生数也。长气之盛也。下临肺脏受病，久及大肠，甲虫灾，民病热病，行于上皆烦满，郁燠。治之以咸寒，水味水性也，以伏火热之盛，勿食苦热物，佐火之胜。荧惑见大，太白乃小。

丙申，上正徵，少阳相火司天，热行于上，对化盛而不实，胜而有复，热化七，从标，成数也。下临肺气，上从白气奉天，暑流秋政，收气不令，肺藏受病，甲虫乃夭。民病上热而咳喘，鼽衄。胜之至深也，水来复胜，寒令早，羽虫反病。民病心，寒热作，肺得水运申金，佐之病得半。辰星反见，荧惑却昏。

丁卯，上正商，阳明金司天。燥行于上，对化盛而不实，胜而有复，下临肝藏病。毛虫灾，皆不应，何故也？丁木运，运得卯木佐之，正月壬寅月，丁得壬合得干力，又名岁会，故得平气。即上阳明不能灾之，清化九，从标①，成数也。太白明盛。

丁酉，上正商，阳明金司天。燥行于上，正化盛而实。胜而不复，燥化四，从本，生数也。酉为金，名曰同天符下临，肝气上从，苍起奉天，凄沧数至，木伐草萎。民病胁痛，目赤，掉振，谷②慄，筋痿不能久立。治之以苦热。火味火性，可伏金性之疾。勿服辛凉物，佐金之胜也。太白大明，岁星还小。

戊辰，上正羽，太阳寒水司天。寒行于上，对化盛而不实。胜而有复，寒化六，从标，成数也。上临心藏，赤气上从，水冰，火气高明，民病心藏，羽虫灾，胜之甚也。雨土来复，肾气反病，鳞虫亦灾，辰星反暗，镇星复明，土之还胜也。胜而心藏乃半。

戊戌，上正羽，太阳寒水司天，正化盛实，胜而不复，寒化一，从本③，生数也。治之以甘温，即土之性味也。勿食咸寒物，佐水之胜也。上应辰星之明盛，荧惑之失色了。其令准前，只不复也。

己巳，上正角，厥阴司天。风行于天，对化盛而不实，胜而有复，风化八，从标，成数也。下临脾气，上从而土且隆，倮虫夭，黄气起，水乃眚，土用革，体重，骨肉萎，食减，口爽。风举太虚，云物摇动，目转耳鸣，胜甚金乃复之，燥乃至，白埃起，脾乃全，倮虫静，太白反见，岁星复小。

巳亥，上正角，厥阴司天。风行于天，正化盛而实，胜而不复，风化三，从本，生数。民病风病行于上，治之以辛凉，金之性味也。勿食酸和物，佐木之胜也。上应岁星，光辉且大，镇星暗伏。

庚午，上正徵，少阴君火司天。热行于上，正化盛而实，胜而不复，热化二，从本，生数也。午为南方火，又见少阴君火，名曰同天符也。下临肺气，上从白气奉上，甲虫灾，金用草木眚。喘呕，寒热，嚏，鼽衄，鼻窒。大暑流行，天胜运，运太过，佐之于肺，甲虫得气金，灾得半。炅煌明盛，太白亦然。

庚子，上正徵，少阴君火司天。热行于上，对化盛而不实，胜而有复，热化七，从标，成数也。民病热，病行于上，大暑流行，长气之胜，胜之其水来复之，暴冷卒至，心乃病，羽虫灾，反见辰星之大明，炅煌复小。

辛未，上正宫，太阴土司天。湿行于上，正化盛而实，胜而不复，雨化五，下临肾气，上从黑气奉天，鳞虫灾，水变埃冒，云雨沉阴。胸中不利，阴痿，气大衰而不起不动，当其时反腰脽痛，动转不便，民病肿湿行于上。治之以酸和，木之性味也。勿食甘温物，佐土之胜也。上应镇星见大，辰星不明。

辛丑，上正宫，太阴土司天。湿行于上，对化盛而不实，胜而有复，雨化五，下临肾藏受病，久及膀胱，鳞虫困，化气盛，藏气不令。胜之甚，木来复，

---

①标：五行生成数中的成数。生数为本，成数为标。金之成数为九，其化为“九”，故曰“从标”。

②谷：“谷”字当为“寒”字之误。

③本：五行生成数中的生数。成数为标，生数为本。水之“寒化一”，一为水之生数，故曰“从本”。

风大举，脾乃病，倮虫殃。镇星却小，岁星复见。

壬申，上正徵，少阳相火司天。热行于上，对化盛而不实，胜而有复，热化七，从标，成数也。下临肺气，上从白气奉上，金用草木眚，火见燔焫，革金且耗，大暑流行，金至困，水来复，即夏令暴冷，心乃病，羽虫夭，反见荧惑见大而明，太白复小。

壬寅，上正徵，少阳相火司天。热行于上，正化盛而实，胜而不复，热化二，从本，生数也。下临肺藏受病，久及大肠。甲虫乃夭，民病热病行于上，治之以咸寒，水之性味也。勿食苦热物，佐火之胜也。荧惑大明，太白乃小。

癸酉，上正商，阳明金司天。燥行于上，正化盛而实，胜而不复，燥化四，从本，生数也。酉为西方金也，上见阳明金，名曰同天符也。民病燥，行于上，治之以苦热，火之性味也。勿食辛凉物，佐金之胜也。上应太白明耀，岁星复明。

癸卯，上正商，阳明金司天。燥行于上，对化盛而不实，胜而有复，燥化九，从标，成数也。下临肝气上行，苍气奉天，毛虫乃夭，木用而立，土乃眚，凄沧数至，木伐草萎。胁痛，目掉振鼓慄，筋委[①]不能久立。胜深火来复，即夏令炎灼，肺乃病，甲虫还灾。荧惑乃见，太白反暗。

甲戌，上正羽，太阳寒水司天。寒行于上，正化盛而实，胜而不复，寒水一，从本，生数也。下临心藏受病，赤气上从而火且明丹，羽虫乃疾，长气乃冷，收气乃平，藏气太过。民病寒行于上，治之以甘温，土之性味也。勿食咸寒物，佐水之盛也。上应辰星见大，荧惑不明。

甲辰，上正羽，太阳寒水司天。寒行于上，对化盛而不实，胜而有复，寒化六，从标，成数也。下临心藏受病，赤气奉上，羽虫乃殃，金乃眚，寒清凄时举，胜则水冰，火气高明，心热烦满，嗌干善渴，鼽嚏，喜悲，数欠，热气上行，寒乃复之，霜不时降，善忘心痛，胜甚即土来复，复至而雨，湿沉阴，肾复病，鳞虫亦然。镇星乃小，辰星反伏。

乙亥，上正角，厥阴司天。风行于上，正化盛而实，胜而不复，风化三，从本，生数也。生气乃盛，化气不令，藏气自平，脾藏病，倮虫伤，民病风病行于上，治之以辛凉，金之性味也。勿食酸和物，佐木之盛也。岁星明盛，镇星暗小。

乙巳，上正角，厥阴司天。风行于上，对化盛而不实，胜而有复，风化八，从标，成数也。生气乃化，盛气弗令，藏气自平，倮虫灾，伤脾腹满，填噫胜至深，金来胜之，名曰复胜，清劲至，草木萎，霜露降。民病腹胠满，治之苦热，罚金之胜，佐之以辛凉，金之不足，太白反大，岁星复小。

丙子，上正徵，少阴君火司天。热行于上，对化盛而不实，胜而有复，热化七，从标，成数也。热气下临，肺气上从，白气奉天。金用甲，羽虫灾，草木眚。喘呕，寒热，嚏，鼽衄，鼻窒。大暑流行，金之灾得其半，何故也？运水太

① 筋委：即“筋痿”。五体痿之一，详见《素问·痿论》。

过，胜于天，天令减半，水更不复，上应炅煌明大。

丙午，上正徵，少阴君火司天。热行于上，正化盛而实，胜而不复，热化二，从本，生数也。午为南方火，少阴君火，名曰同天符也。运虽水，一水不能胜二火，故异于丙子也。长气盛，收气衰，藏气正，肺藏病，甲虫灾，民病热，病行于上，治之咸寒，水之性味也。可伏火热之疾，勿食苦热物，佐火之盛也。荧惑大，太白小。

丁丑，上正宫，太阴雨土司天。湿行于上，对化盛而不实，胜而有复，湿化五，湿气下临，肾藏受病，上从黑气奉天，水变埃冒云雨。胸中不利，阴萎，气大衰而不起、不用①，当其反腰脽痛。湿胜久，风木来复，化令失政，倮虫乃殃，脾腹病，镇星反暗，岁星复明。

丁未，上正宫，太阴雨土司天。湿行于上，正化盛而实，胜而不复，湿化五，木运平气，上刑天令减半，化气虽胜，生气自平，藏气微，鳞虫不灾。肾病少半②，民病肿湿于上，治之以酸，佐之以平，勿食甘温，镇星明大。

戊寅，上正徵，少阳相火司天。热行于上，正化盛而实，胜而不复，暑化二，从本，生数也。火热大化，中戊火运太过，上与天符合德，下临肺气受病，甲虫乃死。久肺病者亡，民病上热而烦满，久及大肠，便血血溢。长气炎令，收气失政，生气自正。治之以咸寒，用水之性味减火盛也。勿食苦热物，佐火之王。荧惑明盛，太白失色。

戊申，上正徵，少阳相火司天。热行于上，对化盛而不实，胜而有复，热化七，从标，成数也。火气下临，肺气上从，白气奉天，金用草木眚，火见燔焫，革金且耗，大暑以作，民病喘咳，甲虫还夭，胜之虽甚，金得年力，申金佐之，水还来复，热盛而终为冷，心反病，羽虫复灾，荧惑反小。

己卯，上正商，阳明金司天。燥行于上，对化盛而不实，胜而有复，金与运土虽相得，子午火位为逆，燥化九，从标，成数也。下临肝气，上从苍气奉天，木用而立，毛虫灾，土乃眚，凄沧数至，木伐草萎。民病胁痛，目赤筋痿。胜虽甚，木得年力，卯木佐之，不至衰次，火来复，燥中还暑，肺复困，甲虫还灾，太白反暗，荧惑复明。

己酉，上正商，阳明金司天。燥行于上，正化盛而实，胜而不复，酉为金，各曰同天符也。二金相合，土运相得。燥化四，从本，生数也。生气乃失，木乃萎，肝藏病久及胆，毛虫困，收气盛，肃杀早至，木苍落。民病燥病行于上，治之以苦热，火之性味也。太白明盛，岁星失色。

庚辰，上正羽，太阳寒水司天。寒行于上，对化盛而不实，胜而有复，寒化六，从标，成数也。下临心气，上从而火且奉上，金乃眚，寒凄清时举，则水冰，火气高明，病还于心，久及小肠，羽虫灭，胜之甚，土雨来复，埃湿令，云雨至，肾生疾及鳞虫。辰星不见，镇星复明。

---

①不起、不用：肾气不足而致阴茎疲软不能正常勃起（不起），性交功能丧失（不用）。

②肾病少半：太阴湿土司天，肾病的发病率不高，病证也较轻。

庚戌，上正羽，太阳寒水司天。寒行于上，正化盛而实，胜而不复，寒化一，从本，生数也。藏气凛冽，长气冷间，收气自正。民病寒，行于上脘。治之以甘温，土之性味也。勿用咸寒，不可佐水之胜。辰星见大，荧惑不明。

辛巳，上正角，厥阴木司天。风行于上，对化盛而不实，胜而有复，风化八，从标，成数也。下临脾气，上从而土且隆，黄气起，水眚，土用黄。体重，肌肉萎，食减，口爽。风布太虚，云物摇动，目转耳鸣，胜深也。金乃布令，白埃四起。肝复病，毛虫反害。岁星复昏，太白还盛。

辛亥，上正角，厥阴木司天。风行于上，正化盛而实，胜而不复，风化三，从本，生数也。生气自令，草木乃荣，化气乃亏，雨湿不令，藏气自正。民病于脾，倮虫困，风病行于上，治之以辛凉，金之性味。勿食酸，不可佐木王。岁星光芒，镇星不明也。

壬午，上正徵，少阴君火司天。热行于上，正化盛而实，胜而不复，热化二，从本，生数也。长气令炎，收气失令，生气自正，肺藏疾生，久及大肠，甲虫灾。民病热于上，治之以咸寒，水伏火热。勿食苦热，不佐心王。炅煌熠熠，太白失色。

壬子，上正徵，火阴君火司天。热行于上，对化盛而不实，胜而有复，热令下临，肺气上从，白气奉上，金用草木眚，甲虫灾。胜至深，水来复，复至早夏有冷至，心还病笃，羽虫乃困。辰星再明，炅煌不见。

癸未，上正宫，太阴土司天。湿行于上，正化盛而实，胜而不复，雨化丑。雨胜化气令正，藏气不凛，长气自令，肾藏受病，鳞虫灾。民病肿湿于上，治之以酸和，以木性木味可平土胜。镇星光芒，辰曜不见。

癸丑，上正宫，太阴土司天。湿行于上，对化盛而不实，胜而有复，雨化五，下临肾气，上从黑气起，水变冰，埃冒云雨，胸中不利，鳞虫夭。肾气虚衰者死，胜至久，木来风胜，大风时举，倮虫困，脾反病。岁星明大。镇星明而复小。

甲申，上正徵，少阳相火司天。热行于上，对化盛而不实，胜而有复，热化七，从标，成数也。下临肺，藏气上从，白气上起奉天，甲虫殃，金用草眚，火见燔焫，革金且耗，大暑正令，水复反冷，冷至心病，羽虫灾，辰星见大，荧惑复小。

甲寅，上正徵，少阳相火司天。热行于上，正化盛而实，胜而不复，热化二，从本，生数也。长气炎灼，收气不清，生气自令，甲虫夭。肺藏病久及大肠，民病热行上脘。治之以咸寒，水味水性，以伏火热之胜，勿食苦热物，佐火之王。荧惑星大，太白失色。

乙酉，上正商，阳明金司天。燥行于上，正化盛而实，胜而不复，燥化四，从本，生数也。生气不化，收气太过，化气自正下临，肝藏受病，久及于胆，毛虫乃夭。民病燥行于上，治之以苦热，火性火味。勿食辛凉物，佐金之胜也。中见金运，运与天合德，名曰太一天符，三合会也，酉金也，运金也，司天金也。太白明盛，岁星乃小。

乙卯，上正商，阳明金司天。燥行于上，对化盛而不实，胜而有复，燥化九，从标，成数也。下临肝气，上行苍气奉天，木用而立，土乃眚，凄沧数至，木伐草痿。胁痛目赤，掉振鼓慄，筋痿不能久立。毛虫灾，胜至深，火来复之。热化秋正，肃杀不至，燥令不时，肺乃病，甲虫反灾。荧惑见大，太白还从。

丙戌，上正羽，太阳寒水司天。寒行于上，正化盛而实，胜而不复，寒化一，从本，生数。运丙水太过，与天合德曰天符，藏气化凛，长气失令，收气自正下临，心藏受病，久及小肠，羽虫乃死。民病寒病于上，治之以甘温，土性土味，勿食咸寒物，佐水之胜也。辰星见大，荧惑不明。

丙辰，上正羽，太阳寒水司天。寒行于上，对化盛而不实，胜而有复，寒化六，从标，成数也。下临心藏，上从而火，赤之气奉上，金乃眚，水寒自胜于长气，羽虫死。心久病者亡，胜之甚也。土雨至，土困化气，埃湿还生，霖雨至，肾病生，鳞虫反瘁。镇星明，辰曜伏，即谓天符，复乃减半也。

丁亥，上正角，厥阴木司天。风行于上，正化盛而实，胜而不复，风化三，从本，生数也。化气不令，化气[①]有余，草木乃荣，藏气自正，脾藏受病，倮虫灾。民病风病行于上，治之以辛凉，金味金性，可伏木之胜也。勿食酸物，佐木之王。运与天同，曰天符之岁。岁星大而明，镇星昏且小。

丁巳，上正角，厥阴木司天。风行于上，对化盛而不实，胜而有复，风化八，从标，成数也。下临脾气，上从而黅埃奉上，水乃眚。肌肉萎，食减口味。风举太虚，云物动摇，目转耳鸣，倮虫困，胜深也。燥金至，至而白埃可翳太虚，木叶未黄而凋落，肝反病生，毛虫灾。岁星还小，太白复明。不是天符，其灾至甚。

戊子，上正徵，少阴君火司天。热行于上，对化盛而不实，胜而有复，热化七，从标，成数也。戊火运得天符，下临肺气，上从白气奉天，木乃眚，火见燔焫，金且太耗，肺病，甲虫灾，胜之非久，水复胜来，发暴冷，夏令灭，炎政而时亏，心病作，羽虫亡。反见辰星于五更，荧惑小沉于夕晚。又过天符，胜之变小。

戊午，上正徵，少阴君火司天。热行于上，运戊火年，午火少阴火，名曰太一天符，三合会，正化盛而实，胜更甚，终无复，热化二，从本，生数也。长气炎灼，收气犹热，生气自正，羽虫化，甲虫灾。肺气宿病者死，民病行于上，热烦渴不止。治之以咸寒，水味水性，可伏火热之胜。勿食苦热物，佐心之胜也。荧惑炅煌二见，太白伏。

己丑，上正宫，太阴土司天。湿行于上，对化盛而不实，胜而有复，雨化五，下临肾气，上从黑气奉天，水变埃冒，云雨令施，湿气胜，寒气衰，肾病，鳞虫灾，胜之次，木变风来，尘飞太虚，埃昏卒起，脾病于民，倮虫还夭。岁星夕见于东方，镇曜欲晓见小，谓己土作天符，其灾减之少半。

己未，上正宫，太阴土司天。湿行于上，正化盛而实，胜而不复，己合天

①化气：疑为“生气”之误。丁亥年为厥阴风木司天，故当为“生气有余”。

符，土雨化五，化气湿热，藏气反温，长气自正，鳞虫灾，肾藏病。民病肿湿于上，治之以酸平，木性木味，以平土力。镇星大而闪闪，辰星而不覩[①]。

庚寅，上正徵，少阳相火司天。热行于上，正化盛而实，胜而不复，热化二，从本，生数也。长气炎令，收气失令，生气自正，肺藏病，甲虫灾。民病上热，烦满，治之以咸寒，以水伏火。荧惑夕见西灼灼，太白五更为启明。

庚申，上正徵，少阳相火司天。热行于上，对化盛而不实，胜而有复，热化七，从标，成数也。下临肾气，上从黑气奉上，金用草木眚，炎令时布，大暑流金，肺病，甲虫灾，秋正犹热，热甚寒水来刑，暴冷卒至，心生寒热，羽虫夭失。辰星早见，荧惑晚昏。运得庚，肺危不死，虽困不至伤也。

辛卯，上正商，阳明金司天。燥行于上，对化盛而不实，胜而有复，燥化九，从标，成数也。下临肝，藏气上，苍气奉天，土乃眚，燥气频施，肝藏病，毛虫灾。胜之甚，火热布炎，肺藏还病，甲虫又衰。荧惑乃见，太白失色。

辛酉，上正商，阳明金司天。燥行于上，正化盛而实，胜而不复，燥化四，从本，生数也。收气为清燥，生气不令，草木晚荣，化气自正，酉为金名曰同天符，肝藏病，毛虫灾。民病燥病行于上，治之以苦热，水味火性，以伏金胜。太白大盛，岁是夕见而小。

壬辰，上正羽，太阳寒水司天。寒行于上，对化盛而不实，胜而有复，寒化六，从标，成数也。下临心藏，赤气奉上，金且眚，寒清凄时举则大冰，火气高明，心藏病，羽虫灾，胜甚则雨土来复，溽暑埃湿，霖雨至，肾反病，鳞虫困。辰星不见，镇星还大而明。

壬戌，上正羽，太阳寒水司天。寒行于上，正化盛而实，胜而不复，寒化一，从本，生数也。藏气化凛，长气不令，收气自正，下临心藏受病，羽虫灾。民病寒病行于上，治之以甘温，用土性土味，以伏寒之胜。勿食咸寒物，佐水之胜也。辰星大明，荧惑乃暗。

癸巳，上正角，厥阴木风司天。风行于上，对化盛而不实，胜而有复，风化八，从标，成数也。下临脾气，上从黅黄奉上，土且隆，水乃眚。肌体重，肉痿，脾病，倮虫灾。胜欲深，金燥至，肃杀生，木凋零，肝反病，毛虫灾。岁星反小，太白大明。

癸亥，上正角，厥阴风木司天。风行于上，正化盛而实，胜而不复，风化三，从本，生数也。生气乃盛，草木早荣，化气不令，藏气自正，脾藏受病，倮虫灾，民病风病行于上，治之以辛凉，用金性金味，以伏风木之胜。勿食酸物，佐木之胜也。岁星明盛，镇星不明矣。

①覩：“睹”的异体字。

卷　五

占候气运纪篇

夫运者动也，即周流回复运动也。于升沉之中，太虚之内，上下相召，气临运转之候也。自太始开辟天地于升降二气之中，有转轮回复之气，皆禀五行，故曰五运也。即土运于甲己之间，金运于乙庚之间，木运于丁壬之间，火运于戊癸之间，水运于丙辛之间。此十干之内，五气周流，名曰运气。即于第二甲之间，于司天在泉之内，故名曰三元①。三元共合，方始运动，于是三才、四时、六气，乃化生成悉由之耳。故或承天令而不化，或刑地化而不生，或被天临而运不应，或被地承而气不专，或太过而自胜，或不及而反受他刑，或自亏而却还平位，是故天令应化，地产生成，四时易正，万化枯荣，悉由之耳。故嘉祥与凶兆，来可见之；太平与祸乱，亦可先知；不稔与丰登，亦乃由之；民病灾眚，亦可验也。故来之有日，视之有时，观之有法，亦从方位占其算法。视之时辰，不可容易而见也。须审详日数，自有加减、生成②、进退③之数也。亦须洁净斋戒，方可视之，勿示非人也。其算法自大唐麟德元年、甲子岁、正月一日，己酉朔，娄金狗先下，积年乃减其一，次七因之，次十九除一名闰数，次十二乘之。乘后却加入闰数，后加入本月数，次下位别张之乃去其一半，次出却闰数。又虚去其五行，次以上位进之一位，后三因④之，次出下位之数，名去小尽也。后加月下令日，看得几何，次六十去之。去之不尽，乃百乘之。又八十七去之，去之不尽者，乃加入运数，太过如成数，不及加生数，看得几何。如阳年逢偶数即加一，阴年逢奇数即减一，其数是当日日下刻中之数也。

太过运二十四法

诸运来有日，气运至有时刻，故太过来早十三日，不及来晚十三日，平气运与司天同日，天刑运与司天后五日，地刑运与司天后六日。算数自有时刻，并算法也。

①三元：即天气（司天之气）、地气（在泉之气）、中运之气三者。

②生成：五运六气五行属性的生数和成数。

③进退：计算时的余数上进一位称为“进”，不进位而舍去余数为“退”。

④因：中国古代数学术语，乘。

一、甲子，甲土运太过。子阳年，算数加六故也。以子为坎，其数一，土运无成数[1]，即数五也。五一，共成六也，是算时刻中，加六刻也。运交时，面向寅，望先有青气见，见毕次有黄气，自甲横流至子乃终，其气深明，别无间色，以表上气之盛也。

二、甲午，甲土运太过。午阳年，算数加十四，何故也？午为离，其数九，土数五，共成十四也，故加十四刻。运交时，面向寅望，先有青黄气见，见毕次有黄气，自甲横流至午乃终，其气色深行疾，应时别无他色，即吉，以表土气之盛也。

三、甲戌，甲土运太过。戌阳年，算数加十，何故也？戌为土，其数五；土运数五，二五共成十也，故加十刻。运交时，面向寅望，先有青气见，见毕次有黄气，自甲横流至戌，乃终行疾，其色深，应时即言，反之者凶。

四、甲辰，甲运太过。辰阳年，算数加十刻，何故也？辰为土，其数五；运为土，其数五。二五成十也，故加十刻。运交时，面向寅望，先有青气见，见毕次有黄气，自甲横流至长乃终，气深行疾，应时刻不往别位，皆吉。

五、甲申、甲土，运太过。申阳年，算数加七刻，何谓也？申为坤，其数二，土运其数五，二五共成七也，故加七刻。运交时，面向寅望，先有青气见，见毕次有黄气，自甲横流至申乃终，其色应时不移，行疾不往他处，皆吉。

六、甲寅，甲土运太过。寅阳年，算数加十三，何谓也？寅为艮，其数八，土运其数五。八五共成十三也，即加十三刻。运交时，面向寅望，先有青气见，见毕次有黄气出，不横流，上冲天寅，甲同象，故不横流。不移时气，久不消，吉。

七、丙子，丙水运太过。子阳年，算数加七刻，何故也？子为坎，其数一；水运太过，从成其数六。一六共成七也，即加七刻。运交时，面向巳望，丙寄巳位故也。先有赤气见，见毕次有黑气，自丙至子乃终，气色深行疾，来应时不移位，吉。

八、丙午，丙水运太过，午阳年，算数加十五刻，何谓也？午为离，其数九；水运太过，从成，其数六。六九共成十五也，故加十五刻。运交时，面向巳望，有赤气见，见毕次有黑气，从巳至午，皆黑色。色独见，不移时，不犯别位，吉。

九、丙戌，丙水运太过。戌阳年，算数加十一，何故也？戌为土，其数五；水太过，从成其数六。五六共成十一也，故加十一刻。运交时面向已望，先有赤气见，见毕次有黑气，自丙至戌乃终，气色深行疾，不犯他色，即吉。

十、丙辰，丙水运太过。辰阳年，算数加十一，何故也？辰为土，其数五；水运太过，从成其数六。五六共成十一也，故加十一刻。运交时面向巳望，先有赤气见，见毕次有黑气，自丙至辰乃终，黑色应来，顺时不犯别位，吉。

---

①土运无成数：土运太过的年份，在计算气运交司时刻时不用其成数。土的生数五，成数十，故曰“无成数”。无，不，不用。五运太过时均取成数，运不及取其生数。

十一、丙申，丙水运太过。申阳年，算数加八，何故也？申为坤，其数二；水运太过，从成其数六。六二共成八也，故加八刻。运交时面向巳望，先有赤气见，见毕次有黑气，从丙至申乃终，气色深行疾来，应时不犯他位，吉。

十二、丙寅，丙水运太过。寅阳年，算数加十四，何故也？寅为艮，其数八；水运太过，从成其数六。八六共成十四也，即加十四刻。运交时面向巳望，先有赤气见，见毕次有黑气，自丙至寅乃终，其色深行疾来，不失时位，即吉。

十三、戊子，戊火运太过。子阳年，算数加八，何故也？子为坎，其数一；火太过，从成其数七。七一共成八也，故加八刻。运交时面向巳望，即丙戊俱在巳也，先有黄气见，见毕次有赤气，自戊至子乃终，其色深，其行疾来，顺时不移位，吉。

十四、戊午，戊火运太过。午阳年，算数加十六，何故也？午为离，其数九；火运太过，从成其数七。七九共成十六也，故加十六刻。运交进面向巳望，先有黄气见，见毕次有赤气，自戊至午乃终。其色深，其行疾，应时归本位，吉。

十五、戊申，戊火运太过。申阳年，算数加九，何故也？申为坤，其数二；火运太过，从成其数七。二七共成九也，故加九刻。运交时面向巳望，先有黄气见，见毕次有赤气，自戊至申乃终。气色深行疾，不移位，应时吉。

十六、戊寅，戊火运太过。寅阳年，算数加十五，何故也？寅为艮，其数八；火运太过，从成其数七。七八共成十五也，故加十五刻。运交时面向巳望，先有黄气见，见毕次有赤气，自戊至寅乃终。其色深，其行疾，应时不移位，吉。

十七、庚戌，庚金运太过。戌阳年，算数加十四，何故也？戌为土，其数五；金运太过，从其成数九。九五共成十四也，故加十四刻；运交时面向申望，只有白气，自庚至戌乃终。无别色，应时不犯他位，吉。

十八、庚辰，庚金运太过。辰阳年，算数加十四，何故也？辰为土，其数五；庚金运太过，从成其数九。五九共成十四也，故加十四刻。运交时面向申望，只有白气，自庚至辰乃终。其色深，其行疾，应时不失位，吉。

十九、壬子，壬木运太过。子阳年，算数加九，何故也？子为坎，其数一；木运太过，从成其数八。八一共成九也，故加九刻。运交时面向亥望，壬本寄亥，先有黑气，次有青气，从亥至子乃终。其色深行疾，不往他位，吉。

二十、壬午，壬木运太过。午阳年，算数加十七，何故也？午为离，其数九；木运太过，从成其数八。八九共成十七也，故加十七刻。运交时面向亥望，先有黑气见，见毕次有青气，自壬至午乃终。其色深，其行疾，应时不移位，吉。

二十一、壬戌，壬木运太过。戌阳年，算数加十三，何故也？戌为土，其数五；木太过，其数八。八五共成十三也，故加十三刻。运交时面向亥望，先有黑气见，见毕次有青气，自壬至戌乃终。其色深，其行疾，应时不移位，吉。

二十二、壬辰，壬木运太过。辰阳年，算数加十三，何故也？辰为土，其数五；木运太过，其数八。八五共成十三也，加十三刻运交时面向亥望，先有黑气见，见毕次有青气，自壬至辰乃终。其色深，其行疾，应时不移位，吉。

二十三、壬申，壬木运太过。申阳年，算数加十，何故也？申为坤，其数二；木运太过，从成其数八。二八共成十也，故加十刻。运交时面向亥望，先有黑气见，见毕次有青气，自壬至申乃终。其色深，其行疾，应时不移位，吉。

二十四、壬寅，壬木运太过。寅阳年，算数加十六，何故也？寅为艮，其数八；木运太过，从成其数八。八八共成十六也，故加十六刻。运交时面向亥望，先有黑气见，见毕次有青气，自壬至寅乃终。其色深，其行疾，应时来，不犯他位，顺也。

卷　六

天罚有余纪篇

天刑运六法

共阳年三十年，数即运当太过而司天刻①，故当盛而不得盛也，故非太过又非不及也，故无灾害亦无胜复②，此非阴年故也。

一、庚子，庚金运太过。子阳年，筭③数加五，何故也？子为坎，其数一。庚金运阳年，当太过也。为上见少阴君火司天，下刑金运，火伏金盛，不得有余，故非太过也。其数从生，故只加四。一四共成五也，故加五刻。运交时面向申望，庚本寄申，只有白气，自庚至子乃终。终有天见赤气来，刑于金气，即金不能伤于木，此非阴年，亦非太过，故曰天刑运也。

二、庚午，庚金运当太过。午阳年，筭数加十三，何故也？午为离，其数九。庚金运当太过，为上见少阴君火司天，下刑金运，火伏金盛，不得有余，故非太过，其数从生，其数四。四九共成十三也，故加十三刻。运交时面向申，只白气，自庚至午乃终，终有天赤气，下刑伏金之气，不得太过，亦非阳、非阴年也。

三、庚寅，庚金运当太过。寅阳年，筭数加十二，何故也？寅为艮，其数八。庚金运当太过，为上见少阳相火司天，火伏金盛，下刑不得有余，故非太过也。其数从生，其数四。四八共成十二也，故加十二刻。运交时面向申望，只有白气，自庚至寅乃终。终有天赤气，下刑金运，不得太过，其气不能伤木也。

四、庚申，庚金运当太过。申阳年，筭数加六，何故也？申为坤，其数二。庚金运当太过，上见火阳相火司天，下刑金，火伏金盛，不得有余，从其生数，其数四。四二共成六也，故加六刻。运交时面向申望，只有白气，自庚直起，更不横流，庚本在申，故气直起，次天有赤气来刑，故太过亦非阴年，其气不得伤木也。

①刻：计算所求得司天交司的时刻数。

②胜复：岁运或岁气太过曰“胜”，太过则制其所胜，而所胜的子气来复母仇而亦偏性，其子气便为“复”气。其规律是有胜必有复，无胜则无复。

③筭：“算”的异体字。

五、戊戌，戊火运当太过。戊火运当太过。戌阳年，筭数加七，何故也？戌为土，其数五。戊火运当太过，为上见太阳寒水司天，下刑火运，不得有余，故从生数其数二。二五共成七也，故加七刻。运交时面向巳望，先有黄气见，次有赤气横流，自戊至戌乃终。终有黑气在天，下刑火气，故非太过也。

六、戊辰，戊火运当太过。辰阳年，筭数加七，何故也？辰为土，其数五。戊火运当太过，为上见太阳寒水司天，下刑火运，水伏其火盛，不得有余，故非太过，从其生数，其数二。二五共成七也，故加七刻。运交时面向巳望，先有黄气见，次有赤气，自戊至辰乃终。终有天黑气来刑，伏其火运，不得伤金，故非太过，亦非阴年。

阴亏[①]平正[②]纪篇

不及运一十七法[③]此阴年也。

一、乙丑，金运不及。丑阴年，筭数减九，何故也？丑为土，其数五。乙金运不及，不及从生其数四。五四共成九也，故减九刻。阴年法，减也。此不及年运交时，面向辰乙。本寄辰，先有绿气见，乙之色也。见毕次有白气，自乙横流至丑乃终。其色澹，其行迟，或有赤气并至，或后有赤气来表，火行胜，次后有黑气至，表水行复也。

二、乙未，乙金运不及。未阴年，筭数减九，何故也？未为土，其数五。乙金运不及，从生数其数四。四五共成九也，故减九刻也。运交时面向辰望，先有绿气见，见毕次有白气，自乙至未乃终，或赤气并来，即知其胜甚，赤气后来，其胜微。黑气次来，大即复甚，来小即复微。

三、乙亥，乙金运不及。亥阴年，筭数减十，何故也？亥为乾，其数六。乙金运不及，从生数其数四。四六共成十，故减十刻也。运交时面向辰望，先有绿气见，见毕次有白气，自乙至辰乃终。其色澹，其行迟，赤气并来，其胜甚后来，即其胜微次，黑气来，大即复大，来小即复小。

四、乙巳，乙金运不及。巳阴年，筭数减八，何故也？巳为巽，其数四，乙金运不及，从生数其数四。四四共成八，故减入刻也。运交时面向辰望，先有绿气见，见毕次有白气，自乙至巳乃终。其色澹，其行迟，赤气并来，其胜深后来，其胜微黑气，来大即复大，来小即复小。

五、丁丑，丁木运不及，丑阴年，筭数减八，何故也？丑为土，其数五。丁木运不及，从生数其数三。三五共成八也，故减八刻。运交时面向未望，丁本寄

①阴亏：即阴干之年主岁运不足。

②平正：谓平气之年。

③不及运一十七法：17年均为阴干岁运不足，又不能冲成平气等17年的气运交司时刻计算方法及相应的气象特征。

未，先有红气见，见毕次有青气，自丁至丑乃终。终有白气并来，金胜即甚。白气后来，其胜即微，次后有赤气至，来大即复大，大小即火复小，早得迟复也。

六、丁未，丁木运不及。未阴年，筭数减八，何故也？未为土，其数五。丁木运不及，后①生数，其数三。三五共成八，故减八刻。运交时面向未望，先有红气见，见毕次有青气，上起不横流，至未丁本在未，故不横流也。如白气并见，金胜即甚，次见者其胜微。次后有赤气来，大即火复大，来小即火复小也。

七、丁酉，丁木运不及。酉阴年，筭数减十，何故也？酉为兑，其数七，木运不及，其数三。三七共成十，故减十刻。运交时面向未望，先有红气见，见毕次有青气，自丁横流至酉乃终。其色澹，其行迟，白气并来，金胜即甚，次来其胜即小。赤气次后来，大即火复大，来小即火复小也。

八、己卯，己土运不及。卯阴年，筭数减八，何故也？卯为震，其数三。己土运，其数五，土无成数，只五也。三五共成八，故减八刻也。运交时面向未己，亦寄未，先有紫气见，见毕次有黄气，自己横流至卯乃终。青气并来，木胜即甚，后来木胜即微。次后有白气来，大即金复大，来小即金复小也。

九、己酉，己土运不及。酉阴年，筭数减十二，何故也？酉为兑，其数七。己土运不及，其数五，七五共成十二，故减十二刻也。运交时面向未望，先有紫气见，见毕次有黄气，自己横流至酉乃终。青气并来，木胜即甚，后来木胜即小。次后有白气。来大金复即大，来小金复即小。

十、己巳，己土运不及。巳阴年，筭数减九，何故也？巳为巽其数四。己土运不及，其数五。四五共成九，故减九刻。运交时面向未望，先有紫气见，见毕次有黄气，自己横流至巳乃终。青气并来，木胜即甚，后来木胜即小。次后有白气，来大金复即大，来小金复即小。

十一、己亥，己土运不及。亥阴年，筭数减十一，何故也？亥为乾，其数六。己土运不及，其数五。五六共成十一，故减十一刻。运交时面向未望，先有紫气见，见毕次有黄气，自己横流至亥乃终。青气并来，木胜即甚，后来木胜即小，次后有白气。来大金复即大，来小即金复即小。

十二、辛卯，辛水运不及。卯阴年，筭数减四，何故也？卯为震，其数三。水运不及，从生数其数一。一三共成四，故减四刻也。运交时面向戌，辛本寄戌，先有温白色见，如褐色也。见毕次有黑气，自辛横流至卯乃终。黄气并来，其土胜即甚，后来土胜即微。次后青气，来大木复即大，青气来小木复即小。

十三、辛酉，辛水运不及。酉阴年，筭数减八，何故也？酉为兑，其数七。水运不及，其数一。一七共成八，故减八刻也。运交时面向戌望，先有温白色见，见毕次有黑色，自辛横流至酉乃终。黄气并来，土胜即甚，后来土胜即微。次后有青气，来大木复即大，来小木复即小。

十四、辛巳，辛水运不及。巳阴年，筭数减五，何故也？巳为巽，其数四。辛水运不及，其数一。一四共在五，故减五刻。运交时面向戌望，先有温白色

①后：疑为“从”之误。

见，见毕次有黑气，自辛横流至巳乃终。黄气并来，其土胜即大，后来土胜即微。次后青气，来大木复即大，来小木复即小。

十五、辛亥，辛水运不及。亥阴年，筭数减七，何故也？亥为乾，其数六。辛水运不及。其数一。一六共在七，故减七刻。运交时面向戌望，先有温白色见，见毕次有黑气，自辛流至亥乃终。黄气并来，土胜即甚，后来土胜即微。次后有青气，来大木复即大，来小木复即小。

十六、癸丑，癸火运不及。丑阴年，筭数减七，何故也？丑为土，其数五。癸火运不及，其数二。二五共成七也。故减七刻，运交时面向丑望，癸本寄丑也，先有碧气见，见毕次有赤气，直起冲天癸丑一家，故不横流也。其色澹，黑气并见，水胜即甚，后来水胜即微。次后黄气，来大土复即大，来小土复即小也。

十七、癸未，癸火运不及。未阴年，筭数减七，何故也？未为土，其数五。癸火运不及，其数二，二五共成七，故减七刻也。运交时面向丑望，先有碧气见，见毕次有赤气，自癸横流至未，其色澹，其行迟，黑气并来，水胜乃甚，后来水胜即微。次后有黄气来大土复即大，来小土复即小。

平气运一十六法即一十三也。于四岁会中有三去同天符[1]故十三也。

一、己未，己土运为阴，当不及。未阴年即上遇太阴土司天，合其德，故曰天符也。符合己土，运气正，故无邪克，曰平气也。气来日与司天同日也。筭数未为土，减五，己得加平气加五，一加一减，故非不及，亦非太过也。运交时面向未己，本寄未也，先有紫气见。见毕次有黄气，上起冲天，天亦有黄气相接，故得天气同，别无他色间，吉。

二、己丑，己土运当不及。丑阴年上遇太阴土司天，气合德曰天符也。筭数丑减五，土运加五。运交时面向未望，先有紫气见。见毕次有黄气，自己横流至丑，天有黄气相合，别无他色间，吉。

三、乙酉，乙金运当不及。酉阴年上遇阳明金司天，又同岁会也。酉亦是金也。筭数酉减七，金运加七。运交时面向辰望，先有绿气见，见毕次有白气，自乙横流至酉，天有白气相合，另无他间，吉。

四、乙卯，乙金运当不及。卯阴年上遇阳明金司天，名曰天符，合德也。筭数卯为震，减三，乙金运加七。运交时面向辰望，先有绿气见。见毕次有白气，自乙横流至卯，天有白气相合，别无他间，吉。

五、丁亥，丁木运当不及。亥阴年上遇厥阴木司天，气合德曰天符也。筭数亥为乾减六，丁木运加八。运交时面向未望，先有红气见。见毕次有青气，自丁横流至亥，天有赤气相合，别无他间，吉。

六、丁巳，丁木运当不及。巳阴年上遇厥阴木司天，气合德曰天符也。筭数巳减四，丁木运加八。运交时面向未望，先有红气见。见毕次有青气，自丁横流

[1]同天符：不及之中运与司天之气相符合的年份。

至巳，天有赤气相合，别无他间，吉。已上六[①]皆天符，平气也。

七、癸巳，癸火运当不及。巳阴年下遇少阳相火在泉，下得司地合德，名曰同岁会[②]也。筭数巳减四，癸火运加七。运交时面向丑望，先有碧气见。见毕次有赤气，自癸横流至巳，地有赤气相合，别无他色相间，吉。

八、癸亥，癸火运当不及。亥阴年下遇少阳相火在泉。下得司地合德，曰同岁会也。筭数亥减六，癸火运加七也。运交时面向丑望，先有碧气见。见毕次有赤气，自癸横流至亥，地有赤气相合，别无他间，吉。

九、辛丑，辛水运当不及。丑阴年下遇太阳寒水在泉，下得水司地合德，故曰同岁会也。筭数丑减五，水运加六。运交时面向戌望，先有温白色见，次有黑气，自辛横流至丑，地有黑气相合，无他间，吉。

十、辛未，辛水运当不及。未阴年下遇太阳寒水在泉，下得水司地合德，曰同岁会也。筭数赤减五，辛水运加六。运交时面向戌望，先有温白色见。见毕次有黑气，自辛横流至未，地有黑气相合，别无他色间，吉。

十一、癸卯，癸火运当不及。卯阴年下遇少阴君火在泉，下得火司地合德，曰同岁会也。筭数卯减三，癸火运加七。运交时面丑望，先有碧气见。见毕次有赤气，自癸横流至卯，地有赤气相合，无他色间，吉。

十二、癸酉，癸火运当不及。酉阴年下遇少阴君火在泉，下得火司地合德，曰同岁会也。筭数酉减七，癸火运加七。运交时面向丑望，先有碧气见。见毕次有赤气，自癸横流至酉，地有赤气相合，别无他间，吉。

十三、丁卯，丁木运当不及。卯阴年，卯亦为木，卯木相合，故得正岁会[③]也。卯减三，丁木运加八。运交时面向未望，先有红气见。见毕次有青气，自丁横流至卯，卯上别有青气相迎，故名岁会也。岁会有四，今说此一，别有三，故另天符[④]同也。是乙酉、己未、己丑，此三年也。故平气十六数，实居十三年也。

---

①六："六"字皆脱一"年"字。

②同岁会：不及之中运之气与在泉之气的五行属性相符合的年份。

③岁会：岁运之气与岁支所应方位五行属性一致的关系，这样的年份即为岁会之年。在六十年中，岁会之年有甲辰、甲戌、乙酉、丙子、丁卯、戊午、己丑、己未八年。

④天符：岁运之气与司天之气五行属性相符合的同化关系。在六十年中，岁会之年有乙卯、乙酉、丙戌、丙辰、丁巳、丁亥、戊子、戊午、己丑、己未、戊寅、戊申计十二年。

卷　七

运临超接纪篇

脱[①]临运二十法

脱临者，是六十甲子中，有支干不相临者，此是大凶年也。不必每遇此年，毕脱临也。或百余年间，或遇一次，此即天下民农皆失业、荒荒然也。言二十法者，于六十年中四十年也。自太古至今，常临不脱也。

有守支十二年，常临不脱。

一甲寅，二乙卯，三戊午，四巳未，五庚申，六辛酉，七丙午，八丁未，九壬子，十癸丑，十一戊戌，十二己巳。此十二年，守支常临不脱也。

次有天符十二年，常临也。

一戊子，二戊午，同守支，三戊寅，四戊申，五丙戌，六丙辰，七巳丑，八己未，同守支犯守支年，九乙卯，同守支，十乙酉，十一丁巳，十二丁亥。此十二天符年中，三年同守支，只九年实数也。

次有十二地合，亦常临不脱也。

一庚子，二庚午，三辛丑，四辛未，五壬寅，六壬申，七癸酉，八癸未，九甲辰，十甲戌，十一癸巳，十二癸亥。此十二年地合，常临不脱也。

次有十直符，亦常临不脱也。

一壬辰，二壬戌，三丙午，同守支[②]，四丙子，五丙寅，六丙申，七辛卯，八辛酉，同守支，九乙未，同守支又同天符，十己丑，同天符。此十年内，五年同上，已上四十六年，丙八年同，只得三十八年。

有甲子为元首，亦常临。又有丁卯岁会，亦不脱。又二年，计得四十年。常不脱临，内只有二十年脱临也。

一、乙丑，运交时面向辰望，只有绿气见。其白气出而复没，运不至丑，此是乙不临丑也，此是大凶年也。

二、戊辰，筭数同太过。运交时面向已望，先有黄气见。其赤气见而复没，或不见，此是戊不临辰也，即天干不临地支也。

---

①脱：脱离，解除。脱临，即不相临御。

②守支：司天之年与其岁支以居方位的五行属性一致。

三、乙亥，筭数同阴年。运交时面向辰望，先有绿气见。其白气见而复没，不来至亥，是乙不临亥也。

四、丁丑，筭数周阴年。运交时面向未望，先有红气见。其青气见而复没，不来至丑，是丁不临丑也。

五、己卯，筭数依阴年。运交时面向未望，先有紫气见。其黄气见而复没，不来临卯，是己不临卯也。

六、庚辰，筭数依阳年。运交时面向申望，先有白气，见而复没，不至于辰，是庚不临辰也。

七、辛巳，筭数依阴年。运交时面向戌望，先有温白色见。其黑气见而复没，是辛不临巳也。

八、壬午，筭数依阴年。运交时面向亥望，先有黑气见。其青气见而复没，不来至午，是壬不临午也。

九、癸未，筭数依阴年。运交时面向酉望，先有碧气见。其赤气见而复没，不来至未，是癸不临未也。

十、甲申，筭数依阳年。运交时面向寅望，先有青气见。其黄气见而复没，不来至申，是甲不临申也。

十一、庚寅，筭数依阳年。运交时面向申望，先有白气见。其气见而复没，不来至寅，是庚不临寅也。

十二、辛卯，筭数依阴年。运交时面向戌望，先有温白色见。其黑气见而复没，不来至卯，是辛不临卯也。

十三、甲午，筭数依阳年。运交时面向寅望，先有青气见。其黄气见而复没，不来至午，此是甲不临午也。

十四、乙未，筭数依阴年。运交时面向辰望，先有绿气见。其白气见而复没，不来至未，是乙不临未也。

十五、丁酉，筭数依阴年。运交时面向未望，先有红气见。其青气见而复没，不来至酉，是丁不临酉也。

十六、己亥，筭数依阴年。运交时面向未望，先有紫气见。其黄气见而复没，不来至亥，是己不临亥也。

十七、乙巳，筭数依阴年。运交时面向胡望，先有绿气见。其白气见而复没，不来至巳，是乙木临巳也。

十八、己酉，筭数依阴年。运交时面向未望，先有紫气见。其黄气见而复没，不来至酉，是己不临酉也。

十九、庚戌，筭数依阳年。运交时面向申望，先有白气，见而复没，不来至戌，是庚不临戌也。

二十、辛亥，筭数依阴年。运交时面向戌望，先有温白色见，其黑气见而复没，不来至亥，是辛不临亥也。

已上皆为脱临，不必常年，如是只见运气不至，是天干不临地支，皆主凶年也。

运通灾化纪篇[①]

地刑运一十二法即六阴年六阳年。

一、壬子，壬木运子阳年。运交时数前以明[②]，即木运之下，下遇阳明在泉，金来刑木，即白埃四起，上承木运，罚气衰少，即地力少于天令也。

二、壬午，壬木运午阳年。气运交时数依前。至气过后，下有阳明金，频频见白气于山谷，每见刑克于木气。木气微小，胜之不过，故地胜于运[③]也。

三、癸丑，火运不及年。运气交时数依前说。下遇太阳寒水在泉，运气过后，每见悔气频起，远视暝黯，上刑火运，其气不足，热化失令。

四、癸未，火运不及。气运交时数一依前法。运气过后，地水来刑，黑气从地，上胜火运，其气不足，热化之令，衰而失半。

五、甲寅，土运，运如太过筭数。时后气一体，运过后下见厥阴木在泉，时举苍埃四起，远视林木如烟，还碧如此。地气频彰，土化雨湿，还须失令。

六、甲申，与甲寅对化，亦下逢厥阴木在泉，克土运，雨湿之化，一如甲寅同令。

七、乙卯，金运不及。其数减，气候如前。至运气过后，下逢少阴君火在泉，蒸蒸于地，赤气上腾，来刑金运，如是清燥之令皆亏，反生热化，此地运变也。

八、乙酉，金运依前，下过少阴君火在泉。上刑金运，清燥令亏，反生热令，一如乙卯。

九、丙辰，水运。下逢太阴土在泉，运令气候，来依太过。过后有黄郁之气，四运埃昏，土来剋水，如是即寒令反温，冬行微雨。

十、丙戌，水运。下逢太阴土在泉，运气筭法，来时一准前法。土气在下，上克寒化，一如丙辰之令也。

十一、乙巳，乙金运。气运观法时候同前法。运过后，下逢少阳相火在泉。热行于地，地气以蒸，熖明郊野，如是即金运失正，反成火化。

十二、乙亥，乙金运。来法观法一如前说，依前下遇相火，火胜金运，反主热令。

---

①运通灾化纪篇：通论在泉之气制约（克、刑）岁运之气（12 年）、司天左间右间气制约（刑）岁运之气（10 年）、客气制约（刑）岁运之气（5 年）以及运气同化的天符年（6 年）、太乙天符年（4 年）、同天符（4 年）、同岁会（12 年）、司天之气抑制（郁）岁运（杀）（5 年）、司天之气扼制（杀）岁运之气（5 年）的制约规律，气象特征等。

②前以明：其交司时刻数及其计算方法在前卷已经阅过，故此处中略去。下文“以前法”亦仿此。

③地胜于运：指在泉之气制约了中运之气（即岁运）。

于六阳年胜少，六阴年胜甚①。

间刑运十法

一、乙巳，中金运。筭数依阴年。运交时以见白气，并赤气同来，即知火胜之气也。其又见赤气次来者，是左间气少阴君火，次刑金之不及也。

二、癸巳，筭数依阴年。运交时，以见黑气，并赤气来，即知水来行胜，其次有黑气至者，是太阳水为右间气也。

三、丙子，筭数依阳年。阳年之气，无刑色，只但见先丙午，赤气见毕，次有黑气，自丙至子，今有黄气自至者，是对化天虚，左太阴土气来间也。间气虽间②，司天亦来间运也，有刑即至也。

四、甲子，筭数依阳年。运交时以见黄气，自甲至子也。今有青气次来者，是左间气厥阴未来刑木运也，土南正，故木在左也。

五、乙卯，筭数同阴年。运交时先见白气，中赤气并至，即如火来胜金。其次有赤气至者，是右间气相火之气也。

六、癸卯，筭数依阴年。运交时先见赤气，中有黑气并至，即知水来胜火也。其次有黑气至者，是左间太阳水之气也。

七、乙丑，筭数依阴年。运交时先见赤气，与白气并至，即知火来胜金也。其次有赤气至者，是左间气相火来刑金也。

八者，更有君火为右间气，左间即右间不来，右间即左间不来，故别立一年，故名一数为八也。

九、壬申，筭数依阳年。运交时如阴年，有白气后至者，此是阳明左间气刑木运也。

十、丙申，筭数依阳年。运交时黑气过后，有黄气如阴年者，此是右间气太阴土来刑水运也。

客刑运五法

一、木运不及，金行胜后次有客气至者，即居气也，乃名小间气也。观时其气傍来，气色虽小，横穿过其□③，即是客气。其气有胜不来，无胜即至，是小白气穿过木运也。

二、火运不及，水胜气同来，又有太阳来居，即有黑气横穿火气是也。

三、土运不及，木气并来，有厥阴来居，青气横穿土气是也。

四、金运不反，火气并来，又有相火来居，有赤气横穿白气是也。君火亦然

①六阳年胜少，六阴年胜甚：阳干六年，由于岁运太过，在泉之气对岁运之气的制约较轻，故曰“胜少”。阴干六年，由于岁运之气不及，故在泉之气对岁运之气的制约作用较强，故曰“胜甚”。

②间：用如动词，即间气对岁运之气的制约。

③原本字迹模糊难识。据下条文例批之，似当为“金”字。或者“白气”二字。

为午。

五、水运不及，有黄气并来，又有太阳来居，有黄气穿黑气是也。

天符胜运六法前于平气中有六天符，是阴年中遇者，后此六胜天符别也。

一、戊子，火运太过，筭数依阳年。其赤气自戊至子，其气相鲜明，天有赤气合上①，与少阴君火合德，言胜天符者，自胜②也，乃刑金令也。

二、戊午亦然③，火运太过，筭数依阳年。其赤气自戊至午，天有赤气相合，上与少阴君火合德，其气合时，若天无云翳，皆主吉祥，故名胜也。

三、戊寅，火运太过，上与少阳相火共胜，不同君火之善也。火太盛即万物焦枯，流金烁石，波水沸腾，甲虫乃夭，民病喘嗽。

四、戊申，火运太过。上与少阳相火共胜，胜至即甚，金及失正，致困终无水复，以表自胜也，亢极即万物焦枯，太白乃小。

五、丙戌，不运太过，上遇太阳寒水司天。天运④二气相合，如是即夏令反冷，冬行凛冰，寒雰数作，阳光不治，致甚即土不来复，以表胜也。荧惑失色，羽虫乃夭。

六、丙辰，水运太过，上与太阳寒水合令，二气合德，客气相佐，冰雹卒至，冷风逼人，地气凛，天气凝，人气收致，冽切，土不来复，赤气彤云，尽皆不见。

太乙天符运四法即天地运三合会也。

一、戊午，上少阴君火司天，中火运太过，年午属南方离位火，故名太一天符，三合会⑤也。筭数加十六。午为离，其数九。火运太过，其数七。七九共成十六也。运交时面向午望，赤气光辉，天有赤气相合，此运下必生贵人也。

二、乙酉，上阳明金司天，中金运不及，天符乃平。酉为西方，兑应金，故名三合会也。筭数标，年减七，运加七。运交时面向辰望，白气自乙至酉，天有白气相合，其运下当时生人，主生名将也。

三、己未，上太阴土司天，中土运不及，天符乃平年，未为坤，土筭数加五、减五，运交时自己至未，黄气光辉，天有黄气相合，其运下主生名相也。

四、己丑，上太阴土司天，中土运不及，天符乃平年，丑中宫土，故名三合会也。筭数加五、减五，运交时自己至丑，黄气光辉，天有黄气相合，其运下主生宰相。此四太一天符，主生贵人也。

---

①上：指上半年的司天之气。

②自胜：火运又逢子午少阴君火司天，同为火热偏胜，故曰“自胜”。

③戊午亦然：指戊午年与戊子年的气运变化相似。

④天运：指司天之气与中运之气。

⑤三合会：司天之气、中运之气与岁支五方的五行属性三者相符（皆为火），故曰“三合会”，也即太乙天符之年。

同天符四法

少阴司天于子午，午年同天符一也。阳明司天于卯酉年，同天符二也。太阴司天于丑未，丑未俱同天符四也。运气如观法四，岁会于前平气中，已明同此。

同岁会运十二法

一、庚子，金运。下见阳明金在泉，地举白气，以佐金运之胜也。

二、庚午，金运。下见阳明金在泉，地举白气，以佐金运之胜也。

三、癸丑，水运。下见太阳水在泉，地发黑气，以佐水运之胜也。

四、癸未，水运。下见太阳水在泉，地发黑气，以佐水运之胜也。

五、壬寅，木运。下见厥阴木在泉，地发苍埃，以佐木运之胜也。

六、壬申，木运。下见厥阴木在泉，地发苍埃，以佐木运之胜也。

七、癸卯，火运。下见少阴君火在泉，地发赤气，以佐火运之胜也。

八、癸酉，火运。下见少阴君火在泉，地发赤气，以佐火运之胜也。

九、甲辰，土运。下见太阴土在泉，地发黄埃，以佐土运之胜也。

十、甲戌，土运。下见太阴土在泉，地发黄埃，以佐土运之胜也。

十一、癸巳，火运。下见少阳相火在泉，地蒸赤气，夜明郊野，以佐火运之胜也。

十二、癸亥，火运。下见少阳相火在泉，地蒸赤气，夜明郊野，以佐火运之胜也。

天郁运五法

一、木运之岁，上见金司天，天克之运不胜，次岁阴年，司天已退，运木未交，木伏郁气，化作青气，灾临世间，使民卒中暴亡也。

二、火运之岁，上见水司天，天伏之运不胜，次岁阴年运气交晚，天气已退，火伏郁气，冲散世间，与民为病，民皆烦燥、惊骇、小便赤、疮疡瘭疹。

三、土运之岁，上见厥阴木司天，天伏之运不胜，次岁阴年，天气已退，运气未交，土伏郁气，冲散世间，与民成病。民病肿满、黄疸、腹大、水胀、滑泄[①]、四肢不收。

四、金运之岁，上见君相二火司天，天伏之运不胜，次岁阴年天气已退，运气未交，金伏郁气，流散世间，与民为病。民病四肢满闭，填胀筋挛，淋溲小便难，燥生上脘，目瞑喜怒，面白悲思。

五、水运之岁，上见太阴土司天，天伏之运不胜，天气退后，运气未交，水伏郁气，流散于世，与民为病。民病痿厥，气闭，心痛，泄注速下，食不及化，小腹满痛。

①滑泄：滑脱不禁之严重的泄泻病。

天杀运五法

一、木运太过，其运来早，其气有余，上见阳明金司天。天气未退，天金克之，木不伏乃变雷声，与民为病，故名天杀。民病瘤疾，皆动草木早荣，天有寒霜，复来杀之，民烦燥、闭满、渴饮、狂言也。

二、火运太过，其运来早，其气有余，上见太阳水司。天气未退，天水克之，火不伏乃化暴暄，水有冰雹，故名天杀。与民为病，皆卒亡，寒热往来，心腹痞满，嗌干，鬲咽不通。

三、土运大过，土气来早，其气有余，上见厥阴木司天。天气未退，天木克之，土不伏乃化雾翳，埃昏细雨微微，后有大风摧拉，故名天杀。与民为病，肢满肿湿，黄疸，水肿，不食。

四、金运太过，金气来早，其气有余，上见君火或相火司天。天气下克，金气不伏，乃化松簧发籁，虎啸猿啼，风声飔响，故名天杀。与民为病，病皆烦燥，齿槁咽渴饮水，毛焦，喘嗽。

五、水运太过，水气来早，其气有余，上见太阴土司天。天气未退，下克水，水不伏乃化雨雪相合，沉阴不散，故名天杀。与民为病，乃骨痿，足胫酸，阴痿失溺，四肢闭厥，手足肢节痛，小腹满也。

灾祥应纶纪篇

太平运一法

于五运太过之年，观如前法，于运本位傍边，令有五色如虹蜺，两傍有耳，又有日耳，运过后久而不消者，一见主三十年太平。

升平运一法。升平运者，以帝家得王之运也。以火即火，以水即水也。各逐太过之年，本运色傍，亦如虹蜺久而不消者，见之而民丰乐业，帝道昌隆，即其气小如太平运也。

天兵运一法。天兵运者，于五运中，不论太过与不及，各有之于运过后，令有白气如练，次有云相附者，其云亦白云之状，如同狼虎者，见之时主次年兵戈大动。

天亢运一法。天亢运者，于金太过之岁有之，或木不及金行胜之岁，或金运上见天符之岁，不离燥化，金胜之年，又或土不胜之年，多见此运也。运过后白气散而为赤，赤白相间之者，见之主亢旱也。

天泽运一法。天泽运者，多于土太过之运，或水不及土行胜之年，或土共天符之年多见之。土太过之年，黄气见胜水之年，黄黑中见，其气青黑细如毛，又如马尾者，见之皆水涝之灾也。

攙抢运一法。攙抢运者，于五运中取帝家得王之运也。其运过即别有白气犯运，于白气中，气有小赤点子，如火星子，次有云相附，其云之状，如同蛇虫，此主不臣也。

明君运一法。明君之运，于帝家本运太过见之，其运大而明，傍有紫气相附者是也。又或如紫盖，或如紫人，或如五色龙。见此者，帝道昌隆也。

圣人运一法。圣人乃天地之所产也，一千年后生一圣人也，于太一天符岁，或天符岁，或运与天合，其色后令，有赤气辉天，天气复焕山谷，于是山崖谷穴之内，生出圣人也。

贤人运一法。贤人者，五百年生一贤人也，非天地所生也。于天符岁，或天运顺临岁，运气过后，各逐分野，不定其处，有白气上冲霄汉。其气晶然莹，洁气下多生贤人也。

天蝗运一法。于天运相刑之运，不于相得之岁，不俱太过与不及也。于运中如黄块，其块不敬，蝗虫见之不为灾。其块若散，散如碎星，遍散即甚，多散处为分野。

饥荒运一法。五运相刑克之运，运过后，后有云，或黄、或黑、或云遮其运。其云如鬼神，又如鹅鸭，或如复船见之，皆不稳也。

天疫运一法。天疫者，于诸运中皆有其气至，或不见运而气便来，小灾即为瘟黄气也。大灾即于黄气中晕，晕紫赤色如环，相似大小不等，散之如小电，蚯蚓，摇摇曲曲而动，紫赤相间于黄气之中，见之人死大半也。

丰登运一法。丰登运者，于不及运中，其澹而反深，又不胜气，不相并，或太过运五色，皆间黄气。气过后有云如人，或如凤，或如鹤，见之皆丰稔也。

嘉祥运一法。嘉祥运者，太过不及皆有之，于本运外，或紫、或赤，皆如芝草，又如山，山上有树见，亦主太平，国家乐业，民安丰稔。

真应运一法。真应运者，主将有圣明君出见，应于未来之天子。其运于太过运中，见其五色不定，应木见木也，应火见火也。见之其色大。左右有从色，皆同一色，是数条小气随之也。每一条之气，是一帝也。即小气是子孙之气也。

卷 八

南正[①]顺[②]司纪篇

南正司天十二法 南正司天，自干顺行于支，次用支数，加于生成数也。

一、甲子，土运南正司天。天面向北，左西直，右东直，上正微，君火在天。天气顺转，自甲至子，顺迁十一位。子坎数一，火成数七，至天时于天数前八刻正也。至后十一日，火始治天，始行天令也。治天后五日，太宫来和，赤气在上，热行于天，青霞见夕，黄云发旦，此侍直从司天之色也。

二、甲午，土运南正司天。天面向北，左西直，右东直，上太微君火在天。天气顺转，自甲至午，顺行五位。午为离，其数九，火生数二，九二成十一也，至天时于天数前十一刻至也。至后五日，火始治天，始行天令，治天后五日太宫兴，太徵来和，赤气上见，青霞夕彰，黄气旦发，此天道顺候，吉也。

三、己丑，土运南正司天。天面向北，左西直，右东直，上正宫太阴土在天。天气顺转，自己至丑，左迁七位。丑为土，其数五，土不[③]成数亦五，二五成十，至天时于天数后十刻至也。至后七日，土始治天，少宫与上正宫同和，始化天令。黄气在上，湿行于天，赤气红云，朝夕频见。此左右从司之正也。

四、己未，土运南正司天。天面向北，左西直，右东直，上正宫太阴土司天。天气顺转，己本在未，更不左迁。未为土，其数五，运土其数五，二五成十也。至天时于天数后十刻至也。当日土治天，使[④]行天令，至天后一十八日，少宫与正宫会同，黄气在上，湿行于天，朝夕赤气，共直天令也。

五、甲戌，土运南正司天。天面向北，左西直，右东直，上太羽太阳寒水司天。天气顺转，自甲至戌，左迁九位。戌为土，其数五，运土其数五，二五成十也。至天时于天数前十刻至也。至后九日，水始治天，太宫来刑太羽，羽无亏，气不和，黑气在上，寒行于天，朝见黄气，夕有黄霞，终还紫，紫变黑色也。此

①南正：岁运逢土之年，即年干逢甲（土运太过）、逢己（土运不及）的年份，凡此共十二年。
②顺：即顺迁，指天体自东向西的视运动。
③不："不"字疑衍。
④使："使"字疑为"始"字，声误。

顺化之候也。

六、甲辰，土运南正司天。天面向北，左西直，右东直，上太羽太阳寒水司天。天顺左迁，自甲至辰，左迁三位也。辰土其数五，运亦五，二五成十也，至天时于天数前十刻至也。至后三日，水始治天，始行天令也。至后五日，太宫来刑太羽。羽不亏，黑气在上，寒行于天，黄气上腾，每刑天令也。

七、己亥，土运南正司天。天面向北，左西直，右东直，上正角厥阴木司天。天气在迁，自己至亥，左迁五位也。亥为乾，其数六，土运其数五，五六成十一，至天时于天数十一刻至也。至后五日，木始治天，始化天令，后一十八日，少宫来伏正角。苍气在上，风行于天，朝升黑气于东，幕见红霞斑斑间碧，此天共司之色也。

八、己巳，土运南正司天。天面向北，左西直，右东直，上正角厥阴木司天。天顺左迁，自己至巳，左迁十一位也。巳为巽，其数四，土数五，四五成九，至天时于天数后九刻至也。至后十一日，木始治天，始化天令，后一十八日，少宫来伏正角。青气在上，风行于天，朝东见黑，夕西见赤，二直①从司之候也。

九、甲申，土运南正司天。天面向北，左西直，右东直，上太徵少阳相火司天。天顺左迁，自甲至申，左迁七位也。申为坤，其数二，土数五，二五成七也。至天时于天数前七刻至也。至后七日，相火始治天，始行天令，后五日太宫来和太徵，赤气在上，热行于天，朝有白埃，夕生黄气，左右二直之候也。

十、甲寅，土运南正司天。天面向北，左西直，右东直，上太徵少阳相火司天。天气左迁，甲木在寅，更无迁动。寅为艮，其数八，土数五，八五成十三也。至天时于天数前十三刻至也。当日相火治天，便行天令，后五日太宫来和太徵，赤气在上，热行于天，白气东彰，黄云西举，顺天应化于下。

十一、己酉，土运南正司天。天面向北，左西直，右东直，正商阳明金司天。天顺转，自己至酉，左迁三位也。酉为兑，其数七，土数五，七五成十二也。至天时于天数后十二刻至也。至后三日，金始治天，始化天令，后一十八日，少宫来和正商，白气在上，燥行于天，朝有彤云，夕生黑气，此左右二直同司之候也。

十二、己卯，土运南正司天。天面向北，左西直，右东直，上正商阳明金司天。天顺行，自己至卯，左迁九位也。卯为震，其数三。土数五，三五成八也。至天时于天数后八刻至也。至后九日，金始治天，始化天令，白气在上，燥行于天，朝生赤气，暮有黑云，顺天之候也。

---

①二直：上文“左西直，右东直”，合为“二直”。即司天的左间气和右间气也能发挥作用。故下文有“左右二直之候也”。“左右二直从司之候”可证。

北正[①]右迁[②]纪篇

北正司天四十八法 北正司天，逆行自干至支，右迁逆数，次加生成数也。

一、乙丑，金运北正司天。天面向南，左东直，右西直，上正宫太阴土司天。天气右迁，自乙至丑，右迁四位也。丑为土，其数五。金不及，从生其数四，四五共成九也。至天时于天数后九刻至也。至后四日，土始治天，始化天令，后一十七日，少商来和正宫。黄气在上，湿行于天，东见赤气，西见赤色，左右二火从司之候。

二、乙未，金运北正司天。天面向南，左东直，右西直，上正宫太阴土司天。天气右迁，自乙至未，右迁十位也。未为土，其数五。金不及，从生其数四，五四成九也。至天时于天数后九刻至也。至后十日，土始治天，始化令也，后一十七日，少商来和上宫，黄气在上，湿行于天，东西赤气见于朝夕，此从司二直也。

三、丙寅，水运北正司天。天面向南，左东直，右西直，上太徵少阳相火司天。天气右迁，自丙至寅，右迁四位也。寅为艮，其数八。水太过，从成其数六，八六成十四也。至天时于天数前十四刻至也。至后四日，火始治天，始行天令，后六日太羽来刑太徵，赤气在上，热行于天，寒乃行之，赤气东彰，黄云夕见，此从司二直也。

四、丙申，水运北正司天。天面向南，左东直，右西直，上太徵少阳相火司天。天气右迁，自丙至申，右迁十位也。申为坤，其数二。水太过，从成其数六，二六成八也。至天时于天数前八刻至也。至后十日，火乃治天，始行天令，后六日太羽来刑太徵，赤气在上，热行于天，寒每胜之。

五、丁卯，木运北正司天。天面向南，左东直，右西直，上正商阳明金司天。天气右迁，自丁至卯，右迁五位也。卯为震，其数三。木运不及，从生其数三，二三成六。至天时于天数后六刻至也。至后五日，金始治天，始行天令，后一十六日少角来伏正商，白气在上，燥行于天，东见黑云，西生赤气，此二直之免[③]也。

六、丁酉，木运北正司天。天面向南，左东直，右西直，上正商阳阴金司天。天气右迁，自丁至酉，右迁十一位也。酉为兑，其数七。木不及，从生其数三，三七成十。至天时于天数后十刻至也。至后十一日，金始治天，始行天令，后十六日，少角来伏正商也。至后十一日，金始治天，始行天令，白气在上，燥行于天，朝见黑气，夕举红云，东西二直也。

---

①北正：除土运之年以外其他四运司岁的年份即是。

②右迁：也称“逆”，指自右向左迁移。

③免：“免”字疑为“候”字之误。

七、戊戌，火运北正司天。天面向南，左东直，右西直，上太羽太阳寒水司天。天气右迁，自戊至戌，右迁八位也。戌为土，其数五。火太过，从成其数七，五七成十二。至天时于天数前十二刻至也。至后八日，水始治天，始行天令，后十日，太徵来伏太羽，黑气在上，寒行于天，东生青霞，西彰白气，东西二直之候也。

八、戊辰，火运北正司天。天面向南，左东直，右西直，上太羽太阳寒水司天。天气右迁，自戊至辰，右迁二位也。辰为土，其数五。火太过，从成其数七，七五成十二。至天时于天数前十二刻至也。至后二日，水始治天，始行天令，后七日，太徵来伏太羽，黑气在上，寒行于天，东见青气，西有白埃，二直之候也。

九、庚午，金运北正司天。天面向南，左东直，右西直，上太徵少阴君火司天。天气右迁，自庚至午，右迁三位也。午为离，其数九。金太过，从成其数九，二九一十八也。至天时于天数前一十八刻至也。至后三日，火始治天，始行天令，后九日太商来伏太徵，赤气在上，热行于天，东有黄云，西生青气，东西二直也。

十、庚子，金运化正司天。天面向南，左东直，右西直，上正徵少阴君火司天。天气右迁，自庚至子，右迁九位也。子为坎，其数一。金太过，从成其数九，一九成十也。至天时于天数前十刻至也。至后九日，火始治天，始行天令，后九日，太商来伏正徵也。赤气在上，热行于天，东有黄气，西有青霞，东西二直也。

十一、辛丑，水运北正司天。天面向南，左东直，右西直，上正宫太阴土司天。天气右迁，自辛至丑，右迁十位也。丑为土，其数五。水不及，从生其数一，一五成六也。至天时于天数后六刻至也。至后十日，土始治天，始行天令也。后十四日，少羽来伏正宫也。黄气在上，湿行于天，东有赤云，西生赤气，此二直之候也。

十二、辛未，水运北正司天。天面向南，左东直，右西直，上正宫太阴土司天。天气右迁，自辛至未，右迁四位也。未为土，其数五，水不及，从生其数一，一五成六也。至天时于天数后六刻至也。至后四日，土始治天，始行天令，后十四日，少羽来伏正宫也。黄气在上，湿行于天，东西二宜，频生赤气也。

十三、壬申，木运北正司天。天面向南，左东直，右西直，上正徵少阳相火司天。天气右迁，自壬至申，右迁四位也。申为坤，其数二。木太过，从成其数八，二八成十也。至天时于天数前十刻至也。至后四日，火始治天，始行天令，后八日，太角来和正徵也。赤气在上，热行于天，东起白埃，西生黄气，二直之候也。

十四、壬寅，木运北正司天。天面向南，左东直，右西直，上太徵少阳相火司天。天气右迁，自壬至寅，右迁十位也。寅为艮，其数八。木太过，从成其数八，二八十六也。至天时于天数前十六刻至也。至后十日，火始治天，始行天令也。后八日，太角来和太徵，赤气在上，热行于天，东生白埃，西彰黄气，二直之候应色也。

十五、癸卯，火运北正司天。天面向南，左东直，右西直，上正商阳明金司天。天气右迁，自癸至卯，右迁十一位也。卯为震，其数三。火不及，从生其数二，二三成五也。至天时于天数后五刻至也。至后十一日，金始治天，始行天令。后十五日，少徵来刑正商，白气在上，燥行于天，东有黑云，西生赤气，二直之候也。

十六、癸酉，火运北正司天。天面向南，左东直，右西直，上正商阳明金司天。天气右迁，自癸至酉，右迁五位也。酉为兑，其数七。火不及，从生其数二，二七成九也。至天时于天数后九刻至也。至后五日，金始治天，始行天令也。后十五日，少徵来刑正商，白气在上，燥行于天，东生黑气，西举赤云，二直之候也。

十七、乙亥，金运北正司天。天面向南，左东直，右西直，上太角厥阴木司天。天气右迁，自乙至亥，右迁六位也。亥为乾，其数六。金不反，生其数四，四六成十也。至天时于天数后十刻至也。至后六日，木始治天，始行天令。后十七日，少商来刑太角，青气在上，风行于天，东生赤气，西有黑埃，此二直之候也。

十八、乙巳，金运北正司天。天面向南，左东直，右西直，上正角厥阴木司天。天气右迁，自乙至巳，右迁十二位也。巳为巽其数四。金不及，从生其数四，二四成八也。至天时于天数后八刻至也。至后十二日，木始治天，始行天令也。后十七日，少商刑正角，青气在上，风行于天，东有赤晖，西生黑气，二直之候也。

十九、丙子，水运北正司天。天面向南，左东直，右西直，上正徵少阴君火司天。天气右迁，自丙至子，右迁六位也。子为坎，其数一。水太过，后①成其数六，六一成七也。至天时于天数前七刻至也。至后六日，火始治天，始行天令也。后六日，太羽来刑正徵，赤气在天，热行于上，东有黄晖，西生青气，二直之候也。

二十、丙午，水运北正司天。天面向南，左东直，右西直，上正徵少阴君火司天。天气右迁，自丙至午，右迁十二位也，午为离，其数九。水太过，从成其数六，六九成十五也。至天时于天数前十五刻至也。至后十二日，火始治天，始行天令也。后六日，太羽来刑正徵，热行于天，赤气在上，东生黄气，西有黑云，二直之候也。

二十一、丁未，木运北正司天。天面向南，左东直，右西直，上正宫太阴土司天。天气右迁，丁本在未，更不移位也。未为土，其数五，木不及，从成其数三，三五成八也。至天时于天数后八刻至也。当日土便治天，始行天令也。后一十六日，少角来刑正宫，黄气在上，湿行于天，东西二直，皆彰赤气。

二十二、丁丑，木运北正司天。天面向南，左东直，右西直，上正宫太阴土

①后："后"字疑为"从"字之形误。

司天。天气右迁，自丁至丑，右迁七位也。丑为土，其数五。木不及，从生其数三，三五成八也。至天时于天数后八刻至也。至后七日，土始治天，始行天令。后一十六日，少角来刑正宫，黄气在上，湿行于天，东西二候，俱为赤气。

二十三、戊寅，火运北正司天。天面向南，左东直，右西直，上太徵少阳相火司天。天气右迁，自戊至寅，右迁四位也。寅为艮，其数八。火太过，从成其数七，七八成十五也。至天时于天数前十五刻至也。至后四日，火始治天，始行天令。后七日，正徵来同大徵，赤气在上，热行于天，东生白气，西有黄云，二直之候也。

二十四、戊申，火运北正司天。天面向南，左东直，右西直，上正徵少阳相火司天。天气右迁，自戊至申，右迁九位也。申为坤，其数二，火太过，从成其数七，二七成九也。至天时于天数前九刻至也。至后十日，火始治天，始行天令也。赤气在上，热行于天，东生白气，西有黄云，二直之候也。

二十五、寅戌，金运北正司天。天面向南，左东直，右西直，上太羽太阳水司天。天气右迁，自庚至戌，右迁十一位也。戌为土，其数五。金太过，从成其数九，九五成十四也。至天时于天数前十四刻至也。至后十一日，水始治天，始行天令也。后九日，太商来和太羽，黑气在上，寒行于天，东起青霞，西彰白气，二直之候也。

二十六、庚辰，金运北正司天。天面向南，左东直，右西直，上正羽太阳水司天。天气右迁，自庚至辰，右迁五位也。辰为土，其数五。金太过，从成其数九，五九成十四也。至天时于天数前十四刻至也。至后五日，水始治天，始行天令也。后九日，太商来和正羽，黑气在天，寒行于上，东起青霞，西生白气，二直之候也。

二十七、辛巳，水运北正司天。天面向南，左东直，右西直，上正角厥阴木司天。天气右迁，自辛至巳，右迁六位也。巳为巽，其数四。水不及，从生其数一，四一成五。至天时于天数，后五刻至也。至后六日，木始治天，始行天令也。后十四日，少羽来和正角，青气在上，风行于天，东生赤气，西有黑气，二直之候也。

二十八、辛亥，水运北正司天。天面向南，左东直，右西直，上太角厥阴木司天。天气右迁，自辛至亥，右迁十二位也。亥为乾，其数六，水不及，从生其数一，一六成七也。至天时于天数后七刻至也。至后十二日，木始治天，始行天令。后十四日，少羽来和太角，青气在上，风行于天，东赤西黑，二直之候也。

二十九、壬子，木运北正司天。天面向南，左东直，右西直，上正徵少阴君火司天。天气右迁，自壬至子，右迁十二位也。子为坎，其数一。木太过，从成其数八，八一成九也。至天时于天数前九刻至也。至后十二日，火始治天，始行天令也。后八日，太角来和正徵，赤气在上，热行于天，东有黄云，西生青气，二直之候也。

三十、壬午，木运北正司天。天面向南，左东直，右西直，上太徵少阴君火司天。天气右迁，自壬至午，右迁六位也。午为离，其数九。木太过，从成其数八，八九成十七也。至天时于天数前十七刻至也。至后六日，火始治天，始行天令也。后八日，太角来和太徵，赤气在天，热行于天，东有黄埃，西生碧气，二直之候也。

三十一、癸未，火运北正司天。天面向南，左东直，右西直，上正宫太阴土司天。天气右迁，自癸至未，右迁七位也。未为土，其数五。火不及，以生其数二，二五成七也。至天时于天数后七刻至也。至后七日，土始治天，始行天令也。后十五日，少徵来和正宫，黄气在上，湿行于天，东西见其赤气，此二直之候也。

三十二、癸丑，火运北正司天。天面向南，左东直，右西直，上正宫太阴土司天。天气右迁，癸本在丑，更无迁动也。丑为土，其数五。火不及，从生其数二，二五成七也。至天时于天数后七刻至也。至后当日，土便治天，始行天令也。后十五日，少徵来和正宫也。黄气在上，湿行于天，东西赤气，左右二直之候也。

三十三、乙卯，金运化正司天。天面向南，左东直，右西直，上正商阳明金司天。天气右迁，自乙至卯，右迁二位也。卯为震，其数三。金不及，从生其数四，四三成七也。至天时于天数后七刻至也。至后二日，金始治天，始行天令也。后十七日，少商来与正商同也。白气在上，燥行于天，东生黑气，西有红霞，二直之候也。

三十四、乙酉，金运北正司天。天面向南，左东直，右西直，上太商阳明金司天。天气右迁，自乙至酉，右迁八位也。酉为兑，其数七。金不及，从其生数四，四七成十一也。至天时于天数后十一刻至也。至后八日，金始治天，始行天令也。后十七日，少商来同正商也。白气在上，燥行于天，东见黑气，西有红霞，二直之候也。

三十五、丙戌，水运北正司天。天面向南，左东直，右西直，上太羽太阳水司天。天气右迁，自丙至戌，右迁八位也。戌为土，其数五。水太过，从成其数六，六五成十一也。至天时于天数后十一刻至也。至后八日，水始治天，始行天令也。后六日，正羽来和太羽也。黑气在上，寒行于天，东有青霞，西生白气，此二直之候也。

三十六、丙辰，水运北正司天。天面向南，左东直，右西直，上正羽太阳水司天。天气右迁，自丙至辰，右迁二位也。辰为土，其数五。水太过，从成其数六，五六成十一也。至天时于天数后十一刻至也。至后二日，水始治天，始行天令也。后六日，太羽来同正羽也。黑气在上，寒行于天，东有青霞，西生白气，此二直之候也。

三十七、丁巳，木运北正司天。天面向南，左东直，右西直，上正角厥阴木司天。天气右迁，自丁至巳，右迁三位也。巳为巽，其数四。木不及，从生其数三，四三成七也。至天时于天数后七刻至也。至后三日，木始治天，始行天令也。后三日，少角来同正角也。青气在上，风行于天，东有赤晖，西生黑气，此二直之候也。

三十八、丁亥，木运北正司天。天面向南，左东直，右西直，上正角厥阴木司天。天气右迁，自丁至亥，右迁九位也。亥为乾，其数六，木不及，从生其数三，三六成九也。至天时于天数后九刻至也。至后九日，木始治天，始行天令也。后十六日，少角来同正角。青气在上，风行于天，东生赤气，西有黑云，二直之候也。

三十九、戊子，火运北正司天。天面向南，左东直，右西直，上正徵少阴君火司天。天气右迁，自戊至子，右迁六位也。子为坎，其数一。火太过，从成其数七，一七成八也。至天时于天数前八刻至也。至后六日，火始治天，始行天令也。后七日，太徵来同正徵，赤气在上，热行于天，东有黄埃，西生碧气，二直之候也。

四十、戊午，火运北正司天。天面向南，左东直，右西直，太徵少阴君火司天。天气右迁，自戊至午，右迁十二位也。午为离，其数九。火太过，从成其数七，七九成十六也。至天时于天数前十六刻至也。至后十二日，火始治天，始行天令也，后七日，正徵来同太徵也。赤气在上，热行于天，东有黄气，西有青霞，二直之候也。

四十一、庚寅，金运北正司天。天面向南，左东直，右西直，上太徵少阳相火司天。天气右迁，自庚至寅，右迁七位也。寅为艮，其数八。金太过，从成其数九，九八成十七也。至天时于天数前一十七刻至也。至后七日，火始治天，始行天令也。后九日，太商来伏太徵，赤气在上，热行于天，东生白埃，西生黄气，此二直之候也。

四十二、庚申，金运北正司天。天面向南，左东直，右西直，上正徵少阳相火司天。天气右迁，庚本在申，更无迁动也。申为坤，其数二。金太过，从成其数九，二九成十一也。至天时于天数前十一刻至也。至后当日，火乃治天，始行天令也。后九日，太商来伏正徵，赤气在上，热行于天，东生白埃，西生黄气，二直之候也。

四十三、辛卯，水运北正司天。天面向南，左东直，右西直，上正商阳明金司天。天气右迁，自辛至卯，右迁八位也。卯为震，其数三。水不及，从生其数一，一三成四也。至天时于天数后四刻至也。至后八日，金始治天，始行天令也。后十四日，少羽来和正商也。白气在上，燥行于天，东有黑气，西见赤云，此二直之候也。

四十四、辛酉，水运北正司天。天面向南，左东直，右西直，上太商阳明金司天。天气右迁，自辛至酉，右迁二位也。酉为兑，其数七。水不及，后生其数一，一七成八也。至天时于天数后八刻至也。至后二日，金始治天，给行天令也。后十四日，少羽来和太商，白气在上，燥行于天，东有黑气，西有赤云，此二直之候也。

四十五、壬辰，木运北正司天。天面向南，左东直，右西直，上正羽太阳水司天。天气右迁，自壬至辰，右迁八位也。辰为土，其数五。木太过，从成其数八，八五成十三也。至天时于天数前十三刻至也。至后八日，木始治天，始行天令也。后八日，太角来和正羽，黑气在上，寒行于天，东有青气，西有白埃，此二直之候也。

四十六、壬戌，木运北正司天。天面向南，左东直，右西直，上太羽太阳水司天。天气右迁，自壬至戌，右迁二位也。戌为土，其数五。木太过，从成其数八，八五成十三也。至天时于天数前十三刻至也。至后二日，水始治天，始行天令也。后八日，太角来和太羽也。黑气在上，寒行于天，东生青气，西有白埃，二直之候也。

四十七、癸巳，火运北正司天。天面向南，左东直，右西直，上正角厥阴木司天。天气右迁，自癸至巳，右迁九位也。巳为巽，其数四。火不及，从生其数二，二四成六也。至天时于天数后六刻至也。至后九日，木始治天，始行天令也。后十五日，少徵来和正角也。青气在上，风行于天，东有赤气，西有昏埃，二直之候也。

四十八、癸亥，火运北正司天。天面向南，左东直，右西直，上太角厥阴木司天。天气右迁，自癸至亥，右迁三位也。亥为乾，其数六。火不及，从生其数二，二六共成八也。至天时于天数后八刻至也。至后三日，木始治天，始行天令也。后十五日，少徵和太角也。青气在上，风行于天，东有赤气，西有黑埃，此二直之候也。

卷　九

司天配轮纪篇

运胜司天六法

一、丙子，少阴君火司天，热行于上。中见水运太过，黑气冲天[①]，上胜天火[②]，不行炎令。

二、丙午，少阴君火司天，热行于上。中见水运太过，黑气冲天，上胜天火，不行炎化。

三、丙寅，少阳相火司天，热行于上。中见水运太过，黑气冲天，上胜天火，暑热炎令，皆失其化。

四、丙申，少阳相火司天，热行于上也。中见水运太过，黑气冲天，上胜天火，不炎化。

五、甲戌，太阳水司天，寒行于上也。中见土运太过，黄埃四起，上克天水[③]，寒乃化湿。

六、甲辰，太阳水司天，寒行于上也。中见土运太过，黄埃四起，上克天水，寒乃不化，反生湿令。

六运承[④]司天六法

一、乙亥，厥阴木司天，风行于上也。中见金运，白气承之[⑤]。金运刑木，风化失令。言运承者，为运不及，即不如太过也，即承之减其半令也。

二、乙巳，厥阴木司天，风行于上也。中见金运，白气承之，风化失令也。

三、癸酉，阳明金司天，燥行于上也。中见火运，赤气承之，燥令减半也。

四、癸卯，阳明金司天，燥行于上也。中见火运承之，赤气上行，燥失其令。

五、丁未，太阴土司天，湿行于上也。中见木运，青气承之，湿令还风。

①黑气冲天：谓中运之水气制约司天之火气，即水克火也。
②上胜天火：谓水气制约司天君火热气。
③上克天水：谓中运之气土制约了在上的司天之气。
④承：通“丞”，辅佐，见《左传·哀公十八年》注。
⑤白气承之：中运之气金制约了司天厥阴风木之气。

六、丁丑，太阴土司天，湿行于上也。中见木运，青气承之，湿令间风。

直符司天十二法夫直者，是与天同也。符者，合也，是干合司天之名也。

一、丙午，少阴君火司天，其丙者，南方火干也。干与天同，远视太虚遥遥，赤气上接天涯，别无间令，与天同德也。

二、丙子，少阴君火司天，丙为南方火干也。干与天同，遥升赤气，远接天涯。

三、乙亥，厥阴木司天。乙为东方木位，木干与天木合德，苍气如烟，遥依林木。

四、乙巳。厥阴木司天。乙为东方木，干与天合德，上与天同，间气还小。

五、己未，太阴土司天。己为中央土，干上与天同，黄起于维，天气得之小佐也。

六、己丑，太阴土司天。己为中央土，干与天合德，小佐于天。

七、辛酉，阳明金司天。辛为西方金，干与天合德，小佐于间，行小令①也。

八、辛卯，阳明金司天。辛为西方金，干与天合德，与金同佐。

九、壬戌，太阳水司天。壬为北方水。干与天合，上同天化②，小佐于天。

十、壬辰，太阳水司天。壬为北方水，干与天合德，上与天同，小佐天令。

十一、丙寅，少阳相火司天。丙为南方火，干与天同，小佐天令。

十二、丙申，少阳相火司天。丙为南方火，干与天合德，小佐于天。

运合司天十二法

一、丁亥，厥阴木司天。中见木运，与天合德，青气上同，风化同令，天运相佐③，气化令同，上中相得。

二、丁巳，厥阴木司天。中见木运，与天合德，青气上同，风化同令，天运相佐，气化令实，上中无克。

三、戊子，少阴君火司天。中见火运，与天合德，赤气上同，热化同令，天运相佐，化令乃实。

四、戊午，少阴君火司天。中见火运，与天合德，赤气上同，热化同令，天运相佐，令化同一。

五、乙酉，阳明金司天。中见金运，与天合德，白气上同，燥行同一。

---

①行小令：气候所产生的作用极小。令，政令。此指岁运、岁气辅助了间气，间气也发挥了一定的作用。

②上同天化：指气候随着司天之气而产生相应的变化及作用。天化，即司天之气的变化及其作用。

③天运相佐：指司天之气与中运之气互相辅助。

六、乙卯，阳明金司天。中见金运，与天合德，白气上同，燥化令合。

七、己未，太阴土司天。中见土运，与天合德，黄气上同，湿化共令。

八、己丑，太阴土司天。中见土运，与天合德，黄气上同，与天同令，雨湿令化同一。

九、丙戌，太阳水司天，中见水运，与天合德，黑气上同，寒化共令。

十、丙辰，太阳水司天。中见水运，与天合德，黑气上同，寒化共令。

十一、戊寅，少阳相火司天。中见火运，与天合德，赤气奉上，热化运同也。

十二、戊申，少阳相火司天。中见火运，与天合德，赤气上同，热化共令也。

临下司天十二法

一、己亥，厥阴木司天，中见土运。木在上，下临①土运乃亏，运衰天胜②，青气下临，风化胜雨。

二、己巳，厥阴木司天，中见土运。木在上，下临土运天克之，木气下临，青气刑黄，风化胜雨。

三、庚子，少阴君火司天，中见金运。火在上，下临金运乃衰，赤气之下，金气不荣，热胜燥令。

四、庚午，少阴君火司天，中见金运。火在上，下临金气，伏天赤气，下胜金乃不胜，热化燥衰③。

五、辛未，太阴土司天，中见水运。土在上，下临水运，寒化失令，黄气胜寒④。

六、辛丑，太阴土司天，中见水运。土在上，下临水运，水气失令，黄气之下，黑气全收。

七、庚申，少阳相火司天，中见金运。火在上，下临燥金失令，赤气之下，白埃不彰。

八、庚寅，少阳相火司天，中见金运。火在上，下临燥气，肃杀不施，炎炎赤气，金令乃亏。

九、丁酉，阳明金司天，中见木运。金在上，下临风化，燥生白气，木令还衰。

十、丁卯，阳明金司天，中见木运。金在上，下临风化，金令燥行，白气之

①临：降临。从上至下谓之临。司天在中运之气和在泉之气之上，司天对中运之气或中运对在泉之气发挥作用时，故用“临”。此外，客气、客运在上，主气、主运在下，故“客”作用于“主”时也谓之“临”。

②运衰天胜：由于司天之气制约了中运之气，中运之气受制而不能发挥其作用，故谓之“运衰天胜”。

③热化燥衰：由于少阴君火克制了中运金气，故司天热气胜而行令，中运金气燥气受制而衰减。

④黄气胜寒：谓湿气胜，寒气少。即土克水之义。

下，木令乃亏。

十一、戊戌，太阳水司天，中见火运。水在上，下临火运，炎令不时，黑气之下，火化无施。

十二、戊辰，太阳司天，水行于上，下临火运，热化失时，寒化在天，暑令全亏。

顺化司天十二法[①]

一、癸亥，上厥阴木司天，中见火运。即木生于火。父临子位，故顺也。木气之下，火运奉天[②]。

二、癸巳，上厥阴木司天，中见火运，即木生于火，父临子位，故顺也。木气之下，火运奉天。

三、甲子，上少阴君火司天，中见土运，即火生土。父临子位，顺也。火气之下，土运奉天。

四、甲午，上少阴君火司天，中见土运，即火生土，父临子位，顺也。火气之下，土运奉天。

五、乙丑，上太阴土司天，中见金运，即土生金也。父临子位，顺也。土气之下，金运奉天。

六、乙未，上太阴土司天，中见金运，即土生金也。父临子位，顺也。土气之下，金运奉天。

七、甲寅，上少阳相火司天，中见土运，即火生土，父临子位，顺也，火气之下，土运奉天。

八、甲申，上少阳相火司天，中见土运，即火生土。父临子位，顺也。即火气之下，土运奉天。

九、辛酉，上阳明金司天，中见水运，即金生水。父临子位，顺也。即金气之下，水运奉天。

十、辛卯，上阴明金司天，中见水运，即金生。水父临子位，顺也。即金气之下，水运奉天。

十一、壬戌，上太阳水司天，中见木运，即水生木也。父临子位，顺也。即水气之下，木运奉天。

十二、壬辰，上太阳水司天，中见木运，即水生木。父临子位，顺也。即水气之下，木运奉天。

上十二顺化司天，皆主吉也。不奉天，反凶。

①顺化司天十二法：指司天在上，中运之气在下，司天与中运之气的五行属性为母（或曰父）在上，子在下的相顺之位而发生的12年变化。即下文之“父临子位，故顺也”。

②火运奉天：癸亥年，中运之气火运扶助了司天之风木。奉，（下对上的）扶助。《淮南子·说林》高诱注：“奉，助也。”

逆化司天十二法[①]

一、辛亥，上厥阴木司天，中见水运。即子木居上，父水在下，子临父位，逆。木气之下，水不奉天，即不顺，故为凶年。

二、辛亥，上厥阴木司天，中见水运。即子木居上，父水在下，子临父位，逆。木气之下，水不奉天，即不顺，故为凶年。

三、壬子，上少阴君火司天，中见木运。子火居上，父木在下，子临父位，逆。火气之下，木不奉天，皆逆，主凶也。

四、壬午，上少阴君火司天，中见木运。子火居上，父木在下，子临父位，逆。火气之下，木不奉天。

五、癸丑，上太阴土司天，中见火运。子土居上，父火在下，子临父位，逆。土气之下，火不奉天。

六、癸未，上太阴土司天，中见火运。子土居上，父火在下，子临父位，逆。土气之下，火不奉天。

七、壬寅，上少阳相火司天，中见木运。子火居上，父木在下，子临父位，逆。火气之下，木不奉天。

八、壬申，上少阳相火司天，中见木运。子火居上，父木在下，子临父位，逆。火气之下，木不奉天。

九、己酉，上阳明金司天，中见土运。子金居上，父土在下，子临父位，逆。金气之下，土不奉天。

十、己卯，上阳明金司天，中见土运。子金居上，父土在下，子临父位，逆。金气之下，土不奉天。

十一、庚戌，上太阳水司天，中见金运。子水居上，父金在下，子临父位，逆。水气之下，金不奉天。

十二、庚辰，上太阳水司天，中见金运。子水居上，父金在下，子临父位，逆。水气之下，金不奉天。

天运不济十二法 凡天运不济者，是天虚间至，运虚间至，故天运有不相会合，更各受其胜，是致不济也。各胜必各自得正令[②]时，却得相济也。于卯、己丑，此三位阴年，对化中取十二年也。三位各五年，取三年，天运合德[③]于十五年中，取出三年，只得十二年也。取出丁巳，运与天同，木也。取出己丑，运与天同，土也。取出乙卯，运与天同，金也。

一、乙巳，天对化，行天间左右，二间各至，运金不及，火来行胜，运被火

①逆化司天十二法：与“顺化”相左，以节专论辛亥、壬子等12年司天之气在上，为子；中运之气在下，为父为母，子居父（母）之上位，故曰逆，因此下文说：“子临父位，逆。”

②正令：司天之气或中运之气能正常地发挥其作用（即行使其政令）。

③天运合德：司天之气与中运之气的五行属性一致，相互资助。合，符合。德，谓五行理论中四时之旺气。

胜，天被间气来侵，故天运不相救济也。

二、己巳，天对化，天间至，运土不及，木来行胜，运被木刑，天有间侵，故不相济也。

三、癸巳，天对化，天间至，运火不及，水来行胜，运被水刑，天有间侵，故不相济也。

四、辛巳，天对化，天间气至，运水不及，土来行胜，运被土刑，天有间侵，故天不相合也。

五、丁卯，天对化，天间至，运木不及，金来行胜，运胜虽小，天有间侵也。

六、己卯，天对化，天间至，运土不及，木来行胜，运被木胜，天有间侵也。

七、辛卯，天对化，天间至，运水不及，土来行胜，运被土刑，天有间侵也。

八、癸卯，天对化，天间至，运火不及，水来行胜，运被水胜，天有间侵也。

九、丁丑，天对化，天间至，运木不及，金来行胜，运被金刑，天有间侵也。

十、乙丑，天对化，天间至，运金不及，火来行胜，运被火刑，天有间侵也。

十一、辛丑，天对化，天间至，运水不及，土来行胜，运被土刑，天有间侵也。

十二、癸丑，天对化，天间至，运火不及，水来行胜，运被水刑，天有间侵，间退复来，却得相济也。

卷　十

正化[①]令专纪篇

正化司天三十法

正化者，即天令正化，其令正，无邪化，天气实故也。

一、乙亥，厥阴正化司天，木本王卯，卯被阳明金冲位，对化[②]也。木生于亥，故正化。正化归本，从生其数三也。治天[③]后十七日，运冲于上。次三日，下临土伏[④]，倮虫夭，脾藏乃病。后五日，黄气奉上，上气微虚，运力承之，风化之令，徵胜[⑤]虽正化，金运小胜之，故天令风小胜之耳。

二、丁亥，厥阴正化司天，木归本，从生其数三。治天后十六日，运来同上。次八三日，下临土伏，倮虫不育，病本于脾。后五日，黄气奉上，少宫伏，太角青气，来和正化令，实胜而不衰。

三、己亥，厥阴正化司天，木归本，从生其数三，通运同其数八。至天后八日，下临土伏，倮虫乃殃，病本于脾，风乃化。后十八日，黄气奉上，少宫来伏，正化令实不衰。

四、辛亥，厥阴正化司天，木归本，从生其数三，通运其数四。至天后四日，下临土伏，倮虫不荣，脾藏受病。后十七日，黄气奉上，少宫来声于角，正化令实，风胜不衰。

①正化：十二支化气规律中，凡岁支所在方位的五行属性与所化之气的五行属性一致，或为相生关系时，岁支与所化之气的关系即为正化。如乙亥厥阴风木，亥位于北方水位，水生木为木之母，故乙亥年，其司天之气厥阴风为正化，因此说“乙亥，厥阴正化司天”。又如甲午年，午为南方火位，岁支午所化的司天之火气即为正化，故曰“甲午，少阴正化司天”。

②对化：十二支化气规律中，凡岁支所在方位的五行属性与所化之气的五行属性为相克关系时，岁支与所化之气的关系即为对化。如东方卯位本为木之位，但十二支化气时，卯酉所化之气为阳明燥金，金克木，故乙亥年，“卯被阳金冲位”，而为对化。但亥位北方水位，水又生木，因此，乙亥年为“厥阴正化司天”。

③治天：司天之气掌管时令气。治，司，掌管。

④下临土伏：厥阴风木司天，木克土，风木之气旺则土气受制约而不能显现其作用，故曰“土伏”。

⑤徵胜：徵，火之音，指代五行之中的火气。火为木之子，当金运克制了司天木气，木之子火气来复而胜之，故曰“徵胜”。以下角、徵、宫、商、羽五音分别指运气中的风（木）、热（火）、湿（土）、燥（金）、寒（水）。其太、少、正，分别表示运气的太过（偏盛）、不及和平气。

五、癸亥，厥阴正化司天，木归本，从生其数三，通运其数五。至天后五日，下临土伏，倮虫不舒，病本于脾。后十五日，黄气奉上，少宫归声于角，正化令实，胜而不衰。

六、甲午，少阴正化司天，火归本，从生其数二，通运其数七。至天后七日，下临金伏，甲虫不育，肺藏受病。后五日，白气奉[①]，正少商音同正徵，正化令实不衰。

七、丙午，少阴正化司天，火归本，从生其数二，通运其数八。至天后八日，下临金伏，甲虫乃困[②]，病本于肺。后六日，白气奉上，少商音归太徵，正化令实不衰。

八、戊午，少阴正化司天。火归本，从生其数二，通运其数九。至天后九日，下临金伏，甲虫乃瘁[③]，肺病乃亡。后七日，白气奉上，商声归徵，正化令实不衰。

九、庚午，少阴正化司天，火归本，从生其数二，通运其数十一。至天后十一日，下临金，金不伏，少衰尔，何故也？金太过，天胜得半，故不伏也。甲虫小困，肺病微亏。后九日，白气奉上，商不归徵，正化令实，胜而不衰。

十、壬午，少阴正化司天。火归本，从生其数三，通运其数十。至天后十日，下临金伏，甲虫不育，肺病还困。后八日，白气奉上，少商之音，半同太徵，正化令实不衰。

十一、乙未，太阴正化司天。土归本，其数五，通运其数九。至天后九日，下临水伏，鳞虫乃灾，肾藏受病。后十七日，黑气奉上，少羽之音，半藏正宫之内。正化令，雨施无间[④]。

十二、丁未，太阴正化司天。土归本，其数五，通运其数八。至天后八日，下临水伏，鳞虫不化，肾久病痿。后十六日，黑气奉上，少羽之音，半归太宫。正化令实，埃湿还甚。

十三、己未，太阴正化司天。土归本，其数五，通运其数十。至天后十日，下临水伏，鳞虫不孳，肾藏乃衰。后十七日，黑气奉上，少羽音亏，上归正宫。正化令实，雨湿数至。

十四、辛未，太阴正化司天。土归本，其数五，通运其数六。至天后六日，下临水小困，何故也？辛水运受胜日，水始伏，鳞虫衰，肾气困。后十四日，黑气奉上，少羽之声，半同正宫。正化令实，胜而不衰。

十五、癸未，太阴正化司天。土归本，其数五，通运其数七。至天后七日，下临水伏，鳞虫殃，肾病死。后十五日，黑气奉上，少羽移音，归于正宫。正化

①奉：“奉”字下脱一“上”字。

②困：匮乏，短缺。犹言生长繁衍不旺盛。

③瘁（cuì 音粹）：病困。

④无间：指司天之气当其位而发生正常的变化，这种气候变化不出现在其左间气或右间气的时段。

令实，云雨数至。

十六、甲寅，少阳相火正化司天。火归本，从生其数二，通运其数十。至天后七日，下临金伏，甲虫乃瘁，肺病还衰。后五日，白气奉上，少商之音，移同正徵。正化令实，炎暑时令。

十七、丙寅，少阳相火正化司天。火归本，从生其数二，通运其数八。至天后八日，下临金伏，甲虫乃危，肺病还困。后六日，白气奉上，少商之音，移归正徵。正化之实，大暑无间。

十八、戊寅，少阳相火正化司天。火归本，从生其数二，通运其数九。至天后九日，下临金伏，甲虫乃危。后七日，白气奉上，少商之音，半同太徵。正化之实，炎燔每至。

十九、丙寅，少阳相火正化司天。火归本，从生其数二，通运其数十一。至天后十一日，下临金伏，运符伏之少半，甲虫少困，肺病不困。后九日，白气奉上，少商不归徵，正化之实，暑热之令，盛而不衰。

二十、壬寅，少阳相火正化司天。火归本，从生其数二，通运其数十。至天后十日，下临金伏，甲虫不化，肺病还深。后八日，白气奉上，少商之音，移归正徵，正化之实。

二十一、乙酉，阳明正化司天。金归本，从生其数四，通运其数八。至天后八日，下临木伏，毛虫乃夭，肝病者危。后十七日，青气奉上，少角移音，半同正商。正令化实，燥行清化。

二十二、丁酉，阳明正化司天。金归本，从生其数四，通运其数七。至天后七日，下临木伏，毛虫乃困，肝藏受邪。后十六日，青气奉上，正令化实，燥施风少。

二十三、己酉，阳明正化司天。金归本，从生其数四，通运其数九。至天后九日，下临木伏，毛虫病，肝气衰。后十八日，青气奉上，少角之音，还同正商。正令化实，燥清每作。

二十四、辛酉，阳明正化司天。金归本，从生其数四，通运其数五。至天后五日，下临木伏，毛虫乃殃，肝气不荣。后十四日，青气奉上，少角之音，半同正商，正令化实。

二十五、癸酉，阳明正化司天。金归本，从生其数四，通运其数六。至天后六日，下临木伏，毛虫困，民病肝藏。后十四日，青气奉上，少角与正商同音①，正令化实。

二十六、甲戌，太阳正化司天。水归本，从生其数一，通运其数六。至天后六日，下临火伏，羽虫灾，心藏病。后五日，赤气奉上，少徵之音，半从正羽。正化令实，寒令更作。

二十七、丙戌，太阳正化司天。水归本，从生其数一，通运其数七。至天后

①少角与正商同音：指不及之木运（少角）与阳明燥金平气（正商）同时发挥作用。上下文中的五音皆指岁气及岁运，太、少、正指其太过、不及和平气。

七日，下临火伏，羽虫灾，心藏病。后六日，赤气奉上，少徵半归正羽，正化寒令。

二十八、戊戌，太阳正化司天。水归本，从生其数一，通运其数八。至天后八日，下临火伏，羽虫病，心藏衰。后七日，赤气奉上，少徵之音，半归正羽。正化令实，寒雰时令①。

二十九、庚戌，太阳正化司天。水归本，从生其数一，通运其数十。至天后十日，下临火伏，羽虫殃，心藏病。后九日，赤气奉上，少徵之半同正羽，正化令实，寒化时令。

三十、壬戌，太阳正化司天。水归本，从生其数一，通运其数九。至天后九日，下临火伏，羽虫灾，心藏病。后八日，赤气奉上，少徵半归正羽，正化令实不衰。

对司易正纪篇

对化司天三十法对化者，即对位冲化也。对化即天虚令易其正数，乃从成也。

一、乙巳，厥阴对化司天。木冲对位化标，从成其数八，下见金运，不通运数。至天后八日，下临土伏，倮虫灾，脾藏病。后二十一日，黄气奉上，少宫不归正角。盛而还衰，胜而不实，风中有燥，即风化中燥间之。

二、丁巳，厥阴对化司天。木冲对位化标，从成其数八，通运其数十一。至天后十一日，下临土伏，倮虫夭，脾藏死。后十六日，黄气奉上，少宫不归正角。盛而还衰，胜而不实，天令盛复有衰而令失正也。

三、己巳，厥阴对化司天。木冲对位化标，从成其数八，通运其数十三。至天后十三日，下临土伏，倮虫病，脾藏衰。后十八日，黄气奉上，少宫不归正角。盛而还衰，胜而不实。

四、辛巳，厥阴对化司天。木冲对位化标，从成其数八，通运其数九。至天后九日，下临土伏，倮虫不育，脾藏病。后十四日，黄气奉上，少宫不归正角。盛而还衰，胜而不实。

五、癸巳，厥阴对化司天。木冲对位化标，从成其数八，通运其数十。至天后十日，下临土伏，倮虫不荣，脾乃病。后十五日，黄气奉上，少宫不归正角。盛而还衰，胜而不实。

六、甲子，少阴君火对化司天。火冲对位化标，从成其数七，通运其数十二。至天后十二日，下临金伏，甲虫病，肺藏受刑。后九日，白气奉上，太商不归正徵。盛而还衰，胜而不实。

七、丙子，少阴君火对化司天。火冲对位化标，从成其数七，通运其数十三。至天后十三日，白气奉上，太商不归正徵。盛而还衰，胜而不实。

①雰：雾气。

八、戊子，少阴君火对化司天。火冲对位化标，从成其数七，通运其数十四。至天后十四日，下临金伏，甲虫困，藏本肺衰者死。后七日，白气奉上，太商不归正徵。盛而还衰，胜而不实。

九、庚子，少阴君火对化司天。火冲对位化标，从成其数七，通运其数十六。至天后十六日，下临金少伏，运太过，何故也？甲虫微病，肺病少。后九日，白气奉上，太商不归正徵。盛而还衰，胜而不实。

十、壬子，少阴君火对化司天。火冲对位化标，从成其数七，通运其数十五。至天后十五日，下临金伏，甲虫病，肺病衰。后六日，白气奉上，太商不归正徵。盛而不实，胜而还衰也。

十一、乙丑，太阴对化司天。土冲对位化标，从成其数五，通运其数九。至天后九日，下临水伏，鳞虫不孳，肾藏病。后十七日，黑气奉上，少羽不归正宫。盛而不实，胜而还衰。

十二、丁丑，太阴对化司天。土冲对位化标，从成其数五，通运其数八。至天后八日，下临水伏，鳞虫病。后十六日，黑气奉上，少羽不归正宫。盛而还衰，胜而不实。

十三、己丑，太阴对化司天。土冲对位化标，从成其数五，通运其数十。至天后十日，下临水伏，鳞虫病，肾藏死。后十八日，黑气奉上，少羽不归正宫。盛而还衰，胜而不实。

十四、辛丑，太阴对化司天。土冲对位化标，从成其数五，通运其数六。至天后六日，下临水伏，鳞虫乃殃，肾受病。后十四日，黑气奉上，少羽不归正宫。盛而还衰，胜而不实。

十五、癸丑，太阴对化司天。土冲对位化标，从成其数五，通运其数七。至天后七日，下临水伏，鳞虫不育，肾病衰。后十五日，黑气奉上，少羽不归正宫。盛而不实，胜而还衰。

十六、甲申，少阳相火对化司天。火冲对位化标，从成其数七，通运其数十二。至天后十二日，下临金伏，甲虫病，肺病衰。后五日，白气奉上，少商不归太徵。盛而还衰，胜而不实。

十七、丙申，少阳相火对化司天。火冲对位化标，从成其数七，通运其数十三。至天后十三日，下临金伏，甲虫困，肺藏病。后六日，白气奉上，少商不归太徵。盛而不实，胜而还衰。

十八、戊申，少阳相火对化司天。火冲对位化标，从成其数七，通运其数十四。至天后十四日，下临金伏，甲虫困，肺病衰。后五日，白气奉上，少商不归太徵。盛而还衰，胜而不实。

十九、庚申，少阳相火对化司天。火冲对位化标，从成其数七，通运其数十六。至天后十六日，下临金伏，甲虫灾，肺病甚。后九日，白气奉上，少商不归太徵。盛而还衰，胜而不实。

二十、壬申，少阳相火对化司天。火冲对位化标，从成其数七，通运其数十五。至天后十五日，下临金伏，甲虫病，肺病衰。后八日，白气奉上，少商不归太徵。盛而还衰，胜而不实。

二十一、乙卯，阳明对化司天。金冲对位化标，从成其数九，通运其数十三。至天后十三日，下临木伏，毛虫困，肝病死。后十七日，青气奉上，少角不归正商。盛而还衰，胜而不实。

二十二、丁卯，阳明对化司天。金冲对位化标，从成其数九，通运其数十二。至天后十二日，下临木伏，毛虫病，肝藏衰。后十六日，青气奉上，少角不归正商。盛而不实，胜而还衰。

二十三、己卯，阳明对化司天。金冲对位化标，从成其数九，通运其数十四。至天后十四日，下临木伏，毛虫病，肝气衰。后十八日，青气奉上，少角不归正商。盛而还衰，胜而不实。

二十四、辛卯，阳明对化司天。金冲对位化标，从成其数九，通运其数十。至天后十日，下临木伏，毛虫病，肝气衰。后十四日，青气奉上，少角不归正商。盛而还衰，胜而不实。

二十五、癸卯，阳明对化司天。金冲对位化标，从成其数九，通运其数十一。至天后十一日，下临木伏，毛虫困，肝藏病。后三日，白气奉上，少角不归正商。盛而还衰，胜而不实。

二十六、甲辰，太阳对化司天。水冲对位化标，从成其数六，通运其数十一。至天后十一日，下临火伏，羽虫不育，心藏病。后六日，赤气奉上，少徵不归太羽。盛而还衰，胜而不实。

二十七、丙辰，太阳对化司天。水冲对位化标，从成其数六，通运其数十二。至天后十二日，下临火伏，羽虫灾，心藏病。后六日，赤气奉上，少徵不归太羽。盛而还衰，胜而不实。

二十八、戊辰，太阳对化司天。水冲对位化标，从成其数六，通运其数十三。至天后十三日，下临火伏，羽虫殃，心病甚。后七日，赤气奉上，少徵不归太羽。盛而不实，胜而还衰。

二十九、庚辰，太阳对化司天。水冲对位化标，从成其数六，通运其数十五。至天后十五日，下临火伏，羽虫病，心藏病。后九日，赤气奉上，少徵不归太羽。盛而还衰，胜而不实。

三十、壬辰，太阳对化司天。水冲对位化标，从成其数六，通运其数十四。至天后十四日，下临火伏，羽虫灾，心气病。后八日，赤气奉上，少徵不归太羽。盛而还衰，胜而不实。

卷十一

司天间化纪篇

大小间化司天三十六法

一、甲子，对化天虚①，运不佐天，即大间②也。即左右俱间也，至天时，从奇数③，即先从左间次行右间。从偶数④，即先右间也。间者⑤，即左右从司之令也，间于天令也，即天令不自正化也。

二、丙子，对化天虚，运不佐天，即大间。大间，即左右俱间。天数从奇数，即先左间，次右间。从偶数，即先右间，次左间也。

三、戊子，对化天虚，运佐天，其令同火也，即小间。小间，即一间也⑥。子从奇，即左间不右间。从偶数，即右间不左间也。

四、庚子，对化天虚，运不佐天，即大间。大间，即左右俱间也。天数奇，即先左间，次右间。其数偶，即先右间，次左间也。

五、壬子，对化天虚，木运佐天，即木生火也，故小间。小间，即一间也。天数奇，即先左间，不右间。从偶数，即先右间，不左间也。

六、乙丑，对化天虚，运不佐天，即大间。大间，即左右俱间也。天数奇，即先左间，次右间。其数偶，即先右间，次左间也。

①对化天虚：谓十二支化气规律中，凡对化而成为司天之气时所化之气皆不及，故谓“天虚”。天，即司天之气。虚，不及。

②大间：谓司天之气不及的年份，其（司天）左右二间气皆需替代不及的司天之气而发挥作用，由于左右二间气都要发挥作用，共两步气位（两个时段，即二之气和四之气），时间跨度大，产生的作用也强烈，故曰“大间”。因此下文曰：“大间，即左右俱间也。”

③从奇数：即先从左间，次行右间，谓司天之气交司时日数是奇数时，气化行令的顺序是司天的左间气先发挥作用（即先行令），而司天的右间气发挥作用次之。

④从偶数：即先右间，谓司天之气交司时日数为偶数时，气化行令的顺序是司天的右间气先发挥作用，而司天的左间气发挥作用次之。“先右间”下疑脱“次左间”三字。

⑤间者：即左右从司之令也，谓司天之气不及（即“天虚”），其左右二间气替代司天之气而对气候产生影响。

⑥小间，即一间也：由于戊子年，中运火气资助了司天君火之气，因而司天虽为对化不及，但得中运资助，无须二间同助，仅只一间气资助即可。因左间或者右间仅一步之气发挥作用，持续的时间区间小，作用亦较弱，故曰“小间”。

七、丁丑，对化天虚，运克天，即大间。大间，即左右二间也。天数从奇，即先左间，次右间。从偶，即先右间，次左间也。

八、己丑，对化天虚，运佐天，土运上同，天即小间。小间，即一间也。天数奇，即先左间，不右间。从偶，即先右间，不左间也。

九、辛丑，对化天虚，运不佐天，即大间。大间，即左右俱间也。天数奇，即先左间，次右间。从偶，即先右间，次左间也。

十、癸丑，对化天虚，运佐天，即火生土也，即小间。小间，即一间也。天数奇，即先左间，不右间。其数偶①，即先右间，次左间也。

十一、乙卯，对化天虚，运佐天，金运上同天令也，即小间。小间，即一间也，天从奇，即先左间，不右间。从偶，即先右间，不左间也。

十二、丁卯，对化天虚，运不佐天，即大间。大间，即左右俱间也。天从奇，即先左间，次右间。从偶，即先右间，次左间也。

十三、己卯，对化天虚，运佐天，即土生金也，即小间。小间，即一间也。天从奇，即先左间，不右间。从偶，即先右间，不左间也。

十四、辛卯，对化天虚，运不佐天，即大间。大间，即左右俱间也。天从奇，即先左间，次右间。从偶，即先右间，次左间也。

十五、癸卯，对化天虚，运不佐天，即大间。大间，即左右俱间也。天从奇，即先左间，次右间。从偶，即先右间，次左间也。

十六、甲辰，对化天虚，运不佐天，即大间。大间，即左右俱间也。天从奇，即先左间，次右间。从偶，即先右间，次左间也。

十七、丙辰，对化天虚，运佐天，水同天令也，即小间。小间，即一间也。天从奇，即先左间，不右间。从偶，即先右间，不左间也。

十八、戊辰，对化天虚，运不佐天，即大间。大间，即左右俱间也。天从奇，即先左间，次右间。从偶，即先右间，次左间也②。

二十、壬辰，对化天虚，运不佐天，即大间。大间，即左右俱间也。天从奇，即先左间，次右间。从偶，即先右间，次左间也。

二十一、乙巳，对化天虚，运不佐天，即大间。大间，即左右俱间也。天从奇，即先左间，次右间。从偶，即先右间，次左间也。

二十二、丁巳，对化天虚，运佐天，木同天令，即小间。小间，即一间也。天从奇，即先左间，不右间。从偶，即先右间，不左间也。

二十三、己巳，对化天虚，运不佐天，即大间。大间，即左右俱间也。天从奇，即先左间，次右间。从偶，即先右间，次左间也。

---

①偶：原本脱一“偶”字，据上下文例补。

②左间也：“左间也”三字下原本脱“十九”一段文字，疑为“十九、庚申，对化天虚，运不佑天，即大间。大间，即左右俱间也。天从奇，即先左间，次右间。从偶，即先右间，次左间也”。

二十四、辛巳，对化天虚，运佐①，水生木也，即小间。小间，即一间也。天从奇，即先左间，不右间。从偶，即先右间，不左间也。

二十五、癸巳，对化天虚，运不佐天，即大间。大间，即左右俱间也。天从奇，即先左间，次右间。从偶，即先右间，次左间也。

二十六、甲申，对化天虚，运不佐天，即大间。大间，即左右俱间也。天从奇，即先左间，次右间。从偶，即先右间，次左间也。

二十七、丙申，对化天虚，运不佐天，即大间。大间，即左右俱间也。天从奇，即先左间，次右间。从偶，即先右间，次左间也。

二十八、戊申，对化天虚，运佐天，火运同天令，即小间。小间，即一间也。天从奇，即先左间，不右间。从偶，即先右间，不左间也。

二十九、庚申，对化天虚，运不佐天，即大间。大间，即左右俱间也。天从奇，即先左间，次右间。从偶，即先右间，次左间也。

三十、壬申，对化天虚，运不佐天，即大间。大间，即左右俱间也。天从奇，即先左间，次右间。从偶，即先右间，次左间也。

对化凡三十，即有大小间也。今言三十六者法，何也？即于正化中取出六年，三运胜②，三运承③，共六年也。即小间，又徵④也。

三十一、丙午，虽正化，中见水运，上胜天。天令不正，故小虚，亦小间。小间，即一间也。天从奇，即先左间，不右间。从偶，即先右间，不左间也。

三十二、丙寅，虽正化，中见水运，上胜于天。天令不正，故小虚尔，亦小间。小间，即一间也。天从奇，即先左间，不右间。从偶，即先右间，不左间也。

三十三、甲戌，虽正化，中见土运，上承于天。天令不正，故小虚尔，亦小间。小间，即一间也。天从奇，即先左间，不右间。从偶，即先右间，不左间也。

三十四、乙亥，虽正化，中见金运，上承于天。天令不正，故小虚尔，亦小间。小间，即一间也。天从奇，即先左间，不右间。从偶，即先右间，不左间也。

三十五、癸酉，虽正化，中见火运，上承于天。天令不正，故小虚尔，亦小间。小间，即一间也。天从奇，即先左间，不右间。从偶，即先右间，不左间也。

三十六、丁未，虽正化，中见木运，上承于天。天令不正，故小虚尔，亦小间。小间，即一间也。天从奇，即先左间，不右间。从偶，即先右间，不左间也。

①佐："佐"字下疑脱一"天"字。

②三运胜：以下六年中，有三年的中运之气克制（胜）司天之气，即丙午、丙寅、甲戌三年。故曰"三运胜"。

③三运承：以下六年中有三年不及的中运之气抵制了司天之气的制约，即乙亥、癸酉、丁未三年。承，制止，抵御。

④徵："徵"字疑为"微"字之形误。因为以下六年均为"小虚""小间"，产生所制约的力量较"大间"轻微。

卷十二

三元配轮纪篇

正化在泉三十法

一、甲午，对取地下甲子①，当见己酉也，即天甲子②为甲，地甲子为己，甲与己合，是天地配偶也。故甲在天，即己在地也。故甲己之间，中生土运也。故天甲子是甲午也，地甲子是己酉也，故地甲子去天甲子即一十五日也。下见阳明金，正化在泉也。于司天后十五日，即地交也。是立春也，亦从天数也，即天交司后，一千五百刻乃交地也。故酉为兑，其数七。己为土，其数五，七五成十二也。即地交后十二刻，金入地也。自己至酉，顺行三位也。至地后三日，金始治地也。辛物乃生，地气乃燥，后七日白气下生，地气奉运。

二、丙午，天甲子也。下见辛酉，地甲子也，即前去十五位也，丙在天，辛在地，丙辛之间，中生水运，即地见辛酉，阳明正化在泉也。即酉为兑，其数七。辛为水运，其数一，一七成八也，即交地后八刻，金入地也。自辛至酉，顺行十二位也。至地后十二日，金始治地。辛物乃生，地气乃燥，后七日白气下生，地气奉运。

三、戊午，天甲子也。下见癸酉，地甲子，即天戊地癸③。戊癸之间，中生火运，即地见癸酉，阳明正化在泉也。即酉为兑，其数七。癸火运，其数二，二七成九也。即于交地后九刻至也，自癸至酉，顺行九位也。至地后九日，金始治地。辛物乃生，燥行于地，后七日白气下生，地气奉运。

四、庚午，天甲子也。下见乙酉，地甲子也，即天庚地乙也。于乙庚之间，中生金运也。即地见乙酉，阳明正化在泉也。即酉为兑，其数七。乙金运，其数四，四七成十一也。于地交后十一刻，金入地也。自乙至酉，顺行六位也。至地后六日，金始治地。辛物乃生，燥行于地，后七日白气下生，地气奉运。

五、壬午，天甲子也。下见丁酉，地甲子也，即天壬地丁也。于丁壬之间，

①地下甲子：即地甲子，凡六十甲子组合中，在运气推算时后用者为“地甲子”。

②天甲子：在六十甲子组合应用中，先用者为“天甲子”。

③天戊地癸：在六十组干支组合中，凡推算时先见的甲子组合特称为“天”，后出现的甲子组合特称为“地”，故曰“天戊地癸”。

生木运也。即地见丁酉，阳明正化在泉也。即酉为兑，其数七。丁木运，其数三，三七成十也。地交后十刻，金入地也。自丁至酉，顺行三位也。至地后三日，金始治地。辛物乃生，燥行于地，后七日白气下生，金气奉运。

六、乙未，天甲子也。下见庚戌，地甲子也，故天乙地庚也。乙庚之间，生金运也。即地见庚戌，太阳在泉也。即戌为土[①]，其数五。庚金运，其数九，五九成十四也。于地交前十四刻至也。自庚至戌，顺行三位也。至地后三日，金始治地。咸物乃生，寒行于地，后五日黑气下生，地气奉运。

七、丁未，天甲子也。下见壬戌，地甲子也，故天丁地壬也。于丁壬之间，中生木运也。即地见壬戌，太阳正化在泉也。即戌为土，其数五。壬为木，其数八，八五成十三也。于地交时前十三刻，水入地也。自壬至戌，顺行十二位也。至地后十二日，水始治地。咸物乃生，寒行于地，后五日黑气下生，地气奉运。

八、己未，天甲子也。下见甲戌，地甲子也，故天己地甲。于甲己之间，中生土运也。即地见甲戌，太阳正化在泉也。即戌为土，其数五。甲土运，其数五，二五成十也。于交地前十刻，水始入地也。自甲至戌，顺行九位也。至地后九日，水始治地。咸物乃生，后五日黑气下生，地气奉运。

九、辛未，天甲子也。下见丙戌，地甲子也，故天辛地丙也。于丙辛之间，中生水运也。即地见丙戌，太阳正化在泉也。故戌为土，其数五。丙水运，其数六，五六成十一也。于地交时前十一刻，水入地也。自丙至戌，顺行六位也。至地后六日，水始治地。咸物乃生，寒行于地，后五日黑气下生，地气奉运。

十、癸未，天甲子也。下见戊戌，地甲子也，故天癸地戊也。于戊癸之间，中生火运也。即地见戊戌，太阳正化在泉也。故戌为土，其数五。戊火运，其数七，七五成十二也。于地交前十二刻，水入地也。自戊至戌，顺行六位也。至地后六日，水始治地也。寒行于地，咸物乃生，后五日黑气下生，地气奉运。

十一、甲申，天甲子也。下见己亥，地甲子也，故天甲地己也。于甲己之间，中生土运也。即地见巳亥，厥阴正化在泉也。故亥为乾，其数六。己为土，其数五，五六成十一也。交地时后十一刻，水入地也。自己至亥，顺行五位是也。至地后五日，水始治地也。风行于地，酸物乃生，后六日青埃下生，地气奉运。

十二、丙申，天甲子也。下见辛亥，地甲子也，故天丙地辛也。于丙辛之间，中生水运也。即地见辛亥，厥阴正化在泉也。故亥为乾，其数六。水运其数一，一六成七也。于交地时后七刻，木入地。自辛至亥，顺行二位也。至地后二日，水始治地。风行于地，酸物乃生，后六日青气下生，地气奉运。

十三、戊申，天甲子也。下见癸亥，地甲子也，即天戊地癸也。于戊癸之间，中生火运也。地见癸亥，厥阴正化在泉也。故亥为乾，其数六。癸火运，其数二，六二成八也。交地时后八刻，木入地也。自癸至亥，顺行十一位也。至地后十一日，水始治地。风行于地，酸物乃生，后六日青气下生，地气奉运。

---

①戌为土：戌在四隅，据地支五方的五行属性，辰、戌、丑、未皆属土，故曰“戌为土”。下皆仿此。

十四、庚申，天甲子也。下见乙亥，地甲子也，故天庚地乙也。于乙庚之间，中生金运也。即地见乙亥，厥阴正化在泉也。故亥为乾，其数六。乙金运，其数四，四六成十也。于交地时后十刻，木入地也。自乙至亥，顺行八位也。至地后八日，水始治地也。风行于地，酸物乃生，后六日青气下生，地气奉运。

十五、壬申，天甲子也。下见丁亥，地甲子也，故天壬地丁也。于丁壬之间，中生木运也。即地见丁亥，厥阴正化在泉也。故亥为乾，其数六。丁木运，其数三，三六成九也。于交地时后六刻，木入地也。自丁至亥，顺行五位也。至地后五日，木始治地。风行于地也。酸物乃生，后六日青气下生，地气奉运。

十六、乙卯，天甲子也。下见庚午，地甲子也，故天乙地庚也。于乙庚之间，中生金运也。即地见庚午，少阴君火正化在泉也。故午为离，其数九。庚金运，其数九，二九成十八也。于交地时前十八刻，火入地也。自庚至午，顺行十一位也。至地后十一日，水始治地。热行于地，苦物乃生，后九日赤气下生，地气奉运。

十七、丁卯，天甲子也。下见壬午，地甲子也，故天丁地壬也。于丁壬之间，中生木运也。即地见壬午，少阴君火在泉也。故午为离，其数九。壬木运，其数八，八九成十七也。于交地时前十七刻，火入地也。自壬至午，顺行八位也。至地后八日，水始治地也。热行于地，苦物乃生，后九日赤气下生，地气奉运。

十八、己卯，天甲子也。下见甲午，地甲子也，故天己地甲也。于甲己之间，中生土运也。即地见甲午，少阴君火正化在泉也。故午为离，其数九。甲为土运，其数五，九五成十四也。于交地时前十四刻，火入地也。自甲至午，顺行五位也。至地后五日，水始治地。热行于地，苦物乃生，后九日赤气下生，地气奉运。

十九、辛卯，天甲子也。下见丙午，地甲子也，故天辛地丙也。于丙辛之间，中生水运也。地见丙午，少阴君火正化在泉也。故午为离，其数九。丙水运，其数六，六九共成十五也。于交地时前十五刻，火入地也。自丙至午，顺行五位也。至地后二日，水始治地也。热行于地，苦物乃生，后九日赤气下生，地气奉运。

二十、癸卯，天甲子也。下见戊午，地甲子也，故天癸地戊也。故于戊癸之间，中生火运也。即地见戊午，少阴君火正化在泉也。故午为离，其数九。戊火运，其数九，二九成十八也。于交地时前十八刻，火入地也。自戊至午，顺行二位也。至地后二日，火始治地。热行于地，苦物乃生，后九日赤气下生，地气奉运。

二十一、甲辰，天甲子也。下见己未，地甲子也，故天甲地己也。于甲己之间，中生土运也。即地见己未，太阴正化在泉也。故未为土，其数五。己为土运，其数五，二五成十也。于交地后十刻，土入地，己本在未，更不迁动也。至地日，土便治地也。湿行于地，甘物乃生，后五日黄气下生，地气奉运。

二十二、丙辰，天甲子也。下见辛未，地甲子也，故天丙地辛也。于丙辛之间，中生水运也。地见辛未，太阴正化在泉也。故未为土，其数五。辛水运，其数一，一五成六也。于交地时后六刻，土入地也。自辛至未，顺行十位也。至地后十日，土始治地也。湿行于地，甘物乃生，后五日黄气下生，地气奉运。

二十三、戊辰，天甲子也。下见癸未，地甲子也，故天戊地癸也。于戊癸之间，中生火运也。地见癸未，太阴正化在泉也。故未为土，其数五。癸水运，其数二，二五成七也。于交地时后七刻，土入地也。自癸至未，顺行七位也。至地后七日，土始治地。湿行于地，甘物乃生，后五日黄气下生，地气奉运。

二十四、庚辰，天甲子也。下见乙未，地甲子也，故天庚地乙也。于乙庚之间，中生金运也。地见乙未，太阴正化在泉也。故未为土，其数五。乙金运，其数四，四五成九也。于交地时后九刻，土入地也。自乙至未，顺行四位也。至地后四日，土始治地。湿行于地，甘物乃生，后五日黄气下生，地气奉运。

二十五、壬辰，天甲子也。下见丁未，地甲子也，故天壬地丁也。于丁壬之间，中生木运也。地见丁未，太阴正化在泉也。未为土，其数五。丁木运，其数三，三五成八也。于交地时后八刻，土入地也，了本在未也。至地后当日，土始治地也。湿行于地，甘物乃生，后五日黄气下生，地气奉运。

二十六、乙亥，天甲子也。下见庚寅，地甲子也，故天乙地庚。于乙庚之间，中生金运也。地见庚寅，少阳相火，正化在泉也。故寅为艮，其数八。庚金运，其数九，八九成十七也。于交地时前十七刻，火入地也。自庚至寅，顺行七位也。至地后七日，火始治地也。热行于地，苦物乃生，后八日赤气下生，地气奉运。

二十七、丁亥，天甲子也。下见壬寅，地甲子也，故天丁地壬也。于丁壬之间，中生木运也。即地见壬寅，少阳相火，正化在泉也。故寅为艮，其数八。壬木运，其数八，八二成十六也。于交地时前十六刻，火入地也。自壬至寅，顺行四位也。至地后四日，火始治地也。热行于地，苦物乃生，后八日赤气下生，地气奉运。

二十八、己亥，天甲子也。下见甲寅，地甲子也，故天己地甲也。于甲己之间，中生土运也。即地见甲寅，少阳相火，正化在泉也。即寅为艮，其数八。甲土运，其数五，五八成十三也。于交地时前十三刻，火入地也。自甲本寄寅也，至地日，当日便火始治地也。热行于地，苦物乃生，后八日赤气下生，地气奉运。

二十九、辛亥，天甲子也。下见丙寅，地甲子也，故天辛地丙也。于丙辛之间，中生水运也。即地见丙寅，少阳相火，正化在泉也。故寅为艮，其数八。丙水运，其数六，六八成十四也。于地交时前十四刻，火入地也。自丙至寅，顺行十位也。至地后十日，火始治地也。热行于地，苦物乃生，后八日赤气下生，地气奉运。

三十、癸亥，天甲子也。下见戊寅，地甲子也，故天癸地戊也。于戊癸之间，中见火运也。地见戊寅，少阳相火，正化在泉也。故寅为艮，其数八。戊火运，其数七，七八成十五也。于交地时前十五刻，火入地也。自戊至寅，顺行十位也。至地后十日，火始治地也。热行于地，苦物乃生，后八日赤气下生，地气奉运。

卷十三

地应三元纪篇

对化在泉三十法

一、甲子，天甲子也。下见己卯，地甲子也，故天甲地己也。于甲己之间，中生土运也。即地[1]见己卯，阳明对化在泉，即金冲对位也。故卯为震，其数三。己为七，其数五，三五成八也。于交地时前八刻，金入地也。自己至卯，左迁五位也。至地后五日，金始治地也。燥行于地，辛物乃生，后三日运气同下，间物同生也。

二、丙子，天甲子也。下见辛卯，地甲子也，故天丙地辛也。于丙辛之间，中生水运也。即地见辛卯，阳明对化在泉，金冲对位也。故卯为震，其数三。辛水运，其数一，一三成四也。于交地时前四刻，金入地也。自辛至卯，左迁入位也。至地后八日，金始治地也。燥行于地，辛物乃生，后三日运气同下，间物同生也。

三、戊子，天甲子也。下见癸卯，地甲子也，故天戊地癸也。于戊癸之间，中生火运也。地见癸卯，阳明对化在泉也。故卯为震，其数三。癸火运，其数二，二三成五也。于交地时后五刻，金入地也。自癸至卯，左迁十一位也。至地后十一日，金始治地也。燥行于地，辛物乃生，后三日运气同下，间物同生也。

四、庚子，天甲子也。下见乙卯，地甲子也，故天庚地乙也。于乙庚之间，中生金运也。地见阳明，对化在泉。卯为震，其数三。乙金运，其数四，四三成七也。于交地时，后七刻金入地也。自乙至卯，左迁七位也。至地后一日，金始治地也。燥行于地，辛物乃生，后三日运气同下，间物同生也。

五、壬子，天甲子也。下见丁卯，地甲子也，故天壬地丁也。于丁壬之间，中生木运也。地见丁卯，阳明对化在泉也。故卯为震，其数三。丁木运，其数三，二三成六也。于交地时，后八刻木入地也。自丁至卯，左迁五位也。至地后五日，木始治地也。燥行于地，辛物乃生，后三日运气同下，间物同生也。

六、乙丑，天甲子也。下见庚辰，地甲子也，故天乙地庚也。于乙庚之间，中见金运也。即天见庚，辰太阳对化在泉也。故辰为土，其数五。庚金运，其数九，五九成十四也。于交地时，后十四刻水入地也。自庚至辰，左迁五位也。至

[1] 地：指在泉之气。司天之气为天，在上。在泉之气为地，在下。

地后五日，水始治地也。寒行于地，咸物乃生，后五日运气同下，间物同生也。

七、丁丑，天甲子也。下见壬辰，地甲子也，故天丁地壬也。于丁壬之间，中生木运也。即地见壬辰，太阳对化在泉也。故辰为土，其数五。壬为木，其数八，八五成十三也。于交地时，后十三刻，水入地也。自壬至辰，左迁八位也。至地后八日，水始治地也。寒行于地，咸物乃生，后五日运气同下，间物同生也。

八、己丑，天甲子也。下见甲辰，地甲子也，故天己地甲也。于甲己之间，中生土运也。即地见甲辰，太阳对化在泉也。故辰为土，其数五。甲土运，其数五，二五成十也。于交地时后十刻，水入地也。自甲至辰，左迁十一位也。至地后十一日，水始治地也。寒行于地，咸物乃生，后五日运气同下，间物同生也。

九、辛丑，天甲子也。下见丙辰，地甲子也，故天辛地丙也。于丙辛之间，中生水运也。即地见丙辰，太阳对化在泉也。故辰为土，其数五，丙水运，其数六，五六成十一也。于交地时，后十一刻，水入地也。自丙至辰，左迁二位也。至地后二日，水始治地也。寒行于地，咸物乃生，后五日运气同下，间物同生也。

十、癸丑，天甲子也。下见戊辰，地甲子也，故天戊地癸也。于戊癸之间，中生火运也。即地见戊辰，太阳对化在泉也。故辰为土，其数五。壬火运，其数七，七五成十二也。于交地时，后十二刻水入地也。自戊至辰，左迁二位也。至地后二日，水始治地也。寒行于地，咸物乃生，后五日运气同下，间物同生也。

十一、甲寅，天甲子也。下见己巳，地甲子也，故天甲地己也。于甲己之间，中生土运也。即地见己巳，厥阴对化在泉也。故巳为巽，其数四。己土运，其数五，四五成九也。于交地时，后九刻木入地也。自己至巳，左迁三位也。至地后三日，水始治地也。风行于地，咸物乃生，后四日运气同下，间物同生也。

十二、丙寅，天甲子也。下见辛巳，地甲子也，故天丙地辛也。于丙辛之间，中生水运也。即地见辛巳，厥阴对化在泉也。故巳为巽，其数四。辛水运，其数一，一四成五也。于交地时，后五刻，木入地也。自辛至巳，左迁六位也。至地后六日，水始治地也。风行于地，咸物乃生，后四日运气同下，间物同生也。

十三、戊寅，天甲子也。下见癸巳，地甲子也，故天戊地癸也。于戊癸之间，中生火运也。即地见癸巳，厥阴对化在泉也。故巳为巽，其数四。癸火运，其数二，二四成六也。于交地时，后九刻木入地也。自癸至巳，左迁九位也。至地后九日，水始治地也。风行于地，咸物乃生，后四日运气同下，间物同生也。

十四、庚寅，天甲子也。下见乙巳，地甲子也，故天庚地乙也。于乙庚之间，中生金运也。即地见乙巳，厥阴对化在泉也。故巳为巽，其数四。乙金运，其数四，二四成八也。于交地时，后九刻，木入地也。自乙至巳，左迁十五位也。至地后十二日，水始治地也。风行于地，咸物乃生，后四日运气同下，间物同生也。

十五、壬寅，天甲子也。下见丁巳，地甲子也，故天壬地丁也。于丁壬之间，中生木运也。即地见丁巳，厥阴对化在泉也。故巳为巽，其数四。丁木运，其数三，三四成七也。于交地时，后七刻，木入地也。自丁至巳，左迁三位也。

至地后三日，水始治地也。风行于地，咸物乃生，后四日运气同下，间物同生也。

十六、乙酉，天甲子也。下见庚子，地甲子也，故天乙地庚也。于乙庚之间，中生金运也。即地见庚子，少阴君火，对化在泉也。故子为坎，其数一。庚金运，其数九，九一成十也。于交地前十刻，火入地也。自庚至子，左迁八位也。至地九日，火始治地也。热行于地，苦物乃生，后一日运气下同，间物同生也。

十七、丁酉，天甲子也。下见壬子，地甲子也，故天丁地壬也。于丁壬之间，中生木运也。故地见壬子，少阴君火，对化在泉也。故子为坎，其数一。壬木运，其数八，八一成九也。于交地时前九刻，火入地也。自壬至子，左迁十二位也。至地十二日，火始治地也。热行于地，苦物乃生，后一日运气同下，间物同生也。

十八、己酉，天甲子也。下见甲子，地甲子也，故天己地甲也。于甲己之间，中生土运也。即地见甲子，少阴君火，对化在泉也。故子为坎，其数一。甲土运，其数五，一五成六也。于交地时前六刻，火入地也。自甲至子，左迁三位也。至地后三日，火始治地也。热行于地，苦物乃生，后一日运气下同，间物同生也。

十九、辛酉，天甲子也。下见丙子，地甲子也，故天辛地丙也。于丙辛之间，中生水运也。即地见丙子，少阴君火，对化在泉也。故子为坎，其数一。丙水运，其数六，一六成七也。于交地时，前七刻至也，火入地也。自丙至子，左迁六位也。至地六日，火始治地也。热行于地，苦物乃生，后一日运气下同，间物同生也。

二十、癸酉，天甲子也。下见戊子，地甲子也，故天癸地戊也。于戊癸之间，中生火运也。即地见戊子，少阴君火，对化在泉也。故子为坎，其数一。戊火运，其数七，一七成八也。于交地时前八刻，火入地也。自戊至子，左迁六位也。至地后六日，火始治地也。热行于地，苦物乃生，后一日运气下同，间物同生也。

二十一、甲戌，天甲子也。下见己丑，地甲子也，故天甲地己也。于甲己之间，中生土运也。即地见己丑，太阴对化在泉也。故丑为土，其数五。己土运，其数五，二五成十也。于交地时后十刻，土入地也。自己至丑，左迁七位也。至地后七日，土始治地也。湿行于地，甘物乃生，后五日运气下同，间物同生也。

二十二、丙戌，天甲子也。下见辛丑，地甲子也，故天丙地辛也。于丙辛之间，中见水运也。即地见辛丑，太阴对化在泉也。故丑为土，其数五。辛水运，其数六，五六成十一也。于交地时后十一刻，土入地也。自辛至丑，左迁十位也。至地十日，土始治地也。湿行于地，甘物乃生，后五日运气下同，间物同生也。

二十三、戊戌，天甲子也。下见癸丑，地甲子也，故天戊地癸也。于戊癸之间，中生火行也。即地见癸丑，太阴对化在泉也。故丑为土，其数五。癸火运，其数二，二五成七也。于交地时七刻，火入地也。癸本在丑，更无迁动也。当日火便治地也。湿行于地，甘物乃生，后五日运气下同，间物同生也。

二十四、庚戌，天甲子也。下见乙丑，地甲子也，故天庚地乙也。于乙庚之间，中生金运也。即地见乙丑，太阴对化在泉也。故丑为土，其数五。乙金运，其数四，四五成九也。于交地时后九刻，土入地也。自乙至丑，左迁四位也。至地后四日，土始治地也。湿行于地，甘物乃生，后五日运气下同，间物同生也。

二十五、壬戌，天甲子也。下见丁丑，地甲子也，故天壬地丁也。于丁壬之间，中生木运也。即地见丁丑，太阴对化在泉也。故丑为土，其数五。丁木运，其数三，三五成八也。于交地时后八刻，土入地也。自丁至丑，左迁七位也。至地后七日，土始治地也。后五日运气下同，间物乃基十生也。

二十六、乙巳，天甲子也。下见庚申，地甲子也，故天乙地庚也。于乙庚之间，中生金运也。故地见庚申，少阳相火对化在泉也。故申为坤，其数二。庚金运，其数九，九二成十一也。于交地时前十一刻，火入地也。庚本在申，更无迁动也。于交地时，当日火始治地。热行于上，苦物乃生，后二日运气下同，间物同生也。

二十七、丁巳，天甲子也。下见壬申，地甲子也，故天丁地壬也。于丁壬之间，中生木运也。即地见壬申，少阳相火，对化在泉也。故申为坤，其数二。壬木运，其数八，八二成十也。于交地时前十刻，火入地也。自壬至申，左迁四位也。至地后四日，火始治地也。后二日运气下同，间物同生也。

二十八、己巳，天甲子也。下见甲申，地甲子也，故天己地甲也。于甲己之间，中生土运也。即地见甲申，少阳相火，对化在泉也。故申为坤，其数二。甲土运，其数五，二五成七也。于交地时前七刻，火入地也。自甲至申，左迁七位也。至地后七日，火始治地也。后二日运气下同，间物同生也。

二十九、辛巳，天甲子也。下见丙申，地甲子也，故天辛地丙也。于丙辛之间，中生水运也。即地见丙申，少阳相火，对化在泉也。故申为坤，其数二。丙水运，其数六，二六成八也。于交地时前八刻，火入地也。自丙至申，左迁十位也。至地后十日，火始治地也。热行于地，苦物乃生也，后二日运气下同，间物同生也。

三十、癸巳，天甲子也。下见戊申，地甲子也，故天癸地戊也。于戊癸之间，中生少运也。即地见戊申，少阳相火，对化在泉。故申为坤，其数二。戊火运，其数七，七二成九也。于交地时前九刻，火入地也。自戊至申，左迁十位也。至地后十日，火始治地也。热行于地，苦物乃生，后二日运气下同，间物同生也。

地合运胜纪篇

运合在泉十二法

一、庚子，下见乙卯，乙金运也。地见阳明，对化在泉也。即阳明金，即上与运同金也。即在泉之化，与运合德。白埃四起，辛物生多，酸物生少。岁半之后，燥胜风少。

二、庚午，下见乙酉，乙金运也。地见阳明，对化在泉也。阳明金也，即上与运同金也。即上与运同金也。故在泉之气，与运合德，远视山谷，白气如练①，正令实，又合运令，爆令辛化，木气还亏。

三、辛丑，下见丙辰、丙辛，水运也。地见太阳，对化在泉也，太阳水也，上与运同，水也。故在泉之气与运合德，黑气远见，咸物乃生，苦物生少，寒化后令，阳光不治。

四、辛未，下见丙戌、丙辛，水运也。地见太阳，正化在泉也，太阳水也。上与运同，水也。故在泉之气，与运合德也。遥望天涯，瞑瞑黯暗，地气上胜也。咸化胜苦，寒胜于热。其令又胜，于辰年正化运合也。

五、壬寅，下见丁巳、丁壬，木运也。地见厥阴，对化在泉也，厥阴木也。上与运同，木也。故在泉之气，与运合德也。即青埃之下，酸物生多，甘物乃少，风化后令。

六、壬申，下见丁亥、丁壬，木运也。地见厥阴，正化在泉也，厥阴木也。上与运同，木也。故在泉之气，与运合德也。故地发苍埃，山生碧气，酸物刑甘，令生摧拉，正化运合，还胜于已。

七、癸酉，下见戊子、戊癸，火运也。地见少阴君火，对化在泉也。少阴君火也，上与运同火也。故在泉之气与运合德也。地发赤气，远生郊野，苦物生多，辛物反苦，后令温暄，冬见流水②。

八、癸卯，下见戊午、戊癸，火运也。地见少阴君火，正化在泉也。少阴君火也，上与运同火也。即在泉之气与运合德也。地蒸热气，山谷焦枯，赤气频见，燔焫郊外，苦物胜辛，赤花鲜盛，后令冬暄，正化运合，不同于子。

九、甲戌，下见己丑、甲己，土运也。地见太阴对化在泉也。太阴土也，上与运同土也。即在泉之气与运合德也。黄埃四起，地气乃润，甘物生多，咸物化少，后令埃雾。

十、甲辰，下见己丑、甲己，土运也。地见太阴正化在泉也，太阴土也，上与运同土也，即在泉之气与运合德也。远视山谷，黄气下起，太虚埃昏，云物以扰，雨生濛昧，甘物黄化，并皆肥盛，后雨湿正化，运合不同于丑。

十一、癸巳，下见戊申、戊癸，火运也。地见少阳对化在泉也，少阳相火也，上与运同火也，即在泉之气与运合德也。热蒸地暖，地发汤泉，苦化辛衰，冬令反温。

十二、癸亥，下见戊寅、戊癸，火运也。即地见少阳在泉也，少阳相火也，上与运同火也，即在泉之气与运合德也。热蒸地气，临明夜见③，郊野燔焫，赤

①练：已练制的白色熟绢。

②冬见流水：犹言冬季反温不冷，水不结冰。

③临明夜见：谓天亮前天空的光线反而黑暗如夜。

气运生，苦胜辛酉，正化运同，不同于中。

运胜在泉十二法

一、戊子，下见癸卯、戊癸，火运也。地见在泉阳明金也。上见火运，运胜地金，赤气之下，辛和变苦。岁半之后令，燥久热生，对化地虚，运胜乃甚。

二、戊午，下见癸酉、戊癸，火运。地见阳明在泉，上见火运，运胜地金，赤气之下，辛物变衰，岁半之后令，燥中间热，正化地实，运胜减半。

三、乙丑，下见甲辰、甲己，土运。地见太阳在泉，太阳水也。上见土运，运胜地水，黄气之下，咸物变甘。岁半之后令，寒化反化对化虚，运胜乃甚。

四、己未，下见甲戌、甲己，土运。地见太阳在泉，太阳水也。上见土运，运胜地水，黄气之下，咸物变甘。岁半之后令，寒中间湿，埃雾时起，正化地实，运胜减半也。

五、庚寅，下见乙巳、乙庚，金运也。地见厥阴在泉，厥阴木也。上见金运，运胜地木，白气之下，酸物变辛。岁半之后令，风化反燥。对化地虚，运乃甚也。

六、庚申，下见乙亥、乙庚，金运。地见厥阴在泉，厥阴木也。上见金运，运胜地木，白气之下，酸和变辛。岁半之后令，风中间燥，正化地实，运胜减半也。

七、辛酉，下见丙子、丙辛，水运。地见少阴在泉，少阴君火也。上见水运，运胜地火也。黑气之下，苦物变咸。岁半之后令，温中变寒，对化地虚，运胜乃甚。

八、辛卯，下见丙午、丙辛，水运。地见少阴在泉，少阴君火也。上见水运，运胜地火也。黑气之下，苦物变咸，岁半之后，温中同寒，正化地实，运胜减半。

九、壬戌，下见丁丑、丁壬，木运。地见太阴在泉，太阴土也。上见木运，运胜地土，青气之下，甘物变酸。岁半之后令，雨中反风，对化地虚，运胜乃甚也。

十、壬辰，下见丁未、丁壬，木运也。地见太阴在泉，太阴土也。上见木运，运胜地土。青气之下，甘物变酸。岁半之后，雨中间风，正化地实，运胜减半也。

十一、辛巳，下见丙申、丙辛，水运。地见少阳在泉，少阳相火也。上见水运，运胜地火也。黑气之下，苦物变咸也。岁半之后令，热化反寒，对化地虚，运胜乃甚。

十二、辛亥，下见丙寅、丙辛，水运。地见少阳在泉，少阳相火也。上见水运，运胜地火也。黑气之下，苦物乃咸也。岁半之后令，热化间寒，正化地实，运胜得半也。

卷十四

胜符会对纪篇

直符在泉十二法

一、己亥，下见甲寅，少阳相火在泉。甲本寄寅，命曰直符。符者，合也。地化自然，别无刑克。

二、乙巳，下见庚申，少阳相火在泉。庚本在申，直符者，支干合德也。地火不能胜于年运也，即一火不胜二金[①]也。

三、丁酉，下见壬子，少阴君火在泉。壬本在子，支干合德，地化自令，别无刑克。

四、辛卯，下见丙午，少阴君火在泉。丙住南方，午为家室[②]，地化之令，时化不迁，间运无犯。

五、壬辰，下见丁未，太阴土在泉。丁本寄未，支干同家，气令自正，别无胜至。

六、甲辰，下见未，太阴土在泉。己亦住未，支干同乡[③]，令曰直符，地令应候。

七、戊戌，下见癸丑，太阴土在泉。癸本在丑，太干相合，地令化专，别无间刑。

八、庚子，下见乙卯，阳明金在泉。乙来归东，支于合德，地化应晴，气令无失。

九、丙子，下见辛酉，阳明金在泉。辛来向西，支干同位，地化依令，别无间形。

十、戊申，下见癸亥，厥阴水在泉。癸到北方，支干合位，地化时令，不失天元。

十一、癸未，下见戊戌，太阳水在泉。戊到天间，如归舍宅，地化专精，更无他克。

---

①一火不胜二金：在泉的少阳相火不能同时制约甲运之气金和西方金位申。

②午为家室：午为南方火位，对于在泉之少阴君火而言，南方午为君火正当之位，故曰“家室”。

③支干同乡：天干己和地支未均在土位四隅，方位相同，故谓之“同乡”。

十二、甲寅，下见己巳，厥阴木在泉。己归地户，似住家乡，地化时令，应候无失。

地胜在泉十二法

一、壬子，下见丁卯、丁壬，木运。地见阳明在泉，阳明金也。地胜于运，白气上腾，运化不应。对化之地，其胜犹小。

二、壬午，下见丁酉、丁壬，木运。地见阳明在泉，阳明金也。地胜于运，白气上腾，燥生风灭。正化之地，其胜乃威。

三、癸丑，下见戊辰、戊癸，火运。地见太阳在泉，太阳水也。地胜于运，黑气下生，火令灭半。对化之地，其胜乃微。

四、癸未，下见戊戌、戊癸，火运。地见太阳在泉，太阳水也。地胜于运，黑气下生，火运乃灭。正化之地，其胜甚雄。

五、甲寅，下见己巳、甲己，土运。地见厥阴在泉，厥阴木也。地胜于运，青气上腾，土湿还弱。对化之地，其胜乃虚。

六、甲申，下见乙亥、甲己，土运。地见厥阴在泉，厥阴木也。地胜于运，青埃四起，雨湿全亏。正化之地，其胜甚坚。

七、乙酉，下见庚子、乙庚，金运。地见少阴在泉，少阴君火也。地胜于运，赤气下生，清燥失化。对化之地，其胜至微。

八、乙卯，下见庚午、乙庚，金运。地见少阴在泉，少阴君火也。地胜于运，赤气下生，燥金全失。正化之地，其胜至甚。

九、丙戌，下见辛丑、丙辛，水运。地见太明在泉，太阴土也。地胜于运，黄气下异，寒运灭凛。对化之地，其胜犹轻。

十、丙辰，下见辛未、丙辛，水运。地见太明在泉，太阴土也。地胜于运，黄气下起，运水失寒。正化之地，其胜甚重。

十一、乙巳，下见庚申、乙庚，金运。地见少阳在泉，少阳相火也。地胜于运，赤气下生，燥令不足。对化之地，其胜且微。

十二、乙亥，下见庚寅、乙寅，金运。地见少阳在泉，少阳相火也。地胜于运，赤气下生，清燥不施。正化之地，其胜至甚。

灾郁逆顺纪篇

地郁在泉五法

一、厥阴木在泉，巳亥正对同法也。上见金运，金运下克之，木气不发苍埃，木气久伏于地，次岁过水运，其木伏，怒气乃发于地，与民为灾。其病卒中，失音，不随，筋痿，痫厥。埃湿乃收，甘黄不化，大风数举，太虚埃昏，云雨且息。

二、君相二火在泉，子午寅申正对一法，上见水运，水运下克之，火地令赤气下伏不出，经年久隐地中不能出见，次岁遇木运，火伏怒气始出，与民为灾，即颠狂，惊痫，衄衄，闷乱，烦燠，小便如血。万物焦枯，山川干燥。

三、太阴土在泉，丑未正对化同一法。上见木运，木运下克之，土伏地中，黄气本色久伏不出。次岁遇火运，土伏怒气，始乃发泄，真气既出。民多瘟疠，黄疸，肿湿，胀满，大腹，足踵，飧泄。山泽昏翳，万物不鲜，雨施濛昧。

四、阳明金在泉，卯酉正对化同一法。上见火运，火运克之，白气不见，火伏在地，不能上腾。次岁遇土运，金伏怒气乃始出地，与民为灾。病喘咳，悲伤，洒淅寒热，咯血，毛焦。草木萎枯，肃杀春作，林木有声。

五、太阳水在泉，辰戌正对化同一法。上见土运，土运伏之，黑气久隐，不得彰见。次岁遇金运，水伏怒气，始出于地，与民为灾，病皆痹厥，骨痿，胫寒，失溺，腰膝无力。万物花卉皆萎，阳光失色也。

逆化在泉十二法

一、丙子，下见辛卯、丙辛，水运。地见阳明在泉，阳明金也。金生水，子居上位，父居下位，虽然相得，名曰逆化。逆化亦凶，对化之地，地化不专。

二、丙午，下见辛酉、丙辛，水运。地见阳明在泉，阳明金也。金生水，水居上位，金居下位，子临父位，逆。逆，即凶。正化之地，凶灾乃小。

三、丁丑，下见壬辰、丁壬，木运。地见太阳在泉，太阳水也。水生木，子木居上，父水在下，子临父位乃凶，逆化也。对化之地，地令不实。

四、丁未，下见壬戌、丁壬，木运。地见太阳在泉，太阳水也。水生木，子木居上，父水在下，子临父位乃凶，逆化也。正化之地，地令不实。

五、戊寅，下见癸巳、戊癸，火运。地见厥阴在泉，厥阴木也。木生火，子木居上，父木在下，子临父位乃凶，逆化。对化之地，凶中令别。

六、戊申，下见癸亥、戊癸，火运。地见厥阴在泉，厥阴木也。木生火，子木居上，父木在下，子临父位乃凶，逆化也。正化之地，有凶乃专。

七、己酉，下见甲子、甲己，土运。地见少阴在泉，少阴君火也。火生土，子木居上，父火在下，子临父位乃凶，逆化也。对化之地，灾凶令变。

八、己卯，下见甲午、甲己，土运。地见少阴在泉，少阴君火也。火生土，子土居上，父火在下，子临父位乃凶，逆化也。正化之地，虽凶令专。

九、庚戌，下见乙丑、乙庚，金运。地见太阴在泉，太阴土也。土生金，子金居上，父土在下，子临父位乃凶，逆化也。对化之地，地凶有变。

十、庚辰，下见乙未、乙庚，金运。地见太阴在泉，太阴土也。土生金，子金居上，父土在下，子临父位乃凶，逆化也。正化之地，虽令专亦凶也。

十一、己巳，下见甲申、甲己，土运。地见少阳在泉，少阳相火也。火生土，子土居上，父火在下，子临父位乃凶，逆化也。对化之地，灾凶令变。

十二、己亥，下见甲寅、甲己，土运。地见少阳在泉，少阳相火也。火生土，子土居上，父火在下，子临父位乃凶，逆化也。正化之地，虽凶令实。

顺化在泉十二法

一、甲子，下见己卯、甲己，土运。地见阳明在泉，阳明金也。土生金，父土下临于子，金父临子位，顺也。对化虽虚，地气奉上，乃吉。

二、甲午，下见己酉、甲己，土运。地见阳明在泉，阳明金也。土生金，父土下临于子金，父临子位，顺也。正化令专，地气奉上，乃作嘉祥。

三、乙丑，下见庚辰、乙庚，金运。地见太阳在泉，太阳水也。金生水，父金下临于子水，父临子位，顺也。对化虽虚，地气奉上，乃吉。

四、乙未，下见庚戌、乙庚，金运。地见太阳在泉，太阳水也。金生水，父金下临于子水，父临子位，顺也。正化令专，地气奉上，水泽生瑞也。

五、丙寅，下见辛巳、丙辛，水运。地见厥阴在泉，厥阴木也。水生木，父水下临子木，父临子位，顺也。对化虽虚，地气奉运，亦应吉祥。

六、丙申，下见辛亥、丙辛，水运。地见厥阴在泉，厥阴木也。水生木，父水下临子木，父临子位，顺也。正化令专，地气奉运，乃生灵芝，嘉禾之瑞，青霞数举。

七、丁酉，下见壬子、丁壬，木运。地见少阴在泉，少阴君火也。木生火，父木下临子火，父临子位，顺也。对化虽虚，地气奉运，亦生汤泉醴水。

八、丁卯，下见壬午、丁壬，木运。地见少阴在泉，少阴君火也。木生火，父木下临子火，父临子位，顺也。正化令实，地气奉运，乃生朱草，食之延年。

九、戊戌，下见癸丑、戊癸，火运。地见太阴在泉，太阴土也。火生土，父火下临子土，父临子位，顺也。对化虽虚，地气奉运，流水还清。

十、戊辰，下见癸未、戊癸，火运。地见太阴在泉，太阴土也。火生土，父火下临子土，父临子位，顺也。正化令专，地气奉运，地生□□①，背上有黄芝，食之应瑞，乃作地仙。

十一、丁巳，下见壬申、丁壬，木运。地见少阳在泉，少阳相火也。木生火，父木下临子火，父临子位，顺也。对化虽虚，地气奉运，乃作丰登。

十二、丁亥，下见壬寅、丁壬，木运。地见少阳在泉，少阳相火也。木生火，父木下临子火，父临子位，顺也。正化地专，地气奉运，乃作丰稔之瑞也。

资化在泉十二法

一、厥阴对化，不逢金运酸化之令，复资其苦。苦味之形，转添肥盛，满化之资，惟资其一也。

二、厥阴正化，不逢金运酸化之令，乃资其苦。苦味之盛，酸复资盛，正化之资，惟资其二也。

三、少阴对化，不逢水运苦化之令，乃资其甘。甘化肥盛，不复其资，对化之资，惟资其一也。

---

①□□：原文缺字。

四、少阴正化，不逢水运苦化之令，乃资其甘。甘物肥盛，复资其酸，正化之资，复资其二也。

五、太阴对化，不逢木运甘化之令，乃资其辛。辛物肥盛，不复其资，对化之资，惟资一也。

六、太阴正化，不逢木运甘化之令，乃资其辛。辛化肥盛，复资其苦，正化之资，还惟资其二也。

七、阳明对化，不逢火运辛化之令，乃资其咸。咸物肥盛，不复其资，对化之资，惟资其一也。

八、阳明正化，不逢火运辛化之令，乃资其咸。咸化肥盛，复资其甘，正化之资，还资其二。

九、太阳对化，不逢土运咸化之令，乃资其酸。酸化肥盛，不复资辛，对化之资，惟资其一。

十、太阳正化，不逢土运咸化之令，乃资其酸。酸化肥盛，复资其辛，正化之资，还资其二。

十一、少阳对化，不逢水运苦化之令，乃资其甘。甘物肥盛，不复资酸，对化之资，惟资其一。

十二、少阳正化，不逢水运苦化之令，乃资其甘。甘化肥盛，复资其酸，正化之资，还资其二。

卷十五

地土间物纪篇

间化在泉三十六法

一、甲子，下见①己卯，阳明在泉。对化有间，与运相得，即小间。小间即一间也，地从奇数，即先左间，不右间也。地从偶数，即先右间，不左间也。地之间者，先间味物，后间气令。假令阳明在泉，天北正，即地南正。天南正，即前北正也。乃奉天之正，即地见己卯，天南正也。即左见太阳。从奇，即先太阳间也。即先间生咸味，黑草木，次间寒令也。从偶，即先右间，右间少阳。少阳先间苦味及赤化，从热令。今举此一间，余皆仿此也。

二、丙子，下见辛卯，丙辛水运，地见阳明在泉。对化有间，与运相得，即小间。小间，即一间也。地从奇，即先左间不右间也。从偶，即先右间，不左间也。

三、戊子，下见癸卯，戊癸火运，地见阳明在泉。对化有间，与运不相得，即大间。大间，即左右俱间也。地从奇，即先左间，次右间也。从偶，即先右间，次左间也。

四、庚子，下见乙卯，乙庚金运，地见阳明在泉。对化有间，与运相得，即小间。小间，即一间也。地从奇，即先左间，不右间也。从偶，即先右间，不左间也。

五、壬子，下见丁卯，丁壬木运，地见阳明在泉。对化有间，运不胜地，即小间。小间，即一间也。地从奇，即先左间，不右间也。从偶，即先右间，不左间也。

六、乙丑，下见庚辰，乙庚金运，地见太阳在泉。对化有间，与运相得，即小间。小间，即一间也。地从奇，即左间，不右间也。从偶，即先右间，不左间也。

七、丁丑，下见壬辰，丁壬木运，地见太阳在泉。对化地有间，与运相得，即小间。小间，即一间也。地从奇，即先左间，不右间也。从偶，即先右间，不左间也。

八、己丑，下见甲辰，甲己土运也，地见太阳在泉。对化有间，与运不相得，即大间。大间，即左右俱间也。地从奇，即先左间，次右间也。从偶，即先右间，次左间也。

①下见：在干支纪年在泉的岁气推算中，甲子之年，少阴君火司天，阳明燥金在泉，下一个阳明燥金司天的年份即是己卯，岁支卯为阳明金气。故曰“下见”。

九、辛丑，下见丙辰，丙辛水运，地见太阳在泉。对化有间，与运相得，即小间。小间，即一间也。地从奇，即先左间，不右间也。从偶，先右间，不左间也。

十、癸丑，下见戊辰，戊癸火运，地见太阳在泉。对化有间，运不胜地，即小间。小间，即一间也。地从奇，即先左间，不右间也。从偶，即先右间，不左间也。

十一、甲寅，下见己巳，甲己土运，地见厥阴在泉。对化有间，运不胜地，即小间。小间，即一间也。地从奇，即先左间，不右间也。从偶，即先右间，不左间也。

十二、丙寅，下见辛巳，丙辛水运，地见厥阴在泉。对化有间，与运相得，即小间。小间，即一间也。地从奇，即先左间，不右间也。从偶，即先右间，不左间也。

十三、戊寅，下见癸巳，戊癸火运，地见厥阴在泉。对化有间，与运相得，即小间。小间，即一间也。地从奇，即先左间，不右间也。从偶，即先右间，不左间也。

十四、庚寅，下见乙巳，乙庚金运，地见厥阴在泉。对化有间，与运不相得，即大间。大间，即左右俱间也。地从奇，即先左间，次右间也。从偶，即先右间，次左间也。

十五、壬寅，下见丁巳，丁壬木运，地见厥阴在泉。对化有间，与运相得，即小间。小间，即一间也。地从奇，即先左间，不右间也。从偶，即先右间，不左间也。

十六、乙酉，下见庚子，乙庚金运，地见少阴在泉。对化有间，运不胜地，即小间。小间，即一间也。地从奇，即先左间，不右间。从偶，即先右间，不左间也。

十七、丁酉，下见壬子，丁壬木运，地见少阴在泉。对化有间，与运相得，即小间。小间，即一间也。地从奇，即先左间，不右间也。从偶，即先右间，不左间也。

十八、乙酉，下见甲子，甲己土运，地见少阴在泉。对化有间，与运相得，即小间。小间，即一间也。地从奇，即先左间，不右间也。从偶，即先右间，不左间也。

十九、辛酉，下见丙子，丙辛水运，地见少阴在泉。对化有间，与运不相得，即大间。大间，即左右俱间也。地从奇，即先左间，次右间也。从偶，即先右间，次左间也。

二十、癸酉，下见戊子，戊癸火运，地见少阴在泉。对化有间，与运相得，即小间。小间，即一间也。地从奇，即先左间，不右间也。从偶，即先右间，不左间也。

二十一、甲戌，下见己丑，甲己土运，地太阴在泉。对化有间，与运相得，即小间。小间，即一间也。地从奇，即先左间，不右间。从偶，即先右间，不左间也。

二十二、丙戌，下见辛丑，丙辛水运，地见太阴在泉。对化有间，运不胜地，即小间。小间，即一间也。地从奇，即先左间，不右间。从偶，即先右间，不左间也。

二十三、戊戌，下见癸丑，戊癸火运，地见太阴在泉。对化有间，与运相得，即小间。小间，即一间也。地从奇，即先左间，不右间。从偶，即先右间，不左间也。

二十四、庚戌，下见乙丑，乙庚金运，地见太阴在泉。对化有间，与运相得，即小间。小间，即一间也。地从奇，即先左间，不右间。从偶，即先右间，不左间也。

二十五、壬戌，下见丁丑，丁壬木运，地见太阴在泉。对化有间，与运不相得，即大间。大间，即左右俱间也。地从奇，即先左间，次右间。从偶，即先右间，次左间也。

二十六、乙巳，下见庚申，乙庚金运，地见少阳在泉。对化有间，运不胜地，即小间。小间，即一间也。地从奇，即先左间，不右间。从偶，即先右间，不左间也。

二十七、丁巳，下见壬申，丁壬木运，地见少阳在泉。对化有间，与运相得，即小间。小间，即一间也。地从奇，即先左间，不右间。从偶，即先右间，不左间也。

二十八、己巳，下见甲申，甲己土运，地见少阳在泉。对化有间，与运相得，即小间。小间，即一间也。地从奇，即先左间，不右间。从偶，即先右间，不左间也。

二十九、辛巳，下见丙申，丙辛水运，地见少阳在泉。对化有间，与运不相得，即大间。大间，即左右俱间也。地从奇，即先左间，次右间。从偶，即先右间，次左间也。

三十、癸巳，下见戊申，戊癸火运，地见少阳在泉也。对化有间，与运相得，即小间。小间，即一间也。地从奇，即先左间，不右间。从偶，即先右间，不左间也。

次有运刑六小间

一、戊午，下见癸酉，戊癸火运，地见阳明正化在泉。正化本无间也，故火运太过，下克司地金，故小间也。地从奇，即左间，不右间。从偶，即右间，不左间也。

二、庚申，下见乙亥，乙庚金运，地见厥阴正化在泉。正化本无间。故金运太过，下刑厥阴木，木受金胜，故小间也。地从奇，即左间，不右间。从偶，即右间，不左间也。

三、壬辰，下见丁未，丁壬木运，地见太阴土在泉。地正化，本无间。故木运太过，下克司地土，故小间也。地从奇，即左间，不右间。从偶，即右间，不左间也。

四、辛亥，下见丙寅，丙辛水运，地见少阳相火在泉。地正化，本无间。故水运下克司地火，故小间也。地从奇，即左间，不右间。从偶，即右间，不左间也。

五、辛卯，下见丙午，丙辛水运，地见少阴君火在泉。地正化，本无间。故水运之岁，下克司地火，故小间也。地从奇，即左间，不右间。从偶，即右间，不左间也。

六、己未，下见甲戌，甲己土运，地见太阳寒水在泉。地正化，本无间。故土运之岁，下克司地水，故小间也。地从奇，即左间，不右间。从偶，即右间，不左间也。

土间在泉十法

一、少阴在泉，遇其正化者，中不见木运者，左右不来间化也。只少阴自行苦化，于是若物转加肥盛也。即火行于地，得其气也。火能生土，土乃间也。即甘物亦多，黄花亦盛也。为木不来间，故土同也。

二、阳明司地在泉，正化无间者，上下左右，火不来干，中运不相刑克者，地金自化，白物生多，辛物味甚，故司地之气甚，美土乃来间也。甘物味亦长，黄物生还深。此土气侵金之令而至也。

三、少阳相火司地在泉，正化无间，又无水运，地得自令，苦味乃泉，赤芳甚鲜，丹谷结实，正王之时，土来间化，甘物争肥，黄花兢长，此土荣火美而来也。

四、太阳寒水正化司地，左右无间，亦无[①]土运，地得令咸物之味，其味乃长，化气之专，其气乃令，正令之作，甘土来间，间而不刑于水，自专甘化，甘味这物，别咸一化，自名土间也。

五、少阴对化司地在泉，地气乃虚，间物未化之时，或间物来气甚既，甘土之化，又作与间物竞味，甘来添苦之衰，于是苦中复生其甘也。

六、阳明对化司地，地气乃虚，辛物味薄，间化来晚，未及间味，甘土来资，于金亏于辛，物中或有甘味间之，此甘土佐金之间化，助味也。

七、少阳相火对化司地，地有间化，苦味不专，间物欲生，土气先作，苦味之中，甘生其内，令咸不生，其间甘土之情，其化急速，多来接间。

八、太阳对化司地在泉，地气乃虚，咸物味薄，甘物偏胜，于咸物之中，反或甘味，资其咸味长，此甘立刑胜回味之间也。

九、太阴对化司地，地气乃虚，自受他间，或木来刑甘，甘味合当衰矣。甘物与黄花及黅谷，皆当气薄也。其甘味亦惧木而衰，应年虚而减，却移味在咸物之中，味当不减。

十、太阴正化在泉，其左右间不至，又无木运，甘主自专，即诸味中皆有甘，间之不同别味也。此在泉之中，惟土多间，地土合德[②]，大地佐之也。

---

①无：原本误为“元”字，义不明，据上下文义改。

②德：原本为“得”，据上下文义及运气理论，当为“德”字。

卷十六

地土间物纪篇

草木风岁星毛虫雷电皆应木

东方之类，厥阴主之，四时主春，时化主初气，八卦为震，九宫为三宫，上象为岁星，天化令为风、为和暖。虫化之类为毛虫，即狮子、麒麟为长。地产之化，味酸色青，地之化物，天之星象，风之应候，吉祥应时，凶应凶光，吉应吉祥也。此天东方之类，皆应其木也。即风木春令，暄和之候，风敷发生，太虚埃昏，大风摧拉，其气候远视苍埃，四气青霞辉彩，芳卉蕃秀。其产化酸生肥盛，草木滋荣，天正令，运太过，即独行风令。雨滋乃亏，土乃从令，木气不刑，土不从而化雨。令化即大风伏之。如是即雨中大风，以相胜也。如运符天德，即岁星明盛，青霞每彰，苍气远见，毛虫乃化，即异兽同祥，地产灵芝，林生异木，野有名草，共合木德。东方之正，春无杀令，和气频舒，花卉媚发，雷起春中，电发应时，虹蜺应候。顺之即万化舒荣，逆之即变成灾祸。

日辰甲乙，卦有震巽，岁星失度，行年大饥，民多疾病。观视岁星，小者即民灾，至大即君圣、国安、民有福，即庆合其星，润泽光明，体白安静，行中道，即性正也。行正即君心乃正，行邪即君心乃邪，行舒即为重福。迟疾失位，皆虚也。色青即民安，色黄即丰稔，色黑即大哭泣，色赤而动摇即起兵。大而芒角，即国君有子之庆；色白而小者，国有当诛权臣也；色青黑而忽大忽小，有赤晕围之，有大黑风至。岁星所行，逆顺守常，必为福也，失常，必为灾也。岁星超舍而前，日盈将有兵，王侯主不安。运舍而后日缩，其将死师败；岁星与月相掩蚀，国多哭泣，或大臣后妃薨。与荧惑合，当戮奸臣。与太白相斗相合，主大决战。又金与木星合，金在木南，南方兵败。金在木北，北方兵败，东西亦然。木星无光，进退无常，此国失政也。国有忧，逆行堎鬬，会合环守，国君无道也。

甲乙，木德也。风雷，木令也。春风鸣紊，夏风飍飚，秋风肖①飍，冬风飕飗，此是四时之常候也。于是，顺之则万化安，逆之即民皆病。春风飍飚，即天下瘟疫；春风肖飍，即天下搀抢；春风飕飗，即饥荒失业，此春风失政也。夏风

①肖：当为“萧”字传抄之误。

鸣紊，国政不安；夏风飕飗，民多暴亡；夏风肖飂，兵戈大动，此夏风失政者也。秋风鸣紊，即来年不稔；秋风飋飏，即民病痼疾；秋风飕飗，国有奸臣，此秋风失政者也。冬风鸣紊，即瘟病生于冬；冬风飋飏，即旱涝不匀；冬风肖飂，五谷不登，此冬风失政者也。

雷者，木之意气也。雷震卦，东方卯位也。电者，雷之先也。雷始震于东方，五谷丰登；雷始震于南方，小旱也；雷始震于西方，必暴露尸骸，牛马疫死；雷始震于北方，百川溢注；冬雷于上朔，皆为亡国之兆。发雷之地，露尸于野，雷电同占八魁日，有疾。雷主大战，大风起，国有急令八魁日者，春己巳丁戊，夏甲子壬戌，秋己亥丁未，冬甲午壬辰也。冬戌子日不雨而电，电光起而雷不发，主天下兵乱；天无云而雷，大灾于民；雷电发，帝室大夫欲为逆，五年期交兵，流血；雷电击于宗庙，是名天戒，君行不道。再击之，八年削地夺国；雷电击贵人，甲第有佞人持政，六年削地；雷电击于贵人从官车骑，此国君惑于女人，失政事；雷一声而止，此国君出重令；雷声霹雳，蛟龙见，国有贤士出；雷雨中大风拔树木，损舍屋，小人居上位，贤士出走。雷雨辟雳大杀人，此国君听谗言，以杀忠良；雷至夏不发声，君振不威，武退强臣；雷声季秋，名天狗鸣，夷狄动兵；雷发春前，民发瘟病。

草木者，地之形应也。有灵芝异木生于宗庙者，主君心专祀，天下太平。有灵芝异木生于郊社者，主天下丰登太平。有灵芝生于殿宇者，主帝家后昌。有树生连理枝者，国之瑞也。帝宫室中生异木，国有庆。木死再荣，国易政。桑夏枯，五谷不熟。伐木有血，君侯有忧。陵墓有树自生，国失政也。社稷中树自死，国君失地。社稷，郊社是也。于郊社中有大树死。树木非其时而落，是贼金伐之，二年有暴兵外来。木自拔者，其国将乱。树再生花，君有灾。夏有霜，木凋殒，飋叶七十步，国有大兵，人弃故国。木生夏枯不熟，民灾。竹柏夏凋，侯王先位。树泣，天下有兵。不雨而树湿，谓之泣，其色赤，有兵败。竹生无节，国失政争。竹生同根双竿，权臣谋位。竹苇枯死，忽复生，权臣执政。枯木冬生，是谓阴阳易位，二年国亡。木冬开花，当生者死，花生于冬，主兵起。除指及款冬花并四季花，余外皆凶。木再荣实当死者，复生。禾春冬再结实，君凶。秋冬再结实。邻国必有侵。杏再实①，夏有冰雹。李再实，春有霜。竹再实，三年民大饥。木忽鸣，其主死。木忽生道中，君失理。木生屋上，其地有圣人。木生非类者，并人民②。木自鸣如金声，地将分裂。木变生枝，国必倾。草木如人形状，国有大难。草木自除，国将太平。人苋生，多病死。菖蒲生，多有大水。蘼草生，多必饥荒。蒺梨多，必搀抢。

毛虫木类之形，化麒麟生狮子见貘，来驺虞，见比肩兽出，并应明王之瑞。白狐来，政及远矣。独角兽见，天下太平。白象至，君倾于色。白鹿见，君事疾。六足兽至，卦公而不乱。三目兽至，谋及庶人。赤熊罴出，权任臣下。龙马

①实：用如动词，结果实。

②并人民：三字义不明，疑此处有误。

来，资服其制。文狐见，恩及鳏寡。九尾狐见，王道昌。虎有两口，世主将起，大臣逆害。虎相食，三年大荒。虎狼入国，郡邑凶。狼逐人，夷狄来庫入国被屠。野兽与鸟斗，邑中兵乱。野兽无故入水，其国亡。兽入邑中，群鸣邑空虚。野兽自缢于市，中岁邑有大水。野兽大小群入邑及国都，若道上有大害野兽生子，如人形，时将寻主。兽生子如六畜形，邑虚。野兽生子如彘，人君国亡。野兽生有翼如鸟，天下有兵。兽生子无耳鼻，邑有兵乱。兽生子无目，邑有忧。兽生子如蛇，邑有火灾。野兽生子多足，邑有民灾。野兽生子无尾，君无后家畜亦同。野兽生子于郭邑，旱大灾。狼鹿鸣于邑中作妖，其年民死众。狐入室及屋，有暴亡，君以淫色亡。野兽御枯木，入邑里道路，君国废。六畜忍言，善恶如其言。偃鼠出，妖人起。狐狢嗥鸣于舍庭，必有凶祸。猿猴入城，主水灾。獭入邑，主大水。白兔自至，王者瑞。兔上城邑，必虚。兔无故入宫殿生子，国有忧。兔行王宫，其君亡。紫兔出见，必丰登。兔有三足，天下大疫。牛马忽变作异相，君之忧。人家鸟变色，其主凶。牛生马，主君不保宗庙。牛马或言，善恶如其言。牛生南头，主军分土。牛生六足，有上齿，世主为盗。牛生犊，头尾似鱼，兵大起。牛生犊，人面畜身，天下民病。牛交马，主世乱。马忽角生，国将亡，又主天子亲征伐戎。马变尾如牛，名曰易衣，小人理大政。马生四目者，国分为四。马生羊者，民安牛亦同。羊有四目，名曰并耀，天下四争。犬生豕时，大安。豕生犬时，不安，犬与豕交，诸侯妾妇谋害。犬忽变毛色黑犬忽变白，白犬或变黑，家主被刑罚。犬豕从土中生出者，郡邑有大灾。犬郡会于街，街中有大贼将起。犬向人悲泣，有大丧。犬相将入水及上舍屋，有大丧。犬忽戏井，有惊恐之事。犬尿屎井中，庙堂床席，皆为大祸。犬自食子，忧牢狱。犬忽自死，大凶。犬生子无头，家大凶。犬生无后足，门凶之兆。鼠一日三生其子，主饥。鼠于树上作窠，有大水。鼠聚于市，大鸣群，主将反。鼠舞于中庭及道上，家将破。于地中间鼠声，家将破。鼠自食子，邑虚。鼠将子去不回，有火灾。鼠将子移穴，大雨至。鼠群居高墙头，有大水。鼠断头道上，主世乱杀人。鼠生子数头，天下搀抢。鼠子无足，主凶年。鼠聚物出，主大荒。鼠害稼穑，国刑罚曲法。

荧惑夏令火羽虫翮虫皆应火

南方丙丁火，德行令于夏，以应君相二火，上应荧惑、炅煌二星。虫应羽翮，仰视荧惑，大且光耀，其星即喜，民乃康和。小且赤即怒，民乃灾病。荧惑观之，近女宿，即孕妇灾，产妇多死。荧惑近南斗，即君灾。荧火近日月亦赤，主大旱。荧惑大而芒，角生青晕围之，主大赤风，化为热病。荧惑失度远游行，主民灾流血。荧惑芒角左右，小小赤星侍之，主民间火焫舍屋，伤人之众。荧惑黄且大，为天下瘟疫。荧惑变白，兵来犯帝阙，荧惑变青，风多燥旱。荧惑忽昏，旱后大水。

丙丁天火燔宗庙，人君不谨敬，淫泆又失冬令。天火[1]烧宫殿，社稷有大殃，人君内无正法，人君内无正法，外无伩，行于臣下，为火灾也。天火烧宫观寺舍[2]，君失正德。君听淫妇之言，并少后妃矣。天火烧郡郭门，外叛欲发；天火烧马厩，兵起；天火烧人舍之众，国亏刑法；天火烧野中五谷，郡主失政；天火烧山谷，宰相不直；天火烧万物，君心不慈；天火烧牛，国兵有怨。天火烧川原，武臣在下位。天火烧军中帐幕，兵将败。天火烧树木，木呼鸣，奸人将起。天火烧牢狱囚，有曲[3]贵人。天火烧街道，主民走失地[4]。天火烧正殿，是人君不听谏。

天发焰于夜明不见火踪君不明。火自生自灭，天下欲相吞灭。火烧城郭，大水漂流。地忽生火光如照耀，忧国亡军中。地火出，兵败将死。宫室无故火焦臭，帝阙流血[5]。水中火出，贼起兵凶。

凤凰来一见之，天下百年太平。比翼鸟至，德及幽隐。白鸠来，君不以新失旧。白燕来巢，君有孝德。星坠为鸟，有大兵至。文鸟居野，不出三年有丧。且旱鹳与鹊同巢，贤人据伐，主衰失之象。鹄巢树，其岁民多死。鸟有三头，民多病死。鸟有四足，天下不稔。鸟有二头、四足，天下战争。有鸟如鸥，深红足黑见之，有火灾。有鸟大如鹊，身黑肉翅头如燕，尾长毛，名曰水魈见之，有水灾。鸿雁翔来宫室上，两日或三日，郡邑反叛。鸟鸣人君门上作人声，其君亡。五色飞鸟，翱翔于帝室，作异声，主声不安。群鸟象人形而飞，主君亡民失业。众鸟下饮人家井中之者，家虚。鸟飞作六畜形者，世乱。众鸟飞作蛟龙形者，主帝离阙走。众鸟飞作蜂蝇形者，有火灾。鸽下子如鹰者，主大风，地分为三。鸠一首三身者，地动损众。鸟持于水上交，持政王道绝众。鸟盘旋如争言，其地流血。

蝗虫食草，国政由女人。蝗虫所出而飞，从他来忽自死，不出三年大兵。蜂生国舍，内凶。蝼蛄众飞集朝廷，有名将出。蝗虫赤头黑身或黑头赤身，皆政残克，盛兴在野。怪虫生，民伤杀。汉建武二年，河北有怪虫出，大如鸿头，有发如皂线结著草，即飞不得化为青泥，如此天下民苦。

伯劳鸟为怪，人君灾。毛众色大如鸟头，如猫，皆扁长也。伯劳聚居中，岁有水。伯劳鸣，主凶丧。伯劳斗于屋上及呼鸣不止，六十日祸起。

群鸟频夜鸣，都邑有惊。众鸟住在人家舍屋上，有火灾。鸟与家鸡交，国有奸淫。大鸟伤五谷苗穗，郡主不持政。

雀巢井中，贼人伐君。雀巢木上，有大水。雀与燕争，鄰国乱。雀鸽并飞，臣反于君。群雀打鸟，忧水旱。雀不见岁中，不稔。

---

①天火：因气候干燥而引起的物体自燃，或者雷电所击而引起的火灾。

②宫观寺舍：宫殿、道观、寺庙、民居的屋舍。

③曲：通“屈”，冤屈。

④民走失地：民众流落他乡，而土地无人居住，犹如国土丢失。

⑤帝阙流血：谓皇帝所居住的宫殿将发生流血事件。

雉巢于木上，大水至。雉入人家，有忧。雉相戏于君殿上，君灾。雉群鸣，国分地。雉来与家鸡斗，去而再来，有战争。

夜半雌鸡鸣起，天下奸[①]。雄鸡入井中，有牢狱。鸡与鸟斗，君主杀。鸡卒然众死，主虚。耗鸡昏黄鸣，主任[②]，女子为政。鸡逐野鸟高飞，去土居，人流散。鸡至日出不鸣，主不圣。鸡不下卵，生杂异虫，小人得位。鸡至午不下巢，国令不时。雌鸡化为雄，后必有女主乱政。唐显庆二年[③]，有雌鸡化为雄鸡后，武后为君矣。雌鸡生冠，主不臣。晋元帝兴元[④]中，衡阳雌鸡生冠，八十日桓玄建国，后八十日败。鸡下卵化为蜂，五谷不成。鸡下卵化为鼠，主搀抢。鸡与野鸟入人家，有大灾。鸭不入水，主大旱。鸭起高飞，小人居上位。鹅下卵如走兽，臣不忠。鹅有双头，越二主。鹅鸭生兽尾，天下民灾。有大鸟生百头如众鸣，天下兵乱，主生众。有大鸟食野兽，奸雄。捕有大蚊如蜂来伤人，民灾祸。有异虫如蝉，众有声韵，小人得路[⑤]。有大鸟凄于帝殿，久立不起，无声吉，有声凶。有大鸟凄树，众鸟侍之，国吉民昌。

中央镇星地土倮虫皆应土

中央镇星，土之曜，仰观之，顺度皆吉。流逆失度，皆主凶也。镇星合于土运，上应太阴司天，皆视土曜，以合灾祥也。镇星大且光，主民安。小且暗，主君民灾。大且芒角，炅煌赤气绕之，主天下瘟疫。并天郁黄同见，举黄风后，为大疫也。镇星小并退逆，有白气侵之，主大旱民灾。镇星大而黄，次有五等小黄星侍之，主大丰民安也。镇星流而不行，所临分野，灾。镇星逆而退度，大并芒角，主兵动民灾。镇星于五星中最行迟，二年半行得一宫，以为常度也。若非次行疾者，军民皆灾，万化不安。镇星忽青色，主大风后，五谷不登。镇星忽伏者，先燥而后泽也。即旱涝不匀，先泽而后有大雨也。镇星忽黑者，主久雨霖霪。镇星不近，太阳忽伏者，主君亡。镇星小，有晕围之，主民死多灾。镇星动而左右移易，主人并兵乱。镇星下有赤气，长一丈余，主谋臣持政。镇星初出，至天上有白气，长五丈余，主杀人流血千里。镇星大而顺度，有紫气逐之，主帝子为君。镇星犯南斗，主君灾。镇星入天河且暗，如留不行，人相食也。镇星犯北斗，十二年易主。镇星下有群星侍之，天下归。

明星坠为土，大饥流血。星坠为沙石，兵动亡国。

地大震，世主失位，不出千日。地动千里，土功兴，其年凶。凡地动皆凶。

---

①天下奸：疑有脱文。

②任：通“妊”。

③唐显庆二年：公元 657 年。显庆为高宗李治年号。

④晋元帝兴元：兴元，疑为“元兴”互倒。“晋元帝元兴”即公元 402～404 年。元兴为晋安帝司马德宗的年号。晋无元帝，有魏元帝曹奂（公元 260～265 年）。下文“桓玄”是东晋的北燕于公元 403 年建国，年号为永始。

⑤小人得路：义不通。“路”字疑为“志”字之误。

地动城郭屋室，损人物是谓失，四海有兵。地裂一丈，损五谷。地裂上门，下臣从中起。地裂市中，国有忧。地生血，主流血。地变赤如丹，搀抢。地生鸟卵，为民病。地裂一里，将亡国。山崩破，为谷有水，天下流亡。地忽增起生道中，天下大通。地自陷，其国亡。晋安帝元兴八年，春三月，山阴地陷四天，有声如雷，其后兵起应兆。地增起，城邑下理毁败。地增市中，国有利。地增社稷中，王者益。土地生石，春夏昌利。地陷入君室，臣下起谋。地自陷下，或成泉及生杂物，民灾起大水。

冢墓中自作声，主祸乱。冢墓自移，天灾国破。冢墓自陷，民流亡。冢墓上树自死，民多疫。

军中野营中地动，有交战。军在野营中地生蝇虫，军破将死。军口地成坑，将军死。军营中地裂，宜移营，吉。宗庙中地陷及地裂，国将亡。地裂龙出，君离邦。地裂生火，兵将亡。地冬不冻，国易政。地忽生土钱，民流散。人家屋室下地生穴，家将破。帝阙中地生穴，国破。地朝生毛，有水灾。地夕生毛，有反叛。地生肉块，军民灾。地穴中起飞虫万千，民多疫死。地穴中有黑气起，国有阴谋。地穴中有白气，生散为雾翳，主反乱。冬月雾中有微雨一雨点，名天泣尸，主民失主。地破生蛇，主反叛。地破生人，主灾。地破生鱼，主水灾。地破生金类，主大兵。地破见鼠藏，且荒乱。

地生人面，有屈刑人。地生人眼，主祸乱。地生土马，主兵乱。地生土人，诸侯不臣。地生土兽，狄人兵乱。地生土牛，弃之吉。地中有人声，人灾死。地中有犬声，国有忧。地中飞鸟声，民灾。地中钟声，大臣灾。地中有雷声，民疫病。

人头上生头，天下有兵。人死而复生如此多者，民饥有兵乱。吴孙皓时，焦死经七月穿土而复生，俄国亡矣。人生而言，国有谗贼。人生而不见形者，王事急民流亡。人生龙蛇，国有伐。童女产者，男吉女凶。人生鼠者，其地被夺。人生野兽，一年夷狄动。人生牛马，兵动。人生犬豕，君失道。人生鱼头者，有大水。人生有四目，国衰。人生目在腹，五谷贵人。人生闭口者，天下饥荒。人生无头及手足，君失朝政。人生无耳鼻者，君昏不明谏。人生多足，流民四出。人生手如足，国生奸臣。人生一头两身者，君忧失杖柄。人生无足者，有兵丧乱世，又主国基虚。人生有翼而飞去，主大旱。人生夜叉者，起奸雄。人生牛角者，主兽争。人生飞鸟者，二年流亡。人生无二臂，国失辅佐。人生一臂，国失忠贤。人生一足，国失贤谋。人生十子，诸侯竞位。人生三子，主太平。人生三女，国淫失政。人生肉块，天下饥荒。人生无阴[1]，国无朝典。人生赤发如朱，主旱，又主绝门。人生反胁，必奸雄。人生无发，主凶年。人生眉长过足，国有寿。人生满面有毛，国有多事。人背生面，国生背

---

①人生无阴：由于胚胎发育异常而致，指新生儿在出生时就无生殖器（前阴）或肛门（后阴）。

臣。人生四足，天下鼎沸。人生有毛如猴，天下搀抢。人生头如驴，直臣不佐。人生有尾，民灾害。人生二口，五谷不收。人生鼻有二柱三窍，国生嘉庆。人生目有二瞳子延上，瑞之兆。人生目中七瞳子，天下多事。人生四乳，天下吞并。人生三目，天下进昌。人生犬头，君心不正。人生羊头，淫荒失政。人生猪头，奸婬，女人权正。人生猴头，外臣不忠。人生无九窍，天下不通，君不明。人生面觑背，国不祥。人生三头，国有争。人生驴唇，国生逆臣。人生鸟卵，国不进贤。

雾从地起，亦应土德。雾中有赤气，将有大疫。雾变作黄云，有大疫疠。雾大起先紫后黑，变昼如夜者，内有阴谋。雾化青云，后成紫气者，圣帝在野中。大雾经七日不散，君昏不明。雾起变雨，久不晴者，君听婬妇之言。黄云翳日后生黑雾，主大雨。青气犯日，散为黄气，主风雨。夕占赤气后化黑云，云中有黄杂，之后乃久雨，白气抱日，黑云盖之后，云中化雹。

太白星金石山谷甲虫皆应金

西方庚辛，金德上应太白，上合阳明司天。中合金运太过，下应阳明在泉。太白高且小，主太平。太白大且光芒，主兵起。太白失度近南，即南有兵。近北，即北起兵。太白行宿，其形主下，六进退合度，天下昌。太白当伏不伏，主不臣。太白不伏却伏，主兵不利。太白昼见，主大决战。太白与月相掩，蚀易时，主将受戮。太白入月中，星色分明，臣有谋上。太白东出，月未圆，星在月南，即利；星在月北，即破军。太白在西方，月初生，星在月北，阴国兵强；星在月南，中国兵胜。太白与月相逼，中间通三指，兵强；通两指，域忧；一指，拔城将走。太白在镇星北者，失地亡国。太白在东方，日出犹见，主兵戈。太白始出，时大后小者，主兵弱。太白始初，时小后大者，主兵强。太白荧惑相合，一东一西，王侯受苦。太白沉河汉中小且昏，主杀人百万，流血千里。星坠为金铁，天下有兵鼎沸于野地中出现，不出三年夺国。魏青龙年①中，成修宫室，取京安金火承露盘，折树声千里，金犬泣，于是因流霸城，此乃金失其性也。

钟自鸣，三年内兵乱。晋安帝永兴十年②，霍山崩出钟六口后。律位于宋公刘裕也。石鼓自鸣，国不安。三吴时，石鼓鸣，两年孙恩作乱。金鼓自鸣，将有兵兴。刀自鸣，凶刀。刀生血，战胜。国君之刀佩自拔，乃血光，有声并主兵伤。戈戟锋刃有声，皆起兵。照镜不见其头，主遇害。国库金忽跃，其分野易主。市中金玉宝贱，贵人失利。军中釜鸣，将立功。

①魏青龙年：魏明帝曹叡年号（公元 233～236 年）。

②晋安帝永兴十年：此处有误。晋安帝（司马德宗）年号为元兴。永兴为晋惠帝年号（公元 304 年），仅为一年即换年号，不可能为十年。但晋安帝元兴也只二年，无十年之数。

石人泣，世将乱。野中及山中石人自出，有庶人为君。吴孙权五凤二年[1]五月，阳羡县离黑山有石人，长一丈余，直立案，京房易传庶人为天子之祥应也。石生如禽兽形，诸侯兴。石如飞鸟形，外戚女与近臣谋。石生如小儿形，君绝孕嗣。石生道上，国亡主。石生石方，三军谋逆。石生发生如丝，不出五年兵谋事。石生重累，不出五年相谋且成。石生水中上见者，近臣与女子连谋。

山生紫气如芝草，圣明君见。山出器车，圣君应。舜君理位，山出车，白精奉承，即老人昼见，水通海不扬波灌，不失时则日月扬光，圣德无所不通者也。山生宝气，以合太平，宝气见，贤人出野，君子在朝。山无故昼夜如人哭声，有兵丧。欲亡之岁，石泣鬼哭，天雨血。山无故自崩，国分君德销。春崩国伐，夏崩有大水，秋崩有大兵，冬崩大饥。山分裂，君臣等争。山吼作雷声，半年贼来。山崩分其地，有战。山中出异物，非人所见者，有形质音声者，基邑大水，及饥荒。山非时动摇，主天下战争。山忽生光，臣下不祥。山忽赤如血者，诸侯不助父子绝。山化为人形，其国虚。山洞中水漱瑶音，圣主临朝。瑶音，即玉响也。山见青黑气，即山水害人物。山有白气如练玉，乃呈祥。山有五色霞彩见，合王升平，民安乐。

龟生绿毛，见之太平。龟白眼如珠，明君出。见龟如玉合，圣主将出。蟹众出，主大风。海螺鸣，主大风。蚌吐光，主阴雨。枯螺自鸣，主祸乱。龟与蛇交，见之众者，主国败政。螺蛤相斗，贼军生乱。飞鸟食蛤，主饥荒。龟作人言，主臣反叛。龟鳖食鱼，主饥荒。龟三足，主太平。龟三尾，主丰登。龟九尾，国有昌。龟四目，天下乱。螺蛤甚众，主民灾患。螺蛤水上乱游走，主兵乱。鳖白色，外臣反叛。鳖三足，诸侯得王。蟹四甲者，战争。龟鳖游于市，主兵乱。龟生角，主搀抢。鳖生角，小人得位。

霜依时令，国有威严。日中霜未消，见日而反为霜，此臣行刑不避君也。霜下日未出而消，此人君不行刑罚。霜见日而不消，此人君执坚不可犯。或不见星而有霜，此臣行君诛罚。霜不杀物，臣改君威。霜下有声，兵来伐。入春三月，霜杀草木，有兵岁饥。季秋不霜，国政失事。

江海百川及井鳞虫辰星水[2]雹雪应水

北方辰星，水德上应太阳寒水司天，中合水运，下应太阳在泉。辰星非常可见，见之光彩顺度，以合民安太平。辰星见大目光芒，主大寒雪。辰星见之小且昏，主民灾。辰星见之光而不芒明且莹，主文明圣德也。辰星下有黑气绕之，主大水。辰星小且黄色，主冬温不寒。辰星失度，动摇移走，皆主凶年。

壬癸，水德也。河出图，洛出书。醴泉生甘露，降旨主明君之端也。黄帝生

①吴孙权五凤二年：公元255年，是孙亮而不是孙权。亮为权之子。

②水："水"字疑为"冰"字之误。

寿丘生时，醴泉出应，瑞符明君之德也。海不扬波，明君之德，黄河澄清，以应太平。遇明①时即清，非三千年一度清也。水不润下，即刑不正，百川潮宗，君持政事，水变如血，其地杀人。陈太建二年②，江水变为血至金陵。其后兵起，后主国亡之兆。水中洲屿，长其分野益土，星坠为水，主兵丧，水旱荒饥之灾。天不雨而生泉，其国大水。天不雨而涌泉，民乱。吴孙休永安五年③八月，壬午，江水溢长，后二年起大兵。

水忽逆流，妇人惑乱政。流水不行，天下饥荒。停水忽流，天下兵起。流水忽易道，国易政令。都邑水忽自绝及易其处，所邑人流亡。池水忽自盈溢，国君亡。清水忽浊，天将乱。水自流于朝市，兵乱。□④水结冰于季春，国失政。夏水为冰，岁不登。秋水为冰，岁主乱世。冬水不冰，即民病。水忽自鸣，民苦。水作金声，人民别国土。水忽出于石缝，臣下谋位。井水溢出，人逃难走。井水忽浊，天下搀抢。井中有声，忧兵起。井中出黑云，有大水。夏井有气出，即阴阳失正，天下民病。井中起雷，即旱涝不匀。

江河中见龙，即主大水。人家中庭忽出水，将大富。破泽忽自竭，邑虚不利。河涸无水，是谓阴反，五年人流亡。

海潮不及，君道亏。河水涌起水如山峰，是谓威厌，五年臣背叛。海潮久不退，国有乱政。海涌水高如山，世乱不宁。江河忽变，六年国易主。湖如海潮，主臣反。高陵变野泽，主削其地。

流水浮金，主太平。流水浮文字，主太平。流水浮锦绣，主民灾。水流浮异木，明君将出现。流水浮异兽，主世乱兵。

雹及雪皆合水化也，夏有雹即藏冰不时也，冬时斗建北，陆日躔虚宿，国家当藏冰，藏冰要祀宗庙，如不依时，即夏雹至也。雹过人君要闻其过，雹下杀鸟，君听谗言。雹下剥树皮，折木枝，即君行酷□④，民有自害者也。雹下杀五谷，雹上如有眼，即天罚之戒，民过也。雹下如珠，君欲害民。雹下如鹅卵，人君侮侵也。雹下如鸟嘴天戒，臣谗言也。

凡太阳司天，即寒侵夏令，夏令奉天，不行炎灼，即雹不至。如君相二火不奉天，即行炎令，即冰雹至，故名天休火化也。

凡冬行大寒，不下雪，君无政事也。冬有雨无雪，是阴阳易令也。雪下空中大至地小，是刑有失政也。雪下积雪如人形者，民灾。雪下积雪如飞鸟形，国有谗臣也。雪下积雪如狼虎，阴地兵胜。雪下漫物不漫山，国不奄大贤也。雪下未至地，却上而复下，君欲冤无罪。雪下而温，此君冤有罪。

鳞虫水之形，化之用也。龙来见，主太平。鱼生二头，主战争。黄龙见，君

①明：明君，开明的君主。

②陈太建二年：公元 570 年（庚寅）。陈，南北朝时陈武帝（陈霸先）建国的国号（公元557～589 年），太建为陈宣帝陈顼年号（公元 569～582 年）。

③吴孙休永安五年：公元 262 年（壬午）。吴，三国时期孙权（年号为大帝）所建的国号（公元 222～280 年）。孙休为景帝，吴国的第三任国君，在政 6 年，永安是其年号。

④□：原本字迹不清，难以辨识。

瑞。舜摄位，有黄龙负玉环而见，显大圣明君。龙斗，国有争鲁昭公时[①]，有龙斗，子产曰：修德，可无患也。龙下饮军营中水，国虚。龙见于川，君有灾。龙入人居室，若出去池中，皆臣下谋上。

蛇集道上及都邑斗于市，国不祥。蛇冬见于正寝，凶。勿杀之蛇交于市，国亡。冬见蛇于市，大臣谋。蛇入井中，民疾患。蛇生两头，主战争。蛇生一角，诸侯王。蛇生二足，民灾患。蛇生二尾，贼寇多。蛇生四足，主搀抢。人民呼蛇作龙，国不安。蛇生鼠头，国之虚。蛇生鸟嘴，见之凶。蛇生人头，民灾死。蛇生鸟翼，起奸雄。

鱼生头似兽，国不安。鱼生人头，多疾病。鱼生鸟嘴，见之灾。比目见从，恩行于天下也。鲤鱼生角，诸侯听政。天雨下鱼，有兵丧。鱼行人道，兵乱世。海罚大鱼出于陆地，主大臣薨。鲵鱼出海，世主亡。鱼生鸟翼，世将乱。鱼生四目，主灾凶。鱼众见，主不稔。鱼贱于市，将饥荒。鱼生鸟尾，国将变。鲵鱼见众，小儿灾。鱼如女面，奸淫乱。江湖绝鱼，暴兵起。吴楚反，吴王刘濞关畤女，海鱼为盗，其年鱼绝于江湖，其时乱。鱼飞去水不还，国暴兵。鱼生三口，国不祥。鱼无目，国政亏。鱼生人手，起搀抢。鱼跃出水，人民灾。鱼生人足，小人为臣。鱼无尾，世乱人流散。鱼相群斗，主兵乱。

已上五等变异之化，非变异自古有之，即随天地运气报应生也。即凶应凶，兆吉应吉祥也。

生禀化元纪篇

且夫有物混成，自元始虚，无一气凝然。太初妙道之始，从无入有，天地未形之时，太初结而成太极，太极判而生天地，即以清气上升为天，浊气降下为地。地之阴精，为月。天之阳精，为日。日月交合而生五星于天。

地始开阔，中有子枵，五行即与五星一类，六气一宗也。即地生渊源为水，月之坎位为北，即先生水，水数故一，次天之阳气为火，日之离位居南，故次生火，火数二。次水脉资生，乃成草木，坎位北方，生于震。震生东方木，故木数三。其次元之化生山狱，山狱之中产金玉，故坤元之位，生于兑。兑生西方金，故金数四。次四方被象生中土，故土数五而居中央。于是五行中以土为尊者，即坤土是也，此非是火之子也。此是太初始分，浊气下降为地也，即坤元也。

坤元始于太初妙道，故坤土尊也。次有火生之子者，即中央土也，非坤元也。即坤与中央，须分两位也。

即在地成形为五行。在天为气名六气，即天之号令乃为风，即厥阴木是也。故为初气东风生，和乃为暄，即少阴君火是也，故为二气。暄中有热，乃为暑，即少阳相火是也。故为三气，暑中蒸溽，乃为湿，太阴土是也，故为四气。雨湿

①鲁昭公时：公元前541年（庚申）至公元前510年（辛卯）。

之中化为清，阳明金是也，故为五气。清中生寒，乃为凛，太阳水是也，故为六气。寒中生风，终复初也。从此至今，如环无端，终而复始也。

即天生岁星，地生木。地生木时，天生风，丁壬相合，生毛虫，天生荧惑，地生火，地生火时，天生热，戊癸相合，生羽虫。即君相二火同。天生镇星，地生土。坤土先生已文，即此时火生土也。地生土时天生湿，湿化为雨露也。

甲己相合生倮虫，天生太白地生金，地生金时天生清。又金化燥者，何也？故辛□[①]丙为天，庚王时辛归，辛归时载火，金归故金化燥也。即天之令也，此清化者，是金木性也。

乙庚相合生甲虫，天生辰星地生水，地生水时天生寒。

丙辛相合生鳞虫也。天生生气地生春，地生酸时天生角，水运流行乃生青，青龙之象配于东方。

天生长气地生夏，地生苦时天生徵，火运流行乃生赤，朱雀之象配于南方。

天生化气地生长夏，即夏季是也，土壬四季即季夏应坤，其土位也。名长夏者，即长养之时者也。地生甘时天生宫，土运流行乃生黄，贵神之象配中坤。贵神总诸土神也。

天生收气地生秋，地生辛时天生商，金运流行乃生白，白虎之象配于西方。

天生藏气地生冬，地生咸时天生羽，水运流行乃生黑，玄武之象配于北方。

地生坎卦天生一宫。地生坤卦天生二宫，地生震卦天生三宫，地生巽卦天生四宫，地生中土天生五宫，地生乾卦天生六宫，地生兑卦天生七宫，地生艮卦天生八宫，地生离卦天生九宫。九宫配地八卦画地，天九为奇数，乃阳也；地八为偶数，乃阴也；即天奇阳生造，地偶阴生化，即名造化也，故阳造而阴化也，即名造生化源也，故造化二字即阴阳相生也。究其宗，则阴阳并生于太初也。后来阴阳相生也，即阳生阴中，阴生阳中也。即阳极生阴，阴极生阳也。

且夫草木果谷花卉，万物即性生之宗祖，皆是大道，自然一气而成也。然后分造化也，即以苗为造子为化也。若以苗从子生，子自苗成，如此究之，即不可穷源也。即始于天地，自然一气为初也。当此时根苗齐生也，后来苗生子，子生苗，故名造化也。故以苗为造，生子为化源也，万化源也，如此五虫之化，亦然也。

五虫者，即总世界之中，万般动活之类，不离五虫也。即总而分五，以应五行也。

且夫人者应土为倮虫，如为倮虫之长也，始自太初、太极，天地初开，辟一气大道自然而成也。当此之时，男女并生，后来因交合而生人也。即以身为造生也，阴气为化源也。阴气者，即男茎物女牝所也，为化源也。即身生阴器，阴器生人，因交合而成也。如万物苗生子，子生苗也。又如鸟下卵，卵自鸟下，鸟自卵生，如此即不可穷其源也。究其始，自天地初分，自然之化下亦然，雌雄并生后，分造化，因交合而成也。卵中生鸟，各有雌雄也。故以形为造，生卵是化源，今说此即五虫，皆如是。即万种生化，皆以天地始也。

---

①□：原本缺字。

卷十七

六元还周纪篇

帝曰：太阳之政，奈何？岐伯曰：辰戌之纪也。

太阳木运，太阳故以为初。太角中木运，太过角木音，故太角也。太阴下见太阴在泉。壬辰、壬戌戌正化，辰对化。其运风。木化风也，丁壬木运，故风化。其化鸣紊启拆，得初气，风鸣条紊，裂启拆，万物萌芽，始生也。其变振拉摧拔，风本木化太过，即自伤木也。其病眩掉目瞑，气令太过，即肝有病。太角初，以木为初，即壬戌对，壬辰正。少徵，即壬戌生癸亥，壬辰生癸巳，此初元生二元①，癸火运，己亥阴故少徵，少徵即火之阴也。太宫，此癸亥生甲子，癸巳生甲午也。子午阳年也，故太过，甲土运，故太宫。宫，土音也。此资生第三元。少商，此甲子生乙丑，甲午生乙未，乙金运，丑未阴年不及，故少商，商，金音也。此资生第四元也。太羽终。常以木初水终，是六气之首尾也。即角、羽二字，见初终也。此是乙丑生丙寅，乙未生丙申也。丙水运，庚甲阳年，主太过，故太羽。羽，水音也，此资生第五元。少角。此一阴，《素问》中不下即隐于还周也。此第六元，复始还周也，却至于角也，即复于始也，次有一位，即别起元头，此第六元。丙寅生丁卯，丙申生丁酉，丁木运，故少角卯酉，阴年不及，故少也。即丁复见壬也，丁壬合其于德，丁壬木运复见角，故曰还周也。

太阳火运，太阳故为第二，是司天地。太徵中火运太过。徵，火音，故太徵。太阴下见太阴在泉，戊辰戊戌，辰对化，戌正化，其运热，戊火运，辰戌阳年，火行热令，故热。其化暄暑郁燠，皆火，其气有余，故热甚也。其变炎烈沸腾。火令盛变，野水如汤，故沸腾也。应火太过也，此即不然也，若戊寅、戊申、戊子、戊午，皆应热化，主太过。今不然者，戊戌、戊辰，上太阳水司天，故不应也。其病热郁，亦不应电。少徵，徵，火音也。即戊辰、戊戌，戊火运，辰戌阳年也。阳年当太过，今反少徵者，司天水克之，故少徵也。少宫，即戊辰生己，己，戊戌生己亥也，己土运，己亥阴年，阴年不及，故少宫也。宫，土音也。此资生第二元故也。太商，此己巳生庚午，己亥生庚子，庚金运，故商也。子午阳年，阳年主太过，故太商。商，金音也。此即资生第三元也。少羽终，羽，水主终也。此即庚子生辛丑，庚午生辛未也，辛水运也，丑未阴年不及，故

①初元生二元：初之气与二之气之间是相生关系。元，气。

少羽。羽，水音也。此资生第四元也。太角初，常以木为初气也。此是辛丑生壬寅，辛未生壬申也。壬木运，故角也。寅申阳年，阳年主太过，故太角。角，木音也。此资生第五元也。少徵。此壬寅生癸卯，壬申生癸酉，癸火运，故徵。卯酉阴年，阴年不及，故少徵。徵，火音也。前元首戊，今六元见，癸戊、癸子合火也。故曰还周也。

太阳司天也，上运太阳，故为第三[①]。太宫，中见土运，宫，土音也。太阴，下见太阳在泉。甲辰岁会，甲戌岁会，戊正化，辰对化，运同在泉土，故名同岁会。其运阴埃，土运行湿化，故沉阴埃皆也。其化柔，润重泽，土施雨令，即霖霪霏微，即万物润泽也。其变震惊飘聚。甚即雷辰暴骤，主下大雨施行也。其病湿下重。太过即伤脾，病多泄沾也。太宫，土音也，甲土运，即甲辰、甲戌，辰戌阳年，阳年生太过，故太宫为元首。少商，此甲辰生乙巳，甲戌生乙亥。乙金运，商，金音。已亥阴年，阴年不及，故少商也。此资生第二元也。太羽终，此乙巳生丙午，乙亥生丙子。丙，水运。羽，水音也。子午阳年，阳年主太过，故太羽也。此资生第三元也。太角初。此丙午生丁未，丙子生丁丑。丁，木运。角，木音也。丑未阴年，当不及。今太角者何？丁本在未，此中合直符，故太角也。而丁未太角，丁丑少角，故两说也。此资生第四元也。太徵，此丁未生戊申，丁丑生戊寅。戊，火运。徵，火音。寅申阳年，主太过，故太徵。此资生第五元也。少宫。此戊寅生己卯，戊甲生己酉。己，土运。宫，土音也。此以复见甲，甲己相合，此六元还周复始也。

太阳，司天也，此金运太阳，故为第四。太商，中见金运，太阴，下见太阴在泉，庚辰、庚戌，辰对化，戌正化。其运凉，金运行清令，故凉金之性。其化翳露萧飂，金布气候，白埃之中雾生霜露，树木凋零，金风萧飂也。其变肃，杀凋零，金运行肃杀，叶不待黄而苍落凋衰。其病燥背瞀胸满。金病乃燥太过，即肺病久及于肝，故胸满瞀闷。太商，商，金音也。庚金运，庚辰、庚戌，辰戌阳年，故太商也。少羽终，此庚辰生辛巳，庚戌生辛亥。辛，水运。羽，水音也。巳亥阴年不及，故少羽。此资生第二元。少角，此辛巳生壬午，辛亥生壬子。壬，木运。角，木音。子午阳年，阳年当太过，今少角者。此为午、为火，木得火而虚也，故少角，即壬午少角，壬子太角，故两说。此资生第三元。太徵，此是壬午生癸未，壬子生癸丑。癸，火运，徵，火音。丑未阴年，当不及。今太徵者，何也？此癸本在丑，名午合直符，故癸丑太徵，癸未少徵，资生此第四元。少宫，此是癸未生甲申，癸丑生甲寅。甲，土运。宫，土音也。寅申阳年，当太过。今少宫者，此是申为金，名支罚干亏，即甲惧申，故少宫。即用申少宫，甲寅太宫，两说。此资生第五元。少商。此甲申生乙酉，甲寅生乙卯。乙，金，商，金音。卯酉阴年，故少商。此第六元，首庚尾乙，乙庚合商，名曰还周也。

太阳，司天也，水运太阳，故为第五。太羽，中见水运，太阴下见太阴在

---

①第三：司天之气位当三之气。此为第三步。

泉。丙辰、丙戌，辰对化，戌正化。其运寒，水行寒令，故寒化也。其化凝惨凛冽，上见司天，水中见水运，故二水相合，故凝惨凛冽。其变冰雪霜雹，二水相合，即易反冷，行炎即冰雹，杀之冬政，严凝大雪布化也。其病大留于溪谷，病在肾，久及于心。病留畜血于下，可刺溪谷穴也。太羽终，此水运，丙水也。羽，水音也。辰戌阳年太过，故太羽。太角初，此丙辰生丁巳，丙戌生丁亥也。丁，木运。角，木音也。巳亥阴年，当少角。今太角者，此巳亥年也。上见厥阴司天，丁合天符，故太角。此资生第二元。太徵，此丁巳生戊午，丁亥生戊子。戊，火运。徵，火音，戊午阳年，阳年太过，故太徵。此资生第三元。太宫，此戊子生己丑，戊午生己未。己，土运。宫，土音。丑未阴年，当不及。今太宫者，是己本生未，午合直符也。故太宫即己未太宫，己丑少宫，两说。四元。少商，此己丑生庚寅，己未生庚申。庚，金运。商，金音。寅申阳年，当太过。今少商者，此寅申上见相火克之，名天刑。此资生第五元。少羽。此庚申生辛酉，庚寅生辛卯。辛，水运。羽，水音。此辛见丙后，水运第六元，还周也。

帝曰：愿明阳明之政，奈何？岐伯曰：卯酉之纪也。

阳明，司天也，水运。阳明故为第一也。少角，中见木运，少阴。下见少阴在泉。清热胜复同。此木不及，灾三宫。即金行清于木，胜至甚，火来复胜，金被火胜，木乃平复，即名清胜，热复同初，初胜也。正商，司天，阳明金也。有味复之年，天不太盛，故正商。丁卯岁会，丁未运，卯为木也。运与年同，故岁会。丁酉，正化也，不名会。其运风清热，风即木运化，清即金来克木，热即火复胜，金故三化。正角初，角，木音也。丁，木运也，卯国阴年，当少角为丁卯，卯木为岁会，当太角。今正角，金胜之下太也。丁酉少角也，即两说。此元首。少徵，此丁卯生戊辰，丁酉生戊戌。戊，火运。徵，火音也。辰戌阳年，当太徵。今徵者，上见司天水克之。此资生第二元。少宫，此戊戌生己亥，戊辰生己巳，土运，宫，土音。己亥阳年主不及，故少宫。此资生第三元也。太商，此己亥生庚子，己巳生庚午。庚，金运。商，金音也。子午阳年当太角，今少商者何也？此子午年，上见少阴君火司天。天水克之，命曰天刑，故少商。此资生第四元也。少羽终，此庚午生辛未，庚子生辛丑水运，羽，水音也。丑未阴年，阴年主不及，故少羽也。此资生第五元也。少角初。此辛未生壬申，辛丑生壬寅。壬，木运。角，木音也。寅申阳年当太角，今少角者，何也？此申为金克木运，各支刑。即申少寅太，此还周之说详矣。

阳明，司天也。火运阳明，故为第二。少徵，中见火运，少阴，下见少阴在泉。下合同火，同岁会。寒雨胜复同，火不及，灾九宫。水行寒，胜之胜，至甚也。土行雨令，复胜水，太乃平，故寒雨胜复同。癸卯、癸酉，酉正化，卯对化。其运热寒雨，热者，火运本化。寒者，水来行胜。雨者，土复胜水，故三化。正徵，癸卯、癸酉火运。徵，火音也。卯酉阴年当少徵，今正徵者，地火少阴符之，此元首。太宫，此癸卯生甲辰，癸酉生甲戌。甲，土运。宫，土音也。辰戌阳年，阳年太过，故太宫。此资生第二之元也。少商，此甲辰生乙巳，甲戌生乙亥。乙，金运。商，金音也。巳亥阴年，故少商。此资生第三元。太羽终，此乙巳生丙午，乙亥生丙子。丙，水运。羽，水音也。子午阳年，故太羽。此资生第四元。太角初，此丙午生丁未，丙子生丁丑。丁，木运。角，木音也。丑未阴年当少角，今太角者何也？此丁本在未，名干合直符，故太角即未，太丑少两说。此资生第五元也。太徵。此丁未生戊申，丁丑生戊寅，此前癸见戊戌，癸合火运，合元此第六还周始。

阳明，司天也，土运阳明，故为第三。少宫，中见土运。少阴，下见少阴在泉。风凉胜复同，土不及，灾五宫。木行风令，来胜之胜，至甚也，金来复胜，凉克风，土乃平，故名风凉胜复同。己卯、己酉，酉正化，卯对化。其运雨风凉，雨者，土之本化。风者，木来胜土。凉者，金复胜木，故三化也。少宫，此己酉、己卯岁。己，土宫，此元首。太商。此己卯生庚辰，己酉生庚戌。庚，金运。商，金音也。辰戌阳年，阳年当太过，故太商。此资生第二元。少羽终，此庚戌生辛亥，庚辰生辛巳。辛，水运。羽，水音也。己亥阴年不及，故少羽。此资生第三元。少角初，此辛巳生壬午，辛亥生壬子。壬，木运。角，木音也。子午阳年当太角，今少角者，为午为火，木见火虚，故少角。即子太午少也。此资生四元也。太徵，此壬午生癸未，壬子生癸丑。癸，火运。徵，火音也。丑未阴年当少徵，今太徵者，此癸本在丑，名干合直符，故太徵。即丑太未少也。此资生第五元也。太宫。此癸未生甲申，癸丑生甲寅。甲，土运。宫，土音也。首己终甲，申己舍土。此第六元，周而复始也。

阳明，司天也，金运，阳明故为第四也。少商，中见金运。少阴，下见少阴在泉，即地胜金运。热寒胜复同，金不及，灾七宫。即火行热令，来胜之胜，至甚也。金有子即水行寒，来复胜火，金乃平调，故名热寒胜复同也。乙卯、乙酉岁会，太一天符。岁会者，乙本在卯，故名岁会也。太一天符者，三合会也，即上见阳明金，中金运，丁酉为金，三金相合，命曰太一天符也。其运凉寒热，凉者，金运本化也。即三合会，金少当太，即热寒二化不应，即胜复不至也。太商，乙卯、乙酉。乙，金运。商，金音也。卯酉阴年当少商，今太商音，即是太一三合会，故太商。为此元首也。太羽终，此乙卯生丙辰，乙酉生丙戌。丙，水运。羽，水音也。辰戌阳年太过，故太羽。此资生第二元也。太角初，此丙辰生丁巳，丙戌生丁亥。丁，木运。角，木音也。巳亥阴年当少角，今太角者，即巳亥厥阴木司天，运合天符，故太角。此资生第三元也。太宫，此戊午生己未，戊子生己丑。己，土运。宫，土音也。丑未阴年当少宫，今太宫者，何也？即己本在未，此干合直符，故太宫。即未太丑少，此资生第五元也。太商。此己未生庚申，己丑生庚寅。庚，金运，即首元尾庚，庚乙第四原，无合金运，此第六元，还周复始也。

阳明，司天也，水运，阳明故为第五。少羽，中见水运。少阴，下见少阴在泉，运水克地火也。雨风胜复同，水不及，灾一宫，即土行雨令，来胜之胜，至甚也。水有子为木，即木来复胜之，风胜雨也，水乃平。此风雨胜复同也。辛卯、辛酉，酉正化，卯对化。其运寒雨风，寒者，水运之本化也。雨者，土来胜之。风者，木来复胜之，故三化令也。少羽终，辛卯、辛酉。辛，水运。羽，水音也。卯酉阴年不及，故少羽元首。太角初，此辛卯生壬辰，辛酉生壬戌。壬，木运。角，木音也。辰戌阳年，故太角。此资生第二元也。太徵，此壬辰生癸巳，壬戌生癸亥。癸，火运。徵，火音也。巳亥阴年当少徵，今太徵者，何也？此为火年支佐之，故火徵即癸巳太徵，癸亥少徵，当两说之。此资生第三元。太宫，癸巳生甲午，癸亥生甲子。甲，土运。宫，土音也。子午阳年故太宫，此资生第四之元也。太商，此甲午生乙未，甲子生乙丑。乙，金运。商，金音也。丑未阴年当少商，今太商者，何也？此丑未士，土生金，金资之，故太商。此资生第五元也。太羽终。此乙未生丙申，乙丑生丙寅。丙，水运。羽，水音也。辛首丙尾，丙辛合元，羽水此第六元，还周复始。

帝曰：善。少阳之政，奈何？岐伯曰：寅申之纪也。

少阳，司天也，木运，少阳故为第一。太羽，中见木运。厥阴，下见厥阴木在泉，运木相合，同岁会。壬寅、壬申，寅正化，申对化。其运鼓风，木运行风化令。其化鸣紊启拆，木太过，风鸣条紊。启，地裂启明开拆，花卉春风启发也。其变振拉摧拔，木怒，即风伤其木，故摧拔陨落。其病掉眩支胁惊骇，太过，即伤肝，久及于脾病也。太角初，壬寅、壬申。壬，木运。角，木音也。寅申阳年故太角，即元首。少徵，此壬寅生癸卯，壬申生癸酉。癸，火运。徵，火音。卯酉阴年当不及，故少徵也。此资生第二元也。太宫，此癸卯生甲辰，癸酉生甲戌。甲，土运。宫，土音也。辰戌阳年，阳年太过，故太宫。此资生第三元。少商，此甲辰生乙巳，甲戌生乙亥。乙，金运。商，金音也。巳亥阴年，阴年不及，故少商。此资生第四元。太羽终，此乙巳生丙午，乙亥生丙子。丙，水运，羽，水音也。子午阳年太过，故太羽。此第五元也。少角初。此丙午生丁未，丙子生丁丑。丁，木运。角，木音也。首壬尾丁，丁壬合木运。此第六元，还周复始。

少阳，司天也。火运，少阳故为第二也。太徵，中见火运，上与天同。厥阴，下见厥阴木风在泉。戊寅天符，戊申天符，符者，合也。上少阳火司天，中戊火运。上与天同合德。其运暑，火运暑化。其化暄嚣郁燠，相火化，第三气，当此万物暄嚣茂盛也。其变炎烈沸腾，火太过，炎灼流金，即野泽如汤沸。其病上热郁、血溢、血泄、心痛，火太过，即伤心，久及于肺。火司天，热病行于上也。血逆，即吐血。血泄，即下血、便血。心痛，即心中满痛。太徵，戊寅戊申。戊，火运。徵，火音也。寅申阳年太过，故太徵也。此为元首也。少宫，此戊寅生己卯，戊申生己酉也。己，土运。宫，土音也。卯酉阴年少宫，此第二元。太商，此己卯生庚辰，己酉生庚戌。庚，金运。商，金音也。辰戌阳年主太过。故太商也。此资生第三元也。少羽终，此庚辰生辛巳，庚戌生辛亥。辛，水运。羽，水音也。巳亥阴年，阴年不及，故少羽也。此资生第四元。少角初，此辛巳生壬午，辛亥生壬子。壬，木运。角，木音也。子午阳年太过，当太角，今少角者，何也？即午为火，本逢火虚。故壬午少角，壬子太角，故两说之。此资生第五元也。太徵。此壬午生癸未，壬子生癸丑。癸本在丑下，遇直符，故太徵即首戊尾癸，戊癸合火运，此元首还周。

少阳，司天也，土运，少阳故为第二也。太宫，中见土运。厥阴，下见厥阴木在泉，地克运之土。甲寅、甲申，寅正化，申对化。其运阴雨，土运行雨令化。其化柔润重泽，己化湿，时令溽暑，即万物柔润，太过即久雨，沉阴谓之重泽。其变振惊飘骤，怒，即暴卒。注下谓之变也。其病体重胕肿痞饮，太过即脾病，久及于肾也。太宫，甲寅、甲申。甲，土运。宫，土音也。寅申阳年，阳年太过，故太宫也。此元首也。太商，此甲寅生乙卯，甲申生乙酉。乙，金运。商，金音也。卯酉阴年不及，当少商，今太商者，何故也？此上见阳明，金运合天符也。此资生第二元也。太羽终，此乙卯生丙辰，乙酉生丙戌。丙，水运。羽，水音也。辰戌阳年太过，故太羽也。此资生第三元也。太角，此丙辰生丁巳，丙戌生丁亥。丁，木运。角，木音也。巳亥阴年当少角，今太角者，何也？此土见厥阴木司天，合木也。此资生第四元。太徵，此丁巳生戊午，丁亥生戊子。戊，火运。徵，火音也。子午阳年主太过，故太徵。此资生第五元。少宫。此戊子生己丑，戊午生己未，首甲尾己，合土运。此第六元，还周而复始也。

少阳，司天也，金运。少阳故为第四。太商，中见金运。厥阴，下见厥阴木在泉，运金克地木也。庚寅、庚申，寅正化，申对化。其运凉，金运行凉化令。其化雾露清切，金太过，即白埃四起，化为雾露，清冷也。其变菊杀凋零，变者，变令非常也。金怒白气化杀，即草木苍落，不待于黄。其病肩背脑中，太过即伤肺，久及于肝病。少商，庚寅、庚申。庚，金运。商，金音也。寅申阴年当太商，今反少商者，何也？即上见少阳相火司天，天火刑之，故名天刑也。故少商即已，上化令皆不应也。少羽终，即庚寅生辛卯，庚申生辛申。辛，水运。羽，木音也。卯酉阴年不及，故少羽也。故此资生第二元也。太角初，此辛卯生壬辰，辛酉生壬戌。壬，木运。角，木音也。辰戌阳年太过，故太角。此资生第三元也。太徵，此壬辰生癸巳，壬戌生癸亥。癸，火运，徵，火音也。巳亥阴年，阴年不及当少徵，今太徵者，何也？即巳为火，此得年支合，故太徵也。即巳太亥少，即两说。此资生第四之元也。太宫，此癸巳生甲午，癸亥生甲子。甲，土运。宫，土音也。子午阳年，故太宫。此资生第五元也。少商。此甲午生乙未，甲子生乙丑。乙，金运。商，金音也。即首庚尾乙，乙逢庚合，其金即商，即还复也。

少阳，司天也，水运，少阳故为第五。太羽，中见水运。厥阴，下见厥阴木在泉也。丙寅、寅申，寅正化，申对化。其运寒肃，运水当寒肃令。其化凝惨凛冽，水太过，运行此化，凝即冰冻也。惨沉，阴也。凛冽，即寒甚也。即运水胜天火。其变冰雪霜雹，令变非常，气过也。德化水凝，布化即霜雪。杀化即冰雹，不待于冬。其病寒浮肿，病本于肾，久及于心。太羽终，丙寅、丙申，丙，水运。羽，水音也。寅申阳年故太羽，元首。太角初，此丙寅生丁卯，丙申生丁酉。丁，木运。角，木音也。卯酉阳年，不及当少角，今太角者，即卯木岁会。即卯太酉少，此资生第二元也。太徵，即丁卯生戊辰，丁酉生戊戌。戊，火运。徵，火音也。辰戌阴年，太过故太徵也。此资生第三元也。太宫，此戊辰生己巳，戊戌生己亥。己，土运。宫，土音也。巳亥阴年，不及当少宫，今太宫者，即六已居□□[①]巳是也。此资生第四元也。少商，此己巳生庚午，己亥生庚子。庚，金运。商，金音也。子午阳年太过，今少商者，何也？谓午为火，少阴司天，火即天刑之，故少商。此资生第五元也。少羽终。此庚午生辛未，庚子生辛丑。辛，水运。羽，水音也。辛逢丙合水运，羽，此六元还周，复见羽也。

帝曰：善。闻太阴之政，奈何？岐伯曰：丑未之纪也。

太阴，司天也，木运，太阴故为第一也。少角，中见木运。太阳，下见太阳在泉。清热胜复同，木不及，灾三宫，即金行清令。来胜之胜，至甚也。火来复胜之，木乃平调，故名清热胜复同也。正宫，不及之年，司天土平，故正宫，即五位皆同。丁丑、丁未，未正化，丑对化。其运风凉热，风者，木运之本化也。凉者，金来行胜。犯之热者，火复胜金，故三化也。正角初，丁丑、丁未。丁，木运。角，木音也。丑未阴年，当不及故少角，今言正角者，即丁本在未，名干合直符，亦当太角也。为上见土司天，即木运承之气，半归土运，又减之故。正角即未正丑少，两说之，元首[②]。太徵，即丁丑生戊寅，丁未生戊申。戊，火运。徵，火音也。寅申阳年，阳年太过故太徵，此资生第二之元也。少宫，此戊寅生己卯，戊申生己酉。己，土运。宫，土音也。卯酉阴年，不及故少宫，此第三元也。太商，此己卯生庚辰，己酉生庚戌。庚，金运。商，金音也。辰戌阳年，太过故太商也。此资生第四元也。少羽终，此庚辰生辛巳，庚戌生辛亥。辛，水运。羽，水音也。巳亥阴年，阴年不及，故少羽也。此资生第五元也。少角初。此辛巳生壬午，辛亥生壬子。壬，木运。午为火，木逢火虚，故少角。丁逢壬合木运，还周复始于角。

太阴，司天也，火运太阴，故为第二也。少徵，中见火运。太阳，下见太阳，水在泉，地水胜于运火也。寒雨胜复同，火不及，灾九宫。即水行寒令，来胜之胜，至甚，即土行雨化，复胜之故，曰寒雨胜复同也。癸丑、癸未，未正化，丑对化。其运热寒雨，热者，火运之本化也。寒者，水令来胜火也。雨者，土令来复胜水。故行此三化令也。少徵，癸丑癸未。癸，火运。徵，火音也。丑未阴年，当少徵也。癸虽在丑，见直符，即地见太阳水克之，故少徵也。此为元首也。太宫，此癸丑生甲寅，癸未生甲申。甲，土运。宫，土音也。故寅申阳年，太过故太宫。此资生第二元。太商，此甲寅生乙卯，甲申生乙酉。乙，金运。商，金音也，卯酉阴年，当少商，今太商者，上见阳明。金，运合天金，曰天符，故太商。此资生第三元也。太羽终，此乙卯生丙辰，乙酉生丙戌。丙，水运。羽，水音也。辰戌阳年，太过故太羽。此资生第四元也。太角[③]，此丙辰生丁巳，丙戌生丁亥。丁，木运。角，木音也。巳亥阴年，当少角，上见天符，故太角。第五元也。太徵。此丁巳生戊午，丁亥生戊子，见癸合火运，此第六元，复还徵音也。

---

①原本二字模糊不清，难以辨认。

②元首：初之气。每年六气的第一步。

③太角：以上下文例及六步气位规律，“角”下疑脱一“终”字。

太阴，司天也，土运，太阴故为第三也。少宫，中见土运。太阳，下见太阳水在泉，土还上与天同，下胜地。风清胜复同，土不及，灾五宫。即木行风化，木来胜于土，胜至甚也。即金行清令，复胜于木，土乃平调。故名风清胜复同。同者，金胜同前胜也。己丑太一天符，己未太一天符。己运土，丑未年，土上太阴司天土，三者合会，故名太一天符也。其运雨风凉土行雨令，土本化也。风者，木来胜土也。凉者，金来胜木也。土合天符，惟土雨独化，即风凉二化，木来胜。太宫，己丑己未。己，土运。宫，土音也。上合天符，故太宫。此为元首也。少商，此己丑生庚寅，己未生庚申。庚，金运。商，金音也。寅申阳年，太过当太商，今少商者，即寅申上见少阳相火司天，名曰天刑，故少商。此资生第二元。少羽终，此庚寅生辛卯，庚申生辛酉。辛，水运。羽，水音也。卯酉阴年不及，故少羽也。此资生第三元。太角初，此辛卯生壬辰，辛酉生壬戌。壬，木运。角，木音也。辰戌阳年太过，故太角也。此资生第四元。太徵。此壬辰生癸巳，壬戌生癸亥。癸生第二元也。太宫。以下缺注①。

太阴　少商　太阳　雨风胜复同

乙丑、乙未　其运凉热寒　太商　太羽终　太角　少徵　太宫　太商　太阴　少羽　太阳　雨风胜复同。

辛丑、辛未，未正化，丑对化。其运寒雨风，寒者，水运之本化。雨者，土来胜水。风者，水复胜土。故此三化令也。太羽终，辛丑辛未。辛，水运。羽，水音也。丑未阴年，当少羽，今太羽者，即太阳在泉，与地合，故太羽。此元首。少角初，此辛丑生壬寅，辛未生壬申。壬，木运。角，木音也。寅申阳年，今少角者，木见火虚，上司天火也，故少角。此资生第一元也。太徵，此壬寅生癸卯，壬申生癸酉。癸，火运。徵，火音也。卯酉阴年，当少徵，今太徵者，即卯木生火，火主也。此资生第三元。太宫，此癸卯生甲辰，癸酉生甲戌。甲，土运。宫，土音也。辰戌阳年，太过故太宫也。此资生第四元。少商，此甲辰生乙巳，甲戌生乙亥。乙，金运。商，金音也。巳亥阴年，不及故少商也。此资生第五元也。太羽终。此乙巳生丙午，乙亥生丙子，丙终见辛，首丙尾辛，共水运。此六元羽复还周也。

帝曰：善。少阴之政，奈何？岐伯曰：子午之纪也。

少阴，司天也，木运，少阴故为第一。太角，中见木运。阳明，下见阳明在泉。壬子、壬午，午正化，子对化。其运风鼓，木运行风化令。其化鸣紊启拆，木得初气，即发生万物，故风鸣条紊，裂启拆萌芽，生长也。其变振拉摧拔，太过，即令变易也，风伤木。其病支满，太过即伤肝，久及于脾也。太角初，此壬子、壬午。壬，木运。角，木音也。子午阳年，当太角，故为元首也。太徵，此壬午生癸未，壬子生癸丑。癸，火运。徵，火音也。丑未阴年，不及当少徵，今太徵者，即癸在丑，即干合直符也。故丑太未少也，故两说之。此资生第二元

①以下缺注：自“太宫”至“雨风胜复同”之下，均缺注文。“以下缺注”四字为原本刻抄者注语。

也。太宫，此癸未生甲申，癸丑生甲寅。甲，土运。宫，土音也。寅申阳年，太过故太宫也。此资生第三元也。太商，此甲申生乙酉，甲寅生乙卯。乙，金运。商，金音也。卯酉阴年，不及当少商也。今太商者，何也？即上见阳明金司天，令符也。此资生第四元也。太羽终，此乙卯生丙辰，乙酉生丙戌。丙，水运。羽，水音也。辰戌阳年，太过故太羽也。此资生第五元也。太角。此丙辰生丁巳，丙戌生丁亥。丁，木运。角，木音也。巳亥阴年，不及当少角也。今太角者，何也？上见厥阴，木同天运，合天符也。此丁逢壬还周也。

少阴，司天也，火运，少阴故为第二。太徵，中见火运。阳明，下见阳明在泉。戊子天符，戊午太一天符，符者，合也。运与天同，曰天符也。并年三合会也，天合三元，太乙天符也。其运炎暑，太过有余，又与天同，即火气盛化，故炎暑。其化暄曜郁燠，火运太过，即暄热曜明也。郁燠，即热中于人，民病也。其变炎烈沸腾，变易非常令也，炎暑盛化，即水如汤沸也。其病上热血溢，太过即伤心，久及肺病。太徵，戊子戊午。戊，火运。徵，火音。故为元首之初气也。太宫，此戊午生己未，戊子生己丑。己，土运。未丑阴年当不及，今太宫者，此己本在未，合于直符，故太宫。此资生第二元也。少商，此己未生庚申，己丑生庚寅。庚，金运。商，金音也。寅申阳年，当太商，今少商者，此庚申少阳相火司天，天刑运，故少商。此资生第三元。少羽终，此庚寅生辛卯，庚申生辛酉。辛，水运。羽，水音也。卯酉阴年，不及故少羽也。此资生第四元。太角初，此辛卯生壬辰，辛酉生壬戌。壬，木运。角，木音也。辰戌阳年太过，故太角。此资生第五元也。太徵。此壬辰生癸巳，壬戌生癸亥。癸，火运。徵，火音也。巳亥阴年当不及，今太徵者，此巳为火，即支合干德，故太徵。即癸逢戊戊癸火运。此第六元，徵得还周也。

少阴，司天也，土运少阳，故为第三。太宫，中见土运。阳明，下见阳明在泉也。甲子、甲午，午正化，子对化。其运阴雨，土运行湿化令，故阴雨也。其化柔润时雨，土化溽，暑埃湿，故柔润，至第四气中，大雨时行。其变飅骤震惊，今变易政，即太过有余。即雨暴卒注，下雷雹震惊，土胜也。其病中满身重，太过即伤脾，久及于肾病也。太宫，甲子甲午。甲，土运。宫，土音也。子午阳年，故太宫，元首也。少商，此甲子生乙丑，甲午生乙未。乙，金运。商，金音也。丑未阴年不及，故少商。此资生第二元也。太羽终，此乙丑生丙寅，乙未生丙申。丙，水运。羽，水音也。寅申阳年，太过故太羽。此资生第三元也。太角初，此丙子生丁卯，丙申生丁酉。丁，木运。角，木音也。卯酉阴年，当少角，今太角者，己卯为木也，与运合岁会，故太角也。此资生第四元也。太徵，此丁卯生戊辰，丁酉生戊戌。戊，火运。徵，火音也。辰戌阳年，故太徵也。此资生第五元。太宫。此戊辰生己巳，戊戌生己亥。己，土运。宫，土音也。巳亥阴年，当少宫，今太宫者，即六己在地户己是也。己符己，故太宫。己逢甲，合土运。此第六元，宫得还周也。

少阴，司天也，金运。少阴故为第四。太商，中见金运。阳明，下见阳明在泉。庚子、庚午，午正化，子对化。其运凉劲，金运行清劲，凉化令。其化雾露萧飋，金运行白埃如雾，金风萧萧有声。其变肃杀凋零，金怒即变令，肃杀凋零者，金气盛而苍落凋零。其病上清，病者，肺久及于肝也。少商。庚子庚午。庚，金运。商，金音也。子午阳年，太过当太商。今少商者，上见少阴君火天刑之，故少商也。此为元首也。少羽终，此庚子生辛丑，庚午生辛未。辛，水运。羽，水音也。丑未阴年，不及故少羽也。此资生第二元也。少角初，此辛丑生壬寅也，辛未生壬申也。壬，木运。羽，木音也。寅申阳年，太过当太羽，今少羽者，何也？上见少阳相火司天，火燃木损，故少羽。第三元也。太徵，此壬寅生癸卯，壬申生癸酉。癸，火运。徵，火音也。卯酉阴年不及，当少徵，今太徵者，何也？卯木生子火，故太徵也。此资生第四元也。太宫，此癸卯生甲辰，癸酉生甲戌。甲，土运。宫，土音也。辰戌阳年，太过故太宫。第五元。少商。此甲辰生乙巳，甲戌生乙亥。乙，金运。商，金音也。乙庚合金运。此第六元还周也。

少阴，司天也，水运，少阴故为第五。太羽，中见水运。阳明，下见阳明在泉。丙子岁会，运水子，水运与年同日，岁会也。丙午，正化，其运寒，水运行寒化令也。其化凝惨凛冽，水太过，冰凝坚，天惨澹，凛冽即寒甚极也。其变水雪霜雹，其令太过，变失常令，寒凛为德化，霜雪为布化，水雹杀化也。其病寒下寒湿，病在肾，久及于心脏。太羽终，丙子丙午。丙，水运。羽，水音也。子午阳年，故太羽。此元首也。太角初，此丙子生丁丑，丙午生丁未。丁，木运。角，木音也。丑未阴年，当少角，即丁寄未，故太角。此资生第二元也。太徵，此丁丑生戊寅，丁未生戊申。戊，火运。徵，火音也。寅申阳年，太过故太徵，故此资生第三元也。少宫，此戊寅生己卯，戊申生己酉。己，土运。宫，土音也。卯酉阴年，不及故少宫。此资生第四元也。太商，此己卯生庚辰，己酉生庚戌。庚，金运。商，金音也。辰戌阳年，太过故太商。此资生第五元也。少羽。此庚辰生辛巳，庚戌生辛亥。辛，水运。羽，水音也。辛还丙，丙辛同羽。此资生第六元还同。

帝曰：善。闻厥阴之政，奈何？岐伯曰：巳亥之纪也。

厥阴，司天也，木运，厥阴故为第一。少角，中见木运。少阳，下见少阳在泉。清热胜复同，木不及，灾三宫。即金行清化，来胜木，胜至甚也。木有子，即火行热化，复胜于金，木乃平调。故曰：清热胜复同。正角，木司天，不及年木在上，得平正。丁巳天符，对化，丁亥天符，正化。其运风凉热，风者，木运之本化也。凉者，金令来胜木也。热者，火令来复胜金也。故此三化也。太角初，丁巳丁亥。丁，木运。角，水音也。巳亥阴年，不及当少角，今太角者，下见厥阴木合天符，故太角也。此元首也。太徵，此丁巳生戊午，丁亥生戊子。戊，火运。徵，火音也。子午阳年，太过故太徵。此资生第二元也。太宫，此戊午生己未，戊子生己丑。己，土运。宫，土音也。丑未阴年当不及，今太宫者，此己寄未于相生，故未太丑少，此资生第二元也。少商，此己丑生庚寅，巳未生庚申也。庚，金运。商，金音也。寅甲阳年，当太商也。今少商者，此上见少阳相火司天，天刑之，故少商。此资生第四元也。少羽终，此庚寅生辛卯，庚申生辛酉。辛，水运。羽，水音也。卯酉阴年不及，故少羽也。此资生第五元也。太角初。此辛卯生壬辰，辛酉生壬戌。壬，木运。角，木音也。此丁还见壬，合木运。此第六元，还周复始也。

厥阴，司天也，火运，厥阴故为第二。少徵，中见火运。少阳，下见少阳在泉也。寒雨胜复同，火不及，灾九宫。即水行寒冷，来胜火，胜至甚，行雨令，复胜水，火始平调。故寒雨胜复同也。癸巳，对化，癸亥，无化。其运热寒雨，热者，火运之本化。寒者，水令来胜之。雨者，土令复胜水。故此三化令也。太徵，癸巳癸亥。火运，徵，火音也。巳亥阴年不及，故当少徵。今太徵，此下见少阳相火在泉，与运火合岁会，故太徵。太宫，此癸巳生甲午，癸亥生甲子。甲，土运。宫，土音也。子午阳年太过，故太宫也。此资生第二元。少商，此甲午生乙未，甲子生乙丑。乙，金运。商，金音也。丑未阴年不及，故少商。此资生第三元也。太羽终，此乙丑生丙寅，乙未生丙申。丙，水运。羽，水音也。寅申阳年，太过故太羽也。此资生第四元。太角初，此丙寅生丁卯，丙申生丁酉。丁，木运。角，木音也。卯酉阴年当少角，今太角者，此卯复本位与土运同为岁会也。故太角也。此资生第五元也。太徵。此丁卯生戊辰，丁酉生戊戌。戊，火运。徵，火音也。此癸首戊尾戌，癸合火运，此资生第六元，还周也。

厥阴，司天也，土运，厥阴故为第三。少宫，中见土运。少阳，下见少阳在泉。风清胜复同。土不及，灾五宫。即木行风令来胜土，胜至甚也。即金行清令，来复胜木，土始平调，故风清胜复同。己巳、巳亥，巳对化，亥正化。其运雨风凉。雨者，土运之本化也。风者，木来胜土。凉者，金复胜木，故此三令之化，雨风凉也。太宫，己巳己亥。己，土运。宫，土音也。己亥阴年当少宫，今太宫者，为六己在地户，己是也，故太宫。此元首也。少商，此己巳生庚午，己亥生庚子。庚，金运。商，金音也。子午阳年当太商，今少商者，上见少阴君火司天，天刑之，故少商。此资生第一元也。少羽终，此庚午生辛未，庚子生辛丑。辛，水运。羽，水音也。丑未阴年，不及故少羽也。此资生第三元也。少角初，此辛丑生壬寅，辛未生壬申。壬，木运。角，木音也。寅申阳年当太角，今少角者，此寅申少阳相火司天，火燔即木损，故少角也。此资生第五元也。太徵，此壬寅生癸卯，壬申生癸酉。癸，火运。徵，火音也。卯酉阴年当少徵，今太徵者，此卯为木也，火见木王，故太徵，即年生之也。此资生第五元也。太宫。此癸卯生甲辰，癸酉生甲戌。甲，土运。宫，土音也。辰戌阳年当太宫，此甲还己合土运，宫得还周。

厥阴，司天也，金运，厥阴故为第四。少商，中见金运。少阳，下见少阳在泉，地火克运是金也。热寒胜复同。金不及，灾七宫，即火行热令，来胜金，胜至甚，即水行寒令，复胜火，金始平调，故热寒胜复同也。乙巳、乙亥，巳对化，亥正化。其运凉热寒。凉者，金运之本化也。热者，火令来胜金也。寒者，水令复胜火也。故此三化，凉热寒也。少商，乙巳乙亥。乙，金运。商，金音也。巳亥阴年不及，故少商。元首也。太羽终，此乙巳生丙午，乙亥生丙子。丙，水运。羽，水音也。子午阳年，故太羽。此资生第二元也。太角初，此丙午生丁未，丙子生丁丑。丁，木运。角，木音也。丑未阴年当少角，今太角者，此丁寄未即子合宜符，故太角。此资生第三元也。太徵，此丁未生戊申，丁丑生戊寅。戊，火运。徵，火音也。寅申阳年，太过故太徵。此第四元也。少宫，此戊寅生己卯，戊申生己酉。戊，火运①。宫，土音也。卯酉阴年不及，故少宫也。此资生第三元也。太商。此己卯生庚辰，己酉生庚戌。庚，金运。商，金音也。首乙终庚，乙庚合金，商还之、周之。

厥阴，司天也，木运厥阴，故为第五。少羽，中见水运。少阳，下见少阳在泉，运水胜地火也。雨风胜复同。水不及，灾一宫，即土行雨令，来胜水。胜至甚也，水欲困，即木行风令，复胜土，水始平调。故雨风胜复同。辛巳、辛亥，巳对化，亥正化。其运寒雨风。寒者，水运之化也。雨者，土来胜水。风者，木来复胜土，故此三化令也。少羽终，辛巳辛亥。辛，水运。羽，水音也。巳亥阴年，故少羽，此元首也。少角初，辛巳生壬午，辛亥生壬子。壬，木运。角，木音也。子午阳年当太角，今少角者，上见少阴火，火燔木损，故少角。此资生第二元也。太徵，此壬午生癸未，壬子生癸丑。癸，火运。徵，火音也。丑未阴年当不及，今太徵者，即癸寄丑也。干合直符，故太徵第三元。少宫，此癸丑生甲寅，癸未生甲申。甲，土运。宫，土音也。寅申阳年，太过当太宫。今少宫者，甲遇申罚②，故少也，此年克此。资生第四元也。太商，此甲申生乙酉，甲寅生乙卯。乙，金运。商，金音也。卯酉阴年不及当少商，今太商者，上见阳明金司天，天符合运也，故太商。此第五元也。太羽终。此乙卯生丙辰，乙酉生丙戌。丙，水运。羽，水音也。辰戌阳年，故太羽。首辛终丙，丙辛还水，羽还周也。

①戊，火运：原本为“戊，土运”。据十干化运规律，戊、癸均为火运。戊为阳干，主火运太过。癸为阴干，主火运不及。故径改。

②甲遇申罚：土运虽然太过，但又遇（寅申）少阳相火司天之年的在泉风木之气的克制而冲为不及，故今为少宫。

中医五运六气全书

天元玉册

唐 王冰 撰

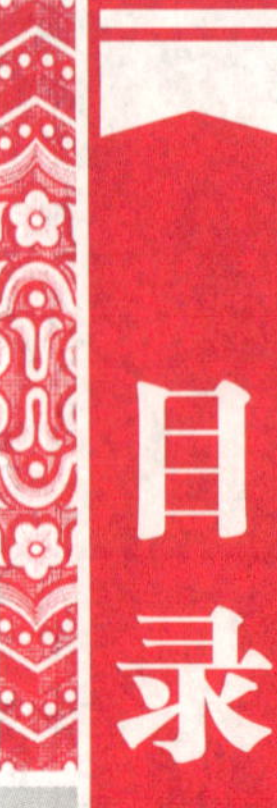

目录 CONTENTS

整理说明

《天元玉册》共二十八卷，原书三十卷，两卷已佚，是古代运气学专著中比较古奥，也比较珍重的著作。其特点是结合易理对运气进行阐述，并以运气气数发微最为精辟。

本次整理出版，是在张登本、孙理军主编的《王冰医学全书·天元玉册》的基础上进行的。同时，参考了其他版本，并根据《中医五运六气全书》统一体例作相应调整、选择、校勘、注释。

序

伏自太极初判，开五运以更迁升降，肇形配三元而定纪，清浊乃分于天地，寒暑皆禀于阴阳。六炁交司，万化皆备，逆顺经纶于九室，客主昭然，高低纬布于八司，丰山预兆，究穷本此。自古黄帝授法于岐伯，梛重刊之版，故改册文之号是为《玉册》之名。宝庆而特梛于灵兰，深畜而密藏于金匮。子自儒崇道，幸遇明师，是即王屋山羽化真人元珠子也。师事数年，因明妙旨，如登太岳，乃观蟻壤之卑。若见巨鲸，方书寸鲔之小。是传历代算弥位，探本从宗，奥为我善，诱令后学以精穷，得遇斯珍，慎勿轻忽。得贤以此截法，须遇甲子年正月朔旦建巳日，可截此法也。

启元子截法

卷　一

求八司九室[①]至得位法

一天蓬室　　二天内室　　三天冲室

四天辅室　　五天禽室　　六天心室

七天柱室　　八天任室　　九天英室

先下积年，自大唐麟德元年[②]，甲子岁正月一日己酉朔至今，年大寒日以积日法取之，见日辰同者，次六十去之。不尽者，为其数也。次加入周天数，从正化数。对化从成数，次加入年支数，即子一、申二、卯三、巳四、辰戌丑未五、亥六、酉七、寅八、午九是也。次加入干临数，即自寄干处乃看南北政也。土运顺迁至支余，皆逆行至正矣。年支都合其数，看得几何？次进二位进毕，次看年数如阳年，法减四十二，阴年，法加四十五。或加、或减，不进不退，以四十去之。外看得几何？以司天六气除之，当从天蓬首宫中除之，即大一宫天蓬室也。厥阴三宫，天冲室也。君相二火，九宫元天英室也。太阴中宫，天禽室也。阴阳七宫天柱室也。以此五宫作五行，元首宫也。如南政，自元首顺行。除北政，自元首逆行，除尽，看所到何室？即司天所司之室也。然左右上下，往来而不入中室者，盖司天之气不入中宫天禽室也，中故也。

九宫定位应，九宫八卦，及维正宫法

一天蓬室　北方一宫，坎卦，水位正宫也。

二天内室　西南二宫，坤卦，地位维宫同正也。

三天冲室　东方三宫，震卦，木位正宫也。

四天辅室　东南四宫，巽卦，风位维宫也。

五天禽室　中央五宫，即太微紫微剑北斗。帝君司天之炁，不入此中宫也。

六天心室　西北六宫，乾卦，天位维宫也。

七天柱室　西方七宫，兑卦，金位正宫也。

八天任室　东北八宫，艮卦，山位维宫也。

①八司九室：八司，即八卦所辖的方位。司，主管。九室，即九宫，下文所言者是。

②麟德元年：公元664年（甲子年）。麟德为唐高宗李治年号。

九天英室　南方九宫，离卦，火位正宫也。

八司天令应化法

一天蓬室，主埋风、黑炁、冰雹、凛冽及寒。民病则闭厥、骨痿、腰痛、阴冷，外实痛，注下、足胫寒劣①，丹谷不实，咸物多苦物少，鳞虫化，羽虫不育。辰星见大，黑气彰也。

二天内室，主云雨时令，太虚埃昏，溽暑埃湿，露，黄云。民病泄注，黄疸，腹满膨脝②、胕肿体重，填噫③。黄埃四起，倮虫化鳞虫下。

三天冲室，主大风数举，风生瘟疫，摧拉损折，苍埃远视。民病卒中，掉眩，筋挛，足不伸，风痫潮搐④，风痹不遂。毛虫化，倮虫殃。雨失时令，主岁星大明。

四天辅室，主风生赤炁，化成疵角数见雨。少风多。毛虫见异，成灾生日，司天之令，皆不化应，间炁乃作，五谷不登，青霞见处，流民四走⑤也。

六天心室，主天埃远视，化成民病瘟疠大疫，遍行于世。大风数举，风中有雨。倮虫乃夭，埃湿之中，速生濛露。五谷丰登，间炁入令也。

七天柱室，主大燥无雨，万物枯瘁，白埃远视，水乃涸，零有霜，木乃苍。民病咽干，齿极泽⑥，悲伤，喘嗽，溢血，鼽嚏，鼻衄，毛焦折落。太白光芒，岁星反小。

八天任室，主四时天合，间气更作，寒暑不时，冬生温病，人多卒亡。民病腹满，淋，膈膜不使⑦，四肢节痛不随，偏枯，卒中失音。

九天英室，主虫蝗，赤炁化成。民病暑热，炎暑不时。蒸化之中，变成杀厉，冬燥、秋热、春寒。民病主热内，烦渴引饮，瘭⑧疹赤瘤，丹毒疮伤。荧惑反又明盛。

八司天炁化应不飞法

一天蓬室，君相二火至此室，即热化不应。金木至此室，皆应。化土至此

①劣：弱，少。犹言无力。《说文·力部》："劣，弱也。"《广雅·释估二》王念孙疏证："劣者，少之减也。"

②膨脝（hēng音亨）：腹胀而膨隆貌。《广韵·庚韵》："膨脝，胀貌。"

③填噫：胀满并伴嗳气。

④风痫潮搐：谓风痫病有间歇性抽搐的症状。潮，时作时止，如海水之潮汐。

⑤流民四走：由于自然灾害，"五谷不登"，民众生活无着落，故逃难于他乡。

⑥齿极泽：牙齿因津液不足而干燥松动，乃至脱落。泽，通"释"，松懈。

⑦膈膜不使：膈膜滞塞，活动障碍。使，用也。

⑧瘭（biāo音标）：疑为"瘭"字之误。瘭，皮肤的一种急性化脓性疾病。"瘭"，指寒病。此为火盛，不当患寒病。

室，即本室之化不应。如水至此室，直入中宫，命曰天符合德同。

二天内室，同天禽室，皆土也。水经室，即寒化不应。金火至此室，皆应化也。水至此室，即本宫之化不应。如土至室，命曰天符合德同。

三天冲室，土至此室，即两化不应。二火及水至此室，皆应也。金至此室，即本室之化不应。如木至此室，即入中室，命曰天符合德。

四天辅室，此维宫也。诸司天之炁至此室，皆不应也。即二间炁，反应也。只如少阴至此室，即左间太阳在天英宫，右间厥阴在天冲室。正宫若司天在正宫，二间炁在维宫也。

六天心室，此维宫也。若司天炁至此室，皆不应。左右二间炁，皆应也。只如厥阴司天至此室，即左间炁，少阴在天蓬室，右间炁，太阳在天柱室，皆为正宫，故二间炁应也。如司天在正宫者，二间却在维宫也。

七天柱室，木至此室，即风化不应。水土至此室者，皆应也。二火至此室，即本宫之化，不应。如金至此室即直入中宫，命曰天符合德。

八天任室，此维宫也。诸司天之炁至此室，皆不应，二间炁皆应。如太阳司天至此室，即左间炁厥阴在天冲室，正宫。右间炁阳明，在天蓬室也。二间在维宫，司天在正宫。

九天英室，阳明至此室，即燥化不应。太阳至此室，即本室之化不应。土木至此室，皆应二火。至此则直入中宫，命曰天符合德。

八司六气主客相胜法

厥阴司天，客胜，木入天内室也。即大风摧拉，太虚埃昏，风胜地动。民病耳鸣，掉眩，甚即偏痹不随。主胜，木入天任室也。即燥气至，清化且作，白埃四起，草木凋落，杀霜降于春，肃杀作。民病胸胁痛，舌难言，失音语涩，大便能通。

少阴司天，客胜，火入天任室也。即大暑，炎燥蒸郁沸腾，流暑于秋。民病鼽衄，颈项强直，烦燥日热，咳血，燥喘少气，发热，耳聋，胕肿，血溢，伤疮。主胜，火入天蓬室也。即气生于春夏，冰霜凛冽。民病热燥，烦闷，寒而厥，甚则胁痛，腹满。

太阴司天，客胜，土入天蓬室也。即大雨淋淫，云趣两府①，渠埃湿。民病耳鸣而胕肿，呼吸气喘，飧泄，腹满。主胜，土入天冲室也。风生燥冷，雨乃天时。民病腹满，食已瞀烦。

少阳司天，客胜，相火入天柱室也。即热生于春，火云赤气，角风数起。旱

①云趣两府：两，疑为“雨”之误。云趣雨府，谓云层迅速地聚积于多雨之处。趣，疾，行速。雨府：即多雨之处。

燥山泽，焦林。民病丹疹外发，丹瘵疮疡，呕吐，喉痹，头痛嗌嗌[①]，胕肿，耳聋，血溢，内为瘛疭。主胜，相火入天蓬室也。则寒水暴冷，阳光不治，凛冽复作，民病胸满，咳，仰息甚而吐血，手足生热。

阳明司天，客胜，金入天冲室也。即西风数举，燥生卤[②]。民病目昏，欲瞀烦，转筋，腹内余热甚咳，衄血，噎塞心膈，中热不止。主胜，金入天英室也。则燥湿暴作，民病溢血，满白而死。

太阳司天，客胜，水入天英室也。则寒风率冷，霜雪复降。民病胸中不利，鼻出清涕则咳，感寒。主胜，水入天内室也。埃生昏瞀，沉阴日久。民病喉噎中鸣，耳鸣，腰脏[③]中痛。

上 天内二宫立秋	金脚 天柱七宫秋分 司病	天 天心六宫立冬　　西北 司
左火运利 天英九宫夏至 间司心病	北司天心紫 天禽中宫 微（太微少微）[④]	水 天蓬一宫冬至　　正北 司
少阴 天辅四宫立夏 君火	厥阴 天冲三宫春分 木司	山 天任八宫立春　　东北 司

图一

①嗌嗌：疑为“嗌肿”，或者“嗌痛”之误。因为少阳司天，相火偏盛，故上半年气候偏热，多发咽喉肿痛的疾病。

②燥生卤：因干燥而致土垠中的盐碱上泛于地表，故曰“燥生卤”（碱）。

③腰脏：脏，疑为“脽”字之误。脽，脊椎也。腰脽，即腰椎。

④微（太微少微）：“微”，疑为五音中的“徵”字之误。故当为“徵（太徵少徵）”。

卷　二

求司天率数法

自大唐麟德元年甲子岁至今，看得几甲子，先取积年，每十二年中取二子。一甲子年中取十，看几甲子数，即进一位。其甲子未周纪，而不满残年者，即以年支取之。假令取少阴司天者，于零年中看得几个子午年，先于司天率数①，次求正对二化②也。

求正对二化法

少阴为子午之纪午年为正化，子年为对化也。

太阴为丑未之纪未年为正化，丑年为对化也。

厥阴为巳亥之纪寅年为正化，巳年为对化也。

少阳为寅申之纪寅年正为化，申年为对化也③。

阳明为卯酉之纪酉年为正化，卯年为对化也。

太阳为辰戌之纪戌年为正化，辰年为对化也。

求因数法

求得正对化分作两位，即正化为上位，次以对化安于下位。正化从生数④，对化从成数⑤。便看司天率数，分作两位，各得几何？以生数因率数也。

少阴正化二因　对化七因　厥阴正化三因　对化八因　太阴正化五因　对化十因　阳明正化四因　对化九因　太阳下正化，只因率数一，对化六因也⑥　少阳正化二因　对化七因

①率数：即比例数、比率数。

②正对二化：即正化和对化。

③也：原本缺。以上下文例律之而据补。

④生数：指五行相生之数。

⑤成数：指五行相成之数。

⑥也：疑衍。据上下文例，此“也”当删。

求因数上下递相乘法次求也

先安正化因数于上位，次安对化因数于下位，次上乘下，递相乘也。即以下数看上数，两相合之道乘起也。先以下合上乘，乘一个十作百作千，乘千作万。乘如下乘上毕后，以上乘于下，次上下递相乘毕，即合其数，看得几何，即别置一位，收其数也。此化数，上下递相乘毕也。

次求支数法

所谓支数者，子一、申二、卯三、巳四、辰戌丑未五、亥六、酉七、寅八、午九是也。假令少阴司天于子午，年子一午九。太阴司天丑未年，丑未各五，因丁减丑，午加未年也。厥阴司天于巳亥年，巳四亥六。少阳司天于寅申年，申二寅八。阳明司天于卯酉年，卯三酉七。太阳司天于辰戌，辰戌各五，因分减辰五加戌五也。假令厥阴司天，先率天数计得几何？该年即六因之率数，因得几个亥年也。下位对化，巳年即四因之，以巳数四，因得几个巳年也。其余皆效法也。

次求支干上下递相乘法

先安正化支数于正位，次安对化支数于下位，两位各因毕看得几何？先以乘上，即以下位相因乘数，看上位合下位进而乘之下。乘毕，次以合其数，别置一位，此支相乘法。

次求干迁临位数

干者，十干也，于寄干迁支数也。夫所谓寄干者，甲寄在寅，丙寄在己，乙寄在辰，丁寄在未，庚寄在申，辛寄在戌，戊寄在戌，己寄在巳，壬寄在亥，癸寄在丑。故十干不纪四正[①]，四正子午卯酉也。干有寄者，有不寄者，故在本位不寄也。南政顺行自干于之数，如南政申己二年，土运也。令申至支，自己支者顺行之也。

金木水火运，北政逆行丁壬、丙、辛、戊癸、乙庚，皆北正，自干至支逆行也。

先置司天率数，分正对化，作两位分之。每一位又作五分之，分毕看有零

①四正：即四个正卦，指《周易》八卦中的坎卦（北方，水，主冬）、离卦（南方，火，主夏）、震卦（东方，木，主春）、兑卦（西方，金，主秋）。也指东、南、西、北四方为“四正”。

者，令取零数于别位也。

假令厥阴司天，先取亥年于上位，分作五位者，即取干水也。乙亥、丁亥、己亥、辛亥、癸亥，且夫乙寄辰，自乙至亥，北正右迁六位，看得几甲子，中有几个乙亥。次取丁亥，丁寄未，自丁至亥，北正右迁九位，看得几个丁亥年也。次取己亥，己寄己，南正顺迁，自己至亥，顺迁七位，看得几个己亥年也。次取辛亥，辛寄戌，自辛至亥，北正逆迁十二位，看得几个辛亥也。次取癸亥，癸寄丑自癸至亥，北正右迁三位，看得几个癸亥也。此五位都算其数毕，次看有零者，是甚[①]亥也。亦作如是取之，都合其数，置于上位，次取下位已年，亦作五分之。有零者，都别取之先取乙巳年，乙寄辰，北正右迁，自乙至巳十二位，看得几个乙巳也。次取丁巳年，丁寄未，自丁至巳，北正右迁三位，看得几个丁巳也。次取己巳年，己寄巳，自己至巳，北正右迁三位，看得几个己巳也。次取辛巳年，辛寄戌，北正右迁，自辛至巳六位，看得几个辛巳也。次取癸巳，癸寄丑，自癸至巳，北正右迁九位，看得几个癸巳也。更有零数者，亦作此法，取之都合其数，即安于其下位，今以厥阴司天一法，即诸司天之法，详而用之可也。

次求干迁数上下递相乘法

先要上位，诸亥年干迁支，位数都合其数，其下位诸巳年干迁支，位数起合其数，各置一位，次上下递相乘也。先下乘上，位数看上，位数进而乘之，即一位乘一位也。乘一作十，乘十作百，乘百作千，乘千作万。从正位毕，以乘顶位也。下乘上毕，次以上乘下，亦用下乘上法毕，起合其数。此干迁临支数乘法也。

次求三合数法

将前来化数、支数，及干迁临位数，俱相乘之者，三数起六合之，看得几何也。即令安置其数，故曰三合数[②]也。

次求三乘本宫数法

一天蓬、二天内、三天冲、四天辅、五天禽、六天心、七天柱、八天任、九天英，凡此以上九宫，即每岁各有一宫作本宫也。欲求其法，即须先以六气化数乘之。化数者，乃厥阴也。亥三、巳八。少阴，子二、午七，太阴，丑未各五，少阳，寅二、申七，阳明，酉四　卯九，太阳，戌一　辰六。以上皆化数也。

假令厥阴司天人天柱宫，如巳年对化天柱，即七八五十六，诸位皆类此乘

①甚：疑为“其”字之误。

②三合数：指正化、对化之数，支数以及干数三者。

之。次以天数乘本宫支数者，子一、申二、卯三、巳四、辰戌丑未五、亥六、酉七、寅八、午九，以上皆支数也。

假令厥阴司天，如巳对化者，入天柱室，巳支数四，天柱室七，四七二①八节，诸位类此乘之，次以干迁乘本宫也。

假令厥阴对化入天柱者，本宫七也。只是丁者，丁寄未，北正逆行至一三七位，三七二十一，即诸位皆类此。

所谓三乘本宫，是天柱室本宫之司也。三乘者，化数一乘也，支数二乘也，干临数三乘也。即如此三度乘本宫毕，三合其数，了其数，或进一位，或退一位也。或进二位，或不进不退。

凡诸维宫，即天心、天辅、天任、天内也，故不进不退也。其即用三乘数，凡主胜客，皆退一位，是火入天蓬、水入天内、木入天柱、金入天英、土入天冲。主皆②客此，本宫胜司天，皆退一位也。凡客胜主，皆进一位也。

凡天英九室六炁，如子母相生者，皆进一位也，是木入天英、火入天内、金入天蓬、水入天冲、土入天柱。又或木入天蓬、火入天冲、金入天内、金入天柱、土入主天英。以上皆本宫六气相养，此谓本宫与六气相生，故进一位。凡六炁与本宫符合者，皆进二位，是火入天蓬、木入天冲、土入天内、金入天柱、水入天蓬，此皆符合其德，命曰天符合德，故进二位。

求六气加减数法

厥阴加二百二十，阳明加二百四十，太阴加三百六十，以上皆阴年，故加也。少阴减一百二十，少阳减二百四十，太阳减三百六十，以上皆阳年，故减也。以上二位加减之数，亦名本数。

又有不加不减法

厥阴至天柱不加，阳明至天英不加，太阴至天冲不加，以上皆主胜，故不加。少阴同少阳，至天英，不减，太阳至天蓬不减，以上天符，故不减也。

次求八司本数法

天蓬一百二十　天内二百二十　天冲三百三十

天辅三百一十　天心③　天柱二百三十

天任二百八十　天英三百六十

①二：原误作“三”。据上下文例，径改。

②皆：疑为“胜”字之误。因为下文“凡客胜主，皆进一位也。”

③天心：下缺其数。

已[1]上数如司天，气至本室者，即加其数，入于算位。

次求交司时刻法

每岁交司日时刻数，加入算位中。假如一六[2]天数，始于寅初水下刻[3]，即申、子、辰年，同用二六天数，始于二十六刻，己上刻即加二十六。巳、酉、丑年，同三十六天数，始于五十一刻，即申□□□[4]初一刻，即五十一刻。寅、午、戌年，同用也四六天数，始于七十六刻，即亥初一刻，加七十六刻。卯、未、亥年同用，先加除零数，后益人时刻也。

次求支干冲合法

是交司日、月、时刻，年有相冲、相合，有支冲、支合，有同干、同支也。即皆明减。

又交司日时，每年月同干，加三百六十，即年、月、日、时，或同甲，或同乙，诸位类此。

又交司日时，与年月同支，加三百六十，即年、月、日、时，或同子，或同丑，诸位类此。

又交司日时，与年月同支，冲减一百二十，即是年、月、日、时，皆相冲也，子、午、卯、酉之类。

又交司日时，每年月干冲减三百六十，即年、月、日、时，癸冲丁申、冲戊之类。

又加交司日时，与年月干合德，即加一千二百也，是年、日、时中甲己合丁壬、合丙辛、合戊。癸，合，故其合德，与交司年月干合德也。已上年、月、日、时，各有冲合，同支同干，宜详而用之。

次求积日零分法

加入本数后，次加以积日除零分数也。如六除六外零日数，加入算位中是也。

①已：同“以”。

②一六：第一年。因为一年分六步，即第一个分为六步之年。下“二六”“三六”“四六”义仿此。每四年所余之刻数正好为一百刻（即一天），并予以置闰，故下一个四年周期的第一年又称为“一六”，其初之气交司时刻在寅初一刻。

③水下刻：水，古代计时的漏壶滴水。滴水时标记时间的刻度必然向下移动，故曰“水下刻”。刻，计时单位，一昼夜漏壶滴水，水下100刻。

④□□□：原本缺字。

卷　三

次求八司去位见数法

都平合，累众数六，得几何。然后逐本室各有去法。

天蓬一千去　天内八百去　天冲三千三百去

天辅七百去　天柱六百去　天任五百去

天英一千二百去

次求司天高下法

众数累计定，看逐室中法外几何。如及五百已上者，当又减其半，其去外遂看本数也取，谓本数者八司中本室本数，司天六气加减数也。支数干迁临位数，其合德几何也。如司天法数外之数，看得多少。如在数之上，即司天气高①，高至九霄也。如在本数之下者，即司天气下②，下至平明汉③也。气高即实，临善气下，即灾临甚也。

求司天太过，复布政法

众数累计定后，逐本室法去外，看得几何。如数过有余者，即周天去之外有余者，如过一年即有余应余也，名太过，即气不退位，故曰：复布政也。即司天之气，后始天地，自岁有一百日，即复始天一百日也。如终数治天毕者，即遇位就，气始遽正也。然虽已交司天，仍旧治天，即新化令来行旧化令如故，即民病治法一如去岁。水布政不过厥阴，木布政不过君火，火虽尽不过时化，即同治天。

求司天不及，左间接右间法

司天不及者，谓去法外，数不及年周天也，半周一百八十二日半也。今数得

①气高：指司天之气发挥作用的部位高，而且发挥作用的时间提前。

②气下：指司天之气发挥作用的部位较低，而且发挥作用的时间推迟。

③平明汉：义不明。

一百或一百二十也，百日或百已上，或已下，司天治天毕之日，即左间来接续司天，在下不尽，前三气①不扰，与地炁而退也。故左间接之也，故名位易正也。司天虽正化，与运相得，即左右法不间，司天在正宫，即左右二间在维宫，亦不间，此法虽公本经也。今却有间者，谓天不及，故不拘此法而接，间必至也，故接间无定时②也。如司天不及，天数尽日而左间便至也，接间炁便间千③正气令也。火化皆易其正，岁半之后，地炁不得主其令也。直至交司，地炁不得其合也。假令厥阴司天数不及者，即间少阴来接，风化退而当行热，法故也。

求司天平气、地气得主化令法

众数累计定，去法外之数，可得半周者，平气也，即尽前三气故也。前三气者，是君火、相火之炁，尽一百八十二日半。是故天终半周者，命曰平气。以交与地八，气始化，去后平气也。岁半之后，地主自第四气，即尽至冬气后半岁，一百八十二日平半也。

天地相合，各得其化，仍须地炁，又不太过，亦无不及，主前后半周，故明德化者也。

求中④不及地炁脱⑤化合法

众数累计定，以本宫去法，去外其数，过半周天也。

又尽一周天者，如在天政之年，皆名曰中不及也。

天政即冬至是也，其数即未过冬，至天炁未尽，地炁未至也。虽人地炁半岁，犹未至也。天数未尽，地炁始合也者，即天过年间，天炁退位，地炁始合，故脱化也。故曰：中不及，即气脱化也。地炁虽脱得其化，亦名曰天地合德，故非天地和合，不能各得其化也。

求中有余地炁不化法

众数计定本室，去其法去外于司天数，可得周天也。命曰中有余，即司独主一岁，故令之化，不得主其后半岁，于是地产化未应之气，令化不主后半岁政也。

又司天政令不至大寒者，亦左右二间接之，地炁不得主之，天数但过冬至，

①前三气：上半年的初之气、二之气、三之气三部气位。

②接间无定时：各间气的交接时刻不固定。

③千：疑为“迁”字之误。

④中：中运之气，统管全年气候的岁运。

⑤脱：解除，离开。

是位不至交司天而退者，皆如是，地安郁气故也。即地气至次二年，幺地[①]升天为左间与名，为灾地郁法，作民病。

求前接后布三政司天法

凡诸炁自政，司前一岁支而上升为左间炁也。

又通政司、司天，天数不及而早退也。即左间接之，即未接间便作迁政，即[②]化令自专，故早得迁政也，名曰前接也。早至天政，位半周有余而又经交司，自得政司而至岁也。

又其数太过，次又经交司而数未尽，故不退位而作复，布政名曰后布也。即前二岁中，皆得其已化，故名三政司天。天气有三余，即地炁失之，后三年化成天下大疫，为民病。

求一岁中三司天法即名一岁三易政也

初岁过，去岁司天太过，天下复布政也。后退位曰：即新岁司天，始得迁政也。天数又不及，即且退位，化令变易，万物皆伤，故一岁岁中有三司天故也。如逢凶运，即万化不安也。后二年天下大灾，如运及司天在维宫者，即凶也。

①幺（yáo 音夭）地：在泉之气的右间气，即每年客气六步中的初之气，也谓一之气。一，俗读为“幺”。

②即：原误作“印”字。据文义改。

卷　四

八司九室求至德室法

司天在泉法，即地下九室，地皆举天之道，对而取之

一地元、二地阜、三地苍、四地刚、五地黔、六地魁、七地晶、八地壮、九地彤，已上之室，地下九室也。即奉天符而取之，如司天在天英室，即司地在地元室也。

地九室八司配九宫八卦法

地阜室，西南维[①]，坤卦也。地下二宫，与中央同司。

地晶室，西方，兑卦也。地下七宫，金位正宫。

地魁室，西北方，乾卦也。地下六宫，天位维宫。

地彤室，正南离卦也。地下九宫，火位正宫。

地黔室，中央土位正宫。

地元室，正北，坎卦。地下一宫，水位正宫。

地刚室，东南维，巽卦也。地下四宫，风位维宫。

地苍室，东方，震卦也。地三[②]三宫，木位正宫。

地壮室，东北方，艮卦也。地下八宫，山位维宫。

地八司化应法

地元　二火司地入此室，苦化不应，金木皆应。土司地，即本室之化不应也。水至此室，命曰合德，地应嘉祥。

地阜　水在泉入此室，咸化不应，金火皆应。木至此室，□[③]司地即本室之化不应也。土至此室，命曰合德，即地应嘉祥。

①维：隅也。西南维，及西北方的天位维、东南方的风位维、东北方的山位维，四者合之称“四维”。四维，即四隅。

②地三：“地三”的“三”字，疑为“下”字之误。

③□：原本缺字。

地仓[①]　土在泉入此室，甘化不应，水火皆应。金至此室，即本室之化不应也。木至此室，命曰合德。地应嘉祥。

地刚　此维宫也，诸炁在泉皆不应，六日皆应也。假令少阴至此室，即左间太阴在地彤室，右间厥阴在地仓室，即二间也。皆在迁宫，故皆不应也。

地黔　即中央土位不主故也。

地魁　此维宫也，诸炁在泉不应，二间炁皆应也。假令厥阴在泉入此室，即左间少阴在地元室，右间太阳在地晶室，皆正化也。故皆气应，在泉不应也。

地晶　木入此室，酸化不应，土水皆应也。火入此室，即本室之化不应也。金入此室，命曰合德，地应嘉祥。

地壮　此维宫也，诸气在泉不应，二间皆应。如太阳在泉入此室，即左间少阳在地仓室，右间少阴在地元室，正宫即在泉不应，左右皆应也。

地八司主令产化法

地元　主生黑芝、元谷、咸物、醴泉，海生毛虫。合化寒变，地冽。民病生于下部。

地阜　主地生黄芝、黔谷、甘物、庆云、黄霞，水生萍实，地生肉坭[②]露垓[③]，化令云雨，民病胕肿，水泄注下。

地仓　主地生青芝、苍谷、酸物、青霞、连理枝，朽木生芝，仓垓化。民病转筋，卒中、掉眩、筋挛也。

地刚　主地动、忽生双儿，交山主风、六风疾、涓疼[④]，味酸变苦，民病掉眩，满，痹痿也。

地魁　主白垓[⑤]、落叶，燥石生焰，五谷不实，果肉生胶。民病卒亡、血溢、暴头项强急。

地晶　主玉泉白芝，山彰玉气，海生白虹，素谷辛物。草木凋痿，民病大便燥，猛风秘鼽嚏。

地壮　主地生磊石，天生风，地生异石，令化肃杀青炁，寒暑不时。民病闭塞不通，心胸伤悲不乐。

地彤　主赤炁，草丹，谷苦味，金殡下发，焰明野外，流水不冰。民病热行下，小便赤。

①地仓：即上文“地苍室”。仓，通“苍”。

②肉坭：地表土层成为软泥，言其湿盛。坭，同“泥”。肉，外层。

③露垓（gāi 副音该）：植物的根外露。垓，通“荄”，草根。

④涓疼：波动样疼痛。涓，水波貌。

⑤白垓：植物白色的根。

地下九室六气主客相胜法

九室八司，是主也。司地六气，六客也。

厥阴在泉，客胜，木入地阜室。即地动，苍谷肥实，酸物甚多。民病关节不利，内胁满，外疾强拘瘛不便。主胜，木入地晶室。草木反萎，酸物薄，苍谷少化。民病手足挛痿，便闭，腰疼，腹痛。

少阴在泉，客胜，君火入地晶室。即发蒸郁，化为湿疠，地生丹芝。民病满，腰疼，膝痹，胻足病，瞀热胸痛，胕肿，不然立①，浭②变咸赤，小便难。主胜君火入地元室。即丹霞痿去，谷反苦酸。民病厥上□③行，心痛热，阳中痹作④，发于胋⑤汗，不藏，四逆，虚炁上起也。

太阴在泉，客胜，土入地元室。即润生甘化，化自发。民病足痿，下重，便溺不时。湿客于下进⑥，小便数而濡泻，反肿满，隐曲之疾。主胜，土入地仓室。即甘苦化，地蒸反还，酸黔变苍化，为湿冷，为风。民病寒气逆满，饮食不下，甚为疝瘕。

少阳在泉，客胜，相火入地晶室。即焰生郊野，山泽涸竭，草木焦枯。民病热行于下，腰腹痛，恶寒甚，溺白及失溺。主胜，相火入地元室。即甘枯不化，地蒸反坚。民病热反上寒于下，心痛发热，格中而呕。

阳明在泉，客胜，金入地仓室。即燥生肃杀，卒化甚，素谷结实。民病气逆，小腹坚满，便数泄甚，则悲而痛嗽。主胜，金入地彤室。即清还于热，辛乃变苦，素少丹甚。民病腰重腹痛，生寒厥于下，上充胸中，喘而不结久立。

太阳在泉，客胜，水入地彤室。即地坚，元谷生化，咸物昏多。民病寒厥，腹内徐鸣，腰痛伸屈外侧股胸足中脉动痛。主胜，水入地阜室。即湿反化，甘物还生，黔谷复盛。民病痿痹，寒厥不结久立，阴痿失溺，便数梦儿父。

求地甲子数法

自唐麟德元年，地下己卯岁，本年看得几甲子。先取积年，每十二年中取二也。于一甲子中取十也，看得几甲子，有甲子即退一位。如甲子未周纪而有不满残年者，即以一位支取之也。假令阳明在泉者，只于零年中看得几个甲午年，不见几个卯酉年也。

①不然立：义不明，疑有误。似为“不能立”。
②浭（gēng 音更）：水名，今河北省境内。
③□：原本缺字。
④阳中痹作：义不明，疑有误。
⑤胋：同“股”，即大腿。
⑥进：疑衍，上下义不属。

求地对化二法

阳明为卯酉之纪　上子年下卯年对化下上午年下酉年正化下
太阳为辰戌之纪　上丑年下辰年对化下上未年下戌年正化下
厥阴为巳亥之纪　上寅年下亥年对化下上申年下巳年正化下
少阴为子午之纪　上卯年下午年对化下上酉年下子年正化下
太阴为丑未之纪　上辰年下未年对化下上戌年下丑年正化下
少阳为寅申之纪　上巳年下申年对化下上亥年下寅年正化下

次求因数法

求得正对化，分作两位，即安正化于上位，次安对化于下位。以正化生数因对化成数，便看司地率数也。对化六月之对数也。厥阴正化三因，对化八因。少阳正化二因，对化七因。太阴。正对二化，各五之刍①盛数，因了对化加五。

求正对二化上下递相乘法

先用正化因数于上位，次安对化因数于下位，次上下递相乘，即先以下数看上数，两相合进位而乘起也。先以下合上乘，乘一作十，乘十作百，乘百作千，乘千作万。乘如下位乘上毕。次以上乘于下，上下递相乘毕，即合其数，看得几何，别置一位，收其数，上下相乘毕。

①刍：义不明，疑误。

卷　五

求支数法

支数者，十二支也。即配九宫数，子一、申二、卯三、巳四、辰戌丑未五、亥六、酉七、寅八、午九，此数也。

假令阳明司天于卯酉①，卯九因对化也，酉四因正化也②。

太阳司天于辰戌，戌正辰对，各因三分了，减辰五加戌五，对少正多也。

太阴司天于丑未，正化未，对化丑，午因之减丑五，入未五，对少正多也。

厥阴司天于巳亥，亥正化三因也，巳对化四因也。

少阴司天于子午，午正化二因也，子对化一因也。

少阳司天于寅申，寅正化二因也，申对化七因也。

假令阳明在泉，先以率数看得几，命年次，分正对化作两位。上正化酉年，下对化卯年，看得几个酉年。即九因之，因得几何也。次看得几个卯年，二因之，因得几何也。余皆仿此。

求支数上下递相乘法

先以正化之数安上位，次以对化之数安下位，两因数毕，各得几何。先以下因位数毕，各得几何。先以下位因数看上数，两相合进而乘起，即一乘十，十乘百，百乘千，千乘万。下乘上毕，以上乘下，上下递相乘毕，次相合其数，令置一位。此支数上下相乘毕。

次求干迁临位数法

干者，十干也。寄干定位，迁临移位之数。寄干者，庚在申，甲在寅，乙在

①假令阳明司天于卯酉：这里指以岁支逢卯（共 5 年，即丁卯、己卯、辛卯、癸卯、乙卯）、逢酉（共 5 年，即乙酉、丁酉、己酉、辛酉、癸酉）的年份，均为阳明燥金司天为例进行运算。以下五句仿此。总计 60 年的岁支计算办法。

②卯九因对化也，酉四因正化也：逢支逢卯之年，取卯（金）的对化数九（金的成数）相乘（即“因”）；岁支逢酉之年，取酉（金）的正化数（金的生数）相乘。下皆仿此。正化相乘取其生数，对化相乘取其成数。

辰，丙寄巳，丁在未，癸在丑，辛在戌，戊在戌，己寄巳，壬寄亥。此寄干位也。如天南正，地北正。即地南正，天北正，皆两奉上天，对而取之也。盖天顺也，迁而位逆行，天临而地顺迁也。土运顺行，木、火、金、水运皆逆行。先下在泉率数，分正对作两位，每位又作五位分之也。即是六阳分五阳干，六阴分五阴干也。五分之分毕，有零者，合取置于别位也。

假令阳明在泉，先取酉年于上位，分作五位者，即取次干名也，是丁酉、乙酉、己酉、辛酉、癸酉者，因支也，即有三阴临。且夫乙寄辰，自己至酉，南正之行立位，即从辰至酉位，天逆地顺也。次乙酉得几何，推或甲子取几个乙酉。次取丁酉，丁寄未自丁至酉，辛正顺行。从未至酉，右迁三位，看得几个丁酉。次取己酉，己寄巳位，地正从己，逆行右迁三位，看得几个己酉。次取辛酉，辛寄戌也。南正从戌顺行至酉，上十二位看得几个辛酉。次取癸酉，癸丑至酉，顺行也。南正从丑九位，看得几个癸酉。此五位算毕，次看有零者，是何酉也。亦数此之起，合其数置于上位也。次以下位卯酉为对化也。故作下位亦作位分之，如前率数配之。阴于临数支有零者，数置之也。先取乙卯，乙寄辰也。南正自乙至辰，顺行十二，看得几个乙卯。次取丁卯，丁寄未南正，自乙至卯顺行九位，逆看得几个丁卯。次取己卯，己寄巳也。北正从己，逆行至卯三位，看得几个己卯。次取辛卯，辛寄戌也。南正从戌至卯，顺迁六位也，看得几个辛卯。次取癸卯，癸寄丑，南正自丑至卯，逆行三位，看得几个癸卯。更有零者，六以此阳明在泉，即诸司位皆仿此。

求干临数上下递相乘法

先安上位，诸酉年即上见午年，下见子年。假令作阳明一法，干迁支位，常加令合之。见数安于上位，次以下位，诸卯年即见子年，故以干迁支位，数如零合之，见数毕，安于下位也。次上下递相乘之。先将下位数看上位数，进两乘之也。一作十，十作百，百作千，千作万。乘毕次依前法，上乘下乘，了合其数。此干迁临支位，上下相乘毕也。

次求地下三乘本宫数法

即地下八司。地宫，本宫也。地元一宫，地皁二宫，地仓三宫，地刚四宫，地黔五宫，地魁六宫，地晶七宫，地壮八宫，地彤九宫。

厥阴风木亥三巳八　少阴热化子二午七　太阴湿化丑未各五

少阳热化寅二申七　阳明燥化酉四卯九　太阳寒化戌一辰六

二支数者，子一、申二、卯三、巳四、辰戌丑未五、亥六、酉七、寅八、午九是也。三支临数者，每酉干至一支也。只如甲子年者，下见己卯年，即己寄巳位，从己逆行至卯三位次。乙丑年，下见庚辰，辰寄申，从申至辰顺行九位，余皆类此法。

所谓三乘本宫者，假令上元甲子年，少阴司天，下见己卯阳明在泉，天前十六位也。如入地仓室，即三宫也。卯阳明燥化九，即以九乘三，三九二十七也。卯支数，即三乘本宫，三三如九也。干迁数三如前，三三如九，即以化数支数，干迁阴数，三度乘本宫。乘毕合其数，或进或退二位，或不进或不退，其法各逐其室也。凡维宫三乘之了，俱不进不退也。火入地元室，水入地阜室，木入地晶室，金入地彤室，土入地仓室，即本宫胜在泉，皆退一位也。火入地晶室[①]，金入地彤室，土入地晶室，水入地丹室，土入地元室，木入地阜室，金入地仓室，本宫即在泉胜主室，皆进一位也。凡在泉九室，子母相生者，皆进己位也。凡火入地彤室，水入地元室，木入地仓室，金入地晶室，土入地阜室，命曰合德各进二位也。

求六气加减数法

厥阴减二百二十　阳明减一百四十

太阴减三百六十　阳明减一百二十

少阴加一百四十　太阳加三百六十

又厥阴入地仓室不减，阳明入地晶室不减，太阴入地阜室不减，少阳少阴入地彤[②]室不加，太阳入地阜室不加。

次求八司本数法

地元室一百三十，地阜室三百六十

地刚室一百四十，地魁室二百三十

地晶室二百四十，地壮室一百八十

地彤室二百九十，地仓室[③]

如至本室即加入本数也。

次加积日除零法

如入本数后，以加零名曰今数也。如加六阴外，加六阴有零，日数加入算位中。

①“火入地晶室”七句：此处有误，其中“土入地晶室”“火入地晶室”二句不属“在泉胜主室”。地丹室，即地彤室。

②彤：原缺，据上下文义，当为“彤”，故据补。

③地仓室：此三字下原本缺加减之数。

次加入交司时刻法

每年交司日时刻数，加入算位中，如一六天数，始于水十二刻，即加一刻，又加一千五百刻。二六天数，始于二十六刻，即加一十六刻，又加二千五百刻。三六天数，始于五十一刻，又加五十一刻，又加十五刻。四六天数，始于七十六刻，即加七十六刻，又加一千五百刻。此地下常数，每天上数加一千五百刻也。

次求支干冲合数法

年、月、日、时，次地下甲子，奉天取之，交司日时，与年月三合，加一百二十，年、月、日、时皆同者也，又交司日也。又交司日时与年、月、日同干，加一百七十，即年、月、日同也。

又交司日与年月日支冲一百二十，谓辰、戌、丑、未、子、午、卯、酉、寅、申、巳、亥。

又加交司日时，与年月酉支加三百六十，即子年，或子月子时，丑月丑时同。

又交司日时又干冲，加三百六十。即壬与丙冲，甲与庚冲，丁与癸冲，皆类此也。如加司日直、年直、月直，日时如合干德也，加一千二百。即申已①、丙、辛、戊、癸、乙、庚、丁壬年、月、日、时日皆同四之也。已上年月日时，各有冲合，宜详而用之，勿忒。

①申已：疑为“甲、乙”二天干，因为下文八者皆天干，唯缺甲、乙二干，因形致误。

卷　六

次求八司去位见数法

都早合累计，众数一聚看得几何，然后逐本宫各有去请[①]也。

地元室二千去　地阜室二百去　地仓室一千五百去

地刚室四百去　地晶室九百去　地彤室一千二百去

一魁室六百去

众数计定，看逐室去外得及六百以上，当又减其半去外。复看者数所谓本好者，八司本室。本好在泉六气，加减司地化数支数，地下干迁临位数看其几何。如在本数之上者，即名司地，其气高也。如在本数已下者，名曰在泉已也。如司地气高者，民灾甚也。如在泉气下者，民灾微。又气高者，地奉天物皆萎痹，五谷不丰。若天气高地炁亦高，名曰奉天化也，万物顺。若天气下地炁亦下，亦曰奉天化也。万物皆济。若天气下地气高，亦曰奉天。若天气高地气下，乃名不奉，即万物不齐也。

次求司地不奉天化数法

自地虽气高者，名曰奉天化，亦有不奉天数者，何也？数若在本数之上，其气高也。故曰奉天化，盖为数不及天数也。即不终岁数尽，故奉天化。地虽三，半岁前数要奉天满化。后数即名地之已具，数周文[②]。前数随天，岁半外后天化。后数已从己岁平[③]后己名地化，是故地数常要多于天数者，奉天化也。今数半及周天者，或半有余者，皆前数不奉天化。今谓不及周天，即留数后半岁之已化，故前数不奉天也，已皆有后，故作地本也。

次求地数太过复布政法

众数计定，本室去法，去外之数，即以周天去之。又之不尽，数太过也。即

①请：疑误，义不明。

②周文：疑误，义不明。

③平：据上下文义，疑为“半”字之误。

再治其化，故名复布政也。如遇交司，当退位而不退位，即新岁在泉。当迁正而不迁正，如地数有余一百日，即复布政一百日也。如布政毕始迁位，左右行间，即新岁在泉，始迁正也。如此则前复在泉，各有差别，故万化不妥，后三岁化几大疫也。

次求在泉不及左间接右间法

在泉不及者，谓去法外，数不及周年。周，谓数不及一百八十二日半。数不及，即接间至也。其数虽少，即前不奉天化，后不及化，或化一百日，或化七八十日，数尽，或去百来接天，既数终地气化之，地又不及其岁者，左间接之也。地入正宫，本宫经法，不一日为即言一日者，为地数不及半周，地数尽日，左间气接之，气令灾化，皆易其政，地土产化，其味其色，皆从左间而易位也。即天地维对宫，奉天而数有朕移亦不奉，是故天地起接也。天地失节，气失当政，则万化不安，后三年变成大疫也。

次求司地年炁前奉天化后终岁法

众数计定，本室去法，去外其数，可及周天者，平气也。数及三百六十五日前，奉天化。奉天数终，专从已令也。岁半之后，地炁主化，谓前半周奉天化，半周从已化前三[①]，岁气之化，命从乎天也。木君相二火，初、二、三之气，天气主之，前半周也。后三气之化，命从乎地也。土、金、水，四、五、终之气，地炁主之，后半周也。地从天令，各得并化，故名平气，命曰德化也。平炁者，亦非太过，即无不及，皆为终岁也。即天地二化，子与卯配，申子与已合，如此则万化皆安也。

次求不及地气少亏接间微扶法

众数计定，本室去法，去外其数，不及其交司而退位者，退位之日，接间乃至，即左间耳。得迁政，左间接之，不易其令，数过天政，即不至交司，大寒日也。地气之正，早退早迁，亦非朕移也，地气早交十余日，即非起接亦非朕移，不得大寒日地炁交司数，此即奉令化早也。

次求中有余地炁脱交司法

众数计定，本室去法，去外其数，可至立春也。谓数过交司，有全数日也。

---

①前三、后三：客气一年六步气位，初之气、二之气、三之气，主管上半年的气候，故为“前三”或“前三气”；四之气、五之气、终之气统管下半年的气候，故谓“后三”或“后三气”。

地气有余，不名布政，故曰中有余也。交司地不退位，左间未得专正其数也。过半日已，故不名布政，如此之数少有余，故非太过，时化合后时，即春令之化，脱得其气也。

次求前接后布三政法

六气之化，自正司之前一岁，其岁气交而下降入地，作右间化。又过正司在泉数，地不及而早退位，即左间接之。即来接，使作迁正，故化令日专而早迁正位。又或经交司而自得主岁，或其数太过，又经交司而数未尽，故不退位，后作布政也。即前后二岁中，皆得已化，故名三正司地，谓二岁一地，二奉三天，即名一岁中如三易正也，此即成入疫也。

次求一岁中三司地法

即名一岁中三易正也

初岁过去，岁在泉太过，行复布政也。后退位日，新岁在泉，始正得迁正，地数又不及退位，谓地数不及，后半周而早退也。即左间接之，接间既至，地又易正，今衰易万物皆伤。故一岁之中，又此三在泉，如逢吉运，此变应时，运土即化，万物不伤，而吉。数逢凶运，即生异数，皆不吉也。

坤二地皁	荆州
兑七地晶	梁州
乾六地魁	雍州
离九地彤	南阳
中宫五地黔	豫州
坎一地元	冀州
巽四地刚	徐州
震三地仓	青州
艮八地壮	兖州

图二　司天九州分野之图

卷　七

求五运始见，首基化源法

天运动也，五行真气，数基化源，自太始开辟，首甲定运，迁临至今，无有休息，终而复始。

自天地万物，分阴阳，辨方位。清浊既分，升降以定，运气递迁，即天始于甲，临于子。

地首于己，临于卯。已是甲己之间，中见土运，在五运为首基之化也，作五行之化源。盖五行以土为尊，故配中央也。数周四方，各一运复居中央，一共成五，作天元首，即为土、为首运。其数一，自送而生，从一气化也。自一气而生清者，为天浊者，为地故坤。

送先祖土称作五行之宇祖，六气之化源，首甲为土运，以甲生乙作金运，乙生丙作水运，丙生丁作木运，丁生戊作火运，戊生己作土运，盖土及火之子，次己生庚，复作金运，庚生辛复作水运，辛生壬复作木运，壬生癸复作火运，癸生甲复作土运。周而复始，至今不绝，递相生也。

余即运本而为土，土附四方，反中为五方，各一而共为五，故送生天地俱配土也。即天门①总成六戊于西北，地户②集六己于东南，故五行生于太极之中，俱附于土，即太始混成，五妊养于坤，土中分布四方。

水为一者，在太易时，始变暝暝而黑，元武之象③。暝暝之色，先有黑色，合一数也。

黑色久而变明而赤，黑色一百万年始变赤色，既作南方朱雀之象④，赫赫之色，次二变见赤，故火数二。

①天门：位于二十八宿中的奎壁二宿之间，当太阳的视运动进入奎、壁二宿时，正当由春入夏之时，阳气开启，大地变热，故称为天门。

②地户：位于二十八宿的角、轸二宿之间，当太阳的视运动进入此二宿时，正当由秋入冬之时，阳气闭敛，阴寒启动，大地气候变冷，故曰地户。

③元武之象：四象之一，北方七宿（斗宿、牛宿、女宿，虚宿，危宿、室宿、壁宿）组成龟蛇相缠之象。《后汉书·王梁传》疏："玄武，北方之神，龟蛇合体。""元""玄"通。疑为清代刻本时避乾隆之名讳而改"玄"为"元"，本书皆如是。

④朱雀之象：四象之一，南方七宿（井宿、鬼宿、柳宿、星宿、张宿、翼宿、轸宿）组成朱雀鸟之象。

后变苍色，青龙[①]于东方，即三位，震卦之位，故三数。

苍色已久，变白色之皎然，赤色一百万年后变白色，生一岳西方，白虎[②]于右，次四见之，故金数四方始定。四方配四象，皆自土生，兼后中央，变黄色。白色一百万年后始变黄气而至大成。

太极统养，共六百万年方始开辟，故五行之数，水一、火二、木三、金四、土五是也。

所谓成数者，即四方皆附土而加五。如水一附土加五成六也，水居北方亥子之位，得六十日水化，附于季冬丑土一十二日，共壬[③]七十二日，即丑土正旺十八日，共冬三月，故土数五，始成六也。

火二附土加五成七也，火居南方巳午之位，得六十日，火附化于季夏，未正一十二日，共王七十二日，即未土正旺十八日，共夏至月也。故得土合成七数也。

木三附土，五加成八也。木居东方寅卯之位，得主六十日，未化附于季春辰土十二日，共王七十二日，即辰土正旺十八日，共春三月也。故得土数五，合成八也。

金数附于土，加五成九也。金居西西申酉之位，得六十日，金化附于季秋，戌土十二日，共王七十二日，次即戌土王十八日，共秋三月也。故得土数五合成九，即先北后南次杀及西。土不成者，附于送也。前土称一，即送生一，一生二，二生三，三生万物，盖送自虚无而太极，一也。太极生天地，二也。天地生五行，三也。三生万物，皆自五行始，为己丑，次有黑炁横于丙谓丙寅，次有青黑炁横于丁谓丁卯，次有赤炁横于戊谓戊辰，次有黄气横于己谓己巳，终而复始，至今不绝，故甲与己合，共见土运。乙与庚合，共见金运。丙与辛合，共见水运。丁与壬合，共见木运。戊与癸合，共见火运。即上司天、见在泉、中五运，命曰三元也。

求天地二甲子五运配三元[④]法

地甲子首于甲戌，即先丙得之，先得而犹未配合地，先六位见己卯，始得天甲子，故可奉天合德，配其夫妇之送论无已，即地己卯合天甲子，而生土运也。

天甲子，地己卯，生土运。甲与己合，子与卯配。上见少阴司天，下见阳明在泉，中见土运。

①青龙：又作“苍龙”，四象之一，东方七宿（角宿、亢宿、氐宿、房宿、心宿、尾宿、箕宿）组成龙象。古称为东方之神。

②白虎：四象之一，西方七宿（奎宿、娄宿、胃宿、昴宿、毕宿、觜宿、参宿）组成的老虎之象。古称为西方之神。

③壬：当作“王”，旺也。据上下文义，当改。

④三元：此指司天之气（天气，简称“天”“上”）、在泉之气（地气，简称“地”“下”），中运之气（简称中，岁运）三者。

天乙丑，地庚辰，生金运。乙与庚合，丑与辰配。上见太阴司天，下见太阳在泉，中见金运。

天丙寅，地辛巳，生水运。丙与辛合，寅与巳配。上见少阳司天，下见厥阴在泉，中见水运。

天丁卯，地壬午，生木运。丁与壬合，卯与午配。上见阳明司天，下见少阴在泉，中见木运。

天戊辰，地癸未，生火运。戊与癸合，辰与未配。上见太阳司天，下见太阴在泉，中见火运。

天己巳，地甲申，生土运。甲与己合，巳与申配。上见厥阴司天，下见少阴在泉，中见土运。

天庚午，地乙酉，生金运。庚与乙合，午与酉配。上见少阴司天，下见阳明在泉，中见金运。

天辛未，地丙戌，生水运。辛与丙合，未与戌配。上见太阴司天，下见太阳在泉，中见水运。

天壬申，地丁亥，生木运。壬与丁合，申与亥配。上见少阳司天，下见厥阴在泉，中见木运。

天癸酉，地戊子，生火运。戊与癸合，酉与子配。上见阳明司天，下见少阴在泉，中见火运。

天甲戌，地己丑，生土运。甲与己合，戌与丑配。上见太阳司天，下见太阴在泉，中见土运。

天乙亥，地庚寅，生金运。乙与庚合，亥与寅配。上见厥阴司天，下见少阳在泉，中见金运。

天丙子，地辛卯，生水运。丙与辛合，子与卯配。上见少阴司天，下见阳明在泉，中见水运。

天丁丑，地壬辰，生木运。丁与壬合，丑与辰配。上见太阴司天，下见太阳在泉，中见木运。

天戊寅，地癸巳，生火运。戊与癸合，寅与巳配。上见少阳司天，下见厥阴在泉，中见火运。

天己卯，地甲午，生土运。甲与己合，卯与午配。上见阳明司天，下见少阴在泉，中见土运。

天庚辰，地乙未，生金运。乙与庚合，辰与未配。上见太阳司天，下见太阴在泉，中见金运。

天辛巳，地丙申，生水运。丙与辛合，巳与申配。上见厥阴司天，下见少阴在泉，中见水运。

天壬午，地丁酉，生木运。丁与壬合，午与酉配。上见少阴司天，下见阳明在泉，中见木运。

天癸未，地戊戌，生火运。戊与癸合，未与戌配。上见太阴司天，下见太阳在泉，中见火运。

天甲申，地己亥，生土运。甲与已合，申与亥配。上见少阳司天，下见厥阴在泉，中见土运。

天乙酉，地庚子，生金运。乙与庚合，酉与子配。上见厥阴司天，下见少阳在泉，中见金运。

天丙戌，地辛丑，生水运。丙与辛合，戌与丑配。上见太阳司天，下见太阴在泉，中见水运。

天丁亥，地壬寅，生木运。丁与壬合，亥与寅配。上见厥阴司天，下见少阳在泉，中见木运。

天戊子，地癸卯，生火运。戊与癸合，子与卯配。上见少阴司天，下见阳明在泉，中见火运。

天己丑，地甲辰，生土运。甲与已合，丑与辰配。上见太阴司天，下见太阳在泉，中见土运。

天庚寅，地乙巳，生金运。庚与乙合，寅与巳配。上见少阳司天，下见厥阳在泉，中见金运。

天辛卯，地丙午，生水运。丙与辛合，卯与午配。上见阳明司天，下见少阴在泉，中见水运。

天壬辰，地丁未，生木运。壬与丁合，辰与未配。上见太阴司天，下见太阳在泉，中见木运。

天癸巳，地戊申，生火运。癸戊相合，巳与申配。上见厥阴司天，下见少阳在泉，中见火运。此三十年，正对同配轮①也。始见坤元祖土，土生金，金生水，水生火②，火生土，名曰返本还元也。则前宫生商，商生角③，角生徵，微生羽④，是故以阴阴⑤为首，在泉以阳明为初，五运以土运为始，次以五行土为尊。太极开辟，始自甲子，终而复始也。

①正对同配轮：指上述30年司天、在泉、中运之气的变化规律及十二支化气的正化（正）对化（对）相互结合运用（同配），并以此为规律，周而复始，循环不已。

②水生火：当为“水生木，木生火”，方合五运之气相生之序。

③商生角：当为“商生羽，羽生角”，方合五行五音相生之序。

④徵生羽：当为“徵生宫”，方合五行五音相生之序。

⑤阴阴：疑为司天之“少阴”之误，因为下文继则言在泉。

祖师授三元配轮图

出自古本《太始天元玉册》中也

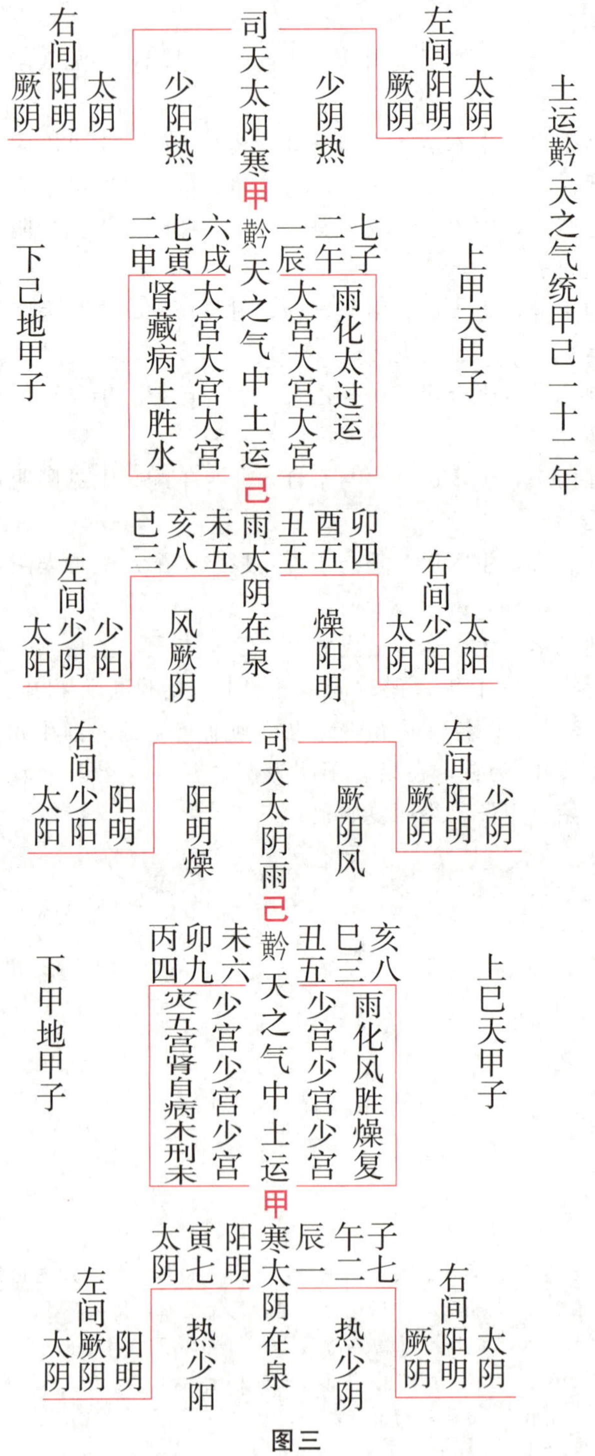

土运龄天之气统甲己一十二年

上甲天甲子

左间：太阴　阳明　厥阴

少阴热

司天太阳寒

甲

七子　二午　一辰

雨化太过运

大宫大宫大宫

龄天之气中土运

六戊　七寅　二申

大宫大宫大宫

肾藏病土胜水

己

雨太阴在泉

卯四　酉五　丑五

未五　亥八　巳三

右间：太阳　少阳　太阴

燥阳明

风厥阴

左间：少阳　少阴　太阳

右间：太阴　阳明　厥阴

少阳热

下己地甲子

上巳天甲子

左间：少阴　阳明　厥阴

厥阴风

司天太阴雨

己

亥八　巳三　丑五

雨化风胜燥复

少宫少宫少宫

龄天之气中土运

未六　卯九　丙四

少宫少宫少宫

灾五宫肾自病木刑未

甲

寒太阴在泉

子七　午二　辰一

阳明　寅七　太阴

右间：太阴　阳明　厥阴

热少阴

热少阳

左间：阳明　厥阴　太阴

阳明燥

右间：阳明　少阳　太阳

下甲地甲子

图三

木运苍天之气统丁壬一十二年

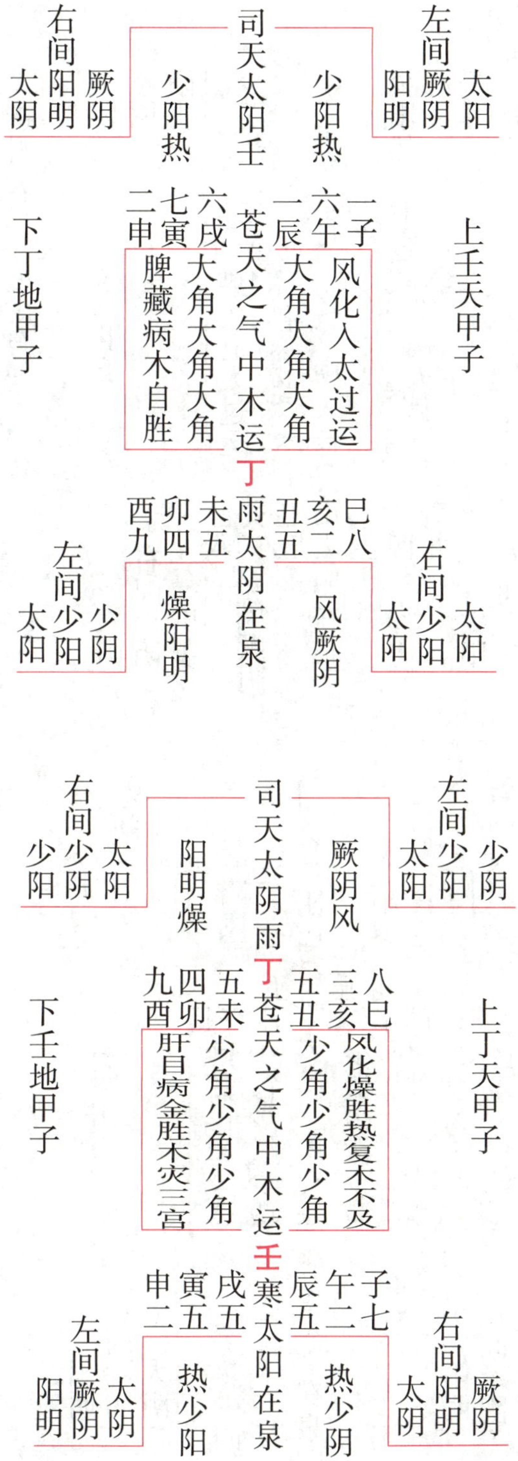

上壬天甲子

左间 太阳 厥阴 阳明

少阳热

司天太阳壬

少阳热

右间 厥阴 阳明 太阴

一子 六午 一辰

风化入太过运

大角大角大角

苍天之气中木运丁

大角大角大角

脾藏病木自胜

六戌 七寅 二申

巳八 亥二 丑五

右间 太阳 少阳 太阳

风厥阴

雨太阴在泉

燥阳明

未五 卯四 酉九

左间 少阴 少阳 太阳

下丁地甲子

上丁天甲子

左间 少阴 少阳 太阳

厥阴风

司天太阴雨丁

阳明燥

右间 太阳 少阴 少阳

八巳 三亥 五丑

风化燥胜热复木不及

少角少角少角

苍天之气中木运壬

少角少角少角

肝目病金胜木灾三宫

五未 四卯 九酉

子七 午二 辰五

右间 厥阴 阳明 太阴

热少阴

寒太阳在泉

热少阳

戌五 寅五 申二

左间 太阴 厥阴 阳明

下壬地甲子

图四

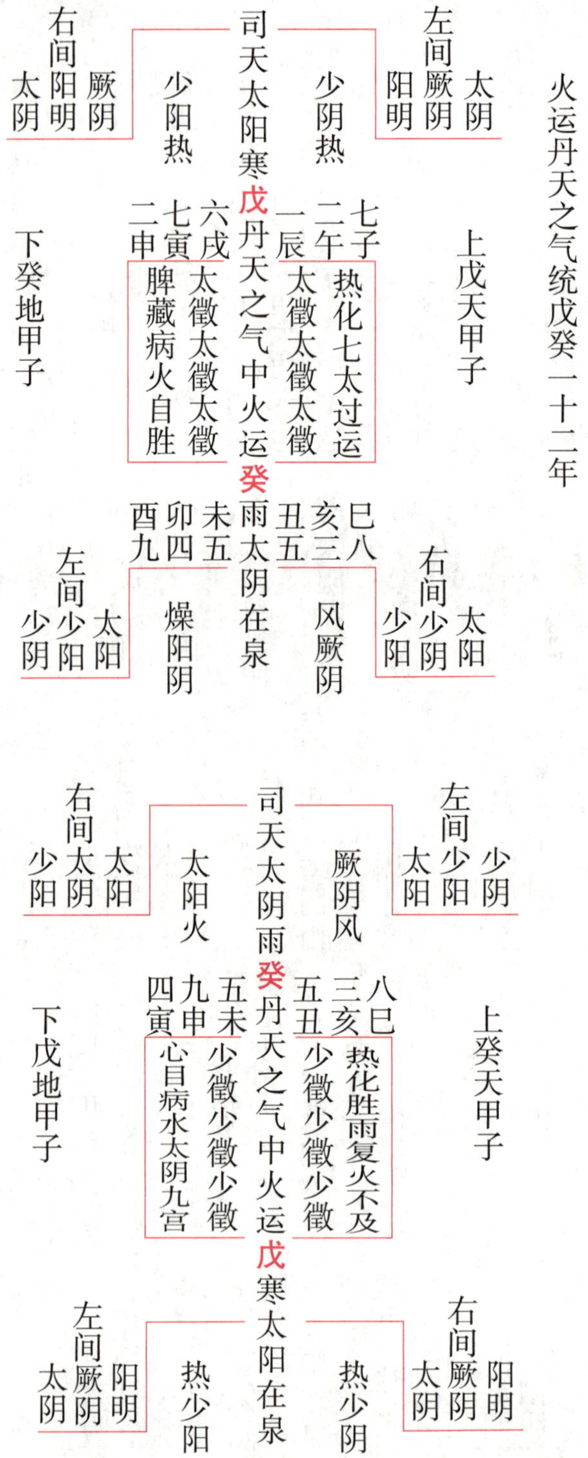

火运丹天之气统戊癸一十二年

上戊天甲子

太阴
左间厥阴
阳明

少阴热

七子
二午
一辰

热化七太过运
太徵太徵太徵

司天太阳寒**戊**丹天之气中火运**癸**雨太阴在泉

六戌
七寅
二申

太徵太徵太徵
脾藏病火自胜

少阳热

厥阴
右间阳明
太阴

下癸地甲子

巳八
亥三
丑五

未五
卯四
酉九

太阳
右间少阴
少阳

风厥阴

燥阳阴

太阳
左间少阳
少阴

上癸天甲子

少阴
左间少阳
太阳

厥阴风

八巳
三亥
五丑

热化胜雨复火不及
少徵少徵少徵

司天太阴雨**癸**丹天之气中火运**戊**寒太阳在泉

五未
九申
四寅

少徵少徵少徵
心目病水太阴九宫

太阳火

太阳
右间太阴
少阳

下戊地甲子

阳明
右间厥阴
太阴

热少阴

热少阳

阳明
左间厥阴
太阴

图五

金运素天之气统乙庚一十二年

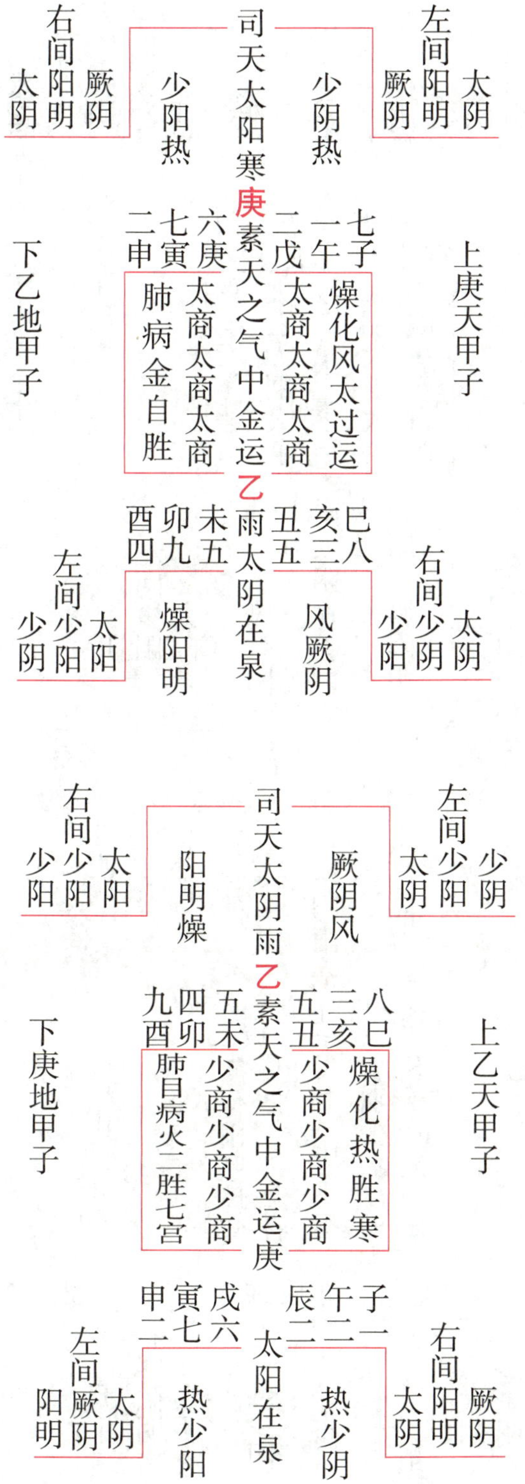

上庚天甲子

太阴
左间阳明
厥阴

少阴热

司天太阳寒庚素天之气中金运乙雨太阴在泉

少阳热

厥阴
右间阳明
太阴

七子
一午
二戌
燥化风太过运
太商太商太商

六庚
七寅
二申
太商太商太商
肺病金自胜

巳八
亥三
丑五

未五
卯九
酉四

太阴
右间少阴
少阳

风厥阴

燥阳明

太阳
左间少阳
少阴

下乙地甲子

上乙天甲子

少阴
左间少阳
太阴

厥阴风

司天太阴雨乙素天之气中金运庚太阳在泉

阳明燥

太阳
右间少阳
少阳

八巳
三亥
五丑
燥化热胜寒
少商少商少商

五未
四卯
九酉
少商少商少商
肺目病火二胜七宫

子一
午二
辰二

戌六
寅七
申二

厥阴
右间阳明
太阴

热少阴

热少阳

太阴
左间厥阴
阳明

下庚地甲子

图六

水运元天之气统丙辛一十二年

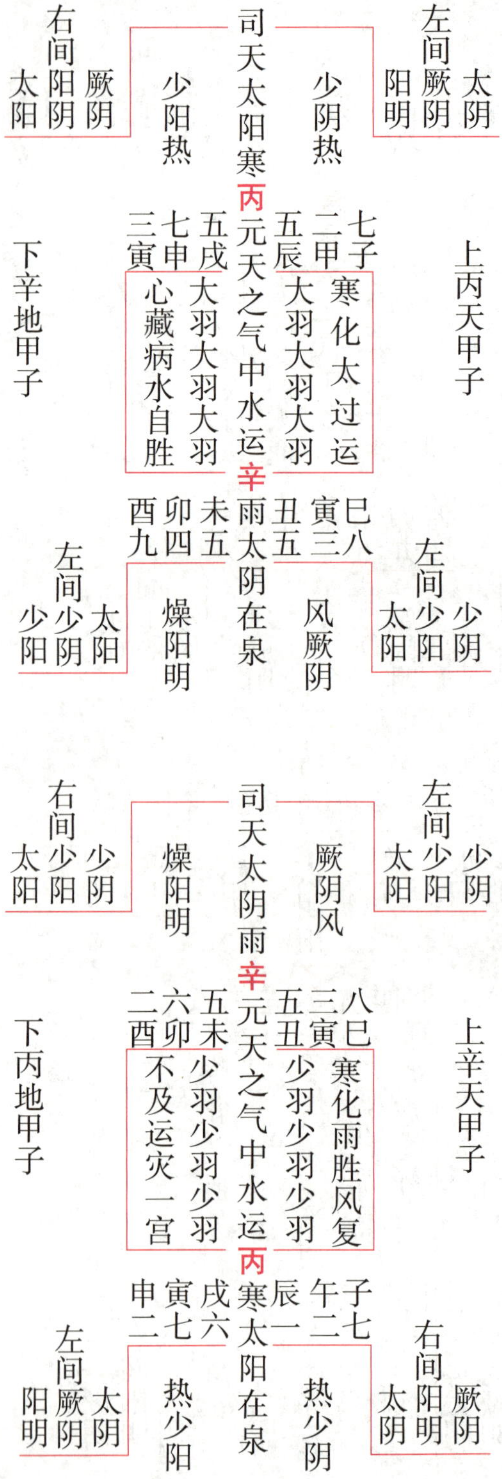

上丙天甲子

左间 太阴 厥阴 阳明

少阴热

司天太阳寒

少阳热

右间 厥阴 阳阴 太阳

七子 二甲 五辰 五戌 七申 三寅

丙元天之气中水运**辛**

寒化太过运

大羽大羽大羽

大羽大羽大羽

心藏病水自胜

巳八 寅三 丑五 未五 卯四 酉九

左间 少阴 少阳 太阳

风厥阴

雨太阴在泉

燥阳明

左间 太阳 少阴 少阳

下辛地甲子

上辛天甲子

左间 少阴 少阳 太阳

厥阴风

司天太阴雨

燥阳明

右间 少阴 少阳 太阳

八巳 三寅 五丑 五未 六卯 二酉

辛元天之气中水运**丙**

寒化雨胜风复

少羽少羽少羽

少羽少羽少羽

不及运灾一宫

子七 午二 辰一 戌六 寅七 申二

右间 厥阴 阳明 太阴

热少阴

寒太阳在泉

热少阳

左间 太阴 厥阴 阳明

下丙地甲子

图七

卷 八

求运交日之法

凡五运皆至一年太过，来年不及乘之。不及来脱[①]，太过从之。太过先至十三日，不及后至十三日。运来之日，在天交司日前后各十三日，或同交司日，齐天至者，每岁交司日之于天正日后交司。天正即子正，冬至六日后即日正大寒日，天六司也。即大寒日，计建丑也。此日气终尽，即天德初气之始，阳年太过于天，交司前十三日至，即于从甲、丙、戊、庚、壬，支合子、戌、申、午、辰、寅，是谓六阳年矣。阴年不及于天，交司后十三日至，即于从乙、丁、己、辛、癸，支合丑、亥、酉、未、巳、卯，是为六阴年矣。支符平气，岁于天交司日齐天而至，是年支与运合，支德四平气。即[②]非有余，亦非不足。曰平气，即土气取己、丑、乙、未，金运取乙、酉，水运辛、未，木运丁、卯，火运癸、巳。此皆阴季[③]不及作平气。金运取刑庚子、庚午、庚申，即君相二火，中见金运，司天刑之不得有余，故作平气。皆司天日至，即同至于大寒日也。

求见五运所至时刻法

其法有五，先求土运。先置上元甲子日。大唐麟德甲子岁，自上元甲子，看得岁甲子数，有零年是甲子末周纪者，全取之，看得岁甲己年，即以十二年之是六甲年、六己年。甲己土运，故甲子周其天六十年，土运作十二乘之，得几何也。乘毕即合零年，都几数零年，取甲己年，此皆土运平数也。即以甲己数作两位分之。甲己数为上下两位分之，以甲年为上位，己年为下位。甲为太过，己为不及。上位甲年计得几何，下位己年计得几何。于诸己年中，求其平气。岁取者，己未、己丑年也。先以太过先天，运安于上位，即以五因之，因得几何是土数也。次不及后天，运安于下位，亦作五因之，因得几何，土无成数，以乘上下递相乘，看上合下，进而乘之。乘一作十，十作百，百作千，千作万。一位乘一位，进而乘之。先以下乘上，次以上乘下。乘了合其数，看得几何，乃进二位。

①脱：去，去掉。

②即：与“既”同。

③季：当作“年”。谓阴干之年。

以万作百，是退二位，即名曰乘。退别多少安于上位，下位以周天数乘之，即三百六十五度二十五分半，看乘得几周天也。又以乘了者，不过数，却以率数每周年法加十三日，余即多合之，看得几何，加入来年十三日与乘数置之，此太过先天运数。乘之毕，别置之，寄其数。次以不及得天运，亦作周天数减之，置不及年率数在上位，下以三百六十五度二十五分半乘之，计乘得数几周天数，即不及后周天运率数，每一岁减十三日是不及，运数后十三日也。减外得多少数，别置一位寄其数，此不及后运乘数减之毕，减了合置。次要三合之，又以平气齐天。运亦作周天数周之，置平气率数于上位，下以三百六十五度二十五分半乘之，计得几周天数，以平气齐天，运了乘即通运合之，将先天、后天、齐天三运起合之。土运五百去之，土无成数，五百去之外得几何。次百乘之，是二进作百，盖百乃一百刻也。次加入交司时，此是四六天数交司刻数，即是申、子、辰年，始于水下一刻，即加入一刻。巳、酉、丑年，始于三十六刻。寅、午、戌年，始于五十一刻，即加入五十一刻。亥、卯、未年，始于七十五刻，即加入七十五刻，乃交司时也。却入前乘退之数，是前来退二位者，乘数即加入天数，通计合之，看得几何。通计之数，皆作百刻，即一百去之。一日计有百刻，是计刻除去外得多少，不满日者，本满百刻是皆日运之时刻。阳年用奇数，阴年用偶数，奇只偶双也，是合阴阳奇偶之数。阳年遇偶即减一，阴年遇奇即加一。一为一刻，加减皆刻数也。土运之数，岁如上见天冲室者，即加五十刻，上见厥阴亦然。天冲本司厥阴，木气皆刑土运，必脱来五十刻也。皆加减了，次用去法除之。

次求占候土运法

夫土运者，作五运之化源，故以为先。自太始开辟，首见黄气横于甲己，岁以为先。即太极始敢先有甲子者，甲己土运，名黅天之气①。黄色经天而过，故曰黅天之气。其炁至也，经于角、心、尾、轸四宿。其心、尾二宿，即人马宫，寅位甲之分也。即角在寅，角轸二宿天称双女，二宫之间，即己之分也。己在地户，乃辰己之间，即总甲己二运而言之。先推运数，以定时，以审候，其宫宿之分以占之。定其首尾灾凶、可验吉祥矣。所谓土运甲年，从甲分心、尾之间，黄炁俟之。如甲子年，缠②在虚、危二宿，即宝瓶宫，此甲子首运首尾也。如己年土运，即候从己分起首，己亦在地户，黄炁缠于角轸二宿之间起首。如己亥年，终于室、壁二宿，即双鱼宫，室壁亥分也。皆自干至支，名曰首尾，于是诸甲年、诸己年，名曰年支同。自干寄子，干之分至于十二变。位分于十二位，宫各有分野，此同审而候之，皆同黄炁，经于布支，占各异子。即甲候从甲分，己候从己分。甲子终于宝瓶，甲戌终于白羊，甲申终枍双鱼，甲午终于狮子，甲辰终

①黅天之气：天空中所出现的黄色气象。黅，黄色。

②缠（chǎn音缠）：通“躔”，天体运行。

于天秤，甲寅终于人马，即六甲，年首尾自甲分，经于六甲之分也。如已丑终于磨蝎，己巳终于双鱼，己酉终于金牛，己亥终于巨蟹，己未终于双女①，己卯终于天秤，此六己年，首尾自己分，终于六支之分也。

求金运取至时刻法

置上元甲子，下积年至今年，看得几行，甲子年数有零年，别取之。有零年别取乙庚年，将甲子数作十二乘之。每一周天，六十年中有六庚六乙，计十二年。次合零年，共得几何。十二乘之了，以合零年乙庚，即以乙庚作两位分之，庚主太过，乙主不及。中庚年，中取出天刑运，上见二火司天刑金，运不得太过也。即庚子、庚午、庚寅、庚申，只取正化。寅午年内②平气，子乙年取公③。平气，遇年支与运合者，谓之平气。如取乙酉，同金运也。置庚年于上位，将律数九，因见其数置之上位，置乙年于下位，将率数以乙置之下位，即四因之。阴年从生数燥化，故作四因之。因得多少，置之于下位，将率数四因之，如见数置之下位，次上下递相乘也。此将太过乘不及，将不及乘太过，先下乘上，次上乘下，是上下交在④乘之，求如矣。乘了合其数，共合之看得多少。次退二位，以万作百乘，退以百乘一，令数别置一位，名曰乘退置乙位，寄其数。先以太过，先天运，以周天运乘之，置太过运率数于上位，以三百六十五度二十五分半乘之，看得几周天也。次以率数，每一年加入十三日。此阳年太过来早十三日，如外合之，见数令置之，寄不零置之。要用太过先天运，乘了如数毕，阳年来早，故加之，次以不及后天运周天数乘之。置不及后天运率数于上位，下以三百六十五度二十五分半之，看得几周天，却以率数，每一年法减十三日，阴年来晚十三日。减外得多少，别置一位，寄数要合之。此不及后天运乘数减毕，阴年来晚故减也。又次平气齐天运，亦以周天数乘之，以率数置之于上位，下以周天三百六十五度二十五分半乘之。乘了见其数，即不加不减，平气齐天，运不同司天，前统十三日至也。三运乘了，或加或减毕，统前三位都合之，如太过运，九百去之。阴年不及，生数四也。如平气运亦四百去之，平炁天刑九百去之，阳年乘数九也。阴年四百去之，阴年生数四也。去外有零，其百乘之，是进二位以作百，是进作百刻也。进了却入前，来退合之，进位乘数，令寄置者加入数也。合之了，次加入交司时刻，是四六天数所至时刻也。次加入积日残零，此运至日，从上元甲子至本日也。横日六阴零零日加入此数刻加了⑤。如庚年，九十去之，以交数除之。乙年四十去之，以生数除之。如阳年用奇数，去外可见零数，只者奇

①双女：又称“双子”，即双子宫。由于岁差，现已移到金牛座。每年5月21日前后，太阳运行到这一宫，此时的节令为小满。

②内：义不明，疑有误。

③公：义不明，疑有误。

④在：疑为“再”之声误。

⑤横日六阴零零日加入此数刻加了：此14字义难明，疑有误。

也，阴年用偶数，去外置见数也。如阳年见偶，即减一数，有入即用一是也。阴年用偶数，去外置见数也。遇奇即加一数，有五即用六是也。去外有零，是运来之时刻。水一刻作每在一时，时有八刻，刻用二刻，十八数除之。金运上见天英室，即加入七十刻，先加了次去除之，加入外如过百刻，即属来日。上见少阴、少阳司天亦然。庚子、庚午、庚寅、庚申，君相二火交司天同，故加七十刻也。

求占候金运法

夫金运者，此甲生乙，己生庚，乙庚金运，故次以土运①。此土运生金，是数子母相生者，乙庚金运，名曰素天之气。素，白也。经天而过，曰：素天之气。其气至也，推运可知，经于毕、觜、亢、氐，此乙庚子分求两位而言之。庚在申，毕、觜二宿，阴阳金牛二宫之间，故庚年自庚起，首终于年支之分，即庚子、庚戌、庚申、庚午、庚辰、庚寅，此六阳年主太过。此日自干至支之分，庚子自毕、觜，白炁至于危虚，余皆□②娄，只如乙酉年，其运自亢、氐二宿乙分，终于胃昴金牛宫酉分，即乙亥、乙酉、乙未、乙巳、乙丑、乙卯，此六阴年主不及，皆自亢氐分至，六阴年支也。

求水运所至时刻法

置上元甲子至本年，下积年至本年，看得几甲子。数有零年，别取丙辛年，看得多少数。甲子数并合，零年作十二乘之，是六丙六辛年。计一甲子中一十二年水运。乘了合见数，得之水运率数也。

自上元甲子年至今年，共得多少水运，即以丙辛作两位分之，率立见数。以丙作上之位，辛作下位。丙年太过置于上位，寄因数多少也，作六因之。丙年太过，水成数因之，因了置于上位，寄因数多少也。

次辛年置于下位，将辛年率数置于下位，内取出平气齐天运，取了辛亥率作平气。水运次取天刑运，水运辛年不因，水生一数，故不因，只因率数也。次以上下递相乘，先下乘上，次上乘下，了合其数，一位乘一位，进而过身乘之，合之见其数了，乃退二位，以百作一者，退二位，名曰乘退。故别置之，寄其数合而加之。

又以太过先天，运以周天数乘之，以诸丙年率数置之上位。下以三百六十五度二十五分半乘之，看数得几何。又以率数，每年法加十三日是太过，运来早十三日。加了，见其数合于乘数，合入周天乘数之中。此太过乘数加之毕，合其加数则寄之也。

次以不及后天运，亦以周天乘之，以不及运率数，运之上位，下以三百六十

①次以土运：金运位居于上运之次。

②□：原本缺一字。

五度二十五分半乘之，看得几周天也。乘之却以率数，每年减十三日，不及运晚来十三日。减外得见数别置之，用寄数。次要合之以不及后天运乘了，减率数。阴年与阳年异同，故别置之。

又以平气齐天，运气亦以周天数乘之，将平气率数置之于上位，下以三百六十五度二十五分半，平气齐天，两至无前后十三日至，即不加减。乘了见数，通前后三运三合之，共得几何。

以太过、不及、平气三运乘数共合之。丙年以六百去之，以太过水运乘之数去之，辛年以六百去之，以不及水运生数去之。去外有零者百乘之，即进二位以一作百，以一日计百刻，却加入前相乘之数，退位六数合也。

又入交司时刻，四六天数取至时刻，又加入积残零，自上元甲子起积日至运交之日，交除外零者，加之作刻，加了共合之见其数定，都位刻数也。丙年六十去之，丙年太过成数六也。辛年一百去之，辛年不及生数一也。阳年用奇数，比会同数作小吉也。辛年阴数用偶数，不会同小凶。去外有零者，乃运至之时刻数去外，无合小凶。上见天内宫、天禽宫，即加十刻，如二十刻至即三十刻至，又上见太阴司天，其数亦然。太阴上司天，即水运来晚十刻也。

求占候水运法

夫水运者，自乙生丙，庚生辛，丙辛水运，故次金运。此金运生水，乃子母相生。丙辛水运，名元天之气。元，黑也。经天而过，故云：元天之气。先推运数，预可定期，审候宿分，可知未方。故运来之六气占候，见之丙辛水运。元天之气，经于张翼娄胃，总二位而之丙分，即张翼二宿之间，乃双女狮子二宫。盖丙分，午从午，寄己矣。辛分金牛白羊二宫，乃娄胃二宿，盖辛分从酉而寄戌矣。细分十二位，即太过阳年六位，丙子、丙寅、丙辰、丙午、丙申、丙戌，六丙年各异皆，自丙分黑气经之终，于年分干位也。辛年亦六位，即辛、丑辛卯、辛巳、辛未、辛酉、辛亥，此六辛年各异，皆从辛分黑气经之，终于年分支位也。自干至支，首尾始终也。

求木运所至时刻法

置上元甲子至本年，看得几甲子。先下积之本年，共得几甲子。周纪如有零，年别取之。不满六年者，此谓今年中别取丁壬二年，甲子周纪之数，作十二乘之，六十年名周天纪。每周中有二运，计六纪有十二也。乘了，加入零，年是丁壬木之率数，故分二位。以丁壬作上下位。阴阳年各异也。

壬年置之上位，分阳位太过作八因之。太过从成数，化八也。因了置于上位，看因得几何，别置之。以下次位丁年分阴位于下位，次求因数。于阴年中取出平气。丁卯支德干合，故作平炁，非不及也。

次干不及，丁年置于下位，取出平气，皆是不及，作三因之。不及从生数，风化三也。因了置于下位，上下各因了，见数次相乘，次上下递相乘毕，先下乘上，次上乘下，相乘见其数，乘了合之，名曰乘退。合了次退二位，别置其数，先以太过先天，运以周天数乘之，置阳年率数于上位。下以三百六十五度二十五分半乘之，乘得几周天数。乘了，每一年法加十三日，置其率数减之，故加于乘数之中。次以太过先天运数减之毕，减了寄其数，别置之次，以不及后天运以周天数乘之，置不及率数于上位，下以三百六十五度二十五分半乘之，共得几周天。乘了见其数，以每年法减十三日，却以乘数减之，是阴年来晚十三日，故以乘数中减。此不及后天运乘了，减数毕，减了见数别置一位。

又以平气齐天运以周天数乘诸运，皆主一年，故以周三百六十五度二十五分半乘之乘了。见其数，故芻[①]加减之法，齐天运同日至，故无早晚，十三日通前二运，共三合之。如壬年八百去之，阳年太过，成数去之。平气丁卯年，亦有三百去之，亦从壬数。去不尽即百乘之，二退之一日成百刻。却加入前乘退合之，是前来相乘之数，次加入交司时日，至运交之日去之。除外有零者加之，加外数壬年八十去之。壬阳年从成数去之。如丁年三十日去之，丁阴年，从生数也。

阳年用奇数，阳法天数一、三、五、七、九是也。阴年用偶数，阴法地数二、四、六、八、十是也。如阳年用偶，即减一刻。阴年用奇，即加一刻。壬后不及，至之百刻时刻也，自水下一刻除之，至日下减，至夜是运至之时。本运上见天柱，即加三十刻。加入数通百刻，即来日如上见阳明司天亦然，皆上见金刑之故，晚至三十刻也。

求占候木运法

夫木运者，丙生丁，辛生壬，丁壬木运，故次水运[②]。水乃生木，此子母相生。丁壬木运，名曰苍天之气。苍，青也。经天之运，故曰苍天之气。推数穷源，至而可候。前法至之时，次可三候而见吉凶。

丁壬木运，苍天之气，经于鬼柳二宿。丁分巳，丁在未，危室二宿具分也。壬寄亥即起总丁壬二位而分之。故丙后见丁，辛后见壬，丁之分即巨蟹宫，乃天之分。

丁分苍天木运，从此法起，前终子年支丙位，丁丑、丁亥、丁酉、丁未、丁巳、丁卯，此六阴从丁分起，至于支分，各有异同。

壬分即双鱼宫，乃天上之壬分，苍天木运经此起首，至干亥位。即壬子、壬戌、壬申、壬午、壬寅、壬辰，此六位乃阳位，各有异同，凡候宜详之。

①芻：据上下文义，疑为“趋”字之误。

②次水运：此论木运，水生木，木位次于水，故曰“次（于）水运”。

求火运所至时刻法

置上元甲子至本年，下积至本年，看得几甲子数。有零年别取之，不满周纪，看零年也。

今取戊癸年，看计得多少。将甲子数并零年加入，共见数即作十二乘之。每一周甲子计有六戊六癸，故十二乘之。乘了加零者，戊癸谓之率数。

自上元麟德元年，率多少火运，即以戊癸分作两位，谓分阴阳年也。即以戊年中取出天刑运，以同平气，是戊戌、戊辰火，在上太阳寒水天，火运同平气。

次于癸年中取出支符干合，作平气。只取癸巳年，干合支德作平气。即以上位取戊年作七因之，以戊年率数置，看因得多少。戊阳年作七因之。以癸年率置之，看因得多少，癸阴年作二因之。各因了即上下递相乘，先以下乘上，次以上乘下，位进而过身乘之。乘了合其数，即退二位以百作一，名曰退乘，别置寄数。

先以太过先天，运以周天数乘之。以太过率数置之于上位，下以三百六十五度二十五分半乘之。次以一年法加十三日，置率数减之，即加于成数之中，此太过先天，运乘数加之毕了，乘如见数，别置之。

次要合之，次以不及后天，运以周天数乘之，置不及率数，运于下位，下以三百六十五度二十五分半乘之。乘了以一年法减十三日，却要乘数中取，是阴年来晚十三日，此不及后天，运乘了减数毕。此不及运之实日数也。

又以平气齐天，运以周天数乘之，置平气率于上位，下以三百六十五度二十五分半乘之。见数也，平气运即不加不减。平气齐天，运本无前后十三日，故不加不减也。通前二运三合之，此火运之实日。

自上元甲子至此年，少[①]运之日，戊年七百去之，火太过成取了数。癸年二百去之，火不及生数二，如平气亦二百去之，平气天刑七百去之，支符阴年故二百去之。去外有零日，即百乘之，二进以一作百，谓一日一百刻也。却加入前进退之数，次加入积日残零。

自上元甲子至本年，积日六除数，令日以作百刻，加大[②]数合之数也。加外见数，别有去法。此百刻中去之，见见当之日别数。

如戊年七十去之，阳年成数。如癸年二十去之，阴年生数也。

如阳年用奇数，奇者天数也。天数者，一、三、五、七、九是也。如阴年用偶数，偶者地数也。地数者，二、四、六、八、十是也。

如阳年遇偶，即减。阴年遇奇，奇即加一。见一作二，见八作七[③]，见四作

①少："少"疑为"火"。

②大："大"疑为"火"。

③见八作七：据上文"阴年遇奇，奇即加一。"见一作二，及下文"见四作五"，故疑为"见七作八"之误。

五，去外有余，是运至时刻也。看至其时几刻，至如见天蓬室，即加九十刻。

究加入数然后去之，如上见太阳寒水司天，亦如此加之。太阳天运，皆水下刑火运大法。

诸运阳年加十三日，阴年减十三日，平气即不加不减，以周天数乘于率数中减一，算为本年木于一岁，故减一。算即一年，加减之数亦然也。

求占候火运法

夫火运者，此丁生戊壬，壬生癸戊。癸，火运，故次木运。此木运生火，乃子母相生。戊癸火运，名曰丹天之气。丹，赤也。经天之运，故曰丹天之气。先推运数，预可定期，审候宿分，可知未来。故运来之六气，占候见之。

戊癸火运，故曰丹天之气，经于女牛。金毕，此戊癸二分也，总两位而言之。所谓金毕二宿者，即双女白羊二宫之间乃戊分也。

六戊在天门，即戊亥之间，周天之气经此戊分。起首者，即戊子、戊寅、戊午、戊申、戊戌，此六戊阳年，皆从戊分，终于年支位也。牛女二宿即磨蝎宫，天上丑分，癸在丑。

故六癸年周天之气，火运于癸分。经此癸分者，即癸丑、癸卯、癸巳、癸未、癸酉、癸亥，此六癸阴年，自干至支也。

卷 九

占诸运中有干同支位伏刑运法

夫干同支位者，是有天十干，布十二支，分会支焉。干同会之年。

夫十二支者，四正异同，即寄在二龙，与前言有异，泉分[①]十专之岁，故作如此占之。即运有异同，故曰会所寄之分。当本年即归之，见四正之年[②]，当本年不寄干，即子、午、卯、酉四年，寄而还位数。壬子年壬归子位，丙午年丙归午位，己卯年己归卯位，辛酉年辛归酉位。除此四年，即壬寄亥，丙寄巳，己寄辰，辛寄戌，四正六年。过本年即不寄，余年皆寄。故看同异，干同支位，运见运刑而不行。但彰气色复隐，所经宫宿或与前殊，故作别置之。

甲在寅支，干因会甲年，土运，黄炁但彰而不行，见而乃伏，只在尾箕而支干同位，故不流行矣。

己年土运，乙木支干同会，己包土运黄炁但彰而不行，见而乃伏，只在轸翼，支干司会而不流行。己本卯而寄辰巳，卯金运白炁但彰而不行，见而乃伏，只在房心，支干同位，余五己年，首自亢翼，是乙寄辰也。

庚本在申庚，本在午而寄已。

丙午年水运，黑炁但彰而不行，见而乃伏，只在参觜，支干同位，余五丙年，在午而寄巳。丙午年水运，黑炁但彰而不行，见而乃伏，只在张星，支干同位。余五丙年自翼轸，丙寄巳也。辛本酉水运，黑炁但彰而不行，见而乃伏，只在胃昴，支干同位，余五辛年，首甲奎娄，是辛寄戌也。

壬本在子而寄亥，壬子年支干同位，壬年木运，青炁但彰而不行，见而乃伏，只在柳鬼，支干同位。

戊本在戌，支干同位，戊年火运，赤炁但彰而不行，见而乃伏，只在牛女，支干同位。

凡五位计十年，分阴阳刚柔，支干作十年，干同支而不行，见而乃伏，隐亢[③]五运各十二，共六十年。六十运中有此十年，余皆自干至支，首尾之自也，

---

①泉分：其义不明，疑有误。

②四正之年：岁支逢子（子属水，位居正北方）、逢午（午属火，位居正南方）、逢卯（卯属木，位居正东方）、逢酉（酉属金，位居正西方）之年。

③隐亢：岁气不足之伏匿和岁气太过之亢烈。

故分寄之二部，作守支之年，亦早专也。专而首支干合，故曰干专之岁，定位而不移有也。盖与前话之异而别录之也。

占诸运中有支与干冲运当返经法

夫返经运者，是支冲其干。运欲至而回返者，复也。回其不支，却返经，复至干而隐也。支位对干，运自干而起首，返经本位而伏，运欲至支而返冲其干。

甲本在寅会，甲申年支冲于甲，运起黄炁，自尾箕而首起之，将欲至觜参申位而返回，即至本干宫分而伏。故曰支冲而返经本位也。

己本在已会，巳亥年支冲于己，运起黄炁，自翼轸而首起之，将欲至室毕而返回，却至于本干宫分而伏。故曰以将本位。

乙本在卯而寄于辰会。乙酉年支冲子干，运起白炁，自房心而起首之将欲至酉而返回，却至于本干位而伏。

庚本在申会。庚寅年支弱于干，运起白炁，将欲至尾箕而返回，却至本干宫分，觜参而伏。

丙本在午而寄巳。运会丙子年，支冲于午而起黑炁，将欲至虚尤[1]而返回，至于本干会宫，分翼轸而伏。

丁本在未会。丁丑年支冲于干，运起青炁，将欲至牛斗而返回，却至本宫分，鬼柳而伏。

壬本在子而寄寅，运会壬午年，支冲于干，运起青炁，将欲至星张而返回，却至本干宫分，虚危而伏。

戊本在戌会，戊辰年支冲干，运起赤炁，将欲至角亢而返回，却至本干宫分，奎娄而伏。

癸本在丑，运会癸未年，支冲于干，运起青炁，将欲至鬼柳而返回，却至本宫分，女牛而伏。

凡以五运计年，即分阴阳年，各有支对干而冲回运，故曰返经不位伏宫也。与前又小异所别，录之不同，故当别绅话之。此支对于及回，其运又干异。

诸运中分清浊，占之可见或不见法

夫六气为经，五运作纬，是故司天者，上接天机而治天。司地者，下经地轴而治地。五运处中而纬天地者也。天机在天，九常三气，治地在九泉，常以二气。治天是一司天而二间，一司地而二间。间，即在左右间炁。

五运之中，有一上转天机，自下纬地轴者也。天地二间一司，皆从其支。五运纬之，皆自其干五运纬之，皆自其干：指木、火、土、金、水五运的确立，是

①尤：义不明。疑为二十八宿中的危宿之“危”字。

以岁支为依据的，即十二支与十干，分布于大罗[①]之间。十二宫分部列宿于二十八宿。天地各一正司，即大间，计六纪作十二分，即十二支也。五运分阴阳刚柔而作十二干，余只二十八宿在黄道干名列宿也。次分别天心十五分之位，□□[②]以占候之故。

天动而地静，定位而天晚，欲明天上东西南北，只凭四方七宿以占候之，宫分明矣。欲占五运之首尾，明列宿宫分而知之矣。

斗转回星移，得半北圆罗而转之，白日然。辰[③]昏昼夜分明矣。为天喉舌，河汉明明也。星移得半二十八宿。二十八宿只得十四宿，在地圆罗西转而东没，太阳所在，可分昼日浸言夜□□[④]即明罗即大罗之昼夜矣。

十二宫分二十分宿，黄道在即罗之回，日分昼夜，推数求其五运所至之时刻，或昼或夜，各有宿属之分在天，或宿在地，或见或不见，则占之时候。宿昏中，中中之宿，审运至何时。常时支干，分中之宿，在天可见，在地不见也，以五运宿分占之。可见者，一名曰经天。而不见者，名曰纬地。天可见者，名曰清。地不可见者，名曰浊。天不清，地不浊，皆不出于圆罗转之内，遇胡[⑤]运近天，则可见，在地则不可见也。

诸运中分清浊之宜法

夫五运与天相得者，宜五行子母相生之宜也。与地不相得宜浊，五行相胜法鬼贼不相得，五运与相宜浊。

假令太阴司地，上见水运，宜浊而近地，与地不得相者，宜清。假令太阳司天，中见火运，青赤近天，相刑远矣。余四者类此。

司临上者，宜清，上应司天符德者也。同下加者，宜浊，下加者岁会与地合德也。地室合德，并相得者，宜清。

假令水运与地合，元室合德，见地阜室，地黔室者，鬼贼不相得。余四者类。此天十神太乙下胜者，宜浊。五福胜木运，运至清而返浊，地九旗太乙胜者，宜清。减地太乙上胜木运，宜运清而近天，推太乙在天，上支干之分，可胜此运。

推天地数，穷五运吉凶法

天数得平，地数得中，天地合德，中运皆吉。天得平气，然前半圆授之于

①罗：一指天穹，因为天穹像一张大网。一指占卜星象的罗盘。
②□□：原本缺字。
③辰：疑为“晨”之误。
④□□：原本缺字。
⑤胡：义不明，疑有误。

地，天地合化，名曰天地合德。五运居中，符天合地，故吉也。支干相合，名曰小合德，五运皆吉。见干在天而辅动，支定位而不迁，干支临合，亦名天地合德，故曰小合德。五运皆吉，或曰小凶。在乎占候，而知之得知。

天数不及即左间接之，名曰迭移。天数不及，半周天而退位，即左间迁正于中司，名曰天迭移，又曰天易数，即一岁二司天，司化不专，即五运前吉后凶，三灾之化，主及不灾。若在接之，即推其左间之数，又不及而年退位者，名曰天空。五运司作天凶年。

地数不及者，亦左间接之，名曰天守。地数不终岁而退位，即左间代之地化。不应而地化之，应有大小，推会何，太乙见于下经也。

左间接之，即推左间之数。又不及而早退位者，名曰地亡。左间又退即并左右二间，司天中更无左间代之，故正司一位司天治之，故位从生而作凶年。当审支干合德并地九旗太乙，运相得又当其太乙，间六限又审其律吕①之寄，见下经也。

如支干合德者，运虽凶而凶且微。

上细审太乙即凶年之大小。审穷矣，寄见下经。

如支干合德者，运虽凶而且微。五运从生性，而作凶年占候。

五星光彩所注之宫，宿如属海，越不当者，凶且不久乃吉。

五星者五运之神彩。五运者，五行之真性。太乙者，天地之真神。如性动则神乱，神乱则彩易。故当运之星游越不常而作者，占五星之游越有归不位，出下经也。

如占五运中，有变易非常而吉凶。

天推数者，不尽其占也。

不预知其推数，不能前知吉凶之兆。推数而知天地合德，委在占之，然后复无失守，反移之患矣。若占之未见吉凶者，遇数不可前定，是故占推之二法，不可偏发也。且吉凶之事，要细求之，故作一法而知之。

亦由天数，亦由五运，亦由太乙，亦由天符十二神，亦由太乙间六限，亦由九旗太岁在，亦由占候运气，亦由听律吕管，穷天地升降之气，故曰要细求之也。

天地之数如迭移失守者，运多不从其源而从其方。源乃干小之本位也，方乃天地之方运之。首尾不从者，吉即凶中有吉，吉中有凶。

若支不相合而占候之，多然其返伏，故运不横冲而流行也。

见运数而返见之，故不伏也。

向管律吕，阴皆翂②本管音者也。

如不见而不问吉凶，可别求云。

①律吕：律，古代音乐十二律的阳律，有六种，总称六律。吕，古代音乐十二律中的阴律，有六种，总称六吕。由于六律为阳，六吕为阴，故此处“律吕”即指代六气的阴阳属性。

②翂：义不明。疑为“趋”字之声误。

然起是凶，听不能尽大小之占，在太乙并百六根阴阳九数，并天将十二神，主人之司命不同。

五运之吉凶，有推而知之，占而知之，听而知之，非一耳。推问而前长，故占候有而变异。听前之而轻，重反约之者，变异可知也。

五运本自横流不正去之，正对有支冲，反而伏形，故本干即首尾，横而可去。

五运太过年，必色深而行运诸阳年也。

运气盛而见胜气，气而不滞，故不滞矣。

五运平气，年绉维而且中。

平气者，门只在天地与之符合德，合德二位八等。中，中不杂之色。不杂者，别无间胜入之，故专化曰平也。

五运不及，五色薄且浅，胜气间复杂之，故不专化矣。

当一色而有胜复，二气之杂矣。

占太平运，似虹蜺①两傍有耳。

吉运，已诸运中皆有之，即于本色中如虹蜺，两傍即有耳，此见运乃太平也。

占升平运，似五色彩光。

吉运，已于帝家传玉皆有光，见本运中若五色彩之，又似虹蜺见之，吉祥也。

占天灾运如狼虎之驰走，又名天兵运。

凶运，诸运中各有之，干运本色占有白云似狼虎形见之，次岁凶。

占天亢运，白炁中赤炁间之。

凶运。金运白炁中有赤炁，如点子见之主大旱灾也。

占天泽运，黑炁如马尾。

凶运。土运黄炁中有黑炁，如马尾见之，主大水，人民灾也。

占灾生运，如火星散后若蛇行。一名攙抢运。

凶运。如帝得之，之运中有似火星点点，散之后若蛇行，主三灾，生见不宁也。

占明君运，紫气如华盖，又如人形，亦如五色龙。

吉运。色中如紫气相附照，或如紫人，或如五色龙。见此运者，帝道昌隆，有明君。在上与运合德，民康升平乐化尔。

占圣人运。百年生一圣人，或在太一天符运中岁，或太一地合运岁，即天地太一会合，乃生圣人。庶人胎生圣人。非胎生，即天地正气浩化而生。太一会六气，并运合德生，运与天合其气，中有赤炁辉天，天气复暖，于是山岩谷穴之

①虹蜺："虹"，指大气中一种光的现象，天空中的小水珠经日光照射发生折射和反射作用而形成的孤形彩带，出现在和太阳位置相反的方向。蜺，同"霓"，是大气中有时跟虹同时出现的光线反射和折射，但其色彩排列次序与虹相反，红色在内层，紫色在外层。又称"副虹"。

间，生圣人也。

占贤人运。百年生一贤人，天符及岁会运中，白炁上冲霄汉。此古运贤人亦胎生，运过后有白炁，洁莹而明，所语宿度分野中生。

占天蝗运。于五运中皆有之，作黄块。后欠饿荒天疫二运。

凶运。其块散作蝗虫。如不散，即见之不为灾也。

占丰登运。五运皆有之，于运中云炁如人、如鼠、如鹤者，主丰稔，吉运也。三年前后合德，即有。如无者，非。

占嘉祥运。五运中皆有，于本室运中有紫赤色如芝草，出上有所据见之，主太平吉运也。

占贞应运。圣朝生旺壬也，先有此运五运皆有，有即本运。过次亦有小数，数随从之，吉运。以帝家传玉之运，每一条小运，即子孙之应。

如推数首尾观之不及者，或升云，或在地下，观之不及者也。观之不及，得见吉凶者，即听之五音也。故者韵也，立干之音韵之声，以穷天地吉凶，在乎音律也。

卷十[①]

卷十一[②]

卷十二

求对化应合法

厥阴风木为初之气，谓生气[③]。

生气者，乃万物发生之时，故作令化之首，天度至此，风化敷布。木气之至，即风生万物，故作初炁。大寒日至春分日，计建四正，四正在余八十七刻半也。

少阴君火为二之气，谓之舒气[④]。

舒者，万物至此皆得舒荣。天度至此，暄暖君位，位慈不行火令，火气万物舒暖，故次于木，自春分日至小满日，斗建四正。四正有余八十七刻半也。

少阳相火为三之气，亦谓长气[⑤]。

---

①卷十：亡佚，只存卷次。

②卷十一：亡佚，只存卷次。

③生气：木气，初之气风木之阳和之气，万物得之才可萌生。

④舒气：热气，二之气君火的温热气候，万物得以生长舒畅迅速。

⑤长气：暑气，三之气相火暑气，气候炎热，万物生长茂盛。

长者，万物至此，长养万物之时。天度至此，即火性沸腾，盖相火一名畏火。以其盛热，人民畏惧，故作三气。次于君火，自小满至大暑，即夏至前后三十八日，斗建四正，热盛八十七刻半。

太阴雨湿土为四气，谓之化气①。

万物至此，皆变化，皆得至阴之气而成实巳。天度至此，大雨时行，溽暑湿热，位当日作，四气次于三气，相火自大暑至秋分日，斗建四正，余八十七刻半。

阳明燥金为五气，谓之将气②。

万物至此，结实故将成也。天气至此，肃杀大行，万物凋零霜露，降雨清风，气生冷冷，此自秋分至寒露日，斗建四正。四正又余八十七刻半也。

太阳寒水为终之气，谓之藏气③。

万物至此，皆藏谓之冬藏。天度至此，为终藏伏，万物皆终而复始。自小寒以至大寒日，即各经前后各三十日，斗建四正。四正又余八十七刻半也。

一岁计建二十四位，即十二气一岁，二十四气正终一岁之气，斗随节之至也。每一步气即斗建四正者，搀六步气，二十四气也。一十五日即得位，凡一月斗建二日，计六十日先得六日，中一气，故斗建四正为一步气。斗建一十四正，始周六气，即六六三百六十日，其气有接度，有零分也。

合有少之八十七刻半，是固④天余日零分也。凡一步之气，计六十日又余八十七刻半，与即六分，同一岁三百六十五日零二十五刻中即，三分刻中所分也。刻，即天度也，分者也。六六三百六十日犹未同⑤分也，又零五日二十五刻半者，将八十七刻半六合之而成。六八四百八十刻，六个十即合得四百八十刻，即四百零八十刻也。六七四十二刻。六个七刻合得四十二刻，即五百零二十二刻。七六半刻合之刻，通合作五百零二十五刻也。

人间二十五刻，即天上二十五分。凡一百刻合天上一百分，为一度，是一日也。今将每一步气，计六十日又余八十七刻半，作六分之。见三百六十五日零二十五分，又一日半。即每一步又零五小分，六合之三十日得半刻也。凡一百八十步，计七百二十气，终一纪。即三百六十步，计一千四百四十气，合二纪而周也。一步六十日，即一百八十刻计，斗建七百二十五，一纪作半周。又作四十二年。自甲子终于癸巳，即前一纪作半周三十年。火首甲子终于癸亥，即得一纪作半周三十年而生对化毕矣。二纪而成一周者，终六十甲子，计三百六十步，六气每一气中有四正之小气，故一千四百四十气终一周，计六十年也。即分四六⑥天数推步，其中间而复始也。

---

①化气：湿气，四之气太阴湿气，气温高，湿度大，植物开花结实。

②将气：收气、杀气、燥气。燥金主收敛、肃杀，故名。

③藏气：寒气，终之气太阳寒水之气，气候严寒凛冽，万物闭藏休眠，停止生长。

④固：疑为“周”之误。

⑤同：原为“冋”字。

⑥四六：第四年，因每年分为六步，故“四六”即第四个分为六步之年。

一六天数即甲子年，天数始于水下一刻，刻中之一，寅初一刻，即大寒日得诸炁之始，故作天气之始也。终于八十七刻半。自大寒日至春分日，计六十日又余八十七刻半，即前先余首，自一刻而复合之数，即至子丑之年也。计尽子前四十分，至此时刻，时刻六千刻余八十七刻半。

初炁中即交君火之气也，君火为二之气，首自春分日至满日，计六十日又余八十七刻半也。

二之气，始于八十七刻半一分，自春分日至夜半子中之右也。即子中前四刻十分，属厥阴初气也。即后四刻一分属君火二之气也。即子中四刻十分之始也，终于五十七刻，即以春分一百中作两位分之，即前八十七刻半属厥阴也。后有十二刻半属少阴，自此为君火之气也。终于小满日也。十五刻即通前十一刻半合之，共八十七刻半，终于火炁也，计六十刻余八十七刻半也。

三之气之终，即交于相火之三气也。相火为三炁，首自小满日终于大暑，计六十日又余八十七刻半也。三之炁始于七十六刻。首小满日一百刻中分作两位，前七十五刻属少阴，后二十五刻属少阳，即相火三之气始于亥初一刻。终于六十二刻半，即以小满日一百刻中分作两位，前七十五刻属少阴，后二十五刻属少阳，即相火三之气始于此，为相火之初。终于大暑六十二刻半。通前合之，共八十七刻半，即中相酉中之正也。共计六千刻，又余八十七刻半。此三炁始也，即交与太阴四之气。

太阴为四气，首自大暑日，终于秋分，计六十日又余八十七刻半。四之气始于六十二刻三十分，首大暑日一百刻中分作两位，余六十二刻三十分。属相火后三十七刻半，属太阴四之气，始于六十二刻三十分为始也。终于五十刻，自大暑六十二刻半至秋分三十刻。通前三十七刻，共八十七刻半，计六十刻①又余八十七刻半，此四之气终也。即交与阳明五之气，首自秋分，终于小雪，计六十日余八十切刻半。

五之气始于五十一刻，首秋分一百刻中分作两位。前五十刻属太阴四之气，后五十刻属阳明五之气。于五十一刻即自申初一刻也。终于三十七刻半，自秋分五十刻，至小雪三十七刻半终。通前五十刻，合共八十七刻半。计六千日又余八十七刻半，半于小雪日午正之终也。即交与太阳终之气，合小雪至大寒，冬至后三十日余八十七刻半也。

终之气始于三十七刻三十分，自小雪日一百刻中分作两位。前三十七刻二十分属阳明五六②气，后六十二刻半属太阳，终于三十七刻三十分。本即小雪自中正之中也。终于五十二刻小雪日分得六十二刻半，至大寒二十五刻终也。连前共合八十七刻半，计六千刻余八十七刻半，终于大寒辰未终也。

此一六天数③十六步之气，共合得三万六千五百零二十五刻三十分也。

①刻：疑为“日”。

②六：疑为“之”字之误。

③一六天数：第一个分为六步之气的年份各步的天数。

次二天数[①]，即乙丑年。天数始于二十六刻，即巳初一刻也，大寒日辰未终也。次大寒一百刻中分作两位，即前二十五刻属太阳终之气，始于七十五刻属厥阴初气，故首自大寒日巳初一刻得之。终于一十二刻半自大寒巳初一刻得之。后七十五刻至春分一十二刻半终也。通前位共八十七刻半，计六十刻余八十七刻半，即终春分得之，后卯之正中也，即交君火二之气。

首自春分日一刻，中间分作二位，即前十二刻半属厥阴初气，后八十七刻半属君火二之气。首自春分日卯正之前，得二之气始于十二刻三十一分，自春分一十二刻半一分之。前十二刻半属厥阴初气，后分得八十七刻半属少阴二位之气。首自春分日，卯中后四刻十分初得之气。

终于水下百刻，自春分得八十七刻半至小满尽，丑未终即无犯。后刻前刻，分得八十七刻半，又终六十日共计六千刻又余八十七刻半，终于小满，即交相火三之气。

首自小满水下一刻，为三气之初，不犯君火分刻也。君火即前尽丑未，故相火首自小满日寅初得之，终于八十七刻半。

自小满日水下一刻，至大暑日夜至子正之中，即八十七刻半，前五分刻也。至此共六十日又余八十七刻半也，即交太阴四之气。

首自大暑百刻中作两位，即前八十七刻半属相火三之气，后十二刻属太阴四之气。首自大暑日子中之左，得之四之气。始于八十七刻三十一分，首自大暑日八十七刻三十一分得之，前八十七刻半火也。后十二刻半，四之气属太阴。以大暑日子中之左得之，终于七十五刻，自大暑日八十七刻三十一分得之，分得二十二刻半合秋分日也。十五刻合得八十七刻半，计六十刻[②]攙又余八十七刻，即未中也，即交阳明五之气。

自秋分日。一百刻中分作两位，前七十五刻属太阴四之气，后二十五刻属阳明五之气。首自七十六刻，乃亥初一刻为首五之炁。始于七十六刻，自秋分日七十六刻为始。前七十五刻属太阴四之气，终二十五刻属阳明五之炁。首自秋分亥初一刻者，终六十二刻半自秋分日。七十六刻得之至小雪日六十二刻半，终于二十五刻，共八十六刻半。又余八十七刻半酉正中，即交与太阳终之气。

首自小雪日，六十二刻三十一分得之，至大寒日。一百刻中分之，前六十二刻半属阳明五之气，后三十七刻半属太阳终之气。首自酉中正之右，得终之气。始于六十二刻三十一分，自小雪六十三刻半十一分得之，即前六十二刻半属阳明五之气。后三十七刻半属太阳终之气。首自酉正左得之，终于五十刻，自小雪六十一刻三十一分，得大寒日五十刻，即冬至前后各三十日。通前分得三十七刻半，合之及余八十七刻，此炁之终也。终于大寒五十刻，交于厥阴初之气也，终而复始。此二六天数，终于六步之气，共合得三万六千五百刻余二十五刻三十一分也。

---

①二天数："二"下疑脱一"六"字，即"二六天数"。

②刻：疑为"日"。

三十分作半刻，即天度半分，每一步气计零五十分也次。

三六天数，即丙寅天数。始于五十一刻申初一刻，即大寒日末，终炁也。大寒日一百刻中分作两位，即前五十刻属太阳终之气，后五十刻属厥阴初之炁。故初炁首自大寒日五十一刻交司，故曰首尾同见也。

终于三十七刻半，自大寒日五十一刻得之，春分日五十七刻半终。通前共八十七刻半，计六十刻又余八十七刻半也，即终午中之正四刻十分，即交与君火二之气。

首自春分日，一百刻中分作两位，即前三十七刻半属厥阴初之气，后六十二刻半属君火二之气。自三十七刻半，乃午正之中君火之始也。

二之炁始于三十七刻三十分，自春分中正午之中，首四刻初分，得六十二刻半作君火之分。自三十七刻半，乃午之中正为君火之始也。二之气终于二十五刻，终于小满日辰末，计二十五刻，即前分得春分日六十二刻半，合小满日终分得二十五刻，合共八十七刻半，计得六十日又余八十七刻半也，即交与君火①三之气。

君火②为三之气，首自小满日，一百刻中分作两位。前二十五刻属君火二之气，首自巳初一刻得之。

三之气始于二十六刻，自小满日巳初一刻。得首于二十六刻，前二十五刻属君火，后七十五刻属相火分中。终于十二刻半。终于大暑日十二刻半，即卯正之中，得小满日七十五刻。通前合共八十七刻半。司天十日又零八十七刻半，即交与太阴四之气。

太阴为四之气，首自大暑，一百刻中分作两位。前十二刻半属相火三之炁，后八十七刻半属太阴四之气，始化也四之气十二刻三十一分，自大暑卯正之，南得之前十二刻半属相火三之气，后八十七刻半属太阴四之气。终于水下百刻，秋分日各前合得八十七刻半，即丑后四刻也，即交与阳明五之气。

首自秋分日寅初一刻得之，即四之气。终于丑末，故曰寅初交五之气。始于水下一刻，自秋分日艮中之寅初一刻，五之炁始交之时也。终于八十七刻半，小雪日子正之中得之，以数合之。计六十日又余八十七刻半，即交与太阳终之气。

此终气自子中之左得之，气始于八十七刻半三十一分，自小雪后四刻初，即前八十七刻半属阳明五之气，后十二刻半属太阴终之气。故始于子后四刻也。

终于七十五刻，即尽戌末也。通前共十二刻半，共合得八十七刻半，自小雪至大寒，终于六十六日共六十刻又余八十七刻半，即交于厥阴初之气。

终而复始，次见四六也。

此三六天数，终于六步之气，共合得三万六千五百刻三十分，此三十分作平刻，即天度半分也。每一步气仲中五分。

四六年即丁卯年。始于天数七十六刻，即亥初一刻也。大寒日戌末乃终气之

①君火：当为“相火”。后文有“属君火二之气”可证。

②君火：当为“相火”。

终，次大寒日。一百刻中分作两位，即前七十五刻属太阳终气，后二十五刻属厥阴初炁。即初终同时，故曰交司也。终于六十二刻半，自大寒日七十六刻得之，中分作两位。前七十五刻属太阳终之炁，春分日六十二刻半终。通前二十五刻，共合八十七刻半。计六十日有分六十刻，又余八十六刻半，即交与君火二之炁。

分一百刻中分，分一刻半①属厥阴初之炁。后二十七刻半属少阴君火也。终于五十刻。

自春分日六十二刻三十一分得之，至甲戌一日，一百刻中分作两位，前三十七刻半属三之气，后六十二刻半属四之气。

四之气属于三十七刻半，属相火后六十二刻，属四之气太阴分也。

终于二十五刻，自大暑日午中之两得六十二刻半后，秋分日辰末得二十五刻，通前合八十七刻半，于六十日有零计六十刻也，即交与阳明五之气。

五之气首自秋分日。一百刻中，前二十五刻属四之气。后七十五刻属五之气。五之气始于二十六刻，即巳初一刻，前二十五刻属太阴，后七十五刻属阳明，故五之气首于巳初者也。

终于十二刻半，自秋分日巳初一刻，分得后七十五刻，终于小雪日，分得前十二刻半，通前合得八十七刻半。计六十日又余八十七刻半，乃终于小雪日中正之中也，即交与太阳终之气。

太阳为第一六气，首自小雪日。一百刻中，分前十三刻半属阳明，分后八十七刻半属太阳，故终之气卯正之南得之。

终之炁始于十二刻半三十一分，终于水下百刻，自小雪日十二刻三十一分得之，前十二刻三十一分属阳明五之气，后八十七刻半属太阳终之气。自小雪日卯正南得之，分得八十七刻半也。前以全得，后三十九分终于大寒前一日夜尽丑末，共六十日又余八十七刻半也，即交与厥阴初之气。

太阳气终大寒日前，尽一百刻，乃丑末艮中之北也。今交与厥阴初气，即后自大寒日艮中之南，水下一刻得之，即乃后入一六天数也，当四年而还复于一六天数也。

即至戊辰年，复同甲子，己巳年复同于乙丑，庚午年复同于丙寅，辛未年复同于丁卯，至壬申年亦复如是。

申、子、辰，同于一六，始于水下一刻。即艮中之南寅初一刻得之。巳、酉、丑，同于二六，始于二十六刻，即巳初一刻得之。寅、午、戌，同于三六，始于申初一刻得之，即五十一刻得之。亥、卯、未，同于四六，始于七十六刻，即亥初一刻得之。四年而复同，故曰四六天数，每岁余二十五刻。四年中合百刻也，成其天度一日，分以余一日，昼夜一百刻，上合太阳轨度，一百分，以故一月即日年余一日也。

周天数计三百六十五度二十五分半，每年天正冬至日常差过十一日者，即五走六小尽，共十一日也。每岁二十五刻，又余二十五刻也。复至水下一刻，还同

---

①分一刻半：当为“分七十二刻半”。

于一六天数，故四年余一百刻，合成一日，是谓四分度之，一六步之气。每步计六十日有奇，谓六分五百刻零二十五刻三十分也。故分得八十七刻半。今五分六合之，共三万六千五百刻，令二十五刻三十一分，合于三百六十五度二十五分半，合天度也。

当审其时，即用遁甲时局，以穷五日六十时，即如时化，应不应，来不来。灾化之后，又审卦位，相刑相生，人炁在何脏腑，每卦位相得不相得，八卦分位，吉凶亦然。

卷十三

不至化令，应不应时日月之气，相乘、相克、相生，细述于后：

冬至，十一月中①，起阳遁用坎卦，上元上局，一中局，七下局四。

小寒，十二月节，用坎卦，中元上局②，二中局③，八下局④五。

大寒，十二月中，用坎卦，下元止⑤局，三中局，九下局六。

立春，正月节，用艮卦，止元上局，八中局，五下局二。

雨水，正月中，用艮卦，中元上局，九中局，六下局三。

惊蛰，二月节，用艮卦，下元上局，一中局，七下局四。

春分，二月中，用震卦，上元上局，三中局，九下局六。

清明，三月节，用震卦，中元上局，四中局，一下局七。

谷雨，三月中，用震卦，下元上局，五中局，二下局八。

立夏，四月节，用巽卦，上元上局，四中局，一下局七。

小满，四月中，用巽卦，中元上局，五中局，二下局八。

芒种，五月节，用巽卦，下元上局，六中局，三下局九。

以上阳遁十二气之所管四卦，皆进而顺行一至九。

夏至，五月中，用离卦，上元上局，九中局，三下局六。

小暑，六月节，用离卦，中元上局，八中局，二下局五。

大暑，六月中，用离卦，下元上局，七中局，一下局四。

立秋，七月节，用坤卦，上元上局，二中局，五下局八。

处暑，七月中，用坤卦，中元上局，一中局，四下局七。

白露，八月节，用坤卦，下元上局，九中局，三下局六。

秋分，八月中，用兑卦，上元上局，七中局，一下局四。

寒露，九月节，用兑卦，中元上局，六中局，九下局三。

霜降，九月中，用兑卦，下元上局，五中局，八下局二。

立冬，十月节，用乾卦，上元上局，六中局，九下局三。

小雪，十月中，用乾卦，中元上局，五中局，八下局二。

大雪，十一月节，用乾卦，下元上局，四中局，七下局一。

以上阴遁十二气所管之四卦，皆退而逆行九至一也。

凡六气对化者，每一步之气计得六十刻余八十七刻半又余五小分，即是刻中之十分六合成，刻。

①中：中气。一年二十四节气分布在每月上半月者，称为“中气”。

②上局：又称为进局。

③中局：居于上下、进退之中，不上不下，不进也不退。

④下局：退局。阳主上，主进；阴主下，主退。

⑤止：据上下文义及句例，“止”疑为“上”字之形误。

六步之气，可周天度，共合三万六千五百刻又余二十五刻半，即三分，可周天度终一岁矣。始于天正后一月，即大寒日气也。备历阴阳二遁进退十八局，厥阴风木，少阴君火，常居阳遁进局之中。太阴雨土，阳明燥金，常居阴遁退局之中。所有太阳寒水，即前居阴遁，后居阳遁，冬至前后各三十日有奇也。

奇谓零者，八十七刻半将。六千刻零八十七刻半也二分，自与阳明燥金第五炁交日，至冬至日已前为阴遁也，至冬至日满三十刻。又零四十三刻半，又余七十分半，一终此数毕。六入阳遁中顺行了，更不以节炁加时法。即数满之时刻，交入阳遁进局顺行也。寅时欲满，即卯时顺，如未尽犹逆行。

所有少阳相火交，即前居阳遁，后居阴遁也。即夏至前后各三十日有奇。奇谓零八十七刻半，即前三十日有奇在阳遁，后三十日有奇在阴遁。自与少阴君火数之气尽气交之时，至夏至日数尽，三十日余四十三刻半，又余一十七分半，一如尽入阴遁也。如得后半数，便逆也。午时得至午时逆。未时逆，即时甲子八门法，即次取之者也。

	坤甲戌六己	二	兑六丁	七	乾甲寅六癸	六
坎一宫	离六己	九	中甲辰六壬		坎甲子六戊	一
	巽甲午六辛	四	震甲申六庚	三	艮六丙	八
	坤甲子六戊	二	兑甲寅六癸	七	乾甲辰六壬	六
坤二宫	离六丙	九	中甲午六辛		坎六乙	一
	巽甲申六庚	四	震甲戌六己	三	艮六丁	八
	坤六乙	二	兑甲辰六壬	七	乾甲午六辛	六
震三宫	离六丁	九	中甲申六庚		坎六丙	一
	巽甲戌六己	四	震甲子六戊	三	艮甲寅六癸	八
	坤六丙	二	兑甲午六辛	七	乾甲申六庚	六
巽四宫	离甲寅六癸	九	中甲戌六己		坎六丁	一
	巽甲子六戊	四	震六乙	三	艮甲辰六壬	八
	坤六丁	二	兑甲申六庚	七	乾甲戌六己	六
中五宫	离甲辰六壬	九	中甲子六戊		坎甲寅六癸	一
	巽六乙	四	震六丙	三	艮甲子六辛	八
	坤甲寅六癸	二	兑甲戌六己	七	乾甲子六戊	六
乾六宫	离甲午六辛	九	中六乙		坎甲辰六壬	一
	巽六丙	四	震六丁	三	艮甲申六庚	八
	坤甲辰六壬	二	兑甲子六戊	七	乾六乙	六
兑七宫	离甲申六庚	九	中六丙		坎甲午六辛	一
	巽六丁	四	震甲寅六癸	三	艮甲戌六己	八
	坤甲午六辛	二	兑六乙	七	乾六丙	六
艮八宫	离甲戌六己	九	中六丁		坎甲申六庚	一
	巽甲寅六癸	四	震甲辰六壬	三	艮甲子六戊	八
	坤甲申六庚	二	兑六丙	七	乾六丁	六
离九宫	离甲子六戊	九	中甲寅六癸		坎甲戌六己	一
	巽甲辰六壬	四	震甲午六辛	三	艮六乙	八

图八　进迁九局八门图

	坤六丙	二	兑甲申六庚	七	乾甲午六辛	六
离九宫	离甲子六戊	九	中甲辰六壬		坎六乙	一
	巽甲寅六癸	四	震六丁	三	艮甲戌六己	八
	坤六丁	二	兑甲戌六己	七	乾甲申六庚	六
艮八宫	离六乙	九	中甲午六辛		坎六丙	一
	巽甲辰六壬	四	震甲寅六癸	三	艮甲子六戊	八
	坤甲寅六癸	二	兑甲子六戊	七	乾甲戌六己	六
兑七宫	离六丙	九	中甲申六庚		坎六丁	一
	巽甲午六辛	四	震甲辰六壬	三	艮六丁	八
	坤甲辰六壬	二	兑六乙	七	乾甲子六戊	六
乾六宫	离六丁	九	中甲戌六己		坎甲寅六癸	一
	巽甲申六庚	四	震甲午六辛	三	艮六丙六庚	八
	坤甲午六辛	二	兑六丙	七	乾六乙	六
中五宫	离甲寅六癸	九	中甲子六戊		坎甲辰六壬	一
	巽甲戌六己	四	震甲申六庚	三	艮六丁	八
	坤甲申六庚	二	兑六丁	七	乾六丙	六
巽四宫	离甲辰六壬	九	中六乙		坎甲午六辛	一
	巽甲子六戊	四	震甲戌六己	三	艮甲寅六癸	八
	坤甲戌六己	二	兑甲寅六癸	七	乾六丁	六
震三宫	离甲午六辛	九	中六丙		坎甲申六庚	一
	巽六乙	四	震甲子六戊	三	艮甲辰六壬	八
	坤甲子六戊	二	兑甲辰六壬	七	乾甲寅六癸	六
坤二宫	离甲申六庚	九	中六丁		坎甲戌六己	一
	巽六丙	四	震六乙	三	艮甲午六辛	八
	坤六乙	二	兑甲午六辛	七	乾甲辰六壬	六
坎一宫	离甲戌六己	九	中甲寅六癸		坎甲子六戊	一
	巽丁六	四	震六丙	三	艮甲申六庚	八

图九　退逆九宫八门图

凡此阴阳二遁九宫各十八局，皆以时节合在何卦分用之。如阳遁即顺而左迁之，如阴遁即逆而右迁之。于是中宫五位，即与二宫坤卦同门也。以十八局计之，共十六局也，各统八门也，故名王首之卦也。即时化本宫也，或二化同合一步之炁，便即以四六天数法也。即是时气交之日时刻也，一步气计六十日又余八十七刻半分，细分又余五十分，是半大分者也。即推日之卦也，即是十二支配八卦也，即是子一、申二、卯三、巳四、辰戌丑未五、亥六、酉七、寅八、午九是也。或卦与月卦有相刑相生同类也，即知一炁化应不应也。又以日中取时一甲子，即以阴阳二九局中逆顺行之，看气交时甲子在九局宫何位，人中①看得时卦②克日卦③，即化应有俱化、俱不化。又看时甲子，如在五正，即居气不来。如在四维，即炁至也。又将日卦合得甲子在何门也，如在休门④三卦相克，不成灾。如在生门⑤，即本炁自然之舒，民乃康和。如在伤门⑥，即万物损，民病多。如在杜门⑦，风雨不时，万物乃否，民病乃愈。如在死门⑧，万物乃瘁，民病夭亡。如在开门⑨，万物乃通，时令乃应，民病得痊。天地阴阳皆得其济。

①人中：义不明。

②时卦：每时所在的卦位。每个时辰有其不同的五行属性，各卦也有其五行属性，据此可求其时卦。

③日卦：每日所在的卦位。每日有不同的甲子序号及相应的五行属性，据此可求其日卦。

④休门：相对静止的卦位、方向或区域。休，止。卦位多在西方、北方。

⑤生门：主生长、长养的卦位、方位或区域，其阳气偏盛，阳主生，卦位多在东方、南方。

⑥伤门：主杀、主损伤的卦位、方位或区域，其阳气偏衰。卦位多在西方。

⑦杜门：阴阳之气升降碍滞的卦位、方向或区域。杜，堵塞。

⑧死门：闭藏的卦位或者方位、区域，其阴气偏盛，阴主杀、主藏。卦位多应北方。

⑨开门：门户开启，阳气将生，阴气已尽的卦位或区域，多在东北方。

卷十四

求左右二间法

司天在正宫，即天令专化，二间不入合也。五正宫在天蓬一宫、天内二宫，同中宫天冲三宫、天柱七宫、天英九宫。此五正官司天入此室，气不入合也。

司天在维宫，即二间在正宫、维宫之四。此言三在，谓二宫坤位，二同正宫。

又对化司天与运相得，即左右二间齐入，令天数奇，在先左间。地数偶，在先右间。对化司天与运相得，在只一间。天数奇，只在左间。地数偶，只在右间数也。

又虽对化与运不相得，司天在正宫，却不间也。司天在地正宫，即二宫在维宫。维宫名曰暗宫，即二间不能入合也。

少阴司天在左间，太阴右间。阴□□[①]见未运，即左间不至见金运，即右间不至余法[②]。

求厥阴左间法

先下积年至本年，本年。已年有零，年别取之也。别取厥阴对化之年。看得几甲子，除零外进一位。次取零年中巳亥年，如见数后分作两位，去亥年不用之，巳亥正化岁收也。看得多少，即以对化乘数八因之，因得多少，别置一位。

此厥阴之左，是少阴也。次取少阴左间，太阴率数[③]先下积年至本年，本年加午年，如有零年，别取之取子午也。看得几甲子，除零年外，即以甲子数进一位，和零次合之，即作两位分之，即以正化生数二因。看得多少，别置一位。次以间气数，上乘厥阴因数，乘之又以巳年支数巳数巽其四次。以午年支数，午为离，其数九。即以九乘于四，乘得多少。次以巳年干迁数以乘午干迁数，仍看得已甚，巳年是甚午年次以午年干临迁数，以乘已年干迁数，看得多少，加入前数合之。又看得多少，即以五运生数去之，看得是甚运数，即以水一、火二、木三、金四、土五，

①□□：原本缺字。

②余法：此条原有缺字，义不明，文不畅。

③率（lǜ音律）数：比例数。率，计算，比例，比率。

各进了以为去之，他取此也。去外看有几，此间气入令之日也。

求厥阴右间气法

先下积至本年，本年即未己年，有零年别取之，别取巳亥年，看得几甲子，除零外进一位，次取零年中巳亥分作两位，去亥不用之，去正化间，看得多少，即以对化八因之。因得多少，别置一位。厥阴之右，是太阳也。次取厥阴右间太阳奉数，先下积年至本年，如是乙巳，即是甲辰有零年，别取之，谓别取辰戌年也。看得几甲子，除零外进一位，和零合之。如见数分作两位，即去戌年不用，即以辰年对化乘数六因之，得多少别安下位。次上乘于厥阴因数，看得多少令奇位。次以巳年支数四，又以辰年支数□[①]注云看得是甚，巳甚辰各逐运，乘逆迁三数，即以辰年干迁数次以巳年干迁数，乘得多少数。通前合之，如见数即以五运生数去之，看得甚运，如前去之，维有余。其又减半，此数是间气入合之日也。

求少阴左间法

太阴[②]为少阴左间，谓天数，奇即先左间，后右间也

先下积年至本年，本年子年，有零年别取之。即别取子午少阴司天数，看得几甲子。除零年进一位，次取零年中子午合之。如见数分作两位，去午年不用之，去却正化之年，看得多少，即以对化乘数七因之。因得多少，别置一位。此少阴之左，是太阴也。次取少阴左间，太阴奉数，先下积年，至本年。司天前年丑年。有零年别取之取丑未年。看得几甲子，除零年外进一位，次和零年合之。见此数即分作两位，去未年不用，别置五。次以本年子年干迁数，干为坎之数一。次位以丑年支数，土中宫支数五，以五乘一，看得多少，别置五。次以本年子年干迁数，谓是本年是甚，子年是干至支。次以丑年干迁是甚，丑年乘于支，看得几次，即以丑年干迁数乘子年干迁数，以二数加前入数，都合之看得多少。即以五运生数去之五运生数。此日二进乘而去之，去外看得几，后即是左间入今日也。

求太阴左间法

先下积年至本年本年即未年，有零年，另置之，别取未年不用之。正化之年右间，看得多少，即以五因之。因得多少，别置一位，此在阴左间少阳也。即以

---

①□：原缺，据卷一“支数”“辰…五”当为“五”字。此处有脱文。

②太阴：原本为“太阳”，据客气六步排序及下文“此少阴之左，是太阴也。”径改。

太阴[①]左间少阳奉数，少阳在太阴之前，先下积年至本司天前一年，寅年。如有零年别取之，取寅中年，看得几甲子。除零年外，即甲子数进一位，和零合之，如见数即分作两位。去中年不用，即以正化生数二因之，因得多少，别置一位。次以间气数上乘司天因数乘之，别置之。又以取丑年支数四维法上，此数五。次以寅年支数寅法下，其数八，即以八乘于五。其乘多少，又以丑年干迁一，丑年，寅年干临数也。又以寅年干迁数乘得多少，以二位乘数，加入前数，合之三位，多合之，看得多少，即以五运生数去之外，看得几，后是间气入合之日也。

求太阴右间气法

少阴为太阴右间，谓天数偶，即先右间也

先下积年至本年，本年，即今丑年。有零年别取之，别交[②]丑年，看得几甲子。除零外，以甲子进一位，和零合之。如见数作两位分之，即去未年不用之，去正化不用，看得多少即以对化五因之。因得多少，别置一位。此太阴右间，少阴也。即去年，同去庚子年，即有零年，别取之。别取子午年，看得几甲子，除零外，即以甲子数进一位，和零合之。如见数分作两位，去午年不用之年，不当间丑年。次以间气数，上乘太阴司天因数乘之，见数了别置此数。又以丑年支数，丑土五数，次以子年支数，水一数，以一乘五，看得多少。通前都合之三位，通合前数，如是数，其即以五运生数去之，本年火运乙丑年金运，四百去之。丁未年木运，三百去之。己丑年土运，五百去之。辛丑年水运，一百去之，去外有零，其是谓气入合之日也。

求少阳左间气法

申年对化，即阳明为左间

先下积年至本年，本年，即今申年。有零年别取之。别取庚申之年，看得几甲子。去零年外，即以甲子数进一位，即零年中寅申也。和零合之，见此数分作两位。去寅年不用，言正化年各间气也。看得多少，即以对化七因之。因得多少，别置一位，此少阳左间是阳明也。司天前一岁，即升为左间。即以阳明作左间气，奉数先下积年至本年。本年，寅年，酉年。如有零年，别取之。取卯酉年。看得几甲子，除零年外，即以甲子数进一位，和零合之。分作两位，去卯年不用也。卯年不当用也。即以正化二因之。因得多少，别置一位。次以间气数上乘少阳因数也。又以申年支坤数。酉为兑，其数七。即以酉年干迁数，乘干迁数看乘得多少。即加前数，都合之。五数通合，见此数即以甚数去之，甲申年土运，五百去之。及二百五十者，去此半也。诸运皆如此去之。自交司后一百二十

①太阴：原本为“太阳”，据客气六步排序及客气六步规律改之。

②交：当为“取”字之误。

五日，司气入未天合之。几[1]外看有几何，即是间气入合之日也。

求少阳右间气法

太阴为少阳[2]右间，诸天气，偶即先右间

先下积年至本年，本年即今申年。零年别取之，别取寅申年。看得几甲子，除零数外，即以甲子进一位。和零合之，分作两位，即去寅年不用之。去正化不用也。看得多少，即以对化七因之，因得多少，别置一位，此少阳右间[3]是太阴也。去岁作司天，还谓为右间。先下积年至本年，去几司天未年。有零年别取之，别取丑未年，看得几甲子，除零外即以甲子数进一位。和零合之，数见分作两位，去丑年不用之。丑、寅、申年，即有气也。即以未两化五因之，因得多少，别置一位，即上乘于少阳因数，得多少。又以申年支数，未为土数五。即以五乘于二，乘得多少。又以申年干迁数，申年本年，自干至支，次以未年干迁数，乘得多少，时二数，通前大数合之，如见数即五运生数去之。看得甚运，以当每运五二进去之。去外有零，其数如不及，并半周其减者半也。减外之数，是间气之日数也。即以自交司后，乃间气法入合之日也。

求阳明左间气法

如卯对化，即太阳为左间

先下积年至本年，本年即今卯年。有零年别取之，别取即卯酉气。看得几甲子，零年外即以甲子数进一位。次取零年外，酉见数分作两位，去酉年不用之，谓正化无间气。看得多少，即以对化乘数九因之。因得多少，别置一位，此阳明左间气，是太阳也。即以太阳左间气奉数，在司天前一年，为左间也。先下积年至本年，司天前辰年也。有零年别取之，取辰戌年。看得几甲子，除零外以甲子数进一位，和零合之分作两位去戌年不用之，戌年不当间作，即以对化六因之，因得多少，别置一位。次以间气上乘于阳明因数。乘了又以卯支数，卯法里其数三。次以辰年支数，艮维土其数五。即以五乘于三，乘得多少，次以卯年支数即今干数，次以辰年干迁数，前一年干迁，即辰年干迁数，乘卯年干迁数也。乘得多少，即以加入前数合之。二位共合。看得多少，即以五运中生数去之。本年运是甚，运七二维百乘去之也。外去外其半，其减者半也。减之安者，得几何，即间入合之日者也。

---

①几：当为“去”之误。

②少阳：原本为“少阴”，据文义及客气六步规律改之。

③右间：原本为“左间”，据客气六步排序及文义改之。

求阳明右间气法

少阳为阳明右间[①]。天数偶，即先右间，后左间

先下积年至本年，本年，即今卯年，今取卯酉年也。看得几甲子，除零外即以甲子岁数进一位，和零合之，分作两位，即去酉年不用之。去正化无间气。看得多少，即以对化九因之。因得多少，别置一位，此阳明右间气，乃少阳也。去岁作司天，还作右间、即以少阳正化奉数，正化寅年。先下积年至本年，本年，去岁寅年。有零年别取之，别取寅申年也。看得几甲子，除零外即以甲子数进一位，和零合之。如见此数，即分作两位，即去申年不用之。申不当作年之右间。即以寅年正化二因之，因得多少，次上乘相[②]阳明因数，乘又以卯年干迁数，卯年当年干临支，次以寅年干迁数以去年干迁数，即寅年干迁数，乘卯年干迁数，看得多少，通前合之三位，都合如见数者，即以五运生数去之，本年五运二进百乘去之，去外有零及半者，又减乘七，减外有零，其是右间入合之日也。

①右间：原本为“左间”，据客气六步排序及下文“此阳明右间气，乃少阳也”。故改之。

②相：以上下文例律之，此“相”字当为“于”字之误。

卷十五

求太阳左间气法

即辰年对化年，取厥阴为左间[①]

先下积年至本年，本年即辰年，有零年别取之之[②]别取戌年也。看得几甲子。除零外，即以甲子数进一位，和零合之，分作两位，即去戌年不用之，去正化不用。看得多少，即以对化六因之。因得多少，别置一位，此太阳左间气是厥阴也。司天前一位，左间。即以厥阴左间奉数。司天前一岁，升天为左间气。先下积年至本年，去岁司天是也。看得几甲子，除零年外，即以甲子数进一位，和零合之，分作两位，去亥年不用之。亥年不当太阳对间，即以对化数八因之。因得多少，别置下位，次以间气数上乘相[③]太阳因数。乘了别置一位，又以辰年支数，辰法维土数五。次以已年支数也。已维巽其数五。即以四乘相五，乘得多少。又辰年干迁数，前一年干迁数，即已年干迁数乘辰年，乘得多少，加入前数，通之看得多少，即以五运生数去之，即今辰年本运百乘去之，去外亥年其又减半。去外看得有几何，是间气入合之日也。

求太阳右间气法

阳明为太阳右间[④]。天数偶，即先行右间

先下积年至本年，本年即今辰年。有零年别取之，别取辰戌年也。看得几甲子。除零外，即以甲子数进一位。和零合之，分作两位，去戌年不用之。去正化无间也。看得多少，即以对化六因之。因得多少，置之上位。太阳右间气是阳明也。去年司天，位为右间次看阳明对化奉数，即以去岁司天奉数先下积年至本年，本年即还位卯年。有零年别取之，取卯酉年也。看得几甲子，除零合之，如见数者，分作两位，即去酉年不用之。酉年不当右间气。卯年对化九因之，因得多少，别置一位，即上乘太阳因数。乘了别置一位，又以辰年支数，辰维土，其

①左间：原本为右间，据客气六步排序及下文“太阳左间气是厥阴也”。故改之。
②之：疑衍。
③相：疑为“於”之误。
④右间：原本作“左间”，据下文“太阳右间气是阳明也”。故改之。

数五。次以卯年支数，卯法震，其数三。即以三乘相五，看得多少。又以辰干迁数，今年干迁支数，次以卯年干迁支数，去岁卯年干迁支数，乘辰年干迁数，乘得多少，并加入通前合之数。见数即以五运生数去之，本年辰年是甚运，以运生数二进，乘一百去之，去外及半又减其自也。去外有零年者，即入间所至之日也。

凡诸气行间之日，其还有日数，或作接间，至可书天数也。或太过至次岁之外，或不及不□[①]半通而退得天数，□[②]而退位者也。

厥阴间至，运胜相间，即三十日退，见金运者间也。三十日退，以此生数故也。运不胜间，即八十日退。司天数维宫及运见水、火、土者，即八十日而退，以木之乘数也。少阴间至，运胜相间，即二十日退。司天数在维宫反见火乘数故也。

运不胜间即七十日退。司天数在维宫，及中见金、木、火、土运，即间两岁，七上元乘数，故七十日也。

阳明间至，运胜相间，即四十日退。中见火运，四十日退，金之生数故也。

运不胜间，即九十日退。司天维宫，及中见水、火、土金，二运退九十日，退以乘数也。

太阳间至，运胜相间，即一十日退。中见土运，胜相间，即一十日退以半数也。

太阴间至，运胜相间，即五十日退。生数乘数。

运不胜间，即百日退。

运不胜间，即六十日退。司天在维宫，中见木、火、土、金，即六十日退也。

少阳与少阴同法

厥阴间至，即风土高举，天地暝埃，云物摇动，天司失政，雨湿不化，地气乃運[③]，平川乃孔。甘化之物，并皆乘酘[④]，黔草之色变而苍瘁[⑤]，大风散发，林木折损，果实凋落，万物皆损，岁星芒芒，故毛虫乃育，倮虫不滋。民病于脾，久陈相胃[⑥]，甚有四肢不举，胕肿，黄疸，肢节皆疼。

少阴间至，天令郁燠介虫乃天，羽虫生化物病内引饮一心虬而厥鬲脱不

---

①□：原本缺字。

②□：原本缺字。

③運："动"的异体字。

④酘（xiáo 音消）：疑为"酸"字之误。因为"厥阴间至"，风木太过，故甘物变酸较妥，不当变苦，苦味属火。沽，通"苦"。

⑤瘁（chuì 音悴）：毁，损坏。

⑥久陈相胃：脾病日久，损伤于胃。相，当作"伤"。

通[①]，丹毒痛乘病疮肠小便赤沃，大便难，惊骇，谵忘，病生于肺，久及大肠，甚有名伤寒热喘咳少阳同。

太阴间至，大雨且作，太虚埃昏，湿令布化，骤雨霖隆，流水于险地，土崩，野泽生。远视山为主埃四□[②]倮虫孕育，鳞虫殃，民病于肾，久及膀胱，甚，分骨痿痹，取先溺无力[③]。

阳明间至，杀气更作，远视山川，白埃当野，木乃乏叶、乃凋落，西风数举，燥炁每施，山川白云，地产咸酸，物变瘴，霜露复降，清生朝暮，草木死枯。民病燥，燥烟孔，大便秘。病本于肝，久及于胆。民病两胁，病小便淋，转筋，目暄。

太阳间至，天地昏翳，冰雹交至，寒雾凛冽，司天失政，地气以静，天气以承，阳光不治，羽虫伏，鳞虫化育。民病腰脉痛，足胫寒，取[④]小腹痛。病本于心，久及小腹。民病□[⑤]生于内，小便赤涩，久而引饮，四肢无力，食饮痞。病甚即寒热往来，变成痃疟。

夫运者，动也，即五行。爽气有寒，化源自太始开辟者，甲运迁临，至今无有休息，终而复始。天地初分，阴阳辨位，清浊始分，升降以定。运气初迁，即天始于甲临于子，地始于己临于卯。于是甲己之间，中见土运，故五运以土为首，作五行之化源也。

五行以土为祖配合中央作天元之首。寒者，数为一也。自一气而生，故为五行祖宗之化源也。以甲生乙，作金运。乙生丙，作水运。丙生丁，作木运。丁生戊，作火运。戊生己，作土运尽。土即火之子也。

今反本而为五，土以附四方，故生天地，天地但配土也。即天门外六戊于西北，地户集六己于东南，故五行生于太极之中，即太始混本于土也。龙求雨一者，在太极者，始见宜暝而黑。元至之象，螟黯之先有黑色，故水数一也。黑久而变明生赤，赤明生作南方，朱雀之象赫色也。次二见赤，故火数二也。即见光次没离故也。明色已久，中有苍苍，赤中变而作青龙于左泉。即次二之色，故木数三也。苍色已见白气如风，结而生五岳，即作白虎于右西。次见之，故金数四也。始定四方，始定始配于四象者，即次先后，离次震后，先即北后南，次左东而后右西也。四方自土而立，即为化源也。先立四象皆有，皆自土生龙，后中央见黄。即上用四方，毕后还之，而民中为立。

是故五行生水一、火二、木三、金四、土五也，所谓乘数者，即四方附土，各乘土数也，即五行各附土五数。水一附土而为五，成火[⑥]水居北方亥子之位，得六十日，水化附于季冬十二月丑土，一十二日王，共七十二日，即丑土正王一

①脱不通：此处有脱文缺错简。

②□：原本缺字。

③取先溺无力：此节有脱漏，义不畅顺。

④取：疑衍。

⑤□：原本缺字。

⑥火：疑为“六”之误。

十八日，共冬三月，故水在季冬成得五数，五合之成六也。

火二附土，而加五成七也。火居南方巳午之位，正得六十日，火化附于季夏六月，未土十二月共七十一日①。即未土正王一十八日，共夏三月，故成得季夏土数，五合之成七也。

木三附土，而加五成八也。木居东方寅卯之位，正得六十日，木化附于季春三月也。故成得季春土数，五合三成八也。

金四附土，而为五成九也。除金居西方申酉之位，正王六十日，金化附于季秋，九月戌土一十二日，共王七十二日，即戌土正王一十八日，共秋三月也。故乘金得季秋，土数五合成九也。也即先北后南次东及西，土不乘者，附于道。也故称土十一也②。即道生一，一生二，二生三，三生万物也。三即道，自虚无而生太极一也。太极生天地，二也。天地生五行，三也三生万物，皆自五行。天地既分五行，其运数有黄炁，横于甲，先以甲子为首。次二有白炁横于乙，次有乙丑。次三有黑炁横于丙，次有丙寅。次四有青炁横于丁，次五有赤炁于戊辰也。次六有□□③于乙。有黄炁者，才是火之子。补于一之下，即坤元，道之子也。次甲与己合，共见土运。丙与辛④合，见水运。乙与庚⑤合，共见金运。丁与壬合，共见木运。戊与癸⑥合，共见火运。即上见司天，下见在泉，中有运气，与合同三元也。

六炁升降纪天地经纶之用

一升而左天，三年退位，后四年降，天地形如卯⑦

左西	九	升为左间	五运辰中	迁位右间	地
					面
		迁正司天	对化	迁正在泉	向
右东	霄	还位右间	虚空界	降为左间	南

一降而入地，三年退位，后四年漫降 上中下分三界

天甲子，地甲子年止戊寅　　地都己卯止癸巳

甲午止戊申　　己酉止癸亥

①七十一日：指其“正得六十日”，又加下文“土十一日”，共得七十一日。

②称土十一也：即水（六）加土（五）。“六”为水的成数，“五”为土的生数，六加五为十一，故曰“称土十一也。

③□□：原本缺字。

④辛：原本误作“亥”，据十干化运规律，当作“辛”，故径改之。

⑤庚：原本误作“寅”，据十干化运规律，当作“庚”，故径改之。

⑥癸：原本误作“巳”，据十干化运规律，当作“癸”，故径改之。

⑦卯：疑有误，义不明。

卷十六

第一天蓬星

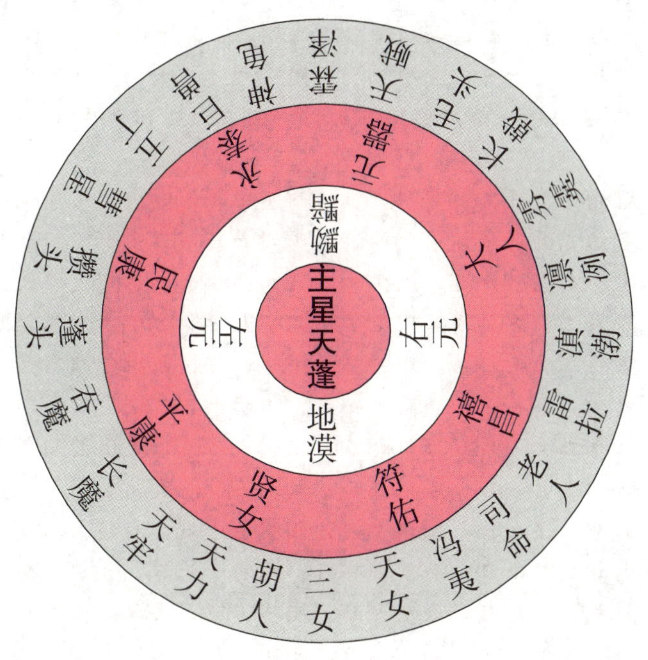

图十

启元子截法

外经二十四星　符南政，自蓬头星顺行至吞魔，北政自长戟星逆行至毛头。

中室土星火圣天蓬星，直入中室不经遁也。

中经八星　南政，自民康星顺行至平康星。北政大人星，逆行至元器星。里经四星，南政自左元①星，顺行至北溟星②。北政自右元星，逆行至黝黯星。

①左元：疑图中南政“右元”为“左元”。

②北溟星：疑为图中地漠星之误。

外经[1]二十四星

冯夷星　君相二火十日，厥阴十一日，阳明十二日，太阴太阳不至此经。

蓬头星　少阴少阳十七日，厥阴二十四日，阳明十三日，太阴太阳不至此经。

攒头星　少阴少阳各六十日，厥阳二十日，阳明二十日，太阴太阳不至此经。

彗符星　君相二火十日，厥阴四十日，阳明三十日，太阴太阳不至此经。

五丁星　君相二火九日，厥阴二十日，阳明三十日，太阴太阳不至此经。

巨兽星　君相二火十日，厥阴三日，阳明八日，太阴太阳不至此经。

神龟星　君相二火十日，厥阴三日，阳明九日，太阴太阳不至此经。

霖泽星　君相二火一日，厥阴三日，少阴三日，阳明九日，太阴太阳不至此经。

天贼星　君相二火五日，厥阴六日，阳明四日，太阴太阳不至此经。

毛头星　君相二火七日，厥阴四日，阳明六日，太阴太阳不至此经。

长戟星　君相二火十一日，厥阴十二日，阳明十三日，太阴太阳不至此经。

雰霙星　君相二火三日，厥阴七日，阳明九日，太阴太阳不至此经。

凛冽星　君相二火七日，厥阴八日，阳明六日，太阴太阳不至此经。

滇勃星　君相二火一日，厥阴十一日，阳明十三日，太阴太阳不至此经。

雷拉星　君相二火十日，厥阴九日，阳明十一日，太阴太阳不至此经。

老人星　君相二火一日，厥阴二日，阳明五日，太阴太阳不至此经。

司命星　君相二火九日，厥阴十日，阳明十一日，太阴太阳不至此经。

天女星　君相二火十日，厥阴十一日，阳明十三日，太阴太阳不至此经。

三女星　君相二火八日，厥阴九日，阳明十日，太阴太阳不至此经。

胡人星　君相二火七日，厥阴八日，阳明一日，太阴太阳不至此经。

三兵星　君相二火七日，厥阴八日，阳明一日，太阴太阳不至此经。

长魔星　君相二火十日，厥阴七日，阳明九日，太阴太阳不至此经。

吞魔星　君相二火四十日，厥阴十九日，阳明九日，太阴太阳不至此经。

天牢星　君相二火八日，厥阴七日，阳明六日，太阴太阳不至此经。

以上二十四符星，非常不见。如司天气逢太乙，初至八已英宫对宫，即司天气苗如高，即下临之，下即上犯之，临之皆符星见。有吉凶各逐本星也。厥阴至此宫，只算厥阴经缩[2]日也。

①外经：指“第一天蓬星”图之最外层。此在周天星图中称“外经”。

②缩：疑为“宿”之误。

中经[1]八星　　南政顺行[2]　　北政逆行[3]

民康星　太阴四十二日，阳明五十三日，厥阴三十七日，君相二火、太阳不至此经。

元嚣星　太阴三十七日，阳明四十八日，厥阴六十日，君相二火、太阳不至此经。

永康星　太阴九十日，阳明三十八日，厥阴八十日，君相二火、太阳不至此经。

大人星　太阴六十七日，阳明九十日，厥阴八十一日，君相二火、太阳不至此经。

禧昌星　太阴九十日，阳明三十八日，厥阴六十日，君相二火、太阳不至此经。

符佑星　太阴四十八日，阳明三十九日，厥阴九十日，君相二火、太阳不至此经。

贤女星　太阴八十一日，阳明二十九日，厥阴三十日，君相二火、太阳不至此经。

平康星　太阴十一日，阳明十九日，厥阴三十日，君相二火、太阳不至此经。

以上八星，非常不见，如司天炁至南而不行即见，二事即临之，下即犯之，临之与犯至如本处呈见，见各有吉凶也。如太阴司天，只算太阴数也。

里经四星[4]

右元星　太阴四十日，阳明三十日，厥阴十五日，君相二火、太阳不至此经。

黝黯星　太阴四十日，阳明三十日，厥阴三十日，君相二火、太阳不至此经。

左元星　太阴十三日，阳明二十一日，厥阴二十一日，君相二火、太阳不至此经。

地漠星　太阴二十日，阳明四十日，厥阴二十日，君相二火、太阳俱东至经。

以上四符星，非常不见，如司天气至此不行，其星即见，见各有灾祥之应。如阳明司天只算阳明数。三经气不留，即星各不见。天蓬室者，即北方一宫，坎

①中经："第一天蓬星"图中间层。此在天星图中称为"中经"。

②南政顺行：南政，指土运当令之年。顺行，指天空运行自东向西而行。

③北政逆行：北政，指土运以外，木、火、金、水四年皆为北政。逆行，即自西向东而行。

④里经四星："第一蓬星"图第三层的地漠层、左元星、黝黯星、右元星四者。

位，水司之室也。全得宝瓶宫西侵双鱼宫，十度，东犯磨碣[①]宫十度。

外经二十四星，非常不见，如见小游太乙于九宫，与相对者同度。同经相冲犯者，大室之星，所以之处见也。

中室主星大王天蓬星，即主司天星也。一壬年一度见之，主太平也。太阳司天至此室，更不经遁，二经直入中室，命以天符合德。君相二火如不入中，里二经能深入水室也。君相二火如经外经二百八十七日，水土不至，上不经于外也。

中经八星，太阴经四百六十日，阳明经四百五日，厥阴经四百八十七日，二火水不至也。

里经四星，太阴一百三十日，阳明一百二十日，厥阴七十六日，二火水不至也。看本数已上，司天气高已下，司天气下如南政，高迟而下疾，北政高疾而下迟也。如迟即百，如疾即一日，如疾即二日为一日也。

南政顺行，北政逆行。厥阴司天至此室，只算厥阴数。太阴司天至此室，只算太阴数。阳明司天至此室，只算阳明数。二火司天至此室，只算二火数。所谓疾运，一如高下法。顺逆只看南北，南而不行，只看太乙初至对宫也。对宫者，即天英九室乃与一宫天蓬对也。如对初至即留而不行，次看经循何经也。看迟疾何星所到之星，与司天或临、或犯，其星乃见，见各有灾也。

①磨碣：又称“摩羯”。

卷十七

第二天内宫

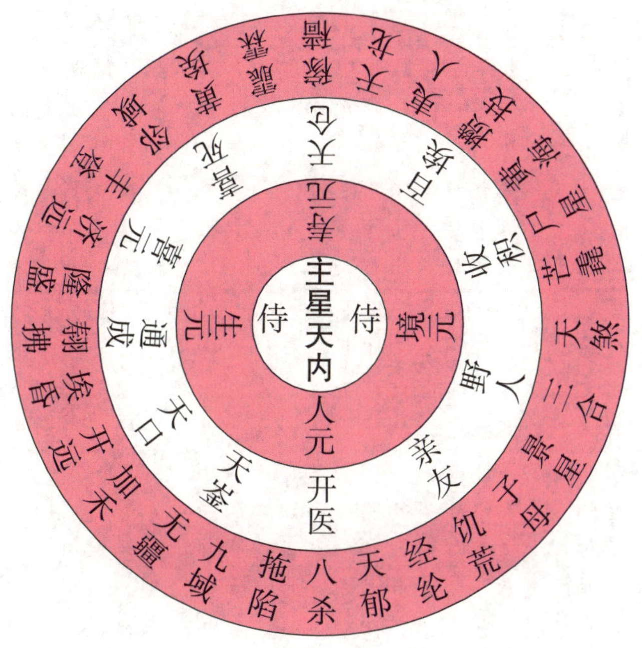

图十一

外经二十八星

南政自丰登，顺行至济远星。北政自经纶星，逆行至饥荒星。

中室主星大王理天内星，太阴司天至此室，直入中室也。陷刃星在百埃星，陷一星在喜星，陷一星在天仓星。

中经十星

南政自通成星至天口星，北政自收精星，逆行至野人星，里经四星。南政自人元星，顺行至境元星。北政自寿元星，逆行至生元星。

外经二十八星

丰登星　君相二火各十一日，阳明七日，太阳九日，厥阴太阴不至此经。
邻域星　君相二火各十一日，阳明七日，太阳九日，厥阴太阴不至此经。
黄埃星　君相二火十日，阳明二十日，太阳十一日，厥阴太阴不至此经。
霢霂[①]星　君相二火各七日，阳明八日，太阳十日，厥阴太阴不至此经。
稼穑星　君相二火十二日，阳明十三日，太阳十五日，厥阴太阴不至此经。
天龙星　君相二火各十日，阳明八日，太阳七日，厥阴太阴不至此经。
夷人星　君相二火各十日，阳明八日，太阳八日，厥阴太阴不至此经。
攒技星　君相二火各十八日，阳明七日，太阳七日，厥太阴不至此经。
潢海星[②]　君相二火各十二日，阳明十日，太阳八日，厥阴太阴不至此经。
尸　星　君相二火各十二日，阳明八日，太阳八日，厥阴太阴不至此经。
芒毳星　君相二火各八日，阳明九日，太阳十一日，厥阴太阴不至此经。
天煞星　君相二火各八日，阳明六日，太阳十日，厥阴太阴不至此经。
三合星　君相二火各九日，阳明十日，太阳十一日，厥阴太阴不至此经。
景　星　君相二火各十日，阳明十一日，太阳十一日，厥阴太阴不至此经。
子母星　君相二火各十日，阳明八日，太阳七日，厥阴太阴不至此经。
经纶星　君相二火各十一日，阳明十一日，太阳十三日，厥阴太阴不至此经。
天郁星　君相二火各十一日，阳明七日，太阳十二日，厥阴太阴不至此经。
八杀星　君相二火各三日，阳明五日，太阳十日，厥阴太阴不至此经。
拖焰星　君相二火各十日，阳明七日，太阳九日，厥阴太阴不至此经。
九域星　君相二火各十七，日阳明九日，太阳十二日，厥阴太阴不至此经。
无疆星　君相二火各八，日阳明七日，太阳九日，厥阴太阴不至此经。
加禾星　君相二火各十一日，阳明九日，太阳十日，厥阴太阴不至此经。
开远星　君相二火各十日，阳明十一日，太阳九日，厥阴太阴不至此经。
埃昏星　君相二火各十一日，阳明十日，太阳七日，厥阴太阴不至此经。
翿[③]拂星　君相二火各七日，阳明十一日，太阳七日，厥阴太阴不至此经。
隆盛星　君相二火各七日，阳明十一日，太阳十五日，厥阴太阴不至此经。
济远星　君相二火各十日，阳明八日，太阳十二日，厥阴太阴不至此经。
饥荒星　君相二火各十日，阳明八日，太阳七日，厥阴太阴不至此经。

以上二十八星，皆天内室外经之星。非常皆不见，如司天至此对宫，逢太乙初至，即司天炁留而不行。或下临，或犯上，或逆来，或顺至，迟疾各遂日数，或至何星，如炁住时即见，见各吉凶也。

中经十星[④]　　南政顺行　　北政逆行

①霢（mài 音脉）霂：小雨。
②潢海星："第二天内宫"图中为"黄海星"。
③翿（dāo 音道）：顶上以羽毛为饰的旌旗。
④十星："第二天内宫图"中经实为十一星，无"喜乐星"，有"喜死星"和"喜元星"。

通成星　君相二火三十日，阳明二十日，厥阴八日，太阴太阳不至此经。

喜乐星①　君相二火十日，阳明十七日，厥阴十日，太阴太阳不至此经。

天苍星②　君相二火十二日，阳明十日，厥阴七日，太阴太阳不至此经。

收积星　君相二火三日，阳明十日，厥阴八日，太阴太阳不至此经。

野人星　君相二火十二日，阳明十二日，厥阴十日，太阴太阳不至此经。

亲支星③　君相二火十二日，阳明十一日，厥阴九日，太阴太阳不至此经。

开医星　君相二火十一日，阳明十日，厥阴十日，太阴太阳不至此经。

百埃星　君相二火八日，阳明十日，厥阴十二日，太阴太阳不至此经。

天崟星　君相二火十一日，阳明七日，厥阴八日，太阴太阳不至此经。

天口星　君相二火二十日，阳明十八日，厥阴十九日，太阴太阳不至此经。

以上十星，皆内星室中经之星也。非常不见，见之即有吉凶。或高、或下、或迟、或疾、或顺、或逆，皆本气日数除之。

里经四星

人元星　君相二火八日，阳明十日，厥阴十日，太阴太阳不至此经。

生元星　君相二火十七日，阳明十三日，厥阴十二日，太阴太阳不至此经。

寿元星　君相二火二十日，阳明十九日，厥阴十日，太阴太阳不至此经。

境元星　君相二火二十四日，阳明十八日，厥阴三十日，太阴太阳不至此经。

以上四星，皆天内室里经之化也。南政顺行，北政逆行。如司天气留不行，即看顺逆迟疾，各逐本炁，看至何经，何星位处见，见有吉凶也。

天内室者，即西南二宫坤位，土司之室也，同正宫也。天离室中宫，故同北正室者也。即外得巨蟹宫二十分位，阳宫二十一度。外经二十八宿，即非时不见，如太游太乙入八宫，经游或外经，或中经，或里经，与本宫六气相冲者，其气所至之处乃见也。中室主圣大星，天内室即主司天星也。一千二百年一见，见之太平也。太阴司天至此室，不经此三经，直入中室，命曰天符合也。假令中见木运，亦不能承之也。左右二间，不可间令也。厥阴亦不入于外经，太阳亦不入于中里二经也。外经二十八星，君相二火都经三百一十四日，阳明二百五十六日，太阳二百八十八日，太阴厥阴不至也。中经十星，君相二火都经一百五十三日，阳明一百二十五日，厥阴一百三日，太阴太阳不至也。里经四星，君相二火都经二十六日，阳明六十日，厥阴七十二日，太阴太阳不至也。以上之数，皆是司天之气经循星度及数也。如迟，即一日是一日也。如疾，即一日行二日也。南政高迟而下疾也，北政高疾而下迟也。六气在本数已上，即高也。已下，即下也。土运皆南政，顺也。水、火、木、金皆北正，逆也。

---

①喜乐星："第二天内宫"图中无此星。

②天苍星："第二天内宫"图中经星名为"天仓星"。"仓""苍"通。

③亲支星："第二天内宫"图中经星名为"亲友星"。当为"亲友星"。

卷十八

第三天冲室

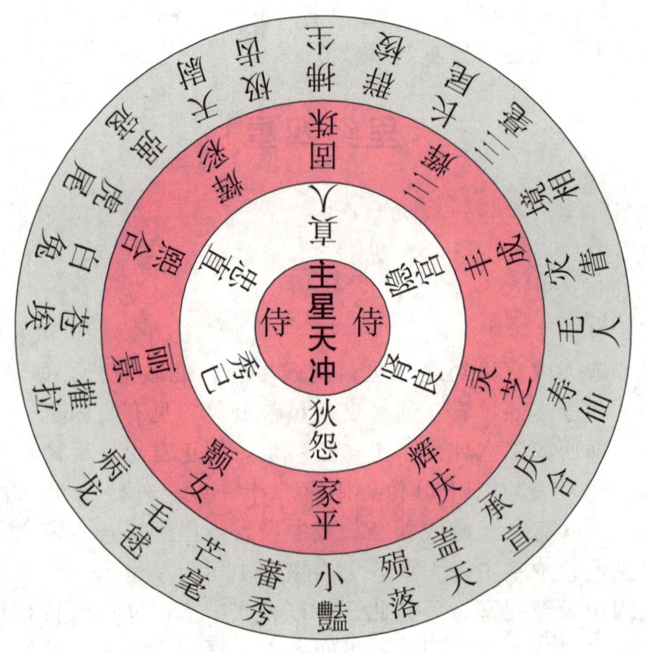

图十二

外经二十四星

南政自芒毫星，顺行至蕃秀星。北政自长尾星，逆行至群梭星。中室星主大圣天冲星，即绪炁司天，皆不入中室。

中经十星

南政自颢景星，顺行至容平星。北政自三辉星，逆行至圜彩星。里星南政自忠直，顺行至苍气星。北政自隐贤星，逆行至真人星。

外经二十四星

芒毫星　君相二火各八日，太阴九日，太阳一日，阳明厥阴不至此经。

毛毬星　君相二火各十日，太阴十一日，太阳九日，阳明厥阴不至此经。

病龙星　君相二火各七日、十一日，太阴九日，太阳十三日，阳明厥阴不至此经。

摧拉星　君相二火各七日，太阴八日，太阳十日，阳明厥阴不至此经。

苍埃星　君相二火十二日，太阴十三日，太阳十日，阳明厥阴不至此经。

白兔星　君相二火十一日，太阴十日，太阳九日，阳明厥阴不至此经。

虎尾星　君相二火十日，太阴六日，太阳六日，阳明厥阴不至此经。

强寇星　君相二火七日，太阴六日，太阳五日，阳明厥阴不至此经。

天厨星①　君相二火十一日，太阴十二日，太阳十日，阳明厥阴不至此经。

极齿星　君相二火七日，太阴十日，太阳十日，阳明厥阴不至此经。

扫　星②　君相二火十日，太阴十一日，太阳十二日，阳明厥阴不至此经。

群梭星　君相二火十日，太阴七日，太阳八日，阳明厥阴不至此经。

长尾星　君相二火三日，太阴十一日，太阳十三日，阳明厥阴不至此经。

三毫星　君相二火十七日，太阴十一日，太阳十三日，阳明厥阴不至此经。

竟羽星③　君相二火八日，太阴十日，太阳十一日，阳明厥阴不至此经。

灾眚眚④星　君相二火十日，太阴十一日，太阳十二日，阳明厥阴不至此经。

毛人星　君相二火十二日，太阴七日，太阳七日，阳明厥阴不至此经。

寿仙星　君相二火十七日，太阴十四日，太阳十一日，阳明厥阴不至此经。

庆合星　君相二火十一日，太阴九日，太阳九日，阳明厥阴不至此经。

承宜星⑤　君相二火十日，太阴十一日，太阳十二日，阳明厥阴不至此经。

天盖星⑥　君相二火十一日，太明十日，太阳十日，阳明、厥阴不至此经。

陨落星　君相二火十日，太阴十一日，太阳九日，阳明厥阴不至此经。

小儿星⑦　君相二火七日，太阴十二日，太阳六三日，阳明厥阴不至此经。

蓄秀星　君相二火二十日，太阴十五日，太阳十三日，阳明厥阴不至此经。

已上二十四星，皆天冲室外经之星也。如司天至此室者，高下、疾迟、顺逆，逐气循之日数至经星，如气弱不行，其星见，见各有吉凶也。

---

①天厨星："第三天冲室"图中作"天尉"。
②扫星："第三天冲室"图中为"拂尘"。
③竟羽星："第三天冲室"图中为"境相"。
④眚（shēng 音生）：病。
⑤承宜星："第三天冲室"图中为"承宣"。
⑥天盖星："第三天冲室"图中为"盖天"。
⑦小儿星："第三天冲室"图中的"小豔（yàn 音艳）"。豔，艷，艳之异体字，艷，后作"艳"，容色美好，也通"焰"。

中经十星

颢景星[①] 君相　二火七日，太阳八日，阳明九日，太阴厥阴不至此经。

丽景星　君相二火十一日，太阳九日，阳明九日，太阴厥阴不至此经。

熙合星　君相二火十一日，太阳九日，阳明八日，太阴厥阴不至此经。

辉彩星　君相二火八日，太阳九日，阳明七日，太阴厥阴不至此经。

圆彩星[②] 君相二火八日，太阳十日，阳明九日，太阴厥阴厥阴不至此经。

三辉星　君相二火十一日，太阳十日，阳明九日，太阴厥阴不至此经。

丰成星　君相二火十日，太阳九日，阳明九日，太阴厥阴不至此经。

灵芝星　君相二火十日，太阴七日，阳明八日，太阴厥阴不至此经。

辉庆星　君相二火二十日，太阳九日，阳明七日，太阴厥阴不至此经。

容平星[③] 君相二火二十日，太阳十日，阳明九日，太阴厥阴不至此经。

已上十星，皆天冲室中经之星也。司天气至此室，各逐本气经循日数也。即看顺逆、迟疾、高下，气住处其星见，见各有吉凶也。

里经六星

隐资星[④] 君相二火十日，太阳八日，阳明九日，太阴厥阴不至此经。

伏怨星[⑤] 君相二火十日，太阳七日，阳明九日，太阴厥阴不至此经。

秀气星[⑥] 君相二火九日，太阳七日，阳明九日，太阴厥阴不至此经。

忠直星　君相二火十日，太阳八日，阳明九日，太阴厥阴不至此经。

贤良星　君相二火十日，太阳八日，阳明九日，太阴厥阴不至此经。

真人星　君相二火十一日，太阳七日，阳明九日，太阴厥阴不至此经。

已上六星皆。天冲中室之星也，非常不见。如见，司天至此，经久而不行，或临、或犯即见，见时看得本经何星吉凶，逐星所作也。

天冲室即正东三宫震位木司之室也。其室全得天蝎宫，分得人言宫十一度，天秤宫十度，次名正宫也。

外经二十四星，即非常不见。如四神太乙游于一宫相冲，或气经外，或经中经，或经里经，经循所至之处，气位处也，星见也。见处或吉，或凶，犹本星也。

中室主星大圣天冲星，即本司主星也。非常不见，即一千三百年一次见之，

①颢景星："第三天冲室"图中为"颢女"。

②圆彩星："第三天冲室"图中为"固珠"。

③容平星："第三天冲室"图中为"家平"。

④隐资星："第三天冲室"图中为"隐宫"。

⑤伏怨星："第三天冲室"图中为"狄怨"。

⑥秀气星："第三天冲室"图中为"秀己"。

太平也。厥阴司天至此室，即不经循三经，直入中室，命曰天符合德也。其化曰德化也。中见金运，不行承之右二间，不能合间也。阳明不经外经也，太阴不经中里二经也。外经二十四星，非常不见，君相二火，经此经三百五十八日。太阴二百二十五日，太阳二百四十日，各经外经也。

中经十星，君相二火九十六日，阳明七十二日，太阳七十八日，各经相中经也。

里经六星，君相二火五十七日，阳明四十八日，太阳五十二日，各经里经也。

所为日数，各定迟疾。如疾，东一百行三日，午月行一月也。如本数以上，即高。本数已下，即下。南政高迟而下疾，北政高疾而下迟。南政顺行，北政逆行也。

卷十九

第四天辅星

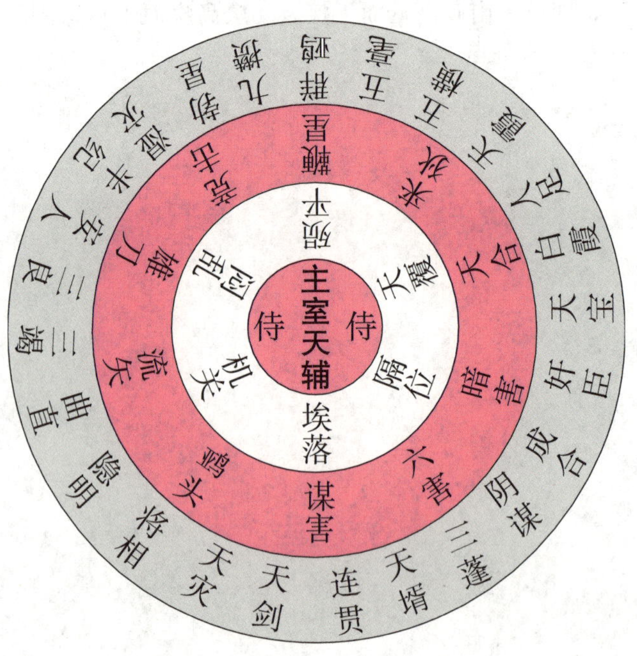

图十三

外经二十五星

南政自曲直顺行，至隐明星。北政自天霞逆行，至五横星。中室主星大圣天辅星，诸炁司天至，皆不入中室也。

中经十星

南政自流矢星顺行，至鹞头星。北政自天合星逆行，至来狄星。

里经六星

南政自机关星顺行，至埃落星。北政自天覆星逆行，至殒平星。

外经二十五星

曲直星　君相二火七日，太阴九日，太阳十日，阳明厥阴不至此经。
三竭星　君相二火十九日，太阴十一日，太阳十一日，阳明厥阴不至此经。
三良星　君相二火七日，太阴六日，太阳八日，阳明厥阴不至此经。
安人星　君相二火五日，太阴十日，太阳九日，阳明厥阴不至此经。
半纪星　君相二火十日，太阴十二日，太阳十日，阳明厥阴不至此经。
湿灾星　君相二火十二日，太阳十五日，太阳十七日，阳明厥阴不至此经。
勃　星　君相二火十一日，太阴十二日，太阳十日，阳明厥阴不至此经。
九攒星　君相二火十日，太阴二十日，太阳九日，阳明厥阴不至此经。
群鸦星　君相二火十二日，太阴九日，太阳七日，阳明厥阴不至此经。
五毫星　君相二火十一日，太阴十四日，太阳十九日，阳明厥阴不至此经。
五横星　君相二火十日，太阴十日，太阳十日，阳明厥阴不至此经。
天霞星　君相二火三十日，太阴二十七日，太阳二十八日，阳明厥阴不至此经。
人足星　君相二火十二日，太阴十日，太阳一日，阳明厥阴不至此经。
白霞星　君相二火十二日，太阴八日，太阳九日，阳明厥阴不至此经。
天宝星　君相二火十二日，太阴十日，太阳一日，阳明厥阴不至此经。
奸臣星　君相二火七日，太阴十日，太阳十日，阳明厥阴不至此经。
成合星　君相二火九日，太阴十一日，太阳十二日，阳明厥阴不至此经。
阴谋星　君相二火十日，太阴二十日，太阳十七日，阳明厥阴不至此经。
三蓬星　君相二火十一日，太阴十日，太阳十四日，阳明厥阴不至此经。
天墒星　君相二火三日，太阴二十四日，太阳十七日，阳明厥阴不至此经。
连贯星　君相二火七日，太阴八日，太阳八日，阳明厥阴不至此经。
天剑星　君相二火十日，太阴十日，太阳八日，阳明厥阴不至此经。
天灾星　君相二火十一日，太阴十日，太阳七日，阳明厥阴不至此经。
将相星　君相二火九日，太阴八日，太阳三日，阳明厥阴不至此经。
隐明星　君相二火九日，太阴七日，太阳五日，阳明厥阴不至此经。

中经十星

流矢星　君相二火十一日，太阴十一日，太阳十日，阳明厥阴不至此经。
雄刀星　君相二火十日，太阴五日，太阳六日，阳明厥阴不至此经。
竞击星　君相二火十一日，太阴七日，太阳十二日，阳明厥不至此经。
鞭　星　君相二火三日，太阴一日，太阳四日，阳明厥阴不至此经。
来狄星　君相二火七日，太阴八日，太阳十二日，阳明厥阴不至此经。
天合星　君相二火七日，太阴八日，太阳九日，阳明厥阴不至此经。
暗害星　君相二火十七日，太阴十三日，太阳十一日，厥阴十一日，阳明不至此经。
六害星　君相二火九日，太阴四日太阳九日，厥阴十一日，阳明不至此经。

鵽头星　君相二火十二日，太阴十二日，太阳十一日，厥阴六日阳明不至此经。

谋害星　君相二火十七日，太阴十二日，太阳七日，厥阴二十一日，阳明不至此经。

已上十星，皆天辅室中经之星也。非常不见，如司天气留不行即见之，各经本星吉凶也。

里经六星

机关星　君相二火二十七日，太阴十四日，太阳十九日，阳明十三日，厥阴不至此经。

闷乱星　君相二火十一日，太阴十八日，太阳十四日，阳明十三日，厥阴不至此经。

殒平星　君相二火十二日，太阴十八日，太阳九日，阳明七日，厥阴不至此经。

天覆星　君相二火十日，太阴十一日，太阳十三日，阳明七日，厥阴不至此经。

隔位星　君相二火二十一日，太阴十二日，太阳十一日，阳明十二日，厥阴不至此经。

埃落星　君相二火三十日，太阴二十九日，太阳十一日，阳明四十三日，厥阴不至此经。

已上六星，皆天辅室里经之星也。非常不见，如司天留见之，即各逐本星吉凶也。

天辅室者，即东南方巽四宫，风司之室也。其室分得天秤宫二十度，双女宫二十度，故名维宫也。

外经二十五星，非常不见，如真符太乙入于天心室，对此宫即气行之次，看住处在何经、何星也。住处之星，各有吉凶。中室主星大圣天辅星，即司天主司之星也。一千四百一次见之，主太平也。此东南维宫，司天间气至此室，天合皆不正化。六气至室，皆天符合德。阳明与厥阴，不经循外经，阳明亦不循中经，厥阴不经里经。

外经二十五星，君相二火经循三百日，太阴六百二十八日，太阳三百八十六日。

中经十星，君相二火一百三日，太阴八十七日，太阳八十一日，厥阴一百二日。

里经六星，君相二火一百四日，太阴九十日，太阳一百十六日，阳明一百四日。

各经三经之日，皆定迟疾也。如疾者，即五十日行一百日也。此天辅室者，南政高而顺疾也，下而顺迟也。如北政，高而逆疾也，下而逆迟也。高即本数已上，下即本数已下。如家气对行之，次对宫也。太乙初入天心室，其气即住而留久，而住处看顺逆、迟疾至何星也。其星见退日，与至同数也。

卷二十

第六天心星[①]

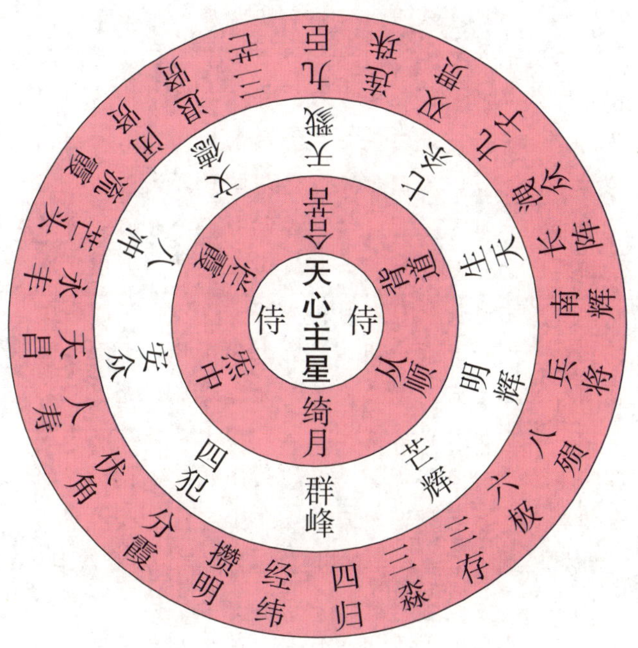

图十四

外经二十五星

南政自分霞顺行，至攒明星。北政自九子逆行，至双贯星。中室主大圣天心星，即诸炁司天，皆不入中室也。

中经十星

南政自八冲星顺行，至安众星。北政自明辉星逆行，至生天星。

①第六天心星：若按十六卷至卷十八各图之序，此前当有“第五宫室星”图，原本缺无。

里经六星

南政自烂霞星顺行，至气中星。北政自从顺星逆行，至背道星。

外经二十五星

分霞星　君相二火十日，厥阴七日，太阳八日，太阴阳明不至此经。

伏角星　君相二火十二日，厥阴十一日，太阳九日，太阴阳明不至此经。

人寿星　君相二火十四日，厥阴七日，太阳十一日，太阴阳明不至此经。

天昌星　君相二火七日，厥阴八日，太阳九日，太阴阳明不至此经。

永丰星　君相二火十四日，厥阴七日，太阳十一日，太阴阳明不至此经。

芒头星　君相二火十一日，厥阴五日，太阳三日，太阴阳明不至此经。

闭贤星　君相二火一日，厥阴七日，太阳八日，太阴阳明不至此经。

退贤星　君相二火七日，厥阴十日，太阳四日，太阴阳明不至此经。

三芒星　君相二火一日，厥阴九日，太阳七日，太阴阳明不至此经。

流霞星　君相二火十一日，厥阴六日，太阳七日，太阴阳明不至此经。

九臣星　君相二火十日，厥阴九日，太阳七日，太阴阳明不至此经。

连珠星　君相二火十一日，厥阴八日，太阳九日，太阴阳明不至此经。

九子星　君相二火二十日，厥阴七日，太阳九日，太阴阳明不至此经。

泄众星　君相二火二十日，厥阴七日，太阳十二日，太阴阳明不至此经。

双贯星　君相二火十一日，厥阴八日，太阳九日，太阴阳明不至此经。

长阵星　君相二火九日，厥阴八日，太阳十日，太阴阳明不至此经。

角辉星①　君相二火十三日，厥阴十一日，太阳十四日，太阴阳明不至此经。

兵将星　君相二火十四日，厥阴八日，太阳十一日，太阴阳明不至此经。

八殒星　君相二火八日，厥阴十八日，太阳十八日，太阴阳明不至此经。

六极星　君相二火九日，厥阴八日，太阳七日，太阴阳明不至此经。

三存星　君相二火十日，厥阴九日，太阳七日，太阴明阳明不至此经。

三森星　君相二火三十日，厥阴十三日，太阳十三日，太阴阳明不至此经。

四归星　君相二火十二日，厥阴十日，太阳十九日，太阴阳明不至此经。

经纬星　君相二火八日，厥阴六日，太阳二日，太阴阳明不至此经。

攒明星　君相二火十二日，厥阴十日，太阳十三日，太阴阳明不至此经。

已上二十五星，皆天心室外经之星也。非常不见，如司天气留即见。见各逐本星之化，或吉或凶，从本星所作数。少阴司天即算君相二火数也。

①角辉星："第六天心星"图中为"南辉"。

中经十星

八冲星　君相二火八日，太阴十日，太阳三日，阳明厥阴不至此经。
文德星　君相二火十日，太阴十日，太阳三日，阳明厥阴不至此经。
天戮星　君相二火十日，太阴十日，太阳五日，阳明厥阴不至此经。
七杀星　君相二火十日，太阴五日，太阳八日，阳明厥阴不至此经。
生天星　君相二火十日，太阴十日，太阳八日，阳明厥阴不至此经。
明辉星　君相二火十日，太阴十一日，太阳八日，阳明厥阴不至此经。
芒辉星　君相二火十日，太阴七日，太阳八日，阳明厥阴不至此经。
群峰星　君相二火十一日，太阴七日，太阳八日，阳明厥阴不至此经。
四犯星　君相二火九日，太阴十日，太阳八日，阳明厥阴不至此经。
安象星①　君相二火九日，太阴十日，太阳八日，阳明厥阴不至此经。

已上十星，气留不行即见看，看顺逆迟疾，自交司得位日起，首算之至，所在住处，其星见。见之各逐本星吉凶也。

里经六星

烂霞星　太阴十七日，阳明七日，太阳七日，厥阴十日，君相二火不至此经。
合苦星　太阴七日，阳明十一日，太阳六日，厥阴八日，君相二火不至此经。
背道星　太阴七日，阳明八日，太阳五日，厥阴三日，君相二火不至此经。
从顺星　太阴三日，阳明九日，太阳七日，厥阴十日，君相二火不至此经。
绮月星　太阴十一日，阳明七日，太阳九日，厥阴九日，君相二火不至此经。
炁中星　太阴十一日，阳明十日，太阳八日，厥阴九日，君相二火不至此经。

已上六星，皆天心里经之星也，非常不见，如司天气至此室，逢太乙即留而不行，亦至之星气住处即见，见各逐本星之兆也。

天心室者，西北方乾位，天司之室也。分得双鱼宫二十一度，白羊宫二十一度，故名维宫也。外经二十五星，即非常不见，如天乙太乙游于辅室，此即司天气留而不行，在处之星也。乃见之，主吉凶。犹本星之化生也。

中室主星大圣天心星，即主司天本室大星也。此维宫司天之气如至此室，即炁天符合德也，太阳阳明不至外经也，外经二十五星，君相二火经犹此经二百八十三日，太阳经循此经二百四十三日，厥阴三十七日，君相二火不至此经也。已上三经经循日数，并录迟疾度，即五日行十日也。至心室维宫，如司天及本数已上，即气高也。本数已下，即气下也。南政高而顺疾，北政下而逆疾，而高下之数，各从迟疾，高而临下，即犯之临之，与化住处星见也。

①安象星："第六天心星"图中为"安众"。"象"与"众"的繁体字形相近，必有一误。

卷二十一

第七天柱星

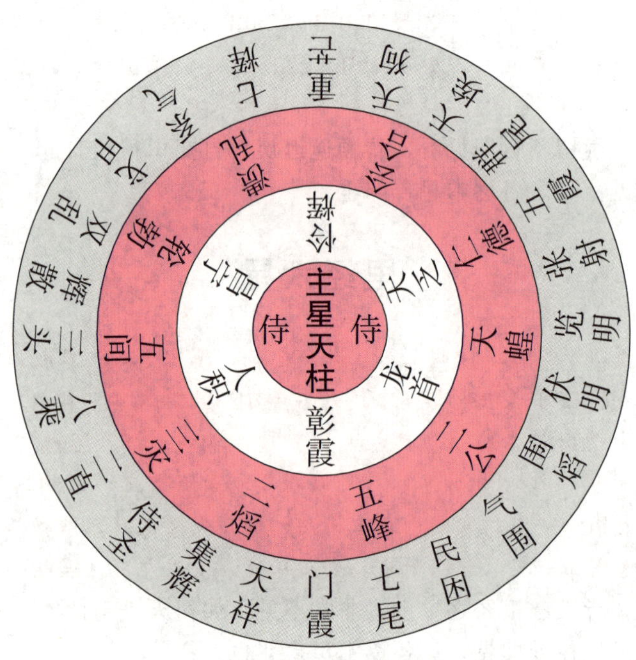

图十五

外经二十四星

南政自八乘星顺行，至直星。北政自五霞星逆行，至张射星。中室主星大圣天柱星，阳明司天至此室直入中室也。

中经十三星①

南政自五圆星顺行，至三灾星。北政自仁德星逆行，至天蝗星也。

①星：原本脱，据上下文例补之。

里经六星

南政自人积星顺行，至彰霞星。北政自天乏星逆行，至龙首星。

外经二十四星

辉散星　君相二火七日，厥阴八日，太阳十日，太阴十一日，阳明不至此经。

双乱星　君相二火十四日，厥阴十二日，太阳十一日，太阴九日，阳明不至此经。

戈甲星　君相二火十一日，厥阴七日，太阳八日，太阴九日，阳明不至此经。

系气星　君相二火十四日，厥阴十三日，太阳十二日，太阴十三日，阳明不至此经。

七辉星　君相二火十日，厥阴十日，太阳七日，太阴八日，阳明不至此经。

重芒星　君相二火一日，厥阴八日，太阳八日，太阴十日，阳明不至此经。

天狗星　君相二火十七日，厥阴十一日，太阳九日，太阴九日，阳明不至此经。

天埃星　君相二火七日，厥阴十日，太阳十一日，太阴十日，阳明不至此经。

群尾星　君相二火四日，厥阴十日，太阳七日，太阴二日，阳明不至此经。

五霞星　君相二火五日，厥阴七日，太阳十日，太阴十二日，阳明不至此经。

张射星　君相二火十七日，厥阴十一日，太阳一日，太阴十二日，阳明不至此经。

览明星　君相二火十四日，厥阴六日，太阳七日，太阴八日，阳明不至此经。

伏明星　君相二火十二日，厥阴十日，太阳七日，太阴九日，阳明不至此经。

围焰星　君相二火二十三日，厥阴七日，太阳九日，太阴一日，阳明不至此经。

气围星　君相二火十二日，厥阴九日，太阳八日，太阴十一日，阳明不至此经。

民困星　君相二火二十日，厥阴十日，太阳十六日，太阴二日，阳明不至此经。

七尾星　（编者注：以下八星司天交司主时之日原缺）

门霞星

天祥星

集辉星

侍圣星

二直星

八乘星

三头星

已上二十四星，皆天柱室外经之星也。

中经十星

五间星　（编者注：中经十星所主司元，交司主时之日原缺）

轮勃星

溃乱星

会合星

仁德星

天蝗星

二公星

五峰星

二焰星

三灾星

已上十星

里经六星

人积星　（编者注：里经六星，各星所主司元主时之日原缺）

昌宁星

天乏星

怜辉星

彰霞星

龙首星

已上六星，皆天柱室内经之星也。

天柱室者，八宫东北艮位，山司之室也。分得磨蝎宫二十一度，人马宫二十一度故名维宫。外经二十四星，中经十星，里经六星，非常不见也。如臣基太乙游天内室，与此宫相对者，即炁留不行也。如炁不行，或留或犯，随所见如五福太乙在中宫，天命即不见也。

中室主星大圣天柱星，即司天主司之星也。非常不见，一千八百年一次见之。主太平。此离宫之气至此室，天元符合德也。司天之气至此，天令不专，二间入令运也，所承之也。

外经二十四星，君相二火终此经三百一十九日，太阳经此经二百八十日，厥阴经此经一百四十五日，阳明经此经二百三十三日，太阴不至此外经也。

中经十星，太阴经此经九十四日，阳明经此经九十日，太阳经此经七十九日，厥阴经此经八十一日，君相二火不至此经也。

里经六星，太阴经此经五十一日，阳明经此经五十二日，君相二火经此经五十三日，厥阴经此经三十四日，太阳不至此经。

明为经循过者，日数皆定迟疾也。如疾度者，即十日行二十日也。诸经宫中如天数过本数，即高也。南政即高而顺疾，下而顺迟也。北政即高而逆迟，下而逆疾也。

又天数过周天数，即各太过也。如天数未尽而经数尽者，非气高也，即入中室也，此非天符也，后退位之日，即移此室中也。如天数不及半周天，三数不及半周天，命曰司天不及而经不尽。天数已尽者，亦非气留也。即入里经之宫更不经循也。此本司天，本室独治之，命曰不及也，故二间同治也，后司天复退之日，即离也。

卷二十二

第九天英星[①]

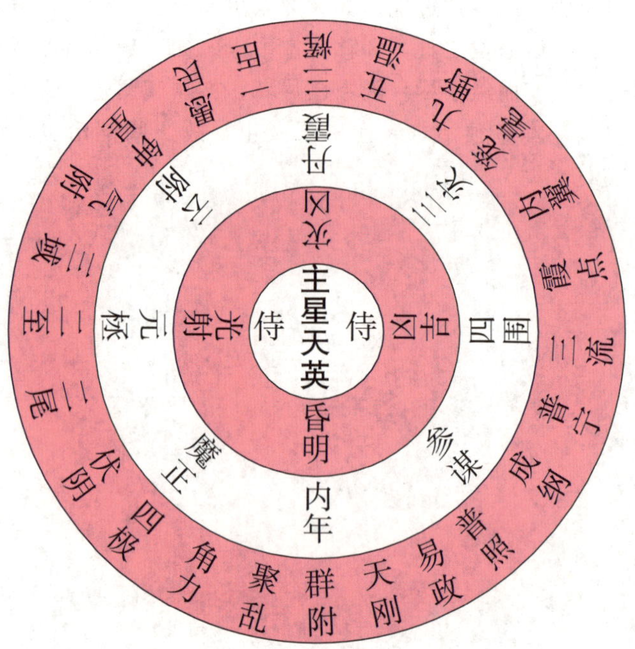

图十六

外经二十四星

南政自气符星顺行，至三域星。北政自婴儿星逆行，至大掌星。

中室主星大圣天英星，有二侍星，君相二火至此司，直入中室也。

中经八星

南政自北极星顺行，至磨正星。北政自三灾星逆行，至四维星。南政自光射

①第九天英星：若按卷二十一“第七天柱星”之序，此图之前当有“第八”星图。原本缺无。

星顺行，至昏明星。北政自灾凶星逆行，至凶吉星也[①]。

外经二十四星

气附星　厥阴二十日，太阳十一日，太阴十五日，阳明九日，君相二火不至此经。

钟　星　厥阴十日，太阳十日，太阴十一日，阳明九日，君相二火不至此经。

愚民星　厥阴十三日，太阳十五日，太阴十一日，阳明九日，君相二火不至此经。

三日星[②]　厥阴十日，太阳十一日，太阴九日，阳明十日，君相二火不至此经。

三辉星　厥阴十日，太阳七日，太阴八日，阳明十一日，君相二火不至此经。

五温星　厥阴五日，太阳十日，太阴七日，阳明十一日，君相二火不至此经。

九野星　厥阴九日，太阳一日，太阴六日，阳明七日，君相二火不至此经。

笼毫星　厥阴七日，太阳十日，太阴八日，阳明七日，君相二火不至此经。

两翼星[③]　厥阴十日，太阳七日，太阴十二日，阳明十三日，君相二火不至此经。

霞点星　厥阴十二日，太阳五日，太阴八日，阳明十二日，君相二火不至此经。

三流星　厥阴十日太阳十二日太阴十五日阳明十六日君相二火不至此经。

普宁星　厥阴十日，太阳九日，太阴十日，阳明十一日，君相二火不至此经。

成纲星　厥阴　太阳　太阴　阳明

君相二火不至此经[④]。（编者注：此星各步交司时日原缺）

普照星　厥阴　太阳　太阴　阳明

君相二火不至此经[⑤]。（编者注：此星各步交司时日原缺）

易政星　厥阴十五日，太阳十日，太阴七日，阳明十二日，君相二火不至此经。

天纲星　厥阴九日，太阳十日，太阴八日，阳明十三日，君相二火不至

---

①凶吉星也：按前后各卷文例律之，此五字下缺“里经四星”及相关内容。

②三日星：“第九天英星”图中为“一臣”。

③两翼星：“第九天英星”图中为“内翼”。

④成纲星……不至此经：此星各步交司时日，原本缺佚。

⑤普照星……不至此经：同上。

此经。

群附星　厥阴十二日，太阳七日，太阴十日，阳明十三日，君相二火不至此经。

聚乱星　厥阴十四日，太阳十四日，太阴九日，阳明十日，君相二火不至此经。

角力星　厥阴二十日，太阳十一日，太阴十日，阳明七日，君相二火不至此经。

四极星　厥阴十日，太阳十一日，太阴十二日，阳明九日，君相二火不至此经。

伏阴星　厥阴十一日，太阳十日，太阴十日，阳明十五日，君相二火不至此经。

二尾星　厥阴十一日，太阳十日，太阴七日，阳明十日，君相二火不至此经。

二至星　厥阴十日，太阳十一日，太阴九日，阳明八日，君相二火不至此经。

三域星　厥阴二十日，太阳十日，太阴十日，阳明九日，君相二火不至此经。

已上二十四星，皆天英室外经之星也。非常不见，如司天气留不行即见。见遂看司天之高下、顺逆、迟疾也，皆行起有处，定位星分多少经循日数也。如经行次宫天蓬室中遇太一至，其气即位，位处星见，见之各有吉凶也。

中经八星

元拯星　厥阴十一日，太阴十五日，阳明二十四日，太阳、君相二火不至此经。

云附星　厥阴十五日，太阴二十日，阳明九日，太阳、君相二火不至此经。

丹霞星　厥阴二十日，太阴十日，阳明十日，太阳、君相二火不至此经。

三灾星　厥阴二十日，太阴十九日，阳明七日，太阳、君相二火不至此经。

两耳星①　厥阴十七日，太阴十四日，阳明二十四日，太阳、君相二火不至此经。

参谋星　厥阴十五日，太阴二十日，阳明九日，太阳、君相二火不至此经。

四围星　厥阴二十日，太阴十日，阳明十四日，太阳、君相二火不至此经。

磨正星②　厥阴十八日，太阴十二日，阳明十四日，太阳、君相二火不至此经。

已上八星，皆天英室中经之星也。非常不见，如司天气留不行即见。遂看司

①两耳星：“第九天英星”图中无此星名，有“内年”星。

②磨正星：“第九天英星”图中为“魔正”。

天之高下、顺逆、迟疾也。皆从起首处定位，星分多少，经行所住处看日数，至行星凶吉，各逐本星也。

里经四星

光射星　厥阴十二日，太阳十四日，太阴十三日，阳明、君相二火不至此经。

灾凶星　厥阴十四日，太阳八日，太阴十五日，阳明、君相二火不至此经。

凶吉星　厥阴十二日，太阳七日，太阴十三日，阳明、君相二火不至此经。

昏明星　厥阴十日，太阳十二日，太阴十日，阳明、君相二火不至此经。

已上四星皆天英室里经之星也。非常不见，如司天气留即见。见处本星，各有吉凶也。

天英室者，正南离位，九宫太司之室也。其室全得狮子宫，分得双女宫十度二十二分半，得巨蟹宫十度一十九分半，故名正宫也。

外经二十四星，中经八星，里经四星，非常不见。如君基太乙游行天蓬宫，与此宫相对，即元气留而不行住处之星也。非常不见，即一千九百年一次见之主太平也。如君相二火司天，如至此室即更不经循三经，即直入室中，命曰天符，故名德化也。

假令中见水运不可胜之也，左右二间亦不入令，即侍其霞彩也。如气高，即热令化之，令不数炎酷也。如气下，即炎烁沸腾，山泽干枯，草木乃焦，民病热上也。

又见中火运，即各太乙三合会也。如行度疾，即化令早应而早息也。如行度迟，即化令脱而脱息也。太过，即先应浅而投应深也。不及，即光化甚而后易令也。

司天亦有复至也。如天数时本宫去法，天不尽，即是代令之数也。如及周天数，名曰中有余也。如及半周数者，名曰平气也。如不及半周者，不及也。如过周天外者，名曰太过也。太过三五十日、及一百余日已上者，名曰复布政。天数太过有余天度疾行者，经循尽天数，却见。不太过者，名曰中有余也。即当布政而却不同布政者也。

外经二十四星，厥阴二百七十七日，经此经也。太阴二百三十二日，经此经也。阳明二百四十三日，经此经也。为定迟度，如疾度减半也。相火合天符，故不经循也。中经八星，厥阴一百四十六日，经此经也。裹经四星，厥阴三十八日，经此经也。太阳三十一日，经此经也。阳明、君相二火，不经此也。阳明金不深入火室，君相二火合天符，如天数太过而行度。经数已终者，即中有也。即常布政，而后不同布政也。星不同布政，即天冲治之。天独治，民灾之甚，化令之酷也。

卷二十三

求天地运化，逐岁司天，治脉易神藏之位法

子午之岁，南政司天，土运之岁，君火[①]治天，脉当治于上部。左寸心脉，易于右寸。右手不移，应于心脉，入于右手，南政顺迁，自左入右手。脉该右寸浮大而散，心之脉也。小肠随之，顺天易位，运于右手也。阳明在泉，肺脉不当右寸，及左天中司地为在泉，而言高下矣。肺脉易于左尺司天治其右，司地治其左，右顺而左奉上。脉浮短而涩，肺之脉也。大肠随之奉天，易位连相左手尺中。肾脉同诊于命门，肺脉至，此得司地而肺至，即左尺中脉与命门同矣。左尺寸口，运居其位。左手心部居右，谓之运。即甲午脉缓，丙年脉右，戊年脉洪，庚年脉毛，壬年脉弦。子午之岁，看会何运而应脉也。

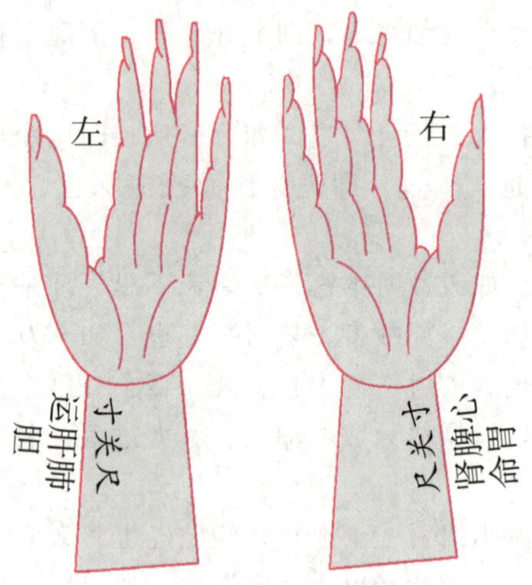

图十七　子午之岁南政司天手鉴之图

子午之岁，北政司天，金、木、水、火运，北政司天，君火司天，脉治上而当位。

左手寸口脉，守于本位。心脉定位于左手，北政司天，自右入左，自西入东，在寸左东本治其上。

①火：原本“火”字误为“大”字，据上下文义径改。

脉运左寸浮大而散。心之脉也。小肠应之，右迁岂固守左寸也。

阳明在泉，肺脉不常，右寸易。肺部脉在左手尺，中奉天之左也。

肺脉易于左手尺中，司天治上之右，司地治下之左。

脉诊浮涩而短，上奉天，脉当下应右手尺中，肺之部也。大肠随之相下。

右手尺中，命门与肾同诊。肾与命门，本因小藏见也。

右手寸中，非空运脉，居之易运之脉，看是何运也。或弦、或洪、或缓、或毛、或石、随[①]五运六炁而见也。

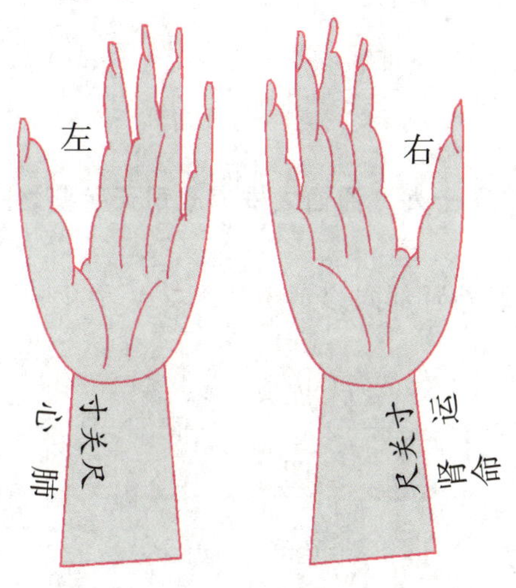

图十八　子午之岁北政司天手鉴之图

卯酉之岁，南政司天，己酉己卯，阳明司天，于南面脉当治上，而肺脉当本位也。

右寸肺脉，守于本位，肺脉定位，本居左手。南政之岁，顺行迁至左手，右东自左西，故肺守位也。

脉诊浮而短涩。肺之脉也。太阳之本从天化之上，而守本位也。

少阴在泉，心脉不当运于左手，易心脉在右尺，小肠随之。本从天化行于此部。四正之纪，非经纶天地，即不当易其位也。当尺天肺脉于右寸，本之心脉于右尺。

左尺肾脉，与右尺命门诊。肾与命门，不同一藏，常左右二部并天地不至，即分二位也。

左寸非空运脉居之。中土运，脾脉上间，盖甲子与午同间。

卯酉之岁，北政司天。金、木、水、火四运，北政司天，右迁而逆去，自西而至东肺脉治上，右至于左寸右寸。

肺脉易于左手寸口，左手不应，右手亦不应，易肺脉在左手心之中。

诊候浮短而涩。肺上脉也。大肠随之，从天之政，易于此位。

少阴在泉，心脉不当于左寸，易位入左尺中，小肠随之。金治其上左，君相

①随：原本“随”误为“腿”，据文义改。

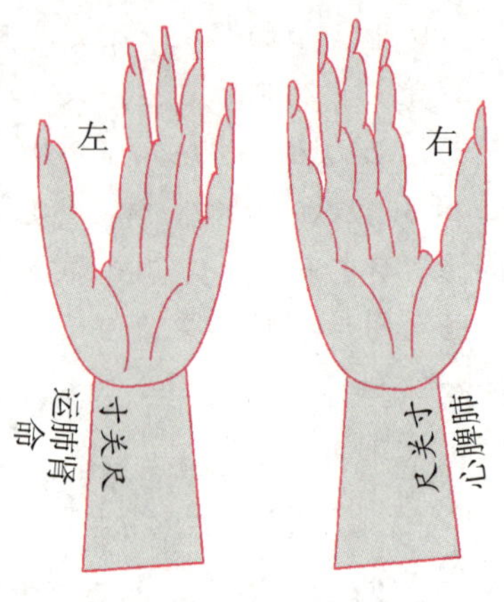

图十九　卯酉之岁南政司天手鉴之图

治其下右。

右手尺中，命门脉与肾部同诊。诊位分二部，脉当时同部。

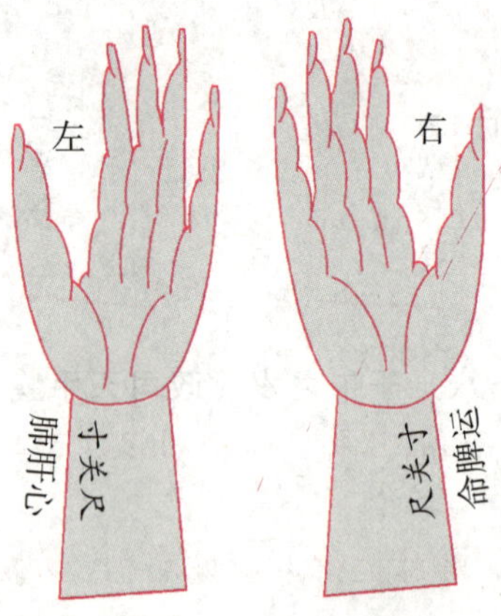

图二十　卯酉之岁北政司天手鉴之图

右寸非空运脉居之。看五运而从五脉之所。

此子、午、卯、酉四政之纪，故曰尺寸反为逆，天地之正，非常反也。非纪天地，即不可反，反之者死。寸独然，或尺独然，上下二反必死。

巳亥之岁，南政司天。土运会厥阴，司天于南面。脉当治右寸同诊，金不伏木，位当顺迁，而自左入右，肺脉同诊。

右手肺脉，不退其位，四正之纪，位尊而不退，治之天而同肺于右寸。

脉诊软弱而弦。二脉同诊于右寸，如司天气高，厥阴脉而得之肺脉沉，而得之，如司天气下，厥阴沉而得之，肺脉浮而得之。

巳亥之岁，北政司天，乙、辛、丁、癸四运。皆北政北面，肝脉上治如在左，自右入左，故心脉同之，与司天同诊。

左手寸口不退其位，四政之纪，非经纶于天地，不可移位矣。难治天故心肺同治诊。

脉诊软弱而弦肝脉。故二与同心，诊如司天，气高左中浮而肝脉也。司天气

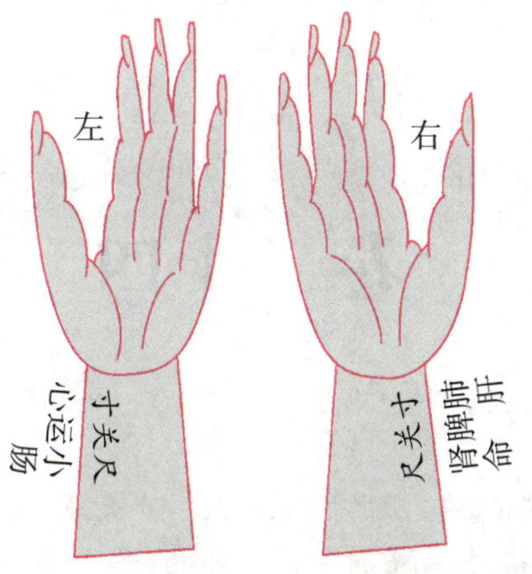

图二十一　巳亥之岁南政司天手鉴之图

下，左中沉而得肝脉也。

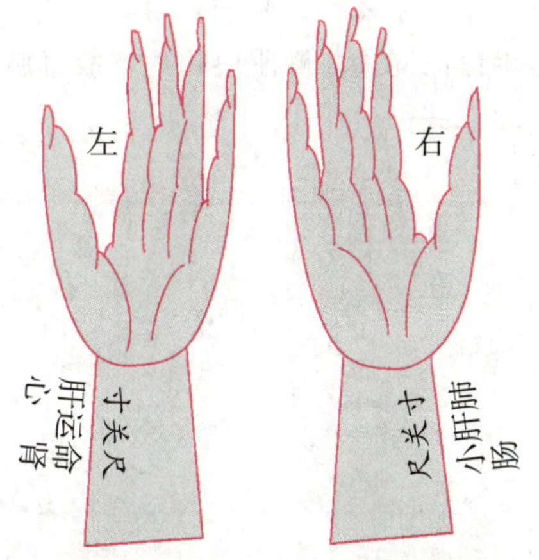

图二十二　巳亥之岁北政司天手鉴之图

少阳在泉，心包络脉也。三焦随之易位于左尺中，故治上也。地奉天之左右手尺中命门，因诊如司天。天不接于地化之时，命门与肾分作二位。

左手关中运脉动应。随五运之候，各觉左行之住。

卷二十四

寅申之岁，南政司天。甲寅甲申，少阳南政司天，相火用一脉络治[①]上，三焦之南政顺迁，自左入右，政在右寸中，肺脉同治。

右手寸口，不退其位。心肺作四正之纪，非天地之政，不易其位，少阳相火治天，同诊寸口于右尺，不相形讨[②]。

脉诊洪大而钩。少阳相火之脉，司天气高，右手包络脉浮而得沉、而得肺。司天气下，右手脉沉而得浮、而得肺，固[③]右手同诊。

厥阴在泉，肝脉易位于左手尺中，尺治上右也。治下之政。

左手尺中肾脉与右手命门同诊。厥阴应司地，故肾脉间命门。左手关中五运居之。五冲各随五运，脉在关中同诊。

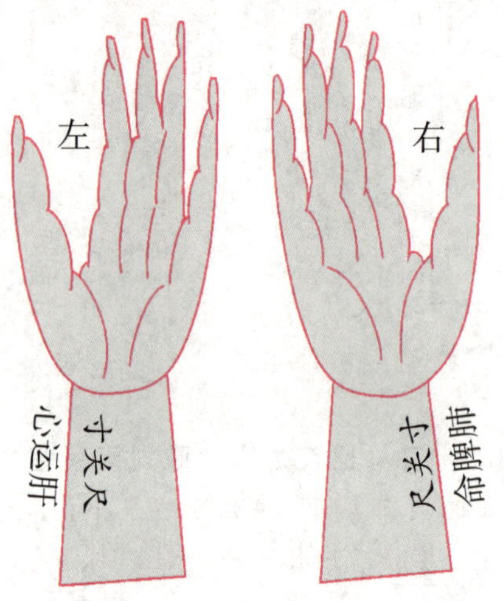

图二十三　寅申之岁南政司天手鉴之图

寅申之岁，北政司天。金、木、水、火四运，皆北政司天，少阳相火治上，同诊于右手寸口。北政自右入左关左手。

左手寸口脉，不退其位。政位同司天之相火，故寸口左手之脉同诊。

脉诊洪大而钩。少阳二脉同司天，气高浮而得司天脉，沉而得心脉。司天气下，沉而得司天脉，浮而得心脉也。

---

①治：主宰，掌管。

②不相形讨：右手寸口三部脉的变化与气候变化不相应。

③固：的确。

厥阴在泉，厥阴易于右尺，司天治上，司地治下而奉天，则右尺命门而左尺脉同诊。盖右手尺中司地主之，故入右手中而肾同诊。

左手关中，运乃主之。随五行之应类而诊。

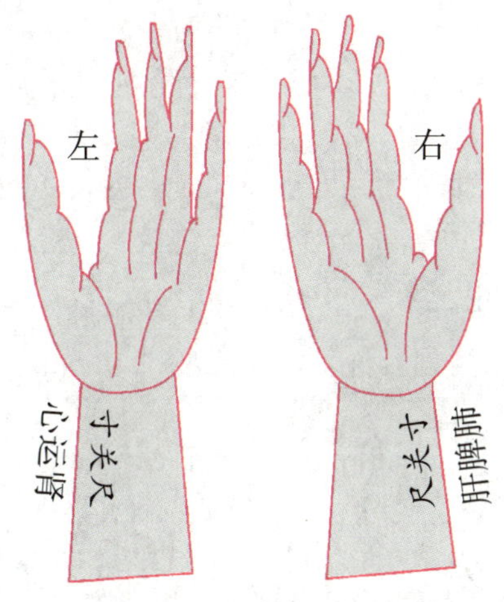

图二十四　寅申之岁北政司天手鉴之图

丑未之岁，南政司天。己丑己未南政太阴司天，脾脉治上，南政顺迁，自左入右，与肺脉同诊也。

右手寸口脉不退位。肺脉正位，因司天上德南政顺迁，同左入右，浮沉二位各主其脉，脾脉滑而缓而弱，一部之中有二部。司天气高，其脉浮而治天，脉沉而得肺脉，司天訇①气下沉。尺脉浮，肺脉。

太阳在泉，太阳寒水正治左尺，皆主本位之脉，右尺命门与肾各主一位也。如司天太乙与天数有余，虽新岁气留而不远者，俱冲布政或作接间，主早退位，即肾与命门一位各主之。

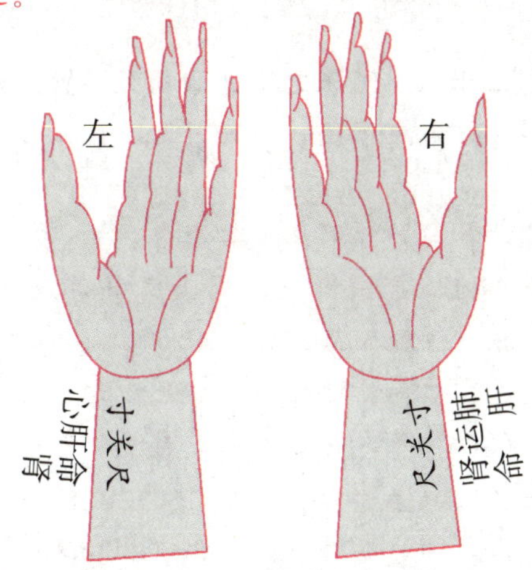

图二十五　丑未之岁南政司天手鉴之图

①訇（hōng 音轰）：大也。

右手关中，运脉应见。随五冲之应也。丑未之岁，北政司天。金、木、水、火四运，皆北政司天，脾脉上治[①]手。北政右迁，自右入左心脉。

左手心脉不退其位，心脉正，太阴司天，脾土上治，是一部二脉同诊，沉浮各异。

脉诊滑缓而弱。如胃脾当见必死。司天气高，浮而得治天，尺脉沉而得心脉。司天气下沉而得天，尺脉浮而心脉，故同见二脉。

太阳在泉，上治天，脉同左寸与心同。下肾脉入命门部于右尺，命门复入左尺肾之中也。

右手关上，运脉[②]主之。弦、大、缓、毛、石，又法木、水、土、金之应也。

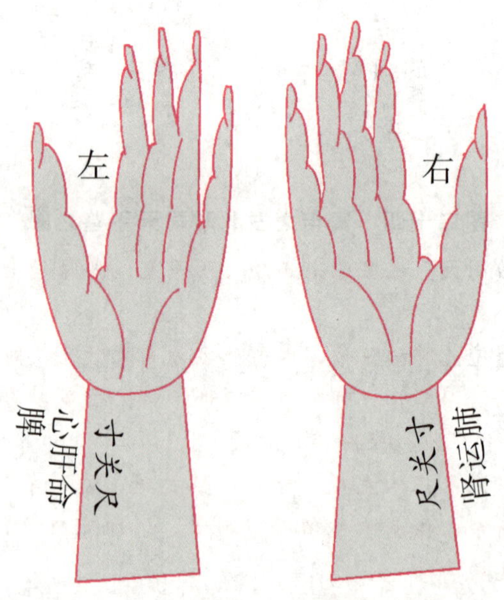

图二十六　丑未之岁北政司天手鉴之图

辰戌之岁，南政司天。甲辰甲戌，南政司天，肾脉上治，司于右寸。南政顺迁，自左入右也。

右寸肺脉不退其位，肾与肺脉同见于右寸中。

脉诊沉坚而实。肾脉也，膀胱急之。司天气高浮而得治天，尺脉沉而得肺脉。司天气下沉得治尺脉，浮脉而得肺脉也。

太阴在泉治天脉同于左寸，治地脉同于右尺。天面向北，地面向南。奉天之道，故易脾胃于此。命门独生尺，肾脉治上，司于肺部也。

左手尺中，运脉主之。随五冲应也。

辰戌之岁，北政司天，金、木、水、火四运，北政司天，肾脉上治。北正右

①治：主，掌管。

②运脉：指受主管全年气候变化的中运之气（即岁运）的影响而出现的脉象。下同。

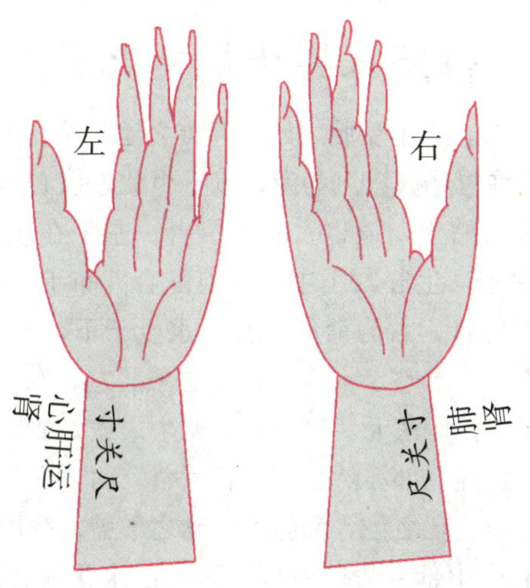

图二十七　辰戌之岁南政司天手鉴之图

迁，自右入左，肾与同治天之位，木不克火也。

左寸心脉，不退其位，水火各得其上位，故同诊其脉。

脉诊沉坚而实。司天气高，浮而得治尺脉，沉而得心脉。司天气下，沉而得之治尺脉浮，而得之心脉也，故作二位诊之。

太阴在泉，胃土不治，易位于右手尺中。天地政南，天左地右，奉天之道。

命门并太阴同诊。高曰司地，其气高。浮而得之，沉而得命门。下曰在泉，沉而得之，浮而得之，浮而得命门也，故曰同诊。

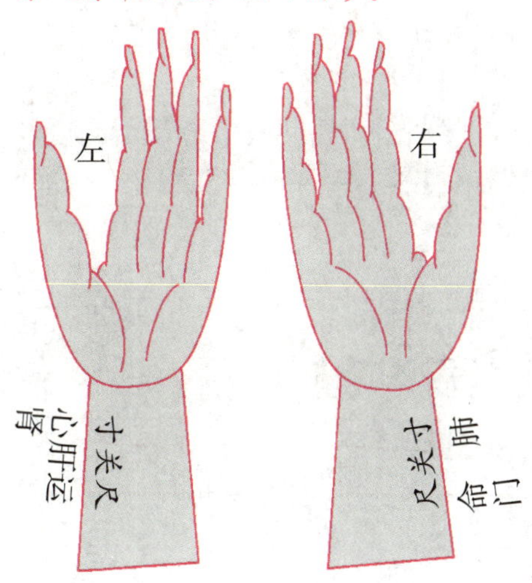

图二十八　辰戌之岁北政司天手鉴之图

推妇人男子反背之脉[①]

且夫男女之脉异同者，本乎受胎之始。仰覆之道，从其天地阴阳自然之理。男覆而象天，女仰而法地。在母肠腹以上为南，以下为北，以右为东，以左为西。从其受胎之始，妊而成形，兹而始生，道也。故男覆者，左手在东，右手在西。女子面仰者，左手在西，右手在东，生五藏于中，六府配合。布十二经络，分动于脉于左右者，则肾藏先生，故左为肾，右为命门。肾法水生于下，自冬至之气，至□[②]于左，故脉居左部之中。水在下生本部于中部。青龙之象居左，东方木生火□[③]生夏，故肝生心居左部火曰炎故居寸。以法元武生青龙，龙生朱雀，故肾在左尺，肝在左关，心在左寸。女人右手在东，此三部亦然。在左肺属金，西方白虎之象，故在右也。女人左手在西，位居上也。金为孔之位，而脉为诸脉之华盖，故居上部为寸口也。脾者中室土位，象西南也，故居中部。命门所以在下，以水伏故在脾之下部。尺中肾与命门，主藏精神而系元气，立象者，生命之根本也。元命真一元气，始生之时，左付青龙生肝，肝生心，是子母故同在左右。付白虎而生心肺，亦是子母，故同在右，大道生于自然，非一元之气有漏也。盖男女受精之初，仰覆之异耳。肺随行□[④]肝心作阳道居左，脾肺作阴道居右，此女人仰而右。手右东故付肝心，在左左手覆而在西，故付于肺脾，作阴道而在右。此是也一元之气先行，阳道之东次行阴道之西，是故男覆女仰，面之左右各殊，东西之分，妇人脉有反背之诊也。

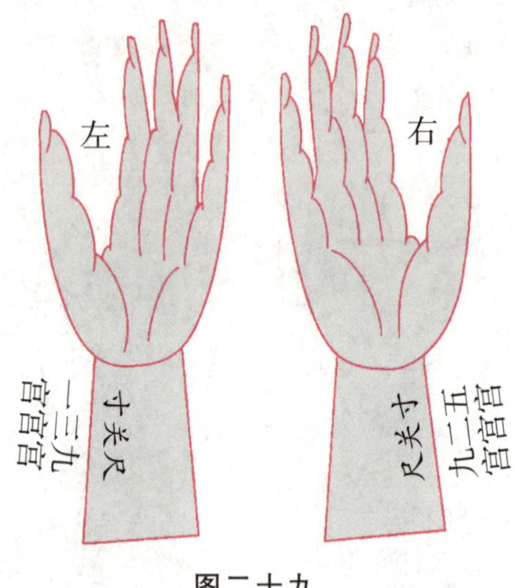

图二十九

①反背之脉：指男女两性脉象相反的道理。背，反也。因男为阳居上，当俯视之。女为阴居下，当仰观之。故男女各自脉位相反。

②□：原本缺字。

③□：原本缺字。

④□：原本缺字。

卷二十五

诊脉六十首[①]

夫六十首者，是司天之命脉，主人生命者，候之得应则生，失之则死。候之可五日诊，诊在六十甲子所在者时宫。时宫合司天之辰也。审时宫之位地，上地盘局，阴阳二遁进退一十八局。中不以地上九宫为定，审得三元布六仪，三奇去上所至者，甲子与年同之时，五日六十时甲子，当年本数同者，是审时甲子在何六时三奇之上。时甲子所合之位者，即候之天有十干宫布也。宫除甲可遁伏为隐伏其甲，九宫布三奇六仪者。余九千以配五行，定人之位，以戊己在脾部，法在关上，庚辛在肺部，法在寸上，丙丁在心部，法在寸上，以乙独在肝部，法在关上。甲乃随在六仪，甲同胆，故遁六仪九千布九宫，不言胆也。壬癸在肾部，法在尺上，当要在审天、地、人三元，明九宫阴阳二遁，二十四气并折局、补局，并节气。如时，审候气至之时刻，折前局而接后局。超甲子神来接气所至之时，随三元前局，各有其数，数合时，宫在何时干之位。甲子同年之时，动脉应干，分配人之寸、关、尺三部，如此审候司天，天命天应天时而动，见于此部应此至之时，即有天命。至而不至，即天命无矣。

诊少阴君火之脉[②]十首

脉至大而且散戊午，脉至大而散且长壬午

少阴正化，午。脉至大而浮且散，甲午，脉至大而散浮且轻，庚午，脉至大而散且沉，丙午。少阴对化，脉至大而洪盛，且滑且缓，甲子，脉至大而散，且浮细，丙子，脉至大而清[③]且缓，戊子，脉至大而散且浮缓，庚子，脉至大而速且长，壬子。此少阴君火之至十首[④]正对二化共十首。

---

①诊脉六十首：指六气中每一气在不同的年份，对人体气血运行都有影响，共计有十种脉象变化。六气共计60种不同的脉象特征，故曰“六十首”。

②之脉：二字原脱。根上下文例律之，补。

③清：疑为“滑”之误。

④十首：正文八首加小注“戊午”“壬午”年的脉象变化，共十首。

诊太阴湿土之脉十首

正对二化共十首

太阴正化，未。脉至滑缓而软，乙未，脉至大而滑，癸未，脉至缓而弱，己未，脉至小缓而沉，辛未，脉缓弦而直，丁未。太阴对化，丑。脉至缓小而沉，己丑，脉至缓大而滑，癸丑，脉至缓小且散，乙丑，脉至缓浮而散，丁丑，脉至缓而沉滑，辛丑。此太阴雨土之至十首。

诊少阳相火之脉十首

少阳正化，寅。脉至钩而浮且直，甲寅，脉至钩而散且沉，丙寅，脉至钩而流①且沉，戊寅，脉至钩而速且浮，庚寅，脉至钩而弦且长，壬申。少阳对化，申。脉至钩而大且缓，甲申，脉至钩而弦且沉，丙申，脉至钩而大且疾，戊申，脉至钩而浮且直，庚申，脉至钩而弦且浮，壬申。此少阳相火之至十首。正对二化各五首。

诊阳明燥金之脉②十首

阳明正化，酉。脉至短而涩且毛，乙酉，脉至浮涩而软，丁酉，脉至涩短而缓己酉，脉至软短而细，辛酉，脉至毛短而速，癸酉。阳明对化，卯③。脉至涩小而毛，乙卯，脉至短小而弦，丁卯，脉至涩浮而缓，己卯，脉至短小而细，辛卯，脉至毛而轻散，癸卯。此阳明燥金之至十首。正对二化各五首。

太阳寒水之④脉十首

太阳正化，戌。脉至长大而沉，甲戌，脉至大滑而实，丙戌，脉至大滑而缓，戊戌，脉至大而长弦，壬戌，脉至浮大而长，庚戌。太阳对化，辰。脉至沉大而石，甲辰，脉至最大而缓，丙辰，脉至大而实，戊辰，脉至长滑而急，庚辰，脉至浮滑而弦，壬辰。此太阳寒水之至十首。正对二化各五首。

①流：疑为“滑”之误。

②诊阳明燥金之脉：原缺“诊”“之脉”三字，以上下文例律之而据补。

③卯：原缺，以上下文例律之而据补。

④之：“之”字原缺。据上下文例律之而据补。

厥阴风木之[①]脉十首

厥阴正化，亥。脉至弦长而浮，乙亥，脉至长浮而直，丁亥，脉至滑而长弦，己亥，脉至长软而滑，辛亥，脉至轻长而弦，癸亥。厥阴对化，巳。脉至弦滑而急，乙巳，脉至弦浮而急直，丁巳，脉至浮紧而急，己巳，脉至弦浮而洪，辛巳，脉气成盛而浮，癸巳。此厥阴风木之至十首。正对二化各五首。

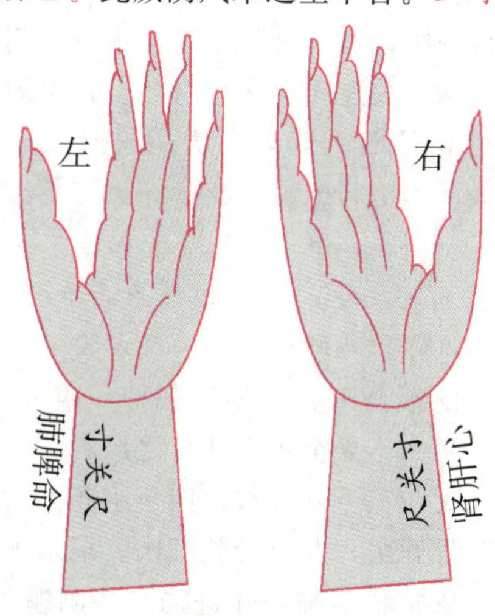

图三十　阴阳二遁六十甲子入时上合五部出见脉之图

凡取诊候，取时甲子所至时干之位，合三部寸、关、尺。左右手取沉浮之诊者，其要在明司天、南北二政、治天易位之旨。有须男女之左右手，则其诊为要法矣。此司天生命之脉六十首，要在细穷天数，毋离然。诊司天天数未尽复作布政者，未可作间，司天如此之诊矣。如天数早退，间位而接间之至，不可推天命之诊。天数既退，只可取受胜之诊，受脉之诊，令[②]出《素问》，已明于世矣。

诊诸藏府开通每部四十五动法

且夫藏府开通每部有四十五动者，贴[③]为奇常之府[④]，主藏精汁三合而不出，故气不通脉于诸藏府也。三焦有位无形，位，无气，虚有位次。包络有形五位。五位不得正，即以五藏六府之开通者，大藏也。互相合逐，部中五动之胜脉六会。又除包络、三焦，其为二火藏，虚立配位十二经者。只有正合真[⑤]五行者，五府之定实，正位之藏府也。法五行十干，甲胆、乙肝、丙小肠、丁心、戊胃、

①之：同上。
②令：疑为“今”之误。
③贴：疑为“胆”之误。下文“胆”及《难经·四十二难》胆“藏精汁三合”为证。
④奇常之府：奇恒之府。常，恒也。
⑤真：疑为“其”之误。

己脾、庚大肠、辛肺、壬膀胱、癸肾藏，以府为阳，法刚干[①]也。以藏为阴，法柔支也。阴胆[②]以应甲当遁矣。遁，隐伏。故名脉隐伏也。惟本位之动，不通关于诸部。胆脉在左，关浮而得之，不通肝部。天有十干，宫有九宫而九干，故甲当遁伏也。因名遁甲，应胆为甲，甲当遁之，故脉不通关于诸部。即从六仪之位而同隐遁，故只布九干，三奇六仪共九干，并胆甲遁在六仪也，是故除外五藏四府，各法五冲动也，于诸部中各五动。五行动也，五九四十五动者，乃肝、心、脾、肺、肾五藏分五部，各动五者，共合五九四十五动也。除胆五动，除胆五动，故四十五动也。首自乎胆，寅时艮中之南，水下一刻，五藏四府，气脉干会之时于诸部，中有诸部之脉，关速相会之首自冬至，法阳遁顺迁之，故自膀胱至肺，故平旦时先朝于左寸，计四十五动先从。膀胱五动，次至肾五次，至胃五次，至脾五次，至肝五次，至小肠五次，至心五次，至大肠五次，至肺五次。独诊右手之中四十五动。有一小络，络者小止。止而没乘至府藏之吉凶也。各从五动，脉分五动之中，有交常[③]之脉，如在何藏府，有病也。诊此右手中四十五动，次诊左手关中之动。胆部只与肝通则不动。以诊右手尺中四十五动中，作膀胱，终于肺五分部背[④]。自冬至阳遁，终于芒种，四节一十二气之中朝会之脉也。上部从府，上关中于病也。夏至阴遁逆行之局者，上部从藏，下朝至府。自肺经五动，次二至太阳五次，三至心五次，四至小肠五次，五至肝五次，六至脾五次，七至胃五次，八至肾五次，九至膀胱五次。漏水下一刻，艮中之南，诸藏府朝会右寸，各遂进退。从膀胱至肺经作进局，从阳遁。从肺经至膀胱作退局，从阴遁。左右寸为首，至二入左寸，次二入左关，次入右关，次入右尺。是时随气行于肺，会于肺主气作诸藏之华盖，次至心、次至肝、次至脾、次至肾作诸藏之下，谓水陈于下也。皆右寸中作守会也。所动之中，或上复来及四十五动常脉也。不不及者，气之不及，或違[⑤]如贯珠，本部之将有结热，或違、或转，凡本部之有滞伏。或止如膈膜，本部畜血。或如弹石，本部之将才或待而不复，至困而本部之将离[⑥]。或違而灌浆，本部有血流不去。或違洪，本部之血气有余。或違而小弱，本部之血不足。本部者，是五运中有几运，以何藏府是四十五，运中皆从有二百又二至，直二下二藏，初朝会所至之中，有如是许害而思之。本部分之有变，或正或伏也。亦须审治，守天奉上，在泉运居之脉，并男女之当诊，可以察之也。

---

①刚干：即阳干。阴干称为柔干。

②阴胆：疑为“阳胆”之误。

③交常：疑为“反常”形误。

④背：义难通，疑衍。

⑤違：同“动”，动也。指脉象的搏动。

⑥木部之将才或待而不复，至困而本部之将离：此二句义不明，疑有误。

卷二十六

求六气天游太乙法

夫五运者，天地之五性也。六气者，水君火作天地元气，故为其首。次有木、相火、土、金、水，即是天地之五气也。乃化五虫、四、序、五味、五谷，皆随天地之性气也。以八节作天地之八正，九宫作天地之九藏。五宫归八卦也。太乙上位八神，作天八神。八神，即天帝八之尊神也。九宫标星，作天之阳魂。天作阳神，故而上神尺在天地、日月、五星、作神光，七政万象作精光，付神十精太乙作天神使也。地九室中主圣，作地之阴魂。魂之言箔也，箔故守其地也。九奇太乙，作地斌之上神。只主地，不言天地也。八政太乙，作天之神符。驱用深伏政，名神符。深通天地之性气，神明八十正之妙异也。天地之成，成之枯荣丰凶之征兆，悉由之何？

十神太乙轮支首位法

十神太乙者，五福尊位，次君基为长，次臣基、民基、天乙、地乙、直符、四神、大游、小游也。乃天帝，上神方位之神也。神在变，运则气乱。气乱则神彩变易。神彩，即神光之七政，运气变动也。太乙符游，及日月五星之变易，吉凶可知也。是故五福太乙者，太极混元，祖土之元祖。元祖之元神也。混元，道体也。即天地首灵之神。君基太乙者，即天地元气之神也。君火①，真气灵神也。臣基太乙者，即天地火气之神也。相火，真气之灵神也。民基太乙者，即天地本气之神也。风木，真气之灵神也。天一太乙者，即六戊之神也。乾宫真一之灵神也地一太乙者，即六巳之元神也。坤宫，真一之灵神也。直符太乙者，即天地金炁之神也。燥金，真气之灵神也四神太乙者，即天地水气之神也。寒水，真气之灵神也太游太乙者，即艮山鬼户之贵神也。不居正气之客神，故作贵神，不作帝位。小游太乙者，巽风维位之贵神也。虽与太乙同位而为十精，太乙之长神也。

神感即性逜，性逜即气变于天地，万化安危，丰凶生夭，悉由之。不福太乙，不游八司，即直出直入也。不上下左右往来游宫者也。出即与君基相对。凡至五福所到之处，与君基对宫也。故守中而不出，或出不还。非不还也，后使看

①君火：原本误作“君大”，据上下文义，作“君火”为是，径改之。

始归其宫，客至而不还也。或客至中宫而出，次神入中宫而出，次神入中宫即五福，如出于外，或先出而客至。五福是主，明主之神，皆客也。今五福先出外，次有客神至矣。客至即五福却还，故当不同。名逐阴阳支，无偶之数，故不同也。五福到处，乃变灾为福。

君基到处，真灾减半。如君基在一宫，即五福出中宫而至九宫。君基在三宫，即五福在七宫。君基到处，即五福离中宫，与君基相对。出入从奇偶，阴阳支位之数。五福到处，是主。次后入中宫者，亦客也。出入之法，九年裆[①]一首。从起首支终于九数，则别起首。三十六年，迁位三元首也。首正一元，首偶二元，首维三元。三元首者，四正，子午卯酉，四隅，寅申巳亥。四维，辰戌各有其四，而丑未十二支也。四正既周，次迁入隅。四隅既周，次迁入维。四维既周，次复入正。如首本位不复再入往来，周而复始，此三十六年一迁□[②]其数四、九之数，先用一年，即子年作首政。次入于二正，酉年作二正也。次入三正，午年作三正也。次入四正，卯年作四正也。即从子年首一至，申为九次。首酉作一至，巳为九次。首午作一至，寅为九次。首卯作一至，亥为九次。四正既周，不复入子也。此如三十六年，退一位次，首隅宫也。今如亥退位作一，自正入隅，即以亥为一，至未为九次。首申作一至，辰为九次。首巳作一至，丑为九次。首寅作一至，戌为九。四隅既周，不入亥也。如此三十六年，退一位次，首维宫也。今以戌退位作一隅，自入维宫。即以戌为一至，午为九次。首未作一至，卯为九次。首辰作一至，子为九次。首丑作一至，酉为九。四维既周，不复入维也。退位而次，以酉作酉，则四九三十六年。复退一位，是故四周正入四维。四维周而入四正。如此五福出入各异，九神往来迁运，故不同也。所谓阳支阳数者，五福守中，客至而不出。太乙自君基，次到地乙入中宫，作客也。亦天□[③]君基相对宫。非不出也，如换肩[④]即出。所谓阴支阴数者，即五福得君基至而出。太乙自小游轮之次，君基在后，五福出也。次客至而不还非不还而接肩，即还也。所谓阳支阴数者，即五福先出，待客至而还也。待后次一神入五宫也。五福先出者，君基对□□[⑤]朝次一神入中宫，即迁也。

阳支者，子、寅、辰、午、申、戌也。比六太过，阳年也。阴支者，丑、卯、巳、未、酉、亥也。此六不及，阴年也。阳明数[⑥]者，一、三、五、七、九，皆是天之奇数，故言阳也。阴数者，二、四、六、八、十。皆地之偶数，故言阴也。阴支阴数者，即是六位上轮见奇数也。阳支阳数者，即九宫顺。而太乙永顺阴支阴数者，九宫逆而太一亦逆。阴支阳数者，即九宫逆而太一顺。阳支阴数者，九宫顺而太一逆。

太乙顺者，一君基、二臣基、三民基、四天一、五地一、六直符、七四神、

①裆（dāng 音当）：禾苗茂盛。“裆”字疑为“移”字之误。

②□：原本缺字。

③□：原本缺字。

④肩：疑为“间”之误。

⑤□□：原本缺字。

⑥阳明数：“明”字疑衍。

八大游、九小游也。太一逆者，一小游、二大游、三四神、四直符、五地一、六天一、七民基、八臣基、九君基。九宫顺者，自一宫顺迁至九宫也。九宫逆者，自九宫逆退至一宫也。顺则进行，逆则退行。阳支阴数至阴宫，则直入中室。至阳宫而直入里经。假令首二、四、六、八、十、会丑、卯、巳、未、酉、亥者，其中入于阳宫。阳支阴数，至阳宫而逆行外经，至阴宫而逆行入中经。阴支阳数至阴宫而顺行外经，至阳宫而顺入中经。凡所之后各不同，或入中室，或循里经，或循中经，或循外经。各有日数，迟疾而主吉凶。与六气同室、对室，同经、对经，相得、不相得，于是六气经于八司，太一游于九宫，即中宫作司天，下临司故六气居外，即入室中，居其三室，是乃一室正司天，二室左右二百室也。于是太一经游八室九司，诸至中宫作客也。中宫，天禽宫也。凡神作客五福，是主。至外入司作经游也。除天禽，皆作外八司。五福作天禽，主也。经游有三同司，三对冲司，一司天下临司厥阴司天，中宫及天内室作下临司。二火司天，天柱宫作下临司。太阴司天，天蓬室作下临司。阳明司天，天元室作下临司。太阳司天，天英室作下临司。只取司天所□□[①]之，皆不取对宫也。二空间司也。不俱司天，不俱二间对充，不俱下临，只是闲宫也。此各有吉凶灾福不同，即有经游，洞彻之旨，并首图位之法于后，以决吉凶之旨也。阳支阳数，即起首轮次之数，与支同阳也。故以一数作首，九数俱随。即太一顺而九宫顺也。假令四正者，南北二政，阳也。首于北政者，子一、寅三、辰五、午七、申九。次第轮挑对冲之，阳其中亦有阴位，阴数也。首于南政者，午一、申三、戌五、子七、寅九。先从阳数求之，即求阴也。于是寅申二隅，阳也。巳亥二隅，阴也。辰戌二隅，阳也。丑未二隅，阴也。皆同子午二正一法。已上阳支会阴数者，或首一、首三、首五、首七、首九，首九阴支阳数者也。

假令甲子年首一数图

诸太过年，不取害宫，五福与君基不在下临宫。此图不取阳年，阴年不取。

少阴司天即天柱室作下临宫室

甲子年首者，□□[②]子阳支一隅数，即顺而太一顺故首自君基顺行之小游。

五福首中　五福至天禽室中不出外，即地一于中宫作客，亦不从地一之吉凶也。

甲子少阴司天，自迁正后甲子日，子时一宫，□[③]或去年□[④]厥阴兲[⑤]数太

①□□：原本缺字。

②□□：原本缺字。

③□：原本缺字。

④□：原本缺字。

⑤兲：同“天”。《玉篇·艸部》：“兲，古文天字。”

过，即未有余也。位不过君火，虽太过一百日有余，至春分日少阴乃迁正，故曰位不过君火，谓当其时化也。如当其厥阴风数，虽未中布政而二气至也。如逢此运，太一自春分后甲子日子时至也。如当交司即是火二。火二后甲子日子时至也。如去岁厥阴，故不及即少阴作接间而甲至，自接间日后甲子日子时至也。次日乙丑，臣基于丑时至二宫。次日丙寅日，民基于寅时至三宫。次日丁卯日。天一于卯时至四宫。次日戊辰日，地一于辰时至五宫。次日已巳日，直符于巳时至六宫。次日庚午日，四神于午时至七宫。次日辛未日，太游于未时至八宫。次日壬申日，小游于申时至九宫也。阳支阳数所至之宫，皆顺人也。虽处阳支阴数，其中有阴宫也。君基至天蓬入天辅，入里经也。地一至天禽，入中空也。直符至天心，入里经也。四静神至天柱，入中室。直符至天心，入里经也。大游至天任，入里经也。小游至天英，入中室也。故虽首阳，即次为阴。

假令乙丑年首二数图

乙丑年金不及，五福在兑宫，即七宫不□□①太阴司天，即天蓬作下临，君基在震，木不敢侮。

乙丑日首二者，□□②丑，阴支二数，即宫逆太一也。如首小游太一至二宫，逆行至三宫。

五福待君基至而出也。君基至三宫，则五福至七政，宫相对到客为福。

乙丑太阴司天，自迁正后乙丑日丑时至二宫也。□③或去岁少阴司天数太过，天令布政，即是侍少阴逆位。太阴数始迁正，或当交司而迁正者，即太岁后迁正也。或少阴天数不及，太阴而作接间早迁正，即于交司前在至也。自迁正后，乙丑日丑时小游二宫。次日丙寅，大游于寅时至一宫。次日丁卯，四神于卯时至九宫。次日戊辰，直符于辰时至八宫。次日已巳，地一于巳时至七宫。次日庚午，天一于午时至六宫。次日辛未，民基于未时至五宫。次日壬申，臣基于申时至四宫。次日癸酉，君基于酉时至三宫，入中室。次地一至七宫，入里经也。天一至六宫，入中室也。地民基至五宫，入里经也。臣基至四室，入中室也。君基至三宫，入里经也。故首阴次为阳。

假令丙寅首四数图　九宫顺，太一逆

少阳司天，即以天柱室作下临司，五福在兑，即肺脏不病也。

丙寅首四者，阳支阳数宫顺太一逆，故小游至四宫顺也。

五福待客至而出，自迁正后丙寅日，小游当四宫，次日丁卯，大游卯时入五宫。五福与君基对宫，为客至而出也。

---

①□□：原本缺字。

②□□：原本缺字。

③□：原本缺字。

丙寅，少阳相火司天，自迁正后寅日寅时至四宫。□□[1]或去岁太阴当天数太过而阴治天名曰□□[2]布政后太阴终天数始得迁正也。当交司而退者，即有大寒后交也。如去岁太阴不及，即少阳作间早正自迁。正作丙寅日，小游于寅时首四宫。次日丁卯日，大游于卯时入五宫。次日戊辰，四神于辰时入六宫。次日己巳，直符于巳时入七宫。次日庚午，地一于午时入八宫。次日辛未，天一于未时入九宫。次日壬申，民基于申时入一宫。次日癸酉，臣基于酉时入二宫。次日甲戌，君基于戌时入三宫也。阳支阴数所主之宫皆顺，太一逆入也。宫顺迁而太一逆至，小游首四宫，并入中经。次日大游至五宫，入外经。次日四神至六宫，入中经。次日直符至七宫，逆入外经。次日地一至八宫，逆入中经。次日天一至九宫，逆入外经。次日民基至一宫，逆入外经。次日臣基至二宫，逆入中经。次日君基至三宫，逆入外经。次日民基如何至阳宫，皆次阴也。

假令丁卯首五数图　九宫逆，太一顺

阳明司天，天冲室作下临宫，民基在震，肝藏不病。不得平气，三宫不灾。君基在五宫，上不敢侮。五福还中，与君基同也。

丁卯首五者，阳支阳数进，即宫逆太一顺，自君基五宫逆行。

五福先自外出待客而还也，丁卯日卯时入五宫，即五福还入中宫，与君基同也。

丁卯阳明司天自迁正，丁卯时至五宫。□□[3]或去岁少阳司天，天数太过，即名治天。治而布政，以阳退位日，阳明始迁正。如当交司日，即太岁后甲子日迁正也。如去岁少阳不及，即以阳明作接间而早迁正后，丁卯日，君基卯时首五宫。次日戊辰，臣基于辰时入四宫。次日己巳，民基于巳时入三宫。次日庚午，天一于午时入二宫。次日辛未，地一于未时入一宫。次日壬申，直符于申时入九宫。次日癸酉，四神于酉时入八宫。次日甲戌，大游于戌时入七宫。次日乙亥，小游于亥时入六宫也。

阴支阳数所至之宫，皆逆而太一顺也。宫始迁而太一顺，至则君基首五宫，顺行入中经也。次日臣基至四宫，顺入外经。次日民基至三宫，顺入中经。次日天一至二宫，顺入外经。次日地一至一宫，顺入中经。次日直符入九宫，顺入中经。次日四神至八宫，顺入外经。次日大遊至七宫，顺入外经。次日小遊至六宫，顺入外经。皆宫逆而太一顺也。以上立此四图，各举一隅，宜详而用之。

①□□：原本缺字。
②□□：原本缺字。
③□□：原本缺字。

卷二十七

求八司对宫避太一相冲纪法

一天蓬宫避小游至天英宫
二天内宫避大游至天任宫
三天冲宫避四神至天柱宫
四天辅宫避直符至天心宫
五天心宫避天一至天辅宫
六天柱宫避地一至天冲宫
七天柱宫避民基至天冲宫
八天任宫避臣基至天内宫
九天英宫避君基至天蓬宫已上九室对宫对经分度相同者，则本室本经也星见

一天蓬室，即九宫天英室作对宫，避小游至天英室。小游太一者，如阳支阳数，即宫顺太一顺，至九宫即直入中室，便不与天蓬相冲犯也。阳日至则近主圣，阴日至则近得侍星也。如日至天英中室即日昏，如日昏至天蓬中室与小游相对者，近主圣则日有辉，近侍星则以有雨耳。如是则主阴况，灾随司天。小游随阴支阳数至天英室，则逆入里经。如天蓬室司天气至里经者，所至处气经经处星见。小游如阳支阴数至天英室，则宫顺太乙逆而逆入外经。次所至之处气住，而气住处星见也。小游如阴支阳数至天英室，则宫逆太一顺而顺入中经。如天蓬室司天之气经中经，次经所至之处星见也。以上所说皆小游太一至天英宫，去天蓬相对宫，则气充星见。如五福在天蓬室，或守中宫则见也。又通日入天蓬室，虽小游对宫同经者，亦不见也。

二宫天内室，即八宫天任室作对宫，避大游至天任室。大游者，则阳支数，则宫顺太一顺，至天任室而顺入里经。如天内室司天之气经处，经次所至之处气住，住处星见也。大游如阴支阴数，则宫逆太一逆，至天柱室而直入中室，不与天内室相冲犯。如阳日至则近侍星，阴日至则近主圣。如日至天任中室，则绿气犯日，为之主饿荒。如日至天内中室，则与天任中室大游相对也。近侍星则日乃有耳，近主星则日有图辉也。见之主民间多灾，名司天之化也。大游如阳支阴数，则宫顺太一逆，至天任则逆入中经也。如天内室司天，天蓬经中经所至之处气住，住处星乃见。大游如阴支阳数，则宫逆太一顺，至天任室则顺入外经。如天内室司天，经外经次所至之处气住，住处星乃见。以上所说，太游太一至天任

室，与天内对宫，则气冲星见。如五福太一天内室，或中宫不出，或还中宫维□□[①]不见也。又过日入天内室，不见也。

三天冲室，即七宫天柱作对宫，避四神至天内室。四神太一者，如阳支阳数，宫顺太一顺也。至天柱室而直入中室，则不与天冲室相冲犯。如阳日至则近主圣，阴日至则近侍星。如日至天内室则与白气冲日，主不祥。如日至天冲室则与天柱中室四神太一相对也如近侍星则日有两耳，近主室则日间图辉见之，主风客金燥司天，灾甚也。四神如阴支阴数，则宫逆太一逆，至天柱室则逆入里经。如天冲室司天之气经里经次所至之处气住，住处星乃见。四神如阳支阴数，则宫顺太一逆也。至天柱室击顺入中经。如天冲室司天之气经中经所至之处星乃见。四神如阴支阳数，则宫逆太一顺也。至天柱室则顺入外经。如天冲室司天之气，经外经次所直至之处气住，住处星乃主之。已上所说，即四神太一至天柱室，而与天冲室相冲，对宫则气冲星见，如五福太一至天冲室，或守中宫，虽对而不见。又过日至天冲者，亦不见也。

四宫虽对而不见天辅室，即六宫天内室作对宫，避直符太一至天心室。直符太一者，如阳支阳数，则宫顺太一顺，至天心室则顺入中经。如天辅室司天之气，经里经次所至之处气住，住处乃见。直符如阴支阴数，则宫逆太一逆，至天心室即直入中室，不与天辅室司天之气相犯。阴日至则近主圣，阳日至则近侍星。如日至天辅室与直符相对，如近侍星则日有两耳，如近主圣即日有图辉见，主民灾，应大化也。直符如阳支阴数，即宫顺太一逆，至天心室而逆入中经。如天辅室司天之气，经中经次所至之处气，住住处乃见。直符如阴支阳数，即宫逆太一顺，至天心室即顺入外经。如天辅室司天之气，经外经次所至之处气住，住处星乃见。如五福太一在天辅室，或守中室，皆不见。又过日至天辅室，亦不见也。

六宫天心室，即四宫天辅室作对宫，避天一至天辅室也。天一者，如阳支阳数，即宫顺太一顺，至天辅室即顺入里经。如天心室司天之气，经里至所至之处气住，住处星乃见。天一如阴支阴数，即宫逆太一逆，如至天辅室即入中室，不与天心室相冲犯。如阴日至即近主圣，阳日至即近侍星。如日至天辅室，中即有白气犯日见，主风旱。如日至天心室而近主圣，即日有图辉。近侍星即有两耳，主灾，名天化也。天一如阳支阴数，即宫顺太乙逆，至天辅室即逆入中室如天心室司天之气，经中经次所至之处气住，住处乃见。如天一阴支阳数，即宫逆太一顺，至天辅室即顺入外经。如天心室司天之气，经外经次所至之处气住，住处心乃见。已上所说，皆至天辅室相对宫，即炁冲星见。如五福太一至天精室，或守中室，皆不见也。又日至天心室，亦不见也。

七宫天柱室，即三宫。天冲室相对宫，避民基太乙至天冲室。民基太一者，如阳支阳数，即宫顺太一顺，至天冲室即直入中室，不与天柱室炁相冲犯。阳日至即近主圣，阴日至即近侍星。如日至天冲中室，即有青炁犯日，见之主风，司天灾

①□□：原文缺字。

名。如日至天柱中室，侍星即日有两耳。近主圣即日有图辉见，主民灾。民基如阴支阴数，即宫逆太一逆，至天冲室即逆入里经，次所至之处星乃见。民基如阳支阴数，即宫顺太一逆，至天冲即逆入裹经。如天柱室司天之气，经里经次所至之处气住，住处星乃见。民基如阴支阳数，即宫逆太乙顺，至天冲室即顺入中经。如天柱室司天之气，经中经次所至之处气住，住处星乃见。已上所说，皆民基太一至天冲室，相对即气冲后见。如五福太一在天柱宫，或守中室也。过日至天柱，皆不见也。

八宫天任室，即二宫。天内室作对宫，避臣基太一至天内宫，即顺入里经。如天柱室司天之气，经里经次所至之处气住，住处星乃见。臣基如阴支阴数，即宫逆太一逆，如至天内室，即直入中室，不与天柱室气相冲犯。阴日至近主圣，阳日至近侍星。如日至天内中室，即有黄炁犯日，见生大疫。如日至天任中室近侍星，即日有两耳。近主圣即日有图辉见，主灾。应司天之气，经中经次所至之处气住，住处星乃见。臣基如阳支阴数，即宫顺太一逆，如至天内室即逆入外经。如天任室司天之气，经外经次所至之处气住，住处星乃见。臣基如阴支阳数，即宫逆太一顺，如至天内室即顺入外经。如天任室司天之气，经外经次所至之处炁住，住处星乃见。已上所说，皆臣基至天内室，与天任室相冲即炁冲星见。如五福太一在天任宫，或守中宫，或迁中宫，即不见日，至天任亦不见也。

九宫天英室，即一宫。天蓬室作对宫，避君基太一至天蓬室。君基太一者，如阳支阳数，即宫顺太一顺，如至天蓬室，即直入中室，不与天英室炁相冲犯。阳日至即近主圣，阴日至即近侍星。如日至天蓬宫，以黑炁犯日，日昏见，主阴寒化作，民有病也。即日至天英中室，近侍星即日有两耳，近主圣即日有图辉见，主民灾，灾应司天。君基如阴支阴数，即宫逆太一逆，至天蓬室即逆入里经。如天英室司天之炁，经里经次所至之处气住，住处星乃见。君基如阳支阴数，即宫顺太一逆，至天蓬即逆入外经。如天英星司天之炁，经外经次所至之处气住，住处星乃见。君基如阴支阳数，即宫逆太一顺，如天蓬即顺入中经。如天英室司天之气，经中经。次所至之处炁住，住处星乃见。已上所说，皆君基至天蓬室，与天英气相冲犯星见。如五福太一在天蓬室，或守中室，即不见。又日至天英室，星亦不见。

凡诸主圣，或太一至中室去外者，即避太一尊位也。或同入中室者，即诸□□[①]日本室，三合照也。故不出中室而与太一同至者，如同宫而不同中室者，即主圣专，本室之应化。如司天之气，即至得主之时，乃下位十精，太一□□□……[②]也。太一同至经而日对宫，看即日有图辉，各主吉凶之兆也。

①□□：原文缺字。

②□□□……：原文空缺一段字。

卷二十八

求太乙入五中室主圣退避法

一天蓬室北方之正宫，太乙从阳支阳数而直入中室。阳支即子、寅、辰、午、申、戌阳数，即一、三、五、七、九。即天蓬宫，客不胜主，太阴土不至此室。本室之化令专也。前不应者，为太一。以阳支阳数至阳宫，即直入中室。故主圣大星天蓬，出其中室而退避。

其中有五神是君基、大游、直符、天一、臣棋也。余皆不会于此室。

一君基至，其至日时即顺入数，主圣逆出也。出时作暴电卒至，丹谷皆随。风病烦满而厥。入时顺入，即天清明而寒，如民病吐下，即取阴逆之也。

二大游至，其至时即顺入，故主圣不移中室也。大游位同中室，而二侍星退避，即寒水至甚，与民作灾也。

三直符至，其至日时即顺入，故主圣逆出也。出时作大雪，民病阴痿、痹痪、腰痛、肢体少力。入时顺人，太虚况阴无雨，民大疫，病卒亡也。

四天一至，其至日时即顺人，故主圣逆出也。出时作黑风，天下淡消①。入时顺入天时，而日昏如出，而乃定电。

五臣基至其至日时顺入，故主圣逆出也。出时作风电，民病大疫。入时顺入，天彰黑炁，自南终北，秋乃寒旱，民病肝，大便塞，杀羽虫也。

三天冲室，东方之正宫，太乙初以阳支阳数至阳宫，而直入中室也。

即天冲宫，客不胜主，阳之支中不见阳明。

本室之化令专也。亦谓不应，即主圣与侍星退避而去，易在与太一居其□□②室也。

其至有五神，即民基、君基、太游、直符、天一，此五位太乙，阳支阳数至此，余皆不会于此室，故不入中室也。

一民基至，太乙以君基入天冲，其至日时，即顺入中室，故主圣逆出也，出时即风殒折乃昼夜。民病胁痛，四肢筋挛。既溃便入，即苍埃遍野如烟，远视山谷，其色苍翠。民病四肢不举，肾腹满，肠膜不便也。

二君基至，阳支首三宫，故君基入天冲宫室。其至日时，即主圣天冲，及侍

①淡消：犹言萧条，万物生机不旺。

②□□：原文缺字。

星退避也。出时即逆出，主大风有旱。民病卒中，偏痹。不随入时，顺不入虚雾，故而承瑟，林木有声。民病乃得和也。

三大游至，君基首五宫，即大游至三宫也。其至时，即侍星退避，主圣不移，则大风损物。人病卒中，或暴亡。中见吉运，则东方人民灾。

四直符至，君基首七宫，则直符入三宫也。其至日即时顺入，主圣退避即逆出也。出时雷风驱而雨后苍埃，远视翳其山谷，即民病失音，舌缩不语。入时顺入风飕，人物动死者夭。

五天一至，君基首九宫，即天乙入三宫也。其至日时即顺入，主圣逆出。出时大风后雨，民病霍乱转筋。燥阴者入时顺入，即风清相并，民病反张，背脊强直，手足壅痹不行者，夭亡。

五天禽宫，中央正宫也。即付与同正宫，太乙从阴支阴数至此宫，即入中室。

即天禽阳宫，阳年不见取阴也。

本室之化令专也。其有不一者，谓太乙入中室。即主圣立位而出，太乙居其中宫也。

其至有五神，即君基、小游、四神、地一、民基。此五神太乙，随阳数轮流天内中室也。

一臣基至，民基首一宫，即臣基入天内室。其至日时，即顺入也。天内主圣及侍星逆出，出时即大雨骤注，温蒸乃作。民病注泄吐下，中脱不利。入时顺入，天埃远布，主人民胕肿，黄胆，小便赤。

二小游至，君基首三宫，即小游入天内中室。即二侍星出外与天内主圣同室，即天埃黄炁，风生雨后，民病大疫，中见凶逆也，即人民杀伤，灾害乃生。

三四神至，君基首五宫，即四神入二宫也。其至日时，主圣逆出。出时即天埃黄炁，民病大疫，中满，黄病。入时顺入，即微雨濛昧霏微湿。民病翳白，四肢逆冷。

四地一至，君基首七宫，即地一入天内室。其至日时，即顺入，主圣逆出。出时即天埃黄气，民病大疫，中满，黄病。入时顺入，即微雨濛昧，霖微埃湿，民病。

五民基至，君基首九宫，即民基入天内室中。其日至时，即顺入，主圣逆出，出时即风雨推拔，震拉并雹。民病烦热，瘖噫，疝，疫。入时顺入，反风卒至。民病足胕肿，二蹻皆痛。不屈，不能久立。

七天柱室，西方之正宫也。太乙从阳支阳数至阳宫，而直入中室。

即天柱阳宫，客不胜主，二火不至此室也。

本室之化令专也。其有不之二木中室，即主圣易位，与太乙居其中室也。

其至有五神，即四神、地一、民基、君基、大游，此五神至此室，余不应也。

一四神至，君基太乙首一宫，即四神入中室也。其至日时，即顺入，主圣逆出也。出时白埃四起，远视如缚，草木苍落，掉眩筋痿，胁满而溲。入时顺入，天清地承，民病喘嗽，寒而凛，悲伤不乐，而两胁满痛也。

二地一至，君基首三宫，即地一入七宫也。其至日时，即顺入，主圣即逆出也。出时日如炼，树木飞霜而作寒。民病湿疟疠，取[①]寒热悲伤。入时即顺入，即太清气火化。民病咽干，唇焦，寒息鼻皆死也。

三民基至，君基首五宫，即民基入七宫。其至日时，即顺入而主圣逆出也。出时风西西[②]，同万物昏熯，咸卤遍生，民病咽干燥喘而有吉。入时顺入，即白炁翳日，阳光白而令昏。民病皮毛折燥而痒，鼻清鼿[③]也。

四君基至，从奇数，首七宫，而入中室。其至日时，顺入而主圣退避逆出也。出时即白气犯日，太虚昏然，万物皆燥，付而云降。民病寒热，掌中燥，大便秘结。入时顺入，即白云犯日，天气高明，清而无风。民病溢血，小便亦然。

五大游至，君基首九宫，即大游至七宫而入中室。其至日时，即顺入而主圣退避逆出也。出时即日无雨，四方数起，咸卤遍地，万物枯干，民病瘈死。中见运，即于分野生灾。

九天英室，南方之正宫也。太阳以阳支阳数至阳宫，而直入中室。

即天英室，客不胜主。太阳不至此室。

其本室之化令专也。其有不应者，谓太乙直入中室。即主圣易位，与太乙同居中室也。

其至有五神。即小游、四神、地一、民基、君基，即此五神至而余，皆不至此室也。

一小游至，君基首一宫，即小游入九宫。其至日时，即顺入而二侍星退避出也。出时逆出，而主圣不在，即作暴热、风肿、赤炁，民病大疾，疵痹，惊骇，溢血。入时顺入，即赤郁芒，民病上热，烦渴引饮，咽干。

二四神至，君基首三宫，即四神入九宫。其至日时，即顺入而主圣逆出。出时作愠风云郁，民病自烦，咽干而咳欠，成痎疟寒热为苦。

三地一至，君基首五宫，即地一入九宫。其至日时，即顺入而主圣逆出。出时即赤炁化黄虫，民病口利而热中。入时顺入，即太虚埃昏，沉沉无雨，民病注下，食不化。

四民基至，君基首七宫，即民棋入九宫。其至日时，即顺入而主圣逆出。出时即烦，燥热，天昏，民病小疫。入即顺入，天气明而□[④]民病四肢骨痛，小便赤涩小腹痛浊，引饮，面赤嗌干，舌上焦，咽喉痛。

五君基至，君基以音杀入九宫也。其至日时，即顺入而主圣逆出。出时赤气

①取：义不明。

②时风西西：犹谓凉风吹拂貌。西西，凉貌。

③鼿（wù音吾）：鼻仰。

④□：原文缺字。

南至，民病疵疫□□[①]痛至甚。入时顺入，而赤炁布空，太阳亦赤。民病丹[②]，喉痹，嗌干也。

已上皆正阳之室，从阳支阳数至阳宫，而直入中室。亦非会其司天而应空闲宫也。如太一至中宫，即本室主圣大星皆退也。只大游、小游至中室，即与主圣同居，而二侍星退避。

求太乙游四维宫主圣退避法

二天内室。太乙自阴支阴数即为阴宫，如丑、亥、酉、未、巳、卯，皆为阴支也。其数二、四、六、八、十，皆为阴数也。又过天数除计四维阴宫，即太乙逆首入于中室也。

司天之气至维宫，而天令不专，二时乃应客主不相胜，而主室之化应，亦有应、不应者。

谓太乙遇阴支阴数至阴宫，直入中室，而主圣及侍星星乃退出，中室易位，而太乙居之。

其至有四神。阴支阴数者中宫逆而太乙□□[③]，故自小游逆首云即小游、四神、乙地、民基，皆入此室也。

一小游至。宫逆太一逆，故首自小游，以阴数而首二也。其至日时，即逆入中室，即侍星顺退。故太虚黄埃四起，湿蒸且作，天时当令，大疫流行，人民夭亡。太一退日，侍星方还二间，作倮虫有大灾。

二四神至。太乙自小游逆首四宫，即四神入二宫也。其至日时，逆入中室，主圣与侍星退避而出中室，易位与四神也。出时顺出，即黄空翳日，散作霏微，民病注下，食不化，甚则胕肿。入时逆入，即风雨邪生，后生郁霞，太虚埃昏，星蒸后作。民病黄胆[④]，燠热，咳，疟，四肢肿满。

三地一至。太乙自小游逆首六宫，即地一入四宫。其至日时，逆入而主圣与侍星顺出。出时天地瞑埃惨黯，人民倦病湿，背膈者死。入时即逆入，云震四方，民病小便赤。

四民基至。小游首八宫，即民基入二宫也。其至日时，即逆入而主圣与侍星顺出。出时天布赤，后变黄，即光耀，民病大疫至死。入时逆入，角星数举，蒸病，吐泻，便赤也。

四天辅室。太乙自阴支阴数至阴宫，而直入中室，乃过天数阴计入阴宫，即宫逆太乙逆也。即小遊逐行宫了，至维宫而逆首中宫者。

司天六气至此宫，即天令不专，二间乃应，主客不相胜，而主室之化应者，

①□□：原文缺字。

②病丹：患丹毒一类疾病。

③□□：原文缺字。

④黄胆：当作“黄疸”。

亦有不应者。

太乙自阴支阴数至阴宫，而直入中室，即主圣侍星退避出中室，而太乙居之。

其至有四神，即宫逆太乙，逆而神至者，乃臣基、小游、地一，四神也。

一臣基至。小游首二宫乃，臣基在四宫也。其至日时，逆入中室，主圣二侍星顺出。出时赤而亦风，方赤布热，民病遍体赤疾。入时逆入，大风赤无雨，病肿，饮食难下也。

二小游至。宫逆太乙逆，即小游至四宫。其至日时，逆入中室，而二侍星退避，大主圣同室出。出时赤气红霞，久瘴，次日大风卒中，失音。入时逆入，翳日，民病见鬼，夭亡也。

三四神至。小游首二宫，即四神入四宫也。其至日时，逆入中室，而主圣侍星顺出。出时天埃黑气，风肿，云气往来，万物动摇。民病大风，膨胀，手足痹。入时逆入，风雨云雾。

四地一至。小游逆首八宫，即地一入四宫也。其至日时，逆入中室而主圣侍星顺出。出时青霞遍，日月重辉。民病毛落，生瘾疹。入时逆入，飘注雨，虹霓见，西风赤炁翳日。民病暴亡，喜笑而没也。

六天心室。即阴支阴数通阴计入此室，故宫逆而太乙逆也。

司天六气至此维宫，即天令不专，二间乃应，而客主不相胜，即主室之化应也，亦有不应者。

谓太乙过阴支阴数至阴宫，直入中室，即主圣与侍星退避出中室，而太乙居之。其至司天有四神。即天一、臣基、小游、四神至也。

一天一至。小游首二宫，即天一至六宫。其至日时，逆入而主圣侍星顺出。出时西化白埃起，雨大风至。民病燥烦，咽干，衄血。入时逆入，湿热天蒸大雨。民病小便不通而死，股结痛，行即弱。

二臣基至。小游首四宫，即臣基至六宫，其至日时，逆入而主圣侍星顺出。出时白气犯日，遇夜犯月，乃日辉有赤气，民病疫遍。入时逆入，即天雷雨中见。民病皆精神恍惚，惊骇，时时喜汗出也。

三小游至（编者注：此节原空缺文）

四四神至。小游首八宫，即四神入六宫。其至日时，即逆入而主圣与侍星顺出。出时白埃如霜雾日暝，草木苍。民病喘有音，肿而生水。入时逆入，即天埃日昏似食。民病皮肤中走痛及热，肢节疼痛。

八天任室。太过阴支阴数通阴计入此室，故宫逆而太乙逆也。司天二气至此宫，即天令不专，二间乃应，而客主不相胜，即主室之化应也，亦有不应者。谓太乙通阴支阴数至阴宫，直入中室，即主圣与二侍星退避出中室也。

其至有四神。宫逆太乙，逆即直符、天乙、民基、小游，此四位至也。

一直符至。小游首二宫，即直符入八宫也。其至日时，逆入而主圣侍星顺出。出时天清日昏，又无风雨。民病饮食不下，呕酸味，手足风冷。入时逆入，即阴无雨，云退天日昏。民病掉眩，头疼，目黑。此不利也。

二天一至。小游首四宫，即天一入八宫也。其至日时，即逆入而主圣侍星顺出。出时青绿云霞，宸犯于日，次有卒雨至。民病背膊腰脊疼。入时逆入，紫炁埃空散赤炁，民病瘟疫，瘴，厥阴痞塞，以应寒也。

三臣基至。小游首六宫，即臣基入八宫也。其至日时，逆入而主圣侍星顺出。出时风雨雹落，热而渴作谓也。中入时逆入，气埃白四方如云散而风肃肃。民病中膈闭塞，饮食不下，大小便不通而死。入时逆入，霜露复降，白埃未清，民病肤腠痛，不仁也。

四小游至。逆行入八宫，其至日时逆入，而二侍星退避而出。出时黄风大起，后变白色，次日埃昏，民病小疫。入而逆入，而光云清风切凛。民病燥烦，咽干，嗌痛也。

已上四维宫，皆阴支阴数遇会此四维宫，即太乙逆入中室主经，或退避，或不退避也。于十神太乙之中不游大游也。此二位即不居帝位而同十精，太乙之数即主圣标星，不避等伦也。如上八神同帝位，即主经避之，如至位避君也。其至日时，即自迁正后，同年支日至也。

太乙入八司中室至司天宫
十精太乙来朝法

上八尊太乙入五正宫会司天宫者，十精神太乙，除大游、小游，即为上位八尊□□①者，天蓬、天禽、天冲、天柱、天英也。惟阳数可入五正宫之中室也。如会司天宫者，各随南北正顺逆法，至本宫除尽数者，即是司天宫也。不以首数至，次数至即是子、戌、申、午、辰、寅，之中室会一、三、五、七、九数，但同司天宫，即宫也。如同司天所在之宫，即十精太乙来朝。

太乙虽遇阴数至阴宫，而直入中室。如司天不在此宫，虽居中室之十精太乙不来朝也。中室如太乙得位，六气同司，即下位十精太乙称臣来朝，有日时各随南北正也。太乙至司天中室，又至得王之时，即下位十精来朝，如南正司天，即司天逆至，南地来朝，其退即退也。如北正司天，即十精顺至，面南来朝，其退逆退也。

四维阴位配司天，逆从之数，会合其宜。

阴支阴数至阴宫，而直入中室，不以先后之数，如见司天六气，在此阴宫支太乙，此中室即十精来朝。亦后南北顺逆之数而朝也。十精太乙，乃天皇，二帝，符三，天时四，尊五，飞鸟六，五行七，精日八，五风九，三风十。日数又云：下八风，此太精太乙也。

一天蓬室。太乙从阳支阳数至阳宫，而直入中室也。所至司天之宫，又至将王之时节，冬至坎卦，位合一宫。如北正司天，即十精顺至，面南而朝于冬至前五日中，时甲子与年之时至也。朝罢，即次时而退，盖顺至即逆退也。如南正司

①□□：原文缺字。

天，即十精逆至，面北而朝于冬至后五日中，时甲子与年同之时至也。朝罢次时而退，盖逆至而顺退也。当知所以避之，如吐、下、针、砭、艾，人之类又犯顺即病深，犯逆即病死也。

三天冲室。太乙从阳支阳数至阳宫，而直入中室。所至司天之宫，又至将王之时，于春分震卦，位合三宫。如北正司天，即十精顺至，面南而朝于春分前五日中，时甲子与年同之时至也。朝罢次时而退，盖顺至则逆退也。如南政司天，即十精逆至，面北而朝于春分后五日中，时甲子与年同之时至也。朝罢次时而退，盖逆至则顺退也。

五天禽室至中宫。即侍与天内宫。太乙从阳支阳数至阳宫，而直入中室，所至司天之宫，又至得王之时于立秋坤卦，位合五宫。如北政司天，即十精顺至，面南而朝于立秋前五日，中时甲子与年同之时至也。朝罢次时而退，顺至即逆退也。如南政司天，即十精逆至，面北而朝于立秋后五日中，时甲子与年同之时至也。朝罢次时而退，逆至则顺退也。

七天柱室。太乙从阳支阳数至阳宫，而直入中室。所至司天之宫，又至得王之时，即秋分兑卦位，合七宫。如北政司天，即十精太乙顺至，面南而朝于秋分前五日，中时甲子与年同之时至也。朝罢次时而退，顺至即逆退也。如南正司天，即十精太乙逆至，面北而朝于秋分后五日中，时甲子与年同之时至也。朝罢次时而退，逆至则顺退也。

九天英室。太乙后阳支阳数至阳宫，而直入中室。所至司天之宫，又得至王之时，即夏至离卦位，合九宫。如北正司天，即十精顺至，面南而朝于夏至前五日中，时甲子与年同之时至也。朝罢次时而退，顺至即逆退也。如南政司天，即十精逆至，面北而朝于夏至后五日中，时甲子与年同之时至也。朝罢次时而退逆至则顺退也。

次四维宫，即偶数阴支会乾、艮、巽、坤四官也。丑、亥、酉、未、巳、卯皆阴支，而二、四、六、八皆隅数，即宫逆而太乙逆，看得何支何数而入天心、天内、天任、天辅之四宫室也。

二天内室。太一从阳支阳数至阳宫，同次五天禽作阳宫也。令会阴支阴数，或次数二，即作阴也。又会司天至此室，又至得王之时，即主立秋坤卦，位合二宫。如北政司天，即十精顺至，面南而朝于立秋前五日中，时甲子与年之时至也。朝罢次时而退，顺至即逆退也。如南政司天，即十精逆至，面北而朝于立秋后五日中，时甲子与年同之时至也。朝罢次时而退，逆至则顺退也。人犯顺者病，逆者死也。

四天辅室。太乙从阴支阴数至阴宫，而直入中室。所至司天之宫，又至得王之时，即立夏巽卦位，合四宫。如北政司天，即十精顺至，面南而朝于立夏前五日中，时甲子与年同之时至也。朝罢次时而退，顺至即逆退也。南政司天，即十精逆至，面北而朝会于立夏后五日中，时甲子与年同之时也。朝罢次时而退，逆至即顺退也。

六天心室。太乙从阴支阴数至阴宫，而直入中室。所至司天之宫，又得王之时，即立冬乾卦，位合六宫。如北政司天，即十精顺至，面南而朝于立冬前五日中，时甲子与年同之时至也。朝罢次时而退，顺至即逆退也。如南政司天，即十精逆至，面北而朝于立冬后五日中，时甲子与年之时至也。朝罢次时而退，逆至则顺退也。

八天任室。太乙从阴支阴数至阴宫，而直入中室。所至如司天之宫，又至得王之时，即立春艮卦，位合八宫。如北正司天，即十精顺至，面南而朝于立春前五日中，时甲子与年同之时至也。朝罢次时而退，顺至则逆退也。如南政司天，即十精逆至，面北而朝于立春后五日中，时甲子与年同之时至也。朝罢次时而退，逆至则顺退也。

已上各随南北正，皆奉天而朝。如顺至即天皇为首，八风为尾。逆至八风为首，天皇为尾。顺者吉，逆者凶。以为十精之中，只有八风太一犯者，令人死也。故逆至先以八风为首而顺退，顺至即先以天皇为首而逆退。故犯天皇者为病转。犯八风者为死也。

求天乙游司天下临灾化不应法

厥阴司天，风行于上，木气之胜也，天内室作下临宫。

不取其对宫，即以取胜宫受刑者，作下临宫，加五福君基右天乙室，以大减半。地一在此宫，减少年之灾。即脾病微，倮虫不天化，炁小亏，雨湿微冷，生炁少胜，风化不酷。假令中见金运返入天柱室，即木并不减。

少阴司天，热行于上，火气之胜也，天柱室作下临宫。

司天气胜，火气临胜之宫，司天位也。如五福在天柱室，而变灾为福，及君居天一至此，灾减半，即炁藏受病，甲虫无殃，收气少亏，长气弗盛，热化大行。假令中见水运，及入天蓬宫，即火不盛也。少阳相火同。

太阴司天，湿行于上，土气之胜也，天蓬室作下临宫。

司天气胜，土气临水也。所胜之宫，天蓬室也。如五福君民基至此室，灾减半，直符土右盛，至此亦然。即肾藏减病，鳞虫小困，藏气无亏，北气减盛而化水胜。假令木运入天冲，即土气不胜也。

阳明司天，燥行于上，金气之胜也，天冲室作下临宫。

司天气胜，金归木所胜之宫，天冲室也。五福君基、民基、太乙、在天室者，灾并减半，肝藏病减，毛虫不危，生气乃萎，双气①不杀，燥极而湿。假令中见火运，及入天英室，即金气不盛也。

太阳司天，寒行于上，水气之胜也，天英室作下临宫。

司天气盛，水气临火所临之宫，天英室也。五福君基至此室亦然。即心藏病减，倮虫设育，长气不亏，藏气不盛，凛冽不酷。假令中见土运及天英室，即水不盛也。

已上所列下临宫，皆各有太乙所至，其灾减半，更有五运不及，五灾宫岁。如木下不及三宫，金行胜也；火不及灾九宫，水行胜也；土不及灾五宫，木行胜

①双气：疑为“霜气”。声误。

也；金不及灾七宫，火行胜也；水不及灾一宫，土行胜也。此五灾宫皆应以五福太一到本宫，即变灾为福也，止此。

求六气升降法

凡岁交者，即以每岁大寒日，取四六天数。应漏刻者，即气交者，刻也。此时乃终气尽而初气始，故终而复始也。气交者，即是天地二气升降也。天有二气正司天地，有二气升降也。

位六合相用事，假令甲子年，即太阴雨土升天为左间气，太阳寒水降而入地为右间气，此二气升降，白炁交也。

太阴即去岁在泉左间，今岁出地升天也。太阳即去岁在天为右间，今岁下天而入地，故名二气交而升降也。少阴即去岁升天为左间，今岁迁正为司天也。阳明即少阴即去岁升天为左间，今岁迁正为在泉也。以名天地二气正司也。厥阴去岁迁正为司天，今岁退位为右间气。少阳去岁迁正为在泉，今岁退位为左间气也。

退而左右即先至此，迁正后退位为左间气住。　六气者，即三气在地一升而在天，三年、四年复降也。一降而入地，三年、四年复升也。于是天地升而复降，降而复升，升降往来，无时休息。今立此一法，即诸升降皆如此。所谓天地六气者，当升而不得升，有当降而不得降者；有当迁正而不得迁正者，有当退位而不得退位者。如此即天地不化，民病有异而失常政也。故天地化令之气，四时寒暑燥湿风雨，皆失常令。是故司天有高下顺逆，有太过不及平气，有主室胜司天，司天胜主室，有司天、维宫、间气任正宫、间气、维宫，此法各各不同，故化应之会，民病有异而失常政也。

于是六气有升必降，有降必升，升降往来，终而复始，无有休息。气交之中，人所居也。气交所以不得升者，一天室上刑之故，炁在下而不得上升也。如土欲升，上见天冲室；火欲升，上见天蓬室；水欲升，上见天内室；金欲升，上见天英室；木欲升上见天柱室。　主胜与司天不相得，故炁不能升也。久而不升，即伏郁气而化成民病也。不降必如此矣。

一司天复而布政而再治天，即布政之司与胜气相刑。

土欲升而上见厥阴布政；君相二欲升，上见太阳布政；木欲升，上见阳明布政，即天退而太阳布政也。其降不过计室布政，亦如然也。

一中见运胜之故不得升也，其降亦然。土运升，中见木运真降，亦无五行六气，皆如此而见也。

所胜者，皆不得升降也。金欲降，中见木运。六气之降皆类此，即六伏而不得升降者，皆有郁气，各各不同。是故土被木伏之，即风埃四起，时举埃昏而湿化成病，民风渐偏痹不随，胀满。久而复郁，即黄埃化疫，民病夭亡，水肿肢胕，黄胆[①]满。令弗布雨化乃微。

---

①黄胆：疑为“黄疸”之误。

火被水伏之，即清寒复作，令生旦暮，民病伏内在内，烦心惊悸，寒热间作。久而郁燠，志气膜翳，化成湿厉，伏热内烦，痹而生厥，其则血溢。

金被火伏之，即生而不降，西风数举，咸卤燥生，民病上热，喘，咳血。湿久而化郁，即白埃翳雾，清生杀气。民病腹满，悲伤寒热，鼽嚏嗌干，毛折皮肤燥。

木被金伏之，即清生风少，肃杀于春，霜露复降，草木乃萎。民病瘟疫，早发咽干，胁肠肢痛。久而伏郁，大风摧拉折残。民病卒中，偏痹，手足不仁。

水被土伏之，湿雨热蒸，寒生而间。民病注下，食不化。久而伏郁，寒热冰雹卒至。民病厥逆，而藏热生于内，气痹①于外，足胫酸疼，烦而后厥②。

所谓司天不得迁正。天过交司之日，而去岁司天太过。

①气痹：气机闭阻不通的病机，痹，闭也。

②厥：病证名。指突然昏倒，不省人事，伴有四肢逆冷症状的一类疾病。

中医五运六气全书

元和纪用经

唐 王冰 撰

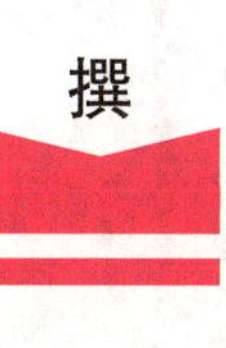

目录

CONTENTS

整理说明

《元和纪用经》全书共一卷，对六气六化用药作了阐发，对临床因时用药有一定的参考价值。

本次整理出版，是在张登本、孙理军主编的《王冰医学全书·元和纪用经》的基础上进行的。同时，参考了其他版本，并根据《中医五运六气全书》统一体例作相应调整、选择、校勘、注释。

校　记

天地大纪，人神通应，变化虽殊，中外则一。上合昭昭，下合冥冥。六气为主，五味为用，司岁备物①，则无遗主。药当其岁，味当其气②。气味厚薄，性用躁静，治保多少，力化浅深。寒热温凉，随胜用之。岁运所主，举抑之制。制胜扶弱，客主③须安。一气失所，矛盾交作。藏府淫并④，危败消亡。六气用药，增损有章⑤。是为上章。

五味入胃，各归其喜。物化之常，久而增气⑥。人肝为温，人心为热，人肺为清，入肾为寒⑦，入脾为至阴。四气兼之，各从其本。久服黄连，反生心热，余味皆然。众庶疏忽，气增不已，偏胜偏绝。宝书所载，商较⑧服饵。药不具五味、不备四气而久服之，虽且获胜，益久流变，必致横夭⑨。绝粒单服，无五谷资，功备德隆则无夭焉。饮食混常，血气欲强，五味具备，服饵有章。是为中章。

上药为君，中药为臣，下药佐使。优劣异名，饵服从此。治病不然，主病者君，佐君者臣，应臣者为使。所以赞成大小方⑩用，必别阴阳，定其中外，各守其乡。微者调之，其次平之，盛有夺之，汗之下之。寒热温凉，衰之客以属，随其攸利。谨守如法，万举万全。气血平正，洞然明朗，长有天命，保聚以康，治人以良，驱役草石，调御阴阳。召遣神灵，蠲除众疾。卷舒在心⑪，去留从意。微者逆之，甚者从之。龙火遇水而燔，病大妄□□火不灭。伏其所主，先其所因。圣知南阳⑫，今古一人。余师：其学，疏□□门，升堂入室，唯元珠君百万灵方，散诸世书，精择万一昭然，废简神妙，去病有章。是为下章。

启元子王冰著　瘦樵程永培校

①司岁备物：谓根据每年的岁运、岁气变化规律贮备具有不同性味功效的药物，如此则临证用药就不会有所失误。

②药当其岁，味当其气：谓药物各有不同的性味功效，因此具有不同性味的药物在不同的岁运岁气之年发挥其不同的功效。

③客主：指五运中的主运与客运，以及六气中的主气与客气。

④藏府淫并：指脏腑气机逆乱或者并聚失常。淫，乱也。并，聚也。

⑤六气用药，增损有章：指根据六气变化规律对不同性味的药物进行调整，是有一定章法的。

⑥久而增气：指五味入于脏腑可以增益脏腑之气，但需日久方可显现其功。但不能据此而过用之，过用则偏，故下文曰："气增不已，偏胜偏绝。"

⑦入肝为温……入肾为寒：指不同性质的药物所入内脏有别，即温药入肝，热药入心，凉药入肺，寒药入肾。为，是。清，凉也。

⑧商较：研究比较。亦作"商校"。

⑨横夭：意外地早死。

⑩大小方：即《素问·至真要大论》中所说的大方和小方。大方是药味少而每味药的用量大，小方是药味多而每味药的用量小。

⑪卷舒在心：犹（临床治疗用药时）运用自如。卷有屈、曲之义。舒，有弘扬拓展之义。

⑫圣知南阳：此特指东汉医学家张仲景。因其故里南阳，故谓之。

六气用药增损上章六法

厥阴风木，辛凉为治。以辛调上，以咸调下。必先胃主，必先荣卫。胃主者生之原，荣卫者气之主。气主既辅，生原无穷。精神内居，病无不愈。精生形盛，不失其机。人迎气口，持道深微。不知胃主，不知荣卫，不可以语奉生之宜；不知人迎，不知气口，不可以语逆顺之合离。

己巳　己亥

上厥阴辛凉　中土运甘和　下少阳[①]、咸寒

乙巳　乙亥

上厥阴辛凉　中金运酸和　下少阳、咸寒

辛巳　辛亥

上厥阴辛凉　中水运苦和　下少阳、咸寒

丁巳　丁亥

上厥阴辛凉　中木运辛和　下少阳、咸寒

癸巳　癸亥

上厥阴辛凉　中火运咸和　下少阳、咸寒

岁主药食，五味所宜。六位之主，主胜为逆，客胜为从。客胜则泻，客补主。主胜则泻，主补客。客主之部，各六十一[②]。居无常所，随岁迁移，宣补解治，厥阴性理[③]。处用增损，莫极其纪，法举一隅，三隅可知，化原四月[④]。迎而取之，无使邪胜，以调其正。厥阴之主，先酸后辛，先以酸泻，后以辛补。

厥阴司天，风火同德。调下者宜以酸寒，宣解易处，辛凉焕然，众或可知。若病当补，宜用：车前子　鸡肶胵[⑤]　楮实熟者　秦椒　地骨皮　丹砂　磁石　元参　生干地黄　丹参　牡丹　泽泻　戎盐之类，皆岁主所宜，随证命方。寒补者倍之，咸而寒者两倍之[⑥]，应运者倍之运。气主、客、逆、从所赖者三倍之。倍多主病者为君，君以定名。倍少者佐君为臣，不倍者应臣为使。伪书俗方，非古圣之法者，制用不经，性理乖误，无验有伤，慎不可用宣解之道，咸以为准。

①少阳：原书误为“少阴”，由于岁支逢巳、逢亥之年，其岁气一定是厥阴风木司天，少阳相火（暑气）在泉，故径改之。

②客主之部，各六十一：指客气和主气所主的时日各为 61 天。因为每步各为 60．875 天，此取其整数，故曰“各六十一”。

③厥阴性理：其义欠明。疑原文有误。

④化原四月：四月的月建为巳，其五行属性为“木”，此处十年均为厥阴风木司天，同气相求，故谓之“化原四月”。原，同源，根源。

⑤鸡肶胵（pí zhí 音辟至）：即鸡内金。

⑥咸而寒者两倍之：临证根据岁运选用适宜的药食时，用量要加倍。

少阴君火，咸寒为治，以咸调上，以酸调下。必先胃主，必先荣卫。□□□□[①]阴论奉生之宜

甲子　甲午

上少阴咸寒　中土运苦热　下阳明苦小温

庚子　庚午天符二年同

上少阴咸寒　中金运辛温　下阳明苦小温

丙子　丙午丙子岁会

上少阴咸寒　中水运咸热　下阳明苦小温

壬子　壬午

上少阴咸寒　中木运酸凉　下阳明苦小温

戊子天符　戊午太乙天符

上少阴咸寒　中火运甘寒　下阳明苦小温

岁主药食，同厥阴所论，唯改厥阴为少阴。化原一岁，十二月期[②]，迎而取之，无使邪胜。少阴之主，先甘后咸，先以甘泻，后以咸补。一云：三月。

少阴司天，寒交暑，热加燥，寒热凌犯。上热下清，宜补不可造次，慎重乃举。解治安血，宜用：高婢赤小豆花也　地黄　没药　蒲黄　白芍药　甲香　决明子　盐　白僵蚕　粟米　羚羊角　胡黄连　安息香　大菊　羌活　独活　雌黄　蛇蜕蜕之类，皆岁主所宜，随证命方。咸寒者倍之，治上治下，随其所当者倍之，□□[③]相当者两倍之。运气主、客、逆、从，所赖者三倍之。倍多者为君，君以定名[④]。倍少者佐君为臣，不倍者应臣为使。云云同前。

太阴湿土，苦热为治。苦温兼化，上下调和。主岁有异，同则求异。同则求异，必先胃主，必先荣卫。下文同厥阴奉生之宜。

乙丑　乙未

上太阴苦热　中金运酸和　下太阳甘热

辛丑　辛未并同岁会

上太阴苦热　中水运苦和　下太阳甘热

己丑　己未并太乙天符

上太阴苦热　中土运甘和　下太阳甘热

癸丑　癸未

上太阴苦热　中火运咸温　下太阳甘热

丁丑　丁未

上太阴苦热　中火运咸温　下太阳甘热

岁主药食，同厥阴所论，唯改厥字为太字。九月化原[⑤]。迎而取之，无使邪

---

①□□□□：原本缺文。

②化原一岁，十二月期：十二月的月建为丑，属土，同气相求，故谓之“化原十二月”。原，通“源”。

③□□：原本缺文。

④君以定名：以君药命名其方。

⑤九月化原：九月的月建为戌，五行属性为水，故于水运之年，以水济水，同气相求，故曰“九月化原”。

胜，以平其正。太阴之主，先苦后甘。先以苦泻，后以甘补。一云丑月，此未详。

太阴司天，阴专其政。其化苦热，以平淫湿，补解易处，宜散邪湿，宜用：术　麻黄　附子　牡荆实　熟艾叶　独活　柴胡　芍药　射干　乾姜　桂　穰之类，皆岁主所宜，随证命方，苦热者倍之。下文同厥阴所论。

少阴相火，咸寒为治。以咸调上，以辛调下。必先胃主，必先荣卫。

丙寅　丙申

上少阳咸寒　中水运咸温　下厥阴辛凉

壬寅　壬申

上少阳咸寒　中木运咸和　下厥阴辛凉

戊寅　戊申

上少阳咸寒　中火运甘和　下厥阴辛凉

甲寅　甲申

上少阳咸寒　中土运咸和　下厥阴辛凉

庚寅　庚申

上少阳咸寒　中金运辛温　下厥阴辛凉

主岁用药食五味所宜。六味之主，主胜为逆，同上，改厥阴字为少阳，化原三月[①]。迎而取之，无使邪胜，以平其正。少阳之主，先甘后咸。先以甘泻，后以咸补。一云：十二月，非。

少阳司天，风热参布，其化咸寒，以平风热。治内辛凉，水运辛温，宣风解热，邪不能胜，宜用：羚羊角　石膏　白薇　车前子补　泽泻　白僵蚕　旋覆花　牡蛎　人参　铁粉之类，皆岁主所宜，随证命方，咸寒者倍之，治上治下。同前。

一本咸补治者，宜用：磁石　戎盐　车前子　鹿角　腽肭脐　桑螵蛸　苁蓉　白马茎[②]　狗阴茎之类。

阳明燥金，苦温为治。以苦调上，以咸调下。必先胃主，必先荣卫。下文同。

丁卯　丁酉卯岁会[③]

上阳明苦小温　中木运辛和　下少阴咸寒

癸卯　癸酉并同岁会

上阳明苦小温　中火运咸温　下少阴咸寒

己卯　己酉

上阳明苦小温　中土运甘和　下少阴咸寒

乙卯　乙酉太乙天符　卯天符

上阳明苦小温　中金运苦和　下少阴咸寒

辛卯　辛酉

上阳明苦小温　中水运苦和　下少阴咸寒

---

①化原三月：三月的月建为辰，五行属水，故水运之年，以水济水，同气相求，故曰“化原三月”。原，源同。

②马茎：指马的阴茎。

③卯岁会：岁会指中运之气与岁支所在方位的五行属性一致而同化的关系。由于丁卯年的岁运为木运，卯居东方木位，故同化而为岁会之年。此二年只有丁卯年为岁会之年，故曰“卯岁会”。

主岁药食，五味所宜。主胜则逆，同前，唯改阳明二字，化原六月。迎而取之，无使邪胜，以平其正。阳明之主，先辛后酸先以辛泻，后以酸补。

阳明司天，阳专其令。其化苦温，命曰小温，以平专令故也。五等之□[①]，寒次冷。冷大寒也，寒然后凉，凉然后小温，小温然后温，温之甚曰和，和甚曰小热，小热甚则热矣。以此为法，平调六气，温解寒宜。宜用：牛胆　紫参　知母　桑根　白皮　槐实　括蒌仁　竹叶　竹沥　犀角　豉　栀子　升麻　柴胡　丹参　前胡　五加皮　茗若茶[②]　天门冬　菊花　独活　秦艽　黄芩　芍药　天南星　牛黄　狗胆　桦皮　桃仁　牛角鰓　露蜂房　麻黄　紫苑　术　蓬莪术　芒硝　葶苈　芦荟　决明子　鹿角　栗　蚯蚓　白僵蚕　旋覆花　羚羊角　漏芦　青黛　铁粉　石蟹之类，皆岁主所宜，随证命方。苦小温，温者倍之；治上治下，随所当者倍之。同上。

太阳寒水，苦热为治，以苦治上，以甘兼苦治下。必先胃主，必先荣卫。下文同上。

戊辰　戊戌

上太阳苦热温　中火运甘和　下太阴甘温

甲辰　甲戌并岁会同辰，又同天符

上太阳苦热温　中土运苦温　下太阴甘温

庚辰　庚戌

上太阳苦热温　中金运辛温　下太阴甘热

丙辰　丙戌并天符

上太阳苦热温　中水运咸温　下太阴甘热

壬辰　壬戌

上太阳苦热温　中木运酸和　下太阴甘温

主岁药食，五味所宜。六岁之主，主胜则逆同上，化原九月。迎而取之，无使邪胜，以平其正。太阳之主，先咸后苦，先以咸泻，次以苦补。

太阳司天，寒临太虚。其化苦温，若热先解，易处温补。解热补宜用：荜薢　蛇床子　继断　泽兰　艾叶　何首乌　术　远志　骨碎补　松脂　松节　厚朴　附子　乌头　芍药　当归　苁蓉　姜、桂之类，皆岁主所宜，随证命方。苦热者倍之，治上苦热，治下甘温。随其所宜者倍之。同上。

六气用药，寒、暑、燥、湿、风、火、所胜，中见五运，下见《内经》[③]□□[④]之气，或逆、或从，或从天而逆地，或从地而逆天[⑤]。临御之化，天道可□[⑥]，阴阳舒卷，人气可调。用寒远寒，寒无犯寒也。用热远热，热无犯热也。从

①□：原书缺字。

②茗若茶：茗，即茶。“若茶”疑为“茗”之注文。

③下见《内经》：此句文义上下不顺，疑有误。

④□□：原文缺失。据下文“或逆或从”，可能为“药食”二字。

⑤或从天而逆地，或从地而逆天：临证所施用的药食气味，有的顺应了司天之气而违逆了在泉之气，有的顺应了在泉之气而违逆了司天之气。从，顺应、顺从，即遵循之义。逆，违背，违犯之义。

⑥临御之化，天道可□：□为原本缺失。疑为“测”，或“期”，或“察”。

者养和，逆者生病。六位之兴，四时之王气之月，饮、食、衣、药温凉，可以轻犯。寒热则同者，皆宜避之[①]。若四时同犯，则以水济水，以火助火，病必生矣。

岐伯曰：司气以热，用热无犯，间气同其主，无犯，异其主，则小犯之。是谓四畏[②]，必谨察之。天气反时则可依时，反甚为病故也。反胜其主，则可犯之，谓夏寒甚则可以热，寒气不甚则不可犯之，以平为期而不可过，过而病生与反犯同邪。客胜主则不可御六步之气，六位之中，胜不可翼，复不可赞，无逆其宜，是谓至治。

《神农药经》[③]：五味、寒、热、温、凉、平性，配合五行，内应五入，五气、五宜，参酌岁运，太过不及，处用有殊，六气标本，治病之枢。

少阳之本火

太阴之本湿二者本末同，故从本也。

厥阴之中少阳二者本末与中不同。故不从标本，从乎中也。

少阴之本热其标阴

太阳之本寒，其标阳

阳明之中太阴

从本、从标、从中[④]，皆以其为化主之用。从本者，化生于本；从标者，有标本之化；从中者，以中气为化。化，谓气化之元主，有病以元主，气用寒热治之。

少阳之上，暑气治之，中见厥阴；

阳明之上，燥气治之，中见太阴；

太阳之上，寒气治之，中见少阴；

厥阴之上，风气治之，中见少阳；

少阴之上，热气治之，中见太阳；

太阴之上，湿气治之，中见阳明；

所谓本也。本之下，中之见也，见之下，气之标也；标本不同，气应异象，故曰：知标与本，用之不殆。要格[⑤]曰：寒盛格阳，治热以热。慎不可寒，格阳而治。以寒，外似顺而中气乃逆。热盛拒阴，治寒以寒。慎不可热，拒阴而治以热，外似顺而中气乃逆。热要[⑥]曰：粗工嘻嘻，以为可知，言热未已，寒病复始，因气异形，迷证乱经。学者慎之，精思有灵参大经第六十五篇，会文合义消息求之。

①寒热则同者，皆宜避之：指所选择的药食之寒、热、温、凉与气候的寒、热、温、凉相同时，都要规避。

②四畏：药食的寒、热、温、凉四性在应用时最担心的是触犯气候的寒、热、温、凉。

③《神农药经》：即《神农本草经》。

④从本、从标、从中：此指用药时或从六气（即本），或从其三阴三阳属性（即标），或者从乎中气（即与三阴三阳为表里关系之阴阳属性）。

⑤要格：义不明。似可理解为《大要》中有关“格”拒的理论。要，当为《大要》的简称。格，结合下文，当为“格拒”。

⑥热要：义不明。疑为“大要”之误。此与《素问·至真要大论》中的“《大要》曰”一段文字相同。

五味具备服饵中章九法

天地人　时音律　星风野

耘苗丹三方上曰：上丹二日，中丹三日，小丹以应天地人。论曰：南阳真人张仲景戒人，妄服燥烈之药，谓药势偏有所助，胜尅流变，则百病生焉。余师元珠先生秘受：保神守中，和畅荣卫，药三方命曰：耘苗丹者，欲以彰微妙之旨，谓人若妄服燥烈药，乃闵苗之不长而揠之者也。人年高或少而禀气受血不强，合此一药，服而忽略之，是不耘苗者也。

上　丹

不犯金石桂附

主养五藏，补不足；主秘固真元，均调二气，和畅荣卫，保神守中。久服轻身、耐老、健力、能食、明目、降心火、交肾水，益精气，男子绝阳，女子阴绝。绝阳者庶事不堪。绝阴者乃不能妊。云：腰膝重痛，筋骨衰败，面黑心劳，志昏痞痳，恍惚烦愦，多倦余沥，梦遗，膀胱邪气，五劳七伤，肌肉羸悴，上热下冷。难任补药者，服之半月，阴阳自和。容色枯瘁者，肌肉润泽，开心臆[①]，安魂魄，消饮食，养胃和中。

五味子半斤　百部酒宿浸焙　玉女菟丝子也，酒宿浸焙　苁蓉酒宿　思仙木仁仲，炒　不凋草巴戟，去心　细草远志，去心　仙人仗枸杞子　防风无叉枝者　白茯苓　思益蛇床子，炒　柏子仁另研　干薯蓣已上十二味，各称二两

上末之，蜜煮面糊，丸如梧桐子大，温酒下二十粒至三十粒，空腹食前。不饮者，盐汤下。春干枣汤下，夏五味子加四两，通称十二两。四季苁蓉加六两，通称半斤各十八日四立[②]之前也。秋仙人杖加六两，冬细草加六两。戊寅、戊申，相火司天，中见火运，饭后兼饵，养肺平热。

中　丹

用桂附而无金石

补百损久虚，体劣羸瘦不堪，荣卫不足，善惊，昏愦，上焦客热，胃膈冷

①臆：胸，胸部。

②四立：指二十四节气中的立春、立夏、立秋、立冬四个节气。

痰，引饮，过食则心腹弦满，脾胃气衰，不能消谷，血妄时崩，四肢沉困。此药能长肌肉，泽容色，实髓，壮筋，不染邪疫。身轻、目明、能老。

黄芪白水者，半禀阴也；陇西者，半禀阳也　白芍药　当归各四两　黑附子炮，去皮脐，大者佳　黄芩各一两与黑附子同末生姜汁和　蜀椒去子，秤一两，出汗　白茯苓　人参　桂去皮，辛者，各二两

上末之，粟米粥和剂，圆[1]如桐子大，酒下二三十粒，食前。

下　丹

有乳石，以扶衰续老。气完者，去乳石

补劳伤，气血风冷百病，男女诸虚不足，老人精枯神耗。久服延年益寿，通藏府，安神志，宁魂魄，流资荣卫，开益智慧，释散风湿，任持寒暑，邪气疫疠不能伤，目睛光明，冷泪不复出，筋力强健，悦泽肌肤。乃彭祖所服验方也。

生干地黄　肉苁蓉各六两　菟丝子酒浸宿，杵　五味子各五两　柏子仁另研　石斛　巴戟去心　天门冬去心　蛇床子炒　覆盆子各三两　续断　泽泻　人参　干薯蓣　远志去心　菖蒲　桂去皮　白茯苓　山茱萸去核　杜仲剉，炒，各二两　天雄炮，去皮脐，一两　成炼锺乳粉扶衰三两，续老二两，服一两气完者，去

上末之，蜜和剂，圆如梧桐子大，酒服十粒或八粒，空心服之。乳粉者，十五、二十粒。忌五辛、生葱、芜荑、饧[2]、鲤。虚人多起，去乳粉倍地黄；虚人多忘，倍远志、茯苓；神虚人吸吸，倍覆盆子；欲光泽，倍柏子仁；风虚，倍天雄；虚寒，倍桂；小便赤浊，三倍茯苓，一倍泽泻；吐逆，倍人参。

肾气丸三方：一曰八味丸，二曰十精丸，三曰六气经纬丸，以应音律。

八味丸

补五藏，和六府，通畅血脉，温中清上，安魂定魄，助心养肺，下气生津，止惊悸、劳劣、吐血、衄血、咯血、便血、血崩、血涩、血痹、血寒。久服延年保神，助筋骨髓，利耳目，生精血，坚齿、益发、实脑、厚肠、消除万病，通润三焦，和畅百脉，荣养固身。肾枯消渴，脚气入腹，小腹不仁尤宜。□[3]服□[4]深之家，珍重此法。

干生地黄捌两　薯蓣　山茱萸各四两　泽泻　茯苓去皮　牡丹皮各三两　黑附子炮炙，　桂各二两

上末，炼蜜，丸如桐子大，酒下十五粒，日再服。加至二十五粒，空腹，忌三白。

①圆：通“丸”，用如动词。亦作“丸”药解。

②饧：音义同“糖”。指粮食熬制的饴糖。

③□：原本脱字。

④□：原本脱字。

温平补益十精丸又名保真丸

菟丝子人精，长阴发阳，酒浸一宿，湿捣　甘菊花月精，二味春加一倍　五加皮草精，益肌，去皮用　柏子仁木精，明目，通气，二味夏加　白术日精，长肌肤　人参药精，镇心疗惊。二味秋加　石斛山精，治筋骨。如金钗者，酥炙　鹿茸血精，止腰痛，益精。酥炙　巴戟天精，治精冷，益智。紫色者，去心，酒浸一宿　肉苁蓉地精，破瘕消食，酒浸一宿，酒蒸用亦得四味冬加

上十味等分，随四季各加分两，为末，炼蜜丸梧桐子大，空心，温酒或盐汤，下二十五粒至三十粒。忌牛肉、生葱。

六气经纬丸

祛风，补劳，强五藏，益气，除烦，养真阳，退邪热，通顺血脉，宣壅破积，除寒热，温痹风、心腹坚胀，止痛，缓中，安和神志，润泽容色，止腰痛，散寒邪、时疫，妇人怀妊腹中疞痛、冷气，心下急满，产后血晕，内虚气乏，崩中，久痢。常服血脉通畅，不生痈疡。消痰、养胃、明目、益津。

白芍药捌两　当归　术去皮，各四两，白术尤佳　白茯苓　泽泻　芎䓖各二两

上末，蜜丸梧桐子大，温酒下二十粒，加至四十粒，不拘时。末之，酒服方寸匕，亦妙。此方本安期生赐李少君久饵之药也。后仲景加减，为女人怀妊腹痛，用之大验。

汤酒散三方

以应星、风、野

卫生汤

证如经纬丸，平而凉补。火运之岁，以调荣卫。

当归　余容白者，各四两　黄芪陇西者。捌两　甘草炙，一两

上末之，如米豆大。每服三匕，甘澜泉①二升，劳薪②煮以石器中，七上七下，取清汁分温二服。年老水酒各一升煮之。唯火运相火司天，戊寅、戊申岁宜常服，养肺、平气、资荣五藏。饮汤不拘时候，中有余容一物具四味，人罕知。神农苦，岐伯咸，桐君甘，雷公酸。小儿服之，无疮肿疾。

傅延年酒

利血气，耐老，轻身，明目，安神，养志，补劳伤，治风寒湿痹，大风血癞，寒热邪气，阴痛余沥，梦泄失精，女子血衰，容色枯瘁，崩漏赤白，乏气百损。

傅延年菊花　西王母杖枸杞取子　肉苁蓉酒浸，焙　巴戟天去心，四味等分

上㕮咀，以疏绢袋盛，入淳酒令过药袋之半。春秋三日，冬七日，夏勿用。

---

①甘澜泉：扬之万遍的泉水。李中梓："扬之万遍，令水珠盈溢，谓之甘澜。"

②劳薪：放置日久、火力不强的燃料。

日足，日取饮一杯温之，早、晚、日中三饮，勿醉。取饮时随其多少，还酒增之，味薄乃止。元和间，有以余此药滓炼蜜丸，服者亦胜他药。

元及散

养五藏，补不足，益气、明目、止烦、消风、下气，令体悦，消水肿，定反胃，强食、益精，坚筋骨。大妙。

元及五味子是也

上一味，烈日曝干末之，酒调三匕，日再服。

中章圆法，非道慎传。虑恃药多欲，反败元德。得书者，谨奉至言。老子曰：人生大限，百年节度者，可至千岁，如膏用小炷之与大炷也。保精全神，养神留形，慎于忌讳，不妄服药食，若五味四气，一药兼备，则可以为奉生之道矣。

偏胜疗治下章八十一方[1]

一、鸡舌香散

安胃思食，止心腹痛，调冷热，定泄泻，老少通用。凡散药煮以水及酒者，今用盏比较合而用之。

丁香一百个　甘草半两　良姜一两　白芍药二两

上末，陈米饮调下方寸匕，空心食前，煎，生用。初余为禁，隧此证处与御医使令施用，后至富贵由此始。

二、茱萸丸

散寒湿、肠中风冷阴邪之气。

白附子一两　吴茱萸炒香，三两　草乌头去皮尖，称二两，入好净白食盐中拌炒，令裂，去盐，取一两入药

上为末，酒煮面为丸，如梧桐子大，温酒或盐汤，下七粒至十粒。

三、大诃梨勒丸

疗老人、小儿吐泻，胃逆，心腹胀满，霍乱恐迫。

诃梨勒皮四两　藿香二两　肉豆蔻捌颗

上末，炼蜜，丸如栗大。每服一丸，细嚼饮服，不以时拘。小儿量岁一丸，分三、四服，姜汤、米饮服，更妙。

四、黄芪平补汤

补五劳百损，四肢沉滞，骨肉酸疼，大病后不复常，行动喘惙吸吸[2]，少气，小腹拘急，腰背强痛，心悸，咽干，饮食无味。

陇西黄芪　枸杞根皮　桂　麦门冬　甘草各三两

上末，每服四匕，加生姜寸许，细切，别研。生米泔汁三升，同煮升半，分两服，温热进之，日再，通为四服也。

①此标题为编者所加。

②喘惙吸吸：气喘，呼吸急促而无力。惙，疲乏无力。吸吸，呼吸急促貌。

五、术散

治证如上。

术捌两　桂四两　干地黄　泽泻　白茯苓各三两

上末，酒饮，随性调服方寸匕，日三。

尤益肾、补虚、乏瘦削。

六、曲丸

补气血衰弱，胃主不和，不能饮食，食輙①不消，四肢尪弱②，百疾交攻，多卧嘿嘿③，溲泾不治④，悉宜服之。

曲一斤　术二斤　当归　干姜各三两

上末，炼蜜，丸梧桐子大，酒饮，下三、五十丸。一方加甘草二两。

七、降气汤

定上气息鸣，卒□⑤便欲绝者，入口气下，万金不传。

吴茱萸三两　桑根白皮六两

上㕮咀，分四处，每一以水二升，酒一升，煮三沸，取清汁作三服，立验。每煮成入生姜汁一匙匕，煮一沸为准。自神龙致仕孟伊阳传云：用无不效，于至德乾元。余以此救人活者凡七十六，神效。

八、二气黄金圆

调冷热，断赤白下痢，变入恶证，若鱼烂黑汁⑥，肠中切痛，枯瘦不能食。

黄连　吴茱萸　当归各等分

上为末，炼蜜，加米膏少许和，圆如梧桐子大，每以酸浆水下三十粒，空心食前服，一方以木香代当归，二法小儿通用。

九、桂散

主心痛发作有时，阴阳不和，荣卫失度所致，宜和之。

桂心　当归各一两　栀子十四枚

上末，酒服方寸匕，日三服。

---

①輙：音义同“辄”。《正字通·车部》：“輙，俗辄字。”副词，就、即。

②尪（wáng音旺）弱：指肢体瘦小无力。尪，短小。《玉篇·尢部》：“尪，短小也。”

③嘿嘿：同“默默”，安静不语的样子。

④溲泾不治：谓二便失常。治，有秩序的、情况正常的。

⑤□：原文缺字。

⑥鱼烂黑汁：病人泄下的粪水如鱼腐烂后的黑水。

十、椒圆

散冷邪郁痹，头中疼空，厚衣不暖，心腹痛，不能食。

秦椒一两，五钱，去目，去汗　川乌头炮，去皮尖，作四破，入青盐汤宿浸；焙干，六两　干姜一两

上末，炼蜜，丸如梧桐子大，水饮下四粒，加至八粒。

十一、紫散

止血崩。

香附子炒黑存性

上为末，热酒调方寸匕，再服立定。生末，安胎。

十二、养荣鹿韭丸

鹿韭牡丹　当归　续断各等分

为末，酒煮米粥膏，为丸梧子大，酒服二十五丸至四十丸，不拘时。调养血脉，补劳伤不足，续筋骨，生肌肉，除寒热，通关膝。女人血候不调，血沥腰痛；男子疮痈留滞、失血之疾，皆须服此，神效无比。妇人血瘕，男子伤折。煎加没药四分之二别研，同入前药，和剂服之。

十三、凉血解仓散

解仓一名余容，即芍药。赤白各一两　当归　甘草各二两

上末。有热，加大黄炮熟二两；但欲凉血，大黄只用半两；复加解仓成四两，当归成三两，甘草如旧。每以水二升，末四匕，煮，取一升半，分温三服。小儿量岁增减，不拘时。

十四、良验益真散

疗精败血出。

黄芪陇西者，二两半　桂心半两

上末，酒饮调方寸匕，空心食前，日三服。

十五、泰山茵芋散

主一切冷风，筋骨羸颤，关节拘挛，湿痹脚弱，四肢痛痒，皮肉隐轸，或发成疮，或热如疟，或加短气，胸满，或欲吐，悉主之。

泰山茵芋炙　防风二味，各七分　川乌头炮，去皮脐　干姜　白敛三味各三分　桂心一分

上末，酒调方寸匕，稍增至两匕，以知为度。

十六、荆菊散

主疗□[①]损心虚寒，头痛，性气反常，语声冒昧，关节不利，心手不遂，骨间寒热，目中泪出，齿发不荣。

蔓荆实去萼。一本云：小荆有牡荆，云或未可造次用牡荆　甘菊二味各三两　地骨皮　术各六两

上末，酒调服方寸匕。

十七、荆菊酒

取前四味，分袋，以疏绢纳酒中。春秋三日，冬七日。每服温一两觥大益人。忌桃、李、雀、鸽、乌头、石膏。

十八、羌活散

疗风最胜诸方，莫能比大。治筋急拘挛，不可屈伸，风湿痛痹[②]，头旋目昏，骨节酸疼，无问久新及风水浮肿，悉宜服。

羌活三两　茯苓　薏苡仁各一两

上㕮咀，分八服。每以水一大升，煮，耗半绞汁，入淡竹沥一匙许，再煎一两沸，温服。

十九、橘饮

疗呕咯不止，及伤寒呕碗[③]，服之立止。

橘皮六两　甘草二两　干姜一两

上㕮咀，分十六服。以水二升，入生姜五分，煮至一升，去滓，温服。有痰加半夏七粒，破之；有寒加附子一枚，四破之，一同煎。

二十、和经汤

温血和经，疗妇人赤白带下。

白芍药二两　赤芍药一两　干姜半两　当归七钱半

上末之，若豆米大。每服三匕，水二升，以文火煎至半，取清汁温服，日四。一方纯用白芍药三两专补也。末之，酒服方寸匕。又一本，当归一两。

二十一、麻黄解肌汤

主伤寒，主风邪寒冷头痛，项强急，寒热腰痛，四肢烦疼而无汗者，服此。

---

①□：原本缺字。

②痛（wán 音顽）痹：病名。指皮肤、肌肉麻木不仁，不知痛痒，或手足不遂的病。

③碗：音义同“哕”，病症名，指干呕。

麻黄去根节，陈者佳　甘草　升麻　赤芍药　石膏各等分

上末，每服四匕，水一升半，入杏仁七个，去尖碎之，同煎八合，去滓，温服。连绵三五服，以衣被覆，取汗出即愈。

二十二、桂枝汤

主有汗者，啬啬恶寒，翕翕发热，鼻鸣干呕。其脉阳浮而弱，浮者热自发，弱者汗自出。脉静则太阳初证未传别藏。脉急数者，烦躁欲吐，乃传别藏也。夫太阳证发热汗出者，荣弱也，当在其所中之邪，服此得表和而汗，即愈矣。至于脉促，胸满，胃中寒，脉迟，汗出，腹痛，吐食，皆宜用桂枝。

桂枝　赤芍药各一两　甘草炙，半两

上末，每服四匕，水一升半，生姜半分，枣三枚，煎八合，去滓温服。连绵三五服，自验汗不止，恶寒，小便难，四肢拘急者，加大附子，炮，去皮脐，每料一两为准。

二十三、阳粉散

谓病当发汗而汗不止，不止则亡阳，当温扑之。

麻黄连节　藁本　白芷各半两　粉米粉四两

上末之，以粉止身汗。

二十四、辟温粉肌散

芎䓖一两　白术　藁本去土，各二两　米粉四两

上末以粉肌，佳。此方数法，又芎䓖、藁本、远志皮、白芷各一两，米粉一升，和末为一剂者。

二十五、牡蛎术散

治汗发过多，头眩汗未止，筋惕肉瞤者，当用此散。若自汗阳衰，非此法。

白术　牡蛎粉炒黄　防风等分

上末，酒或米饮，调方寸匕，日三，汗止勿服。

二十六、桂术散

主伤寒，中风，中湿，自利，汗不止，手足逆冷。以温里，表邪自解。

桂枝一两　甘草半两　大附子炮，去皮脐，一两　白术二两　芎䓖　防风各一两半

上㕮咀，每服四匕，以水二升，入姜、枣煎一升，去滓温服。一方治阴

痉[1]，手足厥逆，筋脉拘急，汗出不止，等分。

二十七、芎䓖散

凡不辨[2]伤寒、伤风，头痛身热，或身不甚热，拘倦无汗，头重，腰膝沉惰，恍惚无力。

羌活一两　芎䓖　牡丹皮　当归　防已四物各半两　甘草炙，四钱

上末，每服三匕，水一升半，入生姜一分，煎减半，去滓温服，不拘时。

二十八、活血续命散

白芍药四两　当归三两　绵黄芪陇西者四两　续断三两　芎䓖已上先为细末　栢子仁各一两半，别研匀

上末，酒服方寸匕，神验至宝。名已尽功不可尽论，余元和[3]初，为一二贵胜，枯悴百损，处此方与服，百日肥壮，仍不生虚热上炎。

二十九、活血舒和散

疗风冷变痹，筋脉急迫。

芎䓖　续断各一两半　牛膝三两，真怀州者

上末，煮木瓜酒调服方寸匕。本方木瓜浸酒，以服其散。孟仕用四物浸酒，木瓜三两，淡干不涩为真者，煎，㕮咀，生绢袋入二斗酒中，浸如常日。数饮酒，尽，焙药末之，米饮服，夏以饮酒发躁故耳。

三十、胃风煮散

去脾胃风湿，寒滞泻利，不思食。

茅山术去皮，净秤一斤　生芍药三两，赤白各半　甘草三两　厚朴去粗皮四两，姜半斤，二味同杵，烂，下甘草，又杵匀，文火炒干，入术和炒，令香黄色

上末，每以三匕，水一升半，加姜、枣切碎，同煎一升，取清汁温服，妙。

三十一、妙香散

疗逆噫不透，及伤寒气逆。有此证者，通疗之。

石莲子并皮碎之，一两半，微炒令香，勿太过　丁香半两

---

①阴痉：病名。一作“阴痓”。一指柔痉，即柔痓。《丹溪心法·痓》：“阴痓曰柔，有汗。”一指痉病见四肢厥冷者。后者治用温阳散寒法。

②不辨：有“不论”，“无须分辨”之意。

③元和：指唐宪宗年号（公元 806～820 年）。

三十二、化痰桔梗丸

桔梗二两　半夏净洗去滑　茯菟即茯苓，各四两　干姜半两

上末，稀糊，丸如梧桐大，饮下十五或二十粒。

三十三、凉膈止烦渴咽干葛散

小儿尤宜。

绵黄芪　白茯苓各四两　蕗草即甘草　干葛各二两，葛汁中粉尤佳

上末之，每以沸汤调方寸匕。

三十四、主中暍①

伤冷，利小水，分阴阳清浊，茯菟散。

茯菟一两半　桂四两　蕗草半两

上末，新水调方寸匕。

三十五、地榆散

疗泻血，肠风，痔。元②作野鸡下血③。

地榆　椿根白皮各一两　酸石榴皮焙干半两

上末，每服三匕，浆水一升半，煎一升，温服。分二次，取清汁饮之。

三十六、防己汤

主水气。

汉防己一两半　赤茯苓　百合　郁李仁别研，各一两　桑白皮切，三两

上㕮咀，分八服。每服以水一升半，煮，取强半升④，分温两次饮服。明日准此，一剂尽更作一剂。揆度多少，但不得闻证⑤灯油烟气，及食盐，即效。

①中暍（yē 音耶）：古病名。一指中暑（阳暑证），如《六气感正要义》："《伤寒论》太阳中热者，暍是也。故中热即中暍，中暍即中暑，暑、热、暍三字并无二义。"一指阴暑证，即阴寒之暑证。《证治准绳·诸中门》："中暍者，乃阴暑之证，法当补阳气为主，少佐以解暑，故先哲多用姜桂附子之类。"此指后者。

②元："元""原"通。原先，原来。

③野鸡下血：大便下血，也指痢疾。如《幼科发挥》："痢下赤白青黑者，名野鸡痢。"此指前者。

④强半升：多半升。

⑤证：疑衍。

三十七、圣制汤

主下焦风冷，两脚无力，亦疗剑南[①]卑湿脚弱。

黑附子炮，去皮脐，剉细。七钱半　生姜五钱，切细

上以水八合，煮减半，下生地黄汁二合，再煮七沸，和滓密收磁器中，经宿平明，滤清汁空腹温服，作一服。良久以两三匙饭压之，每日一剂，三四日效。一法无地黄。

三十八、黄连汤

主老少泄泻，赤白带下。

黄连　白芍药　吴茱萸炒，各一两

上㕮咀分八服。每服以水一升半，煮一升许，投阿胶一分。再煮，胶消去滓，分三服，温饮。一方加甘草末，艾汤调，亦大验。

三十九、止衄散

神方无比。

绵黄芪一两半　赤茯苓　赤白芍药各七钱半　当归　炙阿胶　熟干地黄各五钱

上药切，炒干，末，黄芪煎汤调方寸匕。未定加二匕，不过三服。服药后，勿令卧。

四十、蓬莪茂散

主冷气，厥心痛。

蓬莪茂六分，醋浸，切炒　赤芍药　当归　甘草炙　吴茱萸　肉桂　干漆炒，烟尽下茱萸炒，次下众药，略炒。各二分

上末，酒调方寸匕，再服即差。炒盐、酒调，尤佳。

四十一、赤箭汤

疗偏风，手足不随，痛痹疼痛，心神昏冒。

赤箭　麻黄去根节　黑附子炮　人参　前胡　防风无叉枝者　羌活　白术各二两　当归三两

上末如麦豆状，每服半两，水三升，宿浸密封□[②]器。旦起，文武火煎，三分减一，入生姜一分，切碎，再煎五六沸，去滓，入酒半合，同煎三上下，分二

①剑南：唐朝建制的镇名，为玄宗时十节度使之一，治所在益州（今成都市）。相当于今四川省中部地区。

②□：原本缺字。疑为"磁"。

服，日三，不拘时。

四十二、赤龙散

主风毒，走注疼痛。

赤芍药　地龙去土微炒　当归　防风　五加皮各一两　麝香二钱半

上末入麝香，研十分细，温酒调服方寸匕。不拘时，日三四服。

四十三、赤龙丸

主病如上。以前四十二方散一料，加乳香、没药各一分，研匀入众药，酒煮稀面糊，丸如梧桐子大，服十五或二十粒。有热，加大黄半两；有寒，加川乌头，炮去皮脐，半两；患人体壮，腠理实，加去节麻黄一两，温酒下。

四十四、萆薢散

主风痹湿冷，腰脚疼痛，四肢萎弱，荣卫凝注。一名大萆薢散。

萆薢　当归炒　附子炮　杜仲去粗皮炙，剉　仙灵皮各一两　青木香半两。一方与上等分

上末，酒服方寸匕，日三。

四十五、光明丹

主风痫瘛，舌吐沫。一名金光明丹。　黄丹炒　雌黄细研炒

上各二两，入牛乳二升，熬成膏，下真麝香末一分，搅匀，丸如梧子大，温酒下七粒、十粒，不拘时。

四十六、松花酒

疗风眩，头旋，肿痹，皮肤痛急。

松树始抽花心状如鼠尾者佳，蒸，细切二升　上用绢囊裹，入酒五升，浸五日，空腹饮三合。再服，大妙。

四十七、细辛汤

主风入腹切痛，烦冤。

细辛　吴茱萸　干姜各半两　当归　防风各一两　芍药二两

上末，每以半两，水二升，煮一升，温分三服。相续进之，立效。

四十八、茱萸子丸

主疗如前散。一本名细辛茱萸丸，夏暑宜服，以散进之。

上以细辛汤全料，加桂心半两，同作末，炼蜜，丸如梧桐子大，每服二十五

粒，空腹，热水下，大验。

四十九、通关汤

疗□[①]气神方。

吴茱萸三两，入黑牵牛三两，同炒香熟，拣牵牛，别取末，半两　青木香□□□[②]

上末，入牵牛前末研匀，每服方寸匕，水三合，煎七上下，温服，日三。内所炒牵牛三两，别取头末半两，外[③]不用。

五十、疗胎动见血

烦冤欲危方。

艾叶

上以酒三升同煮，减半，温分二服，即定。又疗难产产后腹痛，及胎衣不下。

五十一、安胎止漏下神方

若活，即立安；若已损，即立下。

当归六两用尾　芎䓖四两

上㕮咀，用水四升，酒二升，煎。取二升，分二服。

五十二、主被堕卒惊

下血不止。

干地黄四两　当归尾　阿胶炙　艾叶各三两

上㕮咀，以药一两，水一升，马通汁半升，煮减半，下阿胶同烊，分作二服，日三。

五十三、凡妊娠伤寒

勿用有性药，当以此汗之。

葱白十四枝　生姜一两

上㕮咀，水三升，煎二升，分三服，相须饮，取汗为度。

五十四、妊娠病令子不落方

上以伏龙肝和水，涂脐下方寸，干即再涂，勿住。药外护为要法。

---

①□：原本缺字。

②□□□：原本缺字，疑为“青木香”的用量及炮制方法。

③外：这里指除牵牛子一味之外的吴茱萸、青木香二味药物。

五十五、治胎动腰痛方、银汤法

芎䓖　当归各一两半

上切如米许，分三贴。每贴以水一升，银器中煎三四沸，下青竹茹少许，煎三四沸，下炙阿胶一分，煎烊去滓，分二服。不过一剂，神效。

五十六、妊娠数月，月水尚来

以赤小豆生芽末之，酒服方寸匕。

五十七、易产方

入月预服，胎滑神效无比。

陈枳壳去白麸炒，二两　甘草炒　阿胶炙、沸、各一两

上末，汤服方寸匕，日二。有热者，服此有冷，服后方。

五十八、易产神效八味散

甘草炙，二两　黄芩　大豆黄卷各四两　干姜　吴茱萸　麻子仁　大麦炒。一方以粳米代之，各□[①]两　桂心七钱半

上末，酒服方寸匕，暖水服亦得，空心食前。须入月[②]方得服，过三十日动作宜谨，勿上厕，恐不觉堕地，如此之易也。

五十九、催生易产

以蛇皮全者绢袋之，绕腰，神效。

六十、取黄蜀葵子三七粒[③]

温酒研服之，神效。

六十一、又吞大豆三枚

六十二、又吞小麦二十七粒

六十三、又吞槐子十四粒

酒调蒲黄方寸匕，大验。

---

①□：原本缺字，疑为大麦的用量。

②入月：妇女妊娠。

③三七粒：即二十一粒。

六十四、救不顺者

以竈突煤，酒煮三沸，饮其清，即顺。

六十五、治不顺者又一法

又取小豆、小麦和煮，澄汁而饮之，即顺。

上，六十至六十五，本只在五十九，一项盖此六方，未获元本尔。

六十六、产母血运[1]及损娠后血运，或先頬赤，手足烦疼，腹胀，即血运之候也

当归　刘寄奴各三两　吴茱萸一两

上㕮咀，分三停[2]。觉疼便取一停，水一升，煎减者以备运。去滓，分三服。

六十七、又童子小便

浓研墨汁一合，服之。一云：只便丈夫小便亦得。

六十八、古人将护产母分娩既毕

进药有序，应宜先知。

大豆去风　地黄益血　当归止痛　藕汁止血、渴。

半月以后羊肉补虚　蒲黄疗运　白芍药去恶血，生新血。

所以通用一药，共除众疾恶候十有八。神功圣力，不可具陈，名曰黑神散。

芍药　蒲黄　当归入月用尾，产后用头　干地黄　肉桂　干姜　甘草并生用，各半两　大豆炒用，雄者二两

上末，酒服方寸匕，日三、四。渴，绞生藕汁七滴，酒调方寸匕，神验。月内日三服，永无诸患。余得之异人，珍宝其方，不敢妄传，得者敬慎之。

六十九、次有效生汤一法

为产母珍要，疗血运及气欲绝，心闷手足烦，增寒热，心下痞鞕。大补不足，助血调气。妇人产前后一切病，面黄虚肿并能疗之。

续断皮一握，剉之。水三升，煎取一升，分温三服。如人行二里，再服。又二里，准三服。此方至神妙，但难得真药，当究本草，详验真伪。

---

①血运：产妇因失血而致的头晕。运，晕也。

②停：量词，相当于“份”。

七十、备急临月先合顺生散

蛇皮，烧灰，东向酒服方寸匕。

七十一、又备急令顺及下后天方

当归末，酒服方寸匕。

七十二、新生儿浴法

用猪胆一枚，入汤中浴儿，永不患疮。

七十三、庆浴吉庆法

谓三日、五日，或七日，洗儿也。

当取寅、卯、酉日为大吉。宜避壬、午、子、未并凶，癸、巳亦凶。今不能合上三日，勿犯下三日，凶恶之日，皆平安浴法。

虎头骨五两　苦参四两　白芷三两

上水一斗，煮十余沸，去滓，纳龙脑。通寒温[①]，以洗儿。

七十四、疗小儿客忤

捣菖蒲汁，内[②]口中。

又，生艾汁，内口中。

又，磨刀水，三四滴，妙。

七十五、疗小儿百疾加减四味饮

自此以下七方，谓之育婴七宝，紫阳道士一方名，保子七圣散，至宝方。专为一书者，此方是也。此饮理小儿胎寒，腹痛，乳哺不时，温壮发热，吐利不常，诸经掣缩，二十五痫，肌肤喜疮，遇时而发，作口疮恶核，赤目黄瘦，大小变蒸[③]。

芍药赤、白各半。如宣泄，即用纯赤者，生用二分。疠疫温壮，肺邪不利，寒热发时，加二分，通用四分也。利小便用赤色者，及惊狂、疮疥、赤目、泻血。

---

①通寒温：谓浴儿药液的温度适宜。

②内：音义同“纳”。

③大小变蒸：指婴儿在生长过程中，或有身热、脉乱、汗出等症，而身形脏腑无大病者。故《诸病源候论·小儿杂病诸候》：“小儿变蒸者，以长气血也。”《千金要方》：“凡小儿自生三十二日一变，再变为一蒸。凡十变而五小蒸，又三大蒸，积五百七十六日，大小变蒸都毕，乃成人。”

当归肉，多枝少气香者，生用二分；欲血脉流畅不为疮疡、恶核者，及止腹中痛，胎寒腹痛，啼声不已者，加二分，通用四分也。如理寒热，破积，解温壮，已下不加。

大黄如牛舌紧硬者，出蜀中。如欲泄利，宣荡推陈，去热，即用河西锦纹者，生用二分。葛氏元用四分，紫阳保子方减二分；下利者，又减一分，只用一分也。

甘草赤黄，断理紧即易折者，炙，剉二分；虚热者，加一分，通用三分也。及解烦止渴，寒湿邪气，大能安神定惊，和而不寒，有国老之尊号也。

上以水三升，煎去柤①。月内儿，服一杏核②量之三；百日儿，服一栗壳量之□③，日三；一岁、二岁儿，两栗壳量之为一服，日三；三岁儿以上，随大小增之。兼乳服，尤良。依上法增减正药外，若发惊及温壮，外有冒寒邪，以去节麻黄一分，水三升，煮之去沫滓，内正药，煎如本方服之；若惊风反折，戴眼、掣缩，加细辛四分。内一料正药，增水至四升，煮，取一升五合；若中风身体强，戴眼者，加独活二分，内一料正药，水加正方煎服，大神验。

七十六、黑散

主小儿变蒸之中加以时行温病，其证无有异处。但耳及尻通口上无白完耳④，二字恐是色者。当发汗为要，汗毕粉肌。

牛舌大黄半两，同为散，令太细。 麻黄去根节，陈者佳。二两 杏仁半两。去皮尖，别研如脂

上合研匀，密收之。每以小豆许，乳汁调令月儿服之。若百晬⑤儿，服之两豆许，汗出粉肌。避风节乳哺，良。一二岁增之三四豆，煎服之。随大小岁虚实揆度之，无妄。若不尽除，更加紫丸，至妙。

七十七、紫丸

主小儿冷热，乳食不消，留澼，醋粪黄臭，胀满肠痛，吐不尽当下之证，急疗之。一名紫霜圆，分两有不同者，唯此性和。

真赤石脂各一两 真代赭石 巴豆大者三十粒，去皮出油，内二十粒，先炒皮裂，十粒生用 杏仁二十八粒，去皮尖，内十四粒先炒，去皮尖

上两仁研匀，上二味加少蜜，和令相入，杵三千下，圆如麻子大。十日儿，

---

①柤（zhā 音渣）：渣滓。《广韵·麻韵》："柤，煎药滓。"

②一杏核：量词。指所用药末为一个杏核壳的容积之量。下"栗壳"文仿此。

③□：原本缺字。

④耳及尻通口上无白完耳：原注疑"完耳""二字恐是'色者'。"义通可取。白色者，是气血不足之征也。无白色者，为气血尚盛，故可发汗治之。

⑤晬：周时。此谓一整天、一昼夜。"百晬儿"，即满100天的婴儿。

乳下一粒；百日，服二粒。夏月多热，往往发疾，服之无所不治。月中服一粒，殊佳。

七十八、至圣散

治小儿阴阳痫①，手足抽掣，病后虚风，百种惊，生恶证，悉主之。

紧小干蝎，四十九枚。每一蝎以四叶薄荷包合，绵线系之，火炙焦，去线。

上末之，金银汤调三豆许大。三岁倍之，量大小加至半匕。以麝香、牛黄少许调服，益佳。

七十九、疗小儿三岁不能行

由虚弱受气不足，腰、脊、脚、膝筋骨软躄②。

真五加皮不拘多少

上末之，粥饮，滴酒少许，调一栗壳许，日三服。有风，骨节不利者，尤相宜。

八十、蜀脂饮

主小儿百病，服之消风，凉肌，解热，止烦，不生疮疖。除寒热、痰嗽、赤目、咽痛、血痢、渴躁。长肌肉，利心肺。凉而有补，身体有疮脓溃赤肿，悉能疗之。

蜀脂即黄芪也。一味末之，炙甘草四分。黄芪生陇西即阳者，大焦色黄白甘美；生白水者，冷补。惟陇西者最好，皮赤色，专主消疮肿。出原宁宜州者亦佳。折之若绵不断者，为上等也。

上末方寸匕，水一升，煎三分减一分，三服。温凉适性大小，以岁加减之。一方每服水五合。二说不同，今以药末随病随岁，揆度而准之。

八十一、麝香丸

主小儿疳瘦面黄，发穗③，骨立④，减食，肌热，惊痫，疳虫。

麝香　芦荟　胡黄连末

上等分研匀，滴水，丸黄米大。一岁三丸，三岁五丸至七丸。人参汤下，日三，无比奇效。一方胡黄连四分，余二物各二分，疗疳痢，温疟，无比尤验。一

①阴阳痫：病名，指阴痫和阳痫。阴痫指义有三：一谓痫而兼阴证者；一指小儿的慢脾风；三指慢惊之后痰迷心窍证。

②躄（bī 音比）：因足病而致的跛行。

③发穗：病症名，指小儿疳积，脾胃虚弱，气血不足所致的头发干枯而黄，扭结如干枯的麦穗，故名。

④骨立：肌肤干枯，瘦骨嶙峋之状。

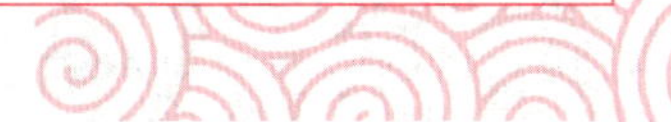

名圣圆，疳药百数，无如此者。小儿颠痫，惊风，五疳，三虫[①]，服之立见功效。虮虫作疾，枯瘁，久痢不住，热药调护，最难得法，唯此若神。

八十一方，今古效验

最胜诸法，可以行之，持颠扶危，进道积功，外理伤折、虫毒，备急别存专录，使人仓卒，见此故不载。经曰：欲夫疗病，先察其原。先后病机，五藏未虚，六府未竭，血脉未乱，精神未散，服药即活。若病已成，可得半愈，病势已过，命将难全。由是病之所起，皆由阴阳无节，饮食恣情，轻身勿事，恃壮不摄，或极其求息，或强所不能，或恃良师服饵，或恃贵命难衰，深著前定[②]，谓无夭枉，志大信缘，不知自慎，既致危痫，反怨神鬼。巫祝祷祀，妄求恩福，欲遂平安，岂殊儿戏。或责医谬，或非方药。逝水难回，拱手待毙。仰天扣地，无以加谋。亲旧围绕，无以施功。金玉盈室，难延顷刻。方是之时，真丹莫验。圣智如愚，膏肓如悟，何所追及，贤者鉴之。愿尽先见，同臻康寿。无或执迷，余示此叮咛，不以缕缕，烦鄙实出，哀怜未悟。体天大德，保命含灵[③]。诚心忘倦，反复叙陈。仰答元珠，俯伸素志。获是书者，当消息施行。可以上章，处用运气。了然中章，补益洞明。偏胜后章，疗治利众，资功然后，保气固形，安神延寿，慎友择仁，清心契道，能如是已，何往不利。

---

①三虫：蛔虫（即长虫）、蛲虫（即短虫）、寸白虫。

②前定：谓出生之前已经定型。

③含灵：即生灵、生命。

中医五运六气全书

《注解伤寒论》图解运气图

汉 张仲景 撰

宋 成无己 注

目录

CONTENTS

整理说明

《〈注解伤寒论〉图解运气图》在运用五运六气注解伤寒六经的学术研究中占有重要地位。

本次整理出版，是在张国骏主编的《成无己医学全书·注解伤寒论》中“图解运气图”的基础上进行的。同时，参考了其他版本，并根据《中医五运六气全书》统一体例作相应调整、选择、校勘、注释。

经曰：夫天地之气，胜复之作，不形于证。诊脉法曰：天地之变，无以脉诊，此之谓也。右曰：随其气所在，期于左右。从其气则和，违其气则病，迭移其位者病，失守其位者危，寸尺交反者死，阴阳交者死。经曰：夫阴阳交者，谓岁当阳在左，而反于右；谓岁当阴在右，而反于左，左交者死。若左右独然非交，是谓不应，惟寅申巳亥辰戌丑未，八年有应也。谓寸尺反者死。谓岁当阴在寸，而反见于尺，谓岁当阳在尺，而反见于寸，若寸尺反者死。若寸尺独然非反见，谓不应。唯子午卯酉，四年应之。今依夫《素问》正经，直言图局，又言脉法，先立其年，以和其气。左右应见，然后乃言死生也。凡三阴司天在泉，上下南北二政。或右两手尺寸不相应，皆为脉沉下者，仰手而沉，覆手则沉，为浮细大者也。若不明此法，如过渊海问津，岂不愚乎？区区白首，不能晓明也。况因旬月邪仆，亦留入式之法，加临五运六气，三阴三阳，标本南北之政，司天在泉主病，立成图局，易晓其义，又何不达于圣意哉？

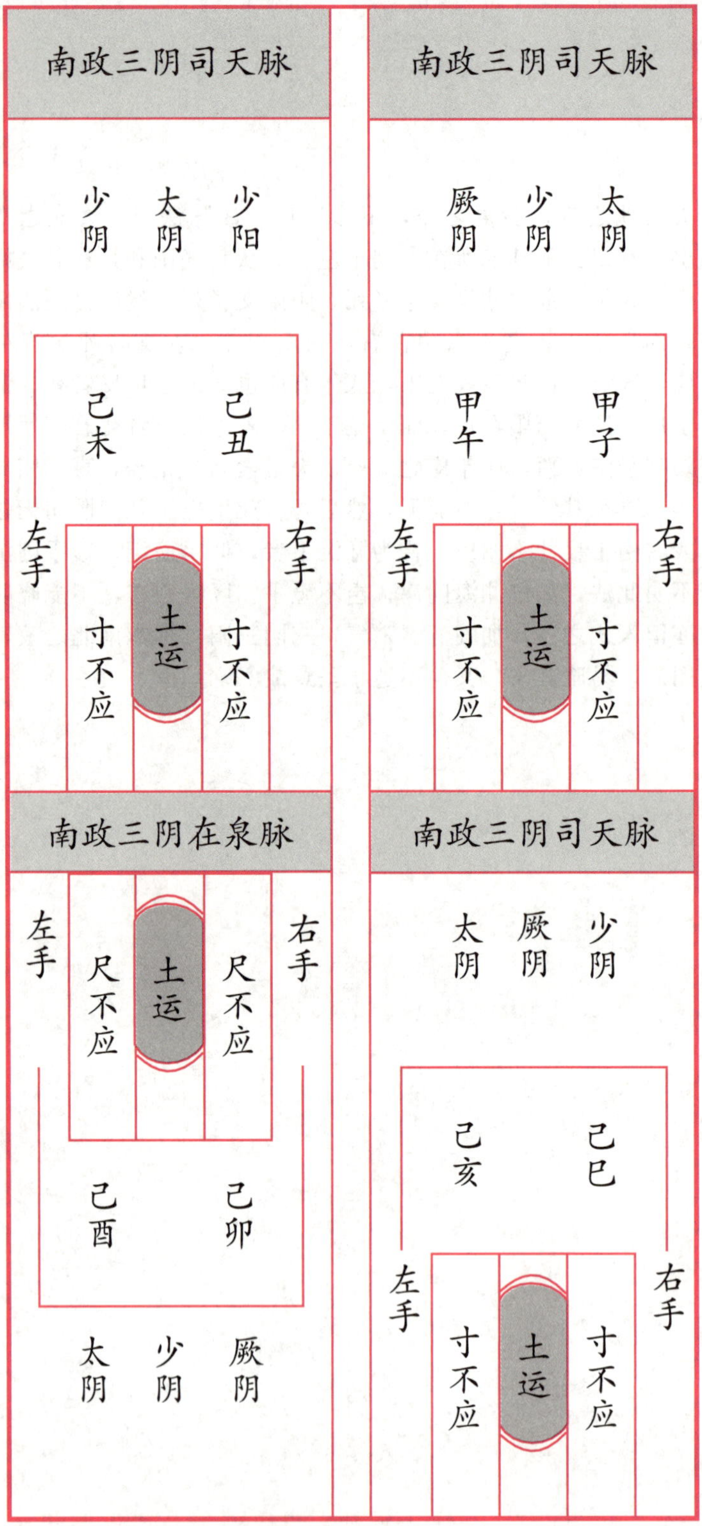

南政三阴司天脉
少阴 太阴 少阳
己未 己丑
左手 右手
寸不应 土运 寸不应
南政三阴司天脉
厥阴 少阴 太阴
甲午 甲子
左手 右手
寸不应 土运 寸不应
南政三阴在泉脉
左手 右手
尺不应 土运 尺不应
己酉 己卯
太阴 少阴 厥阴
南政三阴司天脉
太阴 厥阴 少阴
己亥 己巳
左手 右手
寸不应 土运 寸不应

图一

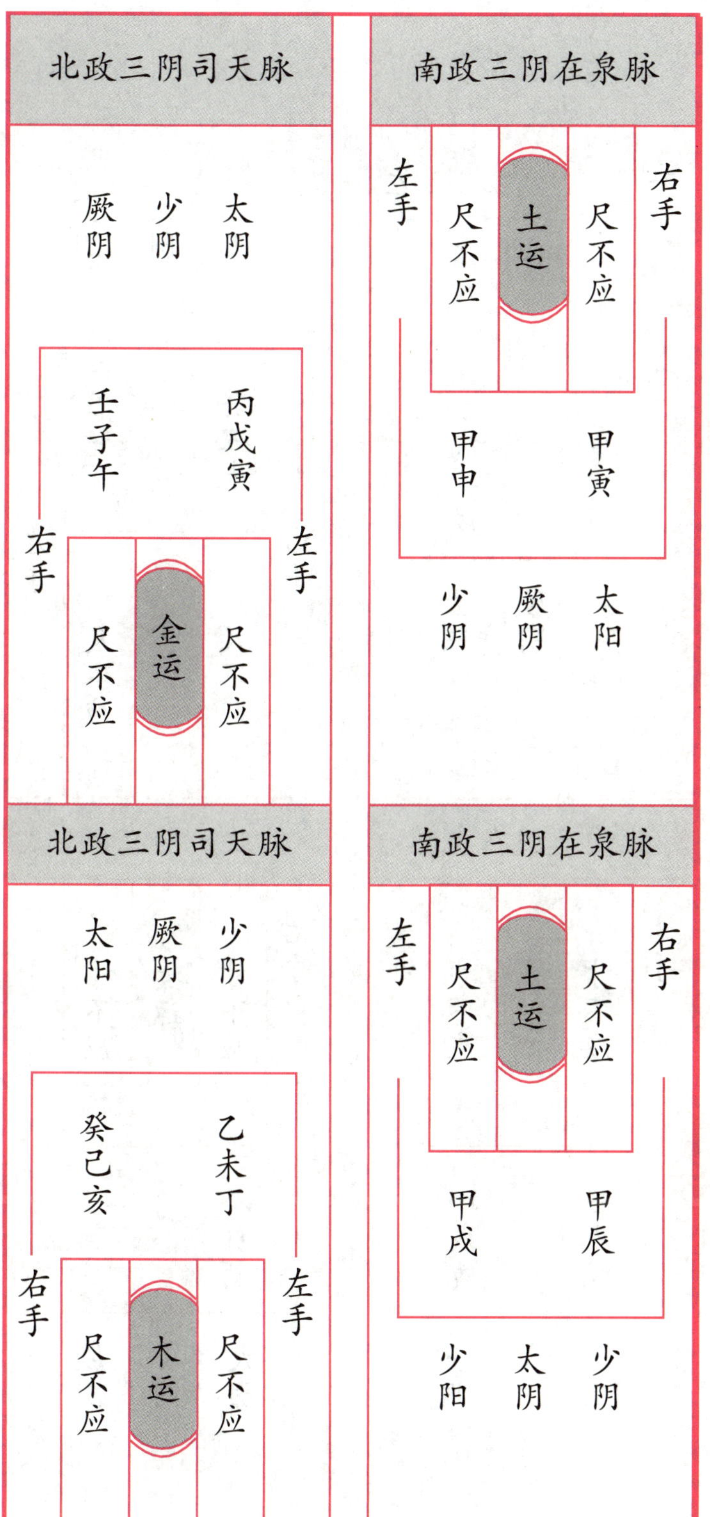
北政三阴司天脉
厥阴 少阴 太阴
壬子午 丙戌寅
右手 左手
尺不应 金运 尺不应
南政三阴在泉脉
左手 右手
尺不应 土运 尺不应
甲申 甲寅
少阴 厥阴 太阳
北政三阴司天脉
太阳 厥阴 少阴
癸己亥 乙未丁
右手 左手
尺不应 木运 尺不应
南政三阴在泉脉
左手 右手
尺不应 土运 尺不应
甲戌 甲辰
少阳 太阴 少阴
图二

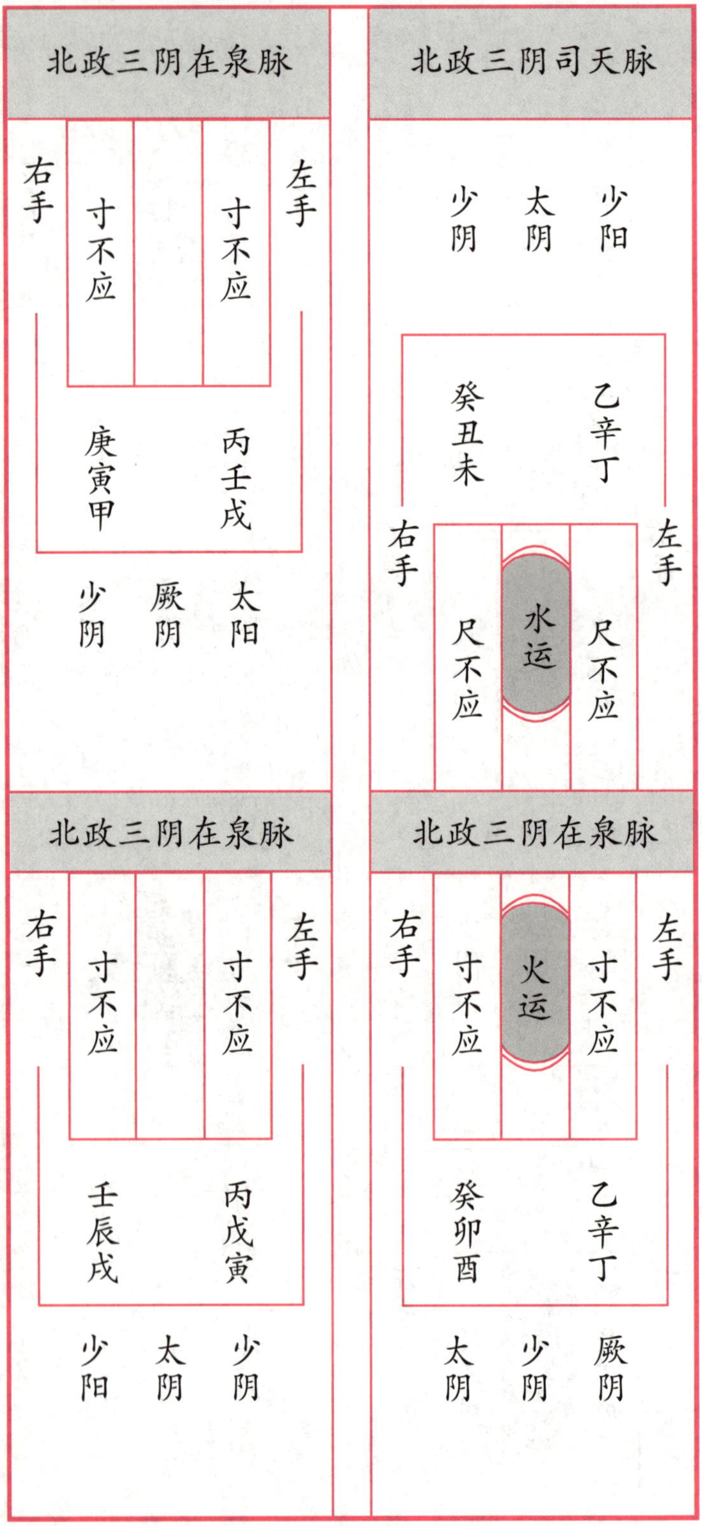

北政三阴在泉脉

右手 寸不应 寸不应 左手

庚寅甲 丙壬戌

少阴 厥阴 太阳

北政三阴司天脉

少阴 太阴 少阳

癸丑未 乙辛丁

右手 尺不应 水运 尺不应 左手

北政三阴在泉脉

右手 寸不应 寸不应 左手

壬辰戌 丙戊寅

少阳 太阴 少阴

北政三阴在泉脉

右手 寸不应 火运 寸不应 左手

癸卯酉 乙辛丁

太阴 少阴 厥阴

图三

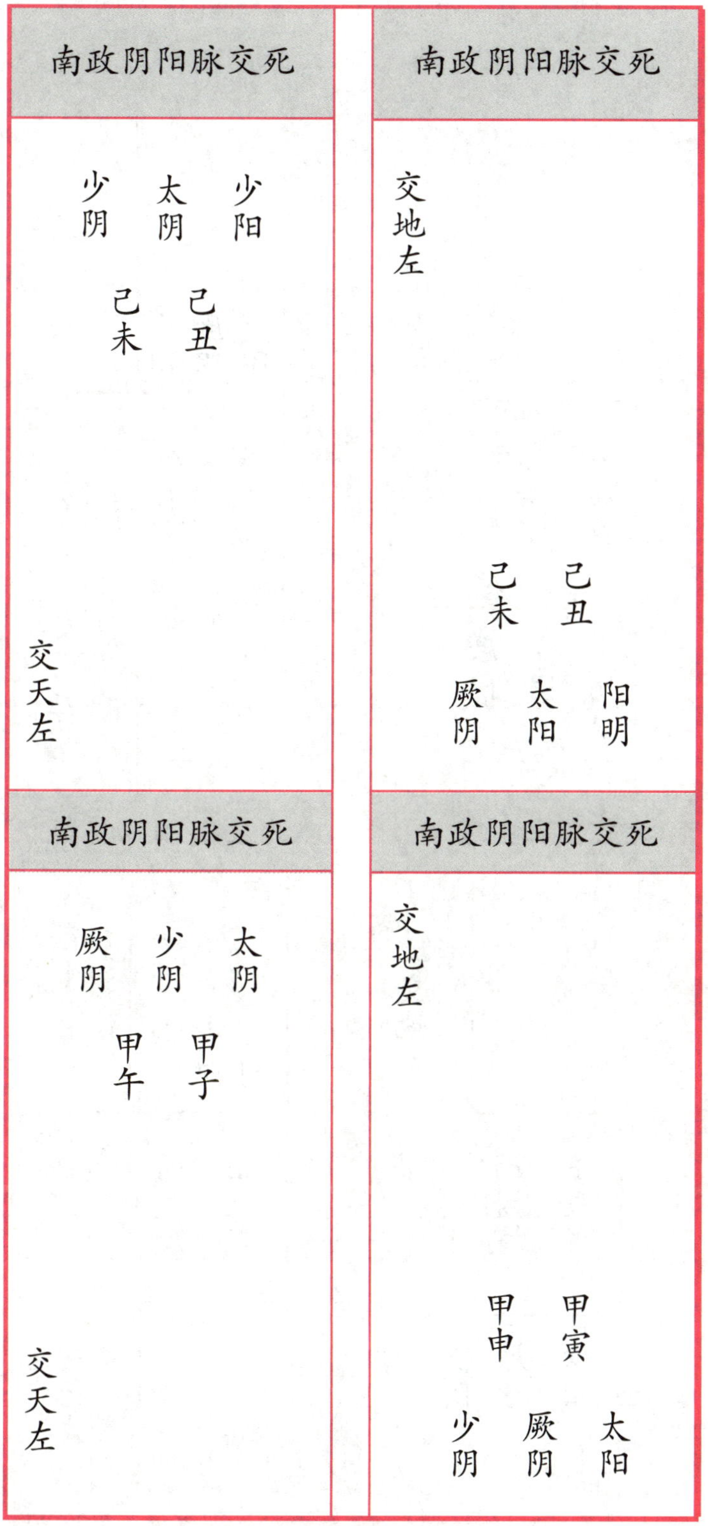

南政阴阳脉交死	南政阴阳脉交死
少阴 太阴 少阳 己未 己丑 交天左	交地左 己未 己丑 厥阴 太阳 阳明

南政阴阳脉交死	南政阴阳脉交死
厥阴 少阴 太阴 甲午 甲子 交天左	交地左 甲申 甲寅 少阴 厥阴 太阳

图四

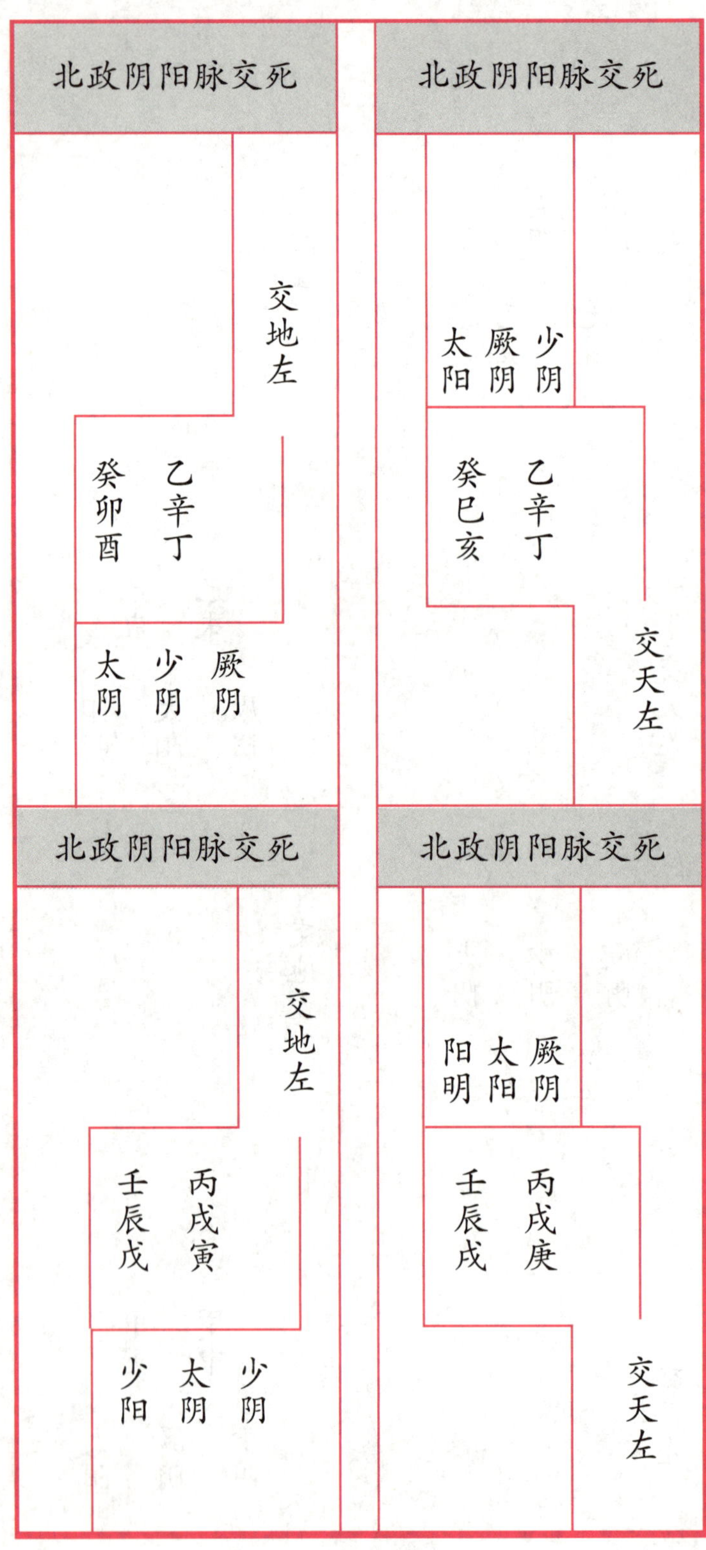
北政阴阳脉交死
交地左
癸卯酉
乙辛丁
太阴
少阴
厥阴
北政阴阳脉交死
太阳
厥阴
少阴
癸巳亥
乙辛丁
交天左
北政阴阳脉交死
交地左
壬辰戌
丙戌寅
少阳
太阴
少阴
北政阴阳脉交死
阳明
太阳
厥阴
壬辰戌
丙戌庚
交天左

图五

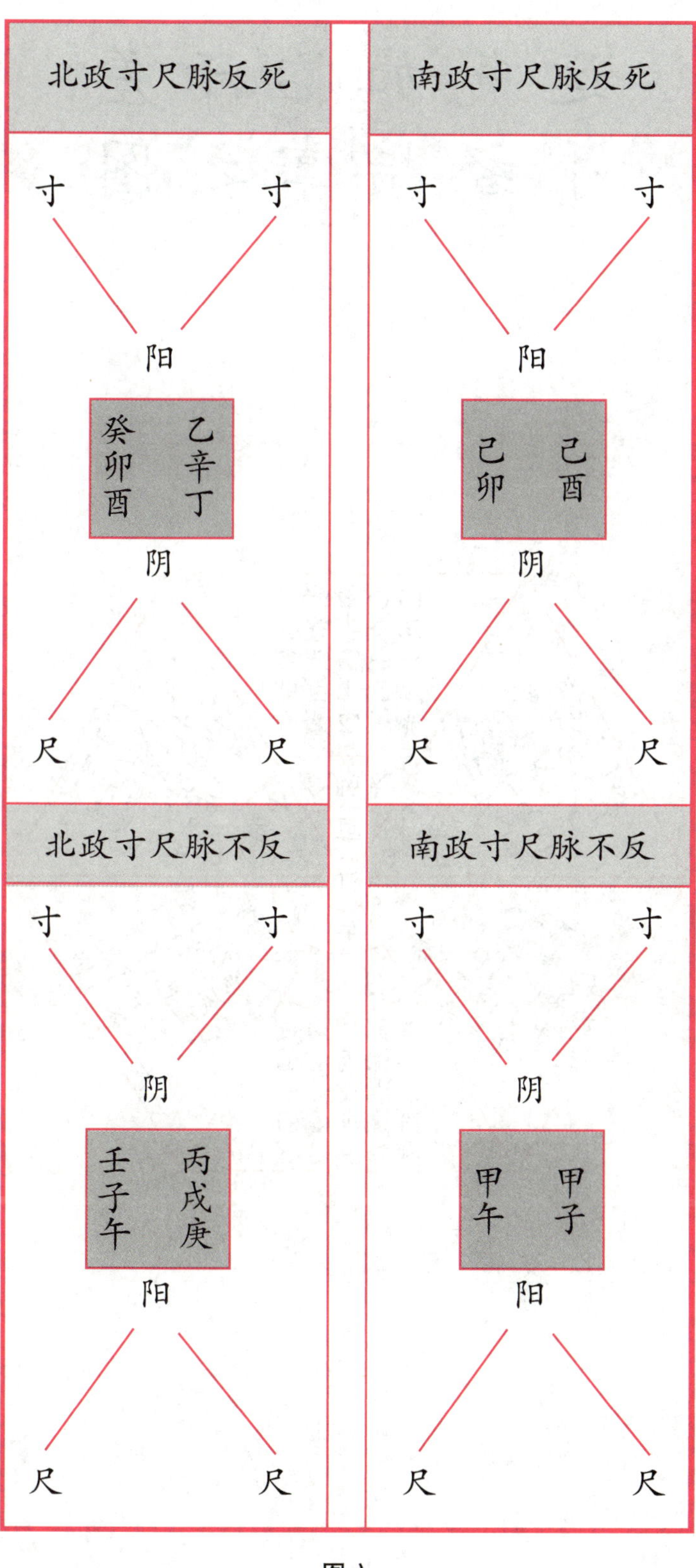
北政寸尺脉反死
寸
寸
阳
癸卯酉
乙辛丁
阴
尺
尺
南政寸尺脉反死
寸
寸
阳
己卯
己酉
阴
尺
尺
北政寸尺脉不反
寸
寸
阴
壬子午
丙戌庚
阳
尺
尺
南政寸尺脉不反
寸
寸
阴
甲午
甲子
阳
尺
尺

图六

运气加临汗差手经指掌之图

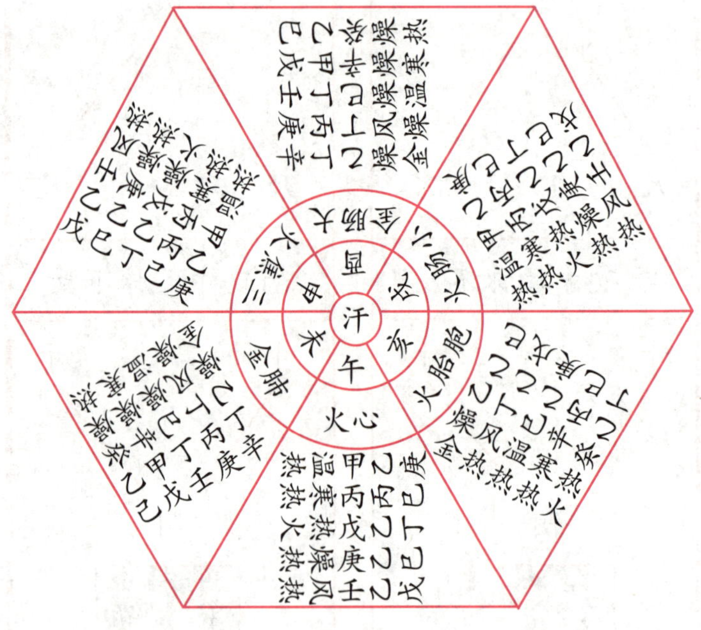

图七

运气加临汗差足经指掌之图

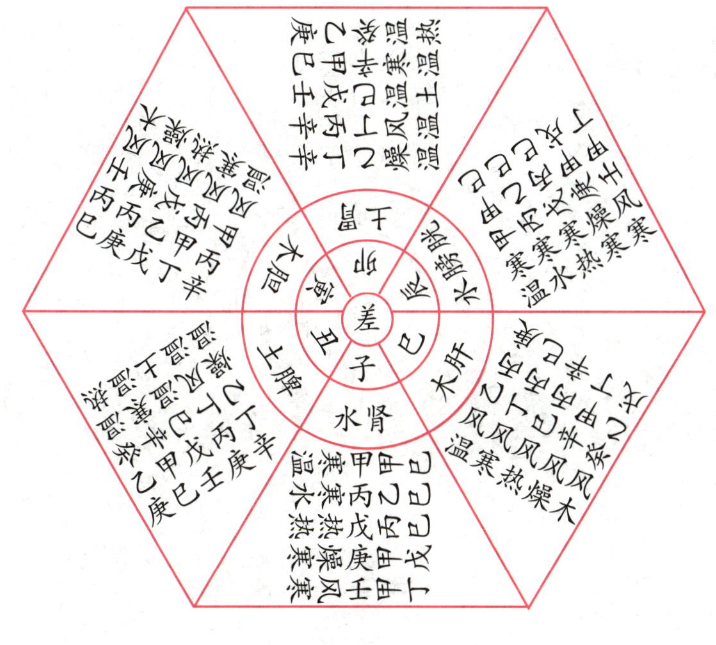

图八

运气加临棺墓手经指掌之图

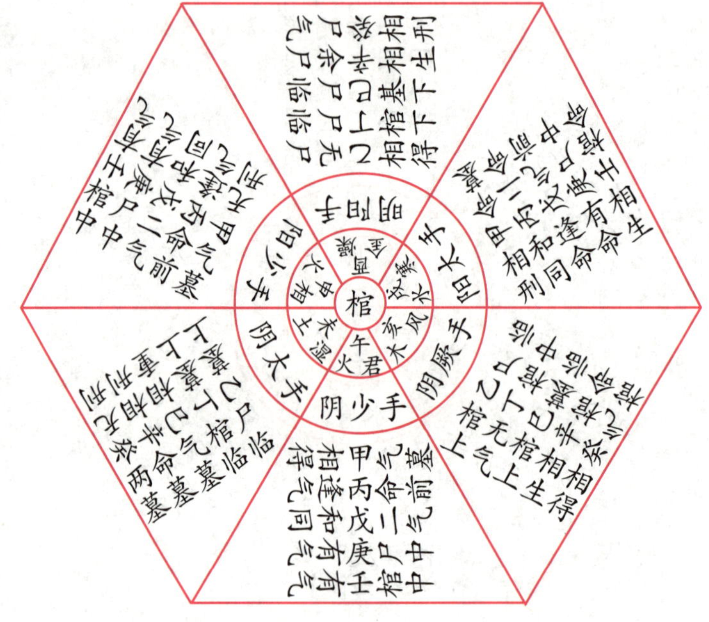

图九

运气加临棺墓足经指掌之图

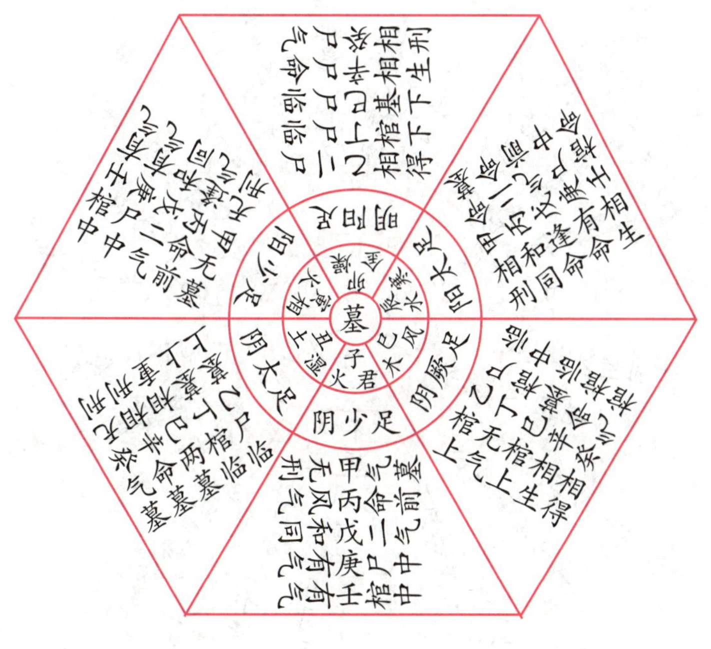

图十

运气加临脉候寸尺不应之图

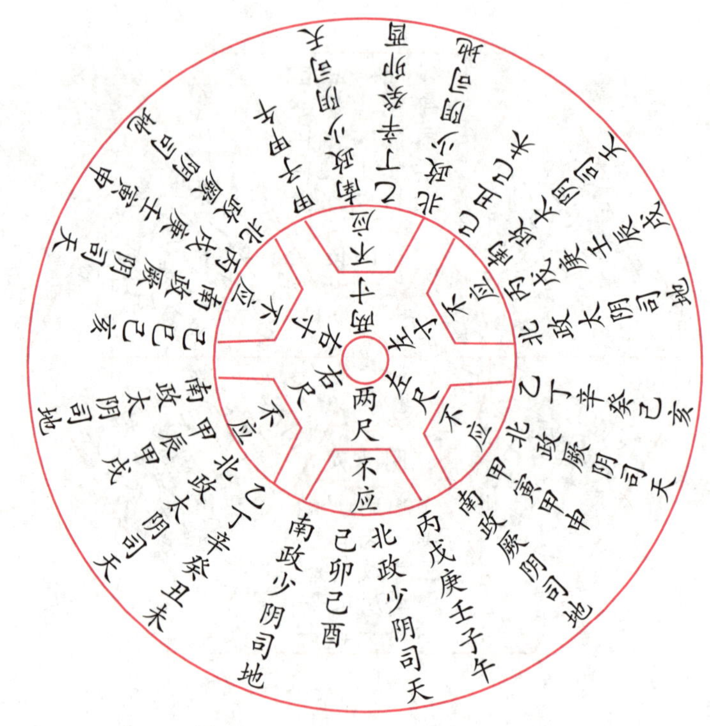

图十一

六气主客上下加临病证之图

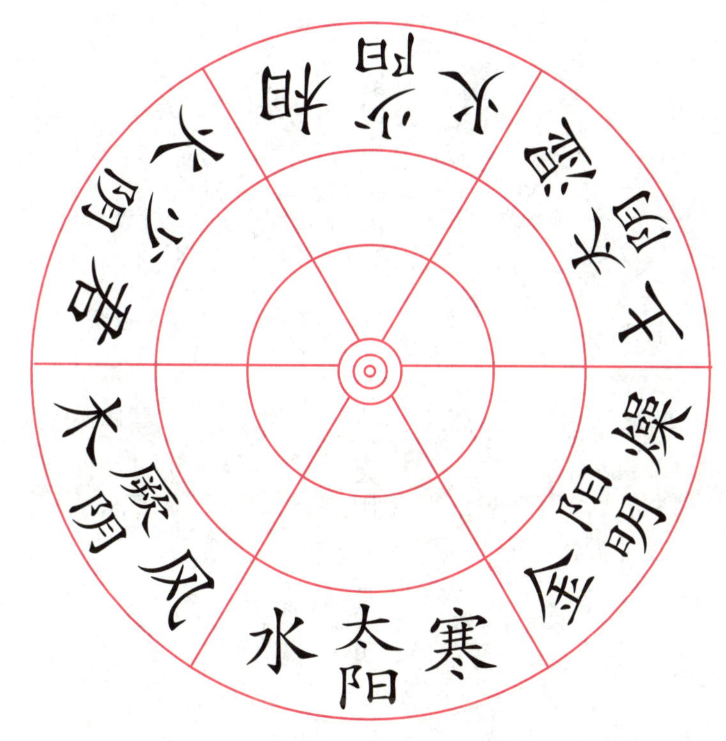

图十二

太阳上下加临补泻病证之图

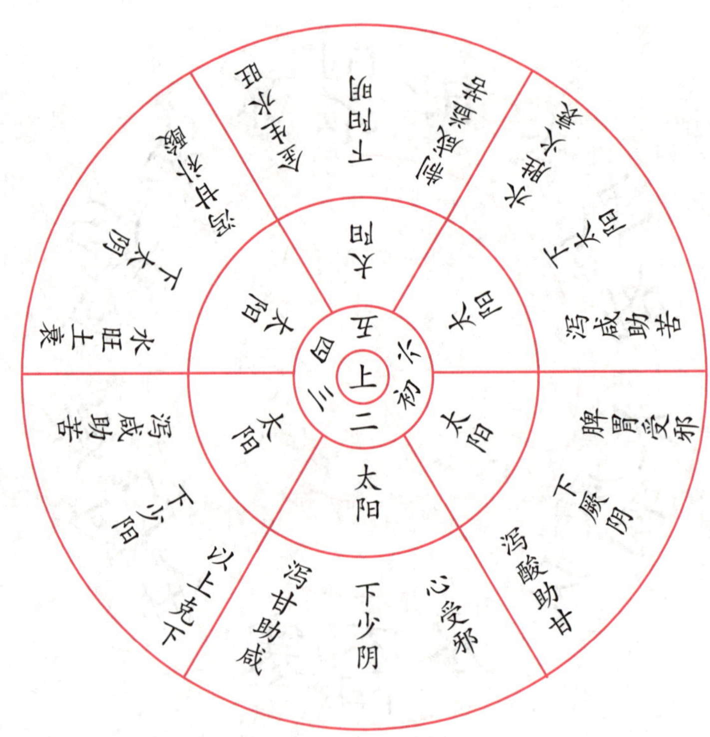

图十三

阳明上下加临补泻病证之图

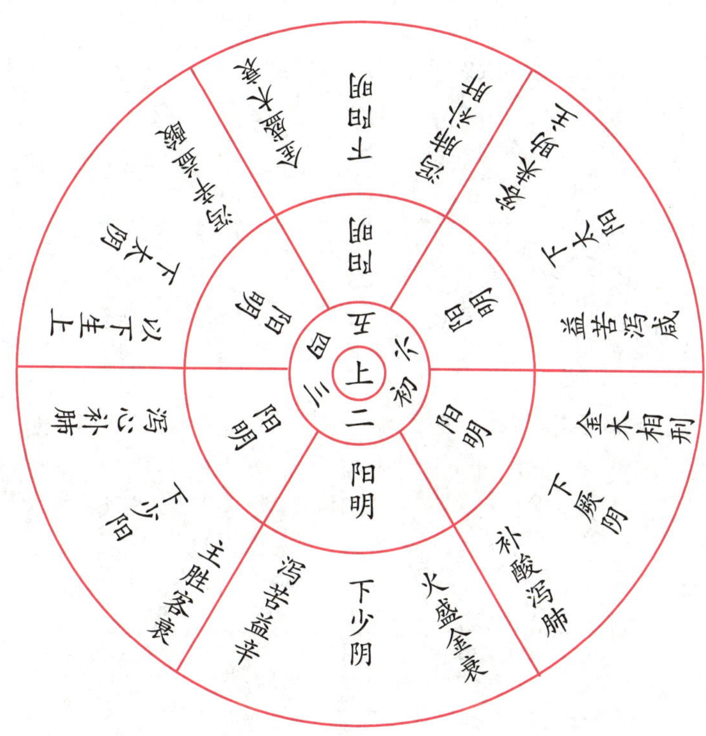

图十四

少阳上下加临补泻病证之图

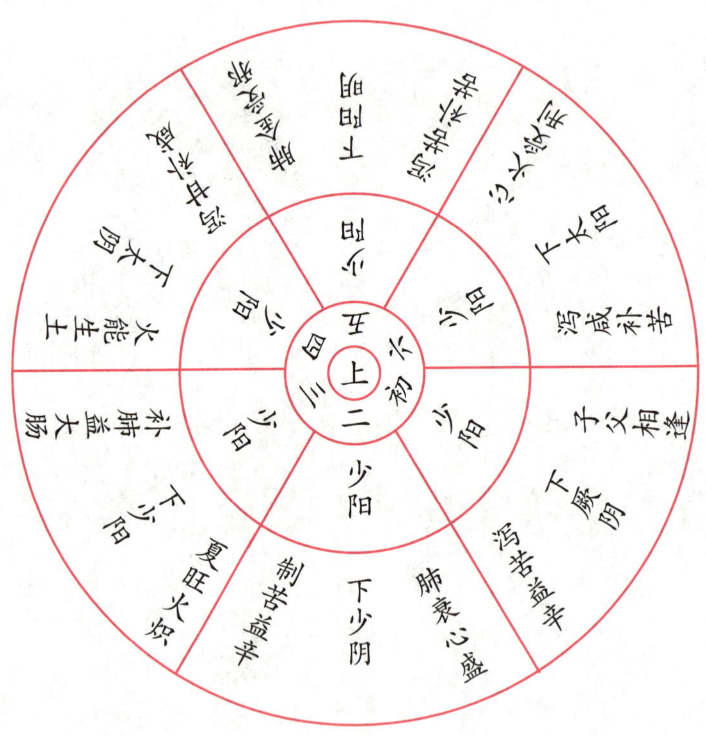

图十五

太阴上下加临补泻病证之图

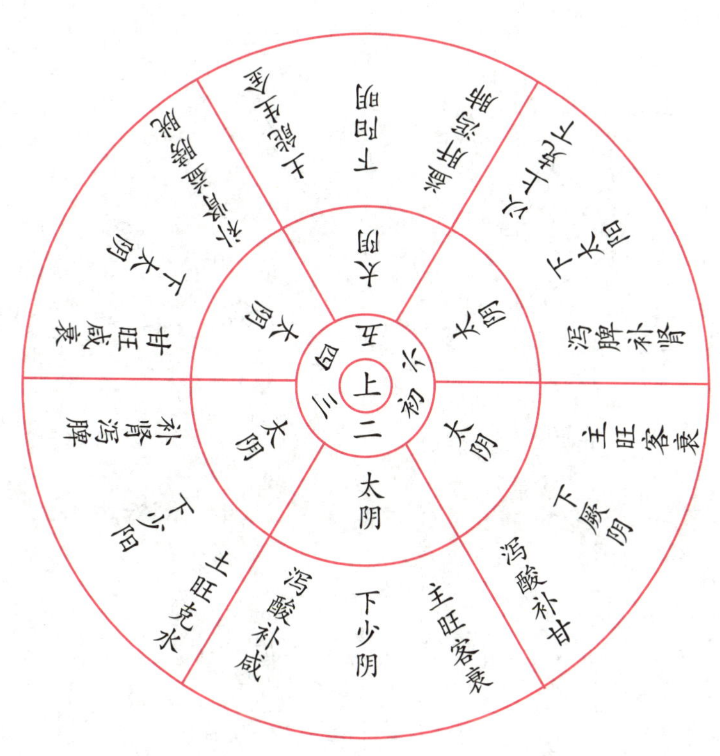

图十六

少阴上下加临补泻病证之图

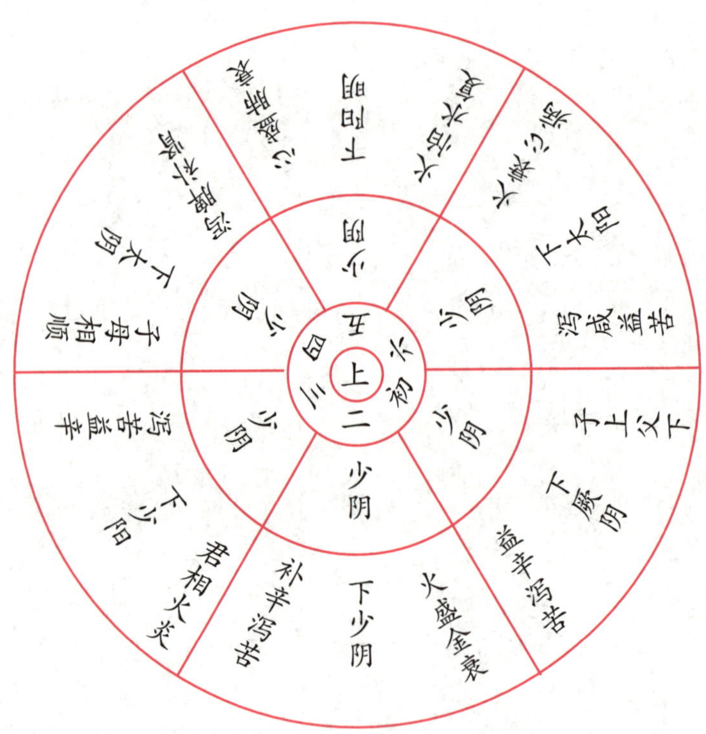

图十七

厥阴上下加临补泻病证之图

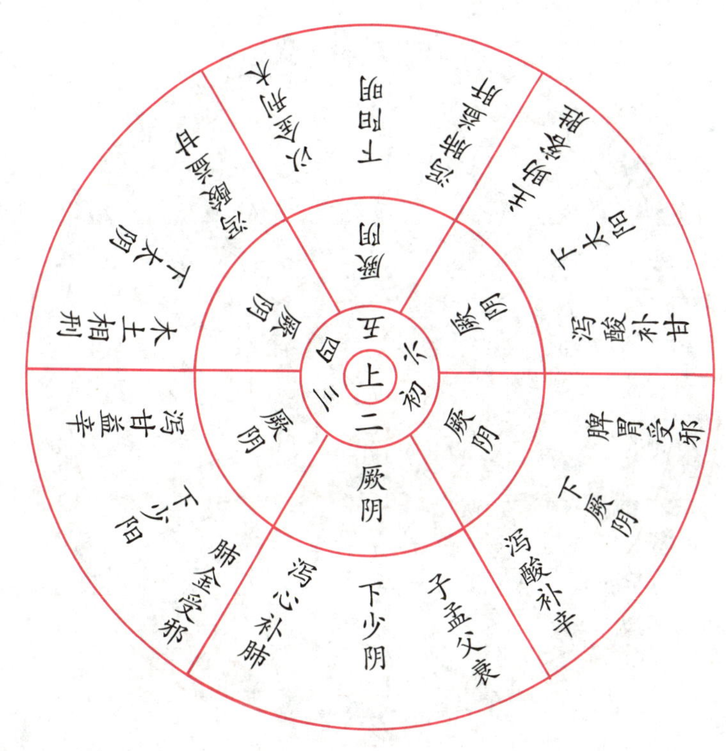

图十八

五运六气主病加临转移之图

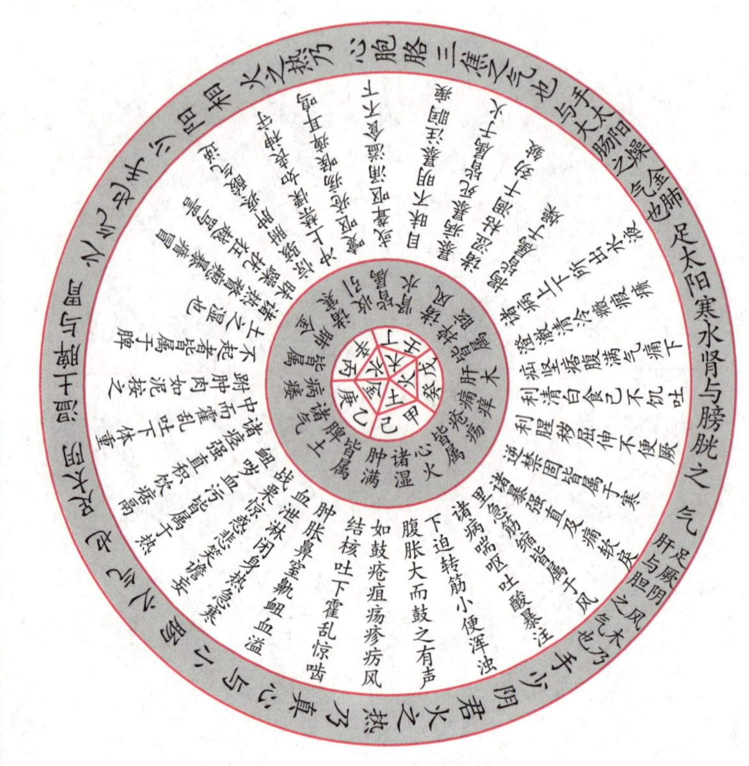

图十九

中医五运六气全书

素问入式运气论奥

宋 刘温舒 撰

目录

CONTENTS

整理说明

《素问入式运气论奥》全书共三卷，是古代运气学专著水平较高的著作，也是研究运气理论的重要参考著作。

本次整理出版，是在张立平校注的《素问运气论奥》的基础上进行的。同时，参考了其他版本，并根据《中医五运六气全书》统一体例作相应调整、选择、校勘、注释。

序

夫医书者，乃三坟之经。伏羲观天文造甲历、神农尝百药制《本草》、黄帝论疾苦成《素问》。因知其道奥妙，不易穷研，自非留心刻意，岂达玄机。且以期间气运最为补泻之要，虽备见黄帝与岐伯、鬼臾区问对，分粿篇章，卒无入法，稍难施用。余性识偏陋，窃慕真风，栖心圣典，积有岁月，虽吏役尘劳之暇，亦未尝暂舍。笔萃斯文，久以盈轴。莫不究源附说，解惑分图，括上古运气之秘文，撮斯书阴阳之精论。若纲之在纲，珠之在贯，粲然明白。笺明奥义，咸有指归，讵饰文辞，庶易晓晤，使览者经目，顿知妙道，几过半矣。讵敢沽誉。且畏医药之差误，遗人夭殃，绝人长命尔。

元符己卯丁丑月望日

卷 一

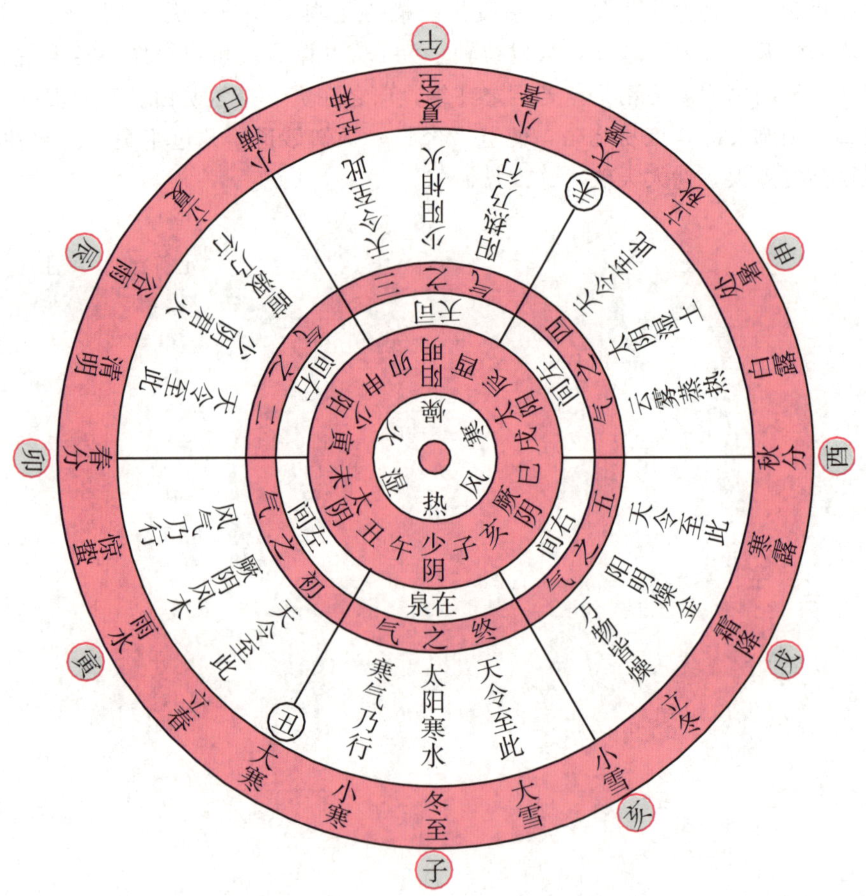

图一　五运六气枢要之图

图二　六十年纪运图

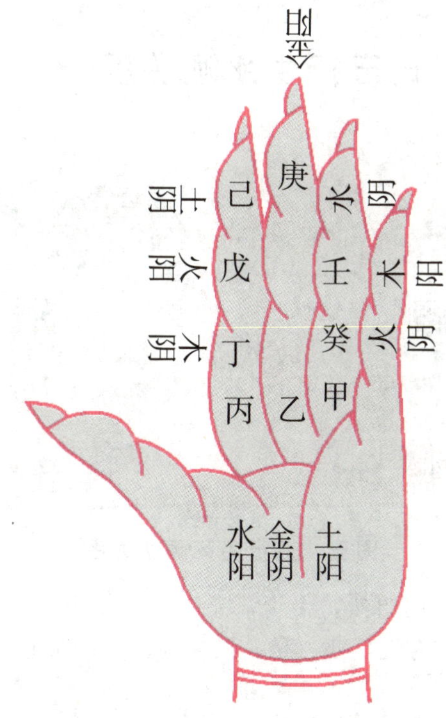

图三　十干起运图诀

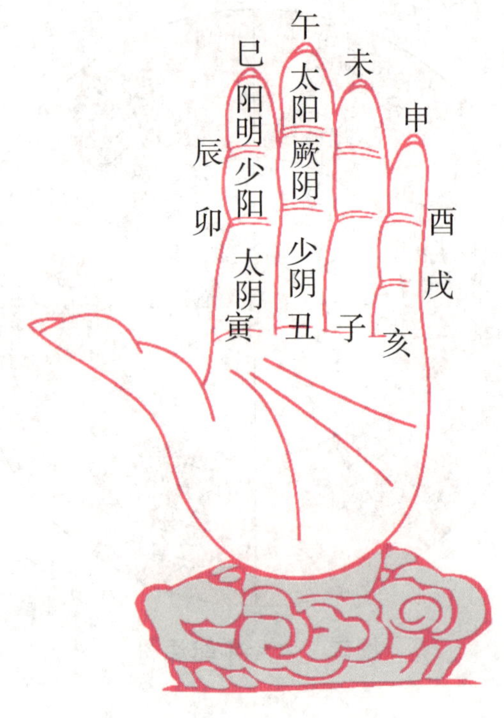

图四　十二支司天图诀

论五行生死顺逆第一①

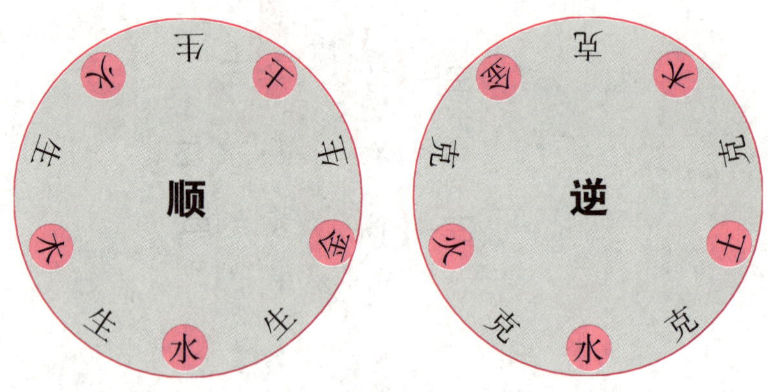

图五　五行生死顺逆之图

五行相生相克，其理昭然。十干，十二支，五运六气，岁月日时，皆自此立，更相为用。在天则为气，寒、暑、燥、湿、风；在地则成形，金、木、水、

①本篇主要论述木、火、土、金、水五行之奥义。五行之道，顺则相生，逆则相克，五行生克逆顺亦是五运六气之根本，也是造化之理，故首论五行。

火、土；形气相感而化生万物，此造化[1]生成之大纪也。原其妙用，可谓无穷矣。

木主于东，应春。木之为言，触也，冒也[2]。阳气触动冒地而也生。水流趋东，以生木也。木上发而复下，乃自然之质也。

火主于南，应夏。火之为言，化也，燬也[3]。阳在上，阴在下，燬然盛而变化万物也。钻木作火，木所生也。然火无正体，体本木焉。出以应物，尽而复入，乃自然之理也。

金主于西，应秋。金之为言，禁也。阴气始，禁止万物而揫敛[4]。披沙拣金，土所生也。生于土而别于土，乃自然之形也。

水主于北，应冬。水之为言，润也。阴气濡润，任[5]养万物也。水西而东，金所生也。水流曲折，顺而下达，乃自然之性也。

土主于中央，兼位西南，应于长夏。土之为言，吐也[6]。含吐万物，将生者出，将死者归，为万物家。故长于夏末，火所生也。土或胜水，水乃反一[7]，自然之义也。

其相克者，子能为母复仇也。木克土，土之子金，反克木；木之子火，反克金；金之子水，反克火；火之子土，反克水；水之子木，反克土也。互能相生，乃其始也；互能相克，乃其终也。皆出乎天之性也。强可攻弱，土得木而达；实可胜虚，水得土而绝；阴可消阳，火得水而灭；烈可敌刚，金得火而缺；坚可制柔，木得金而伐。故五者流行而更转，顺则相生，逆则相克，如是各各为用，以成其道而已。

①造化：是指天地作为处而言的。一切天地之气的运用，皆称为造化。

②木之为言，触也，冒也：木，象形字。阳气生发，冒（触）地而出。

③火为之言，化也，燬也："火"象形字，像火焰之形。《说文解字》："燬也。南方之行。炎而上。"燬，"从火，毁声。"

④揫敛：收敛、缩紧之义。

⑤任：同"妊"，即孕育。

⑥土之为言，吐也：《说文解字》："地之吐生物者也。二象地之下，地之中。物出形也。"

⑦土或胜水，水乃反一：土能胜水，而水又能将二者合一，即"水土合德"。

论十干第二

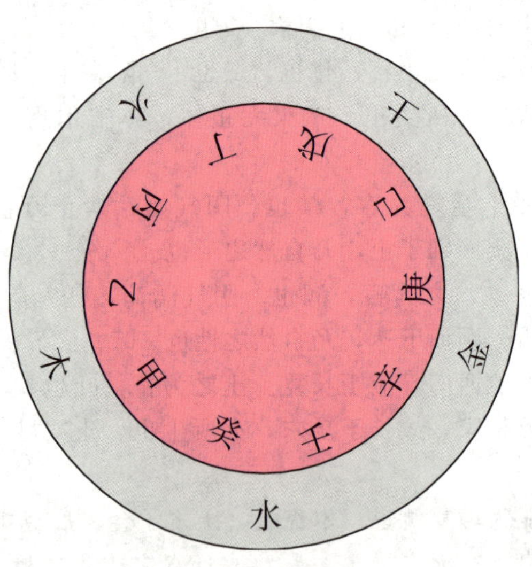

图六　十干之图

天气始于甲干，地气始于子支者，乃圣人究乎阴阳重轻之用也。著名以彰其德，立号以表其事。由是甲子相合，然后成其纪。远可布于岁，而统六十年。近可推于日，而明十二时。岁运之盈虚，气令之早晏，万物生死，将今验古，咸得而知之，非特是也。将考其细，而知人未萌之祸福，明其用而察病向往之死生，则精微之义可谓大矣哉。

是以东方甲乙，南方丙丁，西方庚辛，北方壬癸，中央戊己，五行之位也。

盖甲乙其位木，行春之令。甲乃阳内而阴尚包之，草木始甲而出也；乙者阳过中，然未得正方，尚乙屈也。又云：乙，轧也。万物皆解孚甲，自抽轧而出之。

丙丁，其位火，行夏之令。丙乃阳上而阴下，阴内而阳外；丁阳其强，适能与阴气相丁。又云：丙，炳也，万物皆炳然着见而强也。

戊己，其位土，行周四季。戊，阳土也，万物生而出之，万物伐而入之；己，阴土也，无所为而得己者也。又云：戊，茂也，己，起也。土行四季之末，万物含秀者，抑屈而起也。

庚辛，其位金，行秋之令。庚乃阴干，阳更而续者也；辛乃阳在下阴在上，阴干阳极于此。庚，更故也。而辛，新也。庚辛皆金，金味辛，物成而后有味。又云：万物肃然，更茂实新成。

壬癸，其位水，行冬之令。壬乃阳既受胎阴壬之，乃阳生之位。壬而为胎，与子同意；癸者，揆也。天令至此，万物闭藏，怀妊于其下，揆然萌芽。

天之道也，以为日名焉。故经曰："天有十日，日六竟而周甲"者，此也。乃天地之数。故甲、丙、戊、庚、壬为阳，乙、丁、己、辛、癸为阴，五行各一阴一阳，故有十日也。

论十二支第三[①]

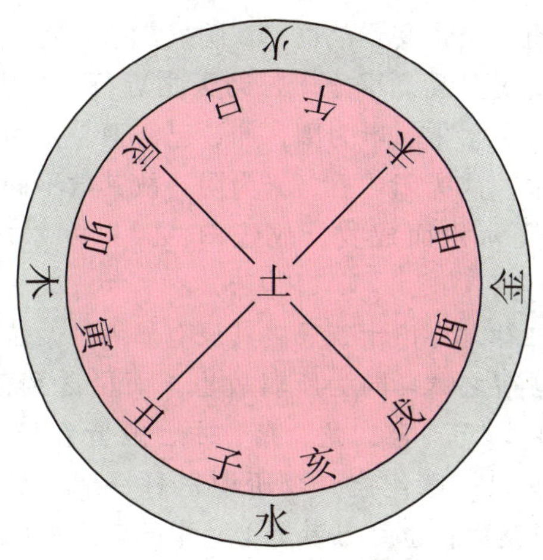

图七　十二支图

清阳为天，五行彰而十干立。浊阴为地，八方定而十二支分。运移气迁，岁岁而盈虚应纪。上升下降，物物而变化可期。所以支干配合，共臻妙用矣。

子者，北方至阴，寒水之位，而一阳肇生之始。故阴极则阳生。壬而为胎，子之为子，此十一月之辰也。

至丑，阴尚执而纽之。又：丑，阴也，助也。谓十月终始之际，以结纽为名焉。寅，正月也，阳以在上，阴以在下，人始见之时，故律管飞灰[②]以候之，可以述事之始也。又寅，演也，律也，谓物之津涂也。

卯者，日升之时也。又卯，茂也。言二月阳气盛而孳茂也。

辰者，阳以过半。三月之时，物尽震而长。又谓：辰，言震也。

巳者，四月正阳而无阴也。自子至巳，阳之位。阳于是当。又巳，起也。物毕尽而起。

午者，阳尚未屈，阴始生而为主。又云：午，长也，大也。物至五月，皆满长大矣。

未，六月，木已重而成矣。又云：未，味也。物成而有味，与辛同义。

申者，七月之辰，申阳所为，而已阴至于申，上下通而人始见。白露叶落，乃成其候也。可以述阴事以成之。又云：申，身也，言物体皆成。

---

①十二支，即子、丑、寅、卯、辰、巳、午、未、申、酉、戌、亥。十二支之序，表明万物是一个由微而盛，由盛而衰变化发展的过程。配天干，记十二个月，合三阴三阳，即可对运气形式进行分析。

②律管飞灰：律管，古代校正乐律的器具。据载，古人用十二月律的律管来勘测地气，其方法是：把芦苇的薄膜烧成灰（称“葭灰”），放在律管内，按长短次序将律管排列好，插入地中，置于密室中，不同的节气到来时，葭灰就从相应的律管内自行飞出，称为“律管飞灰”。

酉者，日入之时，乃阴正八月也，又云：酉，緧也。万物皆緧缩收敛。

九月，戌，阳未既也，然不用事。潜藏于戊土中，乃乾位戌，为天门故也，又云：戌，灭也，万物皆衰灭矣。

十月，亥，纯阴也。又：亥，劾也。言阴气劾杀万物。

此地之道，故以此名月焉。甲之干，乃天之五行，一阴一阳言之。子之支，以地方隅言之。故子、寅、午、申为阳，卯、巳、酉、亥为阴。土居四维，王在四季之末，土有四，辰、戌为阳，丑、未为阴，故其数不同也。合而言之，十配十二，共成六十日，复六六而成岁。故经曰：天以六六之节而成一岁，此之谓也。

十二支，亦曰十二律，亦曰十二辰。其辰有属者，乃位中所临二十八宿之主星禽也。故当其星[①]与宿之禽，同为所属故也。而星禽又有正副焉。如尾、火、虎，箕、水、豹皆在寅，亢、金、龙，角、木、蛟皆在辰，虎龙为正，余皆此例。火虎、金龙者，又以七曜纪之。今所谓密日[②]者，乃七曜之名号。以太阳值[③]日则日密，是随日宿而言也。二者虽于《素问》无所明，亦阴阳之奥义，故随文略以举之尔。

①星：原文作“生”，当为“星”之误，故改之。“星与宿之禽”即星禽。

②密日：七曜中太阳（日曜星）所值之日。

③值，原书作“直”，通“值”，今改。

论纳音第四[1]

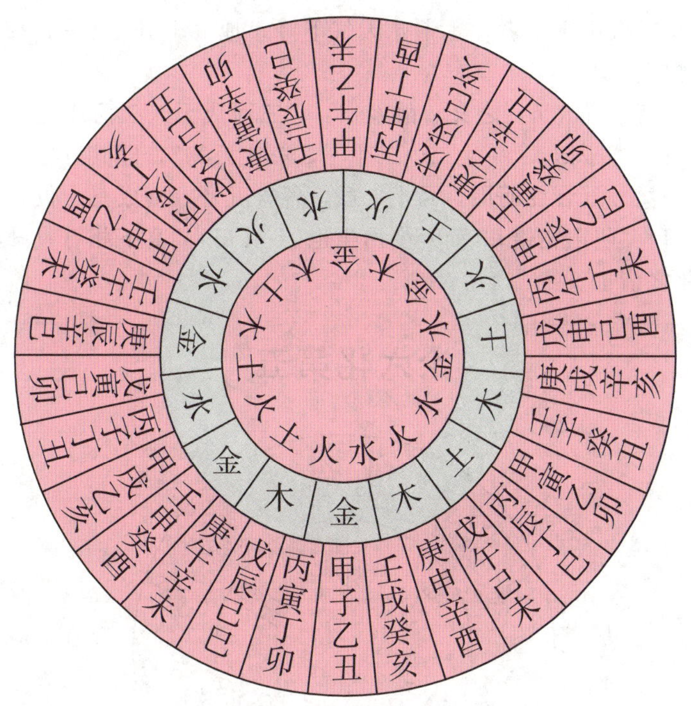

图八　纳音之图

又有纳音之法，乃旋相为宫之法也，正与律吕[2]之用同。而一辰之中，又含五音十二辰，共纳六十音也。如子之一辰，甲子金，丙子水，戊子火，庚子土，壬子木是也。按《汉志》："同类娶妻，隔八生子"者，此纳音法也。

"同类娶妻"，为甲阳之干，子阳之辰，上下相临，皆阳则亢，而无以兆其和，故娶乙丑为妻。乙丑，干辰皆阴也，余位并同。

"隔八生子"，谓甲子前八位，下生壬申金，又隔八，生庚辰金。三位然后左行向火，至火依前隔八生火。火三下生，而后至木。木三下生，而后至水。水三下生，而后至土。土三下生，而后至金。乃为一周；复自甲午上生金，依次而转。然隔八生子，则除上下两位而言。隔八，非第八也，若自甲子至癸酉，通数之，乃共十矣。此周甲之气耳。

纳音之所以金先者，谓五行之中，唯金有声，铸而为器，则音升彰矣。《白

①纳音是指把五音纳于六十甲子。本篇详论其理而略论其法，对于其用没有提及。时至今日，对于纳音之用也仍是一个谜。

②律吕：古代校正乐律的器具。用竹管或金属管制成，共十二管，管径相等，以管的长短来确定音的不同高度。成奇数的六个管叫做"律"；成偶数的六个管叫做"吕"，合称"律吕"。

虎通》曰：钟，兑音也。感之于人，则成肺，亦为五脏先，以主音声，外应皮毛。坚而响，亦由金之化也。至秋肃杀，万物坚燥，而风劲悽鸣，乃金之性也。

支干自东右行向火，五音始西而左行向南。阳生于子，所以下生。阴生于午，所以上生。夫上下生者，正谓：天气下降，地气上升。《易》曰："天地交泰"，义见此也。

然所生止者，亦三元[①]之义。故经曰："三而成天，三而成地，三而成人。"易爻之象取三。老子曰："一生二，二生三，三生万物"，即其意也。盖有始，有中，有终，毕矣。五音变而周，乃十二辰，各含五音，则成三十位，而遍六十甲子也。故经曰："阴阳相错，（而）变由生也。"又曰："高下相召，升降相因，而变作矣"，此之谓也。

论六化第五[②]

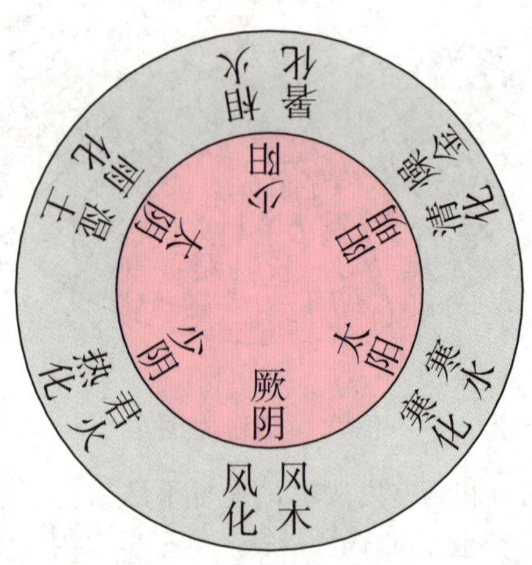

图九　六化之图

五行施形于地，为化日用，相生相制，为万物之宗元。推而上之，则其气化，百度何可量也。是以感之于人，则形体具，而为神机之枢；达之于天，则寒暑运，而为生化之原。由是上圣造其微，而《内经》作。故论曰："在地成形，在天为气"[③] 也。然行有五，气有六，以分君火、相火之化六气。化者，谓寒、暑、燥、湿、风、火也，乃天之元气，然后三阴三阳上奉之，谓之标本之论，俱在下文。六气皆有一化，举大概也，寻明其性而已。

木之化风，主于春，春之为言蠢也。阳气蠢动，故风所以鼓舞万物为天

①三元：即天元、地元、人元。

②六化是指六气之化，风、热、火（暑）、雨、清、寒。本文主要介绍六化的特点及其规律。

③在地成形，在天为气：《素问·天元纪大论》原文作"在天为气，在地成形"。其认为难以把握的天地阴阳的无穷变化叫做"神"。神在天可以化作无形之气（六气），在地化为有形之质（五行），这样天地合气，形气相感就产生了万物。

号令。

君火之化热，主春末夏初，行暄淑之令，而不行炎暑，应君之德也；相火之化暑，主于夏，夏之为言大也，与午同意，炎暑乃行。

金之化清与燥，主于秋，秋之为言揫[①]也。与金同意，清凉乃行，白露清气也。金属庚辛，辛为丙妇，带火之气，故燥。《难经》曰："辛，商也，丙之柔"，则金燥之化可明矣。久雨霖霪，西风而晴，燥之兆也。西风而雨，燥湿争也，而乃自晴。

水之化寒，主于冬，冬之为言终也，严凛乃行。

土之化湿与雨，主于长夏，夏谓六月也。土生于火，长在夏中，既长而王。土润溽，暑湿化行也。盖湿则土生，干则土死。泉出地中，湿化信矣。经[②]曰："地气上为云，天气下为雨；雨出地气，云出天气"，则土雨之化见矣。

同为一岁之令，巡还而治之也。

夫四时寒暄之序，加以六气司化之令，则岁岁各异。凡春温、夏热、秋凉、冬寒，皆天地之正气也。其客行于主位，则自有逆、顺、淫、胜之异。由是气候不一，岂可一定而论之。阴阳四时之气候，则始于仲月，而盛于季月。故经曰：差三十度而有奇[③]。又言：气令盛衰之用，其在四维。故阳之动始于温而盛于暑；阴之动始于清而盛于寒。春夏秋冬各有差其分者，此之谓也。四维者，辰戌丑未四季月也。盖春气始于二月，盛温于三月。夏气始于五月，盛暑于六月。秋气始于八月，胜凉于九月。冬气始于十一月，寒盛于十二月。以此见之，则气差明矣。然五月夏至，阴气生，而反大热，十二月冬至，阳气生，而反大寒者，盖气自下生，则推而上之也。故阴生则阳上而愈热，阳生则阴上而愈寒。以今验之，夏井清凉，冬井温和，则可知也。是所谓岁之常矣。

①揫（jiū）：聚集。此是指金秋收敛之气。

②经：指《内经·素问·阴阳应象大论篇》。

③三十度而有奇："度"，指一天。"奇"，指不足一整天的零数。

论四时气候第六[①]

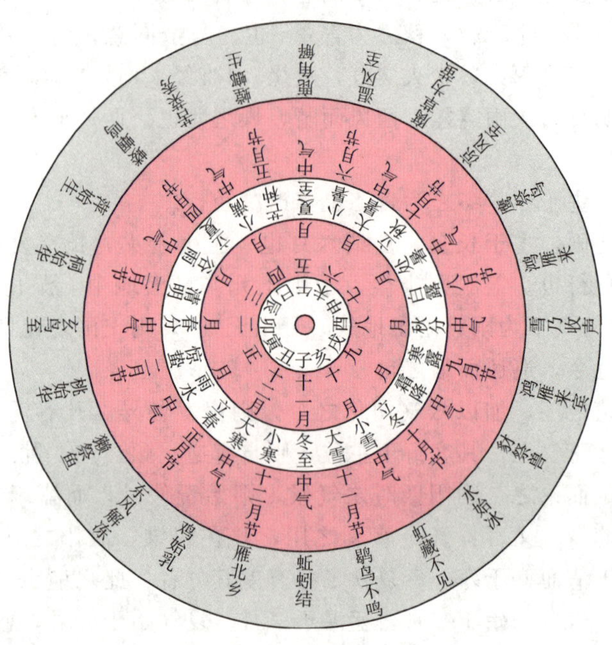

图十　四时气候之图

日月运行而四时成，以其有常也。故圣人立法以步之，阴阳相错而万物生，以其无穷也，故圣人指物以候之。

其六气终始、早晏，五运大少、盈虚，原之以至理，考之以至数，而垂示万古，无有差忒也。经曰："五日谓之候，三候谓之气，六气谓之时，四时谓之岁"，又曰："日为阳，月为阴，行有分纪，周有道里。日行一度，月行十三度而有奇焉。故大小月三百六十五日而成岁，积气余而盈闰矣。"

经云：日常于昼夜行天之一度，则一日也。共三百六十五日四分之一，而周天度，乃成一岁。常五日一候应之，故三候成一气，即十五日也。三气成一节，节谓立春、春分、立夏、夏至、立秋、秋分、立冬、冬至，此八节也。三八二十四气而分主四时，一岁成矣。

春秋言分者，以六气言之，二月半初气终，而交二之气，八月半，四气尽而交五之气。若以四时之令言之，则阴阳寒暄之气，到此可分之时也。昼夜分为五十刻，亦阴阳之中分也。故经曰："分则气异"，此之谓也。冬夏言至者，以六气言之，则五月半司天之气至其所在，十一月半在泉之气至其所在。以四时之令言之，阴阳至此极致之时也。夏至日长不过六十刻，阳至此而极。冬至日短不过四十刻，阴至此而极。皆天候之未变。故经曰："至则气同"，此之谓也。

①本篇从日、月的运行规律来探讨四时、二十四节气的气候物候规律。

天自西而东转，其日月、五行循天，从东而西转。故《白虎通》曰：天左旋，日月五星右行。日月、五星在天为阴，故右行，犹臣对君也。日则昼夜行天之一度，月则昼夜行天之十三度有奇者，谓复行一度之中作十九分，分之得七。大率月行疾速，终以二十七日，月行一周天。是将十三度及十九分之七数总之，则二十九日计行天三百八十七度有奇。计月行疾之数，比日行迟之数则二十九日。日方行天二十九度，月已先行一周天三百六十五度，外又行天之二十二度，反少七度，而不及日也。阴阳家说，谓日月之行，自有前后迟速不等。故无常准，则有大小月尽之异也。

本三百六十五日四分度之一，即二十五刻，当为一岁。自除岁外之余，则有三百六十日。又除小月所少之六日，则只有三百五十四日而成一岁，通少十一日二十五刻，乃盈闰为十二月之制。则有立首之气，气乃三候之至。月半示斗建之方，乃十二辰之方也。闰月之纪，则无立气建方，皆他气。但依历以八节见之，推其所余，乃成闰，天度毕矣。故经曰："立端于始，表正于中。推余于终，而天度毕矣"[①] 者，此之谓也。

观天之杳冥[②]，岂复有度乎？乃日月行一日之处，指二十八宿为证，而记之曰度。故经曰："星辰者，所以制日月之行也。"制，谓制度也。

天亦无候，以风、雨、霜、露、草、木之类应期，可验而测之，曰候。言一候之日，亦五运之气相生而值之，即五日也。如环之无端，周而复始。《书》[③]曰："期三百六旬有六日，以闰月定四时成岁"即其义也。医工之流，不可不知。经曰："不知年之所加，气之盛衰，虚实之所起，不可以为工矣。"

①立端于始，表正于中。推余于终，而天度毕矣：语出《素问·六节藏象论》。

②杳冥（yǎo míng）：幽暗的样子。

③《书》：指《书经》。

论交六气时日第七[①]

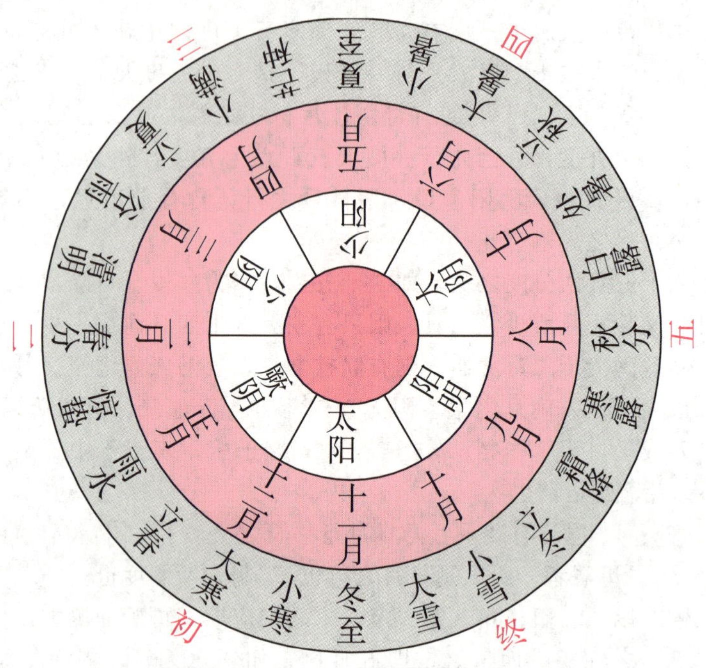

图十一　交六气时日图

阴阳相遘，分六位而寒暑弛张；日月推移，运四时而气令更变。故经曰："显明[②]之右[③]，君火之位"，显明谓之日，即卯位也。"君火之右，退行[②]一步，相火治之。复行[②]一步，土气治之；复行一步，金气治之；复行一步，水气治之；复行一步，木气治之"者，乃六气之主位也。

自十二月中气大寒日，交木之初气。次至二月中气春分日，交君火之二气。次至四月中气小满日，交相火之三气。次至六月中气大暑日，交土之四气。次至八月中气秋分日，交金之五气。次至十月中气小雪日，交水之六气。每气各主六十日八十七刻半，总之乃三百六十五日二十五刻，共一周岁也。

若岁外之余及小月之日，则不及也。但推之历日，依节令交气，此乃地之阴阳，所谓静而守位者也，常为每岁之主气。寒、暑、燥、湿、风、火者，乃六气之常纪。

气应之不同者，又有天之阴阳，所谓动而不息，自司天、在泉左右四间是也。输行而居其上，名之曰客气。客气乃行岁中之天命，天命所至，则又有寒、暑、燥、湿、风、火之化；主气则当只奉客之天命，客胜则从，主胜则逆，二者

①主要介绍热、火、湿、燥、寒六气的终始之日、六步循环运转规律。除此之外，对客气、主气之间的关系特点也有所论及。

②显明：阳气明显的时候。相当于东方卯位，日光当显之时。王冰、张介宾都认为是"春分后六十日有奇"。

③右、退行、复行："右"，是以人面南而论；退行、复行，都是指向右行一步。

有胜而无复矣。

论日刻第八[①]

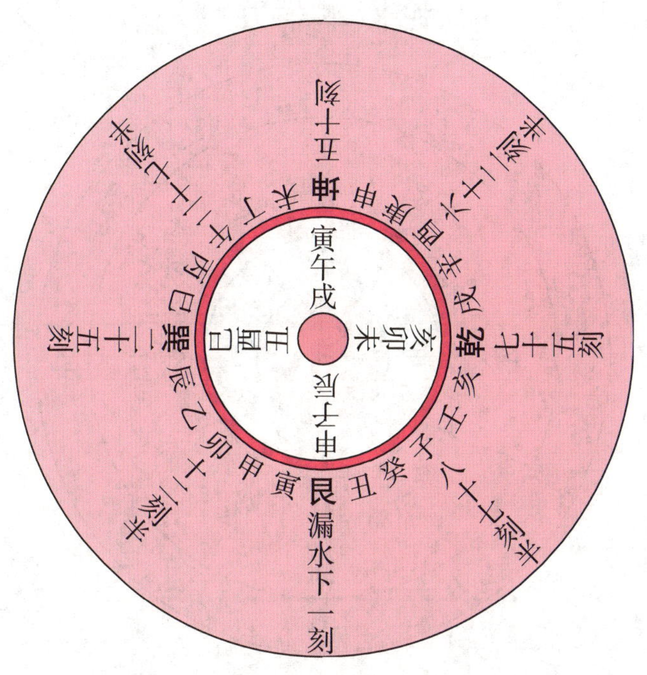

图十二　日刻之图

夫日一昼一夜十二时，当均分于一日。故上智设铜壶，贮水漏下浮箭，箭分百刻以度之。虽日月晦明，终不能逃。是以一日之中，有百刻之候也。

夫六气通主一岁，则气主六十日八十七刻半，乃知交气之时有早晏也。故立此图以明之。冬夏，日有长短之异，则昼夜互相推移，而日出入时刻不同，然终于百刻矣。其气交之刻，则不能移也。

甲子之岁：初之气，始于漏水下一刻，终于八十七刻半，子正之中也；二之气，复始于八十七刻六分[②]，终于七十五刻，戌正四刻[①]也；三之气，复始于七十六刻，终于六十二刻半，酉正之中也；四之气，复始于六十二刻六分，终于五十刻，未正四刻也；五之气，复始于五十一刻，终于三十七刻半，午正之中也；六之气，复始于三十七刻六分，终于二十五刻，辰正四刻也。此之谓一周天之岁度，余刻交入乙丑岁之初气矣。如此而转至戊辰年初之气，复始于漏水下一刻，则四岁而一小周也。故“申、子、辰，气会同”者，此也。

巳、酉、丑初之气，俱起于二十六刻。寅、午、戌初之气，俱起于五十一

①主论主客六气中每一个气的“始”和“终”的日刻之数。

②六分：是以初之气终于八十七刻半，刻半（三十分）定为“五分”而言，故称“六分”。六分，实际上是三十一分。下文所论同法。

刻。亥、卯、未初之气，俱起于七十六刻。气皆起于同刻，故谓之三合[①]者，义由此也。以十五小周为一大周，则六十年也。

论标本第九[②]

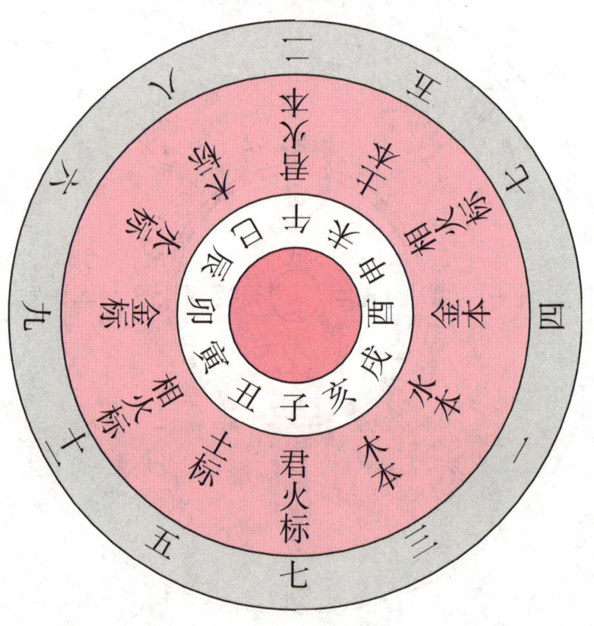

图十三　标本之图

三阴三阳、天之六气，标也。水、火、木、金、土，地之五行，本也。生、长、化、收、藏，故阳中有阴，阴中有阳，动静相召，上下相临，阴阳相错，而变所由生也。是道也，非特徒然而书之，各有至道至理存焉。详《素问》篇论。交相而言标本，则莫测其源。

太阴湿土，少阳相火，为标本同。至于少阴君火，太阳寒水，则阴阳寒热，互相不同。义从何来，岂不知出于自然，而非人意之所能名邪。古今之论，阳则顺行，又以进为盛，自先太阳而后少阳也；阴则逆行，又以退为盛，自先少阴而后太阴也，此易爻卜筮之所同[③]。是以君火司于午，午者，一阴生之位。火本热，而其气当阴生之初，故标本异，而君火属少阴也；水居北方子，而子者，一阳生之位。水本寒，而其气当阳生之初，故标本异，而寒水属太阳也。

---

①三合：三年中所始起于同刻者，称之为“三合”。

②本论所论标本是以三阴三阳为标，水、火、木、金、土五行为本。本论主要论述标本的含义及标本所从。

③义从何来，……此易爻卜筮之所同：疑为衍文。《运气易览》文为：“太阴湿土，少阳相火，为标本同。至于少阴君火，太阳寒水，则阴阳寒热，互相不同。何也？盖君火司于午，午者，一阴生之位。火本热，而其气当阴生之初，故标本异，而君火属少阴也；水居北方子，而子者，一阳生之位。水本寒，而其气当阳生之初，故标本异，而寒水属太阳也。”

土者，乃西南维未之位，应于长夏之月。未乃午之次，故土曰太阴也；相火者，司于寅，寅乃丑之次，故相火曰少阳也；木者，位居东方震。在人主于肝。肝者，阴未退干之而出，虽阳藏居鬲下，处阴之位。木必待阴而后生，故属厥阴也；金者，居西方兑。在人主肺，肺为华盖，虽阴藏居鬲上，处阳之位。金必待阳而后发，故属阳明也。然六气之不同，标本之义盖由此。

论生成数第十[①]

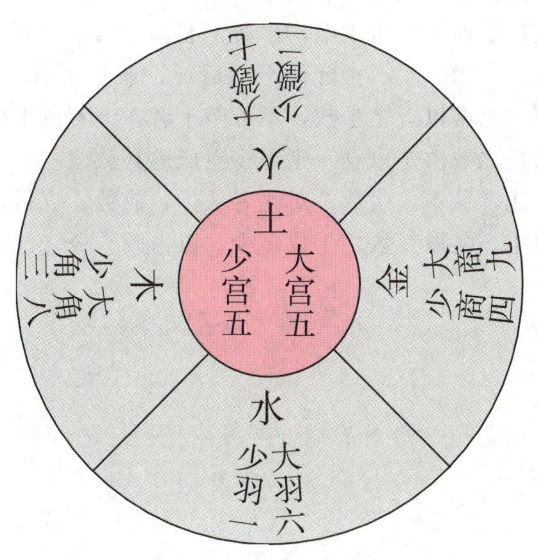

图十四　生成数图

天高寥廓，六气回旋，以成于四时。地厚幽深也，五行生化，以成于万物，可谓无穷而莫测也。圣人立法，以推步者，盖不能逃其数，观其立数之因，亦皆出乎自然。故载于经典，同而不异。推以达其机，穷以通其变，皆不离于数内。

一曰水，二曰火，三曰木，四曰金，五曰土者，咸有所也。水，北方子之位也，子者，阳生之初，一阳数也，故水曰一；火，南方午之位也，午者阴生之初，二阴数也，故火曰二；木，居东方，东阳也，三者奇之数，亦阳也，故木曰三；金，居西方，西阴也，四者偶之数，亦阴也，故金曰四；土，应西南长夏，五者奇之数，亦阳也，故土曰五。

由是论之，则数以阴阳而配者也。若考其深义，则水生于一，天地未分，万物未成之初，莫不先见于水。故《灵枢经》曰：太一者，水尊号也。先地之母，后万物之源。以今验之，则草木子实未就，人虫胎卵胎胚，皆水也，岂不以水为一。及其水之聚而形质化莫不备，阴阳之气在中而后成。故

①本篇主要论述五行的生数、成数的道理，并提示我们天地气化、万物之用可以据其理而预测。（互参《玄珠密语·卷三·天元定化纪篇》。）

物之小而味苦者，火之兆也。物熟则甘，土之味也。甘极则反淡。淡，本也。

然人禀父母阴阳生成之化，故先生二肾。左肾属水，右肾属火。火曰命门。则火之因水而后见，故火曰次二。盖草木子实，大小虽异，其皆有两以相合者，与人肾同，亦阴阳之兆。是以万物非阴阳合体，则不能生化也。既阴阳合体，则然后有春生秋成。故次三曰木。次四曰金。盖水有所属，火有所藏，木有所发，金有所别，莫不皆因土而后成也。故次五曰土。

木居于东，金居于西，火居于南，水居于北，土居中央而寄位四维、应令四季、在人四肢。故金、木、水、火皆待土而后成，兼其土数五以成之，则水六、火七、木八、金九。土常以五之生数，不可至十者，土不待十以成，是生成之数皆五以合之，则大衍之数由是以立，则万物岂能逃其数哉。

三阴三阳，正化者从本，生数；对化者从标，成数。五运之纪，则太过者其数成，不及者其数生。各取其数之生成多少，以占政、令、气化胜复之述作，盖明诸用也。

卷　二

论五天之气第十一[①]

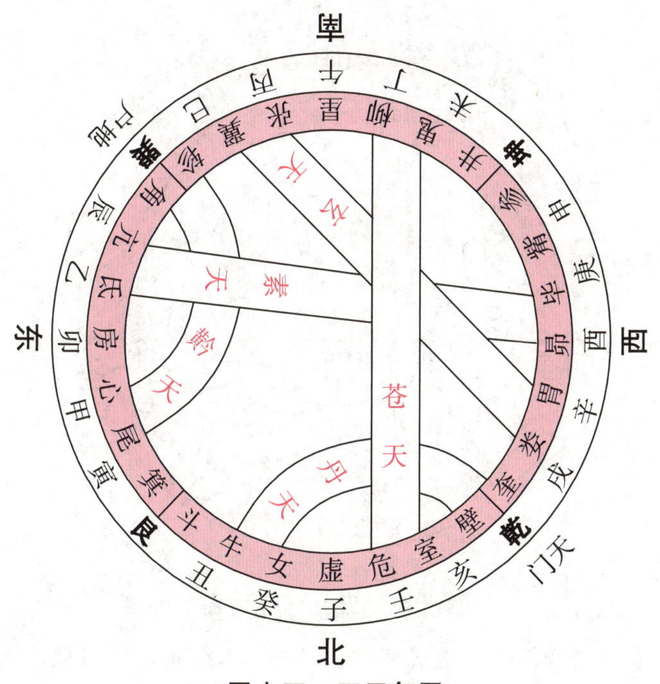

图十五　五天气图

天地支干，相错而立于八方，各有定位。星宿[②]环列，垂象于其上，而各有分野[③]。故太古占天望气，以书于册，垂示后人，在精义以考之，而后可明也。

盖天分五气，地列五行，五气分流，散于其上，经于列宿，下合方隅，则命之以为五运。

丹天之气，经于牛、女、奎、壁四宿之上，下临戊癸之位，立为火运。

黅天之气，经于心、尾、角、轸四宿之上，下临甲己之位，立为土运。

素天之气，经于亢、氐、卯、毕四宿之上，下临乙庚之位，立为金运。

①五天之气是古人在占天望气时观测到的五色之气。本论基于五天之气与五行、干支、二十八星宿之间的密切关系来详论其道。

②星宿：古人把南中天的恒星沿黄道和赤道之间来划分，分为二十八星宿。

③分野：二十八星宿分主的各个地区方位。把二十八星宿分为四区，分主东、北、西、南，每一个方位星区七宿。

玄天之气，经于张、翼、娄、胃四宿之上，下临丙辛之位，立为水运。

苍天之气，经于危、室、柳、鬼四宿之上，下临丁壬之位，立为木运。

此五气所经，二十八宿与十二分位相临，则灼然可见，因此以经五天，而立五运也。

戊为天门，乾之位也。己为地户，巽之位也。

自房至毕十四宿，为阳，主昼。自昴至心，十四宿，为阴，主夜。通一日也。

论五音建运第十二①

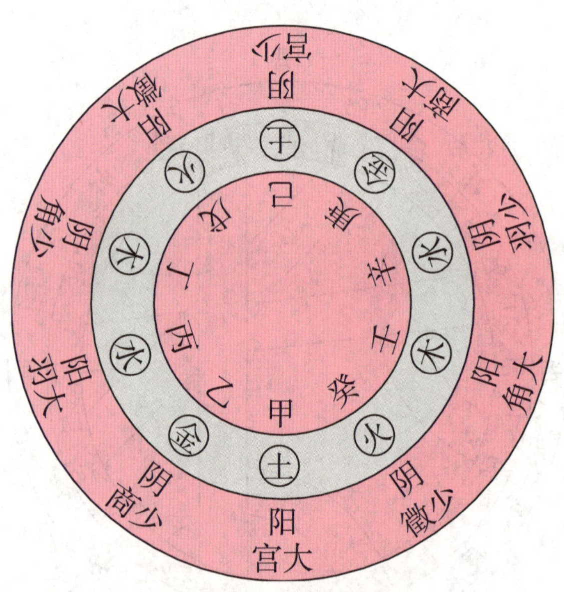

图十六　五音建运之图

五音者，五行之音声也。土曰宫，金曰商，木曰角，火曰徵，水曰羽。在阳年则曰太，在阴年曰少。

晋书曰：角，触也。象诸阳气触动而生，其位丁、壬岁也。徵，止也。言物胜则止，其位戊癸岁也。商，强也。谓金性之坚强，其位乙庚岁也。羽，舒也。阳气将复，万物孳育而舒生，其位丙辛岁也。宫，中也。中和之道，无往而不理。又总堂室奥阼②而谓之宫，所围不一。盖土亦以通贯于金、木、水、火，王于四季，荣于四脏，皆总之之意也。其位甲己岁也。

故五运从十干起，甲为土也，土生金，故乙次之，金生水，故丙次之，如此五行相生而转。甲为阳，乙为阴，亦相间而数，如环之无端。详其五音五运之由，莫不上下相召，小大相乘③，同归于治而已。是故因刻以成日，因日以成月，因月以

①五音，即宫、商、角、徵、羽。

②堂室奥阼：堂为正屋，堂之东阶为阼，堂后为室，室之西南隅为奥。

③上下相召，小大相乘："上"指天之十干，"下"为地之五行；"小"指不及，大为太过。相召、相乘，上、下、大、小相互作用。

成岁。递相因以制用。虽太古占天望气，定位之始。见黅天之气，横于甲己，为土运；素天之气，横于乙庚，为金运；玄天之气，横于丙辛，为水运；苍天之气，横于丁壬，为木运；丹田天之气，横于戊癸，为火运。则莫不有从焉。

若以月建之法[①]论之，则立运之因，又可见也。何哉？丙者，火之阳，建于甲己岁之首。正月见丙寅，丙火生土，故甲己为土运；戊者，土之阳，建于乙庚岁之首。正月见戊寅，戊土生金，故乙庚为金运；庚者，金之阳，建于丙辛岁之首。正月见庚寅，庚金生水，故丙辛为水运；甲者，木之阳，建于戊癸岁之首。正月得甲寅，甲木生火，故戊癸为火运；壬者，水之阳，建于丁壬岁之首。正月得壬寅，壬水生木，故丁壬为木运。

是五运皆生于正月建干，岂非日月岁时相因而制用哉？

论月建第十三[②]

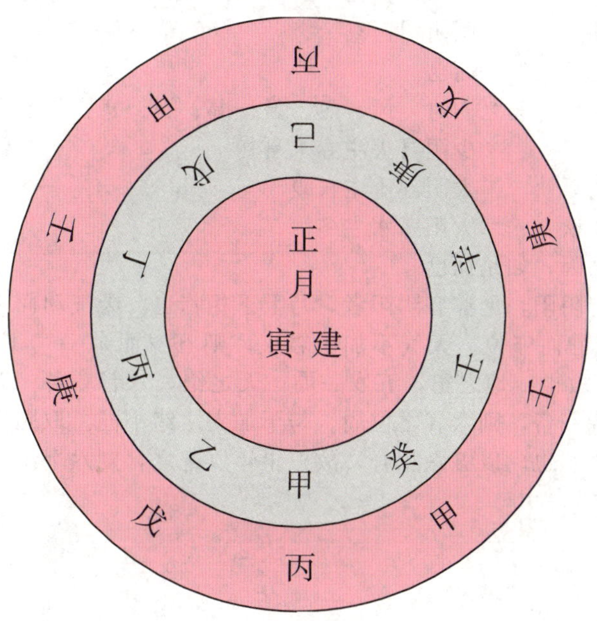

图十七　月建图

夫十二支为十二月，则正月寅，二月卯是也。甲己岁正月见丙寅，乙庚岁正月见戊寅，丙辛岁正月见庚寅，丁壬岁正月见壬寅，戊癸岁正月建甲寅，乃用十干建寅上。

观其法，甲子年为首，亦用六十甲子内。初见者，先见之。次见者，次见之。故丙寅为初，戊寅为次。依前后循而转之，可见也。前六十甲子纳音图中，立位既终，后转于其上，以终其纪者，明矣。建时贴用日干同法，若五运阴年不及之岁，大寒日交初气，其日时建干与年干合者，谓之曰干德符，当为平气，非过与不及也。略举此以明其用而已。

①月建之法：是把十干与十二支配合起来标记一年十二个月的方法。

②本篇主要论述把十干与十二支配合纪月之法。

论天地六气第十四[1]

经曰："天地合气，六节分而万物化生矣。"然地列五行者，言其用也。分支于十二，自五行阴阳之气，以布八方。盖天气降而下，则地气迁而上，咸备五行之化气，然后和其用。观万物未尝不因天地之气而化生之也。

地之气静而常，天之气动而变。其六气之源则同，六气之绪则异，何哉？盖天之气，始于少阴，而终于厥阴。经曰："少阴所谓标，厥阴所谓终"[2] 是也。地之气，始于厥阴木，而终于太阳水。经曰："显明之右，君火之位"[3] 者，其绪是也。然不同之绪，乃天真地元二气，相因而成焉。

故天之六元气，反合地十二支，以五行正化、对化为其绪。则：

少阴司子午　　太阴司丑未

少阳司寅申　　阳明司卯酉

太阳司辰戌　　厥阴司巳亥

天气始终之因，如是而已。

地之六气，反合天之四时，风、热、暑、湿、燥、寒为其绪，则：

厥阴风木主春　　少阴君火主春末夏初

少阳相火主夏　　太阴湿土主长夏

阳明燥金主秋　　太阳寒水主冬

地气终始之因，如是而已。

经曰：天有阴阳，地亦有阴阳者，乃上下相临也。天气动而不息，故五岁而右[4]迁，应地气静而守位。天气不加于君火，则五岁而余一气，右迁相火之上，以君火不立岁[5]故也。地之纪，五岁一周；天之纪，六期一备。五岁一周，则五行之气遍；六期一备，则六气之位周。与干加支之绪小同。取阴阳相错，上下相乘，毕其纪之之意也。以五六相合，故三十年以纪之，则六十年矣。

①天之六气为客气，地之六气为主气。本篇合论客气与主气。

②少阴所谓标，厥阴所谓终：引自《素问·天元纪大论》，用以说明"天之气，始于少阴，而终于厥阴"。张介宾注曰："标，首也；终，尽也。六十年阴阳之序，始于子午，故少阴为标，尽于巳亥，故厥阴为终。"

③其显明之右，君火之位：是说春分后六十日有奇是少阴君火主时的位置。

④右：《四库全书·子部·医家类·素问入式运气论奥》作"冶"，今据意改为"右"。

⑤君火不立岁：《素问·天元纪大论》说："终地纪者，五岁为一周。君火以明（名），相火以位。"王冰解释为："所以地位六而言五者，天气不临君火故也。君火在相火之右，但立名于君位，不立岁气。"

论主气第十五①

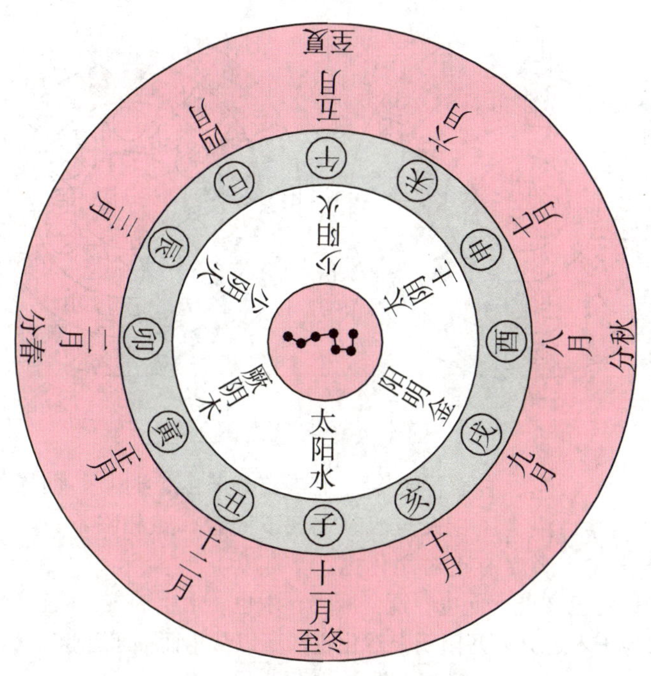

图十八 主气之图

地气静而守位②，则春温、夏暑、秋凉、冬寒，为岁岁之长令。四时为六气之所主也。厥阴木为初气者，方春气之始生也。木生火，故少阴君火，少阳相火次之。火生土，故太阴土次之。土生金，故阳明金次之。金生水，故太阳水次之。皆相生而布其令，莫不咸有绪焉。

木为初气，主春分前六十日有奇，自斗建丑正至卯之中。天度至此，风气乃行也。

君火为二气，主春分后六十日有奇，自斗建卯正至巳之中。天度至此，暄淑乃行也。

相火为三气，主夏至前后各三十日有奇。自斗建巳正至未之中。天度至此，炎热乃行也。

土为四气，主秋分前六十日有奇。自斗建未正至酉之中。天度至此，云雨乃行，湿蒸乃作也。

金为五气，主秋分后六十日有奇。自斗建酉正至亥之中。天度至此，清气乃行，万物皆燥也。

水为六气，主冬至前后各三十日有奇。自斗建亥正至丑之中。天度至此，寒气乃行也。

六位旋相主气，以成一岁，则天之六气，每岁转居与其上，以行天令者也。其交日时，前以具载矣。

①主气，主时之六气。即风木、君火、相火、湿土、燥金、寒水。

②地气静而守位：出自《素问·天元纪大论》。地之六气居于常位，年年固定不变。

论客气第十六①

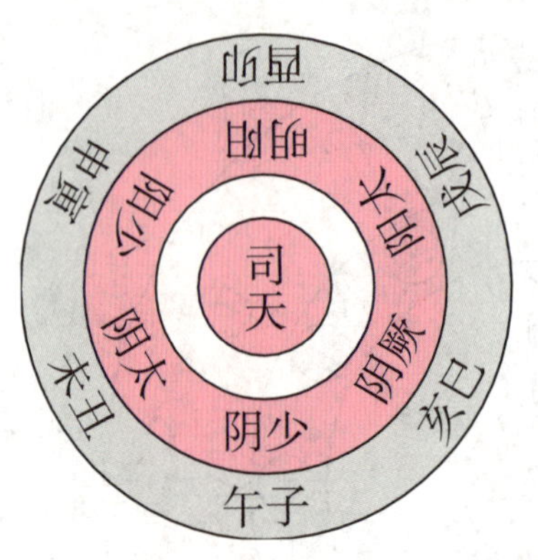

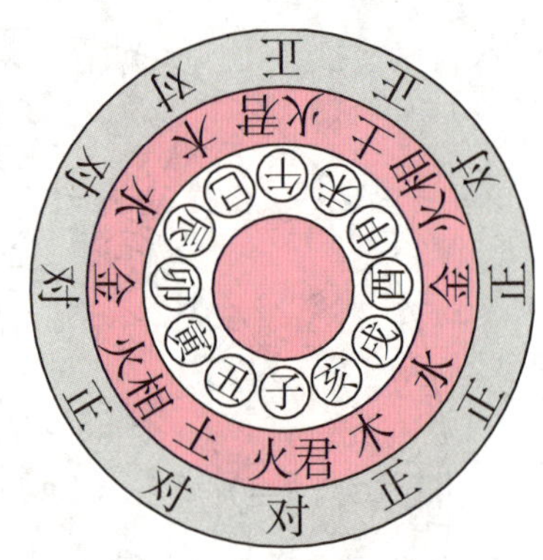

图十九　客气之图

六气分上、下、左、右而行天令，十二支分节令、时日，而司地化。上下相召，而寒、暑、燥、湿、风、火与四时之气不同者，盖相临不一，而使然也。

六气司于十二支者，有正对之化也。

然厥阴所以司巳亥者，何也？谓：厥阴，木也。木生于亥，故正化于亥，对化于巳也。虽有卯为正木之分，乃阳明金对化也，所以从生而顺于巳也。

少阴所以司于子午者，何也？谓：少阴为君火尊位，所以正得南方离位，故正化于午，对化于子也。

太阴所以司于丑未者，何也？谓：太阴为土，土属中宫，寄于坤位西南，居未分也。故正化于未，对化于丑也。

少阳所以司寅申者，何也？谓：少阳相火，位卑于君火也。虽有午位，君火居之。火生于寅，故正化于寅，对化于申也。

太阳所以司于辰戌者，何也？太阳为水，虽有子位以居君火对化。水乃伏土中，即六戊，天门戌是也。六己，地户辰是也。故水惟土用，正化于戌，对化于辰也。

故《玄珠》之说已详矣。莫不各有因焉。此天之阴阳和地之十二支，动而不息者也。

但将年律②起当年司天，数至者为司天，相对一气为在泉，余气为左右间用。在泉后一气为初之气，主六十日八十七刻半。至司天为三之气，主上半年，自大寒日后，通主上半年也。至在泉为六气，主下半年，自大暑日后，通主下半年也。

少阴子为首顺行，又常为太过。司天太过不及亦间数，则与十干起运图上下相合也。故经曰："岁半以前，天气主之。岁半以后，地气主之者"，此也。天之六气，客也。将此客气，布于地之六气步位之上，则有气化之异矣。经曰："上下有位，左右有纪"者，谓司天曰上，位在南方。则面北立，左右乃左西右东也。在泉曰下，位在北方。则面南立，左右乃左东右西也。故上下异，而左右殊。《六微旨

①论述三阴三阳六步客气所司十二支、时位及其运转规律。

②年律：年的十二支，也即十二律。

论》曰："少阳之右，阳明治之"之绪者，乃南面而立，以阅气之至也。非论上下左右之位，而与"显明之右，君火治之①"之意同。谓面南视之，指位而言也。

论天符第十七②

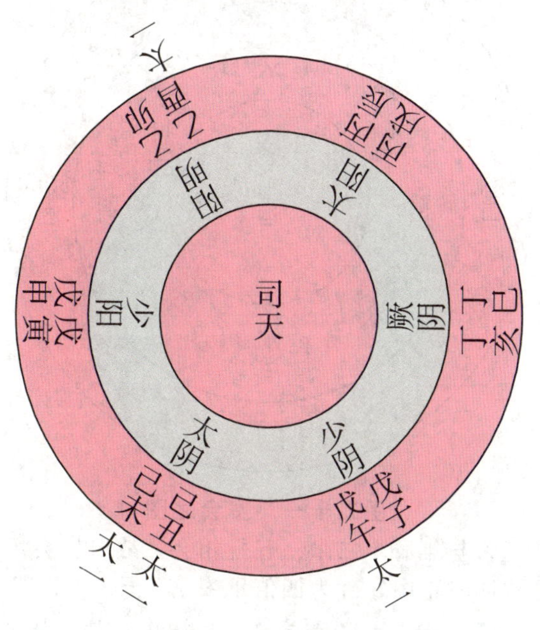

图二十　天符之图

阴阳交遘，上下临御，而后有淫胜郁复之变，此大法也。司天者，司之为言，值也。主行天之令，上之位也；岁运者，运之为言，动也。主天地之间，人、物化生之气，中之位也；在泉者，主地之化。行乎地中，下之位也。一岁之中，有此上、中、下三气，各行化令，而气偶符会而同者，则通其化，虽无克复之变，则有中病徐暴之异。是谓当年之中，司天之气与中气运同者，命曰天符。符之为言，合也。天符共十二年，而十二年之中，又有与当年十二律五行同者，又是岁会，命曰太一天符。太一者，所以遵之之号也。谓一者天会，二者岁会，三者运会，止有四年，不论阴年阳年，皆曰天符。故经曰："天符为执法，岁会为行令，太一天符为贵人。邪之中人，则执法者，其病速而危；行令者，其病徐而持；贵人者，其病暴而死。"③ 盖以气令，故中人则深矣。岁会干律同④，而非天令，则所言行令者。注曰：象方伯⑤，无执法之权，故无素害病，但执持而已。

①显明之右，君火治之：原文作"右"作"左"，"君"作"右"，谓刊印之误，今改之。是以六气主气的时位而言，意即春分日后，是君火主位之时，即二之气。

②本篇主要论述值年大运与司天五行属性相同时的岁气特点以及邪犯人体的为病特点。

③出自《素问·六微旨大论》。后世医家，对其含义的理解颇有争议。张介宾的解释，与著者以及王冰的解释大意相同，而辨理明了，因此采用其说。

④干律同：干，运；律，十二地支。此是指岁会年是大运与年支的五行属性相同。

⑤方伯：殷周时代一方诸侯之长。此是以方伯喻岁会。

论岁会第十八①

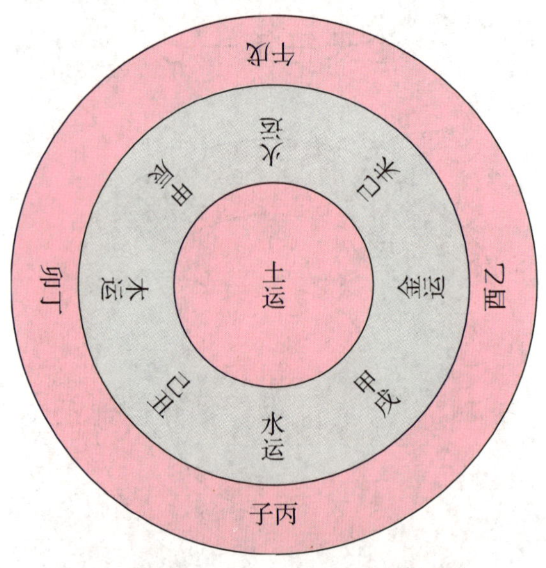

图二十一　岁会之图

夫当年十干建运，与年辰十二律、五行相会，故曰岁会。气之平②也。则不以阴年阳年，乃是取四时正中之月为四值承岁③，子、午、卯、酉是也。而土无正位，各寄王于四季之末一十八日有奇④，则通论承岁，辰、戌、丑、未是也。以上共八年。

外有四年：壬寅皆木，庚申皆金，是二阳年。癸巳皆火，辛亥皆水，是二阴年，亦是运与年辰相会而不为岁会者，谓不当四年正中之令故也。除二阳年，则癸巳、辛亥二阴年，虽不名岁会，亦上下五行相佐，皆为平气之岁。物生脉应，皆必合期，无先后矣。岁会八年中，内⑤四年与司天气同，已入太一天符也。余并见前论中。

①本论主论岁会。值年大运与年支之气相合，且岁支居五行正位，为岁会。岁会计有8年，为平气之年。

②气之平：平，《四库全书·子部·医家类·素问入式运气论奥》作“主”。即岁会之年为平气之化，即气化正常，气候无特殊变化。

③四值承岁：岁支居四时正位，也就是子（北方）、午（南方）、卯（东方）、酉（西方），加上大运与岁支之气五行属相同，即为四值承岁。

④土无正位，各寄王于四季之末一十八日有奇：金、木、水、火都各主一时，唯有土不主时，而寄于四季之末的一十八天有余。因此，从一定意义上讲土不独主一时，而是分主四时。

⑤内：疑为衍文。

论同天符同岁会第十九[①]

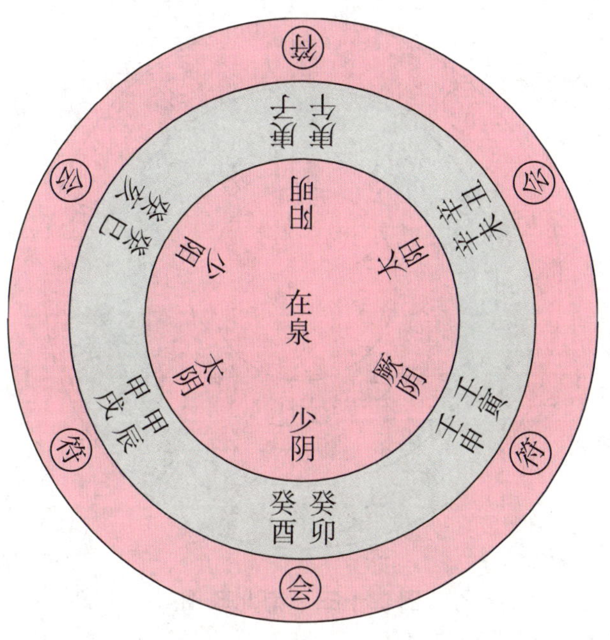

图二十二　同天符同岁会之图

六气循环，互司天地，太过不及，随于阴阳，制而为准。上中下气，输有符合。天符岁会，前已载之，运气与在泉，合其气化，阳年曰同天符，阴年曰同岁会。故六十年中，太一天符四年，天符十二年，岁会八年，同天符六年，同岁会六年。五者离而言之，共三十六年；和而言之，止有二十六年。经言二十四岁者，不言岁会也。不可不审。如是则通，变行有多少，病行有微甚，生死有早晏，按经推步，诚可知矣。

①同天符、同岁会，为值年大运与在泉之气相合，阴年（不及之年）为同天符、阳年（太过之年）为同岁会。六十甲子中，同天符、同岁会各有六年。

论南北政第二十[①]

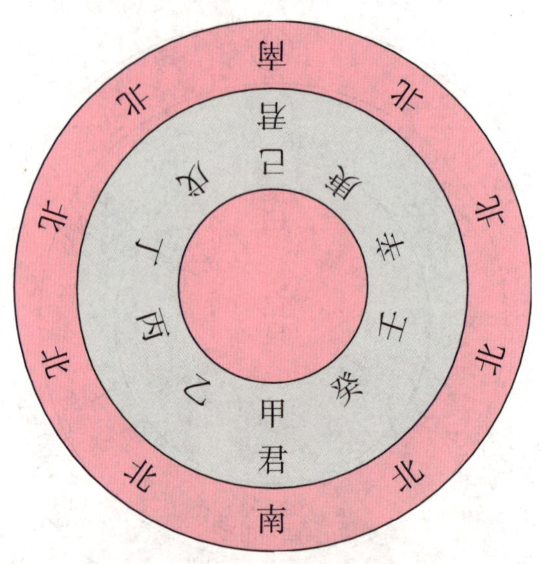

图二十三　南北政图

运用十干起，则君火不当其运也。六气以君火为尊，五运以湿土为尊，故甲己土运为南政。盖土以成数，贯金、木、水、火，位居中央，君尊南面而行令。余四运以臣事之，面北而受令，所以有别也。而人脉应之。

甲己之岁，土运，南面论脉，则寸在南，而尺在北。少阴司天，两寸不应。少阴在泉，两尺不应。

乙、丙、丁、戊、庚、辛、壬、癸之岁，四运面北论脉，则寸在北而尺在南。少阴司天，两尺不应；少阴在泉，两寸不应。乃以南为上，北为下。正如男子面南受气，尺脉常弱；女子面北受气，尺脉常盛之理同，以其阴气沉下，故不应耳。六气之位，则以别其反，详其交，而后造死生之微也。

六气之位，则少阴在中，而厥阴居右，太阴居左，此不可易也。

其少阴则主两寸尺；厥阴司天，在泉当在右，故右不应；太阴司天，在泉当在左，故左不应。依南政而论尺寸也。

若复其手诊之，则阴沉于下，反沉为浮，细为大。

又经曰：尺寸反者死，阴阳交者死。

先立其年已知其气，左右应见，然后乃可言死生之顺逆者，更在诊以别其反，详其交，而后造死生之微也。

①南北，指方位而言。政，司天布政。本论主要论述南政、北政与人体脉象的关系。

卷　三

论大少气运相临同化第二十一[①]

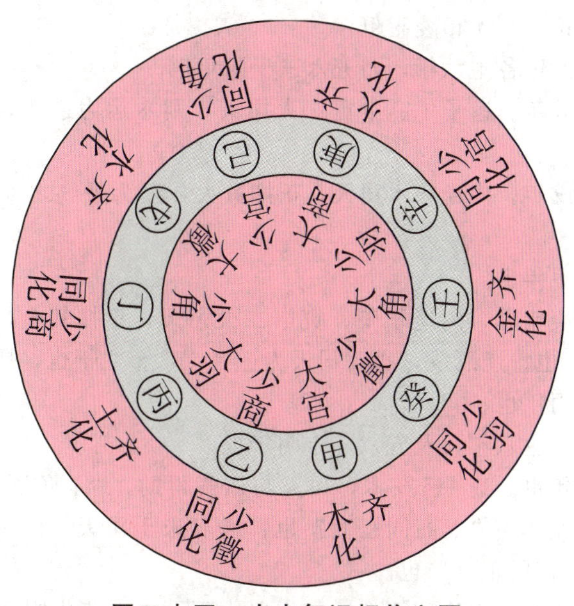

图二十四　太少气运相临之图

天地遘醇，物我备化[②]，则寒、暑、燥、湿、风，共主乎一岁之内。生长化收藏，咸备乎万物之中。非只一岁也，虽一时一刻之短，而五行之气莫不存；非恃一物也，虽一毫一芒之细，而五行之化莫不载。

然司其运，布其气，或大或少[③]，乃输主岁时，而更盛更衰也。上达于天，则有五星倍减之应；下推于地，则有五虫耗育之验。其五谷、五果、五味、五色之化

①大少，即太少，是指五运的太过与不及。气运相临，即司天之气与大运之气上下加临。同化，同类之气相互化合。运有太过不及，与司天之气上下相临，则气有兼化、齐化之异，间有逆、顺、相刑、相佐之变。本篇就是将六十甲子分为三十阳年（六甲年、六丙年、六戊年、六庚年、六壬年）与三十阴年（六乙年、六丁年、六已年、六辛年、六癸年）详细论述这些道理。此外，本文对司天之气影响大运产生平气的几种情况：齐化平气、同化平气、兼化平气、得政平气做了详细的论述。

②天地遘醇，物我备化：遘，遇。醇，厚。醇天地之气上下交合，人与万物都是由这种德厚的造化之气所化生的。

③或大或少：大，太过；少，不及。是指五运有太过和不及。

类，岂有一岁而无者，惟成熟有多少，色味有厚薄耳。盖金、木、水、火、土并行其化，互有休、囚、王、相[①]不同之目而已。

值其运者，独以为之主；当其时者，专以为之客。共行天令。

遇阳年则气令太过，遇阴年则气衰而不及。太过已胜，则欲齐其所胜之化[②]；不及已弱，则胜者来兼其化[③]。

太过岁谓：木齐金化，金齐火化，火齐水化，土齐木化也。

不及岁谓：木兼金同化，金兼火同化，火兼水同化，水兼土同化，土兼木同化也。

其司天与运相临，间有逆、顺、相刑、相佐，司天则同其正，抑运则反其平，如是五气平正，则无相陵犯也。

太过之岁，五运各主六年，乃五六三十阳年也。

大角，谓六壬年。逢子午、申寅二火司天，则木运为逆者，火，木之子也，居其上为逆。

大徵，谓六戊年。内逢寒水司天，正抑其火，复为平气之岁。"上羽与正徵同"也。

大宫，谓六甲年也。

大商，谓六庚年也。内逢子午、寅申二火司天，正抑其金，复为平气之岁。"上徵与正商同"也。逢辰戌，水，司天为逆者，水金之子也，居上为逆。

大羽，谓六丙年也。

不及岁五运各主六年，及五六三十阴年也。

少角谓六丁年也。逢[④]巳亥木，司天与运气得助，"上角同正角"也；逢卯酉金，司天与运兼化，"上商同正商"也；逢丑未土司天，以木不及，金兼化，则土得其政，"上宫同正宫"也。

少徵谓六癸年也。内逢卯酉金，司天以火不及水，兼化则金得其政。"上商同正商"也。

少宫谓六己年也。内逢丑未土，司天与运合，得其助，"上宫同正宫"也；逢巳亥木，司天与运兼化，"上角同正角"也。

少商为六乙年也。内逢卯酉金，司天与运气合，得其助。"上商同正商"也；逢巳亥木，司天以金不及火，兼化则木得其政，"上角同正角"也。

少羽谓六辛年也。逢丑未土，司天与运兼化，"上宫同正宫"也。

---

①休、囚、王、相：《运气论奥彦解》解释说：得时者为"王"，为助者为"相"，受克者为"死"，克者为"囚"，生者为"休"。例如：春以木为"王"，以火为"相"，以水为"休"，以金为"囚"，以土为"死"。

②齐其所胜之化：齐，使动用法。使所胜之气向我方看齐。

③兼其化：兼，使动用法，并也。使我方并行其气化。

④逢：《四库》原文无，据《运气论奥谚解》补入。

内言上者，乃司天之令①。其五大五少岁②，所纪不同者，盖遇不遇也。如君火、相火、寒水，常为阳年司天；湿土、燥金、风木，常为阴年司天。然六十年中，各有上下相临遇，或司天胜运，或运胜司天，或运当太过，不务其德，而淫胜其所不胜，或运当不及，而避其所胜，而不兼其化。及太一天符、岁会、同天符、同岁会，更按文推之，此不再书也。

论纪运第二十二③

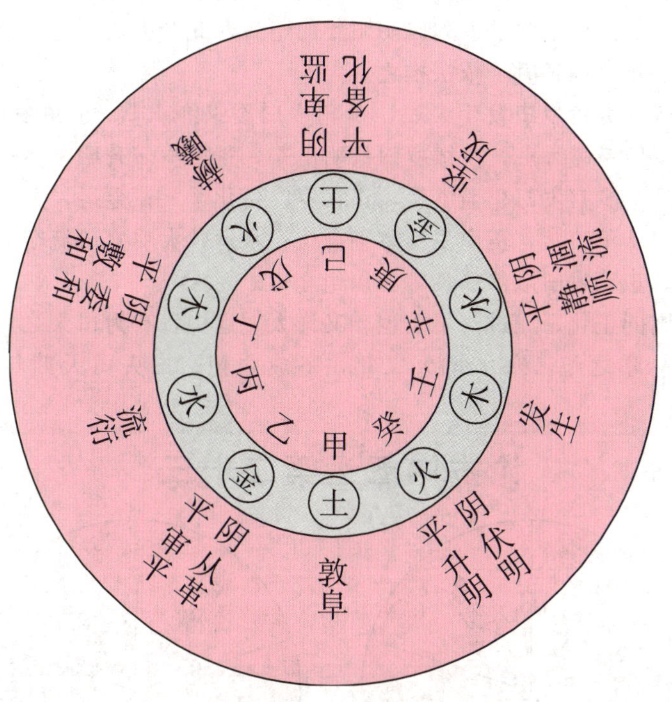

图二十五　纪运之图

十干之中，五阴五阳也，立为五运。太过不及，互相乘之。其不及之岁，则所胜者来克，盖运之虚故也。则其间自有岁会、同岁会，亦气之平。外有年辰相合及交气日时干相合，则得为己助，号曰平气。乃得岁气之平，其物生脉应皆必合期，无先后也。圣人立名以纪之。

假令辛亥岁水运，当云平气何也？辛为水运阴年，遇亥属北方水，相佐水气乃平。

假令癸巳年火运，亦曰平气何也？癸为火运阴年，巳属南方火，相佐则火气

①内言上者，乃司天之令：以上篇内所说上角、上宫、上羽等的“上”是指司天。

②五大五少岁：十干之中的五个太过岁、五个不及岁。

③本论所讲的“纪运”是把五行、五音与五运之化的三种情况——平气、太过与不及结合起来纪运，以说明各个不同岁运的特点。本篇对平气、太过与不及五运之化的基本情况进行了论述，其中对平气的来源及不同种类的阐述更是颇为详尽。

乃平。

又每年交初气于年前大寒日。假令丁亥交司之日，遇日朔与壬合，名曰干德符。符者，合也，便为平气。若交司之时遇壬，亦曰干德符。除此交初气日时之后，相遇皆不相济也。余皆仿此。

所谓合者[①]，甲己合，乙庚合，丙辛合，丁壬合，戊癸合是也。又阴年中若逢月干，皆符合相济；若未逢胜而见之干合者，亦为平气。若行胜已后行复已毕，逢月干者，即得正位。则太过、不及平气纪岁者，当推而纪之，故平气之岁，不可预纪之。十干之下，列以阴阳年而纪者，此乃大概设此，庶易知也。平气纪，须以当年之辰日时干依法推之。

是以木运，太角岁曰发生太过，少角岁曰委[②]和不及，正角岁曰敷和平气；火运，太徵岁曰赫曦太过，少徵岁曰伏明不及，正徵岁曰升明平气；土运，太宫岁曰敦阜太过，少宫岁曰卑监不及，正宫岁曰备化平气；金运，太商岁曰坚成太过，少商岁曰从革不及，正商岁曰审平平气；水运，大羽岁曰流衍太过，少羽岁曰涸流不及，正羽岁曰顺静平气，各以纪之也。

气之平则同正化，无过与不及也。又详太过运中，有为司天之气所抑者，亦为平气。则赫曦之纪，寒水司天二年，坚成之纪，二火司天四年，皆平气之岁也。

论岁中五运第二十三[③]

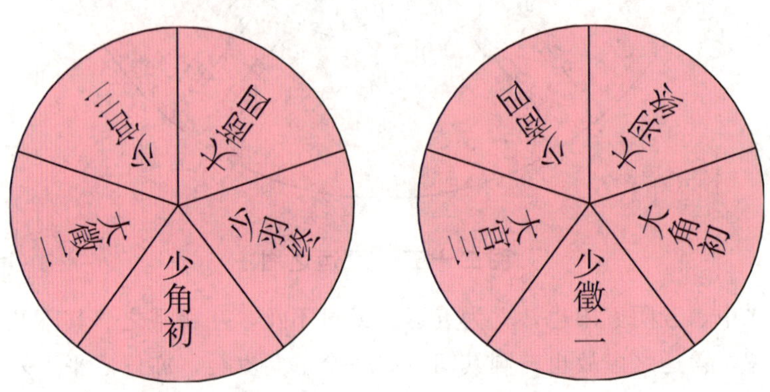

图二十六　岁中五运图

地之六位，则分主于四时，天之五运，亦相生而终岁度。在素问篇中，止见

①合者："合者"二字据《运气易览》补入。合，是指十干阴阳两干之德相合。即甲己合化土，乙庚合化金，丙辛合化水，丁壬合化木，戊癸合化火。

②委：同"萎"。

③岁中五运是指主季节的五运，也就是主运。五运分主一年五个运季，按五行相生顺序及太少相生的规律，始于春季的风木，终于冬季的寒水，周而复始，年年如此。

于《六元正纪大论》，每十岁一司天，文中云初、终、正[①]而已。此则是一岁主运也。

每运各主七十三日零五刻，总五运之数，则三百六十五日二十五刻共成一岁。盖将当年年干起，一岁中通主三百六十五日，大运为主。

将岁之主运，上下因之，而名太少五音也。若当年是木，合自大角而下生之，故曰初正。大角木生少徵火，少徵火生大宫土，大宫土生少商金，少商金生大羽水，则为终；若当年少宫为大运，则上下因之，少宫土上乃见火，故曰大徵，大徵火上乃见木，故曰少角，则主运自少角起故初，而至少羽水为终矣。

木为初之运，大寒日交，火为二之运，春分后十三日交。土为三之运，小满后二十五日交。金为四之运，大暑后三十七日交。水为五之运，秋分后四十九日交。此乃一岁之主运，有太少之异也。

按《天元玉册》截法中，又有岁之客运，行于主运之上，与六气主客之法同。故《玉册》曰：岁中客运者，常以应干前二干[②]为初运。

申子辰岁，大寒日寅初交；

亥卯未岁，大寒日亥初交；

寅午戌岁，大寒日巳初交。

此五运相生而终岁度也。然于经[①]未见其用，以六气言之，则运亦当有主客，以行天令。盖五行之运，一主其气，岂四而无用，不行生化者乎？然当年大运乃通主一岁，如司天通主上半年之法。《玄珠》指此以谓六元环周，言《素问》隐一音也。按《天元玉册》截法，言五运之客，互主一岁，则经所载者，乃逐年之主运也明。当以玉册为法，则其义通。《玄珠》之说，《补注》亦不取之。

①初、终、正：在主运上标“初”字，表示主运中的初运；在主运上标“终”字，表示主运中的终运；逢主运的初气与大运相同时则标为“正”。因为主运初运是固定不变的，为木运，因此只要大运为木则为正，也就是太角、少角为初之气，便可标其为正，也因其是初运，因此常与“初”相合，将其标为“初正”。

②干前二干：疑此四字为讹误。据理推断是以年干所主之运（大运）为初运。

论手足经第二十四[①]

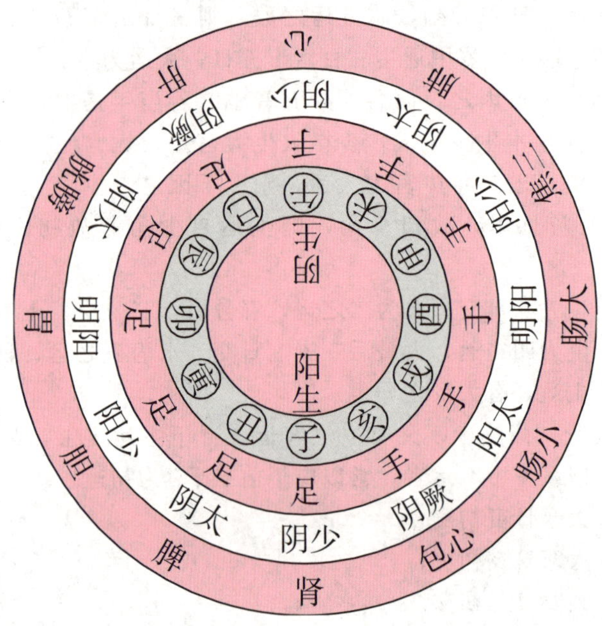

图二十七　手足经图

夫人禀天地冲和之气，受五行生化之形，阴阳刚柔，萃于一身，为万物之灵，通上下而谓三才者也。故经言，生气根于中，命曰神机，是以脏腑表里各相配合，然后致其和，而宅神气以为机发之主也。非见于黄帝、岐伯精微之论，则莫能知之，唯圣为能践行者，诚哉妙言也。

故经曰："上古圣人，论理人形，列别脏腑，端络经脉，会通六合"[①]，又曰："五脏、十二节，皆通乎天气"者，乃论手足经三阴三阳也。其十二经，外循身形，内贯脏腑，以应十二月，即十二节也。五脏为阴，六腑为阳，一阴一阳，乃为一合，即六合也。

夫少阴之经，主心与肾二脏者，盖心属火，而少阴冬脉，其本在肾。又君火正司于午，对化于子，是以肾脏亦少阴主之。肾非全水，右属命门火。五脏为阴，不可言阳，水随肾至，故太阳为腑，则手太阳小肠、足太阳膀胱也。

太阴之经主脾与肺二脏者，盖脾属土，而太阴阴脉在肺，又土生金，子随母居，故肺太阴主之。金随肺至，故阳明为腑，则手阳明大肠、足阳明胃也。

厥阴之经主肝与心包络二脏者，盖肝属木，又木生火，子随母居，故心包厥阴主之。火随心包而至，故少阳为腑，则手少阳三焦、足少阳胆也。

---

①论人体十二正经，以手足三阴三阳命名的道理。

其手足经者，乃手经之脉，自两手起，足经之脉，自两足起。以十二辰言之，盖阴生于午者，阴上生故曰手经。阳生于子，阳下生，故曰足经，手足经所以记上下也。又心、肺、心包在上，属手经；肝、脾、肾在下，属足经，亦其意也。

脏腑同为手足经，乃一合也。心包非脏也，三焦并非腑也。经曰：膻中者，臣使之官，喜乐出焉。在胸主两乳间，为气之海，然心主为君；“三焦者，决渎之官，水道出焉。”三焦有名无形，上合于手心主，下合右肾。主谒道诸气，名为使者，共为十二经。

是以经曰：“阴阳者，数之可十，推之可百，数之可千，推之可万，万之大不可胜数，然其要一也。”[1] 虽不可胜数，然其要妙以离合推步，悉可知之。

论胜复第二十五[2]

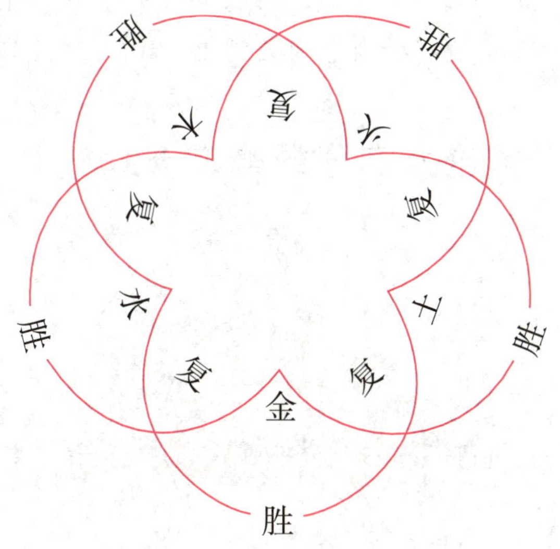

图二十八　胜复之图

运有盛衰，气有虚实，更相迎随，以司岁也。故经曰：“有余而往，不足随之，不足而往，有余从之”者此也。故运互有大小[3]，胜复之变作矣。

太过则先天时化[4]，以气胜实，故不胜者受邪；不及则后天时化[3]，以气衰

---

①阴阳者，数之可十，推之可百，数之可千，推之可万，万之大不可胜数，然其要一也：引《素问·阴阳离合论》语，张介宾注曰：“谓阴阳之道，合之则一，散之则十百千万，亦无非阴阳之变化。”

②本篇主要论述岁运不及时胜复之变、六气正化对化胜复以及天地之气的胜复规律。

③大小：大，太过；小，不及。

④先天时化、后天时化：先天时化，先于其当令之时而行其气化；后天时化，晚于其当令之时而行其气化。

虚，故胜己者来克，被克之后，毕待时而复也。行复于所胜，则己不可前，故待得时，则子当王，然后子为母复仇也。如木运少角岁，金清化来胜，则子火为复，反热化胜金。火运少徵岁，水寒化来胜，则子土为复，反湿化胜水。土运少宫岁，木风化来胜，则子金为复，反清化胜水。金运少商岁，火热化来胜，则子水为复，反寒化胜火。水运少羽岁，土湿化来胜，则子木为复，反风化胜土。故言胜复同者，此也。

《玄珠》论六气，有正化、对化之司，若正司化令之实甚，则胜而不复。对司化令之虚微，则胜而有复。胜甚则复甚，胜微则复微，所谓邪气化日也，如是气不相得，则邪气中人而疾病矣。

然天地之气亦行胜复。故经曰："初气终三气，天气主之，胜之常也。四气尽终气，地气主之，复之常也。"盖胜至则复，复已而胜，故无常气乃止。复而不胜，则是生气已绝，故曰伤生也。

又岁气太过，则不胜者受邪，若得其实，而又欺侮其所不胜己者[①]；运不及，所胜者来克，乘气之虚，又为不胜己者凌侮，如是必受邪，以原[②]非胜己之气，必自伤也。故经曰："侮反受邪"此之谓也。五行之变，如是不一，则在气候以别之矣。

论九宫分野第二十六[③]

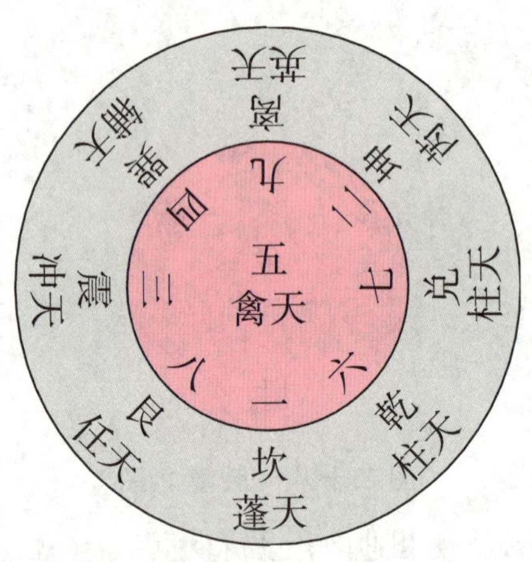

图二十九　九宫分野所司之图

论曰五运不及之岁，则有灾宫所向之位，故不可一概而论灾也。

经曰："九星悬朗，七曜周旋"者，乃天之九星所主之分野。

①所不胜己者：疑为"己所不胜者"，即克己者。

②原：原书作"元"，据意改之。

③九宫分野，天蓬、天芮、天冲、天辅、天禽、天心、天柱、天任、天英九星分主的各宫及地区方位。古人认为天上某一星宿和地上某一地区有一种必然的对应关系，通过观九星的变化，来预测地面相应九州的灾害情况。

故少角岁云灾三宫，东室，震位，天冲司也；少徵岁云灾九宫，南室，离位，天英司也；少宫岁云灾五宫，中室，天禽司也，寄位二宫坤位；少商岁云灾七宫，西室，兑位，天柱司也；少羽岁云灾一宫，北室，坎位，天蓬司也。皆以运气不及之方言之。

按《天元玉册》曰：天蓬一，水正之宫也。天芮二，土神之应宫也。天冲三，木正之宫也。天辅四，木神之应宫也。天禽五，土正之宫也。天心六，金神之应宫也。天柱七，金正之宫也。天任八，火神之应宫也。天英九，火正之宫也。下以应九州岛之分野，谓冀、兖、青、徐、扬、荆、豫、梁、雍也。

论六十年客气第二十七①

司天、在泉、四间气、纪步，各主六十日八十七刻半，客行天令，居于主气之上。故有温、凉、寒、暑，朦、瞑、明、晦，风、雨、霜、雪，电、雹、雷、霆不同之化。其春温、夏暑、秋凉、冬寒，四时之正令，岂能全为运与气所夺，则当其时自有微甚之变矣。

布此六十年客气旁通，列于主位之下者，使知其气所在之大法也。其天符、岁会、平气、支干、逆顺、气与运、相生相克、客胜、主胜、灾化，分野、交时先后、淫胜、郁复、嘉祥、灾变，各个不同，则《经》与《玄珠》皆备见之。

审天时，占气候，若符契之相合也。而六气，极则过亢，灾害生矣。故气极则反，由是所乘之气居下以乘之。经所谓“相火之下，水气乘之”者是也。又有中见之气从之，经所谓“少阳之上，火气治之，中见厥阴”是也。盖阳极则阴生，斯五行相济之妙用也。其中见者，乃手足经六合脏腑相乘之化者是也。在天地间，则气自应之矣。

论六病第二十八②

厥阴所至，为里急，筋缓，缩急，支痛，緛戾③，胁痛，呕泄。

少阴所至，为疡疹④，身热，恶寒，战栗，惊惑，悲笑，谵妄，衄衊血污也。

太阴所至，为积饮，痞鬲，中满，霍乱吐下，身重，胕肿，肉泥按之不起。

少阳所至，为嚏呕，疮疡，喉痹⑤，耳鸣，呕涌，溢食不下，惊躁、瞀昧，目不明，暴注⑥，瞤瘛⑦，暴病，暴死。

①主要论述客气加临于主气之上气化的特点及规律，并列图表以明甲子六十年中客气所行气化。
②主论三阴三阳六气所致疾病的特点。
③緛戾：緛，缩短；戾，痉挛。原文作“软戾”，今据《内经》改之。
④胗：同“疹”，皮疹。
⑤喉痹：疾病名。其表现为咽喉肿痛。
⑥暴注：猝然大泻下的样子。
⑦瞤瘛：瞤（rún），肌肉抽缩跳动；瘛（chì），痉挛。

阳明所至，为鼽[①]，嚏，浮虚，皴揭[②]，尻、阴、股、膝、髀、腨、胻、足病。

太阳所至，为屈伸不利，腰痛，寝汗、痉、流泄、禁止。

此六气之为病也。

按经旨则淫胜郁复，主客大少，皆至其疾，则邪之中人有浅深矣。又在人禀受冲冒，畏避而已。温疫时气，或一州一县无问大小皆病者，分野山原，丘谷向背，斯气运自然耳。

原夫人禀五行之气生，亦从五行之数尽。内有五脏六腑，为生气之源；外有百骸四肢，为神机之用。若起居调养而能避邪安正，则于寿域之中，无横夭殃矣。然为忧、愁、思、虑、喜、怒牵于内，寒、暑、燥、湿、风、火干于外，由是众疾作而百病生。又何况趋逐利名，贪迷嗜欲，劳役辛苦，饥渴醉饱，冲涉寒暑，凌冒风雨，触犯禁忌，残贼真灵；如是论之，夭伤之由，岂数之尽也，归咎于己而已。经曰[③]："不知持盈，不时御神，务快其心，逆于生乐"者，此之谓也。

"盖天之邪气，感则害人五脏；水谷之寒热，感则害人六腑；地之湿气[④]，感则害人皮肉筋骨。"又"喜怒伤气，寒暑伤形"。又"风为百病之长，至其变化，乃为他病也。病无常方，致有风气也。"又"百病生于气"，如是论之，病生之变亦由乎我也。良由内外相感然后入。故经曰："所谓感邪而生病"，外有其气内恶之，中外不喜，因而遂病，是谓"感"。"乘年之虚，失时之和，遇月之空，则邪甚矣。重感于邪，则病危矣"，此之谓也。

虽气运交相临遇，相得则和，不相得则病。运太过则不胜者受邪，运不及则所胜者来克。主客胜复郁发，其病作矣。

若我真元气实，起居有时，动作无相冲冒，纵使温疫之作亦微。是故圣人有养生修真之术也，或者以为天地五运六气如何人病。盖人之五脏，应天地之五行，阴阳之气，随其卷舒衰王故也。王冰以谓："苍天布气，尚不越于五行，人在气中，岂不应于天道。"盖人之呼吸，天地氤氲之气，以食饮五行造化之物以养，共保其形，岂不随气运阴阳之盛衰。经曰："天食人以五气，地食人以五味"此之谓也。

夫人之胸膈者，盖饮食之所纳，呼吸之所经，若寒热失节，禁忌相干，阴阳不和，疾疫邪气，交至于胸中，内舍五脏六腑，乃有凶之兆也，故谓之胸。

然圣人资取化源，补不足，泄有余；食岁谷[⑤]以安其气，食间谷[⑥]以去其邪，如是则病可避也。但以五运六气为疾，而感之者多矣。

又经曰："冬伤于寒，春必病温；春伤于风，夏必飧泄；夏伤于暑，秋必痎疟；秋伤于湿，冬必咳嗽。"伤四时之气，皆能为病。方冬之时，阳为主于内，

①鼽（qiú）：指鼻孔堵塞。

②皴（cūn）揭：皮皱曰皴，掀起曰揭。即皮肤因干燥导致干裂掀起。

③经：指《素问·上古天真论篇》。

④地之湿气：原文作"燥湿"，据《素问·阴阳应象大论篇》改之。

⑤岁谷：感受当年司天在泉之气，并合于其色的谷物。

⑥间谷：感受左右间气，合于四间之色的谷物。

寒虽入之，势未能动；及春阳出，而阴为内主，然后寒动而搏阳为温疫之疾矣。方夏之时，阴为主于内，暑虽入之，势未能动；及秋，阴出而阳为内主，然后暑动而搏阴，为痎寒之疾矣。

又四方之气不同，而为病各异。故经有“异法方宜”之论，以得病之情者是也。又或当岁有病，而非岁气者，亦须原其所感形证脉候，未必尽为运气所作，在工以明之。言之及此者，免居于气运粗见补泻之误与不误也。

论六脉第二十九①

明阴阳运转之六气，辨南北岁政之尊卑，察主胜客胜之由，审淫胜郁复之变，须在脉，然后为工矣。五运不及，则所胜者来克，五运太过，则不胜者受邪。天地六气，互相临遇，应则顺，否则逆。气相得则和，不相得则病。唯天地胜复之气不形于证者，乃初气终三气，天之胜；四气尽终气，地之复。盖以气不以位，故不以形证观察也。

余则当知六脉。故经曰：“厥阴之至，其脉弦；少阴之至，其脉钩；太阴之至，其脉沉；少阳之至，其脉大而浮；阳明之至，其脉短而濇；太阳之至，其脉大而长。至而和则平，至而甚则病，至而反则病，至而不至者病，未至而至者病，阴阳易者危”，此之谓也。

然人之生也，虽五行备于一身，生气根于内，亦随天地之气卷舒也。何以明之，谓如春脉弦，夏脉洪，秋脉毛，冬脉石是也。则五运六气，亦皆应之而见于脉，但以气运深奥，罕有论者故之。

夫人之肢体，被其寒暑之化，外保身形；呼吸天地之气，内养腑脏。若上下和，而节令时气运调而寒热顺，则无疾苦也。然岁运更移，气令交遘，盈虚相随，逆顺交作，变而生病者，亦阴阳之常理也。经曰：逆之则变生，变生则病。物生其应也，气脉其应也此之谓也。当立岁气，以诊别之。

运有南北政，经言：尺寸反者死，阴阳交者死。谓如北政，两寸当沉细不应，而反浮大，移于两尺，脉沉细不应是谓交，如此者死；谓如南政，两寸当沉细不应，而反浮大，移于两尺，沉细不应，是谓反，如此者死。若寸独然，或尺独然不应，非交非反也，止病而已。举此为例，余岁同法。

故经曰：“必先岁气，无伐天和。”粗工不识不知，呼为寒热。攻寒令热，脉不变而热疾以生。制热令寒，脉如故，而寒疾又起。欲求其适，安可得乎，夭枉之来，率由此也。

原本经《平人气象论》曰：“太阳脉至，洪大而长；少阳脉至，乍数乍疏，乍短乍长；阳明脉至，浮大而短。”《难经》引此，亦论三阴三阳之脉，乃以阴阳始生之深浅而言之也。此六脉者，盖言运与气，胜复临遇，正当行令，当其司化之时而应，故脉之动不相同。以诸论考之，则大同而小异也。若交气交运时日，及期而见，无相先后，不及太甚，方谓之平。若差之者，当知其病也。

①六脉，三阴三阳六脉，亦即六气之脉。

经曰："食气入胃，浊气[1]归心，淫精于脉[2]，脉气流经。经气归于肺，肺朝百脉，输经于皮毛。(毛)脉和精，行气于府，府精神明，留于四脏，气归于权衡。(权衡)以平，气口成寸，以决死生。"又曰："五脏六腑之气味，皆出于胃，变见于气口"，气口即寸口也。故秦越人深达其旨，作《难经》云："独取寸口，以决五脏六府死生"也。正谓平人安乐之脉。故漏水下百刻，复会于手太阴，可诊五脏六府之气，以辨盛衰，详五十动中之止，别死生者也。本经自有《平人气象论》皆论呼吸脉之动者也。

注：括号内为原文所缺之字，据《素问·经脉别论》补入。

次论"寸口脉平而死"及"上部无脉，下部有脉，虽困不为害"者，谓已病之人气或疾或涩，不能及期而至于寸口。将何为准，故取尺脉为凭。前后所论，理各不同，又何惑哉？若能精通脉要、三部九候、七表八里、九道、十二经、参之运气脉法，可谓大医之士也。

论治法第三十[3]

木位之主，其泻以酸，其补以辛。厥阴之客，以辛补之，以酸泻之，以甘缓之。

火位之主，其泻以甘，其补以咸。少阴之客，以咸补之，以甘泻之，以咸收之。少阳之客，以咸补之，以甘泻之，以咸软之。

土位之主，其泻以苦，其补以甘。太阴之客，以甘补之，以苦泻之，以甘缓之。

金位之主，其泻以辛，其补以酸。阳明之客，以酸补之，以辛泻之，以苦泄之。

水位之主，其泻以咸，其补以苦。太阳之客，以苦补之，以咸泻之，以苦坚之，以辛润之。

此六气主客之补泻也。客胜则泻客补主，主胜则泻主补客，应随当缓当急，以治之也。

而本经[4]论，又有六气司天、在泉淫胜之治法，有司天在泉反胜之治法，有岁运、上、下[5]所宜药食之治法。如是不一，各依疾苦，顺其运令，以药食五味调治之。

盖五运六气，胜复淫郁，其亦灾眚不同。司天居阳之分，在泉居阴之分，主客逆顺之理不一，由是百疾交作。故圣人备述其状，副以辛、酸、甘、苦、咸、淡之味，补、泻、平治佐宜之法者，可谓备矣。为工者，当明其岁令，察其形证，诊其脉息，别其阴阳，依经旨而拯救之，何患疾之不瘥邪。

①浊气：饮食物中的精微部分。

②淫精于脉：由水谷精微所化生的营血行于脉中。

③论五运六气的诸多治法，如主气客气之治、五味之用、标本中气、五郁治则、制方用药之道等等。

④本经：指《黄帝内经》。

⑤岁运、上、下：岁运，指值岁之大运；上，司天；下，在泉。

论其用药性味之不同者，或顺其性，则逆其情，或以所胜，或以所不胜，或以上下子母[①]相益相伐之味，以补以泻，皆其妙用，以互相见之也。其疾病要妙，载于经篇论之中，最详而多法。

然此五运六气，药食补泻之宜，亦当顺其四方之人，禀受所养[②]不同。故经有“异法方宜之论”。

及其施用针药，则气有虚实，病有盛衰，治有缓急，方有大小，有正治之法，有反治之法。以寒治热，以热治寒，名曰正治。以寒治寒，以热治热，名曰反治。寒因寒用，热因热用[③]，通因通用，塞因塞用。

发表不远热，攻里不远寒。形不足者，温之以气；精不足者，补之以味。

有取本而得者，有取标而得者，有取中气而得者，有取标本而得者。有逆取而得者，有从取而得者。

木郁达之，谓吐令其调达也；火郁发之，谓汗令其疏散也；土郁夺之，谓下令无壅碍也；金郁泄之，谓渗泄解表利小便也；水郁折之，谓抑其冲逆也。通其五法，气乃平调，复视其虚实而调之。此非所谓郁法也，乃止郁而病者也。

然病有久新，方有大小，有毒无毒，因宜而制矣。此皆经旨治法之略文也，可详审而施用。

其药之五味，大抵不过于五脏所入之味，而为补泻。甘入脾，酸入肝，咸入肾，苦入心，辛入肺，而所入之味，亦不过因其性而调治之。辛主散，酸主收，甘主缓，苦主坚，咸主耎。辛甘发散为阳，酸苦涌泄为阴，淡味渗泄为阳，此用药之大法也。

五运之中又有“必折其郁气，先取化源”之法也。《玄珠》以谓：“太阳司天，取九月泻水之源；阳明司天，取六月泻金之源；少阴司天，少阳司天，取三月泻火之源；太阴司天，取五月泻土之源；厥阴司天，取年前十二月泻木之源，乃用针迎[④]而取之之法也。”故曰“无失天信，无逆气宜，无翼其胜，无赞其复，是谓至治[⑤]”者此也。

盖用药之制，有法存焉。故经曰：“君一臣二，奇之制也；君二臣四，偶之治也；君二臣三，奇之制也；君二臣六，偶之制也。近者奇之，远者偶之。汗者不可以奇，下者不可以偶。补上治上制以缓，补下治下制以急，急则气味厚，缓则气味薄。各适其主，此之谓也。”又曰：“君一臣二，制之小也；君一臣三，佐五，制之中也；君一臣三佐九，制之大也。寒者热之，热者寒之，微者逆之，甚

①子母：五行我生者为子，生我者为母。

②禀受所养：禀受，先天的体质；所养，后天的生活奉养。

③寒因寒用，热因热用：《四库》原文为“寒因热用，热因寒用”不合《内经》之旨及文意，今改之。

④迎：《灵枢·小针解》：“迎而夺之者，泻也。”即施针时针尖迎着经脉运行方向刺入，属泻法。

⑤无失天信，无逆气宜，无翼其胜，无赞其复，是谓至治：治病不要违背天时、气候的变化规律及特点，不要助长偏胜之气，也不要资助过盛的复气，这就是至妙之治的道理。“至治”，原文做“主治”，今据《素问·六元正纪大论篇》改之，意即至妙之治。

者从之。”又曰：“主病之谓君，佐君之谓臣，应臣之谓使”，非上中下三品也。

三品者，明善恶之殊贯①也，此乃论用药之妙者也。《神农本草》药有三品，上药为君，中药为臣，下药为佐使，所以异善恶之名，服饵之道，不必皆然。

以主病者为君，余为臣使，以赞成方论也。故五运六气之补泻，五味各异者，大法正如此。诸为方者，不必尽用之，但一佐二佐，病则止矣。谓如以酸泻之，岂有一方尽用本草味酸者为泻药，盖主病者得一二味可也。余则皆然。

或者以谓岁运大角，木王土衰。迎取之，当使泻肝经而益其脾胃。人人如此，何病之有！此非通论也，何哉？岂有人人脏府皆同者。假如肝元素虚，脾胃素盛，遇此大角之运，肝木稍实，脾气得平，方获安和。若便泻肝补脾，此所谓实实虚虚，损不足益有余，如此而死者，医杀之耳。故在工以详之，余气同法。

然药之治病对其标本，可谓神圣也；针之去疾，对其俞穴。可谓工巧也。用之要妙，去其疾势若鼓之应桴、机之发矢②。其验也如是而速，失而害人亦如是矣。是不容其误，盖害人增疾，则尤甚也。何哉？盖天下事物之理，益之则迟，而损之则速。若服一药，取其效则缓而微；若一发病之物，俄顷而知。由是观之，成难毁易，理之常也，可不慎哉。上圣垂示妙旨，愍念黎元③，丁宁④开论，递相问难，唯恐人之不至。后世医士之流，智识蒙昧，为学褊浅，不悟其旨，犹言隐法，甚可咤也。其错简断文，去圣遥远则有之。盖素问之书，先于五经，论天文、地理、人事、五行要妙，为阴阳之宗师，作医术之渊薮。意造精微，交演敷畅，自上古至于今，得其旨趣，唯王冰一人而已。

五行胜复论

《素问》之书，载黄帝与岐伯、雷公、鬼臾区答问。其间论太虚之寥廓，纪五运回薄。并包该贯，微妙精密。天地之数，不可得而逃，鬼神之情，不可得而遁。世之学者，往往伏而读之，每患其不能通也。

客有好其书者，指五运六气之疑，诣⑤澶渊胡源⑥，而问曰：元丰之四年，岁在辛酉，阳明司天为上商，少阴在泉为下徵。天气燥，地气热，运得少羽，岁水不及，是谓涸流之纪。而河决大水，盖与涸流之名纪异矣。请试为我言之。胡源喟然叹曰：深乎哉！问也。此非不敏之所能及也，然昔尝侍坐于先生，而得闻先生之绪余。

先生之论五行也，成象而丽乎天，为五星；成形而镇乎地，为五岳；其精而藏乎内为五脏；其神而运乎外为五官；以至德为五常；和为五味，彰为五色，发为五声；其植物五谷、五果为异宜；其动物五畜、五虫为异类。

盖天数五，地数五，五位相得而各有合，变化之所以成也，鬼神之所以行

①善恶之殊贯：殊贯，异等。根据药之有毒无毒及毒性大小将药物分为上中下三个不同的品级。

②鼓之应桴、机之发矢：形容疗效迅速。

③愍念黎元：愍（mǐn）念，怜悯。黎元，老百姓。

④丁宁：同“叮咛”，反复的嘱咐。

⑤诣：到。旧时特指到尊长那里去。

⑥胡源：人名。

也。是故天一地六，合于北方而为水，而丙辛主之；地二天七，合于南方而为火，而戊癸主之；天三地八，合于东方而为木，而丁壬主之；地四天九，合于西方而为金，而乙庚主之；天五地十，合于中央而为土，而甲己主之。此五者或以叁天，或以两地。两地者，火也，金也，生于阴而成于阳；叁天者，水也，木也，土也，生于奇而成为偶。

错综其数，则五者虽不同，及其立岁纪运，则要之气常均平，而不相害也。是以木之平气，贵乎和风生发，而无飘荡振拉；火之平气，贵乎炳明光显，而无炎烁燔燎；土之平气，贵乎埃云润泽，而无霖霪骤注；金之平气，贵乎雾露清凉，而无惨悽残贼；水之平气，贵乎严凝整肃，而无雨水霜雹。

然阴阳之相荡，寒暑之相推，升降有序，休王有时。一消一长，不能无进退；一损一益，不能无盛衰。是故运行先天，而气或为有余；运行后天，而气或为不及。有余，则制己所胜，而侮己所不胜；不及，则己所胜轻而侮之，己所不胜侮而乘之。夫惟有所不胜，故强者有时而兼弱，弱者有时而畏强，此物之自然，而理之必至者也。

请试言之：少角之运，岁木不及，侮而乘之者金也。金不务德，故以燥胜风时，则有白露早降，收气早行。其变为肃杀，其灾为苍陨，明为少角，而实与大商之岁同；少徵之运，岁火不及，侮而乘之者水也。水不务德，故以寒胜热时，则有寒雰凝惨，地积坚冰。其变为凛冽，其灾为霜雹，名为少徵，而实与大羽之岁同；少宫之运，岁土不及，侮而乘之者木也。木不务德，故以风胜湿，时则有大风飘暴，草堰沙飞。其变为振发，其灾为散落，名为少宫，而实与大角之岁同；少商之运，岁金不及，侮而乘之者火也。火不务德，故以热胜燥，时则有火延焦槁，炎赫沸腾。其变为销烁，其灾为燔焫，名为少商，而实与大徵之岁同；少羽之运，岁水不及，侮而乘之者土也。土不务德，故以湿胜寒，时则有泉涌河衍，涸泽生鱼。其变为骤注，其灾为霖溃，名为少羽，而实与大宫之岁同。

通乎此，则知岁在涸流之纪，而河决大水，固可以类推之也。非徒如是而已，万物扰扰，凡呼吸俛仰，滋蕃长育乎天地之间者，或得其冲气[①]而生，或触其乖气[②]而夭，未有能逃乎五行者也。

所谓中气者，不相胜复而已；所谓乖其者，胜复更作而已。方其乖气之争，狼戾已行，忿怒已萌，处乎此而求胜乎彼也。虽有强刚勇悍之气，又岂能常胜哉？固已有复者，伺乎其后矣。是故：

木胜，则金复以救土，而名木不荣；火胜则水复以救金，而冰雹乃临；土胜则木复以救水，而倮虫不育；金胜则火复以救木，而流水不冰；水胜则土复以救火，而黅谷不登。

夫暴虐无德者，灾反及之；侮而乘之者，侮反受邪。出乎尔者反乎尔，未有胜而不复者也。胜之微者，复亦微，胜之甚者，复亦甚。其犹空谷之响乎尔，疾

①冲气：中气，即中和之气。

②乖气：更相而作的胜气与复气。

虚疏数，小大高下，惟其声之所召，未尝不相似也。

盖天地之间，气有偏胜，而无以救之，则万物之所以存者几希矣。是故风、热、燥、湿、寒，五者各司一气；生、长、化、收、藏，五者各司一时。以顺相承，然后能循环以相生。以逆相胜，然后能循环以相救。故曰：五运之气，犹权衡也，高者抑之，下者举之，化者应之，胜者复之，化者应之。气之平也，五气之相得也；胜者复之，气之不平也，五气之相贼也。气平而相得者，所以道其常。气不平而相贼者，所以观其变。古之明乎此而善摄生者，何尝不消息盈虚，以道御神也。无失天信，无逆气宜。抑其有余者，而不翼于胜；助其不及者，而不赞其复。

是以喜、怒、悲、忧、恐有所一，而莫能乱；精、神、魂、魄、意有所养，而莫能伤；春风、秋雨、冬凉、夏暑，虽天道之屡变，如凶、荒、札、瘥，不能成其患。呜呼！安得圆机之士，而与之共论五行哉！

中医五运六气全书

三因极一病证方论（节选）

宋　陈无择　撰

目录

CONTENTS

整理说明

《三因极一病证方论》有关运气的论述篇幅不多，但影响却很大，对运气因时制方有一定参考价值。

本次《三因极一病证方论（节选）》的整理出版，是在王象礼主编的《陈无择医学全书·三因极一病证方论》的基础上进行的。同时，参考了其他版本，并根据《中医五运六气全书》统一体例作相应调整、选择、校勘、注释。

序

余绍兴辛巳①为叶表弟桷伯材集方六卷，前叙阴阳病脉证，次及所因之说，集注《脉经》，类分八十一门，方若干道，题曰《依源指治》。伯材在行朝，得书欲托贵人刊行，未几下世遂已。淳熙甲午②复与友人汤致德远、庆德夫，论及医事之要无出三因，辨因之初无逾脉息。遂举《脉经》曰关前一分，人命之主。左为人迎，右为气口。盖以人迎候外因，气口候内因。其不应人迎、气口，皆不内外因。傥识三因，病无余蕴。故曰医事之要无出此也。因编集应用诸方，类分一百八十门，得方一千五十余道，题曰《三因极一病源论粹》。或曰现行医方山积，便可指示，何用此为？殊不知晋汉所集，不识时宜。或诠次溷淆，或附会杂揉。古文简脱，章旨不明。俗书无经，性理乖误。庸辈妄用，无验有伤。不削繁芜，罔知枢要。乃辨论前人所不了义，庶几开古贤之蹊径，为进学之衹幪，使夫见月忘指可也，于是乎书。

青田鹤溪陈言无择序

①绍兴辛巳：即南宋高宗绍兴31年，公元1161年。

②淳熙甲午：即南宋孝宗淳熙元年，公元1174年。

五运论[1]

夫五运六气，乃天地阴阳运行升降之常道也。五运流行，有太过不及之异；六气升降，则有逆从胜复之差。凡不合于德化政令者，则为变眚，皆能病人。故经云：六经波荡，五气倾移。太过不及，专胜兼并。所谓治化，人应之也，或遇变眚，聿兴灾沴，因郁发以乱其真常，不德而致近复，随人脏气虚实而为病者，谓之时气。与夫感冒中伤，天行疫沴，颖然不同。前哲知夫天地有余不足违戾之气，还以天地所生德味而平治之。经论[2]昭然，人鲜留意，恐成湮没，故叙而纪之。

五运时气[3]民病证治

凡遇六壬年，发生之纪，岁木太过，风气流行，脾土受邪，民病飧泄，食减体重，烦冤肠鸣，胁支满。甚则忽忽善怒，眩冒起颠疾。为金所复，则反胁痛而吐，甚则冲阳绝者死。

苓术汤

治脾胃感风，飧泄注下，肠鸣腹满，四肢重滞，忽忽善怒，眩冒颠晕，或左胁偏疼。

白茯苓　厚朴姜汁制，炒　白术　青皮　干姜炮　半夏汤洗去滑　草果去皮　甘草炙，各等分

上剉散。每服四钱，水盏半，姜三片、枣两枚，煎七分，去滓，食前服之。

凡遇六戊年，赫曦之纪，岁火太过，炎暑流行，肺金受邪，民病疟，少气咳喘，血溢泄泻，嗌燥耳聋，中热，肩背热甚，胸中痛，胁支满，背髀并两臂痛，身热骨痛，而为浸淫。为水所复，则反谵妄狂越，咳喘息鸣，血溢泄泻不已，甚则大渊绝者死。

麦门冬汤

治肺经受热，上气咳喘，咯血痰壅，嗌干耳聋，泄泻，胸胁满，痛连肩背，两臂膊疼，息高。

麦门冬去心　香白芷　半夏汤洗去滑　竹叶　甘草炙　钟乳粉　桑白皮　紫菀取茸　人参各等分

上剉散。每服四钱，水盏半，姜两片、枣一枚，煎七分，去滓，食前服。

凡遇六甲年，敦阜之纪，岁土太过，雨湿流行，肾水受邪，民病腹痛清厥，意不乐，体重烦冤，甚则肌肉痿，足痿不收，行善瘈，脚下痛，中满食减，四肢

①摘自《三因极一病证方论》。
②经论：原作“经纶”，据四库本、人卫本改。
③五运时气：原作“运气”，据本书正文改。

不举。为风所复，则反腹胀，溏泄肠鸣，甚则大谿绝者死。

附子山茱萸汤

治肾经受湿，腹痛寒厥，足痿不收，腰脽痛，行步艰难，甚则中满，食不下，或肠鸣溏泄。

附子炮，去皮脐　山茱萸各一两　木瓜干　乌梅各半两　半夏汤洗去滑　肉豆蔻各三分　丁香　藿香各一分

上剉散。每服四钱，水盏半，姜钱七片、枣一枚，煎七分，去滓，食前服。

凡遇六庚年，坚成之纪，岁金太过，燥气流行，肝木受邪，民病胁、小腹痛，目赤眦痒，耳无闻，体重烦冤，胸痛引背，胁满引小腹。甚则喘咳逆气，背、肩、尻、阴、股、膝、髀、腨、胻、足痛。为火所复，则暴痛，胠胁不可反侧，咳逆，甚而血溢太冲绝者，死。

牛膝木瓜汤

治肝虚遇岁气，燥湿更胜，胁连小腹拘急疼痛，耳聋目赤，咳逆，肩背连尻、阴、股、膝、髀、腨、胻皆痛，悉主之。

牛膝酒浸　木瓜各一两　芍药　杜仲去皮，姜制，炒丝断　枸杞子　黄松节　菟丝子酒浸　天麻各三分　甘草炙，半两

上剉散。每服四钱，水盏半，姜三片、枣一枚，煎七分，去滓，食前服。

凡遇六丙年，流衍①之纪，岁水太过，寒气流行，邪害心火，民病身热烦心，躁悸阴厥，上下中寒，谵妄心痛，甚则腹大，胫肿喘咳，寝汗憎风。为土所复，则反腹满，肠鸣溏泄，食不化，渴而妄冒，甚则神门绝者，死。

川连茯苓汤

治心虚为寒冷所中，身热心躁，手足反寒，心腹肿病，喘咳自汗，甚则大肠便血。

黄连　茯苓各一两　麦门冬去心　车前子炒　通草　远志去心，姜汁制，炒，各半两　半夏汤洗去滑　黄芩　甘草炙，各一分

上剉散。每服四钱，水盏半，姜钱七片、枣一枚，煎七分，去滓，食前服。

遇六丁年，委和②之纪，岁木不及，燥乃盛行，民病中清，胠胁小腹痛，肠鸣溏泄。为火所复，则反寒热，疮疡痤痱痈肿，咳而鼽③。

苁蓉牛膝汤

治肝虚为燥热所伤，胠胁并小腹痛，肠鸣溏泄，或发热，遍体疮疡，咳嗽肢满，鼻鼽。

肉苁蓉酒浸　牛膝酒浸　木瓜干　白芍药　熟地黄　当归　甘草炙，各等分

上为剉散。每服四钱，水盏半，姜三片、乌梅半个，煎七分，去滓，食前服。筋痿脚弱，镑鹿角屑同煎。

---

①流衍：原作“漫衍”，据四库本、人卫本改。

②委和：原作“委味”，据四库本、人卫本改。

③鼽：原作“鼿”，系讹字，据四库本、人卫本改。本书多有此误，以后不再出注。

遇六癸年，伏明之纪，岁火不及，寒乃盛行，民病胸痛，胁支满，膺背肩胛、两臂内痛，郁冒，蒙昧，心痛暴瘖，甚则屈不能伸，髋髀如别。为土所复，则反惊溏[①]，食饮不下，寒中肠鸣，泄注腹痛，暴挛痿痹，足不能任身。

黄芪茯神汤

治心虚挟寒，心胸中痛，两胁连肩背，肢满[②]噎塞，郁冒蒙昧，髋髀挛痛，不能屈伸。或下利溏泄，饮食不进，腹痛，手足痿痹，不能任身。

黄芪　茯神　远志去心，姜汁淹，炒　紫河车　酸枣仁炒，各等分

上剉散。每服四大钱，水盏半，姜三片、枣一个，煎七分，去滓，食前服。

遇六己年，卑监之纪，岁土不及，风气盛行，民病飧泄霍乱，体重腹痛，筋骨繇并[③]，肌肉瞤酸，善怒。为金所复，则反胸胁暴痛，下引小腹，善太息，气客于脾，食少失味。

白术厚朴汤

治脾虚风冷所伤，心腹胀满疼痛，四肢筋骨重弱，肌肉瞤动酸㾷，喜怒，霍乱吐泻。或胸胁暴痛，下引小腹，善太息，食少失味。

白术　厚朴姜炒　半夏汤洗　桂心　藿香　青皮各三两　干姜炮　甘草炙，各半两

上剉散。每服四钱，水盏半，姜三片、枣一枚，煎七分，去滓，食前服之。

遇六乙年，从革之纪，岁金不及，炎火盛行，民病肩背瞀重，鼽嚏，血便注下。为水所复，则反头脑户痛，延及囟顶，发热口疮，心痛。

紫菀汤

治肺虚感热，咳嗽喘满，自汗衄血，肩背瞀重，血便注下。或脑户连囟顶痛，发热口疮，心痛。

紫菀茸　白芷　人参　甘草炙　黄芪　地骨皮　杏仁去皮尖　桑白皮炙，各等分

上剉散。每服四钱，水盏半，枣一枚、姜三片，煎七分，去滓，食前服之。

遇六辛年，涸流之纪，岁水不及，湿乃盛行，民病肿满身重，濡泄寒疡，腰、腘、腨、股、膝痛不便，烦冤足痿，清厥，脚下痛，甚则跗肿，肾气不行。为木所复，则反面色时变，筋骨并辟，肉瞤瘛，目视䀮䀮，肌肉胗发，气并膈中，痛于心腹。

五味子汤

治肾虚坐卧湿地，腰膝重著疼痛，腹胀满，濡泄无度，步行艰难，足痿清厥，甚则浮肿，面色不常。或筋骨并辟，目视䀮䀮，膈中咽痛。

五味子　附子炮，去皮脐　巴戟去心　鹿茸燎去毛，酥炙　山茱萸　熟地黄

①惊溏：人卫本同。四库本作“鹜溏”。《素问·气交变大论篇》作“鹜溏”。底本亦改“惊”为“鹜”。

②肢满：四库本同。人卫本作“支满”。

③并：四库本同。人卫本作“复”。《素问·气交变大论篇》亦作“复”。

杜仲制炒，各等分

上剉散。每服四钱，水盏半，姜七片，盐少许，煎七分，去滓，食前服之。

凡六壬、六戊、六甲、六庚、六丙岁，乃木火土金水太过，五运先天；六丁、六癸、六己、六乙、六辛岁，乃木火土金水不及，为五运后天。民病所感，治之各以五味所胜调和，以平为期。

六气叙论

夫阴阳升降，在天在泉，上下有位，左右有纪，地理之应，标本不同，气应异象，逆顺变生，太过不及，悉能病人。世谓之时气者，皆天气运动之所为也。今先次地理本气，然后以天气加临为标，有胜有复，随气主治，则悉见病源矣。

本气论[①]

自大寒后至春分厥阴风木为一主气

春分至小满少阴君火为二主气

小满至大暑少阳相火为三主气

大暑至秋分太阴湿土为四主气

秋分至小雪阳明燥金为五主气

小雪至大寒太阳寒水为六主气

凡一气所管六十日八十七刻半为本气，后以天之六气临御，观其逆从，以药调和，使上下合德，无相夺伦。此天地之纪纲，变化之渊源，不可不深明之。

六气时行民[②]病证治

辰戌之岁，太阳司天，太阴在泉，气化运行先天。初之气[③]，乃少阳相火加临厥阴风木，民病瘟，身热头疼，呕吐，肌腠疮疡；二之气，阳明燥金加临少阴君火，民病气郁中满；三之气，太阳寒水加临少阳相火，民病寒，反热中，痈疽注下，心热瞀闷；四之气，厥阴风木加临太阴湿土，风湿交争，民病大热少气，肌肉痿，足痿，注下赤白；五之气，少阴君火加临阳明燥金，民气乃舒；终之气，太阴湿土加临太阳寒水，民乃惨悽孕死。治法，用甘温以平水，酸苦以补火，抑其运气，扶其不胜。

静顺汤

治辰戌岁，太阳司天，太阴在泉，病身热头痛，呕吐，气郁中满，瞀闷少

①论：原作“例”，据本书正文改。

②民：此字原脱，据本书正文补。

③初之气：原作“之初气”，据四库本、人卫本改。

气，足痿，注下赤白，肌腠疮疡，发为痈疽。

白茯苓 木瓜干各一两 附子炮，去皮脐 牛膝酒浸，各三分 防风去叉 诃子炮，去核 甘草炙 干姜炮，各半两

上为剉散。每服四大钱，水盏半，煎七分，去滓，食前服。其年自大寒至春分，宜去附子，加枸杞半两；自春分至小满，依前入附子、枸杞；自小满至大暑，去附子、木瓜、干姜，加人参、枸杞、地榆、香白芷、生姜各三分；自大暑至秋分，依正方，加石榴皮半两；自秋分至小雪，依正方；自小雪至大寒，去牛膝，加当归、芍药、阿胶炒各三分。

卯酉之岁，阳明司天，少阴在泉，气化运行后天。初之气，太阴湿土加厥阴木，此下克上。民病中热胀，面目浮肿，善眠①，鼽衄嚏欠，呕吐，小便黄赤，甚则淋；二之气，少阳②相火加少阴君火，此臣居君位。民病疠大至，善暴死；三之气，阳明燥金加少阳相火，燥热交合，民病寒热；四之气，太阳寒水加太阴湿土，此下土克上水。民病暴仆，振栗谵妄，少气，咽干引饮，心痛，痈肿疮疡，寒疟，骨痿，便血；五之气，厥阴风木加阳明燥金，民气和；终之气，少阴君火加太阳寒水，此下克上，民病温。治法宜咸寒以抑火，辛甘以助金，汗之，清之，散之，安其运气。

审平汤

治卯酉之岁，阳明司天，少阴在泉，病者中热，面浮鼻鼽，小便赤黄，甚则淋，或疠气行，善暴仆，振栗谵妄，寒疟，痈肿，便血。

远志去心，姜制炒 紫檀香各一两 天门冬去心 山茱萸各三分 白术 白芍药 甘草炙 生姜各半两

上剉散。每服四钱，水盏半，煎七分，去滓，食前服。自大寒至春分，加③白茯苓、半夏汤洗去滑、紫苏、生姜各半两；自春分至小满，加玄参、白薇各半两；自小满至大暑，去远志、山茱萸、白术，加丹参、泽泻各半两；自大暑至秋分，去远志、白术，加酸枣仁、车前子各半两；自秋分直至大寒，并依正方。

寅申之岁，少阳相火司天，厥阴风木在泉，气化运行先天。初之气，少阴君火加厥阴木，民病温，气拂于上，血溢目赤，咳逆头痛，血崩胁满，肤腠中疮；二之气，太阴土加少阴火，民病热郁，咳逆呕吐，胸嗌不利，头痛身热④，昏愦脓疮；三之气，少阳相火加相火，民病热中，聋瞑，血溢脓疮，咳呕鼽衄，渴，嚏欠，喉痹目赤，善暴死；四之气，阳明金加太阴土，民病满，身重；五之气，太阳水加阳明金，民避寒邪，君子周密；终之气，厥阴木加太阳水，民病开闭不

①善眠：原作“善服”，据四库本、人卫本改。

②少阳：原作“少阴”，据四库本、人卫本改。

③加：原作“如”，据四库本、人卫本改。

④胸嗌不利，头痛身热：底本版有缺损，经人描补为“胸中臆不利，头痛热”。四库本作“胸膈不利，头痛身热”。人卫本作“胸臆不利，头痛身热”。今据《素问·六元正纪大论篇》补。

禁，心痛，阳气不藏而咳。治法宜咸寒平其上，辛温治其内，宜酸渗之，泄之，渍之，发之。

升明汤

治寅申之岁，少阳相火司天，厥阴风木在泉，病者气郁热，血溢目赤，咳逆头痛，胁满呕吐，胸臆不利，聋瞑渴，身重心痛，阳气不藏，疮疡烦躁。

紫檀香　车前子炒　青皮　半夏汤洗　酸枣仁　蔷蘼　生姜　甘草炙，各半两

上为剉散。每[①]服四钱，水盏半，煎七分，去滓，食前服。自大寒至春分，加白薇、玄参各半两；自春分至小满，加丁香一钱；自小满至大暑，加漏芦、升麻、赤芍药各半两；自大暑至秋分，加茯苓半两；自秋分至小雪，依正方；自小雪至大寒，加五味子半两。

丑未之岁。太阴湿土司天，太阳寒水在泉，气化运行后天。初之气，厥阴风木加风木，民病血溢，筋络拘强，关节不利，身重筋痿；二之气，大火正，乃少阴君火加君火，民病温疠盛行，远近咸若；三之气，太阴土加少阳火，民病身重胕肿，胸腹满；四之气，少阳相火加太阴土，民病腠理热，血暴溢，疟，心腹䐜胀，甚则浮肿；五之气，阳明燥金加阳明燥金[②]，民病皮肤寒气及体；终之气，太阳寒水加寒水，民病关节禁固，腰脽痛。治法用酸以平其上，甘温治其下，以苦燥之、温之，甚则发之、泄之，赞其阳火，令御其寒。

备化汤

治丑未之岁，太阴湿土司天，太阳寒水在泉，病者关节不利，筋脉拘急，身重萎弱，或温疠盛行，远近咸若，或胸腹满闷，甚则浮肿，寒疟血溢，腰脽痛。

木瓜干　茯神去木，各一两　牛膝酒浸　附子炮，去皮脐，各三分　熟地黄　覆盆子各半两　甘草一分　生姜三分

上为剉散。每服四大钱，水盏半，煎七分，去滓，食前服。自大寒至春分，依正方；自春分至小满，去附子，加天麻、防风各半两；自小满至大暑，加泽泻三分；自大暑直至大寒，并依正方。

子午之岁，少阴君火司天，阳明燥金在泉，气化运行先天。初之气，太阳水加厥阴木，民病关节禁固，腰脽痛，中外疮疡；二之气，厥阴风木加少阴君火，民病淋，目赤，气郁而热；三之气，少阴君火加少阳火，民病热厥心痛，寒热更作，咳喘目赤；四之气，太阴土加湿土，民病黄瘅鼽衄，嗌干吐饮；五之气，少阳火加阳明金，民乃康；终之气，阳明金加太阳水，民病上肿咳喘，甚则血溢，下连少腹，而作寒中。治法宜咸以平其上，苦热以治其内，咸以软之，苦以发之，酸以收之。

正阳汤

治子午之岁，少阴君火司天，阳明燥金在泉，病者关节禁固，腰痛，气郁

①每：原作“加”，据四库本、人卫本改。

②加阳明燥金：原脱，据四库本、人卫本补。

热，小便淋，目赤心痛，寒热更作，咳喘。或鼻鼽，嗌咽吐饮，发黄瘅，喘，甚则连小腹而作寒中，悉主之。

白薇　玄参　川芎　桑白皮炙　当归　芍药　旋覆花　甘草炙　生姜各半两

上为剉散。每服四钱，水盏半，煎七分，去滓，食前服。自大寒至春分，加杏仁、升麻各半两；自春分至小满，加茯苓、车前子各半两；自小满至大暑，加杏仁、麻仁各一分；自大暑至秋分，加荆芥、茵陈蒿各一分；自秋分至小雪，依正方；自小雪至大寒，加紫苏子半两。

巳亥之岁，厥阴风木司天，少阳相火在泉，气化运行后天。初之气，阳明金加厥阴木，民病寒于右胁下；二之气，太阳水加少阴火，民病热中；三之气，厥阴木加少阳火，民病泪出，耳鸣掉眩；四之气，少阴火加太阴土，民病黄瘅胕肿[①]；五之气，太阴土加阳明金，燥湿相胜，寒气及体；终之气，少阳火加太阳水，此下水克上火，民病瘟疠。治法，宜用辛凉平其上，咸寒调其下，畏火之气，无妄犯之。

敷和汤

治巳亥之岁，厥阴风木司天，少阳相火在泉，病者中热，而反右胁下寒，耳鸣，泪出，掉眩，燥湿相搏，民病黄瘅，浮肿，时作瘟疠。

半夏汤洗　枣子　五味子　枳实麸炒　茯苓　诃子炮，去核　干姜炮　橘皮　甘草炙，各半两

上为剉散。每服四钱，水盏半，煎七分，去滓，食前服。自大寒至春分，加鼠粘子一分；自春分至小满，加麦门冬去心、山药各一分；自小满至大暑，加紫菀一分；自大暑至秋分，加泽泻、山栀仁各一分；自秋分直至大寒，并依正方。

六气凡例

凡六气，数起于上而终于下。岁半之前，自大寒后，天气主之；岁半之后，自大暑后，地气主之；上下交互，气交主之。司气以热，用热无犯；司气以寒，用寒无犯；司气以凉，用凉无犯；司气以温，用温无犯。司气同其主，亦无犯；异主，则少犯之，是谓四畏。若天气反时，可依时，及胜其主，则可犯，以平为期，不可过也。

①胕肿：原作"肘肿"，人卫本同。四库本作"跗肿"。据《素问·六元正纪大论篇》改。

中医五运六气全书

三因司天方

宋 陈无择 撰

汉 缪问 释

目录

CONTENTS

整理说明

《三因司天方》对研究运气理论及运气立方有一定的参考价值。

本次整理出版，是在王象礼主编的《陈无择医学全书·三因司天方》的基础上进行的。同时，参考了其他版本，并根据《中医五运六气全书》统一体例作相应调整、选择、校勘、注释。

序

夫五运六气，乃天地阴阳运行升降之常道也。五运流行有太过不及之异，六气升降有逆从胜复之差。凡不合于政令德化者，则为变眚，皆能病人，故经云：六经波荡，五气倾移，太过不及，专胜兼并，所谓治化，人之应也。或遇变眚，聿兴灾沴，因郁而发，以乱其真常之德，而致折伤，复随人藏气虚实而为病者，谓之时气，与夫感冒所伤，天行疫沴，迥然不同。前哲知天地有余不足，违戾之气，还以天道所生德味而平治之。经论昭然，人鲜解意，恐成湮没，故叙而记之。

三因司天方

运气总说

张介宾曰：世有一等偏执浅见者，每訾运气之学，无益于医，且云疾病相加，岂可例以运气施治，必不可也。余喻之曰：若所云者，是真运气之不必求，虽求无益也。然而运气之道，岂易言哉！凡岁气之流行，即安危之关系。或疫气遍行，而一方皆病风温；或清寒伤藏，则一时皆犯泻痢；或痘疹盛行，而多凶多吉，期各不同；或疔毒遍生，而是阴是阳，每从其类；或气急咳嗽，一乡并兴；或筋骨疼痛，人皆道苦；或时下多有中风；或前此盛行痰火。诸如此者，以众人而患同病，谓非运气之使然欤！

观东垣于元太和二年制普济消毒饮，以救时行疫疠，所活甚众，非此而何？第运气之显而明者，时或盛行，犹为易见；至其精微，则人多阴受，而识者为谁？夫人殊禀赋，令易寒暄，利害不侔，气交使然。故凡以太阳之人，而遇流衍之气，以太阴之人，而遇赫曦之纪，强者有制，弱者遇扶，气得其平，何病之有？或以强阳遇火，则炎烈生矣；阴寒遇水，则冰霜及矣。天有天符，岁有岁会，人得无人和乎？能先觉预防者，上智也；能因几辨理者，明医也；既不能知，而且云乌有者，下愚也。然则，运气之要与不要，固不必辨。独慨夫知运者之难其人耳。故达人之见，必顺天以察运，因变以求气，得其义则胜复盛衰之理，随其几而应其用矣。戴人云：病如不是当年气，看与何年运气同。便向某年求活法，方知都在至真中，庶乎得运气之意矣。世皆弃去运气，余故引此篇以弁其首，有心者必有同好也。

缪问曰：人生于地，气应于天。天地之运气，互为胜复，则脏腑之阴阳，互为盛衰。衰则所胜妄行，己虚而彼实；盛则薄所不胜，己实而彼虚。苟实其实而虚其虚，害生益甚。能实其虚，而虚其实，虽病何伤。经曰：无盛盛，无虚虚。又曰：有者求之，无者求之。盛者责之，虚者责之。味斯旨也，于运气之道，思过半矣。

天干诸方

六甲年附子山萸汤

岁土太过，雨湿流行，肾水受邪。民病腹痛，清厥，意不乐，体重烦冤。甚则肌肉萎，足痿不收，行善瘈，脚下痛，饮发，中满，食减，四肢不举。病腹满，溏泄，肠鸣，反下甚。而太谿绝者，死不治。

主方**附子山萸汤**

附子炮　山萸肉各一钱五分　半夏　肉蔻各一钱二分半　木瓜　乌梅各一钱　丁香　木香各七分　生姜七片　大枣二枚

缪问曰：敦阜之纪，雨湿流行，肾中之真气被遏，则火用不宣，脾土转失温煦，此先后天交病之会也。《内经》谓："湿淫于内，治以苦热"，故以附子大热纯阳之品，直达坎阳，以消阴翳，回厥逆而鼓少火，治肾而兼治脾。但附子性殊走窜，必赖维持之力而用益神，有如真武汤之用白芍，地黄饮之需五味是也。此而不佐以萸肉之酸收，安见其必入肾而无劫液之虑；不偕以乌梅之静镇，难必其归土而无烁肺之忧。非徒阳弱者赖此见功，即阴虚者投之中綮矣。然腹满溏泄为风所复，土转受戕，此治肝宜急之秋也。脏宜补，以萸肉专培厥阴；腑宜泻，借木瓜以泄甲木。所以安甲乙者，即所以资戊己也。肉果辛温助土，有止泻之功，兼散皮外络下诸气，治肉痿者所需。再复以半夏之利湿，丁、木香之治胃，木瓜、乌梅之疗痿，眼光四射矣。风气来复，有酸味群药补之泄之，尚何顾虑之有哉。

六乙年紫菀汤

岁金不及，炎火乃行，民病肩背瞀重，鼽嚏，血便注下。复则头脑户痛，延及脑顶，发热。口疮，甚则心痛。

主方**紫菀汤**

紫菀　白芷　人参　黄芪　杏仁　地骨皮　桑白皮　甘草各一钱　生姜三片　大枣二枚

缪问曰：凡岁金不及之年，补肺即当泻火，以折其炎上之势。若肺金自馁，火乘其敝，民病肩背痛瞀重，鼽嚏便血注下，不救其根本可乎哉？盖肩背为云门、中府之会，肺脉所循，鼻为肺窍，肺伤则鼽嚏。肺与大肠为表里，气不下摄则为便血注下，脏病而腑亦病矣。此时若为清火止泄之谋，一如姜维之守剑阁，终不免阴平之度。计惟有撄城自守，急补肺金为得耳。人参、黄芪以固无形之气，统摄走泄之阴，气交之火必潜伏金中；地骨皮甘平微苦，能泻肺中伏火，凉其沸腾之血；又肺苦气上逆，泄之以杏仁之苦；肺欲收，敛之以白芍之酸。桑皮甘寒，补血益气，吐血所需；紫菀苦温，下气寒热咸赖，合之甘草之补土生金，缓诸药于至高之分，而参芪得指臂之效。为水所复，不用别药，即以养金之法，并为御水之谋，盖补土可以生金，而实土即堪御水也。

六丙年川连茯苓汤

岁水太过，寒气流行，邪害心火。民病身热，烦心躁悸，阴厥，上下而寒，谵妄心痛，甚则腹大胫肿，喘咳，寝汗出，憎风。病反腹满，肠鸣溏泄，食不化，渴而妄冒。神门绝者，死不治。

主方**川连茯苓汤**

川连　赤苓各一钱二分半　麦冬　车前　通草　远志各七分半　半夏　黄芩　甘草各五分　生姜七片　大枣二枚

缪问曰：岁水太过，寒气流行，邪害心火，此而不以辛热益心之阳，其故何耶？按六丙之岁，太阳在上，泽无阳焰，火发待时；少阴在上，寒热凌犯，而气争于中；少阳在上，炎火乃流，阴行阳化，所谓寒甚火郁之会也。故病见身热烦躁，谵妄胫肿腹满等症，种种俱水湿郁热见端，投以辛热，正速毙耳。丙为阳刚之水，故宗《内经》气寒气凉，治以寒凉立方，妙在不理心阳而专利水清热，以平其汩没之害。黄连味苦，可升可降，寒能胜热者，以平其上下之热；更以黄芩之可左可右，逐水湿，清表热者，以泄其内外之邪；通草性轻，专疗浮肿；车前色黑，功达水源；茯苓、半夏，通利阳明；甘草为九土之精，实土御水，使水不上凌于心，而心自安，此围魏救赵，直趋大梁之法也。心为主宰，义不受邪，仅以远志苦辛之品，媚兹君主，即以祛其谵妄，游刃有余。心脾道近，治以奇法也。但苦味皆从火化，恐燥则伤其娇藏，故佐以麦冬，养液保金。且陈氏谓麦冬合车前，可已湿痹，具见导水之功能。土气来复，即借半夏之辛，以补肝而疏土之实，用药之妙，岂思议可及哉。

六丁年苁蓉牛膝汤

岁木不及，燥乃大行，民病中清，胠胁痛，少腹痛，肠鸣溏泄。复则病寒热，疮疡痱疹痈痤，咳而鼽。

主方**苁蓉牛膝汤**

苁蓉　牛膝　木瓜　白芍　熟地　当归　甘草各一钱　生姜三片　大枣三枚　乌梅一枚　鹿角一钱

缪问曰：是汤与六庚年之牛膝汤，同为补肝之剂，而补之之法，大有迳庭矣。民病胠胁少腹痛，厥阴之络下络少腹，肝虚则阳下陷而为痛。木动则风内攻而为肠鸣鹜溏。是年风燥火热，多阳少阴，不资液以救焚，则熇熇之势，遂成滋蔓，是当藉天一之源，以制其阳焰者也。但肾为肝母，徒益其阴，则木无气以升，遂失春生之性；仅补其阳，则木乏水以溉，保无陨落之忧，故必水火双调，庶合虚则补母之义。苁蓉咸能润下，温不劫津，坎中之阳所必需；熟地苦以坚肾，湿以滋燥，肾中之阴尤有赖，阴阳平补，不致有偏胜之害矣。再复当归、白芍辛酸化阴，直走厥阴之脏，血燥可以无忧。但为火所复而寒热，而疮疡，问尝思之，则知一从少阳，始为寒热；一从少阴，始发疮疡。木瓜之酸泄少阳，甘草之甘泻少阴。合之牛膝、乌梅俱主寒热；鹿角一味，专散疮疡，且止少腹痛。姜枣和营卫止泻痢，同一补肝，而法有不同如此。

六戊年麦冬汤

岁火太过，炎暑流行，肺金受邪。民病疟、少气、咳喘、血溢、血泄、注下、嗌燥、耳聋、中热、肩背热。甚则胸中痛，胁支满胁痛，膺背肩胛间痛，两臂内痛，身热骨痛而为浸淫。病反谵妄狂越，咳喘息鸣，下甚，血溢血泄不已。太渊绝者，死不治。

主方**麦门冬汤**

麦冬　白芷　半夏　竹叶　钟乳　桑皮　紫菀　人参各一钱　甘草五分　姜三片　枣二枚

缪问曰：岁火太过，炎暑流行，肺金受邪，民病疟，少气、咳喘、血溢、血泄、注下、嗌燥、耳聋等症，肺脏受烁可知，此而不阴阳并补，则金败水竭，火无所畏，多将熇熇矣。人参益肺之气，麦冬养肺之阴。张元素谓：参味苦甘能泻心肺之火，麦冬味苦兼泄心阳，且救金且抑火，一用而两擅其长。复以钟乳，益气补虚，止咳下气，肺之欲有不遂乎。然肺为多气之脏，益之而不有以开之，譬犹不戢之师也。桑皮甘寒，紫菀微辛，开其膹郁，更藉其止血之功。再以半夏、甘草以益脾，虚则补其母也。白芷辛芬，能散肺家风热，治胁痛称神。竹叶性升，引药上达，补肺之法，无余蕴矣。水气来复，实土即可御水，又何烦多赘乎。要知此方之妙，不犯泻心苦寒之品，最为特识。盖岁气之火，属在气交，与外淫之火有间，设用苦寒，土气被戕，肺之化原绝矣。是方也，惟肺脉微弱者宜之，若沉数有力及浮洪而滑疾者，均非所宜，此中消息，愿后贤会之。

六己年白术厚朴汤

岁土不及，风乃大行，民病飧泄，霍乱，体重腹痛，筋骨繇复，肌肉瞤痠，善怒。咸病寒中。复则胸胁暴痛，下引少腹，善太息，食少失味。

主方**白术厚朴汤**

白术　厚朴　半夏　桂心　藿香　青皮各一钱　干姜炮　甘草炙，各一钱

五分

缪问曰：岁土不及，寒水无畏，风乃大行，民病飧泄、霍乱等症，皆土虚所见端。但土虚则木必乘之，是补太阴尤必兼泄厥阴也。夫脾为阴土，所恶在湿，所畏在肝，其取资则在于胃。古人治脾必及胃者，恐胃气不得下降，则脾气不得上升，胃不能游溢精气，脾即无所取资，转益惫耳。故君以白术甘苦入脾之品，燥湿温中，佐以厚朴之苦温，平胃理气，是补脏通腑之法也。肝为将军之官，凌犯中土，是宜泄之。桂心辛甘，泄肝之气；青皮苦酸，泻肝之血。辛酸相合，足以化肝。复以甘草，缓肝之急，监制破泄之品，毋许过侵脏气，战守兼施矣。再合藿香之辛芬，横入脾络；炮姜之苦辛，上行脾经；半夏之辛滑，下宣脾气，其于上下、左右、升降、浮沉，种种顾虑总不外乎奠安中土也。脾气固密，一如重帏峻垣，狂飙可御，不畏乎风气之流行矣。金气来复，又得厚朴、半夏泻肺气之有余，不用苦寒戕土，即《内经》以平为期，不可太过之义也。是方独不用姜枣，以脾之气分受邪，无藉大枣入营之品，且畏姜之峻补肝阳，锦心妙谛，岂语言能推赞哉。

六庚年牛膝木瓜汤

岁金太过，燥气流行，肝木受邪。民病两胁下少腹痛，目赤痛，眦疡，耳无所闻。体重烦冤，胸痛引背，两胁满且痛引少腹。甚则喘咳逆气，肩背痛，尻阴股膝髀腨胻足皆痛。病反暴痛，胠胁不可反侧，咳逆甚而血溢。太冲绝者，死不治。

主方**牛膝木瓜汤**

牛膝　木瓜各一钱　白芍　杜仲　枸杞子　松节　菟丝子　天麻各七分半　甘草五分　生姜二片　大枣二枚

缪问曰：此治岁金太过，肝木受邪之方也。夫金性至刚，害必凌木，民病胁与少腹痛，目赤痛，眦疡，耳不闻，胸背两胁少腹痛，是非肝为金遏，郁而不舒，胡上下诸痛悉见耶？盖金者主气与声也，肺气逆行，上蒙清窍，耳乃无闻。肝为藏血之会，火复阴伤，不获荣养肢体，缘见诸痛，其用药之例，补肝之血，可以从酸，补肝之气，必不得从辛矣。何则，酸可育肝之阴，辛则劫肝之血，故方用白芍补厥阴之阴，且制肺金之横；杜仲养风木之气，自无辛烈之偏，同为气血交补义，仍重取肝阴，最为有见。至松节通利血中之湿，且治关节诸疼，牛膝、菟丝益肝润下，复以枸杞甘平润肺，不用泻金而金自宁，此则柔克之法也。合之木瓜舒筋，天麻熄风，牛膝达下，顾虑周密，虽有火气来复，喘咳气逆，总可无忧矣。

六辛年五味子汤

岁水不及，湿乃大行。民病腹满，身重濡泄，寒疡流水，腰股发痛，腘腨股膝不便，烦冤，足痿清厥，脚下痛，甚则跗肿。寒疾于下，甚则腹满浮肿。复则面色时变，筋骨并辟，肉瞤瘛，目视䀮䀮。肌肉胗发，气并鬲中，痛于心腹。

主方**五味子汤**

五味子　附子炮　巴戟　鹿茸　山萸　熟地黄　杜仲炒，各一钱　生姜七片　盐少许

缪问曰：辛年主病，身重，濡泄，寒疡，足痿清厥等症，皆涸流之纪，肾虚受湿也。然而淡渗逐湿则伤阴，风药胜湿益耗气，二者均犯虚虚之戒矣。盖肾中之阳弱，少火乏生化之权，则濡泻。肌肉失温煦之运，湿乃着而不流，入气分则为身重，入血分则为寒疡。肾中之阴弱，则痿痛而烦冤，即《内经》所称内舍腰膝，外舍谿谷，皆湿之为害也。故以单刀直入之附子，急助肾阳，遍走经络，驱逐阴霾，破竹之势，有非他药可及者，再佐以熟地甘苦悦下之味，填补肾阴，五味之酸敛，收阴阳二气于坎中，固护封蛰，无遗憾矣。巴戟甘温，入阴除痹有效。鹿茸咸温，补血益髓称神。精不足者，补之以味是也。为木所复，目视䀮䀮，筋骨洴澼，肝虚可知。肝欲辛，补之以杜仲之辛；肝喜酸，与之以萸肉之酸，况二药并行，能除湿痹而利关节，补肝即所以益肾，又子能令母实之义，非独治其来复也。

六壬年茯苓汤

岁木太过，风气流行，脾土受邪。民病飧泄食减，体重烦冤，肠鸣，腹支满。甚则忽忽善怒，眩冒巅疾。反胁痛而吐甚，冲阳绝者，死不治。

主方**茯苓汤**

茯苓　白术　厚朴　青皮　干姜炮　半夏　草果　甘草各一钱　姜三片　枣二枚

缪问曰：是方治发生之纪，风气流行，脾土受邪之剂也。民病飧泄食减，体重烦冤，肠鸣腹满，甚则忽忽善怒。肝木乘脾极矣，是当用肝病实脾法，以为根本之地。夫风淫所胜，治以苦甘。白术、甘草，一苦一甘，以补脾之体，佐以草果、厚朴，辛香消滞，以宣脾之用，健运不愆，脏腑交赖矣。然土又恶湿，补之而不去其害，究非法程。臣以茯苓、半夏通利阳明，驱无形之邪，导之从小便下达，坤土资辛淡之品，而湿乃行，治痹之法尽乎此矣。但风淫所胜，宜稍犯之。青皮之酸，甘草之甘，所谓以酸泻之，以甘缓之是也。不涉血分，顾虑藏阴，合之炮姜，焦苦醒脾，且以制金之来复。复则胁痛而吐，泄之缓之，已具备于诸药之中。姜、枣调营益卫，治中所需。信乎，丝丝入扣之方也。

六癸年黄芪茯神汤

岁火不及，寒乃大行。民病胸中痛，胁支满，两胁痛，膺背肩胛间及两臂内

痛，郁冒朦昧，心痛暴瘖，胸腹大，胁下与腰背相引而痛，甚则屈不能伸，髋髀如别。复则病鹜溏，腹满，食饮不下，寒中，肠鸣泄注，腹痛，暴挛痿痹，足不任身。

主方**黄芪茯神汤**

黄芪　茯神　远志　紫河车　米仁炒，各一钱　生姜三片　大枣二枚

缪问曰：按六癸之岁，其藏为心，其发为痛。揆厥病情，无一非心血不足见端，盖心为生血之脏，血足则荣养百骸，不足则病多傍见，如胸胁肩臂腰背诸痛，甚则屈不能伸是也。再按肩臂之络，青灵、少海诸穴，咸系于心。方用河车，甘咸之品，以有情者，大补其心之血；茯神甘淡之品，急益其心之气；更恃远志，辛能达下，挈离入坎，以育心之神，简而该切而当矣。然土气来复，是亦妨心之一大劲敌也。传曰：将欲取之，必先与之。黄芪、苡米甘淡悦脾。而黄芪走表，尤有止痛之功，苡米舒筋，大有治痿之效，是与之为彼用者，反借之以自庇也。要之气交之病，多属脏气凌犯，非如六腑之可泻，即或稍犯，亦不可太过。天干十方，具本此义，特为拈出，可为世之操刃者，顶门下一针矣。

地支诸方

六气论原叙

夫阴阳升降，在天在泉，上下有位，左右有纪，地理之应，标本不同，气应异象，逆顺变生，太过不及，悉能病人。世谓之时气者，皆天气运动之所为也。令能知地理本气，然后以天气加临为标，有胜有复，随气主治，悉见病原矣。

论正阳汤

子午之岁，少阴司天，阳明在泉，气化运行先天，民病关节禁固，腰痛，气郁而热，小便淋，目赤心痛，寒热更作，咳嗽，鼽衄，嗌干，饮发，黄疸，喘甚，下连小腹，而作寒中，宜正阳汤。

白薇　元参　川芎　桑白皮　当归　白芍　旋覆花　炙甘草各一钱　生姜五片

上剉，水煎服。

初之气，太阳加临厥阴，主春分前六十日有奇，民反周密，关节禁固，腰椎痛，中外疮疡。加枣仁、升麻。

二之气，厥阴加临少阴，主春分后六十日有奇，民病淋，目瞑目赤，气郁于上而热。加车前、茯苓。

三之气，少阴加临少阳，主夏至前后各三十日有奇，民病气厥心痛，寒热更作，咳喘，目赤。加麻仁、杏仁。

四之气，太阴加临太阴，主秋分前六十日有奇，民病寒热，嗌干，黄疸，鼽衄，饮发。加荆芥、茵陈。

五之气，少阳加临阳明，主秋分后六十日有奇，民乃康，其病温。依正方。

终之气，阳明加临太阳，主冬至前后各三十日有奇，民病肿于上，咳喘，甚则血溢，病生皮腠，内舍于心，下连少腹，而作寒中。加苏子。

缪问曰：少阴司天之岁，经谓热病生于上，清病生于下，水火寒热，持于气交。民病咳血，溢血，泄，目赤，心痛等症，寒热交争之岁也。夫热为火性，寒属金体，用药之权，当辛温以和其寒，酸苦以泄其热，不致偏寒偏热，斯为得耳。当归味苦温，可升可降，止诸血之妄行，除咳定痛，以补少阴之阴；川芎味辛气温，主一切血，治风痰饮发如神；元参味苦咸，色走肾而味及心，《本经》称其寒热积聚咸宜。三药本《内经》咸以软之，而调其上之法也。桑皮甘寒悦肺；芍药酸以益金；旋覆重以镇逆，本《内经》酸以收之，而安其下之义也。白薇和寒热，有维持上下之功，生姜、甘草一散一和，上热下清之疾胥愈矣。

初之气，太阳寒水加厥阴风木，民病关节禁固，腰膝痛，气郁而热，加枣仁之苦温，升麻之苦寒，以利其气郁，气利则诸痛自止。

二之气，厥阴风木加少阴君火，民病淋，目赤，加车前以明目，茯苓以通淋。

三之气，少阴君火加少阳相火，民病热厥心痛，寒热更作，咳喘，目赤，加麻、杏二味，一以开肺，一以润燥耳。

四之气，太阴湿土加太阴湿土，民病鼽衄，黄疸，嗌干，饮发。加荆芥入木泄火，止妄行之血；茵陈入土，主湿热之黄。藏器谓荆芥搜肝风，治劳渴、嗌干、饮发，均为专药。

五之气，少阳相火加阳明燥金，民病温，依正方。

终之气，阳明燥金加太阳寒水，民病上肿，咳喘，甚则血溢，加苏子以下气。传曰：刚克，柔克，真斯道之权衡也。

论备化汤

丑未之岁，太阴司天，太阳在泉，气化运行后天，民病关节不利，筋脉痿弱，或湿厉盛行，远近咸若，或胸膈不利，甚则浮肿，寒疟，血溢，腰椎痛，宜备化汤。

木瓜　茯神各一钱五分　牛膝　附子炮，各一钱二分半　熟地　覆盆子各一钱　甘草七分

上剉，入姜五片，水煎服。

初之气，厥阴加临厥阴，主春分前六十日有奇，民病血溢，筋络拘强，关节不利，身重筋痿。依正方。

二之气，少阴加临少阴，主春分后六十日有奇，民乃和，其病瘟疠大行，远近咸若。去附子，加防风、天麻。

三之气，太阴加临少阳，主夏至前后各三十日有奇，民病身重，胕肿，胸腹满，加泽泻。

四之气，少阳加临太阴，主秋分前六十日有奇，民病腠理热，血暴溢，疟，心腹满热，胪胀甚则胕肿。依正方。

五之气，阳明加临阳明，主秋分后六十日有奇，民病皮腠。依正方。

终之气，太阳加临太阳，主冬至前后各三十日有奇，民病关节禁固，腰椎痛。依正方。

缪问曰：丑未之岁，阴专其令，阳气退避，民病腹胀跗肿，血溢，寒湿等症，寒湿合邪可知。夫寒则太阳之气不行，湿则太阴之气不运，君以附子大热之品通行上下，逐湿除寒，但阴极之至，则阳必伸，湿中之火逼血上行，佐以生地，凉沸腾之血，并以制附子之刚。覆盆味甘平，补虚续绝，强阳益阴。牛膝、木瓜，治关节诸痛，即经所谓赞其阳火，令御其寒之大法也。茯苓除满和中，生姜、甘草，辛甘温土，且兼以制地黄之腻隔，甘草并可缓附子之伤阴，谓非有制之师耶。

初之气，厥阴风木加厥阴风木，民病血溢，筋脉拘强，关节不利，身重筋痿，依正方。

二之气，少阴君火加少阴君火，民病温厉，故去附子之热，加防风甘温以散邪，天麻熄风以御火。

三之气，太阴湿土加少阳相火，民病身跗肿满，故加泽泻，以逐三焦停湿。

四之气，少阳加太阴。

五之气，阳明加阳明。

终之气，太阳加太阳，俱依正方。抑其太过，扶其不及，相时而定，按气以推，非深心于阴阳之递嬗，药饵之工劣，乌足以语此。

论升明汤

寅申之岁，少阳司天，厥阴在泉。气化运行先天，民病气郁热，血溢，目赤，咳逆，头疼，呕吐，胸臆不利，燥渴，聋瞑身重，心痛，疮疡，烦躁，宜升明汤。

紫檀　车前子　青皮炒　半夏　酸枣仁　蔷薇　甘草各一钱

上剉，入姜五片，水煎服。

初之气，少阴加临厥阴，主春分前六十日有奇，温病乃起，其病气怫于上，血溢，目赤，咳逆，头痛，血崩，胁满，肤腠中疮。加白薇、元参。

二之气，太阴加临少阴，主春分后六十日有奇，民乃康，其病热郁于上，咳逆，呕吐，疮发于中，胸嗌不利，头痛，身热昏愦，脓疮。加丁香。

三之气，少阳加临少阳，主夏至前后各三十日有奇，民病热中，聋瞑，血溢，脓疮，咳呕，鼽衄，渴，嚏欠，喉痹，目赤，善暴死。加赤芍、漏芦、升麻。

四之气，阳明加临太阴，主秋分前六十日有奇，民气和平，其病满身重。加茯苓。

五之气，太阳加临阳明，主秋分后六十日有奇，民避寒邪，君子周密。依正方。

终之气，厥阴加临太阳，主冬至前后各三十日有奇，民病关闭不禁，心痛，阳气不藏而咳。加五味子。

缪问曰：是岁上为相火，下属风木，经谓风热参布，云物沸腾，正民病火淫风胜之会也。枣仁味酸平，《本经》称其治心腹寒热邪结，熟用则补肝阴，生用则清胆热，君之以泄少阳之火。佐以车前之甘寒，专泄肝家风热，上治在天之因，下疗在泉之疾，一火一风，咸赖此耳。紫檀为东南间色，寒能胜火，咸足柔肝，又上下维持之圣药也。风木主令，害及阳明，呕吐血溢，俱肝木冲胃所致。蔷薇为阳明专药，味苦性冷，除风热而散疮疡，兼清五脏客热，合之青皮、半夏、生姜，平肝和胃，散逆止呕，甘草缓肝之急，能泻诸火，理法兼备之方也。是年药例，宜咸，宜辛，宜酸，咸从水化则胜火，辛从金化则平木，风火相煽，尤赖酸以收之，即经所谓渗之，泄之，渍之，发之也。渗之是利小便，泄之是通大便，渍之是行水，发之是出汗，平平数药，无微不入矣。

初之气，少阴君火加厥阴风木，候乃大温，民病温，血溢，血崩，咳逆，头痛，胸满，疮疡。故加白薇苦咸之品，主风温灼热，以清血分之邪。元参苦寒以除气分之热。

二之气，太阴湿土加少阴君火，民病热郁，呕吐，胸臆不利，身热，脓疮。加丁香醒脾止吐。

三之气，少阳相火加少阳相火，民病热中，干呕，衄血，聋瞑，目赤，喉痹，善暴死。加赤芍酸寒，以清血分之热。漏芦之咸寒，以清气分之邪。盖漏芦能通小肠消热毒，且治目赤也。升麻散火邪。

四之气，阳明燥金加太阴湿土，民病胸满，身重。加茯苓利湿泄满。

五之气，太阳加阳明，不用加减。

终之气，厥阴加太阳，阳气不藏而咳。加五味之酸以敛之。

论审平汤

卯酉之岁，阳明司天，少阴在泉。气化运行后天，民病中热，面浮，鼻肿，鼽嚏，小便黄赤，甚则淋。或厉气行，善暴仆振栗，谵妄，寒疟，痈肿，便血。宜审平汤。

远志　紫檀香各一两五钱　天门冬　山茱萸各一钱二分半　白术　白芍药　甘草各一钱

上剉，入姜五片，水煎服。

初之气，太阴加临厥阴，主春分前六十日有奇，民病中热胀，面目浮肿，善眠鼽衄，嚏欠，呕，小便黄赤，甚则淋。加茯苓、半夏、紫苏。

二之气，少阳加临少阴，主春分后六十日有奇，疠大至，民善暴死。加白薇、元参。

三之气，阳明加临少阳，主夏至前后各三十日有奇，民病寒热。去白术、远志、萸肉，加丹参、车前。

四之气，太阳加临太阴，主秋分前六十日有奇，民病暴仆振栗，谵妄，少气，嗌干引饮，及为心痛，痈肿疮疡，疟寒之疾，骨痿，血便。加枣仁、车前。

五之气，厥阴加临阳明，主秋分后六十日有奇，民气和。依正方。

终之气，少阴加临太阳，主冬至前后各三十日有奇，民乃康平，其病温。依正方。

缪问曰：阳明司天，阳专其令，炎暑大行，民见诸病，莫非金燥火烈见端。治宜以咸以苦以辛，咸以抑火，辛苦以助金，故君以天冬，苦平濡润，化燥抑阳，古人称其治血妄行，能利小便，为肺家专药，有通上彻下之功。金不务德，则肝必受戕，萸肉补肝之阳，白芍益肝之阴，但火位乎下，势必炎上，助燥滋疟，为害尤烈。妙在远志，辛以益肾，能导君火下行，佐紫檀之咸，以养心营，且制阳光上僭，面肿便赤等症，有不愈者哉。甘草润肺泻心，运气交赖，力能大缓诸火，佐白术以致津，合生姜以散火，配合气味之妙，有非笔舌所能喻者。

初之气，太阴湿土加厥阴风木，民病面浮，呕吐。加茯苓、半夏，利水和脾，紫苏补中益气。

二之气，少阳相火加少阴君火，民病寒热，善暴死，加白薇之苦咸，以治寒热；元参之苦寒，以泄三焦之火。

三之气，阳明燥金加少阳相火，燥热相合，故去白术之燥、远志之破泄、萸肉之补阳，加丹参之苦寒以治寒热，佐以车前益肾导火。

四之气，太阳寒水加太阴湿土，民病谵妄少气，骨痿等症。加枣仁入心以育神，车前入肾以治痿。

五之气，厥阴阳明。

终之气，少阴太阳，俱不用加减，成法可稽，兹不复赘。

论静顺汤

辰戌之岁，太阳司天，太阴在泉，气化运行先天，民病身热，头痛，呕吐，气郁，中满，瞀闷，足痿，少气，注下赤白，肌腠疮疡，发痈疽，宜静顺汤。

白茯苓　木瓜各一钱二分半　附子炮　牛膝各一钱　防风　诃子　干姜炮　甘草炙，各七分半

上剉，作一贴，水煎服。

初之气，少阳加临厥阴，主春分前六十日有奇，民乃厉，温病乃作，身热，头痛，呕吐，肌腠疮疡。去附子，加枸杞。

二之气，阳明加临少阴，主春分后六十日有奇，民病气郁中满。仍加附子。

三之气，太阳加临少阳，主夏至前后各三十日有奇，民病寒，反热中，痈疽，注下，心热瞀闷。去姜、附、木瓜，加人参、枸杞、地榆、生姜、白芷。

四之气，厥阴加临太阴，主秋分前六十日有奇，民病大热，少气，肌肉萎，足痿，注下赤白。加石榴皮。

五之气，少阴加临阳明，主秋分后六十日有奇，民乃舒。依正方。

终之气，太阴加临太阳，主冬至前后各三十日有奇，民乃惨悽，孕死。去牛膝，加当归、白芍、阿胶。

缪问曰：太阳司天之岁，寒临太虚，阳气不令，正民病寒湿之会也。防风通行十二经，合附子以逐表里之寒湿，即以温大阳之经。木瓜酸可入脾之血分，合泡姜以煦太阴之阳。茯苓、牛膝，导附子专达下焦。甘草、防风，引泡姜上行脾土。复以诃子之酸温，醒胃助脾之运，且赖敛摄肺金，恐辛热之僭上刑金也。

初之气，少阳相火加临厥阴风木，故去附子之热，且加枸杞之养阴。

二之气，阳明燥金，加少阴君火，大凉反至，故仍加附子以御其寒。

三之气，太阳寒水加少阳相火，民病寒，反热中，痈疽，注下，不宜酸温益火，故去姜、附、木瓜。热伤气，加人参以益气；热伤血，加地榆以凉血；枸杞益营，生姜悦卫，白芷消散外疡。

四之气，厥阴风木加太阴湿土，风湿交争，民病足痿，痢下赤白，加石榴皮甘酸温涩，且治筋骨腰脚挛痛，并主注下赤白。

五之气，少阴君火加阳明燥金，民病乃舒，舒之为言徐也，无有他害，故依正方。

终之气，太阴湿土加太阳寒水，民病惨悽，一阳内伏，津液为伤，去牛膝破血之品，加归、芍入肝以致津，阿胶入肾以致液，丝丝入筬，世谓司天板方，不可为训，冤哉。

论敷和汤

己亥之岁，厥阴司天，少阳在泉。气化运行后天，民病中热，而反右胁下寒，耳鸣，掉眩，燥湿相胜，黄疸、浮肿、时作温厉，宜敷和汤。

半夏　五味子　枳实　茯苓　诃子　干姜泡　陈皮　甘草炙，各一钱　枣仁

上剉，入枣二枚，水煎服。

初之气，阳明加临厥阴，主春分前六十日有奇，民病寒于右之下。加牛蒡子。

二之气，太阳加临少阴，主春分后六十日有奇，民病热于中。加麦冬、山药。

三之气，厥阴加临少阳，主夏至前后各三十日有奇，民病泣出，耳鸣、掉眩。加紫菀。

四之气，少阴加临太阴，主秋分前六十日有奇，民病黄疸而为胕肿。加泽泻、山栀。

五之气，太阴加临阳明，主秋分后六十日有奇，寒气及体。依正方。

终之气，少阳加临太阳，主冬至前后各三十日有奇，人乃舒，其病瘟疠。依正方。

缪问曰：风木主岁，经谓热病行于下，风病行于上，风燥胜复形于中，湿化乃行，治宜辛以调其上，咸以调其下，盖辛从金化，能制厥阴，咸从水化，能平相火。揆厥病机，或为热，或为寒，耳鸣、浮肿、掉眩，温厉，病非一端，方如庞杂，然其用药之妙，非具卓识，何从措手哉？此方是配合气味法，论其气，则寒热兼施；论其味，则辛酸咸合用。有补虚，有泻实，其大要不过泻火平木而已。半夏辛能润下，合茯苓之淡渗，祛湿除黄。枣仁生用，能泻相火。甘草功缓厥阴，风在上，以甘酸泄之，火在下，以五味子之咸以制之。《别录》载五味有除热之功，非虚语也。炮姜温右胁之冷；枳实泄脾藏之湿；橘皮、诃子，醒胃悦脾，无邪不治矣。

初之气，阳明燥金加厥阴风木，民病右胁下寒，加牛蒡辛平润肺，导炮姜至右胁以散其寒。

二之气，太阳寒水加少阴君火，民病热中，加麦冬以和阳，山药以益土。

三之气，厥阴风木加少阳相火，民病泣出、耳鸣、掉眩，木邪内肆也，加紫菀清金平木。

四之气，少阴君火加太阴湿土，民病黄疸，跗肿，加泽泻以逐湿，山栀以清湿中之热。

五之气，太阴加阳明。

终之气，少阳太阳，并从本方。

附图说

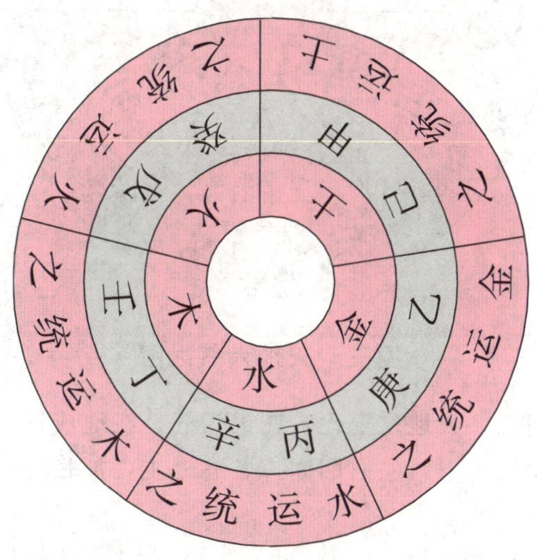

图一　五运图

天干取运，逢六而合，如甲己合化土是也，余仿此。

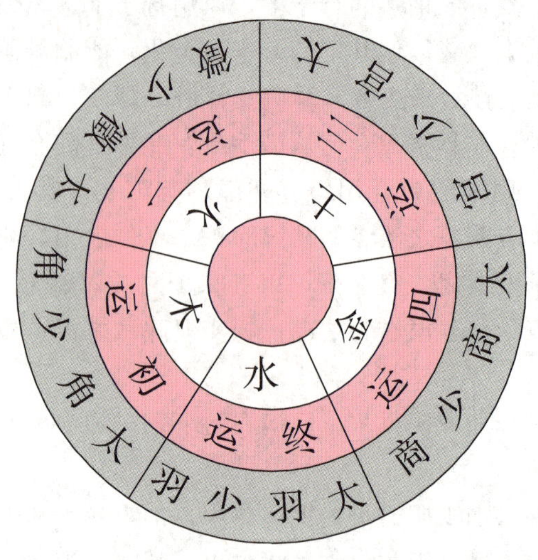

图二　五运主运图

初运大寒日交，二运春分后十三日交，三运芒种后十日交，四运处暑后十日交，终运立冬后四日交。

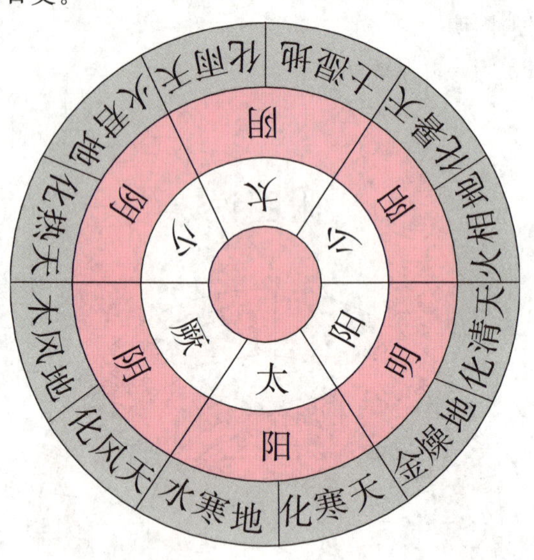

图三　天地六气之图

经云：五运阴阳者，天地之道也，在天为气，在地成形，形气相感，而化生万物。司天主上，在泉主下，左右四间，各有专主，加临胜复，疾病生焉。

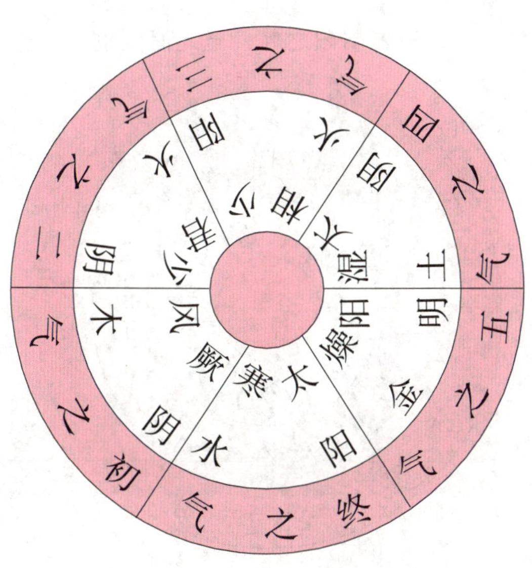

图四　六气主气图

地支取气，地气静而守位为岁。岁之常，木为初之气，主春分前六十日有奇；君火为二之气，主春分后六十日有奇；相火为三之气，主夏至前后各三十日有奇；土为四之气，主秋分前六十日有奇；金为五之气，主秋分后六十日有奇；水为终之气；主冬至前后各三十日有奇。

巳 小 立 满 夏	午 夏 芒 至 种	未 大 小 暑 暑	申 处 立 暑 秋
辰 谷 清 雨 明			酉 秋 白 分 露
卯 春 惊 分 蛰			戌 霜 寒 降 露
寅 雨 立 水 春	丑 大 小 寒 寒	子 冬 大 至 雪	亥 小 立 雪 冬

图五　二十四气图

经曰：五日谓之候，三候谓之气，六气谓之时，四时谓之岁。三候成一气，即十五日也；三气成一节，谓立春，春分，立夏，夏至，立秋，秋分，立冬，冬至，此八节也；三八二十四气，而分四时，一岁成矣。春秋言分者，阴阳寒暄之气，至此而分；冬夏言至，至者阴阳之气，至此而极也。

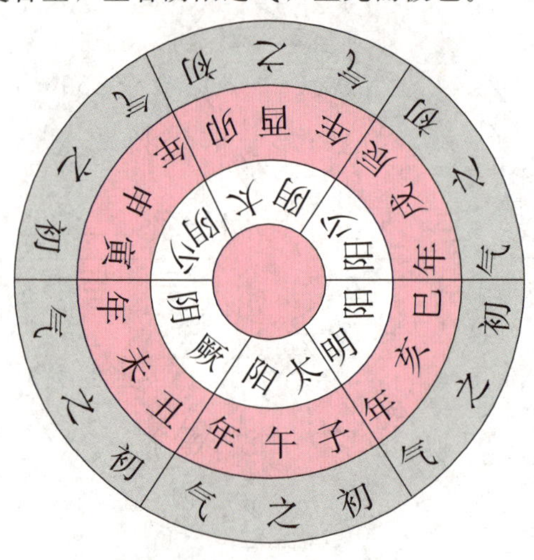

图六　逐年客气之图

此逐年客气也，主气厥阴为初之气，少阴为二之气，太阴为三之气，少阳为四之气，阳明为五之气，太阳为终之气，此六气之不动者也。照此图算，客气如巳亥之年，初之气阳明燥金加临厥阴风木，则二之气太阳寒水加临少阴君火，依次推之，便知客气之逐步迁移矣。客气克主则甚，主气克客则微。

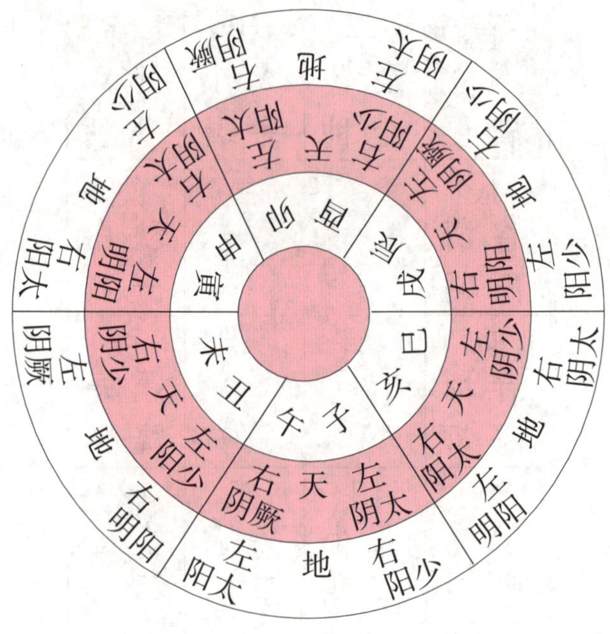

图七　司天在泉间气图

天之气逆行，故图中凡言天者，以右为左。地顺行，故凡言地者，皆照顺行法。每年地之左间，为初之气；天之右间，为二之气；司天为三之气；天之左间，为四之气；地之右间，为五之气；在泉为终之气，一定不易者也。

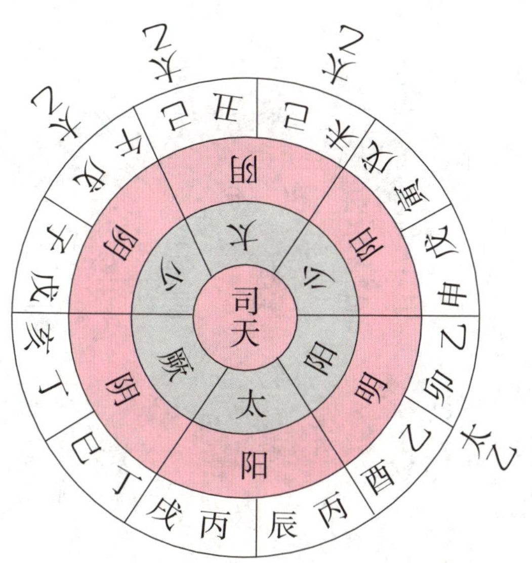

图八　天符图

天符者，中运与司天相符也，如丁年木运，上见厥阴司天，即丁巳之类，共十二年。〇太乙天符者，如戊午年以火运火支，又见少阴君火司天，三合为治也，共四年。

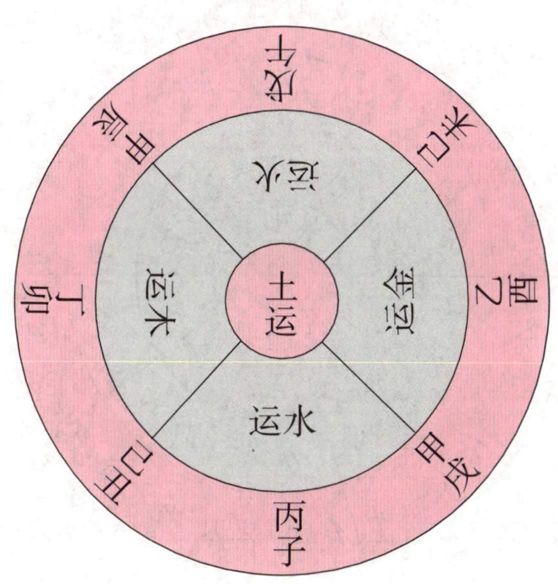

图九　岁会之图

岁会者，中运与年支同气化，如木运临卯，火运临午之类，共八年。

凡中运与在泉合其气化，阳年曰同天符，阴年曰同岁会。如甲辰年阳土运，而太阴在泉，则为同天符。癸卯年阴火运，而少阴在泉，则曰同岁会。共十二年遇而气同则平，遇而气异则逆。

运气六十年，内有天符十二年，岁会八年，同天符六年，同岁会天符二年，

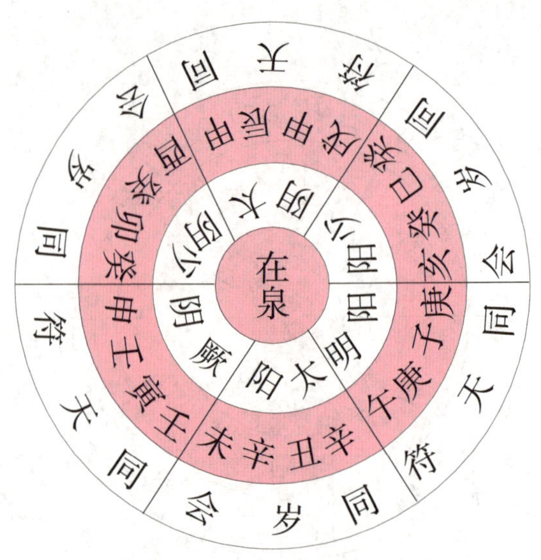

图十　同天符同岁会图

同岁会六年，太乙天符四年，支德符四年，顺化运十二年，天刑运十年，小逆运十二年，不和运十二年，图不备载。

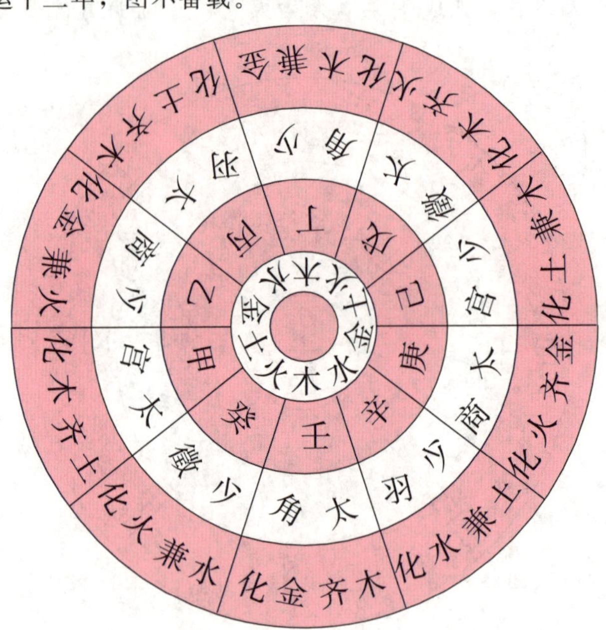

图十一　五运太少齐兼化图

十干以甲、丙、戊、庚、壬为阳，乙、丁、己、辛、癸为阴，阳年为太过，阴年为不及。五音遇阳曰太，遇阴曰少，宫、商、角、徵、羽，所以有太少之分也。太角六壬年也，太徵六戊年也，太宫六甲年也，太商六庚年也，太羽六丙年也。五运各统六年，五六得三十阳年也；少角六丁年也，少徵六癸年也，少宫六己年也，少商六乙年也，少羽六辛年也，五运亦各主六年，乃三十阴年也。然君火、相火、寒水常为阳年司天，湿土、燥金、风木常为阴年司天。其五太五少，所纪不同者，盖遇不遇使然也。凡木运太角岁曰发生即太过，少角岁曰委和即不及，正角岁曰敷和即平气；火运太徵岁曰赫曦则太过，少徵岁曰伏明则不及，正徵岁曰升明则平气；土运太宫岁曰敦阜是太过，少宫岁曰卑监是不及，正宫岁曰备化是平气；金运太商岁曰坚成为太过，少商岁曰从革为不及，正商岁曰审平为平气；水运太羽岁曰流衍乃太过，少羽岁曰涸流为不及，正羽岁曰静顺乃平气也。〇图中齐化者，凡阳年太过，则为我旺，倘遇克我之气，设有不能胜我者，我得而齐之。如戊运水司天，上羽同正徵，是以火齐水也，庚运火司天，上徵同正商，是以金齐火也。〇兼化者，凡阴年不及，则为我弱，则胜我者来兼我化，以强兼弱也，如己运木司天，上角同正角，是以木兼土也，辛运土司天，上宫同正宫，是以土兼水也，丁运金司天，上商同正商，是以金兼木也。读《内经》而不知齐化兼化，如遇上角同正角等语，真不解所谓矣，宜阅者弃之如遗也。以上凡言上者，司天也，凡正宫正商之类者，乃五运之平气为正也。凡言太少则非平气，而有过不及之分矣。

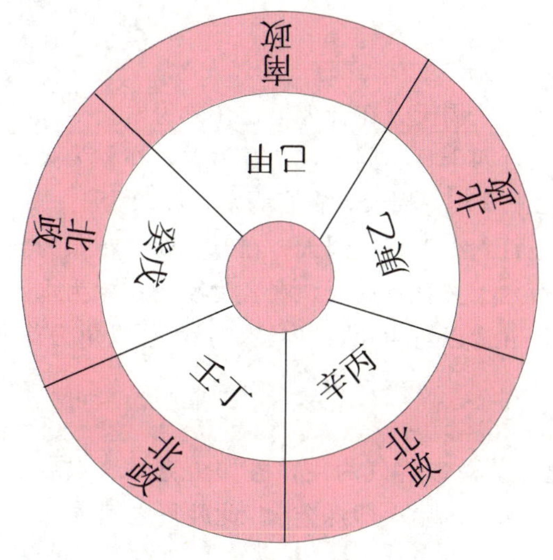

图十二　南北政之图

土为万物之母，故甲己独为南政也，脉当各有不应，不当应而应者，谓之阴阳交，尺寸反者，斯为害矣。〇南政之年，司天在上，在泉在下。北政之岁，在泉应上，司天应下，人气亦应之。

司天在泉　脉不应考

南政之岁，君火在上，则上不应，在下则下不应。北政之岁，君火在上，则下不应，在下则上不应，在左则右不应，在右则左不应。当沉而浮，当浮而沉也。

甲己之岁，土运面南，寸在南而尺在北，少阴司天，两寸不应，少阴在泉，两尺不应。乙、丙、丁、戊、庚、辛、壬、癸之岁，四运面北，则寸在北而尺在南，少阴司天，两尺不应，少阴在泉，两寸不应，乃以南为上，北为下，少阴主两寸尺。厥阴司天在泉，则右不应，太阴司天在泉，则左不应。若覆其手诊之，则沉反为浮，细反为大也。

附：

考五音

宫商角徵羽，有太少正之分，太过阳年曰太，不及阴年曰少，平运曰正。凡数以少羽为一，少徵为二，少角为三，少商为四，少宫为五，太羽为六，太徵为七，太角为八，太商为九。其生数，太角木生少徵火，少徵火生太宫土，太宫土生少商金，少商金生太羽水，此太少相生之义也。凡《内经》言上宫同正宫等法，于太少齐化图中阅之即明。

考五星

岁星属肝，十二年一周天，在音为角，在象为木；

荧惑星属心，七百四十日一周天，在音为徵，在象为火；

镇星[①]属脾，二十八年一周天，在音为宫，在象为土；

太白星属肺，三百六十五日一周天，在音属商，在象为金；

辰星属肾，三百六十五日一周天，在音为羽，在象为水。

五星以土为尊，五音以角为长，《内经》五运总以角为首也。

胜复考

《内经》胜复之说，总以客气为主，胜如金克木、木克土之义，谓之胜；复则子复母仇，如金克木，木生火即烁金[②]，此胜复之理也。

考气化

凡运气，有司天、在泉、中运。中运者，主气之化而运动之，其位在中。凡司天、在泉两运其机也。司化在上，中化在中，地化在下。司天中运，皆以木火土金水之数言，在泉亦以木火土金之数言也。譬如壬辰之岁，上为太阳，中为木运，下为太阴。本文寒化六，六是水之成数，是司天也；风化八，八是木之成数，是中运也；雨化五，五是土之生数，是在泉也。余仿此[③]。

---

①镇星：原作“镇心”，音近之讹。据上下文意改。另按，缪之楧本已用红笔将“心”改作“星”。

②即烁金：缪之楧本作“以烁金也”。

③余仿此：缪之楧本作“余依此”。

中医五运六气全书

素问玄机原病式

金 刘完素 撰

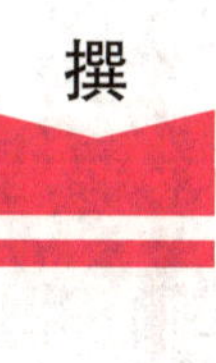

目录

CONTENTS

整理说明

《素问玄机原病式》把《素问》病机所列诸病分别归于五运六气中，名为“原病式”，使错综复杂的诸多病证统归于十一类，可谓纲举目张。

本次整理出版，是在宋乃光主编的《刘完素医学全书·素问玄机原病式》的基础上进行的。同时，参考了其他版本，并根据《中医五运六气全书》统一体例作相应调整、选择、校勘、注释。

序

夫医教者，源自伏羲，流于神农，注于黄帝，行于万世，合于无穷，本乎大道，法乎自然之理。孔安国序《书》曰：伏羲、神农、黄帝之书，谓之三坟，言大道也；少昊、颛顼、高辛、唐、虞之书，谓之五典，言常道也。盖五典者，三坟之末也，非无大道，但专明治世之道；三坟者，五典之本也，非无常道，但以大道为体，常道为用，天下之能事毕矣。然而玄机奥妙，圣意幽微，浩浩乎不可测，使之习者，虽贤智明哲之士，亦非轻易可得而悟矣。洎乎周代，老氏以精大道，专为道教；孔子以精常道，专为儒教。由是儒、道二门之教著矣，归其祖，则三坟之教一焉。儒、道二教之书，比之三坟之经，则言象义理，昭然可据而各得其一意也。故诸子百家，多为著述，所宗之者，庶博知焉。

呜呼！余之医教，自黄帝之后，二千五百有余年，汉末之魏，有南阳太守张机仲景，恤于生民多被伤寒之疾，损害横夭，因而辄考古经，以述《伤寒卒病方论》一十六卷，使后之学者，有可依据。然虽所论未备诸病，仍为道要，若能以意推之，则思过半矣。且所述者众，所习者多，故自仲景至今，甫仅千岁，凡著述医书，过往古者八、九倍矣。夫三坟之书者，大圣人之教也。法象天地，理合自然，本乎大道。仲景者，亚圣也。虽仲景之书，未备圣人之教，亦几于圣人，文亦玄奥，以致今之学者，尚为难焉。故今人所习，皆近代方论而已，但究其末，而不求其本。

况仲景之书，复经太医王叔和撰次遗方，宋开宝中，节度使高继冲编集进上。虽二公操心用智，自出心意，广其法术，杂于旧说，亦有可取；其间或失仲景本意，未符古圣之经，愈令后人学之难也。况仲景之世，四升乃唐、宋之一升，四两为之一两，向者人能胜毒，及多吹咀，汤剂有异今时之法。故今人未知其然，而妄谓时世之异. 以为无用，而多不习焉。唯近世朱奉议多得其意，遂以本仲景之论，而兼诸书之说，编集作《活人书》二十卷。其门多，其方众，其言直，其类辨，使后学者，易为寻检施行，故今之用者多矣。然而其间亦有未合圣人之意者，往往但相肖而已。由未知阴阳变化之道，所谓木极似金，金极似火，火极似水，水极似土，土极似木者也。故《经》曰：亢则害，承乃制。谓已亢过极，则反似胜己之化也。俗未之知，认似作是，以阳为阴，失其意也。

嗟夫！医之妙用，尚在三坟。观夫后所著述者，必欲利于后人，非但矜炫而已，皆仁人之心也，非不肖者所敢当。其间互有得失者，由乎言本求其象，象本求其意，意必合其道。故非圣人，而道未全者，或尽其善也鲜矣。岂欲自涉非道而乱圣经，以惑人志哉！

自古如祖圣伏羲画卦，非圣人孰能明其意二万余言？至周文王方始立象演卦，而周公述爻，后五百余年，孔子以作《十翼》，而《易》书方完然。后易为推究，所习者众，而注说者多。其间或所见不同，而互有得失者，未及于圣，窃窥道教故也。易教体乎五行八卦，儒教存乎三纲五常，医教要乎五运六气。其门三，其道一，故相须以用而无相失，盖本教一而已矣。若忘其根本，而求其华实之茂者，未之有也。

故《经》曰：夫五运阴阳者，天地之道也，万物之纲纪，变化之父母，生杀之本始，神明之府也，可不通乎？《仙经》曰：大道不可以筹算，道不在数故也。可以筹算者，天地之数也。若得天地之数，则大道在其中矣。《经》曰：天地之至数，始于一而终于九。数之可十，推之可百，数之可千，推之可万，万之大，不可胜数，然其要一也。又云：知其要者，一言而终，不知其要，流散无穷。又云：至数之机，迫迮而微，其来可见，其往可追，敬之者昌，慢之者亡，无道行私，必得夭殃。又云：治不法天之纪、地之理，则灾害至矣。又云：不知年之所加，气之兴衰，虚实之所起，不可以为工矣。由是观之，则不知运气而求医无失者，鲜矣！

今详《内经·素问》虽已校正、改误、音释，往往尚有失古圣之意者。愚俗闻之，未必不曰：尔何人也，敢言古昔圣贤之非？嗟夫！圣人之所为，自然合于规矩，无不中其理者也。虽有贤哲，而不得自然之理，亦岂能尽善而无失乎？况经秦火之残文，世本稀少。故自仲景之后，有缺“第七”一卷，天下至今无复得其本。然虽存者，布行于世，后之传写镂板，重重差误，不可胜举。以其玄奥而俗莫能明，故虽舛讹，而孰知之！故近代敕勒孙奇、高保衡、林亿等校正，孙兆改误，其序有言曰：正谬误者，六千余字；增注义者，二千余条。若专执旧本，以谓往古圣贤之书，而不可改易者，信则信矣，终未免泥于一隅。

及夫唐·王冰次注序云：世本纰缪，篇目重叠，前后不伦，文义悬隔，施行不易，披会亦难。岁月既淹，习以成弊，或一篇重出，而别立二名；或两论并吞，而都为一目；或问答未已，而别树篇题；或脱简不书，而云世缺。重《合经》而冠《针服》，并《方宜》而为《咳篇》，隔《虚实》而为《逆从》，合《经络》而为《论要》，节《皮部》而为《经络》，退《至教》以先《针》。如此之流，不可胜数。又曰：其中简脱文断，义不相接者，搜求经论所有，迁移以补其处；篇目坠缺，指事不明者，详其意趣，加字以昭其义；篇论吞并，义不相涉，缺漏名目者，区分事类，别目以冠篇首；君臣请问，礼仪乖失者，考校尊卑，增益以光其意；错简碎文，前后重叠者，详其旨趣，削去繁杂，以存其要；辞理秘密，难粗论述者，别撰《玄珠》以陈其道。凡所加字，皆朱书其文，使今古必分，字不杂揉。然则岂但仆之言哉！设若后人或怒王冰、林亿之辈，言旧有讹谬者，弗去其注，而惟攻其经，则未必易知而过其意也。

然而王冰之注，善则善矣，以其仁人之心，而未备圣贤之意，故其注或有失者也。由是校正改误者，往往证当王冰之所失，其间不见其失，而不以改证者，不为少矣。虽称校正改误，而或自失者，亦多矣。呜呼！不唯注未尽善，而王冰迁移加减之经，亦有臆说，而不合古圣之意者也。虽言凡所加字皆朱书其文，既传于世，即世文，皆为墨字也。凡所改易之间，或不中其理者，使智哲以理推之，终莫得其真意，岂知未达真理，而不识其伪所致也。近世所传之书，若此说者多矣。然而非其正理，而欲求其真意者，未之有也。但略相肖而已。虽今之经与注，皆有舛讹，比之旧者，则亦易为学矣。若非全元起本，及王冰次注，则林亿之辈，未必知若是焉。后之知者多因之也。今非先贤之说者，仆且无能知之，盖因诸旧说，而方入其门，耽玩既久，而粗见得失，然诸旧失，而今有得者，非谓仆之明也。因诸旧说之所得者，以意类推，而得其真理，自见其伪，亦皆古先圣贤之道也。仆岂生而知之者哉！

夫别医之得失者，但以类推运气造化之理，而明可知矣。观夫世传运气之书多矣，盖举大纲，乃学之门户，皆歌颂钤图而已，终未备其体用，及互有得失，而惑人志者也。况非其人，百未得于经之一二，而妄撰运气之书，传于世者，是以矜己惑人，而莫能彰验，致使学人不知其美，俾圣经妙典，日远日疏，而习之者鲜矣。悲夫！世俗或以谓运气无征，而为惑人之妄说者；或但言运气为大道玄机，若非生而知之则莫能学之者。由是学者寡，而知者鲜。设有攻其本经，而复有注说雕写之误也，况乎造化玄奥之理，未有比物立象，以详说者也。

仆虽不敏，以其志慕兹道，而究之已久，略得其意。惜乎天下尚有未若仆之知者。据平所见，而辄伸短识，本乎三坟之圣经，兼以众贤之妙论，编集运气要妙之说，十万余言，九篇三部，勒成一部，命日《内经运气要旨论》，备见圣贤之妙用。然妙则妙矣，以其妙道，乃为对病临时处方之法，犹恐后学未精贯者，或难施用。复宗仲景之书，率参圣贤之说，推夫运气造化自然之理，以集伤寒杂病脉证方论之文，一部三卷，十万余言，目曰《医方精要宣明论》。凡有世说之误者，详以此证明之，庶令学者，真伪自分，而易为得用。

且运气者得于道同，盖明大道之一也。观夫医者，唯以别阴阳虚实，最为枢要。识病之法，以其病气归于五运六气之化，明可见矣。谨率《经》之所言，二百余字，兼以语辞，二百七十七言，绪归五运六气而已。大凡明病阴阳虚实，无越此法。虽已并载前之二帙，复虑世俗多出妄说，有违古圣之意，今特举二百七十七字，独为一本，名曰《素问玄机原病式》。遂以此物立象，详论天地运气造化自然之理，二万余言，仍以改证世俗谬说。虽不备举其误，其意足可明矣；虽未备论诸疾，以此推之，则识病六气阴阳虚实，几于备矣。盖求运气言象之意，而得其自然神妙之情理。《易》曰：书不尽言，言不尽意，设卦以尽情伪，系辞焉以尽其言，变而通之以尽利，鼓之舞之以尽神。老子曰：不出户知天下，不窥牖见天道。其出弥远，其知弥少。盖由规矩而取方圆也。夫运气之道者，犹诸此也。嗟夫！仆勉述其文者，非但欲以美于己而非于人，矜于名而苟于利也。但贵学者易为晓悟，而行无枉错耳。如通举《内经运气要旨论》及《医方精要宣明论》者，欲令习者求其备也。其间或未臻其理者，幸冀将来君子以改正焉。但欲同以宣扬古圣之妙道，而普救后人之生命尔。

五运主病

诸风掉眩，皆属肝木

掉，摇也。眩，昏乱旋运也。风主动故也。所谓风气甚，而头目眩运者，由风木旺，必是金衰不能制木，而木复生火，风火皆属阳，多为兼化，阳主乎动，两动相搏，则为之旋转。故火本动也，焰得风则自然旋转。如春分至小满，为二之气，乃君火之位；自大寒至春分七十三日，为初之气，乃风木之位，故春分之后，风火相搏，则多起飘风，俗谓之旋风是也。四时皆有之。由五运六气，千变万化，冲荡击搏，推之无穷，安得失时而便谓之无也？但有微甚而已，人或乘车跃马，登舟环舞，而眩晕者，其动不正，而左右纡曲，故《经》曰：曲直动摇，风之用也。眩运而呕吐者，风热甚故也。

诸痛痒疮疡，皆属心火

人近火气者，微热则痒，热甚则痛，附近则灼而为疮，皆火之用也。或痒痛如针轻刺者，犹飞迸火星灼之然也。痒者，美疾也。故火旺于夏，而万物蕃鲜荣美也。灸之以火，渍之以汤，而痒转甚者，微热之所使也。因而痒去者，热令皮肤纵缓，腠理开通，阳气得泄，热散而去故也。或夏热皮肤痒，而以冷水沃之不去者，寒能收敛，腠理闭密，阳气郁结，不能散越，怫热内作故也。痒得爬而解者，爬为火化，微则亦能令痒，甚则痒去者，爬令皮肤辛辣，而属金化，辛能散，故金化见则火力分而解矣。或云痛为实、痒为虚者，非谓虚为寒也，正谓热之微甚也。

或疑疮疡皆属火热，而反腐烂出脓水者，何也？犹谷肉果菜，至于热极，则腐烂而溃为污水也。溃而腐烂者，水之化也。所谓五行之理，过极则胜己者反来制之，故火热过极，则反兼于水化。又如盐能固物，令不腐烂者，咸寒水化，制其火热，使不过极，故得久固也。万物皆然。

诸湿肿满，皆属脾土

地之体也，土。热极盛则痞塞肿满，物湿亦然。故长夏属土，则庶物隆盛也。

诸气膹郁病痿，皆属肺金

膹，谓膹满也。郁，谓奔迫也。痿，谓手足痿弱，无力以运动也。大抵肺主气，气为阳，阳主轻清而升，故肺居上部，病则其气膹满奔迫，不能上升；至于手足痿弱，不能收持，由肺金本燥，燥之为病，血液衰少，不能营养百骸故也。《经》曰：手指得血而能摄，掌得血而能握，足得血而能步。故秋金旺则雾气蒙郁，而草木萎落，病之象也。萎，犹痿也。

诸寒收引，皆属肾水

收敛引急，寒之用也。故冬寒则拘缩矣。

六气为病

风　类

诸暴强直，支痛软戾，里急筋缩，皆属于风。厥阴风木乃肝胆之气也。

暴，卒也，虐害也。强，劲有力而不柔和也。直，筋劲强也。支痛，支持也，坚固支持，筋挛不柔而痛也。软戾，软，缩也；戾，乖戾也。谓筋缩里急，乖戾失常而病也。然燥金主于紧敛短缩劲切，风木为病，反见燥金之化，由亢则害承乃制也。况风能胜湿而为燥也，亦十月风，病势甚而成筋缓者，燥之甚也。故诸风甚者，皆兼于燥。

热　类

诸病喘，呕，吐酸，暴注，下迫，转筋，小便浑浊，腹胀大鼓之如鼓，痈疽，疡，疹，瘤气，结核，吐下霍乱，瞀郁，肿胀，鼻窒，鼽，衄，血溢，血泄，淋，闷，身热恶寒，战栗，惊，惑，悲，笑，谵，妄，衄衊血汗，皆属于热。手少阴君火之热乃真心，小肠之气也。

喘

火气甚为夏热，衰为冬寒。故病寒则气衰而息微，病热则气甚而息粗。又寒水为阴，主乎迟缓；热火为阳，主乎急数。故寒则息迟气微，热则息数气粗而为喘也。

呕

胃膈热甚则为呕，火气炎上之象也。

吐酸

酸者，肝木之味也，由火盛制金，不能平木，则肝木自甚，故为酸也。如饮食热则易于酸矣。或言吐酸为寒者，误也。又如酒之味苦而性热，能养心火，故饮之则令人色赤气粗，脉洪大而数，语涩谵妄，歌唱悲笑，喜怒如狂，冒昧健忘，烦渴，呕吐，皆热证也。其吐必酸，为热明矣。况热则五味皆厚，《经》曰：在地为化，化生五味。皆属土也。然土旺胜水，不能制火，则火化自甚，故五味热食，则味皆厚也。是以肝热则口酸，心热则口苦，脾热则口甘，肺热则口辛，肾热则口咸。或口淡者，胃热也。胃属土，土为万物之母，故胃为一身之本，淡为五味之本。然则吐酸岂为寒者欤？所以妄言为寒者，但谓多伤生硬粘滑，或伤冷物，而喜噫醋吞酸，故俗医主于温和脾胃。岂知《经》言：人之伤于寒也，则为病热。盖寒伤皮毛，则腠理闭密，阳气怫郁，不能通畅，则为热也。故伤寒身表热者，热在表也。宜以麻黄汤类甘辛热药发散，以使腠理开通，汗泄热退而愈也。凡内伤冷物者，或即阴胜阳而为病寒者；或寒热相击，而致肠胃阳气怫郁而为热者；亦有内伤冷物，而反病热，得大汗热泄身凉而愈也。或微而不为他病，止为中酸，俗谓之醋心是也，法宜温药散之，亦犹解表之义，以使肠胃结滞开通，怫热散而和也。若久喜酸而不已，则不宜温之，宜以寒药下之，后以凉药调之，结散热去则气和也。所以中酸不宜食粘滑油腻者，是谓能令阳气壅塞，郁结不通畅也。如饮食在器，覆盖，热而自酸也。宜餐粝食蔬菜，能令气之通利也。

暴注

卒暴注泄也。肠胃热甚，而传化失常，火性疾速，故如是也。

下迫

后重里急，窘迫急痛也。火性急速，而能燥物故也。

转筋

《经》云：转反戾也。热气燥烁于筋，则挛瘛而痛，火主燔灼，燥动故也。或以为寒客于筋者，误也。盖寒虽主于收引，然止为厥逆禁固，屈伸不便，安得为转筋也。所谓转者，动也。阳动阴静，热证明矣。夫转筋者，多因热甚、霍乱吐泻所致。以脾胃土衰，则肝木自甚，而热燥于筋，故转筋也。大法渴则为热。凡霍乱转筋而不渴者，未之有也。或不因吐泻，但外冒于寒，而腠理闭密，阳气郁结，怫热内作，热燥于筋，则转筋也。故诸转筋，以汤渍之，而使腠理开泄，阳气散则愈也。因汤渍而愈，故俗反疑为寒也。

小便浑浊

天气热则水浑浊，寒则清洁。水体清而火体浊故也。又如清水为汤，则自然浊也。

腹胀大，鼓之如鼓

气为阳，阳为热，气甚则如是也。

痈

浅而大也。《经》曰：热胜血，则为痈脓也。

疽

深而恶也。

疡

有头小疮也。

疹

浮小瘾疹也。

瘤气、赤瘤、丹熛

热胜气也，火之色也。

结核

火气热甚，则郁结，坚硬如果中核，不必溃发，但令热气散，则自消也。

吐下霍乱

三焦为水谷传化之道路，热气甚则传化失常，而吐泻霍乱，火性燥动故也。或云：热无吐泻，止是停寒者，误也。大法吐泻烦渴为热，不渴为寒。或热吐泻，始得之亦有不渴者，若不止则亡液，而后必渴。或寒本不渴，若亡津液过多，则亦燥而渴也。但寒者脉当沉细而迟，热者脉当实大而数。或损气亡液过极，则脉亦不能实数，而反弱缓，虽尔，亦为热矣。又曰：泻白为寒；青黄红赤黑，皆为热也。盖泻白者，肺之色也，由寒水甚而制火，不能平金，则肺金自甚，故色白也。如浊水凝冰，则自然清莹而明白。利色青者，肝木之色也，由火甚制金，不能平木，则肝木自甚，故色青也。或言利色青为寒者，误也。仲景法曰：少阴病下利清水，色纯青者，热在里也，大承气汤下之。及夫小儿热甚，急惊，利色多青，为热明矣。利色黄者，由火甚则水必衰，而脾土自旺，故色黄也。利色红为热者，心火之色也。或赤者，热深甚也。至若利色黑，亦言为热者，由火热过极，则反兼水化制之，故色黑也。如伤寒阳明病，热极则日晡潮热，甚则不识人，循衣摸床，独语如见鬼状，法当大承气汤下之。大便不黑者易治，黑者难治，诸痢同法。

然辨痢色以明寒热者，更当审其饮食药物之色。如小儿病热，吐利霍乱，其乳未及消化，而痢尚白者，不可便言为寒，当以脉证别之。大法泻痢小便清白不涩为寒，赤涩者为热。又完谷不化而色不变，吐利腥秽，澄澈清冷，小便清白不涩，身凉不渴，脉迟细而微者，寒证也；谷虽不化，而色变非白，烦渴，小便赤黄而或涩者，热证也。凡谷消化者，无问色及他证，便为热也。寒泄而谷消化者，未之有也。由寒则不能消化谷也。或火主疾速而热甚，则传化失常，谷不能化而飧泄者，亦有之矣。仲景曰，邪热不杀谷。然热得于湿，则飧泄也。或言下痢白为寒，误也。若果为寒，则不能消谷，何由反化为脓也？所谓下痢谷反为脓血，如世之谷肉果菜，湿热甚，则自然腐烂溃发，化为污水。故食于腹中，感人湿热邪气，则自然溃发，化为脓血也。其热为赤，热属心火故也；其湿为黄，湿属脾土故也；燥郁为白，属肺金也。《经》曰：诸气膹郁，皆属于肺。谓燥金之化也。王冰曰：郁谓奔迫，气之为用，金气同之。然诸泻痢皆兼于湿，今反言气燥者，谓湿热甚于肠胃之内，而肠胃怫热郁结，而又湿主乎痞以致气液不得宣通，因以成肠胃之燥，使烦渴不止也。假如下痢赤白，俗言寒热相兼，其说犹误。岂知水火阴阳寒热者，犹权衡也，一高则必一下，一盛则必一衰，岂能寒热俱甚于肠胃，而同为痢乎？如热生疮疡，而出白脓者，岂可以白为寒欤？由其在皮肤之分，属肺金，故色白也；次在血脉之分，属心火，故为血疖也；在肌肉，属脾土，故作黄脓；在筋部，属肝木，故其脓色带苍；深至骨，属肾水，故紫黑血出也。各随五脏之部而见五色，是谓标也；本则一出于热，但分浅深而已。大法下迫窘痛，后重里急，小便赤涩，皆属燥热，而下痢白者，必多有之，然则为热明矣。或曰：白痢既为热病，何故服辛热之药，亦有愈者耶？盖辛热之药，能开发肠胃郁结，使气液宣通，流湿润燥，气和而已。然病微者可愈，甚者郁结不开，其病转加而死矣。凡治热甚吐泻亦然。夫治诸痢者，莫若以辛苦寒药治之，或微加辛热佐之则可。盖辛热能发散开通郁结，苦能燥湿，寒能胜热，使气宣平而已。如钱氏香连丸之类是也。故治诸痢者，黄连、黄柏为君，以至苦大寒，正主湿热之病，乃若世传辛热金石毒药，治诸吐泻下利，或有愈者，以其善开郁结故也。然虽亦有验者，或不中效，反更加害。凡用大毒之药，必是善药不能取效，不得已而用之可也。幸有善药，虽不能取效，但有益而无损者，何必用大毒之药，而谩劳巇崄也。《经》曰：宁小与其大，宁善与其毒。此之谓也。

至如带下之理，犹诸痢也。但分经络与标之殊，病之本气则一。举世皆言白带下为寒者，误矣。所谓带下者，任脉之病也。《经》曰：任脉者，起于中极之下，以上毛际循腹里，上关元至咽喉，上颐，循面，入目络舌。任脉自胞上过带脉，贯脐而上，然其病所发，正在过带脉之分，而淋沥以下，故曰带下也。赤白与下痢义同，而无寒者也。大法头目昏眩，口苦舌干，咽嗌不利，小便赤涩，大便秘滞，脉实而数者，皆热证也。凡带下者，亦多有之，果为病寒，岂能若此？《经》曰：亢则害，承乃制。谓亢过极，则反兼胜己之化，制其甚也。如以火炼金，热极则反为水。又如六月热极，则物反出液而湿润，林木流津。故肝热甚则出泣，心热甚则出汗，脾热甚则出涎，肺热甚则出涕，肾热甚则出唾。亦犹煎汤，热甚则沸溢，及热气薰蒸于物，而生津者也。故下部任脉湿热甚者，津液涌溢而为带下也。且见俗医治白带下者，但依近世方论，而用辛热之药，病之微者，虽或误中，能令郁结开通，气液宣行，流湿润燥，热散气和而愈；其或势甚而郁结不能开通者，旧病转加，热证新起，以至于死，终无所悟。曷若以辛苦寒药，按法治之，使微者、甚者，皆得郁结开通，湿去燥除，热散气和而愈，无不中其病，而免加其害。

且如一切怫热郁结者，不必止以辛甘热药能开发也，如石膏、滑石、甘草、葱、豉之类寒药，皆能开发郁结。以其本热，故得寒则散也。夫辛甘热药，皆能发散者，以力强开冲也。然发之不开者，病热转加也。如桂枝麻黄类辛甘热药，攻表不中病者，其热转甚也。是故善用之者，须加寒药，不然则恐热甚发黄，惊狂或出矣。如表热当发汗者，用辛甘热药，苟不中其病，尚能加害，况里热郁结，不当发汗，而误以热药发之不开者乎？又如伤寒表热怫郁，燥而无汗，发令汗出者，非谓辛甘热药属阳，能令汗出也，由怫热郁结开通，则热蒸而自汗出也。不然则平人表无怫热者服之，安有如斯汗出也！其或伤寒日深，表热入里，而误以辛甘热药汗之者，不惟汗不能出，而又热病转加，古人以为当死者也。又如表热服石膏、知母、甘草、滑石、葱、豉之类寒药，汗出而解者；及热病半在表半在里，服小柴胡汤寒药，能令汗而愈者；热甚服大柴胡汤下之，更甚者，小承气汤、调胃承气汤、大承气汤下之；发黄者，茵陈蒿汤下之；结胸者，陷胸汤、丸下之，此皆大寒之利药也，反能中病以令汗出而愈。然而中外怫热郁结，燥而无汗，岂但由辛甘热药为阳，而能开发汗出也。况或病微者，不治自然作汗而愈者也。所以能令作汗之由者，但怫热郁结，复得开通，则热蒸而作汗也。凡治上下中外一切怫热郁结者，法当仿此，随其浅深，察其微甚，适其所宜而治之，慎不可悉如发表，但以辛甘热药而已。

大抵人既有形，不能无病，有生不能无死，然而病者，当按法治之。其有病已危极，未能取效者，或已衰老，而真气倾竭，不能扶救而死者，此则非医者之过也。若阴阳不审，标本不明，误投汤药，实实虚虚而致死者，谁之过欤？且如酒之味苦而性热，能养心火，久饮之，则肠胃怫热郁结，而气液不能宣通，令人心腹痞满，不能多食，谷气内发，而不能宣通于肠胃之外，故喜噫而或下气也，腹空水谷衰少，则阳气自甚，而又洗漱劳动，兼汤渍之，则阳气转甚，故多呕而或昏眩也，俗云酒隔病耳。夫表里怫热郁结者，得暖则稍得开通而愈，得寒则转闭而病加，由是喜暖而恶寒。今酒隔者，若饮冷酒，或酒不佳，或不喜而强饮者，肠胃郁结转闭，而满闷不能下也。或至饮兴者，或热饮醇酒者，或喜饮者，能令郁结开通，善多饮也，因而过醉，则阳气益甚，而阴气转衰，酒力散，则郁结转甚而病加矣。夫中酒热毒，反热饮以复投者，令郁结得开，而气液皆复得宣通也。凡酒病者，必须续续饮之，不然则病甚，不能饮，郁结不得开故也。凡郁结甚者，转恶寒而喜暖，所谓亢则害，承乃制，而阳极反似阴者也。俗未明之，因而妄谓寒病，误以热药攻之，或微者郁结开通而不再结，气和而愈也；甚者稍得开通，而药力尽则郁结转甚也。其减即微，其加即甚。俗无所悟，但云药至即稍减，药去即病加。惟恨药小，未能痊除，因而志心服之，以至怫热太甚，则中满腹胀而䐜肿也。若小便涩而湿热内甚者，故发黄也。犹物湿热者，蒸之而发黄也。世俗多用巴豆大毒热药，以治酒隔者，以其辛热，能开发肠胃之郁结也。微者结散而愈，甚者郁结不开，怫热转甚而病加也。恨其满闷，故多服以利之，或得结滞开通而愈者，以其大毒性热。然虽郁结得开，奈亡血液、损其阴气，故或续后怫热再结，而病转甚者也。因思得利时愈，而复利之，如前之说，以利三五次间，则阴气衰残，阳热太甚，而大小便赤涩发黄，腹胀肿满也。或湿热内甚，而时复濡泄也。

或但伤饮食，而怫热郁结，亦如酒病，转成水肿者不为少矣。终不知怫热内作，则脉必沉数而实，法当辛苦寒药治之，结散热退，气和而已。或热甚郁结不能开通者，法当辛苦寒药下之，热退结散，而无郁结也。所谓结者，怫郁而气液不能宣通也，非谓大便之结硬耳。或云：水肿者，由脾土衰虚，而不能制其肾水，则水气妄行，而脾主四支，故水气游走四支，身面俱肿者，似是而实非也。夫治水肿腹胀，以辛苦寒药为君，而大利其大小便也。《经》曰：中满者，治之于内。然则岂为脾土之虚也？此说正与《素问》相反。《经》曰：诸湿肿满，皆属脾土。又云：太阴所主胕肿。又云：胜湿则濡泄，甚则水闭胕肿。皆所谓太阴脾土湿气之实甚也。又《经》曰：诸腹胀大，皆属于热。又云：诸胕肿，疼酸惊骇，皆属于火。又曰：热胜则胕肿。皆所谓心火实热，而安得言脾虚不能制肾水之实甚乎？故诸水肿者，湿热之相兼也。如六月湿热太甚，而庶物隆盛，水肿之象，明可见矣。故古人制以辛苦寒药治之，盖以辛散结，而苦燥湿，以寒除热而随其利，湿去结散，热退气和而已。所以妄谓脾虚不能制其肾水者，但谓数下致之，又多水液故也。岂知巴豆热毒，耗损肾水阴气，则心火及脾土自甚，湿热相搏，则怫郁痞隔，小便不利而水肿也。更宜下之者，以其辛苦寒药，能除湿热怫郁痞隔故也。亦由伤寒下之太早，而热入以成结胸者，更宜陷胸汤、丸寒药下之。又如伤寒误用巴豆热毒下之，而热势转甚，更宜调胃承气汤，寒药下之者也。若夫世传银粉之药，以治水肿而愈者，以其善开怫郁痞隔故也，慎不可过度而加害尔。况银粉亦能伤牙齿者，谓毒气感于肠胃，而精神气血水谷不能胜其毒，故毒气循经上行，而至齿龈嫩薄之分，则为害也。上下齿缝者，手足阳明肠胃之经也。凡用此药，先当固济尔。或云阴水遍身，而又恶寒，止是寒者，非也。《经》言：少阴所至为惊惑恶寒战栗，悲笑谵妄，谓少阴君火热气之至也。详见下文恶寒战栗论中。

瞀

昏也。热气甚则浊乱昏昧也。

郁

怫郁也。结滞壅塞，而气不通畅。所谓热甚则腠理闭密而郁结也，如火炼物，热极相合，而不能相离，故热郁则闭塞而不通畅也。然寒水主于闭藏，而今反属热者，谓火热亢极，则反兼水化制之故也。

肿胀

热胜于内，则气郁而为肿也。阳热气甚，则腹胀也。火主长而茂，形貌彰显，升明舒荣，皆肿胀之象也。

鼻窒

窒，塞也。火主膜膹肿胀，故热客阳明，而鼻中膜胀则窒塞也。或谓寒主闭藏，妄以鼻窒为寒者，误也。盖阳气甚于上，而侧卧则上窍通利，而下窍闭塞者，谓阳明之脉左右相交，而左脉注于右窍，右脉注于左窍，故风热郁结，病偏于左，则右窍反塞之类也。俗不知阳明之脉左右相交，注于鼻孔，但见侧卧则上窍通利，下窍窒塞，反疑为寒尔。所以否泰之道者，象其肺金之盈缩也。

鼽

鼽者，鼻出清涕也。夫五行之理，微则当其本化，甚则兼有鬼贼。故《经》曰：亢则害，承乃制也。《易》曰：燥万物者，莫叹乎火。以火炼金，热极而反化为水，及身热极，则反汗出也。水体柔顺，而寒极则反冰如地也。土主湿、阴云、雨而安静，土湿过极，则反为骤注、烈风、雨阴溃也。木主温和而生荣，风大则反凉而毁折也。金主清凉，秋凉极而万物反燥也。皆所谓过极则反兼鬼贼之化，制其甚也。由是肝热甚则出泣，心热甚则出汗，脾热甚则出涎，肺热甚则出涕，肾热甚则出唾也。《经》曰：鼻热者，出浊涕。凡痰、涎、涕、唾稠浊者，火热极甚，销烁致之然也。或言鼽为肺寒者，误也。彼但见鼽、嚏、鼻窒，冒寒则甚，遂以为然，岂知寒伤皮毛则腠理闭密，热极怫郁，而病愈甚也。

衄

衄者，阳热怫郁，干于足阳明，而上热甚，则血妄行为鼻衄也。

血溢

血溢者，上出也。心养于血，故热甚则血有余而妄行。或谓呕吐紫凝血为寒者，误也。此非冷凝，由热甚销铄以为稠浊，而热甚则水化制之，故赤兼黑而为紫也。

血泄

热客下焦，而大小便血也。

淋

小便涩痛也。热客膀胱，郁结不能渗泄故也。或曰：小便涩而不通者为热，遗尿不禁者为冷。岂知热甚客于肾部，干于足厥阴之经。廷孔郁结极甚，而气血不能宣通，则痿痹，而神无所用，故液渗入膀胱而旋溺遗失，不能收禁也。《经》曰：目得血而能视，耳得血而能听，手得血而能摄，掌得血而能握，足得血而能步，脏得血而能液，腑得血而能气。夫血随气运，气血宣行，则其中有神自清利，而应机能为用矣。又曰：血气者人之神，不可不谨养也。故诸所运用，时习之则气血通利，而能为用，闭壅之则气血行微，而其道不得通利，故劣弱也。若病热极甚则郁结，而气血不能宣通，神无所用，而不遂其机，随其郁结之微甚，有不用之大小焉。是故目郁则不能视色，耳郁则不能听声，鼻郁则不能闻香臭，舌郁则不能知味。至如筋痿骨痹，诸所出不能为用，皆热甚郁结之所致也。故仲景论少阴病热极曰：溲便遗失、狂言，目反直视者，肾先绝也。《灵枢经》曰：肾主二阴。然水衰虚而怫热客其部分，二阴郁结则痿痹，而神无所用，故溲便遗失，而不能禁止，然则热证明矣。是故世传方论，虽曰冷淋，复用榆皮、黄芩、蘧麦、茯苓、通草、鸡苏、郁李仁、栀子之类寒药，治之而已。其说虽妄，其方乃是。由不明气运变化之机，宜乎认是而为非也。或谓患淋而服茴香、益智、滑石、醇酒温药而愈者，然则非冷欤？殊不知此皆利小便之要药也。盖醇酒、益智之性虽热，而茴香之性温，滑石之性寒，所以能开发郁结，使气液宣通，热散而愈也。

闷

俗作秘，大便涩滞也。热耗其液，则粪坚结，而大肠燥涩紧敛故也。谓之风热结者，谓火甚制金，不能平木，则肝木自旺故也。或大便溏而闷者，燥热在于肠胃之外，而湿热在内故也。义同泄痢后重之义，见下迫论中。

身热恶寒

此热在表也。邪热在表而浅，邪畏其正，故病热而反恶寒也。或言恶寒为寒在表，或言身热恶寒为热在皮肤，寒在骨髓者，皆误也。仲景法曰：无阳病寒，不可发汗。又言：身热恶寒，麻黄汤汗之。汗泄热去，身凉即愈。然则岂有寒者欤？又如热生痈肿疮疡而恶寒者，亦由邪热在于表也。虽尔，不可汗之。故仲景曰：患疮者汗之则作痉。大法烦躁多渴，欲寒恶热，为病热也。亦有亢则害，承乃制之，则病热甚而反觉其冷者也。虽觉其冷，而病为热，实非寒也。其病热郁甚，而反恶寒，得寒转甚，而得暖少愈者，谓暖则腠理疏通，而阳气得散，怫热少退，故少愈也。其寒则腠理闭密，阳气怫郁，而热转甚，故病加尔。上下中外，周身皆然。俗因之妄谓寒病，误以热药投之，为害多矣。假令或因热药以使怫热稍散而少愈者，药力尽则病反甚也。其减则微，其加则甚。俗无所悟，但云服之而获效，力尽而病加，因而加志服之，由是诸热病皆生矣。阳热发则郁甚于上，故多目昏眩、耳聋鸣上壅癫疾。上热甚而下热微，俗辈复云肾水衰弱，不能制心火，妄云虚热也。抑不知养水泻火，则宜以寒，反以热药欲养肾水，而令胜退心火，因而成祸不为少矣。可不慎欤？

战栗

动摇，火之象也。阳动阴静，而水火相反，故厥逆禁固，屈伸不便，为病寒也。栗者，寒冷也。或言寒战为脾寒者，未明变化之道也。此由心火热甚，亢极而战，反兼水化制之，故寒栗也。然寒栗者，由火甚似水，实非兼有寒气也。故以大承气汤下之，多有燥粪，下后热退，则战栗愈矣。或平人冒极寒而战栗者，由寒主闭藏，而阳气不能散越，则怫热内作故也。如冬寒而地中反暖也。

或云：冬阳在内，而阴在外，故地上寒而地中暖，夏则反此者，乃真理也。假令冬至为地阴极，而生阳上升，至夏则阳在上而阴在地中者，当地上热而地中寒可也。奈何夏至为天阳极，而生阴下降，至冬则入地反暖，地上反寒欤。或曰：冬后阳升而出，则阴降而入；夏后阳降而入，则阴升而出者，乃妄意也。如冬至子正一阳生，而得其复䷗《易》地雷复卦，至于巳则阴绝而六阳备，是故得其纯乾䷀八纯乾；夏至午正则一阴生，而得姤䷫天风姤，至于亥则阳绝，而六阴备，是故得其纯坤䷁八纯坤，至于冬至则阳复也。然子后面南，午后面北视卦之爻。则子后阳升午后阴降明矣。安得反言冬后阴降，而夏后阳降耶？

所谓四时天气者，皆随运气之兴衰也。然岁中五运之气者，风、暑、燥、湿、寒，各主七十三日五刻，合为期岁也。岁中六部之主位者，自大寒至春分属木，故温和而多风也；春分至小满属君火，故暄暖也；小满至大暑属相火，故炎热也；大暑至秋分属土，故多湿阴云雨也；秋分至小雪属金，故凉而物燥也；小雪至大寒属水，故寒冷也。然则岂由阴阳升降于地之内外乎？

其地中寒燠者，《经》言：火热主于出行，寒水主于闭藏。故天气热，则地气通泄而出行，故地中寒也，犹人汗出之后体凉；天气寒，则地凝冻而闭寒，气难通泄，故怫郁而地中暖也。《经》言：人之伤于寒也，则为病热。又如水本寒，寒极则水冰如地，而冰下之水反不寒也。冰厚则水温，即闭藏之道也。或大雪加冰闭藏之甚，则水大温，而鱼乃死矣。故子正一阳生，而至于正月寅，则三阳生，而得其泰䷊地天泰。泰者，通利而非否塞也。午正一阴生，而至于七月申，则三阴生而得否䷋天地否。否者，否塞而非通泰也。然而否极则泰，泰极则否。故六月泰极，则地中至寒；十二月否极，则地中至暖。然则地中寒燠，明可是焉。故知人之冒于寒，而内为热者，亦有之矣。

或问曰：人冬阳在内而热，夏阴在内而寒者，何也？答曰：俗已误之久矣！夫一身之气，皆随四时五运六气兴衰，而无相反矣。适其脉候，明可知也。如夏月心火生而热，则其脉滑数洪大而长，烦热多渴，岂为寒也？余候皆然。

或平人极恐而战栗者，由恐为肾志，其志过度，则劳伤本脏，故恐则伤肾，肾水衰则心火自甚，而为战栗也。又如酒苦性热，养于心火，故饮之过多，则心火热甚，而为战栗，俗谓之“酒禁”也。

《经》曰：阳并于阴，阴则实，而阳明虚，阳虚故寒栗而鼓颔也。注曰：阳并于阴，言阳气入于阴分也。阳明，胃脉也，故不足则恶寒战栗而鼓颔振动也。然阳明经络在表，而主于肌肉，而气并于里，故言阳明虚也。又《经》曰：夫疟之始发也，阳气并于阴，当是时阳虚阴实，而外无阳气，故先寒栗也。阴气逆极，则阳复出之，阳与阴复并于外，则阴虚而阳实，故先热而渴。然阴气逆极，则复出之阳者，是言阳为表，而里为阴也。其气复出，而并之于表，非谓阴寒之气出之于表，而反为阳热也。又《经》曰：夫疟气者，并于阳则阳胜，并于阴则阴胜。阴胜则寒，阳胜则热。然气并于阳而在于表，故言阳胜；气并于阴而在于里，故言阴胜。此乃表里阴阳之虚实，非寒热阴阳之胜负，但阳气之出入耳。如伤寒病日深，表证已罢，而热入于里，若欲作大汗，则阳气必须出之于外，郁极乃发，而阳热大作于里，亢则害，承乃制，故为战栗。而后阳气出之于表，则蒸热作而腠理开，大汗泄而病气已矣。或战栗无汗而愈者，必因发汗吐下亡津液过多，则不能作汗，但热退气和而愈。或不战栗而汗解者，虽因日深表热不罢，内外俱热，阳不并阴，而外气不衰，里无亢极，故无害承乃制，则无战栗也。或不战栗而亦无汗愈者，阳不并阴，而无液虚损故也。故诸战栗者，表之阳气与邪热并甚于里，热极而水化制之，故寒栗也。虽尔，为热极于里，乃火极而似水化也。

惊

心卒动而不宁也。火主乎动，故心火热甚也。虽尔，止为热极于里，乃火极似水则喜惊也。反兼肾水之恐者，亢则害，承乃制故也，所谓恐则喜惊者，恐则伤肾而水衰，心火自甚，故喜惊也。

惑

疑惑，犹豫，浊乱而志不一也。象火参差而惑乱，故火实则水衰，失志而惑乱也，志者，肾水之神也。

悲

金肺之志也。金本燥，能令燥者火也。心火主于热，喜痛，故悲痛苦恼者，心神烦热躁乱，而非清净也。所以悲哭而五液俱出者，火热亢极，而反兼水化制之故也。夫五脏者，肝、心、脾、肺、肾也。五脏之志者，怒、喜、悲、思、恐也。悲一作忧。若志过度则劳，劳则伤本脏。凡五志所伤皆热也。如六欲者，眼、耳、鼻、舌，身、意也。七情者，喜、怒、哀、惧、爱、恶、欲一作好、爱、恶。情之所伤则皆属火热。所谓阳动阴静，故形神劳则躁不宁，静则清平也。是故上善若水，下愚如火。先圣曰：六欲七情，为道之患，属火故也。如中风偏枯者，由心火暴甚，而水衰不能制之，则火能克金，金不能克木，则肝木自甚，而兼于火热，则卒暴僵仆，多因五志七情过度，而卒病也。又如酒醉而热，则五志七情竞起，故《经》曰：战栗、惊惑、悲笑、谵妄歌唱，骂詈癫狂，皆为热也。故热甚癫狂者，皆此证也。

笑

蕃茂、鲜淑、舒荣、彰显，火之化也。故喜为心火之志也。喜极而笑者，犹燔烁火喜而鸣，笑之象也。故病笑者，火之甚也。或心本不喜，因侮戏而笑者，俗谓之冷笑。涉人非道而伐之，使惭然失志，由是违已心则喜笑。或以轻手扰人颈腋腹胁股腘足趺令人痒而笑者，由动乱扰挠，火之用也；静顺清谧，水之化也。皮肤彰显之分，属于火也；嫩薄隐藏之分，属水也。以火用扰其水分，使人惭然失志而痒，则水衰火旺，而为笑也。以手自扰而不笑者，不羞不痒故也。然羞惭而痒者，心火之化也。人失信志则羞惭者，水衰火实故也。志与信者，肾水之化也。但痒而不羞，羞而不痒，皆不能为笑者，化微不能变动故也。

谵

多言也，言为心声，犹火燔而鸣，故心火热则多言，犹醉而心热，故多言也。或寐而多言者，俗云睡语，热之微也。若热甚则虽睡寤而神昏不清，则谵妄也。自汗、惊悸、咬牙皆然。所谓寐则荣卫不能宣行于外，而气郁于内，是故里热发也。夫上善若水，下愚如火。故六欲七情，上善远之，而下愚迁之，其梦中喜、怒、哀、惧、好、恶、爱之七情，非分而过，其不可胜者，寐则内热郁甚故也。凡人梦者，乃俗云梦中之梦，离道愈远；梦之觉者，尚为道之梦也。故成道是为大觉，则六欲七情，莫能干也。古人言：梦者神迷也。病热而能迁七情者，水衰道远故也。

妄

虚妄也。火为阳，故外清明而内浊昧。其主动乱，故心火热甚则肾水衰，而志不精一，虚妄见闻，而自为问答，则神志失常，如见鬼神也。或以鬼神为阴，而见之则为阴极脱阳，而无阳气者，妄意之言也。

衄衊血汙

血出也。汙者浊也，心火热极则血有余，热气上甚则为血溢，热势亢极，则燥而汙浊，害承乃制，则色兼黑而为紫也。

湿 类

诸痉强直，积饮，痞，隔，中满，霍乱吐下，体重，胕肿肉如泥，按之不起，皆属于湿。足太阴湿主乃脾胃之气也。

诸痉强直

筋劲强直而不柔和也。土主安静故也。阴痉曰柔痉，阳痉曰刚痉。亢则害，承乃制，故湿过极，则反兼风化制之。然兼化者虚象，而实非风也。

积饮

留饮积蓄而不散也。水得燥则消散，得湿则不消以为积饮也，土湿主否故也。

痞

与否同，不通泰也，谓精神荣卫，血气津液出入流行之纹理闭密而为痞也。

隔

阻滞也，谓肠胃隔绝，而传化失其常也。

中满

湿为积饮痞隔，而土主形体，位在中央，故中满也。

霍乱吐下

湿为留饮痞隔，而传化失常，故甚则霍乱吐泻也。

体重

轻清为天，重浊为地，故土湿为病，则体重宜也。

胕肿肉如泥，按之不起

泥之象也。土过湿则为泥。湿为病也，积饮、痞、隔、中满、霍乱吐下、体重，故甚则胕肿矣。

火　类

诸热瞀瘛，暴喑，冒昧，躁扰，狂越，骂詈，惊骇，胕肿，疼酸，气逆冲上，禁栗如丧神守，嚏、呕、疮，疡、喉痹、耳鸣及聋，呕涌溢食不下，目昧不明，暴注，瞤瘛，暴病暴死，皆属于火。少阳相火之热乃心包络、三焦之气也。

瞀

昏也。如酒醉而心火热甚，则神浊昧而瞀昏也。

瘛

动也。惕跳动瘛，火之体也。

暴喑

猝痖也。金肺主声，故五行惟金响，金应于乾，乾为天，天为阳、为健、为动。金本燥，为涸、为收、为敛、为劲切、为刚洁。故诸能鸣者，无越此也。凡诸发语声者，由其形气之鼓击也。鼓击者，乃健动之用也。所谓物寒则能鸣者，水实制火，火不克金也。其或火旺水衰，热乘金肺，而神浊气郁，则暴喑无声也。故《经》言：内夺而厥，则为喑俳，此肾虚也。俳者，废也。

冒昧

非触冒，乃昏冒也，昧，昏暗也。气热则神浊冒昧，火之体也。

躁扰

躁动烦热，扰乱而不宁，火之体也。热甚于外，则支体躁扰；热甚于内，则神志躁动，返复癫倒，懊侬烦心，不得眠也。或云呕哕，而为胃冷，心烦疼者，非也。故烦心，心痛，腹空热而发，得食热退而减也。或逆气动躁者，俗谓咽喉，由水衰火旺，而犹火之动也。故心胸躁动，谓之怔忡，俗云“心忪”，皆为热也。

狂越

狂者，狂乱而无正定也。越者，乖越礼法而失常也。夫外清而内浊，动乱参差，火之体也；静顺清朗，准则信平，水之体也。由是肾水主志，而水火相反，故心火旺则肾水衰，乃失志而狂越也。或云：重阳者狂，重阴者癫。则《素问》之说不同也。《经》注曰：多喜为癫，多怒为狂。然喜为心志，故心热甚则多喜，而为癫也；怒为肝志，火实制金，不能平木，故肝实则多怒，而为狂也。况五志所发皆为热，故狂者五志间发，但怒多尔，凡热于中，则多干阳明胃经也。《经》曰：阳明之厥，则癫疾欲走，腹满不得卧，面赤而热，妄言。又曰：阳明病洒洒振寒，善伸数欠，或恶人与火，闻木音则惕然而惊，心欲动，独闭户牖而处，欲上高而歌，弃衣而走，贲响腹胀，骂詈不避亲疏。又《经》曰：热中消中，皆富贵人也。今禁膏粱，是不合其心，禁芳草、石药，是病不愈，愿闻其说。岐伯曰：芳草之气美，石药之气悍，二者其气急疾坚劲，故非缓心和人，不可服此二者，夫热气慓悍，药气亦然，二者相遇，恐内伤脾。注曰：膏，谓油腻肥脂也。粱，粮米也。芳草，谓芳美之味也，芳香美也。悍，利也。坚，固也。劲，硬也。慓，疾也。盖服膏粱芳草石药，则热气坚劲疾利，而为热中消中，发为癫狂之疾，夫岂癫为重阴者欤！

骂詈

言为心之声也。骂詈，言之恶也。夫水数一，道近而善；火数二，道远而恶。水者，内清明而外不彰，器之方员，物之气味，五臭五色，从而不违，静顺信平，润下而善利万物，涤洗浊秽以为清静，故上善若水。水火相反，则下愚如火也。火者，外明耀而内烦浊，燔焫万物，为赤为热，为苦为焦，以从其己，躁乱参差，炎上而烈，害万物，熏燎鲜明，以为昏昧。水生于金，而复润母燥；火生于木，而反害母形。故《易》曰：润万物者，莫润乎水。又言：离火为戈兵。故火上有水制之，则为既济；水在火下，不能制火，为未济也。是知水善火恶。而今病阳盛阴虚，则水弱火强，制金不能平木，而善去恶发，骂詈不避亲疏。喜笑恚怒而狂，本火热之所生也，平人怒骂亦同。或本心喜而无怒，以为戏弄之骂，亦心火之用也。故怒骂者，亦兼心喜骂于人也，怒而恶发可嗔者，内心喜欲怒于人也。

惊骇

骇，惊愕也。君火义同。

胕肿

热胜肉，而阳气郁滞故也。

疼痠

酸疼也。由火实制金，不能平木，木旺而为兼化，故言酸疼也。

气逆冲上

火气炎上故也。

禁栗如丧神守

栗，战栗也。禁，冷也。又义见君火化中。禁俗作噤。如丧神守者，神能御形，而反禁栗，则如丧失保守形体之神也。

嚏

鼻中因痒而气喷作于声也。鼻为肺窍，痒为火化，心火邪热，干于阳明，发于鼻而痒，则嚏也。或故以物扰之，痒而嚏者，扰痒属火故也。或视日而嚏者，由目为五脏神华，太阳真火，晃耀于目，则心神躁乱，而发热于上，则鼻中痒而嚏也。伤寒病再经衰而或嚏者，由火热已退，而虚热为痒，痒发鼻则嚏也。或风热上攻，头鼻壅滞，脉浮而无他证者，内药鼻中，得嚏则壅滞开通而愈也。或有痛处，因嚏而痛甚不可忍者，因嚏之气攻冲结痛，而不得通利故也。

呕、疮疡

君火化同。

喉痹

痹，不仁也，俗作闭，犹闭塞也，主肿胀，故热客上焦而咽嗌肿胀也。

耳鸣

有声，非妄闻也。耳为肾窍，交会手太阳、少阳一作阴，足厥阴、少阴、少阳之经。若水虚火实，而热气上甚，客其经络，冲于耳中则鼓其听户，随其脉气微甚而作诸音声也。《经》言：阳气上甚而跃，故耳鸣也。

聋

聋之为病，俗医率以慓悍燥烈之药制之，往往谓肾水虚冷故也。夫岂知水火之阴阳，心肾之寒热，荣卫之盛衰，犹权衡也。一上则必一下，是故高者抑之，下者举之，此平治之道也。夫心火本热，虚则寒矣；肾水本寒，衰则热矣。肾水既少，岂能反为寒病耶？《经》言：足少阴肾水虚，则腹满、身重、濡泻、疮疡流水，腰股痛发、腘腨股膝不便、烦冤、足痿、清厥、意不乐、大便难、善恐心惕、如人将捕、口苦、舌干、咽肿、上气、嗌干、及痛烦心、心痛、黄疸、肠澼下血、脊臀股内后廉痛、痿厥、嗜卧、足下热而痛。以此见肾虚为病，皆是热证。《经》又曰：有所远行劳倦，逢大热而渴，渴则阳气内伐，内伐则热舍于肾。肾者水脏也，骨热而髓虚，故发骨痿。注言：阳气内伐，谓伐腹中之阴气也。水不胜火，以热舍于肾中也。《经》又曰：骨痿者，生于大热也。又曰：肾热者，色黑而齿槁。凡色黑齿槁之人，必身瘦而耳焦也。所以然者，水虚则火实，而热亢极则害，承乃制，故反兼水之黑也。肾水衰少，不能润泽，故黑干焦槁也。齿耳属肾，故甚也。如疮疡热极无液，则肉干焦而色黑也。然则水衰为热明矣，岂可反言寒耶！

故《仙经》以息为六字之气，应于三阴三阳。脏腑之六气，实则行其本化之字泻之，衰则行其胜己之字泻之，是为杀其鬼贼也。所谓六字之气者，肝吁、心呵、相火唏、脾呼、肺呬、肾吹也。故吹去肾寒则生热，呵去心热则生寒。故曰：春不呼，夏不呬，秋不吁，冬不呵。四时常有唏，谓三焦无不足；八节不得吹，谓肾脏难得实。然以吹验之，吹去肾水寒气，则阳热暴甚，而目瞑昏眩，虚为热证明矣，岂可反言肾虚为冷，而以热药养水耶？况水少不能胜火，又服热药，宁无损欤！

《经》言：以寒治热，谓寒养水而泻火；以热治寒，谓热助火而耗水也。《经》虽或言以热治热，谓病气热甚，能与寒药交争，而寒药难下，故反热服，顺其病热。热病既消，寒性乃发，则病热除愈。如承气汤，寒药反以热服之类是也。伤寒同法。《经》曰：寒因热用，热因寒用。亦是治热类也。故治病之道，泻实补衰，平而已矣。或谓病热为火实水虚，反言肾虚为冷，心迷正理，不敢用对证寒药，误以食前服其助阳热药，欲令下部水胜，退上焦心火，食后兼服微凉之药，而退火热，岂知十益不及一损也。病本热而无寒，又得热药，则病热转甚。食后虽服大寒之药，亦难解其势之甚也，况以微凉乎？岂不详热药证中，止言治寒助热，安有养水泻火之言哉！

《经》言：五脏以平为期。及夫一法，无问五脏生克兴衰，一概言热为实，寒为虚者，通言阳气之兴衰也。假令下部寒者，谓下焦火气之虚也，故以热药补之，非助肾水之药尔，由水虚不能反为寒也。凡诸疾之所起也，不必脏腑兴衰变动，相乘而病，但秉内外诸邪所伤，即成病矣。大凡治病必求所在，病在上者治其上，病在下者治其下，中外脏腑经络皆然。病气热则除其热，寒则退其寒，六气同法。泻实补虚，除邪养正；于则守常，医之道也。岂可见病已热，而反用热药，复言养水而胜心火者，可谓道在迩而求诸远，事在易而求诸难，深可戒哉！

所以或言肾虚而下部冷者，非谓肾水虚也。所谓肾有两枚，《经》曰：七节之傍，中有小心。杨上善注《太素》曰：人之脊骨有二十一节，从下第七节之傍，左者为肾，右者为命门，命门者，小心也。《难经》言：心之原，出于太陵。然太陵穴者，属手厥阴包络相火，小心之经也。《玄珠》言刺太陵穴曰：此泻相火小心之原也。然则右肾命门为小心，乃手厥阴相火包络之脏也。《仙经》曰：

先生右肾则为男，先生左肾则为女。谓男为阳火，女为阴水故也。或言女子左肾为命门者，误也。《难经》止言右肾为命门，男子以藏精，女子以系胞。岂相反也？然右肾命门小心，为手厥阴包络之脏，故与手少阳三焦，合为表里，神脉同出，见手右尺也。二经俱是相火，相行君命，故曰命门尔。故《仙经》曰：心为君火，肾为相火。是言右肾属火，而不属水也。是以右肾火气虚，则为病寒也。君相虽为二火，论其五行之气，则一于为热也。

夫五行之理，阴中有阳，阳中有阴。孤阴不长，独阳不成。但有一物，全备五行，递相济养，是谓和平。交互克伐，是谓兴衰，变乱失常，灾害由生，是以水少火多，为阳实阴虚，而病热也；水多火少，为阴实阳虚，而病寒也。故俗以热药欲养肾水、胜退心火者，岂不误欤！

至如或因恣欲而即病，或因久而成病者，俗以为元气虚损而病寒者，皆误也。然诸所动乱劳伤，乃为阳火之化，神狂气乱，而为病热者多矣。故《经》言：消瘅热中，及夫热病，阴阳变易，房劳之病证也。所以热病未复，及大醉以不禁入房，而为祸甚速者，阳热易为暴甚故也。夫太乙天真元气，非阴非阳，非寒非热也。是以精中生气，气中生神，神能御其形也，由是精为神气之本。形体之充固，则众邪难伤，衰则诸疾易染，何止言元气虚而为寒尔？故老人之气衰，多病头目昏眩、耳鸣或聋、上气喘咳、涎唾稠粘、口苦舌干、咽嗌不利、肢体焦痿、筋脉拘倦、中外燥涩、便溺闷结，此皆阴阳实之热证也。俗悉言老弱为虚冷而无热也，纵见热证，虽云少水不胜多火，而反言肾水虚则为寒，此乃举世受误之由也。但须临时识其阴阳虚实，则无横夭之冤，慎不可妄以热药养其真气，则真气何由生也。故《西山记》曰：饵之金石，当有速亡之患。《内经》言：石药发癫狂，热甚之所生也。或欲以温药平补者，《经》言：积温成热，则变生热疾。故药物不可妄服也。夫养真气之法，饮食有节，起居有常，不妄作劳，无令损害，阴阳和平，自有益矣。《仙经》虽有服饵之说，非其人不可也。况乎齐于气味平和无毒之物。但以调其气尔。真修道者，以内事为功，外事为行，非服饵而望成于道也。故《仙经》又曰：服饵不备五味四气，而偏食之，久则脏腑偏倾，而生其病矣。然则岂可误服热药，而求其益？所谓聋者，由水衰火实，热郁于上，而使听户玄府壅塞，神气不得通泄也。其所验者，《仙经》言双手闭耳如鼓音，是谓“鸣天鼓”也。由脉气流行，而闭之于耳，气不得泄，冲鼓耳中，故闻之也。或有壅滞，则天鼓微闻。天鼓无闻，则听户玄府闭绝，而耳聋无所闻也。故一法含浸针砂酒，以磁石附耳，欲导其气令通泄也。或问曰：聋既为热，或服干蝎、生姜、附子、醇酒之类辛热之物，而或愈者，何也？答曰：欲以开发玄府，而令耳中郁滞通泄也。故《养生方》言：药中其效，则如闻百攒乐音。由阳气开冲耳中也。凡治聋者适其所宜，若热证已退，而聋不已者，当以辛热发之。三两服不愈者，则不可久服，恐热极而成他病耳！若聋有热证相兼者，宜以退风散热，凉药调之，热退结散而愈，然聋甚闭绝，亦为难矣。慎不可攻之过极，反伤正气。若非其病，不可服其药，饮食同法。当所宜者过度，则反伤正气，病已则止药，欲求不病无损而已矣。

故《经》云：大毒治病，十去其六；小毒治病，十去其七；常毒治病，十去其八；无毒治病，十去其九。谷肉果菜，食养尽之，勿令过度，反伤其正。不尽，行复如法。故曰：必先岁气，无伐天和，无实实，无虚虚，而遗人夭殃；无致邪，无失正，绝人长命。帝曰：其久病者，有气从而不康，病去而瘠，奈何？岐伯曰：昭乎哉，圣人之间也！化不可代，时不可违。夫经络以通，气血以复，复其不足，与众齐同，养之和之，静以待时，谨守其气，无使倾移，其形乃彰，生气乃长，命曰圣王。故《大要》曰：无代化，无违时，必养必和，待其来复，此之谓也。

呕涌溢食不下

火气炎上，胃膈热甚，则传化失常故也。

目昧不明

目赤肿痛，翳膜眦疡，皆为热也。及目瞑俗谓之眼黑，亦为热也。然平白目无所见者，热气郁之甚也。或言目昧为肝肾虚冷者，误也。是以妄谓肝主于目，肾主瞳子，故妄言目昧为虚而冷也。然肾水冬阴也，虚则当热；肝木春阳也，虚则当凉。肾阴肝阳，岂能同虚而为冷者欤？或通言肝肾之中，阴实阳虚，而无由目昧也。俗妄谓肝肾之气衰少，而不能至于目也。不知《经》言热甚目瞑，眼黑也，岂由寒尔！又如仲景言：伤寒病，热极则不识人，乃目盲也。《正理》曰：由热甚怫郁于目，而致之然也。

然皮肤之汗孔者，谓泄气液之孔窍也。一名气门，谓泄气之门也；一名腠理者，谓气液出行之腠道纹理也；一名鬼神门者，谓幽冥之门也；一名玄府者，谓玄微府也。然玄府者，无物不有，人之脏腑、皮毛、肌肉、筋膜、骨髓、爪牙，至于世之万物，尽皆有之，乃气出入升降之道路门户也。夫气者，形之主，神之母，三才之本，万物之元，道之变也。故元阳子解《清静经》曰：大道无形，非气不足以长养万物，由是气化则物生，气变则物易，气甚即物壮，气弱即物衰，气正即物和，气乱即物病，气绝即物死。《经》曰：出入废，则神机化灭；升降息，则气立孤危。故非出入，则无以生、长、化、收、藏，是以升降出入，无器不有。人之眼、耳、鼻、舌、身、意、神识，能为用者，皆由升降出入之通利也。有所闭塞者，不能为用也。若目无所见、耳无所闻、鼻不闻臭、舌不知味、筋痿骨痹、齿腐、毛发堕落、皮肤不仁，肠不能渗泄者，悉由热气怫郁，玄府闭密而致，气液、血脉、荣卫、精神，不能升降出入故也，各随郁结微甚，而察病之轻重也。

故知热郁于目，无所见也。故目微昏者，至近则转难辩物，由目之玄府闭小也，隔缣视物之象也。或视如蝇翼者，玄府有所闭合者也。或目昏而见黑花者，由热气甚，而发之于目，亢则害承乃制，而反出其泣，气液昧之，以其至近，故虽视而亦见如黑花也。及冲风泣而目暗者，由热甚而水化制之也。故《经》言：厥则目无所见。夫人厥则阳气并于上，阴气并于下。阳气并于上，则火独光也；

阴气并于下，则足寒，足寒则胀也，夫一水不胜五火，故目眦而盲，是以冲风泣下而不止。夫风之中于目也，阳气内守于睛，是火气燔目，故见风泣下。

暴注

卒泻。君火义同。

瞤瘛

惕跳动也。火主动，故夏热则脉洪大而长，瞤瘛之象也。况脉者，心火之所养也。

暴病暴死

火性疾速故也。斯由平日衣服饮食，安处动止，精魂神志，性情好恶，不循其宜，而失其常，久则气变兴衰而为病也。或心火暴甚，而肾水衰弱，不能制之，热气怫郁，心神昏冒，则筋骨不用，卒倒而无所知，是为僵仆也。甚则水化制火，热甚而生涎。至极则死，微则发过如故，至微者，但眩瞑而已。俗云暗风，由火甚制金不能平木，故风木自甚也。

或风热甚，而筋惕瘈疭，僵仆口出涎沫，俗云风痫病也。欲知病有兼风者，阴阳变化之道也。故阴阳相搏，刚柔相摩，五行相错，六气相荡，变而为病，则无穷矣。大法我子能制鬼脏，则己当自实，而与子同为病者，不必皆然，由乎六气阴阳同异不等故也。故《经》曰：风热火同，阳也；寒燥湿同，阴也。又燥湿小异也，然燥金虽属秋阴，而异于寒湿，故反同其风热也。故火热胜，金衰而风生，则风能胜湿，热能耗液而反燥，阳实阴虚，则风热胜于水湿，而为燥也。凡人风病，多因热甚，而风燥者，为其兼化，以热为其主也。俗云风者，言末而忘其本也。所以中风瘫痪者，非谓肝木之风实甚，而卒中之也。亦非外中于风尔。由乎将息失宜，而心火暴甚，肾水虚衰，不能制之，则阴虚阳实，而热气怫郁，心神昏冒，筋骨不用，而卒倒无所知也。多因喜、怒、思、悲、恐之五志，有所过极，而卒中者，由五志过极，皆为热甚故也。若微则但僵仆，气血流通，筋脉不挛，缓者发过如故。或热气太甚，郁结壅滞，气血不能宣通，阴气暴绝，则阳气后竭而死。俗谓中，不过尔。或即不死而偏枯者，由经络左右双行，而热甚郁结，气血不得宣通，郁极乃发，若一侧得通，则痞者痹，而瘫痪也。其人已有怫热郁滞，而气血偏行，微甚不等，故《经》言：汗出偏沮，令人偏枯。然汗偏不出者，由怫热郁结，气血壅滞故也。人卒中则气血不通，而偏枯也。

所谓肥人多中风者，盖人之肥瘦，由血气虚实使之然也。气为阳而主轻微、血为阴而主形体。故西方金、北方水，为阴而刚也；东方木、南方火，为阳而柔也。故血实气虚则肥，气实血虚则瘦，所以肥者能寒不能热，瘦者能热不能寒。由寒则伤血，热则伤气，损其不足，则阴阳愈偏，故不能也。损其有余者，平调是故能之矣。故瘦者腠理疏通，而多汗泄，血液衰少，而为燥热，故多为劳嗽之疾也。俗以为卒暴病甚，而为热劳，徐久病微，而为冷劳者，是以迟缓为言，而病非冷也，识其证候，为热明矣，但热有微甚而已。或言肥人多中风由气虚，非也。所谓腠理致密，而多郁滞，气血难以通利，若阳热又甚而郁结，故卒中也。故肥人反劳者，由暴然亡液，损血过极故也。瘦人反中风者，由暴然阳热太甚，而郁结不通故也。

所谓中风口噤，筋脉紧急者，由阳热暴甚于内，亢则害承乃制，津液涌溢，聚于胸膈，热燥以为痰涎。初虞世言：涎者，乃遍身之脂脉津液也。然阳实阴虚，而风热太甚，以胜水湿，因而成燥。肝主于筋，而风气自甚，又燥热加之，液还聚于胸膈，则筋太燥也。然燥金主于收敛劲切、紧涩，故为病筋脉劲强紧急，而口噤也。

或破伤中风亦同，但以从微至甚，而不偏枯也。夫破伤中风之由者，因疮热甚郁结，而荣卫不得宣通，怫热因之，遍体故多发白痂，是时疮口闭塞，气难通泄，故阳热易为郁结，而热甚则生风也。不已则表传于里，亦由面首触冒寒邪，而怫热郁甚，周身似为伤寒之疾，不解则表传于里者也。但有风热微甚兼化，故殊异矣。大法破伤中风，风热燥甚，怫郁在表，而里气尚平者，善伸数欠，筋脉拘急，或时恶寒，或筋惕而搐，脉浮数而弦也。宜以辛热治风之药，开冲结滞，荣卫宣通而愈。由伤寒表热怫郁，而以麻黄汤辛热发散者也。凡用辛热开冲风热结滞，或以寒药佐之犹良，免致药不中病，而风热转甚也。犹《伤寒论》热药发表不中效，则热转甚也。故夏热用麻黄、桂枝汤类热药发表，须加寒药，不然则热甚发黄，或斑出矣。故发表诸方，佐以黄芩、石膏、知母、柴胡、地黄、芍药、栀子、茵陈、葱白、豆豉之类寒药，消息用之。如世以甘草、滑石、葱、豉寒药发散甚妙，是以甘草甘能缓急，湿能润燥；滑石淡能利窍，滑能通利，葱辛甘微寒；豉咸寒润燥，皆散结、缓急、润燥、除热之物。因热服之，因热而玄府郁结宣通，而怫热无由再作，病势虽甚，而不得顿愈者，亦获小效，而无加害尔。此方散结，无问上下中外，但有益而无损矣。结散之方，何必辛热而已耶！若破伤中风，表不已而渐入于里，则病势渐甚。若里未太甚，而脉在肌肉者，宜以退风热、开郁滞之寒药调之，或以微加治风辛热亦得，以意消息，不可妄也。此犹伤寒病势，半在表半在里，而以小柴胡汤和解之也。若里势已甚，而舌强口噤、项背反张、惊搐惕搦、涎唾稠粘、胸腹满塞，而或便溺閟结，或时汗出，脉洪数而弦也。然汗出者，由风热郁甚于里，而表热稍罢，则腠理疏泄，而心火热甚，故汗出也。大法风热怫郁，因汗当解。今不解者，若里热出之于表，因汗而结散热去，则气和而愈也。今风热郁甚于里，而非出之于表，故虽汗泄，而热不退，则不能解也。犹阳明证热甚于里，而日晡潮热，大汗虽出，热不退而不能解也，故当大承气汤下之其里热也。是以亢则害承乃制，而今火热极甚，筋劲急而口噤尔。风热加之，故惊而搐也。风、热、燥并郁甚于里，故烦满而或閟结也。法宜除风散结，寒药下之，以使郁滞流通，而后以退风热，开结滞之寒药调之，而热退结散，则风自愈矣。呜呼！俗医所治破伤中风，不明浅深，但以辛热燥药，任其天命而已！若始觉风热郁结于表，而里尚平未传也，或以寒物佐之亦佳。如灵宝丹治风痹，虽用硫黄、钟乳、木香，桂心之类辛热，是亦能令开结也，佐以牛黄、脑子、苦参、芒硝之类寒物，以使结散而无复郁也。况至宝丹乃散风热郁痹之寒药也。凡治风热结滞，宜戒热药过甚。凡破伤中风，宜早令导引摩按。自不能者，令人以屈伸按摩挽之，使筋脉稍得舒缓，而气得通行，及频以橛斡牙关，勿令口噤，若紧噤之，则常以橛当之，及频斡之，勿损牙齿，免致口噤不开，而粥药不能下也。及风痫之发作者，由热甚而风燥为其兼化，涎溢胸膈，燥烁而瘛疭、昏冒、僵仆也。或惊风者，亦由心火暴甚，而制金不能平木，故风火相搏。而昏冒、惊悸、潮搐也。凡此诸证，皆由热甚而生风燥，各有异者，由风、热、燥各微甚不等故也。

所谓中风或筋缓者，因其风热胜湿而为燥，乃燥之甚也。然筋缓不收而痿痹，故诸膹郁病痿，皆属金肺，乃燥之化也。如秋深燥甚，则草木痿落而不收，病之象也。是以手得血而能握，足得血而能步。夫燥之为病，血液衰少也，而又气血不能通畅，故病然也。或云：筋挛有力，则为实热，筋缓不收，则为虚寒者；或谓寒主收引，而热主舒缓，则筋挛为寒，筋缓为热者，皆误也。凡治诸风方，通言主疗筋脉挛缓，岂分寒热虚实之异耶！但有微甚而已。故诸筋挛，虽势恶而易愈也；诸筋缓者，难以平复，明可知也。

或云：中风为肝木实甚，则大忌脏腑脱泄。若脾胃土气虚损，则土受肝木鬼贼之邪，而当死也，当以温脾补胃，令其土实，肝木不能克，乃治未病之法也。所谓似是而非者也。或云：脾为中州而当温者，亦误也。所以寒、暑、燥、湿、风、火之六气，应于十二经络、脏腑也，以其本化，则能补之；相反之者，则能泄之。然脾胃土本湿也，湿气自甚，则为积饮痞隔，或为肿满，以药燥去其湿，是谓泻其脾胃土之本也；或病燥热太甚，而脾胃干涸成消渴者，土湿之气衰也，宜以寒润之药，补阴泻阳，除热润燥，而土气得其平，是谓补其脾土之本也。故仲景言：伤寒里热太甚，而胃中干涸烦渴者，急下之，救其胃气。方用甘草、大黄、芒硝大寒之药，谓之调胃承气汤者，达其至理也。

所以阴阳异用，而寒湿同性，然土为阴，故异于风、热、燥也。土为万物之母，水为万物之元，故水土同在于下，而为万物之根本也。地干而无水湿之性，则万物根本不润，而枝叶衰矣。《经》言：动物神机为根在于中。故食入于胃，而脾为变磨，布化五味，以养五脏之气，而养荣百骸，固其根本，则胃中水谷润泽而已，亦不可水湿过与不及，犹地之旱涝也。故五脏六腑、四支百骸，受气皆在于脾胃，土湿润而已。《经》言：积湿成热。岂可以温药补于湿土也？温属春木，正以胜其土湿尔！或以脏腑不分六气，而为假令之湿，一概言阳气甚而热为实，阳气衰而寒为虚者，乃寒热阴阳之虚实，而非五行兴衰克伐之道也。然脏腑经络，不必本气兴衰，而能为其病，六气互相干而病也。假令胃寒为虚冷者，是胃中阴水实，而阳火虚也，当以温补胃中阳火之虚，而退其阴水之实，非由胃土本虚，而补其湿也。夫补泻脾胃之本者，燥其湿则为泻，润其燥则为补。今夫土本湿也，若阳实阴虚，风热胜其水湿而成燥者，则为水湿衰也，可以退风散热，养液润燥，而救其已衰之阴湿，若反以温补，欲令脏腑而无壅塞。不亦妄谬之甚耶！

或言中风由肾水虚冷者，误也。盖阴水既衰，则阳火自甚而热，岂能反为寒者耶？以证验之，则为热明矣。或云：中风既为热甚，治法或用乌附之类热药，何也？答曰：欲令药气开通经络，使气血宣行，而无壅滞也。然亦以消风热、开结滞之类寒药佐之，可以制其药之热也。若服峻热药，而热证转加者，不可服也。郁结不通，而强以攻之，则阴气暴绝而死矣。故诸方之中，至宝、灵宝丹，最为妙药。今详本草言至宝丹之药味，合而为一，乃寒药尔；灵宝丹虽用温热之味，而复用寒物制之，参而为一，亦平药也。况皆能散风壅、开结滞，而使气血宣通，怫热除而愈矣。世方虽有治风之热药，当临时消息，适其所宜，扶其不足，损其有余。慎不可但以峻热攻痹，而反绝其已衰之阴气也。

燥　类

诸涩枯涸，干劲皴揭，皆属于燥。阳明燥金乃肺与大肠之气也。

涩

物湿则滑泽，干则涩滞，燥湿相反故也。如遍身中外涩滞，皆属燥金之化，故秋脉濇，濇，涩也。或麻者，亦由涩也，由水液衰少而燥涩，气行壅滞，而不得滑泽通利，气强攻冲，而为麻也。如平人抑其手足，则其气顿行之甚，而涩滞壅碍，不得通利而麻。亦犹鼓物之象也，其不欲动者，动则为阳，使气行之转甚，故转麻也。俗方治麻病，多用乌、附者，令气行之暴甚，以故转麻。因之冲开道路，以得通利，药气尽则平，气行通而麻愈也。然六气不必一气独为病，气有相兼，若亡液为燥，或麻无热证，即当此法。或风热胜湿为燥，因而病麻，则宜以退风散热，活血养液，润燥通气之凉药调之，则麻自愈也。治诸燥涩，悉如此法。

枯涸干劲

枯，不荣生也；涸，无水液也；干，不滋润也；劲，不柔和也。春秋相反，燥湿不同故也。大法身表热为热在表，渴饮水为热在里。身热饮水，表里俱有热；身凉不渴，表里俱无热。《经》所不取火化渴者，谓渴非特为热。如病寒吐利，亡液过极，则亦燥而渴也；虽病风热，而液尚未衰，则亦不渴，岂可止言渴为热，而否为寒也？夫燥渴之为病也，多兼于热，故《易》曰：燥万物者，莫熯乎火。今言渴为燥，则亦备矣。如大法身凉不渴，为表里俱无热，故不言为寒也。谓表里微热，则亦有身不热而不渴者，不亦宜乎！

皴揭

皮肤启裂也。乾为天，而为燥金；坤为地，而为湿土。天地相反，燥湿异用，故燥金主于紧敛，所以秋脉紧细而微；湿土主于纵缓，所以六月其脉缓大而长也。如地湿则纵缓滑泽，干则紧敛燥涩，皴揭之理，明可见焉。俗云皴揭为风者，由风能胜湿，而为燥也。《经》曰：厥阴所至为风府、为璺启。由风胜湿而为燥也。所谓寒月甚、而暑月衰者，由寒能收敛，腠理闭密，无汗而燥，故病甚也。热则皮肤纵缓，腠理疏通而汗润，故病衰也。或以水湿皮肤，而反喜皴揭者，水湿自招风寒故也。

寒 类

诸病上下所出水液，澄澈清冷，癥瘕，㿉疝坚痞腹满急痛，下利清白，食已不饥，吐利腥秽，屈伸不便，厥逆禁固，皆属于寒。足太阳寒水乃肾与膀胱之气也。

澄澈清冷

湛而不浑浊也。水体清净，而其气寒冷。故水谷不化，而吐利清冷，水液为病，寒也。如天气寒，则浊水自澄清也。

癥

腹中坚硬，按之应手，谓之癥也。《圣惠方》谓：癥，犹徵也。然水体柔顺，而今反坚硬如地，亢则害，承乃制也。故病湿过极则为痓，反兼风化制之也；风病过极则反燥，筋脉劲急，反兼金化制之也；病燥过极则烦渴，反兼火化制之也；病热过极而反出五液，或为战栗恶寒，反兼水化制之也。其为治者，但当泻其过甚之气，以为病本，不可反误治其兼化也。然而兼化者，乃天机造化，抑高之道，虽在渺冥恍惚之间，而有自然之理，亦非显形而有气也。病虽为邪，而造化之道在其中矣。夫五行之理，甚而无以制之，则造化息矣。如风木旺而多风，风大则反凉，是反兼金化，制其木也。大凉之下，天气反温，乃火化承于金也。夏火热极，而体反出液，是反兼水化，制其火也。固而湿蒸云雨，乃土化承于水也。雨湿过极，而兼烈风，乃木化制其土也。飘骤之下，秋气反凉，乃金化承于木也。凉极而万物反燥，乃火化制其金也。因而以为冬寒，乃水化承于火也。寒极则水凝如地，乃土化制其水也。凝冻极而起东风，乃木化承土而周岁也。凡不明病之标本者，由未知此变化之道也。

瘕

腹中虽硬，而忽聚忽散，无有常准，故《圣惠方》云：瘕，犹假也。以其病瘕未成癥也。《经》注曰：血不流而寒薄，故血内凝而成瘕也。一云：腹内结病也。《经》曰：小肠移热于大肠，为虙瘕为沉。注曰：小肠热已移入大肠，两热相搏，则血溢而为伏瘕也。血涩不利，则月事沉滞而不行，故云虙瘕为沉。虙与伏同，瘕一为疝，传写误也。然则《经》言：瘕病亦有热者也，或阳气郁结，怫热壅滞，而坚硬不消者，非寒癥瘕也，宜以脉证别之。

㿗疝

少腹控卵，肿急绞痛也。寒主拘缩故也。寒极而土化制之，故肿满也。《经》言：丈夫㿗疝，谓阴气连少腹急痛也。故言妇人少腹肿，皆肝足厥阴之脉也。《经》注曰：寒气聚而为疝也。又按《难经》言：五脏皆有疝，但脉急也。注言：脉急者，寒之象也。然寒则脉当短小而迟，今言急者，非急数而洪也。由紧脉主痛，急为痛甚，病寒虽急，亦短小也。所以有痛而脉紧急者，脉为心之所养也。凡六气为痛，则心神不宁，而紧急不得舒缓，故脉亦从之而见也。欲知何气为其痛者，适其紧急相兼之脉而可知也。如紧急洪数，则为热痛之类也。又《经》言：脾传之肾，病名曰疝瘕，少腹烦冤而痛，出白蛊。注言：少腹痛，溲出白液也，一作客热内结，销烁脂肉，如虫之食，故名白蛊也。然经之复言热为疝瘕，则亦不可止言为寒，当以脉证别之。

坚痞腹满急痛

寒主拘缩，故急痛也。寒极则血脉凝冱，而反兼土化制之，故坚痞而腹满也。或热郁于内，而腹满坚结痛者，不可言为寒也。

下利清白

水寒则清净明白也。

食已不饥

胃热则消谷善饥，故病寒则食虽已，而不饥也，胃膈润泽，而无燥热故也。或邪热不杀谷，而腹热胀满，虽数日不食而不饥者，不可言为寒也。由阳热太甚而郁结，传化失常，故虽不食，而亦不饥。亦犹病热虽甚，而无困倦。病愈而始困无力，由实热之气去也。

吐利腥秽

肠胃寒而传化失常。我子能制鬼贼，则已当自实。故寒胜火衰金旺而吐利腥秽也。腥者，金之臭也。由是热则吐利酸臭，寒则吐利腥秽也。亦犹饭浆，热则易酸，寒则水腥也。

屈伸不便，厥逆禁固

阴水主于清净，故病寒则四肢逆冷，而禁止坚固，舒卷不便利也。故冬脉沉短以敦，病之象也。

或病寒尚微，而未致于厥逆者，不可反以为热；或热甚而成阳厥者，不可反以为病寒也。然阴厥者，元病脉候，皆为阴证，身凉不渴，脉迟细而微，未当见于阳证也；其阳厥者，元病脉证，皆为阳证，热极而反厥，时复反温，虽厥而亦烦渴谵妄，身热而脉数也。若阳厥极深，而至于身冷，反见阴脉，微欲绝者，此为热极而欲死也。俗皆妄谓变成阴病，且曰阴阳寒热反变，而不可测也。仍取阳主于生，阴主于死之说，急以火艾热药，温其表里，助其阳气，十无一生。俗因之以为必死之证，致使举世大惧阴证，而疑似阴者，急以温之，唯恐救之不及，而反招暴祸。岂知热病之将死者，鲜有逃于此证也。殊不知“一阴一阳之谓道，偏阴偏阳之谓疾”。阴阳以平为和，而偏为疾。万物皆以负阴抱阳而生，故孤阴不长，独阳不成。阳气极甚，而阴气极衰，则阳气怫郁，阴阳偏倾，而不能宣行，则阳气蓄聚于内，而不能营运于四支，则手足厥冷，谓之阳厥。故仲景曰：热深则厥亦深，热微则厥亦微。又曰：厥当下之，下后厥愈。为以除其里之热也。故病热甚则厥，义以失下则热甚，而反为阴证，非反变为寒病尔。

夫病之传变者，谓中外、上下、经络、脏腑部分，而传受为病之邪气也，非寒热阴阳之反变也。法曰：阴阳平则和，偏则病。假令阳实阴虚，为病热也，若果变而为寒，则比之热气退去，寒欲生时，阴阳平而当愈也。岂能反变之为寒病欤？然虽《疟论》言“阴胜则寒，阳胜则热”者，谓里气与邪热并之于表，则为阳胜而发热也。表气与邪热并之于里，则为阴胜而寒栗也。由表气虚而里气热，亢则害，承乃制，故反战栗也。大抵本热，非病寒也。或伤寒病寒热往来者，由邪热在表而浅，邪恶其正，故恶寒也，邪热在里而深，邪甚无畏，物恶其极，故不恶寒而反恶热也；表里进退不已，故为寒热往来也。此气不并于表里，故异于疟，而寒热微也。皆热传于表里之阴阳，而非病气寒热之阴阳反变也。或病热而寒攻过极，阳气损虚，阴气暴甚，而反为寒者，虽亦有之，因药过度而致之，非自然寒热之反变也。

夫六气变乱而为病者，乃相兼而同为病。风、热、燥同，多兼化也；寒、湿性同，多兼化也，性异而兼化者，有之，亦已鲜矣。或制甚而兼化者，乃虚象也。如火热甚而水化制之，反为战栗者，大抵热甚，而非有寒气之类也。故渴为热里，而寒战反渴引饮也。又如以火炼金，热极而反化为水，虽化为水，止为热极而为金汁，实非寒水也。

或燥热太甚，而肠胃郁结，饮冷过多，而痞隔不通，留饮不能传化、浸润而寒极，蓄于胃中。燥热太甚，郁于胸腹，而膜胀满、烦渴不已，反令胃膈冷痛，呕哕浆水，而水浆难下。欲止其渴，而强饮于水，则满痛、呕哕转甚，而渴亦不止；不强饮之，则烦渴不可以忍，令人烦冤闷绝，而但欲死。若误治之，即死不治，亦为难已。每用大承气汤热服，下咽而肠胃郁结痞膈，即得宣通，而留饮传化浸润，则寒湿散去，肠胃之外，得其润泽，热退而烦渴、满痛、呕哕遂止。须臾得利而已矣。

然而病诸气者，必有所因，病本热而变为寒者，实亦鲜矣。大凡阳实则脉当实数，而身热烦渴，热甚则为阳厥，至极则身冷脉微，而似阴证，以致脉绝而死。故阳病见阴脉者死，谓其脉近乎绝也。病虽热甚而不已，则必须厥冷而脉微，以致身冷脉绝而死矣。或病本热势太甚，或按法治之不已者，或失其寒药调治，或因失下，或误服热药，或误熨、烙、熏、灸，以使热极，而为阳厥者，以承气汤之类寒药下之，热退而气得宣通，则厥愈矣。慎不可用银粉、巴豆，性热大毒丸药下之，而反耗阴气，而衰竭津液，使燥热转甚，而为懊侬、喘满、结胸，腹痛下利不止、血溢血泄，或为淋闷发黄、惊狂谵妄，诸热变证不可胜举。由此为破癥瘕坚积之药，非下热养阴之药也。古人谓治伤寒热病，若用银粉、巴豆之类丸药下之，则如刀剑刃人也。及尝有阳厥而尚不下，以至身冷脉微，而似阴证，反误以热药投之，病势转甚，身冷脉微而欲绝，唯心胸微暖，昏冒不知人事而不能言，主病者或欲以暖药急救其阳，恐阳气绝而死也。答曰：此因热极失下，反又温补而致之。若又以热药助其阳气，则阴气暴绝，阳气亦竭而死，阳气何由生也？或又曰：何不急下之？答曰：此阳胜伐阴，而阴欲先绝，则阳亦将竭矣。于此时而下之，则阴阳俱绝而立死矣，不救亦死。但及于期则缓而救之，则当以寒药养阴退阳，但不令转泻，若得阴气渐生，则可救也。宜用凉膈，一服则阴气可以渐生。何以知之？盖以候其心胸温暖渐多，而脉渐生尔。终日三服，其脉生至沉数而实，身表复暖，而唯厥逆，与水善饮，有时应人之问，谵妄而舌强难言，方以调胃承气汤下之，获汗而愈。所谓寒药反能生脉，而令身暖者，由阳实阴虚，欲至于死，身冷脉微，今以寒药养阴退阳，而复不至于死故也。

大凡治病，必先明其标本。标，上首也；本，根原也。故《经》言：先病为本，后病为标。标本相传，先以治其急者。又言：六气为本，三阴三阳为标，故病气为本，受病经络脏腑谓之标也。夫标本微甚，治之逆从，不可不通也。故《经》言：知逆与从，正行无问，明知标本，万举万当，不知标本，是谓妄行。阴阳之逆从标本之谓道也。斯其理欤？

中医五运六气全书

素问病机气宜保命集

金 刘完素 撰

目录

CONTENTS

整理说明

《素问病机气宜保命集》共三卷，是刘完素依据宋人理学来论述五运六气的著作。

本次整理出版，是在宋乃光主编的《刘完素医学全书·素问病机气宜保命集》的基础上进行的。同时，参考了其他版本，并根据《中医五运六气全书》统一体例作相应调整、选择、校勘、注释。

序

夫医道者，以济世为良，以愈疾为善。盖济世者，凭乎术；愈疾者，仗乎法。故法之与术，悉出《内经》之玄机。此经固不可力而求、智而得也，况轩岐问答，理非造次，奥藏金丹宝典，深隐生化玄文，为修行之径路，作达道之天梯。得其理者，用如神圣；失其理者，似隔水山。其法玄妙，其功深远，固非小智所能窥测也，若不访求师范而自生穿凿者，徒劳皓首耳。

余二十有五，志在《内经》，日夜不辍，殆至六旬。得遇天人，授饮美酒，若橡斗许，面赤若醉，一醒之后，目至心灵，大有开悟，衍其功疗，左右逢源，百发百中。今见世医多赖祖名，倚约旧方，耻问不学，特无更新之法，纵闻善说，反怒为非。呜呼！患者遇此之徒，十误八九，岂念人命死而不复者哉！仁者鉴之，可不痛欤！以此观之，是未知阴阳变化之道，况木极似金，金极似火，火极似水，水极似土，土极似木，故《经》曰亢则害，承乃制，谓已亢极，反似胜己之化。流俗未知，故认似作是，以阳为阴，失其本意。《经》所谓诛罚无过，命曰大惑，医徒执迷，反肆傍识，纵有获效，终无了然之悟，其道难与语哉。仆见如斯，首述玄机，刊行于世者，已有《宣明》等三书。革庸医之鄙陋，正俗论之舛讹，宣扬古圣之法则，普救后人之生命。今将余三十年间，信如心手，亲用若神，远取诸物，近取诸身，比物立象，重明真理，治法方论，裁成三卷三十二论，目之曰《素问病机气宜保命集》。此集非崖略之说，盖得轩岐要妙之旨，故用之可以济人命，舍之无以活人生。得乎心髓，秘之箧笥，不敢轻易示人，非绝仁人之心，盖圣人之法，不遇当①人，未易授尔！后之明者，当自传焉。

时大定丙午闰七月中元②日河间刘完素守真述。

①当（dāng）：适合也。

②中元：时节名，即农历七月十五日。

卷　一

原道论第一

《经》曰：观天之道，执天之行，尽矣。盖天一而地二，北辨而南交，入精神之运以行矣。拟之于象，则水火也，画之于卦，则坎离也，两者相须，弥满六合，物物得之，况于人乎！盖精神生于道者也，是以上古真人，把握万象，仰观日月，呼吸元气，运气流精，脱骨换形，执天机而行六气，分地纪而运五行，食乳饮血，省约俭育，日夜流光，独立守神，肌肉若一，故能寿敝天地，无有终时，此其道生之要也。夫道者，能却老而全形，身安而无疾。夫水火用法象也，坎离交言变也。万亿之书，故以水为命，以火为性，土为人，人为主性命者也。是以主性命者在乎人，去性命者亦在乎人。何则？修短寿夭，皆自人为。故《经》曰：精神内守，病安从来。又曰：务快其心，逆于生乐。所以然者，性命在乎人，故人受天地之气以化生性命也。是知形者，生之舍也；气者，生之元也；神者，生之制也。形以气充，气耗形病，神依气位[①]，气纳神存。修真之士，法于阴阳，和于术数，持满御神，专气抱一，以神为车，以气为马，神气相合，可以长生。故曰精有主，气有元，呼吸元气，合于自然，此之谓也。智者明乎此理，吹嘘呼吸，吐故纳新，熊颈鸟伸，导引按跻，所以调其气也；平气定息，握固凝想，神宫内视，五脏昭彻，所以守其气也；法则天地，顺理阴阳，交媾坎离，济用水火，所以交其气也。神水华池，含虚鼓漱，通行荣卫，入于元宫，溉五脏也；服气于朝，闭息于暮，阳不欲迭[②]，阴不欲覆，炼阴阳也。以至起居适早晏，出处协时令，忍怒以全阴，抑喜以全阳，泥丸欲多栉，天鼓欲常鸣，形欲常鉴，津欲常咽，体欲常运，食欲常少。眼者身之鉴也，常居欲频修；耳者体之牖也，城廓欲频治；面者神之庭也，神不欲覆；发者脑之华也，脑不欲减；体者精之元也，精不欲竭；明者身之宝也，明不欲耗。补泻六腑，陶炼五精，可以固形，可以全生，此皆修真之要道也。故修真之要者，水火欲其相济，土金欲其相养。是以全生之术，形气贵乎安，安则有伦而不乱；精神贵乎保，保则有要而不耗。故保而养之，初不离于形气精神；及其至也，可以通神明之出，神明之出，皆在于心。独不观心为君主之官，得所养则血脉之气旺而不衰，生之

①位：《释文》："位，本作立。"
②迭：通"佚"，失也。

本无得而摇也，神之变无得而测也。肾为作强之官，得所养则骨髓之气荣而不枯，蛰封藏之本无得而倾也，精之处无得而夺也。夫一身之间，心居而守正，肾下而立始，精神之居。此宫不可太劳，亦不可太竭。故精太劳则竭，其属在肾，可以专啬之也；神太用则劳，其藏在心，静以养之。唯静专然后可以内守，故昧者不知于此，欲拂自然之理，谬为求补之术，是以伪胜真，以人助天，其可得乎！

原脉论第二

大道之浑沦，莫知其源。然至道无言，非立言无以明其理，大象无形，非立象无以测其奥。道象之妙，非言不明。尝试原之脉者何也？非气非血，动而不息，荣行脉中，卫行脉外。《经》曰：脉者，血之府也。自《素问》而下，迄至于今，经所不载，无传记而莫闻其名焉。然而玄机奥妙，圣意幽微，虽英俊明哲之士，非轻易可得而悟也。夫脉者，果何物乎？脉者，有三名：一曰命之本，二曰气之神，三曰形之道。《经》所谓天和者是也。至于折一支、瞽二目，亦不为害生，而脉不可须臾失，失则绝命害生矣。

《经》曰春弦，一曰长。夏洪，一曰钩。秋毛，一曰涩。冬石，一曰沉。此言正脉，同天真造化之元气也。巡于春夏秋冬木火金水之位，生长收藏参和相应，故禀二仪而生，不离于气，故脉有生死之验。《经》曰：脉者，血之府也。如世之京都州县，有公府廨署也，国因置者，所以禁小人为非道也。公府不立，则善者无以伸其枉，恶者无以罚其罪，邪正混同，贤愚杂处而乱之根也。《经》曰：五运阴阳者，天地之道也，万物之纲纪，变化之父母，生杀之本始，神明之府也。既阴阳为神明之府，脉为血之府，而明可见焉。血之无脉，不得循其经络部分，周流于身，滂流奔迫，或散或聚；气之无脉，不能行其筋骨、脏腑、上下，或暴或蹶。故《经》曰：出入废则神机化灭，升降息则气立孤危。故气化则物生，气变则物易，气盛则物壮，气弱则物衰，气绝则物死，气正则物和，气乱则物病，皆随气之盛衰而为变化也。脉字者，从肉、从永、从爪、从血，四肢百骸，得此真元之气，血肉筋骨爪发荣茂，可以倚凭而能生长也。长久永固之道，故从肉、从永者是也。从爪、从血者，巡之如水，分流而布遍周身，无所不通也。《释名》曰：脉，幕也。如幔幕之遮覆也，幕络一体之形，导太一真元之气也。元气者，在气非寒、非热、非暖、非凉，在脉者，非长、非钩、非涩、非沉，不为气而浮沉，不为血而流停，乃冲和自然之气也。故春温、夏热、秋凉、冬寒。所以然者，为元气动而不息，巡于四方木火金水之位，温凉寒暑之化，生生相续，新新不停，日月更出，四序迭迁，脉不为息。故人有身形之后，五脏既生，身中元气即生焉。故春弦、夏洪、秋毛、冬石，此四时之气也，而脉者，乃在其中矣。《道德经》曰：视之不见，听之不闻，搏之不得，迎之不见其首，随之不见其后。此如脉之谓也，又云：埏[①]埴以为器，当其无，有器之用，故有之以为利，无之以为用。又曰：吾不知其名，字之曰道，强为之名曰大。斯立脉之名之本意也。故道者，万物之奥，脉者，百骸之灵，奥灵之妙，其道乃同。元气者，无器不有，无所不至，血因此而行，气因此而生。故荣行脉中，卫行脉外，瞻之在前，忽焉在后而不匮者，皆由于脉也。分而言之，曰气、曰血、曰脉，统而言之，惟脉运行血气而已。故《经》曰：血气者，人之神，不可不谨养也。

《阴阳别论》曰：所谓阳者，胃脘之阳也。此阳者，言脉也。胃者，土也。脉乃天真造化之元气也。若土无气，何以生长收藏？若气无土，何以养化万物？是无生灭也。以平人之气常禀于胃。《正理论》曰：谷入于胃，脉道乃行。阴阳交会，胃和脉行。人禀天地之候，故春胃微弦曰平，但弦而无胃曰死，夏胃微钩曰平，但钩而无胃曰死，长夏微软曰平，但弱而无胃曰死，秋胃微毛曰平，但毛而无胃曰死，冬胃微石曰平，但石而无胃曰死。

阴者，真脏也，见则为败，败则必死。五脏为阴，肝脉至，中而无，外急如循刀刃，责责然如按琴弦；心脉至，坚而搏，如循薏苡仁，累累然；肺脉至，大而虚，如毛羽中人皮肤；肾脉至，搏而绝，如以指弹石，辟辟然；脾脉弱而乍数乍疏。夫如此脉者，皆为脏脉独见而无胃脉，五脏皆至，悬绝而死。故《经》曰：别于阳者，知病忌时，别于阴者，知生死之期。故人性候躁急怀促、迟缓软弱、长短大小、皮坚肉厚，各随其状，而脉应之。常以一息四至为准者，言呼出心与肺，吸入肾与肝。五者，胃兼主四旁，在呼吸之间也。数则为热，迟则为寒，如天之春秋二分，阴阳两停，昼夜各得五十度。自此，添一遭则热，减一遭则寒，脉之妙道，从此可知矣。或如散叶，或如燃薪，或如丸泥，或如丝缕，或如涌泉，或如土颓，或如偃刀，或如转索，或如游鱼。假使千变万化，若失常者，乃真元之气离绝，五脏六腑不相管辖，如丧家之狗，元气散失而命绝矣。

《经》曰：积阳为天，积阴为地，阳化气，阴成形。此言一气判而清浊分也。元气者，天地之本，天和者，血气之根。华佗云：脉者，乃血气之先也。孔子曰：天不言而四时行焉，百物生焉。而脉亦如之。又《经》曰：自古通天者，生之本，皆通乎天气也。通天者，谓通元气天真也。然形体者，假天地之气而生，故奉生之气通计于天，禀受阴阳而为根本，天地合气，命之曰人。天气不绝，真灵内属，动静变化，悉与天通。

《易》云：乾坤成列，而易立乎其中矣。故天地之体得易而后生，天地之化得易而后成，故阳用事则春生夏长，阴用事则秋收冬藏，寒往则暑来，暑往则寒来，始而终之，终而复始，天地之化也。而易也默然于其间，而使其四序各因时而成功，至于寒不凌暑，暑不夺寒，无愆阳伏阴之变，而不至于大肃大温，故万物各得其冲气之和，然后不为过，而皆中节也。

《道德经》曰：万物负阴而抱阳，冲气以为和，百姓日用而不知。斯脉之道也。故脉不得独浮沉、独大小、独盛衰、独阴阳，须可沉中有浮，浮中有沉，大

①埏（shān）：和泥制作陶器也。

中有小，小中有大，盛中有衰，衰中有盛，阴中有阳，阳中有阴。充塞一身之中，盈溢百骸之内，无经络不有，无气血不至，养筋骨毛发，坚壮腻泽，非心、非肾、非肝、非脾，五脏之盛，真气固密，不为邪伤。若忧愁思虑、饥饱劳逸、风雨寒暑、大惊卒恐，真气耗乱，血气分离，为病之本。噫！夫万物之中，五常皆备，审脉之道，而何独无五常邪！

夫仁固卫一身，充盈五脏，四肢百骸，皆得荣养。无冲和之气，独真脏脉见则死矣。生则不见，死则独见，好生恶死，此仁之谓也。分布躯体，和调气血，贵之在头目耳鼻，贱之在蹠臀阴篡，不得上而有，不得下而无，无所不施，无所不至，此义之谓也。长人脉长，短人脉短，肥人脉沉，瘦人脉浮，大人脉壮，小人脉弱，若长人短，短人长，肥人浮，瘦人沉，大人弱，小人壮，夫如此者，皆不中理而为病，此礼之谓也。见在寸则上病，见在关则中病，见在尺则下病，五脏有疾，各有部分，而脉出见，不为潜藏伏匿，一一得察有余不足，而愈其病，此智之谓也。春弦、夏洪、秋毛、冬石，太阳之至，其脉沉；太阴之至，其脉大而长；少阴之至，其脉钩；阳明之至，其脉涩而短；少阳之至，其脉浮；厥阴之至，其脉弦。四序不失其期，六气为常准者，此信之谓也。非探赜索隐，钩深致远，学贯天人，旁通物理者，未能达于此矣。

摄生论第三

论曰：《内经》谓：法于阴阳，和于术数，饮食有节，起居有常，不妄作劳，故能形与神俱，而尽终其天年，度百岁乃去。今时之人不然也，以酒为浆，以妄为常，醉以入房，以欲竭其精，以耗散其真，不知持满，不时御神，务快其心，逆于生乐，起居无节，故半百而衰也。且饮食起居，乃人生日用之法，纵恣不能知节，而欲传精神、服天气者，不亦难乎？又《经》曰：饮食自倍，肠胃乃伤。起居如惊，神气乃浮。是以圣人春木旺，以膏香助脾，夏火旺，以膏腥助肺，金用事，膳膏臊以助肝；水用事，膳膏膻以助心，所谓因其不胜而助之也。故食饮之常，保其生之要者，五谷、五果、五畜、五菜也，脾胃待此而仓廪备，三焦待此而道路通，荣卫待此以清以浊，筋骨待此以柔以正。故《经》云：盖五味相济，斯无五宫之伤，所以养其形也。虽五味为之养形，若味过于酸，肝气以津，脾气乃绝；味过于咸，大骨气劳，短肌，心气抑；味过于甘，心气喘满，色黑，肾气不冲；味过于苦，脾气不濡，胃气乃厚；味过于辛，筋脉沮弛，精神乃央。所谓失五味之常，而损其形也。王注曰：味有伦，缘脏有偏绝，此之谓也。饮食者，养其形，起居者，调其神。是以圣人春三月，夜卧早起，被发缓形，见于发陈之时，且曰以使志生；夏三月，夜卧早起，无厌于日，见于蕃秀之时，且曰使志无怒，使气得泄；秋三月，早卧早起，与鸡俱兴，见于容平之时，收敛神气，且曰使志安宁，以应秋气；冬三月，早卧晚起，去寒就温，见于闭藏之时，且曰使志若伏若匿，若有私意，若已有得。此顺生长收藏之道，春夏养阳，秋冬养阴，顺四时起居法，所以调其神也。《经》所谓：逆于春气，则少阳不生，肝气内变；逆于夏气，则太阳不长，心气内洞；逆于秋气，则太阴不收，肺气焦满；逆于冬气，则少阴不藏，肾气独沉。此失四时之气，所以伤其神也。智者顺四时，不逆阴阳之道，而不失五味损益之理，故形与神俱久矣，乃尽其天年而去。与夫务快其心、逆于生乐者，何足与语此道哉！故圣人行之，贤者佩之，岂虚语哉！

阴阳论第四

论曰：天地者，阴阳之本也；阴阳者，天地之道也，万物之纲纪，变化之父母，生杀之本始，神明之府也。故阴阳不测谓之神，神用无方谓之圣。倘不如此，以为天自运乎，地自处乎，岂足以语造化之全功哉。大哉乾元，万物资始，至哉坤元，万物资生。所以天为阳，地为阴；水为阴，火为阳。阴阳者，男女之血气；水火者，阴阳之征兆。唯水火既济，血气变革，然后刚柔有体，而形质立焉。《经》所谓天覆地载，万物悉备，莫贵于人。人禀天地之气生，四时之法成，故人生于地，悬命于天，人生有形，不离阴阳。盖人居天之下，地之上，气交之中，不明阴阳而望延年，未之有也。何则？苍天之气，不得无常也，气之不袭，是谓非常，非常则变矣。王注曰：且苍天布气，尚不越于五行，人在气中，岂不应于天道？《左传》曰：违天不祥。《系辞》云：一阴一阳之谓道。《老子》曰：万物负阴而抱阳。故偏阴阳谓之疾。夫言一身之中，外为阳，内为阴；气为阳，血为阴；背为阳，腹为阴；腑为阳，脏为阴。肝、心、脾、肺、肾，五脏皆为阴，胆、胃、大肠、小肠、膀胱，三焦，六腑皆为阳。盖阳中有阴，阴中有阳，岂偏枯而为道哉。《经》所谓治病必求其本者，是明阴阳之大体，水火之高下，盛衰之补泻，远近之大小，阴阳之变通。夫如是，唯达道人可知也。

察色论第五

论曰：声合五音，色合五行，声色符同，然后定立脏腑之荣枯。若滋荣者，其气生如翠羽、鸡冠、蟹腹、豕膏、乌羽是也；枯夭者，其气败如草兹、衃血、枳实、枯骨、如炲是也。至如青赤见于春，赤黄见于夏，黄白见于长夏，白黑见于秋，黑青见于冬，是谓五脏之生者，以五行之相继也。得肝脉色见青白，心脉色见赤黑，脾脉色见黄青，肺脉色见白赤，肾脉色见黑黄，是谓真脏之见者，以五行之相克也。若乃肺风而眉白，心风而口赤，肝风而目青，脾风而鼻黄，肾风而肌黑，以风善行数变故尔。肝热而左颊赤，肺热而右颊赤，心热而颜赤，脾热而鼻赤，肾热而颐赤，以诸热皆属火故尔。以至青黑为痛，黄白为热，青白为寒，以九气不同故尔。鼻青为腹水，黑为水气，白为无血，黄为胸寒，赤为有风，鲜明为留饮，而五色取决于此故尔。然审病者，又皆以真脾为本。盖真脾之黄，是谓天之气，五色又明，病虽久而面黄必生者，以其真气外荣也。此数者，虽皆成法，然自非心清，见晓于冥冥，不能至于此。故五色微诊，可以目察尤难，《难经》曰：望而知之谓之神。为见五色于外，故决死生也。

伤寒论第六

论曰：夫热病者，皆伤寒之类也，或愈或死，止于六七日间，若两感于寒者，必不免于死。《经》所谓：人之伤于寒者，则为病热，热虽甚不死。盖伤寒者，非杂病所比，非仲景孰能明此？故张仙公深得玄机之理趣，达六经之标本，知汗下之浅深。若投汤剂，正与不正，祸福影响，何暇数日哉！然仲景分三百九十七法，一百一十三方，其证有六，其治有四。《经》云：一日巨阳受之，其脉尺寸俱浮。二日阳明受之，其脉尺寸俱长。三日少阳受之，其脉尺寸俱弦。四日太阴受之，其脉尺寸俱沉细。五日少阴受之，其脉尺寸俱微缓。六日厥阴受之，其脉尺寸俱沉涩。其太阳病者，标本不同，标热本寒，从标则太阳发热，从本则膀胱恶寒，若头项痛，腰脊强，太阳经病也，故宜发汗。其阳明病者，虽从中气，标阳本实，从标则肌热，从本则谵语，若身热、目痛、鼻干、不得卧，阳明经病，故宜解肌。太阳传阳明，非表里之传，若谵语，从本为实，故宜下便。王注曰：以阳感热。其少阳病者，标阳本火，从标则发热，从本则恶寒，前有阳明，后有太阴，若胸胁痛而耳聋，往来寒热，少阳经病，故宜和解。其太阴病者，标阴本湿，从标则身目黄，从本则腹胀满，若腹满而嗌干，太阴经病，故宜泄满下湿，从其本治。其少阴病者，标阴本热，从标则爪甲青而身冷，从本则脉沉实而发渴，若口燥、舌干而渴，少阴经病，故宜温标下本。其厥阴病者，[①] 故厥阴之中气宜温也，若烦满、囊缩，厥阴经病，故为热，宜苦辛下之。故《经》所谓：知标知本，万举万当，不知标本，是为[②]妄行。又曰：各通其脏，乃惧汗泄非宜，此之谓也。故明斯六经之标本，乃为治伤寒之规矩，此所谓证有六也。且如发汗，桂枝、麻黄之辈，在皮者汗而发之；葛根、升麻之辈，因其轻而扬之法也；承气、陷胸之辈，下者引而竭之法也；泻心、十枣之辈，中满泄之法也；瓜蒂、栀豉者，高者因而越之法也。故明此四治之轻重，可为了伤寒之绳墨，此之谓其治有四也。若明六经四法，岂有发黄、生斑、蓄血之坏证，结胸、痞气之药过！

《内经》所谓：其未满三日者，可汗而已，其满三日者，可泄而已。故仲景曰：太阳病，脉浮紧，无汗，身疼痛，八九日不解，表证仍在，当发其汗，宜麻黄汤主之。少阴病得之二三日，口燥咽干者，急下之，宜大承气汤。孰敢执于三四日汗泄之定法也。是以圣人书不尽言，言不尽意，说其大概，此之谓也。《经》所谓：发表不远热，攻里不远寒。余自制双解、通圣辛凉之剂，不遵仲景法桂枝、麻黄发表之药，非余自炫，理在其中矣；故此一时彼一时，奈五运六气有所更，世态居民有所变，天以常火，人以常动，动则属阳，静则属阴，内外皆扰，

①此处有脱漏，从缺。

②为：怀德堂本作“谓”。

故不可峻用辛温①大热之剂，纵获一效，其祸数作，岂晓辛凉之剂，以葱白盐豉大能开发郁结，不惟中病，令汗而愈，免致辛热之药，攻表不中，其病转甚，发惊狂、衄血、斑出，皆属热药所致。故善用药者，须知寒凉之味，况兼应三才造化通塞之理也。故《经》所谓：不知年之所加，气之盛衰，虚实之所起，不可以为工矣。大抵杂病者，气之常也，随方而异，其治不同。卒病者，气之异也，其治则同，其愈则异。昔黄帝兴四方之问，岐伯举四治之能，故伤寒之法备矣哉！大矣哉！若视深渊，如迎浮云，莫知其际。是以知发表攻里之药性，察标本虚实之并传，量老少壮弱之所宜，劳逸缓急之禀性，切脉明阴阳之分部，详证知邪气之浅深，故可言会通之法矣。《内经》曰：谨熟阴阳，无与众谋。此之谓也。

病机论第七

论曰：察病机之要理，施品味之性用，然后明病之本焉。故治病不求其本，无以去深藏之大患。故掉眩、收引、膹郁、肿胀、诸痛痒疮疡，皆根于内。夫百病之生也，皆生于风、寒、暑、湿、燥、火，以之化之变也。《经》言：盛者泻之，虚者补之，余锡以方士，而方士用之，尚未能十全。余欲令要道必行，桴鼓相应，犹拔刺雪污，工巧神圣，可得闻乎？《灵枢经》曰：刺深而犹可拔，汙而犹可雪。《庄子》曰：雪，犹洗也。岐伯曰：审察病机，无失气宜，此之谓也。黄帝曰：愿闻病机何如？岐伯对曰：诸风掉眩，皆属于肝。少虑无怒，风胜则动。肝者，罢极之体，魂之居也，其华在爪，其充在筋，以生血气，其味酸，其色苍，为将军之官，谋虑出焉，此为阴中之少阳，通于春气，其脉弦。王注曰：肝有二布叶、一小叶，如木甲折之象。故《经》所谓其用为动，乃木之为动，火太过之政亦为动。盖火木之主暴速，所以掉眩也。掉，摇也；眩，昏乱也，旋运皆生风故也。是以风火皆属阳，阳主动。其为病也，胃脘当心痛，上支两胁，膈咽不通，食饮不下，甚则耳鸣、眩转、目不识人，善暴僵仆、里急、緛戾、胁痛、呕泄，甚则掉眩、癫疾、两胁下痛引少腹，令人善怒也；虚则职②䀮䀮无所见，耳无所闻，善恐如人将捕之。凡肝木风疾者，以热为本，以风为标，故火本不燔，遇风烈乃焰，肝本不甚热，因金衰而旺，肺金不胜心火，木来侮于金，故诸病作矣。其为治也，燥胜风。王注曰：风自木生，燥为金化。风余则制之以燥，肝胜则治以清凉，清凉之气，金之气也，木气之下，金气承之。又曰：风淫于内，治以辛凉，肝欲散，急食辛以散之。故木主生荣而主③春，其性温，故风火则反凉而毁折，是兼金化制其木也。故风病过极而反中外燥涩，是反兼金化也；故非为金制其木，是甚则如此。中风偏枯者，由心火暴甚，而水衰不能制，则火实克金，金不能平木，则肝木胜而兼于火热，则卒暴僵仆。凡治消瘅、仆

①温：原作“过”，据怀德堂本改。

②职：常也。

③主：怀德堂本作“旺”。

击、偏枯、痿厥、气满、发肥，实膏粱之疾也。故此脏气平则敷和，太过则发生，不及则委和。

诸痛痒疮，皆属于心。静则神明，热胜则肿。心者，生之本，神之变也，其华在面，其充在血脉，为阳中之太阳，通于夏气，其脉钩，其味苦，其色赤，为君主之官，神明出焉，此为阳中之阳也。王注曰：心形如未敷莲花，中有九空，以导引天真之气，神之宇也。《经》所谓其用为燥。火性燥动，其明于外，热甚火赫，烁石流金，火之变也；燔焫山川，旋反屋宇，火之灾眚也。故火非同水，水智而火愚，其性暴速。其为病也，当胸中热、嗌干、右胠胁满、皮肤痛、寒热、咳喘、唾血、血泄、鼽衄、嚏呕、溺色变，甚则疮痒、胕肿、肩背臑缺盆中痛、疡疹、身热、惊惑、恶寒、战慄、谵妄、衄衊、语笑、疮疡、血流、狂妄、目赤、胸中痛、胁下痛、背膺肩胛间痛、两臂痛，虚则胸腹大、胁下与腰背相引而痛。其为治也，以寒胜热。王注曰：小热之气，凉以和之；大热之气，寒以取之；甚热之气，则汗发之，发之不尽，则逆制之，制之不尽，求其属以衰之。又曰：壮水之主，以制阳光。《经》曰：气有多少，病有盛衰，治有缓急，方有大小，此之谓也。是以热淫于内，治以咸寒，佐以甘苦，以酸收之，以苦发之。心欲软，急食咸以软之。君火之下，阴精承之，火气之下，水气承之。是故火主暴虐，故燥万物者，莫熯乎火。夏月火热极甚，则天气熏蒸，而万物反润，以水出液，林木津流，及体热极而反汗液出，是火极而反兼水化。俗以难辨，认是作非，不治已极，反攻王气，是不明标本，但随兼化之虚象，妄为其治，反助其病，而害于生命多矣。故此脏平则升明，太过则赫曦，不及则伏明。王注曰：百端之起，皆自心生。

诸湿肿满，皆属于脾。味和气化，湿胜则濡泄。脾者，仓廪之官，本营之居也，名曰器，能化糟粕，转味而入出者也，其华在唇，其充在肌，其味甘，其色黄，故为仓廪之官，又名谏议之官，五味出焉。此至阴之类，通于土气，为阴中之至阴也，其脉缓。王注曰：脾形象马蹄，内包胃脘，象土形也。其用为化，兼四气聚散，复形群品，以主灌溉肝、心、肺、肾，不主于时，寄王四季，《经》所谓：善者不可得见，恶者可见。其变骤注，其灾霖溃。其为病也，胕肿、骨痛、阴痹按之不得，腰脊头颈痛，时眩、大便难、阴气不用、饥不欲食，咳唾则有血、积饮、痞膈、中满、霍乱吐下，为善肌肉痿，足不收行，胁䐜、呕吐、泄、注下。王注曰：脾热之生，虚则腹满、肠鸣、飧泄、食不化者，有胃之寒者，有胃之热者。色白澄澈清冷皆属于寒！色黄水赤混浊皆属于热。故仲景曰：邪热不杀谷，水性疾速，此之谓也。其为治也，风胜湿。湿自土生，风为木化，土余则治之以风，脾盛治之以燥。故湿伤肉，湿胜则濡泄，甚则水闭、胕肿。王注曰：湿为水，水盛则肿，水下形肉已消。又曰：湿气所淫，皆为肿满，但除其湿，肿满自衰。若湿气在上，以苦吐之，湿气在下，以苦泄之，以淡渗之。治湿之病，不利小便，非其法也。故湿淫所胜，平以苦热，佐以酸辛，以苦燥之，以淡泄之。若湿上甚而热，治以苦温，佐以甘辛，以汗为故而止。湿淫于内，治以苦热，佐以酸淡，以苦燥之，以淡泄之，脾苦湿，急食苦以燥之。又曰：土位之下，木气承之。《本草》曰：燥可去湿，桑白皮、赤小豆之属。王注曰：身半以上，湿气有余，火气复郁。所以明其热能生湿。《经》所谓风寒在下，燥热在上，湿气在中，火游行其间，是以热之用矣。故土主湿黔云雨而弘静，风热极甚，则飘骤散落，是反兼风木制其土也，若脾甚土自邕，燥去其湿，以寒除热；脾土气衰，以甘缓之。所以燥泄、积饮、痞膈、肿满、湿热、干涸、消渴，慎不可以温药补之。故积温成热，性之温乃胜气之药也。故此脏喜新而恶陈，常令滋泽，无使干涸，土平则备化，太过则敦阜，不及则卑监。

诸气膹郁、病痿，皆属于肺金。常清气利，燥胜则干。肺者，气之本，魄之处也。其华在毛，其充在皮，其味辛，其色白而为相傅之官，治节出焉。为阳中之太阴，通于秋气，其脉毛。王注曰：肺之形，似人肩，二布叶、数小叶，中有二千四空，行列以布，布诸脏清浊之气。《经》所谓其用为固，其变肃杀，其眚苍落。其为病也，骨节内变，左胠胁痛，寒清于中，感而虐，太凉革候、咳、腹中鸣、注泄骛溏、咳逆、心胁满引小腹、善暴痛、不可反侧、嗌干、面尘色恶、腰痛、丈夫㿗疝、妇人少腹痛、浮虚、鼽尻、阴股、髀、腨、䯒、足病皴揭。实则喘咳逆气，肩背痛，汗出，尻、阴股、膝、髀痛；虚则少气不能报息，耳聋嗌干。其为治也，热胜燥。燥自金生，热为火化，金余则治之以火，肺胜则治之以苦。又曰：金气之下，火气承之，燥淫于内，治以苦温，佐以酸辛，以苦下之。若肺气上逆，急食苦以泄之。王注曰：制燥之胜，必以苦温。故受干病生焉。是以金主于秋而属阴，其气凉，凉极天气清明而万物反燥，故燥若火，是金极而反兼火化也，故病血液衰也。燥金之化极甚，则烦热，气郁、痿弱而手足无力，不能收持也。凡有声之痛，应金之气。故此脏平气则审平，太过则坚成，不及则从革。

诸寒收引，皆属于肾。能养动耗，寒胜则浮。肾者，主蛰、封藏之本，精之处也，其华在发，其充在骨，其味咸，其色黑，为作强之官，伎巧出焉，为阴中之少阴，通于冬气，其脉石。王注曰：肾脏有二，形如豇豆，相并而曲附于膂筋，外有脂裹，里白表黑，主藏精。故《仙经》曰：心为君火，肾为相火。是言在肾属火，而不属水也。《经》所谓：膻中者，臣使之官，喜乐出焉。故膻中者，在乳之间，下合在于肾，是火居水位，得升则喜乐出焉。虽君相二火之气，论其五行造化之理，同为热也。故左肾属水，男子以藏精，女子以系胞；右肾属火，游行三焦，兴衰之道由于此。故七节之傍，中有小心，是言命门相火也。《经》所谓其变凝冽，其眚冰雹。其为病也，寒客心痛、腰腿痛、大关节不利、屈伸不便、苦厥逆、痞坚、腹满、寝汗。实则腹胫肿、喘咳、身重、汗出、憎风；虚则胸中痛、大小腹痛、清厥、意不乐。王注曰：大小腹，大小肠也。此所谓左肾水发痛也。若夫右肾命门相火之为病，少气、疮疡、疥癣、痈肿、胁满、胸背首面四肢浮肿、腹胀、呕逆、瘛疭、骨痛、节有动、注下、温疟、腹中暴痛、血溢、流注精液、目赤、心热，甚则瞀昧、暴痛、瞀闷懊侬、嚏呕、疮疡、惊躁、喉痹、耳鸣、呕涌、暴注、瘈瘛、暴死、瘤气、结核、丹熛，皆相火热之胜也。其为治也，寒胜热，燥胜寒。若热淫于内，治以咸寒，火淫所胜，平以咸冷，故相火之下，水气承之。如寒淫于内，治以甘热，佐以苦辛，寒淫所胜，平以辛热。又云：肾苦燥，急食辛以润之；肾欲坚，急食苦以坚之。故水本寒，寒急则水冰如地而能载物，水发而雹雪，是水寒亢极反似克水之土化，是谓兼化也。所谓寒病极者，反肾满也。左肾不足，济之以水；右肾不足，济之以火。故此脏水平则静顺，不及则涸流，太过则流衍。

诸厥固泄，皆属于下。厥谓气逆，固为禁固。气逆则肝肾失守，失守则不能禁固，出入无度，燥湿不恒，故气下则愈也，《经》所谓厥气上行，满脉去形。

诸痿喘呕，皆属于上。肺者，脏之长也，为心之华盖，故肺热叶焦，发痿躄。是气郁不利，病喘息而呕也。呕谓呕酸水，火气炎上之象也，胃膈热甚，则为呕也。若衰火之炎，痿躄则愈；利肺之气，喘息自调也；道路开通，吐呕则除。凡病呕涌，嗌食，皆属之火也。王注曰：内格呕逆，食不得入，是有火也。《经》所谓三阳有余，则为痿易。王注曰：易，谓变易常用，而痿弱无力也。故此者热之明矣。

诸热瞀瘛，皆属于火。热气甚，则浊乱昏昧也。瞀，示乃昏也，《经》所谓病筋脉相引而急，病名曰瘛者，故俗为之搐是也。热胜风搏，并于经络，故风主动而不宁，风火相乘，是以热瞀瘛而生矣。治法祛风涤热之剂，折其火势，热瘛可立愈。若妄加灼火，或饮以发表之药，则取死不旋踵。

诸禁鼓慄，如丧神守，皆属于火。禁慄惊[1]惑，如丧神守，悸动怔忡，皆热之内作，故治当以制火剂，其神守血荣而愈也。

诸痉项强，皆属于湿。寒湿同性，水火同居，故足太阳膀胱经属水而位下，所以湿可伤也。其脉起目内眦，上额交于巅上，其支别从巅入络于脑，还出则下项，故主项强。太阳表中风，加之以湿客于经中，内挟寒湿，则筋脉抽急，故痉，项强不柔和也。此太阳寒湿，当详有汗无汗，治以流湿祛风，缓发表而愈也。

诸逆冲上，皆属于火。冲，攻也。火气炎上，故作呕、涌溢，食不下也。

诸胀腹大，皆属于热。肺主于气，贵乎通畅，若热甚则郁于内，故肺胀而腹大。是以火主长而高茂，形见彰显，升明舒荣，皆肿之象也。热去则见自利也。

诸躁狂越，皆属于火。胃实则四肢实，而能登高也。故四肢者，诸阳之本。《经》所谓：阴不胜其阳，则脉流薄疾，并乃狂。是以阳盛则使人妄言骂詈，不避亲疏，神明之乱也。故上善若水，下愚若火，此之谓也。治之以补阴泻阳，夺其食则病已。

诸暴强直，皆属于风。暴，虐而害也；强，劲，有力而不能和柔也。乃厥阴风水势甚而成。王注曰：阳内郁而阴行于外。《千金》曰：强直为风。治以泻火补金，木能自平也。

诸病有声，鼓之如鼓，皆属于热。腹胀大而鼓之有声如鼓者，热气甚则然也。《经》所谓热胜则肿，此之类也。是以热气内郁，不散而聚，所以叩之如鼓

[1]惊：原作"禁"，据怀德堂本改。

也。诸腹胀大，皆为里证，何以明之？仲景曰：少阴病……腹胀，不大便者，急下之，宜大承气汤。所谓土坚胜水则干，急与大承气汤下之，以救肾水，故知无寒，其热明矣。

诸病胕肿，疼酸惊骇，皆属于火。胕肿，热胜内则阳气滞故也。疼酸由火实制金，不能平木，则木旺而为酸。酸者，肝之味也。故《经》所谓二阳一阴发病，主惊骇。王注曰：肝主惊。然肝主之，原其本也，自心火甚则善惊，所以惊则心动而不宁也。故火衰水平，治之本也。

诸转反戾，水液浑浊，皆属于热。热气燥烁于筋，故筋转而痛，应风属于肝也。甚则吐不止，暍热之气加之以泄，湿胜也。若三气杂，乃为霍乱，故仲景曰：呕吐而利，名曰霍乱。故有干霍乱，有湿霍乱。得其吐利，邪气得出，名曰湿霍乱也，十存八九；若不得吐利，挥霍撩乱，邪无出，名曰干霍乱，十无一生者。皆以冒暑中热，饮食不节，寒热气不调，清浊相干，阴阳乖隔，则为此病。若妄言寒者，大误矣。故热则小便浑而不清，寒则洁而不浊，故井水煎汤沸，则自然浑浊也。

诸病水液，澄澈清冷，皆属于寒。水液为病寒也，故水清净，其气寒冷，水谷不化而吐利，其色白而腥秽，传化失常，食已不饥。虽有邪热不杀谷而不饥者，无倦而常好动，其便色黄而酸。王注曰：寒者上下所出，及吐出溺出也。又法曰：小寒之气，温以和之。

诸呕吐酸，暴注下迫，皆属于热。流而不腐，动而不蠹，故呕吐酸者，胃膈热甚，则郁滞于气，物不化而为酸也。酸者，肝木之味。或言吐酸为寒者，误也。暴注者，是注泄也，乃肠胃热而传化失常，《经》所谓清气在下，则生飧泄。下迫者，后重里急，窘迫急痛也，火性急速而能造物故也，俗云虚坐努责而痛也。

诸涩枯涸，干劲皴揭，皆属于燥。涩枯者，水液气衰少，血不荣于皮肉，气不通利，故皮肤皴揭而涩也，及甚则麻痹不仁。涸干者，水少火多，《系辞》云：燥万物者莫熯乎。故火极热甚，水液干而不润于身，皮肤乃启裂，手足有如斧伤而深三二分者，冬月甚而夏月衰。故法曰：寒能收敛，收敛则燥涩皴揭；热能纵缓，则滋荣润泽。皆属燥金之化也。王注曰：物之生滑利，物之死枯涩。其为治也，宜开通道路，养阴退阳，凉药调之。荣血通流，麻木不仁、涩涸、干劲皴揭，皆得其所，慎勿服乌附之药。《经》所谓：金木水火土，运行之数。寒暑燥湿风火，临御之化，则天道可见，民气可调。凡受诸病者，皆归于五行六气胜复盛衰之道矣。王注曰：人生有形，不能无患。既有其患，亦常有逃生化，出阴阳者也。故曰：谨守病机，各司其属，有者求之，无者求之，盛者责之，虚者责之，必先五胜，疏其血气，令其调达，而致和平，此之谓也。

气宜论第八

论曰：治病必明六化分治，五味、五色所主，五脏所宜，五行之运行数，六气之临御化，然后明阴阳三才之数。故数之可数者，人中之阴阳也，然所合之数可得见也。夫阴阳者，数之可十，推之可万。故天地阴阳者，不以数推，以象之谓也。《经》曰：丹天之气，经于牛女戊分，黅天之气，经于心尾己分，苍天之气，经于危室柳鬼，素天之气，经于亢氐昴毕，玄天之气，经于张翼娄胃。所谓戊己分者，奎壁角轸，则天地之门户也。是以将前三数与天象俱明，终始之六气所司之高下，在泉浅深之胜复，左右之间同与不同，三纪太过不及之理，故可分天地之化产，民病之气宜矣。《经》所谓太阳司天之政，故岁宜苦以燥之、温之；阳明司天之政，故宜以苦辛汗之、清之、散之，又宜以咸；少阳司天之政，故岁宜以咸、以辛、宜酸，渗之、泄之、渍之、发之，观气寒温，以调其气；太阴司天之政，故宜以苦燥之、温之，甚者发之、泄之、不发不泄，则湿气外溢，肉溃皮拆而水血交流；少阴司天之政，故岁宜咸以软之，而调其上，甚则以苦发之，以酸收之，而安其下，甚则以苦泄之；厥阴司天之政，故岁宜以辛调之，以咸润之，人必折其郁气，先资其化源，是以迎而夺之王气之法也。故云六气有余，用热远热，用温远温，用寒远寒，用凉远凉，食宜同法，此其道也。故王注曰：夏寒甚，则可以热犯热，寒不甚，则不可犯也。若有表证，若有里证。故法云：发表不远热，攻里不远寒。不发不攻，而犯寒犯热，使寒热内贼，其病益甚。故无者生之，有者甚之，所以不远热则热至，不远寒则寒至。其寒至，则坚痞、腹痛、急下利之病生矣。热至，则身热、吐下、霍乱、痈疽、疮疡、瞀昧、昏郁、注下、瘛瘲、肿胀、吐呕、鼽血、衄血、头痛、骨节变、肉痛、血溢、血泄、淋闭之病生矣。王注曰：食已不饥，吐利腥秽，亦寒之疾也；暴喑冒昧，目不识人，躁扰狂越，妄见妄闻，骂詈惊痫，亦热之病。故《经》所谓：无失天信，无逆气宜，无翼其胜，无赞其复，是谓至治。倘不知斯，寒热内贼，失气之宜；因不知四时五行，因加相胜，释邪攻正，绝人长命。术不通《经》，为粗工之戒。是以六气上司九宫，中司九元，下司九宜，三数俱明，各分主客胜复、淫治克伐、主病岁物、气味之厚薄。故《经》所谓：气味有厚薄，性用有躁静，治保有多少，力化有浅深。故少阳在泉，寒毒不生；太阳在泉，热毒不生；少阴在泉，寒毒不生；太阴在泉，燥毒不生。此所谓天化地产，故天地气合，气合六节分而万物化生矣。《经》所谓谨候气宜，无失病机。病机者，寒暑燥湿风，金木水火土，万病悉自此而生矣。故谨察病机之本，得治之要者，乃能愈疾。亦常有不明六气五行之所宜，气味厚薄之所用，人身为病之所由，而能必获其效者，鲜矣哉！

本草论第九

论曰：流变在乎病，主治在乎物，制用在乎人，三者并明，则可以语七方十剂。宣、通、补、泻、轻、重、涩、滑、燥、湿，是十剂也；大、小、缓、急、奇、偶、复，是七方也。是以制方之体，欲成七方十剂之用者，必本于气味生成而成方焉。其寒热温凉四气者，生乎天；酸苦辛咸甘淡六味者，成乎地。气味生成，而阴阳造化之机存焉。是以一物之中，气味兼有，一药之内，理性不无。故有形者谓之味，无形者谓之气。若有形以无形之治，喘急昏昧乃生；无形以有形之治，开肠洞泄乃起。《经》所谓：阴味出下窍，阳气出上窍。王注曰：味有质，故下流于便泄之窍；气无形，故上出于呼吸之门。故阳为气，阴为味；味归形，形归气；气归精，精归化；精食气，形食味。王注曰：气化则精生，味和则形长。是以有生之大形，精为本。故地产养形，形不足温之以气，天产养精，精不足补之以味。形精交养，充实不亏，虽有苛疾，弗能为害。故温之以气者，是温之以肺；补之以味者，是补之以肾。是以人为万物之灵，备万物之养，饮和食德，以化津液，以淫筋脉，以行荣卫。故《经》所谓阴之所生，本在五味。气味合而服之，以补精益气，所以为全生之术。故五谷、五畜、五菜、五果，甘、苦、酸、辛、咸，此为补养之要也。何则？谷入于口，而聚于胃，胃为水谷之海，喜谷而恶药，药之所入，不若谷气之先达。故治病之法，必以谷气为先。是以圣人论真邪之气者，谓汗生于谷，不归于药石，辨死生之候者，谓安谷则生过期，不惟数于五脏。凡明胃气为本，以此知五味能养形也，虽毒药攻邪，如国之用兵，盖出于不得已也。是以圣人发表不远热，攻里不远寒。辛甘发散为阳，酸苦涌泄为阴，故辛散、酸收、甘缓、苦坚、咸软，随五脏之病证，施药性之品味，然后分奇、偶、大、小、缓、急之制也。故奇偶者，七方四制之法，四制者，大小缓急也。《经》谓气有多少，病有盛衰，治有缓急，方有大小。故大小者，君一臣二，奇之制也；君二臣四，偶之制也；君二臣三，奇之制也；君二臣六，偶之制也。又曰：奇方云君一臣二，君二臣三，偶方云君二臣四，君二臣六，所以七方者，四制之法。奇偶四制，何以明之？假令小承气、调胃承气，为奇之小方也，大承气、抵当汤，为奇之大方也，所谓因其攻下而为之用者如此；桂枝、麻黄为偶之小方，葛根、青龙为偶之大方，所谓因其发而用之者如此。《经》所谓近者奇之，远者偶之，身之表者为远，身之里者为近；汗者不以奇，下之不以偶。不以者，不用也。故补上治上制以缓，补下治下制以急，急则气味厚，缓则气味薄。故味厚者为阴，薄为阴之阳，为味不纯粹者也。故味所厚则泄之以下，味所薄则通气者也。《经》所谓味厚则泄，薄则通。气厚者为阳，薄为阳之阴。故附子、干姜味甘温大热，为纯阳之药，为气厚者也；丁香、木香味辛温平，薄为阳之阴，气不纯粹者也。故气所厚则发热，气所薄则发泄。《经》曰：气薄则发泄，厚则发热。王注曰：阴气润下，故味厚则泄利；阳气炎上，故气厚则发热；味薄为阴少，故通泄；气薄为阳少，故汗出。是以论气味之薄厚，合奇偶之大小。故肾肝位远，数多则其气缓，不能速达于下，必大剂而数少，取其迅急，可以走下也；心肺位近，数少则其气急，不能发散于上，必小剂而数多，取其气宜散，可以补上也。王注曰：肺服九，心服七，脾服五，肝服三，肾服一。乃五脏生成之常数也。若奇之不去，则偶之，是谓重方也。偶之不去，则反佐以取之，是谓寒热温凉，反从其病也。王注曰：是以圣人反其佐以同其气，令声气应和，复令寒热参合，使其终异始同，燥润而败，坚刚必折，柔脆自消尔。故逆者正治，从者反治，从少从多，观其可也。仲景曰：少阴病，下利脉微者，与白通汤。利不止，厥逆无脉，干呕烦者，白通加猪胆汁汤主之。王注曰：若调寒热之逆，冷热必行，则热物冷服，下嗌之后，冷体既消，热性便发，由是病气随愈，呕哕皆除，情且不违，而致大益。此和人尿、猪胆汁咸苦寒物于白通汤热剂中，要其气相从，则可以去格拒之寒也。《经》所谓热因寒用，寒因热用，塞因塞用，通因通用，必伏其所主，而先其所因，其始则同，其终则异，可使破积，可使溃坚，可使气和，可使必已，此之谓也。若病所远而中道气味之者，食而过之，无越其制度。王注曰：假令病在肾，而心之气味饲而令足，仍急过之。不饲以气味，肾药凌心，心复益衰。余上下远近例同。是以圣人治上不犯下，治下不犯上，和中上下俱无犯。故《经》所谓诛伐无过，命曰大惑，此之谓也。有中外不相及，其治、其主病，皆论标本，不令妄攻也。故从所来者为本，从所感者为标。是以内者内调，外者外治；内者调之，不言其治，外者治之，不言其调。《经》所谓上淫于下，所胜平之；外淫于内，所胜治之，此之谓也。若从内之外盛于外，先调其内，而后治其外；从外之内而盛于内者，先治其外，而后调其内。王注曰：皆谓先除其根底，后削其枝条也。是故病发有余，本而标之，后治其本。故仲景曰：伤寒医下之，续得下利清谷不止，身疼痛者，急当救里；后身疼痛，清便自调者，急当救表。救里宜四逆汤；救表宜桂枝汤。故里不足，必先救之，清便自调，知里气已调，然后急与桂枝汤以救表。是谓病发本而标之，先治其本，后治其标，此以寒为本也。故知标本者，万举万全，不知标本者，是谓妄行，此之谓也。虽《本草》曰：上药一百二十种，为君，应天；中药一百二十种，为臣，应人；下药一百二十五种，为使，应地。若治病者，特谓此三品之说未也。《经》所谓有毒无毒，所治为主，适大小为制也。故主病之谓君，佐君之谓臣，应臣之谓使，非上下三品之谓也。王注曰：但能破积愈疾，解急脱死，则为良方。非必要言以先毒为是，后毒为非，无毒为非，有毒为是，必量病轻重，大小制之者也。帝曰：三品何谓？岐伯曰：所以明善恶之殊贯也。是以圣人有毒无毒，服自有约，故病有久新，方有大小，有毒无毒，固宜常制矣。大毒治病，十去其六，常毒治病，十去其七，小毒治病，十去其八，无毒治病，十去其九，谷肉果菜，食养尽之，无使过之，伤其正也。不尽行复如法。王注曰：法，谓前四约也。余病不尽，然再行之，毒之大小，至约而止，必无过也。是以上古圣人谓，重身之毒，有故无殒，衰其大半而止。故药之性味，本以药治疾，诚能处以中庸，以疾适当，且如半而止之，亦何疑于攻治哉，此之谓也。故非调气而得者，治之奈何？有毒无毒，何先何后？愿闻其道。王注曰：夫病生之类，其有四焉。一者，始因气动而内有所成，为积聚、癥瘕、瘤气、瘿气、结核、癫痫之类是也；二者，始因气动而外有所成，谓痈肿、疮疡、痂疥、疽痔、掉瘛、浮肿、目赤、熛疹、胕肿、痛痒之类是也；三者，不因气动而病生于内，为留饮、澼食、饥饱、劳损、宿食、霍乱、悲恐喜怒、想慕忧结之类是也；四者，不因气动而病生于外，为瘴气、贼魅、蛊毒、蜚尸、鬼击、冲薄、堕坠、风寒暑湿、斫射、刺割、捶扑之类是也。如此四类者，有独治内而可愈，大小承气、陷胸、抵当汤、三花神佑、脏用之类是也；有兼治内而愈者，大小柴胡、通圣、洗心、凉膈、黄连解毒之类是也；有独治外而愈者，善应膏、拔毒散、点眼药、生肌之类是也；有兼治外而愈者，拨云散、苦参散、千金内托散之类是也；有先治内后治外而愈者，熛疹、丹毒、疮疡、疹、麸豆之类，悉因三焦相火热甚于内，必先疏启其中，凉苦寒之剂荡涤脏腑，或以砭射、敷扫、涂抹于外者是也；有先治其外，后治其内而愈者，伤寒、刺割、破伤，皆因风寒之邪，从外之内，先以发散其外，发之不已，量其浅深峻泄之；有齐毒而攻击者，暴病、大小便不利、胎死、坚积、满胀之类是也；复有无毒而调引者，痰滞、气痞、胃虚、脾弱、气不往来，以通经利其气之药之类是也。方法所施，或胜或复，寒者热之，热者寒之，温者清之，散者收之，抑者折之，燥者润之，急者缓之，刚者软之，衰者补之，强者泻之，坚者削之，留者攻之，客者除之，劳者温之温养也，结者散之，燥者濡之，损者温之温补也，逸者行之，劳者动之，惊者平之平，常也，常见常闻。上之吐之，下之泄之，磨之灸之，浴之薄之，劫之燔之，针劫其下，开之发之，适可为度，各安其气，必清必净，则病气衰去，归其所宗，此治之大体也。是以圣人法无定体，体变布施，药不执方，合宜而用。故论言治寒以热，治热以寒，而方士不能废绳墨而更其道也。有病热者，寒之而热；有病寒者，热之而寒。二者皆在，新病复起，奈何治？诸寒之而热者，取之阴；热之而寒者，取之阳。所谓求其属也。王注曰：谓治之而病不衰退，反因药寒热而随生寒热，病之新者也。谓益火之源，以消阴翳；壮水之主，以制阳光，故曰求其属也。夫取心者，不必齐以热，取肾者，不必齐以寒。但益心之阳，寒亦通行；强肾之阴，热之犹可。此论五味所归，五脏寒热温凉之主也。呜呼！圣人之道久塞，而后之人独不能之也。王注曰：言少可以贯多，举浅可以料深，何法之明也如此。故非圣人之道，孰能至于是邪！是以治病之本，须明气味之厚薄，七方十剂之法也。方有七，剂有十，故方不七，不足以尽方之变，剂不十，不足以尽剂之用。方不对病，非方也；剂不蠲疾，非剂也。今列而论之：

七方者，大、小、缓、急、奇、偶、复。

大方之说有二：一则病有兼证而邪不专，不可以一二味治之，宜君一臣三佐九之类是也；二则治肾肝在下而远者，宜分两多而顿服之是也。

小方之说有二：一则病无兼证，邪气专一，可以君一臣二小方之治也；二则治心肺在上而迫者，宜分两微而频频少服之，亦为小方之治也。

缓方之说有五：有甘以缓之为缓方者，为糖、蜜、甘草之类，取其恋膈也；有丸以缓之为缓方者，盖丸之比汤，散药力宣行迟故也；有品味群众之缓方者，盖药味众多，各不能骋其性也；有无毒治病之缓方者，盖药性无毒，则功自缓也；有气味俱薄之缓方者，药气味薄则常补于上，比至其下，药力既已衰，为补上治上之法也。

急方之说有四：有急病急攻之急方者，如腹心暴痛、前后闭塞之类是也；有急风荡涤之急方者，谓中风不省、口噤是也，取汤剂荡涤，取其易散而施功速者是也；有药有毒之急方者，如上涌下泄，夺其病之大势者是也；有气味厚之急方者，药之气味厚者，直趋于下而力不衰也，谓补下治下之法也。

奇方之说有二：有古之单行之奇方者，为独一物是也；有病近而宜用奇方者，为君一臣二，君二臣三，数合于阳也，故宜下不宜汗也。

偶方之说有二：有两味相配而为偶方者，盖两方相合者是也；有病远而宜用远方者，君二臣四，君二臣六，数合于阴也，故宜汗不宜下也。

复方之说有二：有二三方相合之为复方者，如桂枝二越婢一汤之类是也；有分两匀同之复方者，如胃风汤各等分之类是也。又曰：重复之复，二三方相合而用也；反复之复，谓奇之不去则偶之是也。

十剂者，宣、通、补、泻、轻、重、涩、滑、燥、湿。

宣者，宣郁。郁而不散为壅，必宣剂以散之，如痞满不通之类是也。《本草》曰宣可去壅，必宣剂以散之，如姜、橘之属。攻其里则宣者，上也；泄者，下也。涌剂则瓜蒂、栀豉之类是也。发汗通表亦同。

通：留而不行为滞，必通剂以行之，如水病、痰癖之类也。《本草》曰：通可去滞，通草、防己之属。攻其内则通者，行也，甘遂、滑石、茯苓、芫花、大戟、牵牛、木通之类是也。

补：不足为弱，必补剂以扶之，如气形羸弱之类是也。《本草》曰：补可去弱，人参、羊肉之属。攻其里则补养也。《经》所谓言而微，终日乃复言者，此夺气也，故形不足温之以气，精不足补之以味。是以膏粱理疾，药石蠲疾，五谷、五畜能补善养也。

泻：有余为闭，必泻剂以逐之，如腹胀、脾约之类是也。《本草》曰：泻可去闭，即葶苈、大黄之属。《经》所谓浊气在上，则生䐜胀，故气不施化而郁闭不通。所以葶苈、大黄味苦大寒，专能泻热、去湿、下气。仲景曰：趺阳脉浮而涩，浮则胃气强，涩则小便数，浮涩相搏，大便则难，其脾为约。故约束津液不得四布，苦寒之剂，通寒润燥，而能泄胃强也。

轻：实则气壅，欲其扬也。如汗不发而腠密，邪胜而中蕴，必轻剂以扬之。《本草》曰：轻可去实，麻黄、葛根之属。《经》所谓其在皮者，汗而发之，其实者，散而泻之。王注曰：阳实则发散。

重：怯则气浮，欲其镇也。如丧神守而惊悸，气上厥以巅疾，必重剂以镇之。《本草》曰：重可去怯，即磁石、铁粉之属。《经》所谓厥成为巅疾，故惊乃平之，所以镇涎也，故使其物体之重，则下涎而用之也。

涩：滑则气脱，欲其收敛也。如开肠、洞泄、便溺遗失，必涩剂以收之。《本草》曰：涩可去脱，则牡蛎、龙骨之属，如宁神、宁圣散之类是也。

滑：涩则气著，欲其利也。如便难、内闭，必滑剂以利之。《本草》曰：滑可去著，即冬葵、榆皮之属。滑能养窍，故润利也。

燥：湿气淫胜，肿满、脾湿，必燥剂以除之。《本草》曰：燥可去湿，即桑白皮、赤小豆之属。所谓湿甚于上，以苦泄之，以淡渗之是也。

湿：津耗为枯。五脏痿弱，荣卫涸流，必湿剂以润之。《本草》曰：湿可去枯，即紫石英之属，故痿弱者用之。王注曰：心热盛则火独光，火独光则火炎上，肾之脉常下行，令火盛而上炎用事，故肾脉亦随火炎烁而逆上行也。阴气厥逆，火复内燔，阴上隔阳，下不守位，心气通脉，故生脉痿。肾气主足，故膝腕枢纽如折去而不相提挈，胫筋纵缓而不能任用于地也。可下数百行而愈。

故此十剂七方者，乃太古先师设绳墨而取曲直，何叔世方士，出规矩以为方圆。王注曰：呜呼！人之死者，岂谓命，不谓方士愚昧而杀之耶?！是以物各有性，以谓物之性有尽也，制而用之，将使之无尽。物之用有穷也，变而通之，将使之无穷。夫惟性无尽、用无穷，故施于品剂，以佐使斯人，其功用亦不可一而足也，于是有因其性而为用者，有因其所胜为制者，有气同则相求者，有气相克则相制者，有气余而补不足者，有气相感则以意使者，有质同而性异者，有名异而实同者。故蛇之性窜而引药，蝉之性脱而退翳，虻饮血而用以治血，鼠善穿而用以治漏，所谓因其性而为用者如此。弩牙速产，以机发而不括也；杵糠下噎，以杵筑下也，谓因其用而为使者如此。萍不沉水，可以胜酒；独活不摇[①]风，可以治其风，所谓因其所胜而为之用制也如此。麻，木谷而治风；豆，水谷而治水，所谓气相同则相求者如此。牛土畜，乳可以止渴疾；豕水畜，心可以镇恍惚，所谓因其气相克则相制也如此。熊肉振羸，兔肝明视，所谓因其气有余补不足也如此。鲤之治水，鹜之利水，所谓因其气相感则以意使者如此。蜜本成于蜂，蜜温而蜂寒；油本生于麻，麻温而油寒，兹同质而异性也。蘼芜生于芎䓖，蓬虆生于覆盆，兹名异而实同者也。所以如此之类，不可胜举。故天地赋形，不离阴阳。形色自然，皆有法象。毛羽之类，生于阳而属于阴；鳞介之类，生于阴而属于阳。

空青法木，色青而主肝；丹砂法火，色赤而主心；云母法金，色白而主肺；磁石法水，色黑而主肾；黄石脂法土，色黄而主脾。故触类而长之，莫不有自然之理也。欲为医者，上知天文，下知地理，中知人事，三者俱明，然后可以愈人之疾病。不然则如无目夜游，无足登涉，动致颠殒，而欲愈疾者，未之有也。故治病者，必明天道地理，阴阳更胜，气之先后，人之寿夭，生化之期，乃可以知人之形气矣。王注曰：不明天地之气，又昧阴阳之候，则以寿为夭，以夭为寿，虽尽上圣救生之道，毕经脉药石之妙，犹未免世中之诬斥也。明乎医者，幸详究焉。

①摇：《正义》："摇，动也。"

卷　二

中风论第十

论曰：《经》云：风者，百病之始，善行而数变。行者，动也。风本生于热，以热为本，以风为标，凡言风者，热也。叔和云：热则生风，冷生气。是以热则风动，宜以静胜其躁，是养血也。治须少汗，亦宜少下。多汗则虚其卫，多下则损其荣。汗下各得其宜，然后宜治在经。虽有汗、下之戒，而有中脏中腑之说。中腑者，宜汗之；中脏者，宜下之，此虽合汗、下亦不可过也。仲景曰：汗多则亡阳，下多则亡阴；亡阳则损其气，亡阴则损其形。《经》曰：血气者，人之神，不可不谨养。初谓表里不和，须汗下之；表里已和，是以治之在经也。其中腑者，面加五色，有表证，脉浮而恶寒，拘急不仁，或中身之后，或中身之前，或中身之侧，皆曰中腑也，其治多易。中脏者，唇吻不收，舌不转而失音，鼻不闻香臭，耳聋而眼瞀，大小便秘结，皆曰中脏也，其治多难。《经》曰：六腑不和则留结为痈，五脏不和则七窍不通。若外无留结，内无不通，必知在经也。初证既定，宜以大药养之，当顺时令而调阴阳，安脏腑而和荣卫，察病机审气宜，而少有不愈者。若风中腑者，先以加减续命汤，随证发其表；若忽中脏者，则大便多秘涩，宜以三化汤通其滞。表里证已定，别无他变，故以大药和治之。大抵中腑者多著四肢，中脏者多滞九窍，虽中腑者多兼中脏之证。至于舌强失音，久服大药能自愈也。有中风湿者，夏月多有之，其证身重如山，不能转侧，宜服除湿去热之药治之，不可用针，可用灸。今具六经续命汤方，小续命汤通治八风、五痹、痿厥等疾。以一岁为总，以六经为别，春夏加石膏、知母、黄芩；秋冬加桂、附、芍药，又于六经别药，随证细分加减。自古名医，不能越此。

凡觉中风，必先审六经之候，慎勿用大热药乌、附之类，故阳剂刚胜，积火燎原，为消、狂、疮、肿之属，则天癸竭而荣卫涸，是以中风有此诫。故《经》所谓邪风之至，疾如风雨，《易》曰挠万物者，莫疾乎风。若感之浅者，留于肌肤；感之深者，达于骨髓。盖祸患之机，藏于细微，非常人之豫见，及其至也，虽智者不能善其后。是以圣人之教下，皆谓之虚邪贼风，避之有时。故中风者，俱有先兆之征，凡人如觉大拇指及次指麻木不仁，或手足不用，或肌肉蠕动者，三年内必有大风之至。《经》曰：肌肉蠕动，命曰微风。宜先服八风散、愈风汤、天麻丸各一料为效，故手大指、次指，手太阴、阳明经，风多著此经也，先服风湿涤热之剂、辛凉之药，治内外之邪。是以圣人治未病，不治已病。又曰：善治者治皮毛，是止于萌芽也。故初成者获愈，固久者伐形，是治病之先也。

中风之人，如小便不利，不可以药利之。既得自汗，则津液外亡，小便自少。若利之，使荣卫枯竭，无以制火，烦热愈甚。当候热退汗止，小便自行也。兼此证乃阳明，大忌利小便，须当识此。中风之人能食者，凡中风病多能食。盖甲己化土，脾盛故能食。由是多食则脾气愈盛，土克制肾水，水亏则病增剧也。病宜广服药，不欲多食，病能自愈。中风多食者，风木也，盛则克脾，脾受敌求于食。《经》曰：实则梦与，虚则梦取是也。当泻肝木，治风安脾，脾安则食少，是其效也。

中风之人，不宜用龙、麝、犀、珠，譬之提铃巡于街，使盗者伏而不出，益使风邪入于骨髓，如油入面，莫能出也，此之类焉。若痰潮不省，昏愦不知事，宜用药下其痰涎。故风者百病之长，庸可忽诸。

小续命汤

麻黄去节　人参　黄芩　芍药　防己　桂枝　川芎　甘草各一两　防风一两半　附子半两　杏仁一两

上除附子、杏仁外，捣为粗末，后入二味令匀，每服五七钱，水一盏半，生姜五片，煎至一盏，去滓，稍热服，食前。

凡中风，不审六经之加减，虽治之不能去其邪也。《内经》云：开则淅然寒，闭则热而闷。知暴中风邪，宜先以加减续命汤，随证治之。中风无汗恶寒，麻黄续命主之，麻黄、防风、杏仁依本方添加一倍。宜针太阳、至阴出血，昆仑、阳跻。中风有汗恶风，桂枝续命主之，桂枝、芍药、杏仁依本方添加一倍。宜针风府。以上二证，皆太阳①经中风也。

中风无汗，身热不恶寒，白虎续命主之，石膏、知母一料中各加二两，甘草依本方加一倍。中风有汗，身热不恶风，葛根续命主之，葛根二两，桂枝、黄芩依本方加一倍。宜针陷谷、刺历兑。针陷谷者，去阳明之贼；刺历兑者，泻阳明经之实也。以上二证，阳明经中风也。中风无汗，身凉，附子续命主之，附子加一倍，干姜加一两，甘草加三两。宜刺隐白穴，去太阴之贼也。此一证，太阴经中风也。中风有汗，无热，桂枝续命主之，桂枝、附子、甘草依本方加一倍。宜针太谿。此证少阴经中风也。中风六证混淆，系之于少阳、厥阴，或肢节挛痛，或麻木不仁，宜羌活连翘续命主之，小续命八两，加羌活四两、连翘六两。

古之续命混淆，无六证之别，今各分经治疗，又分经针刺法，厥阴之井大敦，刺以通其经；少阳之经绝骨，灸以引其热。是针灸同象法，治之大体也。

中风外无六经之形证，内无便溺之阻格，知血弱不能养筋，故手足不能运动，舌强不能言语，宜养血而筋自荣，大秦艽汤主之。

秦艽三两　甘草二两　川芎二两　当归二两　白芍药一两　细辛半两　川羌活　防风　黄芩各一两　石膏二两　吴白芷一两　白术一两　生地黄一两　熟地黄一两　白茯苓一两　川独活二两

上一十六味剉，每服一两，水煎去滓，温服无时。如遇天阴，加生姜煎；如

①太阳：原作“之阳”，据怀德唐本改。

心下痞，每两加枳实一钱同煎。

中风外有六经之形证，先以加减续命汤随证治之，内有便溺之阻格，复以三化汤主之。

厚朴　大黄　枳实　羌活各等分

上剉，如麻豆大，每服三两，水三升，煎至一升半，终日服之，以微利为度，无时。

法曰四肢不举，俗曰瘫痪，故《经》所谓太过则令人四肢不举，又曰土太过则敦阜。阜，高也；敦，厚也。既厚而又高，则令除去。此真所谓膏粱之疾，非肝肾经虚。何以明之？《经》所谓三阳三阴发病，为偏枯痿易，四肢不举。王注曰：三阴不足，则发偏枯；三阳有余，则为痿易。易，谓变易常用，而痿弱无力也。其治则泻，令气弱阳衰，土平而愈，或三化汤、调胃承气汤，选而用之，若脾虚则不用也。《经》所谓土不及则卑陷。卑，下也；陷，坑也，故脾病四肢不用。四肢皆禀气于胃，而不能至经。必因于脾，乃得禀受也。今脾不能与胃行其津液，四肢不得禀水谷，气日以衰，脉道不利，筋骨肌肉，皆无气以生，故不用焉。其治可补，十全散加减四物去邪留正。

愈风汤

中风证内邪已除，外邪已尽，当服此药，以行导诸经。久服大风悉去，纵有微邪，只从此药加减治之。然治病之法，不可失其通塞，或一气之微汗，或一旬之通利，如此为常治之法也。久则清浊自分，荣卫自和。如初觉风动，服此不致倒仆。

羌活　甘草　防风　蔓荆子　川芎　细辛　枳壳　人参　麻黄　甘菊　薄荷　枸杞子　当归　知母　地骨皮　黄芪　独活　杜仲　吴白芷　秦艽　柴胡　半夏　前胡　厚朴　熟地黄　防己各二两　茯苓　黄芩各三两　石膏四两　芍药三两　苍术　生地黄各四两　桂一两

以上三十三味，通七十四两。

上剉，每服一两，水二盏，煎至一盏，去滓温服，如遇天阴，加生姜煎。空心一服，临卧再煎药滓服，俱要食远服。空心一服，嚥下二丹丸，为之重剂；临卧一服，嚥下四白丹，为之轻剂。重以安神，轻以清肺。假令一气之微汗，用愈风汤三两、麻黄一两，均作四服，一服加生姜五片，空心服，以粥投之，得微汗则佳；如一旬之通利，用愈风三两、大黄一两，亦均作四服，如前煎，临卧服，得利则妙。常服之药，不可失四时之转。如望春天寒之后，加半夏二两，通四两，柴胡二两，通四两，人参二两，通四两，谓迎而夺少阳之气也；望夏之月半，加石膏二两，通六两，黄芩二两，通五两，知母二两，通四两，谓迎而夺阳明之气也；季夏之月，加防己二两，通四两，白术二两，茯苓二两，通五两，谓胜脾土之湿也；初秋大暑之后，加厚朴二两，通四两，藿香二两，桂一两，通二两，谓迎而夺太阴之气也；霜降后望冬，加附子一两，桂一两，通二两，当归二两，通四两，谓胜少阴之气也。得春减冬，四时类此。虽立法于四时之加减，更宜临病之际，审病之虚实热寒，土地之宜，邪气之多少。此药具七情、六欲、四气，无使五脏偏胜及不动于荣卫。如风秘服之，则永不燥结；如久泻服之，则能自调。初觉风气，便能服此药及新方中天麻丸各一料，相为表里，治未病之胜药也。及已病者，更宜常服，无问男子妇人，及小儿惊、痫、搐、急慢惊风等病服之神效。如解利四时伤风，随四时加减法。又疗脾肾虚、筋弱、语言难、精神昏愦，及治内弱风湿。内弱者，乃风热火先；体重者，乃风湿土余。内弱之为病，或一臂肢体偏枯，或肥而半身不随，或恐而健忘，喜以多思。故思忘之道，皆情不足也。是以心乱则百病皆生，心静则万病悉去。故此能安心养神，调阴阳无偏胜及不动荣卫。

四白丹

能清肺气，养魄。谓中风者多昏冒，气不清利也。

白术半两　白芷一两　白茯苓半两　白檀一钱半　人参半两　知母二钱　缩砂仁半两　羌活二钱半　薄荷三钱半　独活二钱半　防风　川芎各五钱　细辛二钱　甘草五钱　甜竹叶二两　香附子五钱，炒　龙脑半钱，另研　麝香一字，另研　牛黄半钱　藿香一钱半

上件二十味，计八两六钱一字，为细末，炼蜜为丸，每两作十丸，临卧嚼一丸，分五七次嚼之。上清肺气，下强骨髓。

二丹丸

治健忘，养神、安志、和血，内安心神，外华腠理。

丹参一两半　丹砂五钱，为衣　远志半两，去心　茯神一两　人参五钱　菖蒲五钱　熟地黄一两半　天门冬一两半，去心　麦门冬一两，去心　甘草一两

上为细末，炼蜜为丸，如桐子大，每服五十丸至一百丸，空心，食前。常服安神定志，一药清肺，一药安神，故清中清者归肺，以助天真；清中浊者，坚强骨髓。血中之清，荣养于神；血中之浊，华荣腠理。如素有痰，久病中风，津液涌溢在胸中，气所不利，用独圣散吐之，后用利气泻火之剂，本方在后。

泻青丸

治中风自汗，昏冒，发热不恶寒，不能安卧，此是风热烦躁。

当归　龙胆　川芎　栀子　羌活　大黄　防风各等分

一丸，竹叶汤化下。

天麻丸

系新方中。

天麻六两，酒浸三日，曝干，秤　牛膝六两，同上浸　杜仲七两，炒，去丝　萆薢六两，别碾为细末，秤　玄参六两　羌活十两　当归十两　生地黄十六两　附子一两

上为细末，炼蜜为丸，如桐子大，常服五七十丸，病大至百丸，空心，食前，温酒或白汤下，平明服药至日高，饥则止服。药大忌壅塞，失于通利，故服药半月稍觉壅，微以轻宣丸轻疏之，使药再为用也。牛膝、萆薢、杜仲治筋骨相著；天麻、羌活和风之胜药；当归、地黄养血，能和荣卫，玄参主用，附子佐之，行经也。

独圣散

治诸风膈疾，诸痫痰涎，津液涌溢，杂病亦然。

瓜蒂一两

上剉，如麻豆大，炒令黄色，为细末，每服量虚实久新，或三钱药末，茶一钱，酸齑汁一盏调下。若用吐法，天气清明，阴晦无用。如病卒暴者，不拘于此法，吐时辰午巳前。故《内经》曰：平旦至日中，天之阳，阳中之阳也。论四时之气，仲景曰：大法春宜吐。是天气在上，人气亦在上，一日之气，寅卯辰之候也，故宜早不宜夜也。先令病人隔夜不食，服药不吐，再用热齑水投之。如吐风痫病者，加全蝎半钱，微炒。如有虫者，加狗油五七点，雄黄末一钱，甚者加芫花末半钱，立吐其虫。如湿肿满者，加赤小豆末一钱。

故此不可常用，大要辨其虚实，实则瓜蒂散，虚则栀子豉汤，满加厚朴，不可一概用之。吐罢可用降火、利气、安神、定志之剂。

治风痫病不能愈者，从厚朴丸。宜春秋加添外，又于每一料中加：人参，菖蒲，茯神去木，各一两半。上依厚朴丸春秋加添法，和剂服饵。厚朴丸方在吐论中。

防风通圣散

防风　川芎　当归　芍药　大黄　芒硝　连翘　薄荷　麻黄不去节，各半两　石膏　桔梗　黄芩各一两　白术　山栀子　荆芥穗各二钱半　滑石三两　甘草二两

上为粗末，每服一两，生姜同煎，温服，日再服。劳汗当风，汗出为皶，郁乃痤。汗出于玄府，脂液所凝，去芒硝，倍加芍药、当归，发散玄府之风，当调其荣卫。俗云风刺，或生隐疹，或赤或白，倍加麻黄、盐豉、葱白，出其汗，麻黄去节，亦去芒硝，咸走血而内凝，故不能发。汗罢依前方中加四物汤、黄连解毒，三药合而饮之，日二服，故《内经》曰以苦发之，谓热在肌表连内也。小便淋闭，去麻黄加滑石、连翘，煎药汤调木香末二钱，麻黄主表不主于里，故去之。腰胁痛，走注疼痛者，加硝石、当归、甘草，一服各二钱，调车前子末、海金砂末各一钱，《内经》曰：腰者，肾之府。破伤风者，如在表，则辛以散之；在里则苦以下之，兼散之。汗下后，通利血气，祛逐风邪，每一两内加荆芥穗、大黄各二钱，调全蝎末一钱，羌活末一钱。诸风潮搐、小儿急慢惊风、大便秘结、邪热暴甚、肠胃干燥、寝汗、咬牙、上窜、睡语、筋转、惊悸、肌内蠕动，每一两加大黄二钱、栀子二钱，调茯苓末二钱；如肌肉蠕动者，调羌活末一钱，故《经》曰：肌肉蠕动，命曰微风。风伤于肺，咳嗽喘急，每一两加半夏、桔梗、紫菀各二钱。如打扑伤损，肢节疼痛，腹中恶血不下，每一两加当归，大黄各三钱半，调没药、乳香末各二钱。解利四时伤寒，内外所伤，每一两内加益元散一两、葱白十茎、盐豉一合、生姜半两，水一碗，同煎至五七沸，或煎一小碗，温冷服一半，以箸投之即吐，罢后服一半，稍热服，汗出立解。如饮酒中风，身热头痛如破者，加黄连须二钱、葱白十茎，依法立愈，慎勿用桂枝、麻黄汤解之。头旋脑热、鼻塞、浊涕时下，每一两加薄荷、黄连各二钱半，《内经》曰：胆移热于脑，则辛頞鼻渊。鼻渊者，浊涕下不止也。王注曰：脑液下渗，则为浊涕，涕下不止，如彼水泉，故曰鼻渊也。此为足太阳脉与阳明脉俱盛也。如气逆者，调木香末一钱。

疠风论第十一

《内经》曰：疠者，有荣气热胕，其气不清，故使其鼻柱而色败，皮肤疡溃。风寒客于脉而不去，名曰疠风。又云：脉风成为疠。俗云癞病也。故治法云：病大风，骨节重，须眉堕，名曰大风，刺肌肉为故，汗出百日王注曰：泄卫气之怫热；刺骨髓，汗出百日王注曰：泄荣气之怫热。凡二百日，须眉生而止针。怫热屏退，阴气内复，故多汗出，须眉生也。先桦皮散，从少至多，服五七日后，灸承浆穴七壮，灸疮轻再灸，疮愈再灸。后服二圣散泄热、祛血之风邪，戒房室三年，针灸药止。述类象形，此治肺风之法也。然非止肺脏有之，俗云鼻属肺而病发于肺，端而言之，不然。如此者，既鼻准肿、赤胀，但为疮之类，乃谓血随气化，既气不施化，则血聚矣。然血既聚，使肉腐烂而生虫也。谓厥阴主生五虫，厥阴为风木，故木主生五虫。盖三焦相火热甚而制金，金衰故木来克侮。《经》曰：侮，胜也。宜泻火热利气之剂，虫自不生也。法云流水不腐，户枢不蠹，此之谓也。故此疾血热明矣。当以药缓疏泄之，煎《局方》内升麻汤，下钱氏内泻青丸，余各随经言之。故病风者，阳气先受，上也。

桦皮散

治肺脏风毒，遍身疮疥及瘾疹、瘙痒，搔之成疮。又治面风刺及妇人粉刺。

桦皮四两，烧灰　荆芥穗二两　甘草半两，炙　杏仁二两，去皮尖，用水一碗于银器内熬，去水一半，放令干　枳壳四两，去穰，用炭火烧欲灰，于湿纸上令冷

上件除杏仁外，余药为末，将杏仁别研令细，次同诸药令匀，磁合内放之，每服三钱，食后，温酒调下。

二圣散

治大风疠疾。

大黄半两　皂角刺三钱，烧灰

上将皂角刺一二斤，烧灰研细，煎大黄半两，汤调下二钱。早服桦皮散，中煎升麻汤下泻青丸，晚服二圣散。此数等之药，皆为缓疏泄血中之风热也。

七圣丸《局方》中、七宣丸《局方》中皆治风壅邪热，润利大肠，中风、风痫、疠风、大便秘涩，皆可服之。此方《局方》中治法曰：虽诃子味苦涩而能止脏腑，此利药中用诃子，令大黄、枳实缓缓而推陈，泄去邪气。若年老风秘涩者，乃津液内亡也，不可用峻剂攻之。《内经》曰：年四十，而阴气自半也，起居衰矣。年五十，体重，耳目不聪明矣。年六十，阴痿，气大衰，九窍不利，下虚上实，涕泣俱出矣。故曰知之则强，不知则死。举世皆言年老之人无热俱虚，岂不明年四十而阴气自半，故阴虚阳盛明矣。是以阴虚其下，阳甚其上，故上实下虚，此理明矣。

破伤风论第十二

论曰：风者，百病之始也，清净则腠理闭拒，虽有大风苛毒，而弗能为害也。故破伤风者，通于表里，分别阴阳，同伤寒证治。闾阎往往有不知者，只知有发表者，不知有攻里者、和解者，此汗、下、和三法也，亦同伤寒证。有在表者，有在里者，有半在表半在里者。在里宜下，在表宜发汗，在表里之间宜和解。然汗下亦不可过其法也。又不可妄意处治，各通其脏脉，免汗泄之非宜也。故破伤风者，从外至内，甚于内者，则病也。因此卒暴伤损风袭之间，传播经络，至使寒热更作，身体反强，口噤不开，甚者邪气入脏，则分汗下之治。诸疮不差，荣卫虚，肌肉不生，疮眼不合者，风邪亦能外入于疮，为破伤风之候。故诸疮不差时，举世皆言著灸为上，是谓熟疮，而不知火热客毒，逐经诸变，不可胜数。微则发热，甚则生风而搐，或角弓反张，口噤目斜，皆因疮郁结于荣卫，不得宣通而生。亦有破伤不灸而病此者，疮著白痂，疮口闭塞，气难通泄，故阳热易为郁结，而热甚则生风也。故表脉浮而无力者，太阳也；脉长而有力者，阳明也；脉浮而弦小者，少阳也。太阳宜汗，阳明宜下，少阳宜和解，若明此三法，而治不中病者，未之有也。

羌活防风汤

治破伤风，邪初传在表。

羌活　防风　川芎　藁本　当归　芍药　甘草各一两　地榆　华细辛各二两

上㕮咀，每服五七钱，水一盏半，同煎至七分，去滓，热服，不拘时候。量紧慢加减用之。热则加大黄二两，大便秘则加大黄一两，缓缓令过。

白术防风汤

若服前药之过，有自汗者，宜服此药。

白术一两　防风二两　黄芪一两

上㕮咀，每服五七钱，水一盏半，煎至一盏，去滓，温服，不拘时候。脏腑和而有自汗，可用此药。

破伤风脏腑秘、小便赤、自汗不止者，因用热药，汗出不休，故知无寒也。宜速下之，先用芎黄汤三二服，后用大芎黄汤下之。

芎黄汤

川芎一两　黄芩六钱　甘草二钱

上㕮咀，每服五七钱，水一盏半，同煎至七分，去滓，温服，不拘时候。三服即止，再用下药。

大芎黄汤

川芎一钱　羌活　黄芩　大黄各一两

上㕮咀，依前煎服，宜利为度。

发表雄黄散

雄黄一钱　防风二钱　草乌一钱

上件为细末，每服一字，温酒调下，里和至愈可服，里不和不可服。

蜈蚣散

蜈蚣一对　鳔五钱　左蟠龙五钱，炒，烟尽为度，野鸽粪是也

上件为细末，每服一钱，清酒调下，治法依前用，里和至愈可服，但有里证不可服。次当下之，用前蜈蚣散四钱、巴豆霜半钱，烧饭为丸，如绿豆大，每服一丸，渐加六七丸，清酒调蜈蚣散少许送下，宜利为度。内外风去，可常服羌活缓缓而治，不拘时候服之。羌活汤者，治半在表半在里也。

羌活汤

羌活　菊花　麻黄　川芎　石膏　防风　前胡　黄芩　细辛　甘草　枳壳　白茯苓　蔓荆子各一两　薄荷半两　吴白芷半两

上㕮咀，每服五钱，水一盏半，入生姜五片，同煎至一盏，去滓，稍热服，不拘时候，日进二服。

防风汤

治破伤风同伤寒表证，未传入里，宜急服此药。

防风　羌活　独活　川芎各等分

上㕮咀，每服五钱，水一盏半，煎至七分，去滓温服，二三服后，宜调蜈蚣散，大效。

蜈蚣散

蜈蚣一对　鳔三钱

上为细末，用防风汤调下，如前药解表不已，觉转入里，当服左龙丸微利，看大便硬软，加巴豆霜服之。

左龙丸

左蟠龙　白僵蚕　鳔各五钱，炒　雄黄一钱，㕮

上同为细末，烧饭为丸，如桐子大，每服十五丸，温酒下。如里证不已，当于左龙丸末一半内入巴豆霜半钱，烧饭为丸，如桐子大，每服一丸，同左龙丸一处合服，每服药中加一丸，如此渐加，服至利为度。若利后更服后药，若搐痓不已，亦宜服后药，羌活汤也。

羌活汤

羌活　独活　防风　地榆各一两

上㕮咀，每服五钱，水一盏半，煎至一盏，去滓，温服。如有热加黄芩，有涎加半夏。若病日久，气血渐虚，邪气入胃，宜养血为度。

养血当归地黄散

当归　地黄　芍药　川芎　藁本　防风　白芷各一两　细辛五钱

上㕮咀，依前煎服。

雄黄散

治表药。

天南星三钱　半夏　天麻各五钱　雄黄二钱半

上为细末，每服一钱，温酒调下。如有涎，于此药中加大黄，为下药。

地榆防风散

治破伤中风，半在表、半在里，头微汗，身无汗，不可发汗，宜表里治之。

地榆　防风　地丁香　马齿苋各等分

上件为细末，每服三钱，温米饮调下。

白术汤

治破伤风大汗不止，筋挛搐搦。

白术　葛根各一两　升麻　黄芩各半两　芍药二两　甘草二钱半

上㕮咀，每服一两，水一盏半，煎至一盏，去滓，温服，不拘时候。

江鳔丸

治破伤风惊而发搐，脏腑秘涩，知病在里，可用江鳔丸下之。

江鳔半两，剉，炒　野鸽粪半两，炒　雄黄一钱　白僵蚕半两　蜈蚣一对　天麻一两

上件为细末，又将药末作三分，用二分烧饭为丸，如桐子大，朱砂为衣，后将一分入巴豆霜一钱同和，赤以烧饭为丸，如桐子大，不用朱砂为衣。每服朱砂为衣者二十丸，入巴豆霜者一丸，第二服二丸，加至利为度，再服朱砂为衣药，病愈止。

没药散

治刀箭所伤，止血定痛。

定粉　风化灰各一两　枯白矾三钱，另研　乳香半钱，另研　没药一字，另研

上件各研为细末，同和匀，再研掺之。

解利伤寒论第十三

论曰：伤寒之法，先言表里，及有缓急。三阳表当急，里当缓；三阴表当缓，里当急。又曰：脉浮当汗，脉沉当下。脉浮汗急而下缓，谓三阳表也；脉沉下急而汗缓，谓三阴里也。麻黄汤谓之急，麻黄附子细辛汤谓之缓。《内经》云：渍形以为汗，为汗之缓，里之表也。又曰：在皮者，汗而发之，为汗之急，表之表也。急汗者太阳，缓汗者少阴，是脏腑之输应也。假令麻黄附子细辛汤，是少阴证始得，发热，脉沉，里和无汗，故渍形以为汗。假令麻黄汤，是太阳证。头项痛，腰脊强，脉浮无汗，里和是也。在皮者，汗而发之也。《经》曰：治主以缓，治客以急，此之谓也。

麻黄汤

麻黄去节，五钱　桂枝三钱　甘草三钱，炙　杏仁去皮尖，炒，三十个

上㕮咀，都作一服，水煎，去滓，温服。

假令得肝脉，其外证善洁、面青、善怒，其三部脉俱弦而浮，恶寒里和谓清便自调也，麻黄汤内加羌活、防风各三钱，谓肝主风，是胆经受病。大便秘或泄下赤水无数，皆里不和也。假令得心脉，其外证面赤、口干、善笑，其尺寸脉俱浮而洪，恶寒里和谓清便自调也，麻黄汤内加黄芩、石膏各三钱，谓主心热，是小肠受病也。假令得脾脉，其外证面黄、善噫、善思、善味，尺寸脉俱浮而缓，里和恶寒，麻黄汤内加白术、防己各五钱，谓脾主湿，是胃经受病也。假令得肺脉，其外

证面白、善嚏、悲愁不乐、欲哭，其尺寸脉俱浮而涩，里和恶寒，麻黄汤内加桂枝、生姜各三钱，谓肺主燥，是大肠受病也。假令得肾脉，其外证面黑、善恐，其尺寸脉俱浮而里和恶寒，麻黄汤内加附子、生姜，谓肾主寒，是膀胱受病也。

以上各五证，皆表之表，谓在皮者，急汗而发之也，皆腑受病。表之里者，下之当缓，谓随脏表证，外显尺寸脉俱浮，而复有里证，谓发热、饮水、便利赤涩，或泄下赤水，按之内实或痛，麻黄汤去麻黄、杏仁，与随脏元加药同煎，作五服。每下一证，初一服加大黄半钱，邪尽则止；未尽，第二服加大黄一钱；邪未尽，第三服加大黄一钱半；如邪未尽又加之，邪尽则止。此谓先缓而后急，是表之里证，下之当缓也。

麻黄附子细辛汤

麻黄半两，去根节　细辛半两，去苗土　附子一钱二分半，炮裂，去皮脐

上㕮咀，都作一服，水煎去滓，温服。

假令得肝脉，其内证满闭、淋溲便难、转筋，其尺寸脉俱沉而弦，里和恶寒，肝经受病，麻黄附子细辛汤内加羌活、防风各三钱。假令得心脉，其内证烦心、心痛、掌中热而哕，其尺寸脉俱沉，里和恶寒，心经受病，加黄芩、石膏各三钱。假令得脾脉，其内证腹胀满、食不消、怠惰嗜卧，其尺寸脉俱沉，里和恶寒，脾经受病，加白术、防己各三钱。假令得肺脉，其内证喘咳，洒淅寒热，尺寸脉俱沉，里和恶寒，肺经受病，加生姜、桂枝各三钱。假令得肾脉，其内证泄如下重，足胫寒而逆，其尺寸脉俱沉，里和恶寒，肾经受病，更加附子、生姜各三钱。

以上五证，里之表也，宜渍形以为汗，皆脏受病也。里之里者，下之当急，谓随脏内证，已显尺寸脉俱沉，复有里证者，谓大小便秘涩，或泄下赤水，或泻无数，不能饮食，不恶风寒，发热引饮，其脉俱沉，或按之内实而痛。此谓里实，宜速下之，麻黄附子细辛汤内去麻黄，与随脏元加药内，分作三服。每下一证，初一服加大黄三钱，邪尽则止；如邪未尽，再一服加大黄二钱，又未尽，第三服加大黄一钱。此先急而后缓，谓里之里也，当速下之也。

通解利伤寒，不问何经所受，皆能混然解之，谓不犯各经之受病，虽不解尽，亦无各经之坏证。

羌活汤

羌活二两　防风一两　川芎一两　黄芩一两　细辛二钱半　甘黄一两，炒　黑地黄一两，炒　白术二两，如无用苍术加一两

上㕮咀，每服五七钱，水二盏，煎至一盏，无时温服清。如觉发热引饮，加黄芩、甘草各一两，更随证加，头痛，恶风，于白术汤一两内加羌活散三钱，都作一服。

羌活散

羌活一两半　川芎七钱　细辛根二两半

如身热，依前加石膏汤四钱。

石膏汤

石膏二两　知母半两　白芷七钱

如腹中痛者，加芍药散三钱。

芍药散

芍药二两　桂五钱

如往来寒热而呕，加柴胡散二钱半。

柴胡散

柴胡根一两　半夏五钱，洗

加生姜煎。如心下痞，加枳实一钱，如有里证，加大黄，初一服一钱，次二钱，又三钱，邪尽则止。

论曰：有汗不得服麻黄，无汗不得服桂枝。然春夏汗孔疏，虽有汗不当用桂枝，宜用黄芪汤和解，秋冬汗孔闭，虽无汗不当用麻黄，宜用川芎汤和解。春夏有汗，脉乃微而弱、恶风、恶寒者，乃太阳证秋冬之脉也，亦宜黄芪汤，无汗亦宜川芎汤；秋冬有汗，脉盛而浮、发热、身热者，乃阳明证春夏之脉也，亦宜黄芪汤，无汗亦宜川芎汤。大抵有汗者，皆可用黄芪汤；无汗者，亦可用川芎汤。

黄芪汤

有汗则可止也。

黄芪　白术　防风各等分

上㕮咀，每服五七钱，至十余钱或半两、一两，水煎，温服清。汗多、恶风甚者，加桂枝。

川芎汤

无汗则可发也。

川芎　白术　羌活各等分

上㕮咀，同黄芪汤煎法，稍热服。恶寒甚及脉大浮可加麻黄。

法云：五脏之脉，寸关尺也。今只言尺寸，阴阳也。如阳缓而阴急，里和而表病也。

若伤寒，食少，发渴，只可和胃止渴，不可太凉药止之。然恐凉药止之，损着胃气，必不能食也。

和胃白术汤

白术　茯苓

起卧不能，谓之湿，身重是也，小柴胡汤、黄芩芍药汤；起卧不能，眠睡不稳，谓之烦，栀豉汤、竹叶石膏汤。解利四时伤寒，混解六经，不犯禁忌。

大白术汤

白术二两　防风一两　羌活一两　川芎一两　黄芩五钱　细辛三钱　白芷一两半　石膏二两　知母七钱　甘草五钱或一两　枳实五钱，去穰

上为粗末，每服半两，水一盏半，煎至一盏，大温服清，未解更一服，两服药滓又作一服。春倍防风、羌活；夏倍黄芪、知母；季夏雨淫，倍白术、白芷；秋加桂枝五钱，冬加桂枝八钱或一两。立夏之后至立秋处暑之间伤寒者，身多微凉，微有自汗，四肢沉重，谓之湿温，又谓之湿淫，宜苍术石膏汤。

苍术石膏汤

苍术半两　石膏三钱　知母一钱半　甘草一钱

上剉细，同和匀，都作一服，水两盏，煎至一盏，温服清。谓内有湿热也，多不欲饮水，如身热、脉洪、无汗、多渴者，是热在上焦，积于胸中，宜桔梗散治之。

桔梗散

薄荷一钱　黄芩一钱　甘草一钱　桔梗半两　连翘二钱　山栀子一钱

上剉，每服五钱，秤半两，水煎，加竹叶。如大便秘结加大黄半钱。

热论第十四

论曰：有表而热者，谓之表热也；无表而热者，谓之里热也；有暴发而为热者，乃久不宣通而致也；有服温药过剂而为热者；有恶寒战慄而热者。盖诸热之属者，以火之象也。王注曰：百端之起，皆自心生。是以上善若水，下愚若火。治法曰：小热之气，凉以和之；大热之气，寒以取之；甚热之气，则汗发之，发之不尽，则逆治之，制之不尽，求其属以衰之。故曰：苦者以治五脏，五脏属阴而居于内；辛者以治六腑，六腑属阳而在于外。故内者下之，外者发之，又宜养血益阴，其热自愈，此所谓不治而治也。故不治谓之常治，治而不治谓之暴治。《经》所谓寒之而热者取之阴，热之而寒者取之阳，所谓求其属也。王注曰：益火之源，以消阴翳；壮水之主，以制阳光。此之谓也。

病有暴热者，病在心肺；有积热者，病在肾肝。暴热者，宜《局方》中雄黄解毒丸；积热者，宜《局方》中妙香丸。暴热上喘者，病在心肺，谓之高喘，木香金铃子散；上焦热而烦者，牛黄散；脏腑秘者，大黄牵牛散。上焦热无它证者，桔梗汤；有虚热，不能食而热者，脾虚也，宜以厚朴、白术、陈皮之类治之；有实热，能食而热者，胃实也，宜以栀子黄芩汤或三黄丸之类治之，郁金、柴胡之类亦是也；有病久憔悴，发热盗汗，谓五脏齐损，此热劳骨蒸病也，瘦弱虚烦，肠澼下血，皆蒸劳也，宜养血益阴，热自能退，当归、生地黄或钱氏地黄丸是也。

木香金铃子散

治暴热，心肺上喘不已。

大黄半两　金铃子三钱　木香三钱　轻粉少许　朴硝二钱

上为细末，柳白皮汤调下三钱或四钱，食后服，以利为度，喘止即止。

牛黄散

治上焦热而烦，不能睡卧。

栀子半两　大黄半两　郁金半两　甘草二钱半

上为细末，每服五钱，水煎温服，食后，微利则已。

大黄牵牛散

治相火之气游走脏腑，大便秘结。

大黄一两　牵牛头末，五钱

上为细末，每服三钱。有厥冷，用酒调三钱；无厥冷而手足烦热者，蜜汤调下，食后，微利为度，此谓不时而热者，湿热也。

地黄丸

治久新憔悴、寝汗发热，五脏齐损，瘦弱虚烦，肠澼下血，骨蒸，痿弱，无力，不能运动。

熟地黄一两　山茱萸四钱　干山药四钱　牡丹皮　白茯苓　泽泻各三钱

上为细末，炼蜜为丸，如桐子大，每服五十丸，空心，温酒送下。如烦渴、皮肤索泽，食后煎服防风饮子，空心服地黄丸。

防风当归饮子

柴胡　人参　黄芩　甘草各一两　大黄　当归　芍药各半两　滑石三两

上为粗末，每服五钱，水一盏半，生姜三片，同煎至七分，去滓温服。如痰实咳嗽，加半夏；如大便黄、米谷完出，惊悸、溺血、淋闭，咳血、衄血，自汗，头痛，积热肺痿，后服大金花丸。

金花丸①

黄连　黄柏　黄芩　山栀子各一两

上为细末，滴水为丸，如小豆大，每服一百丸，温水下，日二三服。或大便实，加大黄；自利，不用大黄，如中外有热者，此药作散剉服，名解毒汤；或腹满呕吐，欲作利者，每服半两，解毒汤中加半夏、茯苓、厚朴各三钱，生姜三片；如白脓下痢后重者，加大黄三钱。

凉膈散

加减附于后。

连翘　山栀子　大黄　薄荷叶　黄芩各半两　甘草一两半　朴硝二钱半

上件为粗末，每服半两，水一盏半，煎至一盏，去滓，入蜜一匙微煎，温服，食后。咽嗌不利、肿痛，并涎嗽者，加桔梗一两、荆芥穗半两；咳而呕者，加半夏二钱半，生姜煎；鼻衄、呕血者，加当归、芍药、生地黄各半两一料内；如淋闭者，加滑石四两、茯苓一两。或闭而不通，脐下状如覆碗，痛闷不可忍者，乃肠胃干涸，膻中气不下故。《经》所谓膀胱者，州都之官，津液藏焉，气化则能出矣。故膻中者，臣使之官，名三焦相火，下合右肾，为气海也。王注曰：膀胱，津液之府，胞内居之，小腹处间毛内，藏胞器者。得气海之气旋化，则溲便注泄；气海之气不及，则闭隐②不通，故不得便利也。先用木香、沉香各三钱，酒调下，或八正散；甚则宜上涌之，令气通达，小便自通。《经》所谓病在下，取之上。王注曰：热攻于上，不利于下，气盛于上，则温辛散之，苦以利之。

当归承气汤

当归　大黄各一两　甘草半两　芒硝九钱

上剉，如麻豆大，每服二两，水一大碗、入生姜五片、枣十枚，同煎至半碗，去滓，热服。如阳狂奔走骂詈，不避亲疏，此阳有余，阴不足，大黄、芒硝

①金花丸：怀德堂本作“大金花丸”。

②隐：怀德堂本、六书本作“涩”。

去胃中实热；当归补血益阴；甘草缓中；加生姜、枣，胃属土，此引至于胃中也，《经》所谓微者逆之，甚者从之，此之谓也，以大利为度。微缓，以瓜蒂散加防风、藜芦吐其病立愈，后调[①]洗心散、凉膈散、解毒汤等药调治之。

牛黄膏

治热入血，发狂不认人。

牛黄二钱半　朱砂三钱　脑子一钱　郁金三钱　甘草一钱　牡丹皮三钱

上为细末，炼蜜为丸，如皂子大，新水化下。

治暴热者，《局方》中雄黄解毒丸。治久热者，《局方》中妙香丸。治虚劳骨蒸、烦热下血者，钱氏地黄丸。治虚热不能食者，脾虚也，宜以厚朴、白术、陈皮之类治之。治实热能食者，胃实也，宜以栀子、黄芩或三黄丸之类治之，郁金、柴胡亦可。治表热恶寒而渴，白虎汤也。治肤如火燎而热，以手取之不甚热，肺热也，目白、睛赤、烦躁，或引饮，独黄芩一味主之，水煎。两胁下肌热，脉浮弦者，柴胡饮子主之。两胁肋热，或一身尽热者，或日晡肌热者，皆为血热也，四顺饮子主之。夜发热，主行阴，乃血热也，四顺、桃仁承气选用，当视其腹痛、血刺痛与有表入里，腹中转失气、燥结之异。昼则明了，夜则谵语，四顺饮子证，与桃仁承气相似，不可不辨也。发热虽无胁热，亦为柴胡证。昼则行阳二十五度，气药也，大抵柴胡，夜则行阴二十度，血药也，大抵四顺饮子。

内伤论第十五

论曰：人之生也，由五谷之精，化五味之备，故能生形。《经》曰：味归形，若伤于味，亦能损形，今饮食反过其节，肠胃不能胜，气不及化，故伤焉。《经》曰：壮火食气，气食少火；壮火散气，少火生气。《痹论》曰：饮食自倍，肠胃乃伤。或失四时之调养，故能为人之病也。《经》曰：气口紧而伤于食。心胸满而口无味，与气口同。气口者，乃脾之外候，故脾胃伤则气口紧盛。夫伤者，有多少，有轻重。如气口一盛，脉得六至，则伤于厥阴，乃伤之轻也，槟榔丸主之；气口二盛，脉得七至，则伤于少阴，乃伤之重也，煮黄丸、厚朴丸主之；气口三盛，脉得八至，则伤于太阴，䐜塞闷乱，甚则心胃大痛，兀兀欲吐，得吐则已，俗呼“食迷风”是也。《经》曰：上部有脉，下部无脉，其人当吐，不吐则死。宜吐之以瓜蒂散，如不能则无治也。《经》曰：其高者，因而越之；其下者，引而竭之，是也。

槟榔丸

槟榔一钱半　陈皮去白，一两　木香二钱半　牵牛头末，半两

上为细末，醋糊为丸，如桐子大，每服十五丸至二十丸，米饮下，生姜汤亦可。

①调：怀德堂本“调”后有一“发”字。

煮黄丸

雄黄一两，另研　巴豆五钱，生用，去皮研烂，入雄黄末

上二味再研，入白面二两，同和再研匀，滴水为丸，如桐子大，每服时先煎浆水令沸，下药二十四丸，煮三十沸，捞入冷浆水中，沉水冷，一时下二丸，一日二十四丸也。加至微利为度，用浸药水送下。此药治胁下痃癖痛，如神。

瓜蒂散

瓜蒂三钱　赤小豆三钱

上为细末，温水调一钱，以吐为度，如伤之太重，备急丸、独行丸，皆急药也。

金露丸

治天行时疾，内伤饮食，心下痞闷。

大黄二两　枳实五钱，麸炒　牵牛头末，二两　桔梗二两

上同为细末，烧饭为丸，如桐子大，每服三五十丸，食后温水下，如常服，十丸二十丸甚妙。

枳实丸

治气不下降，食难消化，常服进食逐饮。

枳实五钱，麸炒　白术一两

上为细末，烧饭为丸，如桐子大，每服五十丸，米饮下。治饮食不化，心腹膨闷，槟榔丸主之；如甚则胁肋虚胀，煮黄丸主之；治气不下降，饮食难消，金露丸主之。

诸疟论第十六

《经》曰：夏伤于暑，秋必痎疟。盖伤之浅者，近而暴发；伤之重者，远而痎疟。痎者，久疟也。是知夏伤于暑，湿热闭藏，而不能发泄于外，邪气内行，至秋而发为疟也。初不知何经受之，随其动而取之。有中三阳者，有中三阴者。大抵经中邪气，其证各殊，同伤寒论之也。故《内经》曰：五脏皆有疟，其治各别。在太阳经者，谓之风疟，治多汗之；在阳明经者，谓之热疟，治多下之，在少阳经者，谓风热疟，治多和之。此三阳受病，皆谓之暴疟，发在夏至后处暑前，此乃伤之浅者，近而暴也。在阴经则不分三经，总谓之湿疟，当从太阴经论之，其病发在处暑后冬至前，此乃伤之重者，远而为痎，痎者老也，故谓之久疟，气居西方，宜毒药疗之。疟之为病，因内积暑热之气，不能宣泄于外，而为疟也。当盛夏之时，能食寒凉之物，而助阴气者，纵使有暑热之气，微者自消矣，更时复以药疏利脏腑，使邪气自下。王注曰：春食凉，夏食寒……秋食温，冬食热。是谓春夏养阳，秋冬养阴。人能于饮食起居之间，顺四时之气而行之，邪气何由得生也。

治疟病，处暑前，头痛项强，脉浮，恶风有汗，桂枝羌活汤主之。

桂枝　羌活　防风　甘草炙，各半两

上为粗末，每服半两，水一盏半，煎至一盏，温服清，迎发而服之。如吐

者，加半夏曲等分。

治痎病，头痛项强，脉浮，恶风无汗者，麻黄羌活汤主之。

麻黄去节　羌活　防风　甘草炙，各半两　同前服。如吐者，加半夏曲等分。

治法痎如前证而夜发者，麻黄桂枝汤主之。

麻黄一两，去节　甘草三钱，炙　桃仁三十个，去皮尖　黄芩五钱　桂枝三钱

上五味同为细末，依前服。桃仁味苦甘辛。肝者血之海，血聚则肝气燥，《经》所谓肝苦急，急食甘以缓之，故桃仁散血缓肝。谓邪气深远而入血，故夜发，乃阴经有邪。此汤发散血中风寒之剂。

治痎病，身热目痛，热多寒少，脉长，睡卧不安，先以大柴胡汤下之，微利为度。如下过，外微邪未尽者，宜服白芷汤，以尽其邪。

白芷一两　知母一两七钱　石膏四两

上为粗末，同前煎服。

治痎无他证，隔日发，先寒后热，寒少热多，宜桂枝石膏汤主之。

桂枝五钱　石膏一两半　知母一两半　黄芩一两

上为粗末，分作三服，每服水一盏，同前煎服。间日者，邪气所舍深也。

治痎寒热大作，不论先后，此太阳阳明合病也，谓之交争，寒作则必战动，《经》曰：热胜而动也；发热则必汗泄，《经》曰：汗出不愈，知为热也。阳盛阴虚之证，当内实外虚，不治必传入阴经也，桂枝芍药汤主之。

桂三钱　黄芪二两　知母一两　石膏一两　芍药一两

上为粗末，每服五七钱至半两，水煎如前药服之。寒热转大者，知太阳、阳明、少阳三阳合病也，宜用桂枝黄芩汤和之。

柴胡一两二钱　黄芩四钱半　人参四钱半　半夏四钱　甘草四钱半　石膏五钱　知母五钱　桂二钱

上为粗末，依前服之。服药已，如外邪已罢，内邪未已，再诠[①]下药：从卯至午时发者，宜以大柴胡汤下之；从午至申时发者，知其邪气在血也，宜以桃仁承气汤主之[②]。前项下药，微利为度，以小柴胡汤彻其微邪之气。立秋之后及处暑前发痎，渐瘦不能食者，谓之痎痎，此邪气深远而中阴经，为久痎也。

治久痎不能饮食，胸中郁郁如吐，欲吐不能吐者，宜吐则已，当以藜芦散、雄黄散吐之。

藜芦散

大藜芦末，半钱　温齑水调下，以吐为度。

雄黄散

雄黄　瓜蒂　赤小豆各一钱

①诠：《说文》："诠，备也。"

②从午至……主之：原脱，据六书本和怀德堂书补。

上为细末，每服半钱，温齑水调下，以吐为度。

治秋深久疟，胃中无物，又无痃癖，腹高而食少，俗谓疟气入腹，宜苍术汤主之。

苍术四两　草乌头一钱　杏仁三十个

上为粗末，都作一服，水三升，煎至一半，均作三服，一日服尽，迎发而服。

《局方》中七宣丸，治疟之圣药也。《局方》中神效饮子，乃疟疾之圣药也，又名交结饮子。

吐论第十七

论曰：吐有三，气、积、寒也，皆从三焦论之。上焦在胃口，上通于天气，主纳而不出；中焦在中脘，上通天气，下通地气，主腐熟水谷；下焦在脐下，下通地气，主出而不纳。是故上焦吐者，皆从于气；气者，天之阳也，其脉浮而洪，其证食已暴吐，渴欲饮水，大便燥结，气上冲而胸发痛，其治当降气和中；中焦吐者，皆从于积，有阴有阳，食与气相假为积而痛，其脉浮而匿，其证或先痛而后吐，或先吐而后痛，治法当以毒药去其积，槟榔、木香行其气；下焦吐者，皆从于寒，地道也，其脉沉而迟，其证朝食暮吐，暮食朝吐，小便清利，大便秘而不通，治法当以毒药通其闭塞，温其寒气，大便渐通，复以中焦药和之，不令大便秘结而自愈也。

治上焦气热上冲，食已暴吐，脉浮而洪，宜先和中，桔梗汤主之。

桔梗一两半　半夏曲二两　陈皮一两，去白　枳实一两，麸炒　白茯苓一两，去皮　白术一两半　厚朴一两，姜制，炒香

上㕮咀，每服一两，水一盏，煎至七分，取清温服，调木香散二钱，隔夜空腹食前服之。三服之后，气渐下，吐渐止，然后去木香散加芍药二两、黄芪一两半，每料中扣算加上件分两，依前服之。病愈则已，如大便燥结，食不尽下，以大承气汤去硝微下之，少利为度，再服前药补之；如大便复结，又依前再微下之。

木香散

木香　槟榔各等分

上为细末，前药调服。

治暴吐者，上焦气热所冲也。《经》曰：诸呕吐酸，暴注下迫，皆属于热。脉洪而浮者，荆黄汤主之。

荆芥穗一两　人参五钱　甘草二钱半　大黄三钱

上为粗末，都作一服，水二盏，煎至一盏，去滓，调槟榔散二钱，空心服。

槟榔散

槟榔二钱　木香一钱半　轻粉少许

上为细末，用前药调服。如为丸亦可，用水浸，蒸饼为丸，如小豆大，每服二十丸，食后服。

治上焦吐，头发痛，有汗，脉弦，青镇丸主之。

柴胡二两，去苗　黄芩七钱半　甘草半两　半夏汤洗，半两　青黛二钱半　人参半两

上为细末，姜汁浸，蒸饼为丸，如桐子大，每服五十丸，生姜汤下，食后服。

白术汤

治胃中虚损及痰而吐者。

半夏曲半两　白术一钱　槟榔二钱半　木香一钱　甘草一钱　茯苓二钱

上六味，同为细末，每服二钱，煎生姜汤调下，食前。吐而食，脉弦者，肝盛于脾而吐，乃由脾胃之虚，宜治风安脾之药。

金花丸

半夏汤洗，一两　槟榔二钱　雄黄一钱半

上为细末，姜汁浸，蒸饼为丸，如桐子大，小儿另丸，生姜汤下，从少至多，渐次服之，以吐为度。羁绊于脾，故饮食自下。

紫沉丸

治中焦吐食，由食积与寒气相假，故吐而痛，宜服之。

半夏曲三钱　乌梅二钱，去核　代赭石三钱　杏仁一钱，去皮尖　缩砂仁三钱　丁香二钱　沉香一钱　槟榔二钱　木香一钱　陈皮五钱　白豆蔻半钱　白术一钱　巴豆霜半钱，另研

上为细末，入巴豆霜令匀，醋糊为丸，如黍米大，每服五十丸，食后生姜汤下，吐愈则止。小儿另丸，治小儿食积吐食亦大妙。

一法治翻胃吐食，用橘皮一个，浸少时，去白，裹生姜一块，面裹纸封，烧令熟，去面，外生姜为三番，并橘皮煎汤，下紫沉丸一百丸，一日二服，得大便通，至不吐则止。此主寒、积、气皆可。

治呕吐，腹中痛者，是无积也。胃强而干呕，有声无物；脾强而吐食，持实系强，是以腹中痛，当以木香白术散和之。

木香一钱　白术半两　半夏曲一两　槟榔二钱　茯苓半两　甘草四钱

上为细末，浓煎生姜芍药汤调下一二钱。有积而痛，手按之愈痛；无积者，按之不痛。

治下焦吐食，朝食暮吐，暮食朝吐，大便不通，宜附子丸。

附子炮，五钱　巴豆霜一钱　砒半钱，研细

上同研极细，熔黄蜡为丸，如桐子大，每服一二丸，冷水送下，利则为度，利后更服紫沉丸，常服不令再闭。

厚朴丸

主反胃吐逆，饮食噎塞，气上冲心，腹中诸疾。加法在后。

厚朴二两半　黄连二两半　紫菀去土苗　吴茱萸汤洗七次　菖蒲　柴胡去苗　桔梗　皂角去皮弦子，炙　茯苓去皮　官桂刮　干姜炮，各二两　人参二两　蜀椒二两，去目闭口者，微炒出汗　川乌头炮裂，去皮脐，二两半，减半更妙

上为细末，入巴豆霜一两和匀，炼蜜和丸为剂，旋丸桐子大，每服三丸，渐次加至以利为度，生姜汤下，食后临卧服。此药治疗与《局方》温白丸同，及治处暑以后、秋冬间脏腑下利大效。春夏再加黄连二两；秋冬再加厚朴二两。

治风痫病不能愈者，从厚朴丸，依春秋加添外，又于每料中加人参、菖蒲、茯苓各一两半。上依前法和剂服饵。治反胃，又大便不通者，是肠胜胃也，服《局方》中半硫丸一二百丸，如大便秘，用后药：

附子半两　巴豆二枚　砒一豆许

上为极细末，生姜糊为丸，如绿豆大，每服一丸，白汤下。

霍乱论第十八

论曰：医之用药，如将帅之用兵。《本草》曰：良医不能以无药愈疾。犹良将无兵，不足以胜敌也，故用药如用兵。转筋霍乱者，治法同用兵之急，不可缓也。故吐泻不止者，其本在于中焦。或因渴大饮，或因饮而过量，或饥而饱甚，或湿内甚，故阴阳交而不和，是为吐泻。仲景曰：邪在上焦则吐，邪在下焦则泻，邪在中焦则既吐且泻。此为急病也。然吐利为急，十死其一二；如挥霍撩乱而不得吐泻，此名干霍乱，必死。法曰：既有其入，必有所出。今有其入，而不得其出者，否也，塞也。故转筋吐泻者，其气有三：一曰火，二曰风，三曰湿。吐为暍，热也。王注曰：炎热薄烁，心之气也。火能炎上，故吐也。泻为湿也，叔和云：湿多成五泄，《内经》曰：湿胜则濡泄。又曰：风胜则动，筋属肝而应于风木，故脚转筋燥急也。《内经》曰：诸转反戾，水液浑浊，皆属于热。故仲景治法曰：热多欲饮水者，五苓散主之；寒多不用水者，理中丸主之。凡觉此证，或先五苓、益元、桂苓甘露饮，乃吐泻之圣药也，慎勿与粟米粥汤，谷入于胃则必死。《本草》曰：粟米味咸，微寒无毒，主养胃气，去脾胃中热，益气。霍乱者，脾胃极损，不能传化，加以粟米，如人欲毙更以利刀锯其首，岂有能生者邪？如吐泻多时，欲住之后，宜微以粥饮渐渐养之，以迟为妙。

半夏汤

治霍乱转筋，吐泻不止。

半夏曲　茯苓　白术各半两　淡桂二钱半　甘草炙，二钱半

上为细末，渴者，凉水调下，不渴者，温水调下，不拘时候。

五苓散

白术　茯苓　木猪苓各一两半　泽泻二两半　桂枝一两

上为细末，冷水调下，或水煎三沸，冷服亦得。

理中丸

白术　人参　干姜　甘草各等分

上为细末，炼蜜为丸，如弹子大，每服一丸，冷水化下。如吐泻不止，身出冷汗无脉者，可服后泻利论中浆水散兼桂枝汤、白术汤，皆可用。后痫门中药，

亦可选用。凡霍乱，不可饮热白米汤，饮之死，必不救，切须慎之。

泻痢论第十九

论曰：脏腑泻利，其证多种，大抵从风湿热论，是知寒少而热多，寒则不能久也，故曰暴泻非阳，久泻非阴。论曰：春宜缓形。形缓动则肝木乃荣，反静密则是行秋令，金能制木，风气内藏。夏至则火盛而金去，独火木旺而脾土损矣，轻则飧泄、身热、脉洪、谷不能化，重则下痢、脓血稠粘，皆属于火。《经》曰：溲而使脓血，知气行而血止也。宜大黄汤下之，是为重剂；黄芩芍药汤为之轻剂。是实则泻其子，木能自虚而脾土实矣。故《经》曰：春伤于风，夏必飧泄，此逆四时之气，人所自为也。有自太阴脾经受湿而为水泄、虚滑、微满、身重、不知谷味，假令春，宜益黄散补之；夏宜泻之。法云：宜补、宜泻、宜和、宜止。假令和，则芍药汤是也；止，则诃子汤是也；久则防变而为脓血。脾经传肾，谓之贼邪，故难愈；若先痢而后滑谓之微邪，故易痊。此皆脾土受湿，天行为也，虽圣智不能逃。口食味，鼻食气，从鼻而入，留积于脾，而为水泻。有厥阴经动，下痢不止，其脉沉而迟，手足厥逆，涕唾脓血，此为难治，宜麻黄汤、小续命汗之，法曰：谓有表邪缩于内，当散表邪而愈。有暴下无声，身冷自汗，小便清利，大便不禁，气难布息，脉微呕吐，急以重药温之，浆水散是也。故法云：后重则宜下，腹痛则宜和，身重则除湿，脉弦则去风。血脓稠粘，以重药竭之；身冷自汗，以毒药温之；风邪内缩，宜汗之则愈；鹜溏为痢，当温之。又云：在表者发之；在里者下之；在上者涌之；在下者竭之；身表热者，内疏之；小便涩者，分利之。又曰：盛者和之，去者送之，过者止之。《兵法》云：避其来锐，击其惰归，此之谓也。凡病泄而恶风寒，是太阴传少阴，土来克水也，用除湿白术、茯苓安脾；芍药、桂、黄连破血也。火邪不能胜水也。太阴经不能传少阴，而反火邪上乘肺经，而痢必白脓也，加黄连、当归之类。又里急后重，脉大而洪实，为里热而甚蔽，是有物结坠也。若脉浮大甚，不宜下。虽里急后重，而脉沉细弱者，谓寒邪在内而气散也，可温养而自愈。里急后重闭者，大肠经气不宣通也，宜加槟榔、木香宣通其气。如痢或泄而呕者，胃中气不和也，上焦不和，治以生姜、橘皮；中焦不和，治以芍药、当归、桂、茯苓；下焦不和，寒治以轻热，甚以重热药。大便虚秘，涩久不愈，恐太阴传少阴，多传变为痢，太阴传少阴，是谓贼邪，先以枳实厚朴汤，以防其变。若四肢懒倦，小便少或不利，大便走，沉困，饮食减，宜调胃去湿，白术、芍药、茯苓三味，水煎服，以白术之甘能入胃，而除脾胃之湿，芍药之酸涩，除胃中之湿热、四肢困；茯苓之淡泄，能通水道走湿。此三味，泄痢须用此。如发热、恶寒、腹不痛，加黄芩为主，如未见脓血而恶寒，乃太阴欲传少阴，加黄连为主，桂枝佐之；如腹痛甚者，加当归，倍芍药；如见血，加黄连为主，桂、当归佐之；如躁烦，或先便白脓后血，或发热，或恶寒，非黄芩不止，此上部血也；如恶寒，脉沉，或腰痛，或血痢下痛，非黄连不能止，此中部血也；如恶寒，脉沉，先血后便，非地榆不能止，此下部血也；如便脓血相杂，而脉浮大，慎不可以大黄下之，下之必死，谓气下竭也，而阳无所收也。凡阴阳不和，唯可以分阴阳药治之。又云暴泄非阴，久泄非阳。大便完谷下，有寒有热者，脉疾身多动，音声响亮，暴注下迫，此阳也；寒者脉沉而细疾，身不动作，目睛不甚了了，饮食不下，鼻准气息者，姜附汤主之。若身重四肢不举，术附汤主之。

黄芩芍药汤

治泄痢腹痛，或后重身热，久而不愈，脉洪疾者，及下利脓血稠粘。

黄芩　芍药各一两　甘草五钱

上为粗末，每服半两，水一盏半，煎至一盏，滤清温服，无时。如痛则加桂少许。

大黄汤

治泄痢久不愈，脓血稠粘，里急后重，日夜无度，久不愈者。

大黄一两

上细剉，好酒二大盏，同浸半日许，再同煎至一盏半，去大黄不用，将酒分为二服，顿服之。痢止一服，如未止再服，以利为度，服芍药汤以和之，痢止再服黄芩汤和之，以彻其毒也。

芍药汤

下血调气。《经》曰：溲而便脓血，气行而血止。行血则便自愈，调气则后重除。

芍药一两　当归半两　黄连半两　槟榔二钱　木香二钱　甘草二钱，炙　大黄三钱　黄芩半两　官桂一钱半

上㕮咀，每服半两，水二盏，煎至一盏，食后温服清。如血痢则渐加大黄；如汗后脏毒，加黄柏半两，依前服。

白术黄芪汤

服前药，痢虽已除，犹宜此药和之。

白术一两　黄芪七钱　甘草三钱

上㕮咀，匀作三服，水一盏半，煎至一盏，去滓，温清服之。

防风芍药汤

治泄痢飧泄，身热脉弦，腹痛而渴，及头痛微汗。

防风　芍药　黄芩各一两

上㕮咀，每服半两或一两，水三盏，煎至一盏，滤清温服。

治太阴脾经受湿，水泄注下，体微重微满，困弱无力，不欲饮食，暴泄无数，水谷不化，先宜白术芍药汤和之，身重暴下，是大势来，亦宜和之。

白术芍药汤

白术一两　芍药一两　甘草五钱

上剉，每服一两，水二盏，煎至一盏，滤清温服。如痛甚者，宜苍术芍药汤。

苍术二两　芍药一两　黄芩半两

上剉，每服一两，加淡味桂半钱，水一盏半，煎至一盏，温服清。如脉弦、头微痛者，宜苍术防风汤。

苍术　防风各二两　上使

上剉，同前煎服。如下血者，宜苍术地榆汤。

苍术二两　地榆一两　下使

上剉，同前煎服。

以上证，如心下痞，每服各加枳实一钱；如小便不利，各加茯苓二钱；如腹痛渐已，泻下微少，宜诃子散止之，法云：大势已去，而宜止之。

诃子散

诃子一两，半生半熟　木香半两　黄连三钱　甘草三钱

上为细末，每服二钱，以白术芍药汤调下。如止之不已，宜归而送之也，诃子散加厚朴一两，竭其邪气也。虚滑久不愈者，多传变为痢疾，太阴传于少阴，是为鬼邪，先以厚朴枳实汤，防其传变。

厚朴枳实汤

厚朴一两　枳实一两　诃子一两，半生半熟　木香半两　黄连二钱　甘草三钱，炙　大黄二钱

上为细末，每服三五钱，水一盏半，煎至一盏，去滓温服。

浆水散

治暴泄如水，周身汗出，一身尽冷，脉微而弱，气少而不能语，其甚者加吐，此谓急病，治之宜以此。

半夏二两，汤洗　附子半两，炮　干姜五钱　良姜二钱半　桂五钱　甘草五钱，炙

上为细末，每服三五钱，浆水二盏，煎至一盏，和滓热服。甚者三四服，微者三服。太阳经动，下痢为鹜溏，大肠不能禁固，卒然而下，成小泊光色，其中或有硬物，欲起而又下，欲了而不了，小便多清，此寒也，宜温之，春夏桂枝，秋冬白术汤。

桂枝汤

桂枝　白术　芍药各半两　甘草二钱，炙

上剉，每服半两，水一盏，煎至七分，去滓取清，宜温服之。

白术汤

白术　芍药各三钱　干姜半两，炮　甘草二钱，炙

上剉为粗末，如前服之。甚则去干姜加附子三钱，辛能发也。

治厥阴动为泻痢者，寸脉沉而迟，手足厥逆，下部脉不至，咽喉不利，或涕唾脓血，泻痢不止者，为难治，宜升麻汤或小续命汤以发之。法云：谓表邪缩于内，故下痢不止。当散表邪于四肢，布于络脉，外无其邪，则脏腑自安矣。治水积入胃，名曰溢饮，滑泄，渴能饮水，水下复泻而又渴。此无药证，当灸大椎。

诸泻痢久不止，或暴下者，皆太阴受病，故不可离于芍药；若不受湿，不能下痢，故须用白术。是以圣人立法，若四时下痢，于芍药、白术内，春加防风，

夏加黄芩，秋加厚朴，冬加桂附。然更详外证寒热处之，如里急后重，须加大黄；如身困倦，须加白术；如通身自汗，逆冷，气息微，加桂附以温之；如或后重，脓血稠粘，虽在盛冬，于温药内亦加大黄。

诸下痢之后，小便利而腹中虚痛不可忍者，此谓阴阳交错，不和之甚也，当服神效越桃散。

大栀子三钱　高良姜三钱

上和匀，每服三钱，米饮或酒调下，其痛立效。

治大便后下血，腹中不痛，谓之湿毒下血，宜服黄连汤。

黄连去须　当归各半两　甘草二钱，炙

上㕮咀，每服五钱，水一盏，煎至七分，食后温服。

治大便后下血，腹中痛者，谓热毒下血，当服芍药黄连汤。

芍药　当归　黄连各半两　大黄一钱　桂淡味，半钱　甘草二钱，炙

上㕮咀，每服半两，同前煎服。如痛甚者，调木香、槟榔末一钱服之。

治久病肠风，痛痒不任，大便下血，宜服地榆汤。

苍术去皮，四两　地榆二两

上㕮咀，每服一两，水一盏，煎至七分，食前。多服除根。

治湿泻，茯苓汤。

白术一两　茯苓去皮，七钱半

上㕮咀，水煎一两，食前服。食入而泻，谓胃中有宿谷也，当加枳实五钱；酒入而泻，湿热泻也，加黄芩五钱。治寒积痢，男子、小儿、妇人皆不问赤白或清痢如水，不后重者，寒也。《经》云：澄澈清冷，皆属于寒。此为虚寒中有积也，宜附子、巴豆之类下之，见利则愈，空心服。

治泻痢久，脏腑不止，虚滑、谷不化，用苍术汤下桃花丸。

苍术二两　防风一两

上剉为细末，用水一碗，煎至一大盏，绞清汁，下桃花丸八十丸，立愈。如小便涩少，以五苓散下桃花丸，或赤石脂丸，小便利则愈矣。

太阳为胁热痢，凉膈散主之。

阳明为痼瘕，进退大承气汤主之。《珍珠囊》中有少阳风气自动，其脉弦，大柴胡汤主之。太阴湿胜濡泻，不可利而可温，四逆汤主之。少阴蛰封不禁固，可涩，赤石脂丸、干姜汤主之。

厥阴风泄，以风治风，小续命汤、消风散主之。

治下痢脓血，里急后重，日夜无度，导气汤。

芍药一两　当归五钱　大黄　黄芩各二钱半　黄连　木香各一钱　槟榔一钱

上为末，每服三五钱，水一盏，煎至七分，去滓温服。如未止，再服，不后重则止。

杂例

溲而便脓血者，小肠泄也。脉五至之，上洪者，宜以七宣丸；如脉平者，立秋至春分，宜香连丸；春分至立秋，宜芍药蘗皮；四季通用，宜加减平胃散、七

宣丸之类，后宜服此药，去其余邪，兼平胃气。

芍药蘖皮丸

芍药　黄蘗各等分

上为细末，醋糊为丸，如桐子大，每服五七十丸至二百丸，温水下，食前服。

加减平胃散

白术　厚朴　陈皮各一两　甘草七钱　槟榔三钱　木香三钱　桃仁　黄连　人参　阿胶各半两　白茯苓去皮，半两

上为细末，同平胃散煎服。血多加桃仁；泄加黄连；小便涩加茯苓；气不下、后重，加槟榔、木香；腹痛加芍药、甘草；脓加阿胶；湿加白术；脉洪加大黄。四时以胃气为本，久下血痢，则脾虚损而血不流于四肢，入于胃中为血，宜滋养脾胃则愈。

夫五泄者之病，其治法各不同者，外证各异也。胃泄者，饮食不化，多黄，承气汤下；脾泄者，腹胀满，泄注，食即呕，吐逆，建中及理中汤；大肠泄者，食已窘迫，大便色白，肠鸣切痛，干姜及附子汤；小肠泄者，溲便脓血，少腹痛，承气汤；大瘕泄者，里急后重，数至圊而不能便，足少阴是也，茎中痛，急利小便。此五泻之病也，胃、小肠、大瘕三证，皆清凉饮子主之，其泄自止；后厥阴、少阴二证，另有治法。厥阴证而加甘草，谓主茎中痛，是肝也，《内经》曰：肝苦急，急食甘以缓之。少阴经证，多里急后重，故加大黄，令急推过，物去则轻矣，《内经》曰：因其重而减之。又曰：其下者，引而竭之。又有太阴、阳明二经证，当进退大承气主之。太阴证，不能食也，当先补而后泻之，乃进药法也。先煎厚朴半两，俱依本方加制，水一盏半，煎至一半服；若三两服后未已，谓有宿食不消，又加枳实二钱同煎服；三两服泄又未已，如稍加食，尚有热毒，又加大黄三钱推过，泄止住药；如泄未止，谓肠胃有久尘垢滑粘，加芒硝半合，宿垢去尽则愈矣。阳明证，能食是也；当先泻而后补，谓退药法也。先用大承气汤五钱，水一盏，依前法煎至七分，稍热服。如泄未止，去芒硝，后稍热退，减大黄一半，煎两服；如热气虽已，其人必腹满，又减去大黄，枳实厚朴汤又煎三两服；如腹胀满退，泄亦自愈，后服厚朴汤数服则已。

又寒热水泄之例于后。泄者一也，总包五法，谓之六义，曰六解。《难经》有伤寒五泄，叔和云：湿多成五泄，仲景解四经泄痢，有不可汗，有不可下者，可吐可灸者，仲景随经自言之。假令渴引饮者，是热在膈上，水多入，则下膈入胃中，胃经本无热，不胜其水，名曰水恣，故使米谷一时下，此证当灸大椎三五壮立已，乃泻督也。如用药，乃使车前子、雷丸、白术、茯苓之类，可选用之，五苓散亦可。又有寒泄者，大腹满而泄；又有鹜溏者，是寒泄也；鸭溏者，大便如水，中有少结粪者是也。如此者，当用天麻、附子、干姜之类是也。

又法曰：泄有虚实寒热。虚则无力更衣，不便已泄出，谓不能禁固也；实则数至圊而不能便，俗云虚坐努责是也。里急后重，皆依前法进退大承气汤主之。一说《素问》云：春伤于风，夏必飧泄。又云：久风为飧泄者，乃水谷不化而完出尔，非水入胃而成此证，非前水恣也。此一证，不饮水而谷完出，名曰飧泄，治法于后。先以宣风散导之，出钱氏方中，四味者是也，后服苍术防风汤。

苍术防风汤

苍术去皮，四两　麻黄去根节，四两　防风去芦头，五钱

上为粗末，每服一两，生姜七片，水二盏，煎至一盏，去滓温服。泄止后，服椒术丸。

苍术二两　小椒一两，去目，炒

上为极细末，醋糊为丸，如桐子大，每服二十丸或三十丸，食前，温水下。一法，恶痢久不愈者，加桂；如小儿病，丸如黍米大。

治泻痢脓血，乃至脱肛，地榆芍药汤。

苍术一两　地榆二两　卷柏三两　芍药三两

上㕮咀，每服一两，水一大盏半，煎至一半，温服清，病退药止。

五泄伤寒，乃分三节：初说暴，次说中，后说久泄。此说在《难经》二十二难，是三节内包十五法，初以暴药；中以的对证药，后疾得中也；末治九泄法，仲景论厥阴经治法是也。

治久泄法，先进缩煎小续命汤，是发其汗，使邪气不能侵于内，然后治其痢，秋冬间下痢风，《吐论》中加减厚朴丸大效。

凡脏腑之秘，不可一例治疗。有虚秘，有实秘。胃实而秘者，能饮食，小便赤，当以麻仁丸、七宣丸之类主之；胃虚而秘者，不能饮食，小便清利，厚朴汤主之。

厚朴姜制，一两　白术五两　半夏曲二两　枳实一两，炒　陈皮去白，一两　甘草三两，炙

上为粗末，每服三五钱，水一盏半、生姜五片、枣三枚，煎至一盏，去滓温服，空心。实秘者，物也；虚秘者，气也。

平胃丸

治病久虚弱，厌厌不能食，而脏腑或秘或溏，此胃气虚弱也。常服和中、消痰、去湿及厚肠胃、进饮食。

厚朴一两　白术一两二钱　陈皮八钱，去白　木香一钱　生半夏汤洗，二两　槟榔二钱半　枳实半钱　甘草三钱，炙

上为细末，姜汁浸蒸饼丸，如桐子大，每服三五十丸，生姜汤或温水送下。

心痛论第二十

论曰：诸心痛者，皆少阴厥气上冲也。有热厥心痛者，身热足寒，痛甚则烦躁而吐，额自汗出，知为热也，其脉洪大，当灸太谿及昆仑，谓表里俱泻之，是谓热病汗不出，引热下行；表汗通身而出者，愈也；灸毕服金铃子散，痛止服枳术丸，去其余邪也。有大实心中痛者，因食受时气，卒然发痛，大便或秘，久而注闷，心胸高起，按之愈痛，不能饮食，急以煮黄丸利之，利后以藁本汤去其余邪。有寒厥心痛者，手足厥而通身冷汗出，便利溺清，或大便利而不渴，气微力弱，急以术附汤温之。寒厥暴痛，非久病也，朝发暮死，当急救之。是知久痛无寒，而暴痛非热也。

治热厥心痛，或发或止，久不愈者，当用金铃子散。

金铃子　玄胡各一两

上为细末，每服三钱，酒调下。

大实心痛，煮黄丸。

雄黄一两，研　巴豆五钱，去皮，生用，研细，入雄黄末

上再研二味，白面二两同和，再研匀，滴水丸，如桐子大，每服时先煎浆水令沸，下药二十四丸，煮一二十沸，捞入冷浆水沉冷，一时服二丸，一日二十四丸，加至微利为度，用浸药水送下。此治胁下痃癖痛如神。

治大实心痛，大便已利，宜藁本汤，彻其痛也。

藁本一两半　苍术一两

上为粗末，每服一两，水二盏，煎至一盏，温服清。

治寒厥暴痛，脉微气弱①，宜术附汤。

术附汤

附子一两，炮，去皮脐，细切　白术四两　甘草一两，炙

上为粗末，入附子令匀，每服三钱，水一大盏半，入生姜五片，枣一枚，劈破，同煎至一盏，去滓，温服，食前。

此药又治风湿相搏，身重疼烦，不能转侧，不呕不渴，大便坚硬，小便自利。及风虚头目炫重者，不知食味。暖肌补中，助阳气，止自汗。

治男子、妇人心经搐热，如痫病状，宜服妙香丸；风痫者，煎羌活为引，下妙香丸；血痫当归汤引下。

刺心痛诸穴于后：真心痛，手足青至节，痛甚，旦发夕死，夕发旦死。心痛腹胀，啬啬然大便不利，取足太阴；心痛引腰脊，欲呕，取刺足少阴；心痛引小腹满，上下无常处，便溺难，刺足厥阴；心痛短气，刺手太阴；心痛当九节刺之立已，不已上下求之，得之则已。按经三法：心痛与背相接，善恐，如从后触其心，伛偻者，肾心痛也，先刺京骨、昆仑，不已刺合谷；心痛腹胀胸满，心尤痛者，胃心痛也，刺大都、太白二穴；心痛如锥刺，乃脾心痛也，刺然谷、太溪；心痛苍然如死状，终日不得休息，乃肝心痛，取行间、太冲；心痛卧若徒居，心痛间动作益痛甚者，其色不变，此肺心痛也，刺鱼际、太渊。宣通气行，无所凝滞，则病愈也。

太溪穴，足少阴肾经土也，为腧，在足内踝后，跟骨上，脉动陷中，可灸三壮或五七壮，此泻热厥心痛；昆仑，足太阳膀胱经水也，在足外踝后，跟骨上陷中，可灸三壮或五七壮，亦可泻热厥心痛。

①弱：原脱，据怀德堂本补。

卷　三

咳嗽论第二十一

论曰：咳谓无痰而有声，肺气伤而不清也；嗽是无声而有痰，脾湿动而为痰也；咳嗽谓有痰而有声，盖因伤于肺气、动于脾气，咳而为嗽也。脾湿者，秋伤于湿，积于脾也。故《内经》曰：秋伤于湿，冬必咳嗽。大抵肃秋之气宜清，今反动之，气必上冲而为咳，甚则动于脾湿，发而为痰焉。是知脾无留湿，虽伤肺气而不为痰也。有痰塞少而热多。故咳嗽者，非专主于肺而为病，以肺主皮毛，而司于外，故风寒先能伤之也。《内经》曰：五脏六腑皆令人咳，非独肺也。各以其时主之而受病焉，非其时各传而与之也。所病不等，寒暑湿燥风火六气，皆令人咳。唯湿病痰饮入胃，留之而不行，上入于肺，则为咳嗽。假令湿在于心经，谓之热痰；湿在肝经，谓之风痰；湿在肺经，谓之气痰；湿在肾经，谓之寒痰。所治不同，宜随证而治之。若咳而无痰者，以辛甘润其肺。故咳嗽者，治痰为先。治痰者，下气为上。是以南星、半夏胜其痰而咳嗽自愈；枳壳、陈皮利其气而痰自下。痰而能食者，大承气汤微下之，少利为度；痰而不能食者，厚朴汤治之。夏月嗽而发热者，谓之热痰嗽，小柴胡四两加石膏一两、知母半两用之；冬月嗽而发寒热，谓之寒嗽，小青龙加杏仁服之。然此为大例，更当随证、随时加减之，量其虚实，此治法之大体也。

蜜煎生姜汤、蜜煎橘皮汤、烧生姜胡桃，此者皆治无痰而嗽者，当辛甘润其肺故也。如但使青、陈皮，药皆当去白，《本草》云：陈皮味辛，理上气，去痰气滞塞；青皮味苦，理下气。二味俱用，散三焦之气也。故《圣济》云：陈皮去痰，穰不除即生痰；麻黄发汗，节不去而止汗。

治风痰热咳嗽，其脉弦，面青、四肢满闷，便溺秘涩，心多躁怒，水煮金花丸。

南星　半夏各一两，生用　天麻五钱　雄黄二钱　白面三两　寒水石一两，烧存性

上为细末，滴水为丸，每服五七十丸至百丸。煎浆水沸，下药煮，令沸为度，滤出，淡浆水浸，另用生姜汤下，或通圣加半夏，及《局方》中川芎丸、防风丸，皆可用也。

小黄丸

治热痰咳嗽，脉洪面赤，烦热心痛，唇口干燥，多喜笑，宜小黄丸。

南星汤洗　半夏洗，各一两　黄芩一两半

上为细末，生姜汁浸，蒸饼为丸，如桐子大，每服五十丸至七十丸，食后姜汤下，及小柴胡汤中加半夏亦可。

白术丸

治痰湿咳嗽，脉缓面黄，肢体沉重，嗜卧不收，腹胀而食不消化，宜白术丸。

南星　半夏俱汤洗，各一两　白术一两半

上为细末，面糊为丸，桐子大，每服五七十丸。生姜汤下，及《局方》中防己丸亦可用。

玉粉丸

治气痰咳嗽，脉涩面白，上喘气促，洒淅恶寒，愁不乐，宜服之。

南星　半夏俱洗，各一两　官桂去皮，一两

上为细末，面糊为丸，如桐子大，每服五七十丸，生姜汤下，食后，及《局方》中防己丸亦可。玉粉丸加减在后：心下痞者，加枳实五钱；身热甚者，加黄连五钱；体重者，加茯苓一两；气上逆者，加苦葶苈五钱；气促者，加人参、桔梗各五钱；浮肿者，加郁李仁、杏仁各五钱；大便秘者，加大黄五钱。

双玉散

治痰热而喘，痰涌如泉。

寒水石　石膏各等分

上为细末，煎人参汤调下三钱，食后服。

治痰千缗汤

半夏生末，一两　大皂角去皮子，半两，剉

上同于绢袋中盛之，用水三升，生姜七六片，同煎至一半，以手操洗之，取清汁，分作三服，食后并服，二服效。

防风丸

治痰嗽，胸中气不清利者。枳术丸亦妙。

防风半两　枳壳半两，去穰，麸炒　白术一两

上细末，烧饭为丸，每服五七十丸，生姜汤下。

天麻丸

天麻一两　半夏　南星各一两　雄黄少许

上以白面二两，滴水为丸，如桐子大，每服五十丸至百丸，煎淡水令沸，下药煮十余沸，漉出，食前生姜汤下。

利膈丸

主胸中不利，痰嗽喘促，利脾胃壅滞，调秘泻脏，推陈致新，消进饮食，治利膈气之胜药也。

木香一钱半　槟榔一钱半　人参三钱　当归二钱　藿香一钱半　大黄酒浸，焙，一两　厚朴姜制，三两　枳实一两，炒　甘草五钱，炙

上为细末，滴水和丸，如桐子大，每服三五十丸，食后，诸饮皆下。

款气丸

治久嗽痰喘，肺气浮肿。

青皮去白　陈皮去白　槟榔　木香　杏仁去皮尖　郁李仁去皮　茯苓　泽泻　当归　广茂炮　马兜铃　苦葶苈以上各三两　人参　防己各五钱　牵牛取头末，一两

上为细末，生姜汁面糊为丸，如梧子大，每服一二十丸。加至五七十丸，生姜汤下，食后服。

玉粉丸

治痰结，咽喉不利，语音不出。

半夏洗，五钱　草乌一字少　桂一字多

上同为末，生姜汁浸，蒸饼为丸，如鸡头大，每服一丸，至夜含化。多岁不愈者亦效。

枳壳汤

治久痰胸膈不利者，多上焦发热。

枳壳麸炒，去穰，三两　桔梗三两　黄芩一两半

上同剉，每日早，用二两半，水三盏，煎至二盏，匀作三服。午时一服，申时一服，临卧时一服，三日七两半，药尽，服生半夏汤。

生半夏汤

半夏不以多少，洗七遍，切作片子

上每服秤三钱，水一盏半、入生姜五大片，同煎至一盏，和滓食后服，一日三二服。服三日毕，再服枳术丸，尽其痰为度。论曰：先消胸中气，后去膈上痰。再服枳术丸，谓首尾合，尽消其气，令痰不复作也。

清镇丸

治热嗽。

小柴胡汤内加人参一倍　青黛半两

上为细末，面糊丸，如桐子大，每服五十丸，生姜汤下。

半夏丸

治因伤风而痰作喘逆，兀兀欲吐，恶心欲倒，已吐加槟榔三钱。

半夏一两，汤洗，切　雄黄研，三钱

上同为末，生姜汁浸，蒸饼为丸，桐子大，每服三十丸，生姜汤下。小儿丸如黍米大。

白术散

治夏暑大热，或醉饮冷，痰湿不止，膈不利。

白术　茯苓　半夏洗　黄芩各等分

上为粗末，每服五钱至七钱，水二盏，入生姜十片，煎至一盏，去滓，调陈皮末一钱、神曲末一钱，食后服。

法曰：大热大饮，盖酒味热而引饮冷，冷与热凝于胸中，不散而成湿，故痰作矣。甚者宜吐之，吐后服五苓、甘露胜湿去痰之剂。

白术汤

治痰潮上如涌泉，久不可治者。

白术　白茯苓　半夏等分

上为末，每服半两。病大者一两，水二盏，生姜七片，煎至一盏，取清，调神曲末二钱，顿服之。病甚者，下玉壶丸一百丸大效，永除根。

天门冬丸

治妇人喘，手足烦热，骨蒸寝汗，口干引饮，面目浮肿。

天门冬十两，去心秤　麦门冬去心，八两　生地黄三斤，取汁为膏子

上二味为末，膏子和丸，如梧子大，每服五十丸，煎逍遥散送。逍遥散中去甘草加人参，或服王氏《博济方》中人参荆芥散亦可。如面肿不已，《经》曰：面肿曰风，故宜汗，麻黄、桂枝可发其汗，后服柴胡饮子去大黄。故论曰：治脏者治其俞；治腑者治其合；浮肿者治其经。治俞者，治其土也；治合者，亦治其上也。如兵家围魏救赵之法也。

虚损论第二十二

论曰：虚损之疾，寒热因虚而感也。感寒则损阳，阳虚则阴盛，损自上而下，治之宜以辛甘淡，过于胃则不可治也，感热则损阴，阴虚则阳盛，故损自下而上，治之宜以苦酸咸，过于脾则不可治也。自上而损者，一损于肺，皮聚而毛落；二损损于心，血脉虚少，不能荣于脏腑，妇人月水不通；三损损于胃，饮食不为肌肤。自下而损者，一损于肾，骨痿不能起于床；二损损于肝，筋缓不能自收持；三损损于脾，饮食不能消克。论曰：心肺损而色蔽；肾肝损而形痿，谷不能化而脾损。感此病者，皆损之病也。渐渍之深，皆虚劳之疾也。

四君子汤

治肺损而皮聚毛落，益气可也。

白术　人参　黄芪　茯苓各等分

上为粗末，每服五钱至七钱，水一盏，煎至七分，去滓，食远温服。

八物汤

治心肺虚损，皮聚而毛落，血脉虚损，妇人月水愆期，宜益气和血。

白术　人参　黄芪　茯苓　川芎　熟地黄　当归　芍药各等分

上粗末，服五七钱，水一盏，煎至七分，去滓，食后温服。

十全散

治心肺损及胃，饮食不为肌肤，宜益气和血，调饮食。

白术　人参　黄芪　茯神　桂枝　熟地黄　当归　川芎　芍药　甘草等分

上为末，加生姜、枣同煎，水一大盏，药五钱，煎至七分。食前，日三服。

金刚丸

治肾损，骨痿不能起于床，宜益精。

萆薢　杜仲炒，去丝　苁蓉酒浸　菟丝子酒浸，等分

上为细末，酒煮猪腰子为丸，每服五七十丸，空心酒下。

牛膝丸

治肾肝损，骨痿不能起于床。筋缓不能收持，宜益精缓中。

牛膝酒浸　萆薢　杜仲炒，去丝　苁蓉酒浸　防风　菟丝子酒浸　白蒺藜各等分　桂枝减半

上细末，酒煮猪腰子捣丸，桐子大，空心酒下五七十丸。

煨肾丸

治肾肝损，及脾损谷不化，宜益精缓中消谷。

牛膝　萆薢　杜仲　苁蓉　菟丝子　防风　白蒺藜　胡芦巴　破故纸等分　桂半之

上和剂服饵，如金刚丸法。腰痛不起者甚效。

黑地黄丸加五味子名肾气丸

治阳盛阴虚，脾肾不足，房室虚损，形瘦无力，面多青黄而无常色，宜此药养血益肾。

苍术一斤，米泔浸　熟地黄一斤　川姜冬一两，夏五钱，春七钱　五味子半斤

上为细末，枣肉为丸，如梧子大，每服一百丸至二百丸。食前米饮下或酒。治血虚久痔甚效。《经》曰：肾苦燥，急食辛以润之，开腠理，致津液，通气。五味子味酸，故酸以收之。此虽阳盛不燥热，乃是五脏虚损于内，故可益血收气也，此药类象，神品药也。

治阳虚阴盛，心肺不足，宜八味丸。若形体瘦弱，无力多困，未知阴阳先损，夏月地黄丸，春秋宜肾气丸，冬月宜八味丸。

消渴论第二十三

论曰：消渴之疾，三焦受病也，有上消、中消、肾消。上消者，上焦受病，又谓之膈消病也，多饮水而少食，大便如常，或小便清利，知其燥在上焦也，治宜流湿润燥。中消者，胃也，渴而饮食多，小便黄，《经》曰：热则消谷，知热在中，法云：宜下之，至不欲饮食则愈。肾消者，病在下焦，初发为膏淋，下如膏油之状，至病成而面色黎黑，形瘦而耳焦，小便浊而有脂，治法宜养血以肃清，分其清浊而自愈也。法曰：燥上而渴，辛甘润肺，故可用蜜煎生姜汤，大器顿之，时时呷之。法云：心肺之病，莫厌频而少饮。《内经》云：补上治上宜以缓。又曰：辛以润之，开腠理，致津液，通气。则肺气下流，故气下火降而燥衰矣，其渴乃止。又《经》曰：二阳结谓之消。王注曰：二阳结，谓胃及大肠俱热结也。肠胃藏热，则喜消水谷。可甘辛降火之剂，黄连末一斤，生地黄自然汁、白莲花藕自然汁、牛乳汁各一斤，熬成膏子剂，连末为丸，如梧桐子大，每服三十丸，少呷温水送下，日进十服，渴病立止。

治上焦膈消而不欲多食，小便清利，宜小柴胡汤，或加白虎汤，或钱氏方中

地骨皮散内加芍药，黄芪、石膏、黄芩、桔梗之类是也。

人参石膏汤

治膈消，上焦烦渴，不欲多食。

人参半两　石膏一两一钱　知母七钱　甘草四钱

上为粗末，每服五钱至七钱，水煎，食后温服。

顺气散

治消中，热在胃而能食，小便赤黄，微利之为效，不可多利，服此药渐渐利之，不欲多食则愈。

厚朴姜制，一两　大黄四两　枳实二钱，炒

上剉，每服五钱，水煎食远服。

茴香散

治肾消病，下焦初证①，小便如膏油。

茴香炒　苦楝炒

上细末，酒调二钱，食前服。

八味丸

治肾消大病。加减法：本方内倍加山药外，桂、附从四时加减，假令方内桂、附一两，春各用三钱，夏用一钱，秋用五钱，冬全用一两。

珍珠粉丸

治白淫，梦泄，遗精及滑出而不收。

黄柏一斤，于新瓦上烧，令通赤为度　真蛤粉一斤

上为细末，滴水丸，如桐子大。每服一百丸，空心酒下。法曰：盛阳乘阳，故精泄也。黄柏降火，蛤粉咸而补肾阴也。又治思想无穷，所愿不得之证。

竹笼散

治消渴。

五灵脂　黑豆去皮脐

上等分为细末，每服三钱，冬瓜汤调下，无冬瓜，苗叶皆可，日二服。小渴二三服效，渴定不可服热药，唯服八味丸去附子加五味子。

肿胀论第二十四（小儿附）

《灵枢·胀论》云：帝问岐伯胀形何如？岐伯曰：夫心胀者，烦心短气，卧不安；肺胀者，虚满而喘咳；肝胀者，胁下满而痛引少腹；脾胀者，善哕，四肢烦悗，体重不能胜衣，卧不安；肾胀者，腹满引背央央然，腰髀痛。六腑胀：胃胀者，腹满，胃脘痛，鼻闻焦臭，妨于食，大便难；大肠胀者，肠鸣而痛濯濯，冬日重感于寒，则飧泄不化；小肠胀者，少腹䐜胀，引腰而痛；膀胱胀者，少腹满而气癃；三焦胀者，气满于皮肤中，轻轻然而不坚；胆胀者，胁下痛胀，口中

①证：疑为“病”之误。

苦，善太息。又《水胀》篇云：帝问岐伯水胀何如？答曰：水始起也，目窠上微肿，如新卧起之状，其颈脉动，时咳，阴股间寒，足胫肿，腹乃大，其水已成矣。以手按其腹，随手而起，如裹水之状，此其候也。帝曰：肤胀何如？岐伯曰：肤胀者，寒气客于皮肤之间，鼟鼟然不坚，腹大，身尽肿，皮厚，按其腹，窅而不起，腹色不变，此其候也。鼓胀何如？岐伯曰：腹胀身皆大，大与肤胀等也，色苍黄，腹筋起，此其候也。肠覃何如？岐伯曰：寒气客于肠外，与卫气相搏，气不得荣，因有所系，辟而内著，恶气乃起，瘜肉乃生。其始生也，大如鸡卵，稍以益大。至其成也，如怀子之状，久者离岁，按之则坚，推之则移，月事以时下，此其候也。石瘕何如？岐伯曰：石瘕生于胞中，寒气客于子门，子门闭塞，气不得通，恶血当泻不泻，衃以留止，日以益大，状如怀子，月事不以时下，皆生于女子，可导而下。黄帝曰：肤胀、鼓胀可刺邪？岐伯曰：先泻其胀之血络，后调其经，刺去其血络也。

《经》云：平治于权衡，去宛陈莝……开鬼门，洁净府。平治权衡者，察脉之浮沉也；去宛陈莝者，疏涤肠胃也；开鬼门、洁净府者，发汗、利小便也。又鼓胀之病，治以鸡屎醴。《名医》云：其肿有短气不得卧，为心水；两胁痛为肝水；大便鸭溏为肺水；四肢皆肿为脾水；腰痛足冷为肾水；口苦咽干为胆水；乍虚乍实为大肠水，各随其经络，分其内外，审其脉证而别之。又有风水、皮水、石水、黄汗，归各脏以论之。风合归肝，皮合归肺，黄汗归脾，石合归肾。风水脉浮，必恶风；皮水脉亦浮，按下没指；石水脉沉，腹满不喘；黄汗脉沉迟，发热而多涎，久而不愈，必致痈脓。水肿脉浮带数，即是虚寒潜止其间，久必沉伏，沉伏则阳虚阴实，为水必矣。要知水脉必沉是也。论曰：脉出者死，与病不相应也。诸唇黑则伤肝；缺盆盈平则伤心；脐出则伤脾；足平则伤肾；背平则伤肺。此五者，必不可疗也。治法云：腰以上宜发汗、腰以下利小便。钱氏论虚实腹胀，实则不因吐泻久病之后，亦不因下利，胀而喘急闷乱，更有痰有热；及有宿食不化而胀者，宜服大黄丸、白饼子紫霜丸下之，更详认大小便，如俱不通，先利小便，后利大便；虚则久病、吐泻后，其脉微细，肺主目胞，脾虚肿，手足冷，当先服塌气丸，后服异功散及和中丸、益黄散，温其气。因于气肿者，橘皮煎丸；因于湿为肿，煎防己黄芪汤调五苓散；因于热为肿者，服八正散。

又一法，燥热于肺为肿者，乃绝水之源也，当清肺除燥，水自生矣，于栀豉汤中加黄芩；如热在下焦，阴消使气不得化者，当益阴则阳气自化也，黄柏、黄连是也。

五脉论五水灸法

青水灸肝井，赤水灸心荥，黄水灸脾俞，白水灸肺经，黑水灸肾合。

妇人蛊胀无脉，烧青丸，五皮散亦是。

论诸蛊胀者，有二肿：若从胃，则旦食而不能夜食，旦则不胀，夜则胀是也；若水肿证，濡泄者是也。《内经》曰：蛊胀之病，治之以鸡屎醴，酒调服。水胀之病，当开鬼门、洁净府也。

白茯苓汤

治变水。

白茯苓　泽泻各二两　郁李仁二钱

上㕮咀，作一服，水一碗，煎至一半，常服无时，从少至多服；或煎得澄，入生姜自然汁在内，和面，或作粥饭，作常食，五七日后觉胀下。再中以白术散。

白术　泽泻各半两

上为细末，煎服三钱，茯苓汤调下；或丸亦可，服三十丸。

末治之药，服黄芪芍药建中之类，以调养之。平复后，忌房室、猪、鱼、盐、面等物。治水气蛊胀，洁净府，楮实子丸。

楮实子一斗，水二斗，熬成膏子　白丁香一两半　茯苓三两，去皮

上二味为细末，用楮实子膏为丸，如桐子大，不计丸数，从少至多，服至小便清利，及腹胀减为度，后服中治药、末治药、调养药，疏启其中。忌甘苦酸补其下，五补七宣。

取穴法

治肿治其经，治金火也，井荥俞经，阴经金也，金水木火，阳经火也。

木香散

治肿。

木香　大戟　白牵牛各等分

上为细末，每周三钱，猪腰子一对，劈开掺药在内。烧熟，空心服之。如左则塌左，右则塌右，如水肿不能全去，于腹上涂甘遂末，在绕脐满腹，少饮甘草水，其肿便去也。

治水肿。

蝼蛄去头尾，与葡萄心同研，露七日曝干，为细末，淡酒调下，暑月湿用尤佳。

又方

枣一斗，锅内入水

上有四指，用大戟并根苗盖之遍，盆合之，煮熟为度，去大戟不用，旋煮旋吃，无时，尽枣决愈，神效。

眼目论第二十五

论曰：眼之为病，在腑则为表，当除风散热；在脏则为里，宜养血安神。暴发者为表而易治，久病者在里而难愈。除风散热者，泻青丸主之；养血安神者，定志丸，妇人熟干地黄丸是也。或有体肥气盛，风热上行，目昏涩者，槐子散主之。此由胸中气浊上行也，重则为瘀厥，亦能损目，常使胸中气清，无此病也。又有因目疾过药，多而损气者。久之眼渐昏弱，乍明乍暗，不欲视物，此目少血

之验也，熟干地黄丸、消风散、定志丸相须而养之。或有视物不明，见黑花者，此谓之肾气弱也，宜补肾水，驻景丸是也。或有暴失明者，谓眼居诸阳交之会也，而阴反闭之，此风邪内满，当有不测之疾也。翳膜者，风热重而存之，或斑入眼，此肝气盛而发，在表也；翳膜已生，在表明矣，当发散而去之，反疏利则邪气内搐，为翳则深也。邪气未定，谓之热翳而浮；邪气已定，谓之冰翳而沉；邪气牢而深者，谓之陷翳，当以焮发之物，使其邪气再动，翳膜乃浮，辅之退翳之药，则能自去也。病久者，不能速效，当以岁月除之。

散热饮子

治眼赤，暴发肿。

防风　羌活　黄芩　黄连各一两

上剉，每服半两，水二盏，煎至一盏，食后温服。如大便秘涩，加大黄一两；如痛甚者，加当归、地黄；如烦躁不能眠睡，加栀子一两。

川芎散

治风热上冲，头目眩，热肿，及胸中不利。

川芎　槐子各一两

上细末三钱，如胸中气滞不利，生姜汤调；目疾茶调；风热上攻，㕮咀一两，水煎，食后服。

地黄汤

治眼久病昏涩，因发而久不愈。

防风　羌活　黄芩　黄连　地黄　当归　人参　茯神各等分

上为粗末，每服五七钱，水一盏半，煎至一盏，去滓，温服，食后。

槐子散

槐子　黄芩　木贼　苍术各等分

上细末，茶清调下，食后。

治眼生翳膜，及斑入眼，焮赤已过者，泻青丸主之，当半减大黄。如大便秘，焮气未定，依方服之。

治冰翳久不去者，羚羊角散主之。

羚羊角　升麻　细辛各等分　甘草半之

上为细末，一半为散，一半蜜为丸，如桐子大，每服五七十丸，以羚羊角散下之，食后临卧，米泔水煎服。

桔梗丸

治太阳经卫虚血实，肿人脸，重头，中湿淫肤脉，睛痛肝风盛，眼黑肾虚。

桔梗一斤　牵牛头末，三两

上二味为末，炼蜜为丸，如桐子大，每服四五十丸，加至百丸，食前温水下，日二服。

金丝膏

点眼药。

生姜四两，取汁　白沙蜜一斤，炼，去滓　豮猪[1]胆汁三钱　黄连四两，捶，用水一斗浸，煎取五升

上先煎黄连水，后入姜汁，次入蜜，同煎去沫净，次入下项药末。

脑子四钱　麝香三钱　硇砂四钱　硼砂三钱　轻粉五钱　熊胆四钱　青盐三钱

上极细，搅匀，熬令稀膏，点用。

救苦丸

治眼暴赤，发嗔痛，不可忍者。黄连一两　当归二钱　甘草一钱

上同剉细，新水平碗，浸一宿，以慢火熬，约至一半，以绵滤去滓，以净为妙，用火再熬，作稠膏子为度，摊在碗上，倒合，以物盖之，用熟艾一大弹子许，底下燃之，用艾熏膏子，艾尽为度，再入下项药：

朱砂一钱，飞　脑子半钱　乳香　没药等分

上同研极细，入黄连膏内，搜和，丸加米大，每周二丸，点眼大角内，仰面卧，药化则起。

宣毒散

治眼发赤肿，毒气侵睛，胀痛。

盆硝　雄黄　乳香　没药各等分

上为极细末，以少许鼻内嗃之。

宣风散

治眼风毒发肿，鼻中欲嚏，嚏多，大损而生疮。

川芎　甘菊各二钱　乳香　没药各一钱

上和匀，再研极细，少许鼻内嗃之。

能远视不能近视，《局方》中定志丸；目能近视不能远视，万寿地芝丸。

生姜四两，焙　天门冬四两，去心　枳壳三两，去穰，炒　甘菊二两

上为细末，炼蜜丸，如桐子大，茶清或温酒下一百丸，食后。此药能愈大风热。

洗眼药

诃子二两　黄丹四两　蜜八两　柳枝四十寸

上以河水二碗，熬至半碗，用一钱，热水化洗之，石器内熬。

治眼赤瞎，以青堲蛆，不以多少，淘净、晒干，末之，令害眼人仰卧合目，用药一钱，散在眼上，须臾药行，待少时去药，赤瞎亦无。

治倒睫，无名异，末之，掺卷在纸中，作捻子，点着，到药处吹杀，以烟熏睫，自起。

疮疡论第二十六

论曰：疮疡者，火之属，须分内外，以治其本。《内经》曰：膏粱之变，足

[1]豮猪：公猪也。

生大丁。其原在里，发于表也。受如持虚，言内结而发诸外，未知从何道而出，皆是从虚而出也。假令太阳经虚，从背而出；少阳经虚，从鬓出；阳明经虚，从髭而出；肾脉经虚，从脑而出。又《经》曰：地之湿气，感则害人皮肤筋脉。其在外，盛则内行。若其脉沉实，当先疏其内，以绝其原也；其脉浮大，当先托里，恐其伤于内也。有内外之中者，邪气至甚，遏绝经络，故发痈肿。《经》曰：荣气不从，逆于肉理，乃生痈肿。此因失托里及失疏通，又失和荣卫也。治疮之大要，须明托里、疏通、行荣卫三法。托里者，治其外之内；疏通者，治其内之外；行荣卫者，治其中也。内之外者，其脉沉实，发热烦躁，外无焮赤痛，其邪气深于内也，故先疏通，以绝其原；外之内者，其脉浮数，焮肿在外，形证外显，恐邪气极而内行，故先托里；内外之中者，外无焮恶之气，内亦脏腑宣通，知其在经，当和荣卫也。用此三法之后，虽未差，必无变证，亦可使邪气峻减，而易痊愈。故《经》曰：诸痛痒疮，皆属于心。又曰：知其要者，一言而终；不知其要，流散无穷。

针灸法曰：凡疮疡可灸刺者，须分经络部分，血气多少，俞穴远近。若从背而出，当从太阳，五穴随证选用，或刺或灸，泄其邪气。凡太阳多血少气。

至阴、通谷、束骨、昆仑、委中。

从鬓而出者，当从少阳，五穴选用。少阳少血多气。

窍阴、侠溪、临泣、阳辅、阳陵泉。

从髭而出者，当从阳明，五穴选用。阳明多血多气。

厉兑、内庭、陷谷、冲阳、解溪。

从脑而出者，初觉脑痛不可忍，且欲生疮也。脑者，髓之海，当灸刺绝骨，以泄邪气。髓者，舍也，故脉浮者，从太阳经，依前选用；脉长者，从阳明经，依前选用。论曰：诸经各有井、荥、俞、经、合。井主心下满及疮色青；荥主身热及疮赤色；俞主体重节痛，疮黄色；经主咳嗽，寒热，疮白色；合主气逆而泄，疮黑色。随经病而有此证者，或宜灸宜针，以泄邪气。《经》曰：邪气内蓄则肿热，宜砭射之也。《经》曰：夫痈气之息者，宜以针开除去之；夫气盛血聚者，宜石而泄之。王注曰：石，砭石也。可以破大痈出脓，今以排针代之。凡疮疡已觉，微漫肿硬，皮血不变色，脉沉不痛者，当外灸之，引邪气出而方止；如已有脓水者不可灸，当刺之；浅者，亦不灸。《经》曰：陷下则灸之，如外微觉木硬而不痛者，当急灸之，是邪气深陷也；浅者，不可灸，慎之。

诸病疮疡，如呕者，是湿气浸于胃也，药中宜倍加白术服之。

内疏黄连汤

治呕哕心逆，发热而烦，脉沉而实，肿硬木闷而皮肉不变色，根深大，病在内，脏腑秘涩，当急疏利之。

黄连　芍药　当归　槟榔　木香　黄芩　山栀子　薄荷　桔梗　甘草以上各一两　连翘二两

上除槟榔、木香二味为细末外，并剉，每服一两，水一盏半，煎至一盏，先吃一二服，次每服加大黄一钱，再服加二钱，以利为度。如有热证，止服黄连汤；大便秘涩，加大黄；觉无热证，少煎没药、内托复煎散，时时服之；如实无热，及大小便通，只服复煎散；稍有热证，却服黄连汤，秘则加大黄。如此内外皆通，荣卫和调，则经络自不遏绝矣。

治肿焮于外，根盘不深，形证在表，其脉多浮，痛在皮肉，邪气盛则必侵于内，急须内托，以救其里也，服内托复煎散。

地骨皮　黄芪　芍药　黄芩　白术　茯苓　人参　柳桂味淡者　甘草　防己　当归以上各一两　防风二两

上㕮咀，先煮苍术一斤，用水五升，煎至三升，去术滓，入前药十二味，再煎至三四盏，绞取清汁，作三四服，终日服之；又煎苍术滓为汤，去滓，再依前煎服十二味滓，此除湿散郁热，使胃气和平。如或未已，再作半料服之；若大便秘及烦热，少服黄连汤；如微利及烦热已过，却服复煎散半料。如此使荣卫俱行，邪气不能内侵也。

治诸疮疡，脏腑已行，如痛不可忍者，可服当归黄芪汤，并加减在后。

当归　黄芪　地黄　地骨皮　川芎　芍药等分

上㕮咀，每服一两，水一碗，煎至五分，去滓，温服。如发热者，加黄芩；烦热不能卧者，加栀子；如呕，是湿气侵胃也，倍加白术。

膏药方

好芝麻油半斤　当归半两　杏仁四十九个，去皮　桃柳枝各四十九条，长四指上用桃、柳二大枝，新绵一叶包药，系于一枝上，内油中，外一枝搅，于铁器内煎成，入黄丹三两，一处熬，水中滴成不散如珠子为度

治金丝疮，一云红丝瘤，其状如线或如绳，巨细不等，《经》所谓丹毒是也。但比熛毒不甚广阔，人患此疾，头手有之，下行至心则死；下有之，上行亦然。法当于疮头截经而刺之，以出血后，嚼萍草根涂之，立愈。治从高坠下，涎潮昏冒，此惊恐得也。

苦杖散

苦杖不以多少

上细末，热酒调下，如产后瘀血不散，或聚血，皆治之。

夺命散

治丁疮。

乌头尖　附子底　蝎梢　雄黄各一钱　蜈蚣一对　硇砂　粉霜　轻粉　麝香　乳香各半钱　信二钱半　脑子少许

上为细末，先破疮，出恶血毕，以草杖头，用纸带入于内，以深为妙。

木香散

治疮难消，不能作脓，痛不止。

地骨皮一两，去土皮　木香半两　穿山甲二钱半，炙黄　麝香一字

上为细末，酒调下三钱，及小儿斑后生痈，米饮调下，效如神。

治丁疮毒气入腹，昏闷不食。

紫花地丁　蝉壳　贯仲各半两　丁香　乳香各一钱

上细末，每服二钱，温酒调下。

治恶疮有死肉者，及追脓。

白丁香

轻粉　粉霜　雄黄　麝香各一钱　巴克三个，去油

上同研细，新饭和作锭子用之。

三生散

治诸疮大疼痛，不辨肉色，漫肿光色，名曰附骨痛，如神。

露蜂房　蛇退皮　头发洗净，等分

三味烧灰存性，研细，酒调三钱。

治膀胱移热于小肠，上为口糜，好饮酒人，多有此疾，当用导赤散、五苓散各半两，煎服。

半夏散

治少阴口疮。若声绝不出者，是风寒遏绝，阳气不伸也。

半夏一两，制　桂一字　草乌头一字

上同煎，一盏水，分作二服，其效如神。

甘矾散

治太阴口疮。

生甘草一寸　白矾一栗子大

上噙化咽津。

乳香散

治赤口疮。

乳香　没药各一钱　白矾飞，半钱　铜绿少许　为细末，掺用。

回疮金银花汤

诸疮疡痛，色变紫黑者。

金银花花连枝，二两　黄耆四两　甘草一两

上三味剉细，酒一升，入瓶内闭口，重汤内煮三二时，取出去滓，放温服之。

诸疮肿已破未破，焮肿甚，当归散主之。

当归　黄芪　瓜蒌　木香　黄连各等分

上为粗末，煎一两。如痛而大便秘，加大黄三钱。

乳香散

治疮口痛大者。

寒水石烧，一两　滑石一两　乳香　没药各五分　脑子少许

上各研细，同和匀，少掺疮口上。

雄黄散

治诸疮有恶肉不能去者。

雄黄一钱，研　巴豆一个，去皮，研

上二味，同研如泥，入乳香、没药少许，再研细，少上，恶肉自去也。

木香散

治疮口久不敛。

木香　槟榔各一钱　黄连二钱

上为细末，掺上。如痛，加当归一钱，贴之自收敛。

又方

小椒去目，炒黑色，一钱，另研　定粉一两　风化灰五钱　白矾二钱半，飞过　乳香　没药各一钱

上为细末。掺疮口上。

针头风

治疮疡焮肿木硬。

蟾酥　麝香各一钱

上同研极细，以儿乳冲调和泥，入磁合内盛，干不妨，每用以唾津调拨少许于肿处，更以膏药敷之，毒气自出，不能为疮，虽有疮亦轻。

没药散

治白口疮。

没药　乳香　雄黄各一钱　轻粉半钱　巴豆霜少许

上细末，干掺。

瘰疬论第二十七

夫瘰疬者，《经》所谓结核是也。或在耳前后，连及颐颔，下连缺盆，皆为瘰疬；或在胸及胸之侧，下连两胁，皆为马刀，手足少阳主之。此经多气少血，故多坚而少软，脓白而稀，如泔水状，治者求水清可也。如瘰疬生在别经，临时于铜人内，随其所属经络部分、对证之穴灸之，并依经内药用之。独形而小者为结核，续数连结者为瘰疬，形表如蛤者为马刀。

连翘汤

治马刀。

连翘二斤　瞿麦一斤　大黄三两　甘草二两

上㕮咀一两，水两碗，煎至一盏半，早食后巳时服。在项两边，是属少阳经，服药十余日后，可于临泣穴灸二七壮，服药不可住了，至六十日决效。有一方加大黄不用甘草，更加贝母五两、雄黄七分、槟榔半两、同末，热水调下三五钱。

文武膏

桑椹也，治瘰疬。

文武实二斗，黑熟者

上以布袋取汁，银石器中熬成薄膏，白汤点一匙，日三服。

痔疾论第二十八

论曰：手阳明大肠名曰害蜚蜚，虫也。《六元正纪大论》阳明又曰司杀府，手阳明属金，大肠名害蜚，谓金能害五虫，又曰：司杀府，谓金主杀。既有此二名，何以自生虫？盖谓三焦相火盛，而能制阳明金，故木来相侮。《内经》曰：侮，谓胜己也。木主生五虫。叔和云：气主生于脾脏。傍大肠疼痛，阵难当、渐觉，稍泻三焦热。莫漫多方立纪纲。此言饮酒多食热物，脾生大热，而助三焦气盛，火能生土也。当泻三焦，火热退，使金得气而反制木，木受制则五虫不生，病自愈矣。

苍术泽泻丸

苍术四两，去皮　泽泻二两　枳实二两　地榆一两　皂子二两，烧存性

上为细末，烧饭为丸，桐子大，每服三十丸，食前酒或米饮下。

又方

川乌炮　古石灰等分

依前丸服。

淋洗药

天仙子　荆芥　小椒　蔓荆子等分

上以水煎洗。

黑地黄丸

治痔之圣药也，在虚损门下有方。

妇人胎产论第二十九（带下附）

论曰：妇人童幼天癸未行之间，皆属少阴；天癸既行，皆从厥阴论之；天癸已绝，乃属太阴经也。治胎产之病，从厥阴经者，是祖生化之源也。厥阴与少阳相为表里，故治法无犯胃气及上二焦。为三禁，不可汗，不可下，不可利小便。发汗者，同伤寒下早之证；利大便，则脉数而已动于脾；利小便，则内亡津液，胃中枯燥。制药之法，能不犯三禁，则荣卫自和，荣卫和而寒热止矣。外则和于荣卫，内则调于清便，先将此法为之初治，次后详而论之。见证消息，同坏证伤寒，为之缓治，或小便不利，或大便秘结，或积热于肠胃之间，或以成痿，或散血气而为浮肿。盖产理多门，故同伤寒坏证，如发渴而白虎，气弱则黄芪，血刺痛而用以当归，腹中痛而加之芍药，以上例证，不犯三禁，皆产后之久病也。凡产后暴病，禁犯不可拘也，如产后热入血室者，桃仁承气、抵当汤之类是也；胃坚燥者，大承气不可以泄药言之。产后世人多用乌金四物，是不知四时之寒热，不明血气之虚与实，盲然一概用药，如此而愈加增剧，是医人误之耳。大抵产病天行，从增损柴胡，杂证从加添四物。然春夏虽从柴胡，秋冬约同四物，药性寒热，病证虚实，不可不禁也。四物汤常病服饵，四时各有增损，今具增损于后。

春倍川芎，一曰春，二曰脉弦，三曰头痛；夏倍芍药，一曰夏，二曰脉洪，三曰泄；秋倍地黄，一曰秋，二曰脉涩，三曰血虚；冬倍当归，一曰冬，二曰脉沉，三曰寒而不食，此常服顺四时之气，而有对证不愈者，谓失其辅也，春防风四物加防风、倍川芎；夏黄芩四物加黄芩、倍芍药；秋天门冬四物加天门冬、倍地黄，冬桂枝四物加桂、倍当归，此四时常服，随证用之也。如血虚而腹痛，微汗而恶风，四物加茂、桂，谓之腹痛六合。如风虚眩运，加秦艽、羌活，谓之风六合。如气虚弱，起则无力，匡然而倒，加厚朴、陈皮，谓之气六合。如发热而烦，不能安卧者，加黄连、栀子，谓之热六合。如中湿，身沉重无力，身凉微汗，加白术、茯苓，谓之湿六合，此妇人常病及产后病通用之药也，是治无热虚劳，专其养也。中道药牡丹煎丸，空心食前，人参荆芥散，临卧食后，是治有热虚劳药也。

枳壳汤

治妇人怀胎腹胀。

枳壳三两，炒　黄芩一两

上为粗末，每服半两，水一盏半，煎一盏，去滓，温服。治产前胀满，身体沉重，枳壳汤中加白术一两。

治产前寒热，小柴胡汤中去半夏，谓之黄龙汤。

二黄散

治怀孕胎漏。

生地黄　熟地黄各等分

上为细末，加白术，枳壳汤调下一两，日二服。

地黄当归汤

治有孕胎痛。

当归一两　熟地黄二两

上为粗末，作一服，水三升，煎至升半，去滓，顿服。

束胎丸

白术　枳壳去穰、炒，等分

上为末，烧饭为丸，如桐子大，入月一日食前服三五十丸，温熟水下。胎瘦易生也，服至产则已。

产间药

治胎衣不下，或子死腹中，或血冲上昏闷，或暴血下，及胞干而不能产者，宜服半夏汤。

半夏曲一两半　桂七钱半，去皮　大黄五钱　桃仁三十个、去皮尖，炒

上为细末，先服四物汤三两服，次服半夏汤三钱，生姜三片、水一盏，煎去三分，食后。如未效，次服下胎丸。

下胎丸

半夏生　白敛各半两

上为细末，滴水为丸，如桐子大，食后，用半夏汤下三二丸，续续加至五七丸。如有未效者，须广大其药，榆白皮散主之。又不效，大圣散主之。有宿热人，宜服人参荆芥散。

产后药

治产后经水适断，感于异证，手足牵搐，咬牙昏冒，宜增损柴胡汤。

柴胡八钱　黄芩四钱半　人参三钱　半夏三钱　石膏四钱　知母二钱　黄芪五钱　甘草四钱，炙

上为粗末，每服半两，生姜五片、枣四个，水一盏半，煎至一盏，温服清，无时。

前证已去，次服秦艽汤，去其风邪。

秦艽八钱　人参三钱　防风四钱半　芍药半两　柴胡八钱　黄芩四钱半　半夏三钱　甘草四钱，炙

上为粗末，每服五七钱，水一盏，煎至七分，温服清，无时。二三日经水复行，前证退，宜服荆芥散、小柴胡，小料中加荆芥穗五钱，枳壳五钱、麸炒去穰，同小柴胡汤煎服。三二日后，宜正脾胃之气，兼除风邪，宜服防风汤。

苍术四两　防风三两　当归一两半　羌活一两半

上为粗末，每服一二两、水三盏，煎至一盏半，取清，续续常服，无时。

凡胎前之药，无犯胎气，产后变化，并用伤寒坏证，尽从加减四物汤调治。

治产后腹大坚满，喘不能卧，白圣散。

樟柳根三两　大戟一两半　甘遂一两，炒

上为极细末，每服二三钱，热汤调下，取大便宣利为度，此药主水气之胜药也。

治产后风气在表、面目四肢浮肿，宜加减《局方》中七圣丸。每服二十丸，白汤下，日加三四丸，以利为度。如浮肿喘嗽，加木香、槟榔倍之，谓气多浮则肿；如头目昏冒，加羌活、川芎，谓多风也；如只浮肿，依七圣丸本方服之。

治产后日久虚劳，虽日久而脉浮疾者，宜服三元汤。

柴胡八钱　黄芩　人参　半夏洗　甘草炙，以上各三钱　川芎　芍药　熟地黄　当归各二钱半

上为粗末，同小柴胡汤煎服。

治日久虚劳，微有寒热，脉沉而浮，宜柴胡四物汤。

川芎　熟地黄　当归　芍药各一两半

柴胡八钱　人参　黄芩　甘草　半夏曲以上各三钱

上为粗末，同四物煎服。

如日久虚劳，针灸、小药俱不效者，宜服三分散。

白术　茯苓　黄芪　川芎　芍药　熟地黄　当归各一两　柴胡一两六钱　黄芩六钱　人参一两六钱　半夏六钱　甘草六钱

上为粗末，每服一两，水一盏，煎至半盏，温服清，日一服。

治产后虚劳不能食，宜十全散。

白术　茯苓　黄芪各二两　人参　川芎　芍药　熟地黄　当归各一两　桂一两半　甘草一两半，炙

上剉，如麻豆，每服半两，水一盏半，入生姜五片、枣三枚，同煎至七分，空心食前，温服清。

凡虚损病者，浅深治有次第，虚损论中详论之。

治产后诸风，痿挛无力，血风汤。

秦艽　羌活　防风　白芷　川芎　芍药　当归　地黄　白术　茯苓各等分

上为细末，一半炼蜜丸，如桐子大，一半散，温酒调下丸子五七十丸，甚妙。

治产后诸积，不可攻，当养阴去热，其病自退，宜服芍药汤。

芍药一斤　黄芩　茯苓各六两

上三味为粗末，每服半两，水煎，日三服，去滓，温服。

黑白散

治产后儿枕大痛。

乌金石烧红，醋七遍，另为细末　寒水石烧，存性，末

上二味，各等分，另顿放，临服各抄末一钱半，粥饮汤下，痛止便不可服，未止再服，大效。

桃花散

治产后不烦而渴。

新石灰一两　黄丹半钱

上细末，渴时冷浆水调一钱服。

紫金丹

治产后冲胀，胸中有物状，是噎气不降。

代赭石　羌砺石各等分

上为细末，醋糊为丸，如桐子大，每服三五十丸，酒下。胸中痛，加当归汤下，久服治血癖。

又方

代赭石一两　桃仁一钱，炒，去皮尖　大黄五钱

上为末，薄荷水为糊丸，如桐子大，每服三五十丸，温水下，无时。

治脐腹痛不可忍，四物汤一两，加玄胡三钱半。

治血癖腹痛，及血刺腰痛，四物汤细末二两，加酒煮玄胡细末三两，每服三钱，酒调下。

治血运，血结，血聚于胸中，或偏于少腹，或连于肋胁，四物汤四两，倍当归、川芎，加鬼箭、红花、玄胡各一两，同为末，如四物汤煎服，取清调没药散服之。

没药散

虻虫一钱，去足羽，炒　水蛭一钱，炒　麝香三钱　没药三钱

上为细末，煎前药调服。血下痛止，只服前药。

加减四物汤

治产后头痛，血虚、痰癖、寒厥皆令头痛。

羌活　川芎　防风　香附子炒　白芷以上各一两　石膏二两半　细辛二钱　当归五钱　熟地黄一两　甘草五钱　苍术一两六钱，去皮

上为粗末，每服一两，水煎服，无时。如有汗者，是气弱头痛也，方中加芍药三两、桂一两半，加生姜煎；如痰癖头疼，加半夏三两、茯苓一两半，加生姜煎；如热厥头痛，又加白芷三两、石膏三两、知母一两半；寒厥头痛，加天麻三两、附子一两半，生姜煎。

荆芥散

治产后风虚血眩，精神昏昧。

荆芥穗一两三钱　桃仁五钱，去皮尖，炒

上为细末，温水调服三钱。微喘加杏仁去皮尖、炒，甘草炒，各三钱。

立效散

治产前证，胎不动，如重物下坠，腹冷如冰。

川芎　当归各等分

上为粗末，每服秤三钱，水二盏，煎至一盏，去滓，食前服。

枳壳汤

治妇人胎漏，及因事下血。

枳壳半两　黄芩半两　白术一两

上为粗末，每服五七钱，水一盏，煎至七分，食前，空心服。

治妇人筋骨痛，及头痛、脉弦、憎寒如疟，宜服风六合汤，四物汤四两，加羌活、防风各一两。

治妇人血气上冲心腹，肋下闷，宜服治气六合汤：四物内加玄胡、苦楝炒，各一两。

治妇人气充经脉，月事频并，脐下痛，宜芍药六合汤：四物内倍加芍药。

治妇人经事欲行，脐腹绞痛，宜服八物汤：四物内加玄胡、苦楝各一两，槟榔、木香各半两。

治妇人经水过多，别无余证：四物内加黄芩、白术各一两。

治妇人经水涩少，四物内加葵花煎。

治妇人虚劳气弱，喘嗽胸满，宜气六合汤：四物内加厚朴一两制、枳实半两炒。

以上煎法并同四物服之。

四物主治法：熟地黄补血，如脐下痛，非熟地黄不能除，此通肾经之药也；川芎治风泻肝木，如血虚头痛，非川芎不能除去，此通肝经之药也；芍药和血理脾，治腹痛，非芍药不能除，此通脾经之药也；当归和血，如血刺痛，非当归不能除，此通心经之药也。

以上四味制法，如显一证，于四物汤中各加二味用之。如少腹痛，四物汤四两加

玄胡、苦楝各一两。经水暴多，四物四两加黄芩一两；如腹痛者，只加黄连；如夏月用，不去黄芩；经水如黑豆水，加黄连、黄芩各一两。如经水少而血色和者，四物四两加熟地黄、当归各一两。如经水适来适断，往来寒热者，先服小柴胡，以去其寒热，后以四物汤调治之；如寒热不退，勿服四物，是谓变证，表邪犹存，不能效也，依前论中变证，随证用药调治之。

治妇人血积，增损四物汤：四物内加广茂、京三棱、桂、干漆，皆依法制，各加一两，如四物煎服。

治妇人产后血昏、血崩，月事不调，远年干血气，皆治之，名曰红花散。

干荷叶　牡丹皮　当归　红花　蒲黄炒

上各等分，为细末，每服半两，酒煎，和滓温服。如衣不下，另末榆白皮，煎汤调半两立效。

治妇人恶物不下　当归炒　芫花炒

上细末，酒调三钱，又好墨，醋碎末之，小便、酒调下，妙。

又治胎衣不下，蛇退皮炒焦、细末二钱，酒调下。

生地黄散

诸见血无寒，衄血、下血、吐血、溺血，皆属于热，但血家证皆宜服此药。

生地黄　熟地黄　枸杞子　地骨皮　天门冬　黄芪　芍药　甘草　黄芩

上各等分，同剉，每服一两，水一盏半，煎至一盏，去滓，温服。脉微、身凉、恶风，每一两加桂半钱，吐血者多有此证。

麦门冬饮子

治衄血不止。

麦门冬　生地黄

上各等分，剉，每服一两，煎服。又衄血，先朱砂、蛤粉，次木香、黄连。大便结，下之，大黄、芒硝、甘草、生地黄；溏软，栀子、黄芩、黄连，可选用。

带下论附

论曰：赤者，热入小肠；白者，热入大肠。原其本也，皆湿热结于脉，故津液涌溢，是为赤白带下。本不病，缘五脉经虚，结热屈滞于带，故女子脐下痛痛而绵绵，阴器中时下也。故《经》曰：任脉为病，男子内结七疝，女子带下瘕聚。王注曰：任脉自胞上过带脉，贯脐而上。故男子为病，内结七疝，女子为病，则带下瘕聚也。带脉起于季胁章门，如束带状，令湿热冤结不散，故为病也。《经》曰：脾传之肾，病名曰疝瘕，少腹冤热而痛，出白，一名曰蛊。所以为带下冤屈也。冤，结也，屈滞而病，热不散，先以十枣汤下之；后服苦楝丸、大玄胡散调下之，热去湿除，病自愈也。如女子不月，先泻心火，血自下也。《内经》曰：二阳之病发心脾，有不得隐曲，故女子不月，其传为风消。王注曰：夫肠胃发病，心脾受之，心受之则血不流，脾受之则味不化。味不化则精不足，精血不足，故其证不能已。亏则风邪胜，而真气愈消也。又《经》曰：月事不来者，胞脉闭也。胞脉者属于心，而络于胞中。今气上迫肺，心气不得下通，故月事不来也。先服降心火之剂，后服《局方》中五补丸，后以卫生汤，治脾养血气也。

苦楝丸

治妇人赤白带下。

苦楝碎，酒浸　茴香炒　当归

上等分，为细末，酒糊丸，如桐子大，每服三五十丸，空心，酒下。腰腿痛疼，四物四两，加羌活、防风各一两。

卫生汤

当归　白芍药各二两　黄芪三两　甘草一两

上为粗末，每服半两，水二盏，煎至一盏，去滓，温服，空心。如虚者，加人参一两。

大头论第三十（雷头风附）

夫大头病者，是阳明邪热太甚，资实少阳相火而为之也。多在少阳，或在阳明，或传太阳，视其肿势在何部分，随经取之。湿热为肿，木盛为痛。此邪见于头，多在两耳前后先出，皆主其病也。治之大不宜药速，速则过其病所，谓上热未除，中寒复生，必伤人命。此病是自外而之内者，是血病。况头部分受邪，见于无形迹之部，当先缓而后急。先缓者，谓邪气在上，著无形之分部，既著无形，无所不至，若用重剂速下，过其病难已。虽用缓药，若急服之，或食前，或顿服，皆失缓体，则药不能得除病，当徐徐浸渍无形之邪也。或药性味形体拟象，皆要不离缓体是也。且后急者，谓缓剂已泻，邪气入于中，是到阴部，染于有形质之所，若不速去，则损阴也。此终治却为客邪，当急去之，是治客以急也。且治主当缓者，谓阳邪在上，阴邪在下，各本家病也。若急治之，不能解纷而益乱也，此故治主当缓。治客以急者，谓阳分受阴邪，阴分受阳邪，此客气急除去之也。假令少阳、阳明为病，少阳为邪，出于耳之前后也；阳明为邪者，首大肿是也，先以黄芩黄连甘草汤，通炒过，剉煎，少少不住服，或剂毕，再用大黄，煨，鼠粘子，新瓦上炒香，煎药成，去滓，内芒硝，俱各等分，亦时时呷之，无令饮食在前。得微利及邪气已，只服前药，如不已，再同前次第服之，取大便利，邪气即止。如阳明渴者，加石膏；如少阳渴者，加瓜蒌根。阳明行经，升麻、芍药、葛根、甘草；太阳行经，羌活、防风之类。

雷头风附

夫治雷头风者，诸药不效，为与证不相对也。夫头者，震卦主之，震仰盂，故予制药内加荷叶，谓象其震之形。其色又青，乃述类象形也，当煎《局方》中升麻汤。

升麻一两　苍术一两　荷叶一个全者

上为细末，每服五钱，水一盏，煎七分，温服，食后。或烧全荷叶一个，研细调煎药服，亦妙。

耳论附

论曰：耳者盖非一也，以窍言之，是水也；以声言之，金也以；经言之，手、足少阳俱会其中也。有从内不能听者，主也；有从外不能入者，经也；有若蝉鸣者；有若钟声者；有若火熇熇状者。各随经见之，其间虚实，不可不察也。假令耳聋者，肾也。何谓治肺？肺主声，鼻塞者，肺也。何谓治心？心主臭。如推此法，皆从受气为始，肾受气于巳，心受气于亥，肝受气于申，肺受气于寅，脾王四季。此法皆长生之道也。

小儿斑疹论第三十一

论曰：斑疹之病，其状各异。疮发焮肿于外，属少阳三焦相火，谓之斑；小红靥行于皮肤之中不出者，属少阴君火也，谓之疹。凡显斑证者，若自吐泻者，慎勿治则多吉，谓邪气上下皆出也。大凡疮疹，首尾皆不可下，恐妄动而生变，此谓少阳通表宜和之也，当先安其里以解毒，次微发之。安里解毒者，谓能安和五脏，防风汤是也；如大便不秘，次微发之，微发之药，钱氏方中甚多，宜选用之。如大便过秘，宜微利之，当归丸、枣变百祥丸是也。初知是斑疹，若便发之，令斑并出，小儿难禁，是使别生他证也。首尾不可下者，首曰上焦，尾曰下焦。若已吐利，不可下也，便宜安里药三五服。如能食大便秘者，内实，宜微疏利之。若内虚而利者，宜安里药三五服，末后一服，调微发之药服之。大抵用安里之药多，发表之药少，秘则微疏之，邪气不并出，能作番次，使小儿易禁也。身温者顺，身凉者逆，则宜服防风汤以和之。

防风汤

防风一两　地骨皮　黄芪　芍药　枳壳　荆芥穗　牛蒡子以上各半两

上为细末，温水调下，或为粗末，煎服二三钱更妙。

治大便秘而内实，能食，宜当归丸。

当归五钱　黄连二钱半　大黄二钱　甘草一钱，炙

先将当归熬作膏子，入药三味为丸，渐次服十丸妙。

变百祥丸

治斑疹大便秘结。

大戟去骨，一两　枣三个，去核

上二味，用水一碗，煎至水尽为度，去大戟不用，将枣焙干，可和剂旋丸，从少至多，以利为度。

五脏病各有所见证。热则从心，寒则从肾，嗽而气上则从肺，风从肝，泻从脾。假令泻见嗽而气上，脾肺病也，泻白、益黄散合而服之，又宜黄芩厚朴汤、白术厚朴汤，谓脾苦湿，肺苦燥，气则上逆也。其证先泻，又兼面色黄，肠鸣呦呦者是也。如见渴，热多者，当服厚朴汤；不渴，热少者，当服白术厚朴汤。其

他五脏，若有兼证，皆如此类，然更详后说四时经移用药。

假令春分前，风寒也，宜用地黄、羌活、防风，或地黄丸及泻青丸相间服之。春分后，风热也，宜用羌活、防风、黄芩，或泻青丸，用导赤散下之。立夏之后，热也，用三黄丸、导赤散。夏至后，湿热也，宜导赤、泻黄丸合而服之，或黄芩、甘草、白术、茯苓之类，为胜湿之药。立秋后，宜用益黄散、泻白散、陈皮、厚朴、人参、木香之类。秋分后，用泻白散。立冬之后，地黄丸主之，谓肾不受泻也。大凡小儿斑疹已发，有疮、有声音者，乃形病气不病也，无疮、无声音者，乃气病形不病也；有疮而无声音者，是形气倶病也。后一证，当清利肺气，八风汤或凉膈散，大黄、芒硝亦可，或如圣汤加大黄，或八味羌活汤加大黄，此是春时发斑，谓之风斑耳。疮疹者，《内经》云：痛痒疮疡，皆属心火。斑子者，是相君行命三焦，真阳气之所作也。若气入肺，变脓胞，入肝为水胞；自病为斑。心乃君火，入于皮作瘾疹，为肺主皮毛，心不害肺金，此乃君之德也。未疮而发搐，而外感寒邪内发心热而发搐，用茶汤下解毒丸，或犀角地黄汤主之。已发便稠密，形势如针头者，当轻发其表，凉其内，连翘升麻汤主之。若斑已发，稠密甚而微喘，饮水，有热证，当以去风药微下之。若出不快，清便自调，知为在表不在里，当微发之，升麻葛根汤主之。若有干黑陷，身不大热，大小便涩，则知热在内，当煎大黄汤下宣风散。身表大热者，表证未罢，不可利大便。若斑疹已出，见小热，小便不利者，当利小便。已发后有余毒不散，为复有身热、痈疮之类，当用解毒之药。

药略第三十二（针法附）

羌活治支节痛，太阳经风药也　防风疗风通用　甘草和中调诸药　肉桂通气助阳　桂枝闭汗和表　麻黄发太阳、太阴经汗　桃仁滋血破血　黄芩泻肝气　雄黄去风　白芷治正阳明头痛　知母泄肾火助阴　石膏泻肺火，是阳明大凉药　半夏去痰　柴胡治少阳、厥阴寒热往来　芍药止脾痛，安太阴　人参补气和中　瓜蒂治湿在上头，吐药　赤豆利小便　杏仁润肺除燥　苍术温中去湿热，强胃　草乌头热，行经　南星治风痰须用　天麻治头风　神曲消食强胃　白术苍术同　陈皮益气　枳实治心下痞　枳壳利胸中气，消痞　黄连泄心火　白茯苓止渴，利小便，太阴经药　苦葶苈泻肺火　桔梗治咽喉痛，利肺气　大黄泄实热　厚朴治胀满，厚肠　黄芪止汗，治诸气虚不足　槟榔破气下行　荆芥清利头目　乌梅肉助脾收胃饮食　沉香益气和神　肉豆蔻治大肠肠滑　附子补命及心火　朴硝寒咸去燥　栀子除烦利气，行小便　当归补三阴血不足　川芎太阳头痛　地黄补肾真阴不足，脐下痛　萆薢补肾不足　杜仲壮筋骨两全　牛膝补筋益脾　苁蓉益阳道及命门火衰　沙苑蒺藜补肾水真阴　破故纸补命门不足　五味子补五脏气不足　巴豆去湿之过药　细辛少阴头痛不足　升麻阳明经和解药　蛇蜕去皮肤风燥　茴香利小便，补肾，去沉寒，助阳　苦楝子去小腹痛　广茂去积聚　干姜益气和中

生地黄凉血　没药除血痛，和血之胜药也　地榆治下部有血　泽泻治少阴不渴而

小便不利及膀胱中有留

土火水木金形真假

黑白黄赤青色深浅

平凉温热寒性急缓

甘苦咸酸辛味厚薄

中重轻实虚体润枯

轻、枯、虚、薄、缓、浅、假，宜上；厚、重、实、润、深、真、急，宜下；其中平者，宜中。余形、色、性、味，皆随脏腑所宜。此处方用药之大概耳，知者用心，则思过半矣。

流注针法

心痛，脉沉，肾经原穴；弦，肝经原穴；涩，肺经原穴；浮，心经原穴；缓，脾经原穴。腰痛，身之前，足阳明原穴冲阳；身之后，足太阳原穴京骨；身之侧，足少阳原穴丘墟。

针之最要

两胁痛，针少阳经丘墟。心痛，针少阴经太谿、涌泉及足厥阴原穴。腰痛不可忍，针昆仑及刺委中出血，太阳喘满痰实，口中如胶，针太谿穴。哕呕无度，针手厥阴大陵穴。头痛不可忍，针足厥阴、太阳经原穴。热无度，不可止，刺陷骨穴出血。骨热不可治，前板齿干燥，当灸骨会、大椎。小肠疝痛，当刺足厥阴肝经太冲穴。血不止，鼻衄，大小便皆血，血崩，当刺足太阴井隐白。喉闭，刺手足少阳井并刺少商及足太阴井。大烦热，昼夜不息，刺十指间出血，谓之八关大刺。目疾睛痛欲出，亦大刺八关。百节疼痛，实无所知，三棱针刺绝骨出血。眼大眦痛，刺手太阳井穴少泽。小眦痛，刺足少阳井穴关冲。阴头中痛，不可忍者，卒疝也，妇人阴中痛，皆刺足厥阴井大敦穴。

中医五运六气全书

伤寒直格

金 刘完素 撰

目录

CONTENTS

整理说明

《伤寒直格》共三卷，从病机发挥运气亢害承制理论来认识和说明病现象的本质与标象的内在联系，提出五运之中，一运过极，必会发生承制现象。

本次整理出版，是在张克敏、宋志萍、刘雅玲主编的《河间六书·刘河间伤寒直格》的基础上进行的。同时，参考了其他版本，并根据《中医五运六气全书》统一体例作相应调整、选择、校勘、注释。

序

习医要用《直格》，乃河间高尚先生刘守真所述也。守真深明《素问》造化阴阳之理，比当语予曰：伤寒谓之火病者，生死在六七日之间。《经》曰：人之伤于寒也，则为病热。古今亦通谓之伤寒。伤寒病，前三日，太阳、阳明、少阳受之。热壮于表，汗之则愈；后三日，太阴、少阴、厥阴受之，热传于里，下之则痊。六经传受，自浅至深，皆是热证，非有阴寒之病。古圣训阴阳为表里，惟仲景深得其旨，厥后朱肱奉议作《活人书》，尚失仲景本意，将阴阳字释作寒热，此差之毫厘，失之千里，而中间误罹横夭者，盖不少焉，不可不知也。予语守真曰：先生之论如此，何不阂闢此说，以暴耀当世，以革医流之弊？反忍而无言，何邪？守真曰：世之所集各异，人情喜温而恶寒，恐论者不详，反生疑谤。又曰：欲编书十卷，尚未能就，故弗克耳。今太原书坊刘生，锓梓以广其传，深有益于世。如霄行冥冥，迷不知径，忽遇明燈巨火，正路昭然。若有执迷而不知信行者，固不足言，而聪明博雅君子能于此者，原始反终，研精覃思，则其所得，又何待予之喋喋也。

卷　一

习医要用直格

十干

甲、乙、丙、丁、戊、己、庚、辛、壬、癸。

脏腑配合

甲胆，足少阳。乙肝，足厥阴。东方木也。

丙小肠，手太阳。丁心，手少阴。南方火也。

庚大肠，手阳明。辛肺，手太阴。西方金也。

壬膀胱，足太阳。癸肾，足少阴。北方水也。

戊胃，足阳明。已脾，足太阴。中央土也。

凡先言者，为刚、为阳、为兄、为腑、主于表，后言者，为柔、为阴、为妹、为脏、主于里也。

十二支

寅、卯、辰、巳、午、未、申、酉、戌、亥、子、丑。

脏腑经络配合

寅三焦，手少阳。卯大肠，手阳明。辰小肠，手太阳。巳包络，手厥阴。午心，手少阴。未肺，手太阴。申胆，足少阳。酉胃，足阳明。戌膀胱，足太阳。亥肝，足厥阴。子肾，足少阴。丑脾，足太阴。

手足三阴三阳者，十二经络之名也。

手足经络配天四时。

寅卯辰，手三阳，天阳，春也。巳午未，手三阴，天阴，夏也。申酉戌，足三阳，地阳，秋也。亥子丑，足三阴，地阴，冬也。

合主表里合，音甘，入声。余不音者，并如字。

太阳少阴合，阳明太阴合，少阳厥阴合，足与足合，手与手合，如足太阳膀胱水合足少阴肾水。阳为腑，属表，阴为脏，属里。

阴阳脏腑

肝与胆，厥阴。风木也，心与小肠，少阴。君火暑热也，包络及三焦，少阳。相火也。此为阳之脏腑。

脾与胃，太阴。湿土也，肺与大肠，阳明。燥金也，肾与膀胱，太阳。寒水也。此为阴之脏腑。

脾、心、肝、肺、肾、兼包络，一名命门。为六脏，胃、小肠、胆、大肠、膀胱兼三焦，为六腑。

经络病证

络者，正经脉道之旁小络，如支络、丝络之类也。皆运行气血之脉也，各宗于本经焉。

手太阴肺病，则肺胀满，彭彭而喘咳，缺盆痛，咳喘上气，喘渴烦心胸满，臑臂内前廉痛。甚则交两手而瞀，肩背痛而汗出。虚则气不能报息，小便数变。

十二经始于肺经，故其序如此。喝，乙介切，嘶声也。缺盆者，肩前臑肉陷中也。臑，音如，从肩至肘，通名曰臑。自肘至腕，通名曰臂。廉，犹畔也。瞀，音莫，眼黑也，昏也，言气乱两手相交而昏瞀也。不能报息，俗所云气少不能接续也。数，音朔，频也。

手阳明大肠病，则齿痛頔肿。虚则目黄口干，鼽衄喉痹，腹中雷鸣，气常冲胸，喘，不能久立，肩前臑痛，大指次指不能为用。

頔，音拙，面秀骨，目下起骨也。鼽，音求，清涕也。衄，音浓，入声，鼻出血也。不能为用，言屈伸不能如意也。

足阳明胃经病，则洒洒振寒，善伸数欠，或恶人与火，闻木声则惕然而惊，心欲动，独闭户而坐处，欲登高而歌，弃衣而走，贲响腹胀，骂詈不避亲疏，气甚则身前皆热，消谷善饥，尿色黄。气虚则身前皆寒慄。胃中寒则腹胀满实，胸脘当心而痛，上支两胁，膈咽不通，食饮不下，狂疟，温淫汗出，鼽衄，口喎，唇胗，胫肿，喉痹，腹水肿胀，膝膑肿痛，循胁傍，过乳，冲腹，伏兔、胫外廉、足跗上皆痛，中指不能动。

振，动摇也。善伸，自然能也。数欠，频呵欠也。心欲动，不宁也。闭户，或恶人，兼多惊。贲，音奔，勇猛也。响，向商，热坎立，慄，战慄也。支，持也，固也。淫，乱也。膑，音牝，膝骨也。肿，胀皮肉。伏兔，膝上起肉也。伏户当切，乃胫骨也。跗，音夫，足面动脉也。

足太阴脾经病，则舌本强，食则呕，腹胀溏泄，瘕，水闭饮发，中满食减善噫，身体皆重，得后与气快然而衰。甚则肌肉痿，足不收，行善瘈，脚下痛，四肢不举，大小便不通。虚则腹胀肠鸣，飧泄，食不化，舌本痛，不能动摇，食不下，烦心，心下急痛，寒疟，溏泄水下，黄疸，不能卧，股膝内肿厥，大指不用。

本，舌根也。强，去声，不和柔也。溏，大便稀薄。瘕，音假，肚中结病也。水闭，言水不宣通也。噫，衣令切，转气也。后与气，言下气也。痿，于为切，痹病也。契，挈也，行则觉脚不相谐也。飧，音孙，食也。厥，其也，不能运用也。

手少阴心经病，则胸中痛，胁支满，胁下痛，应背肩臂间痛，两臂内痛。甚则嗌干，心痛，渴而欲饮，身热，肤痛，烦心，谵妄。虚则善悲，时眩仆，胸膈胁下与腰背相引而痛，目黄，胁痛，臑后廉痛，掌中热。

谵，音占，乱言也。妄，见虚妄而言也。眩，玄，去声眩晕昏乱也。仆，音付，卒然而倒也。

手太阳小肠经病，则嗌干颔肿，不可回顾，肩似拔，臑似折。虚则少腹控卵，引腰胁，上冲心痛，耳聋，目黄，颊肿，臑肘臂外廉痛。

嗌，音亦，气系也。少腹，脐下两旁也。卵，阴丸也。

足太阳膀胱经病，则囟频脑户中冲头痛，目似脱，项似拨，腰似折，髀不可以曲，腘如结，腨如列。虚则痔。盛则疟，狂巅疾，颈项囟顶脑户中痛，目黄，泪出，项背腰脊尻后腘脚皆痛，小指不为用。

冲头痛，脑后横冲眉间痛也。腘，曲脉后也，结括切。腨，市兖切，一名膞，俗所谓脚肚也。巅，顶也。尻，居刀切。后，阴后分合处也，大而言之睢也。

足少阴肾经病，则饥不欲食，面黑如漆，咳唾则有血，喝喝而喘，坐而欲起，目𥆧𥆧如无所见，心悬如饥，腹大，胫肿，喘咳，身寝汗出，憎风。虚则腹满身重，濡泄，寒疡流水，腰股痛发，腘腨促膝不便，烦冤，足痿清厥，意不乐，大便难，善恐。心惕如人将捕，口热舌干，咽肿，上气，嗌干而痛，心烦而痛，黄疸，肠澼，脊臀股内后廉痛，痿厥，嗜卧，卧不安，足下热而痛。

喝，乙介切。𥆧，音荒。濡，溏泄也。寒疡，俗言冻疮。不便，不利便也。烦冤，心闷乱不宁。痿，痹弱。清厥，手足清冷而厥逆也。痿厥，欲卧而不安也。肠澼，下利也。

手厥阴心胞络病，则手心热，臂肘挛急，腋肿。甚则胸胁支满，心澹澹大动，面黄目赤，喜笑不休。虚则烦心心痛，掌中热。

澹澹，水摇动貌。

手少阳三焦病，则耳聋，浑浑焞焞。虚则目锐眥痛，耳后肩臑肘臂外皆痛，小指次指不能为用。

足厥阴肝经病，则腰不可伏仰，丈夫㿗疝，妇人少腹肿，胠胁痛引少腹。甚则嗌干面尘，善怒，忽忽眩冒，巅疾，目赤肿痛，耳聋，颊痛，虚则目𥆧𥆧如无所见，无所闻，善恐，如人欲捕之，胸满呕逆，洞泄，狐疝，遗尿，癃闭。

腋下曰胁，胁下骨为肋，胁肋之下曰胠，音区。面尘，面如浮尘。忽忽，昏也。眩，头目眩晕也。洞，疾流也。狐疝，言狐者，疝气之变化隐见往来不可测，如狐也。遗尿，癃闭，小便癃闭而病疲惫也。

内外八邪

外有风、寒、暑、湿，内有饥、饱、劳、逸。逸非奔逸之逸，乃逸豫怠惰而生病也，与劳相反。故经曰：劳者温之，逸者行之，使气血运行也。《西山记》曰：久劳则安闲，以保其极力之处，久逸则导引，以宣积滞之气。或作役者，误也。

内外病生四类

一者，因气变动，而内成积聚、癥瘕、癫狂、惊痫之类也。

癥，音贞，坚积。瘕，音假，血气聚也。多喜曰癫。多怒曰狂。

二者，因气变动，而外成痈肿、疮疡、痂、疥、疽、痔、掉眩、浮肿、目赤、熛胗、胕肿、痛痒之类也。

浅而大曰痈，深而恶曰疽。掉，动摇也。熛，音漂，赤丹，留毒，火熛也。

三者，不因气之变动，而病生于内，则留饮、僻食、饥饱、劳损、宿食、霍乱、悲恐、想慕、忧结之类也。

僻，邪也。霍乱，上吐而下泻也。

四者，不因气之变动，而病生于外，则瘴气、鬼魅、虫蛇、蛊毒、蜚尸、鬼击、冲薄、坠堕、斫射刺割、捶扑打探、鼓拉触抹、风寒暑湿之类也。

蜚，去声，兽也，犹言兽猛伤人。

九气

怒则气上，喜则气缓，悲则气消，恐则气下，寒则气收，炅则气泄，惊则气乱，劳则气耗，思则气结。

炅，音桂，热也，旧音耿，非。人怒则气逆，甚则呕血及飧泄，故气上也。人喜则气和而志达，荣卫通利，故气缓。缓，犹和也，故令人气散也。悲则心系急，肺布叶举，而上焦不通，荣卫不散，热气在中，故令人气消也。恐则精却，却则上焦闭，闭则气还，还则下焦张，故气下行也。寒则腠理闭而气不行，故气收也。炅者，热也。热则腠理开而营卫通，汗大泄，故气泄也。惊则心无所倚，神无所归，虑无所定，故气乱也。劳则喘，且内外皆越，故气耗也。越，散越也。思则心有所存，神有所归，正气留而不行，故气结也。结者，滞而不通也。

五邪

母乘子，曰虚邪，乘，胜也，克也。如心火热乘脾土也。

子乘母，曰实邪，如肺金燥乘脾土也。

妻乘夫，曰微邪，如肾水寒乘脾土也。

夫乘妻，曰贼邪，如肝木风乘脾土也。

自病，曰正邪，如脾土自病湿也。

五脏腑同法，各以类推。

五邪微甚

微、实、正、虚、贼，从微至甚也。

此亦大略言之，细而推之，各有微甚。

十干夫妇配合成五运。

甲已合，为（土运）。甲刚木，克已柔土，为夫妇，成土运。

乙庚合，为（金运）。乙柔木，嫁庚刚金。

丁壬合，为（木运）。丁阴火，配壬阳水。

丙辛合，为（水运）。丙阳火，娶辛柔金。

戊癸合，为（火运）。戊阳土，娶癸阴水。

五运太过不及

阳刚夫，为太过，阴柔妻，为不及。

此其略也。凡六十年而周甲子，其中有岁运同司天，曰天符，同岁支，曰岁会。孟年同，曰支德符，岁运同司地。刚为同天符，柔为同岁会。凡此二十九岁，太过，司天克之，曰天刑。及年前大寒交气日，反时程与运程，为夫妇者，曰程德符。皆非太过不及，乃年运之气也。甲子辰年寅初交，已酉丑年已初交，寅午戌年申初交，亥卯未年亥初交气也。

十二支应六气三阴三阳。

六气为本，三阴三阳为标。

子午，少阴（君火）。暑。丑未，太阴（湿土）。

寅申，少阳（相火）。主大热。卯酉，阳明（燥金）。

辰戌，太阳（寒水）。已亥，厥阴（风木）。

六气有余不足

孟少，仲平，季多也。

《内经》以寅申巳亥四孟为一阴一阳也，子午卯酉四仲，为一阴一阳也。辰戌丑未，四季为三阴三阳也。然阳为先，故主虚无，变化轻微，而少阴为后，故主形体，安静重浊而多也。故风火动乱，至阳为先，居小未甚，为少；寒湿肃静，至阴为后，居季已甚，而为多；燥热各得乎中，故居仲而平也。注曰：气有多少，是言六气，形有旺衰，言五运也。

六气

寒、暑、燥、湿、风、火。

五运应五脏主病

诸风掉眩，皆属肝木。诸痛痒疮疡，皆属心火。

诸湿肿满，皆属脾土。诸寒收引，皆属肾水。

诸气膹郁，皆属肺金。膹，闷乱也。郁，结滞壅塞也。

六气为病

诸暴强直，支痛转戾，里急筋缩，皆属于风。乃厥阴风木肝胆之气也。诸病喘呕吐酸，暴注下迫，转筋，小便浑浊，腹胀大，鼓之如鼓有声，痈疽疡疹，瘤气结核，吐下霍乱，瞀郁，肿胀，鼻塞鼽衄，血泄淋闭，身热恶寒，战慄惊惑，悲笑谵妄，衄衊，皆属于热。少阴君火，乃真心小肠之气也。

注，泄也。下迫，后重里急痛也。结核，言肌肉结硬，如果中核也。吐下，溢上出，泄下出。衊，血汗也。衊音𦡔衄音肉，鼻出血也。

诸痉强直，积饮，痞膈中满，霍乱吐下，体重胕肿，肉泥而按不復起，皆属于湿也。太阴湿土，乃脾与胃之气也。

痉，其井切，似疯狂病也，一名曰痓。尺全切。积饮，水畜不散也。痞，否，肠胃气液血脉否闭，不能运行，谓之痞也。水谷传化，阻隔失常，则曰膈。胕，音附。

诸热瞀瘛，筋惕悸动，搐搦瘈疭，暴瘖，目昧，躁扰狂越，骂詈惊骇，胕肿疼酸，气逆上冲，禁慄如丧神守，嚏呕，疮疡，喉痹，耳鸣及聋，呕涌溢食不下，目睛不明，暴注，瞤瘈，暴病暴死，皆属于火也。少阳相火，乃心包络三焦之气也。

瘛，尺至切。瘖，音。瘂，哑。狂，躁乱发狂也。禁慄，寒战。如丧神守，如丧心神之守。嚏，音嗁。疭，音纵，儿病也。瘈，音契，小儿病也。

诸涩枯涸，干劲皴揭，皆属于燥。阳明燥金，乃肺与大肠之气也。诸病上下所出水液，澄徹清冷，癥瘕㿗疝，坚痞腹满急痛，下利清白，食已不饥，吐利腥秽，屈伸不便，厥逆禁固，皆属于寒。太阳寒水，乃肾与膀胱之气也。

论脉

三部九候

夫三部者，寸、关、尺也。寸应天，为上部，关应人，为中部，尺应地，为下部。九候者，各浮于天，沉于地，中为人也。

脉位轻重

高骨旁动脉为关。

中指正按高骨之端是也，俗不明其正圣人定脉于下指，而差高骨于头中指之间，如此则三指各差在本位之后半部耳。或以头指正在高骨，或申在高骨之后者，此不通脉之正理也。便使心精了然，既指下失其本位，则亦无以知其为何病也。

关前至鱼际为寸，是名阳位一名寸口，正在东关前堂骨后赤白肥肉际宛中，骨缝陷中，可容一豆者，是乃名鱼际者也。

关后为尺，是名阴位。

关后至本经，于太阴所入为合，在肘内，大约纹动处，是名尺泽，长一尺，故名尺也。阴阳两者之间，则名关。三部长三寸，以应天地人。凡男左女右。以中指与大指相接，如关。度中指上及中节两横纹之際，为一寸。凡取穴，以此为则，而脉位之尺寸亦应此也。凡寸脉，主自心胸上至头也。而关脉，主中心，胃至脐也。尺脉，主下，脐以至足也。

左寸主心及小肠，君火。左关主肝胆，风木。左尺主肾膀胱，寒水。右寸主肺大肠，燥金。右关主脾胃，湿土。右尺主命门三焦，相火。

所以然者，左手为阳，阳为君，面南布政，而阳始于子水，以一岁六气，正位分之，则应于亥正。至丑，终气衰也。水之位，主于左尺之脉，脉从右尺入寸，故水生风木于左关，应丑至卯，初之气也。木生君火于左手，阳道已成，故为君火，犹乾始于子而终于巳也。自卯正至巳，二之气也。君上而臣下，阳进而升，阴退而降。故右手为阴，始于午火，火面北而受气，自巳至未正，三之气也。三焦为相火，主右尺之脉，相火生湿，于右关，未正以至酉，四之气也。湿土生金于右寸，应酉至亥，五之气也，又主左尺水，周而复始也。及夫男左女右为夫妇，故左寸君火克右寸之金，左关木克右关之土，左尺水克右尺之火。及夫命门者，右肾也，属火不属水，乃手厥阴心包络之藏。举世皆言心包络之藏有名而无形，由不明理也。夫三焦，乃水谷传化之道路。自口至胃上口，为上焦，下至胃下二肠分处，为中焦，下至传化出处，为下焦，通曰三焦。今俗妄言无形状而有名者，误也。且如人从头数至足，皆不谓之人，则亦安可言人无形状耶！全身而言之，固名人也，血脉皆环贯脏腑，运行周身，如果无命门，三焦之形体，则何得气血运行之道路耶！

脉浮于腑而沉于脏，中而和缓者，常也。

脉在肌肉以上曰浮，在肌肉之下曰沉。或以肺养皮毛，心养血脉，脾养肌肉，肝养筋膜，肾养骨髓，以此浮沉而分五脏之脉者，言脉位则可，为用则有失治病之道也。

脉息迟速

呼为阳，以应天，脉再动，以应春夏。吸为阴，以应地，脉再动，以应秋冬。

气出为呼，入为吸。再，两次也，动，至也。

或润以太息，而又一动者，以应长夏脾土。故一息四至五至，皆为和平。

太息，言呼吸或有长者也。长夏，六月也。和平，言为平人不病之脉。

谓一岁，四时五行俱备也。五至以上曰数，不满四至曰迟。数过备者死，不及一至者亦死。

数为热，迟为寒。过备，八至之上也。是以平人之息合病人之脉也，故经曰常以不病调病人。由是小儿八至为和平，十至有热，六至为病寒也。以下通曰以此年岁之法，人小则与大人小数也。

七表

浮、芤、滑、实、弦、紧、洪，此名七表，为阳，少阳之数七。

浮脉者，轻手乃得，重按之不见，脉见诸阳为表热，诸阴为表寒，脉动于肌肉之上也。浮属阳，为病在表，一名府病。或伤风自汗，脉浮为表热，迟缓之阴者，表寒。

芤脉者，浮大而软，按之中央虚，两旁实也。

芤主热甚失血，寸芤则吐血，微则衄，甚则俱出。关芤则胸痈下血；尺芤则大便血，微则小便血，甚则俱下。

滑脉者，不涩也。多与实数相兼，则为病热，或亡液血衰，虽热而反涩也。或滑兼迟，则为病寒。平而滑者，肾之本脉。

实脉，大而长。浮沉皆得而数，阳热也。

弦脉者，软虚而滑，端直而长也。弦主于风，或如琴弦，或如张弓者，弦之太过也。

紧者，不缓也。或如转索，或如切绳者，紧之太过也。

紧脉主痛，多与实数相兼，则为热痛。或短紧微细，阴脉相兼者，寒痛也。

洪脉者，极大而数。举按皆实，热之极甚者。

八里为阴，象《易》少阴之数八。微、沉、缓、涩、迟、伏、濡、弱也。微脉者，若有若无，极细而软也。多兼于迟，主于阴寒。然或热甚，汗泄吐利，而气损虚者，或阳厥极深者，或热极将死，脉欲绝者，脉亦有微、沉、缓、涩、迟、伏、濡、弱，诸阴脉见也，不寒便言为寒，须以标本明之。

先病为本，根本也。后病为标，梢末，又为病之气为本，受病之脏腑经络为标。世俗至此，更不明其阳极热证，但以执其阴脉为寒，内外急救，于阳则残，阴则绝，而反致死亡者，不少也。且察色、听声、问证、切脉，为神圣工巧，别病之四法，而脉为最下，则安可执巧之一法，而去其神圣功之三法耶！及夫八里之脉，皆有此义，以微脉居先，故于此总而言之也。

沉脉，轻手不见，重切之乃得，动在肌肉之下。其位属阴，为病在里，一名脏病。或畜于胸及膀胱者，虽为腑病，其脉亦沉，则皆宜下之。由十二脏腑俱在里，而经络皆在表也。大抵但以浮为表，沉为里，然则脏为阴主里，腑为阳主表，其于病脉之浮沉，有所不拘也。故太阴脾脏之病，腹满而脉浮者，桂枝攻于表也。夫脉沉数为里热，沉迟为表寒。余皆仿此。

或里热吐利，气液损虚，或阳厥极深，或热极将死，亦皆见诸阴脉，切宜审之，不可妄以施治。

缓脉者，纵缓而不急，似迟而小疾，缓而迟为寒。缓大而长为热。当伤风自汗，或自汗过多，亦为迟缓，热更甚也。

涩脉者，涩而不滑也，或如刀刮竹，或涩而止住者。涩之太过，主血液衰。由汗泄吐利，或血溢血泄，或热盛耗液，而成燥也。一曰涩主心痛，血少故也，以养心血。

迟脉者，一息四至以下也。迟为病寒，然热盛，自汗吐利过极，则亦为迟也。气液损虚，故脉迟而不能数。

伏脉者，脉附于骨，沉之甚也。伏主水畜于内，积饮不散也。伏位属阴，在里，深也。病之寒热，以随阴阳别之。附，切近也。水畜于内，一名留饮。

濡脉者，按之似无，举之无力也。有似微弱，多兼于迟。主于极冷，然或热极将死者，脉亦濡弱，须以外证标本参之。

弱脉者，虚而无力也。弱之虚冷，必兼微与缓弱。而伤风中暑，热甚而自汗大出，则亦缓弱而迟也。

四时平脉

春弦、夏洪、一曰数，一曰钩。秋毛、一曰涩，一曰浮。冬石。一曰沉。

六步主位平脉

初之气，自大寒日至春分，厥阴风木之阳用事而气微，故曰冬至后日甲子，少阳主。然冬至甲子，斯无常准，以大约分之。一月如在冬后，即大寒交初气之分也。一岁六周甲子，以应六气。下皆仿此。一气，正月二月也。

脉乍大乍小，乍短乍长，时物及风木之象也。

二之气，春分至小满，少阴君火之位，阳气清正，正在两阳合明之间，故又云阳明主。脉弦也。

三之气，小满日至大暑，少阳相火之位，阳气万物皆盛，故亦云太阳经主。脉洪大而长。天气万物人脉与造化同。

四之气，大暑日至秋分，太阴湿土之位，天气尚盛，而夏后阴已用事，故云太阴主。此三阴三阳与六气标本之阴阳异矣。

脉缓大而长，或云紧大而长者，传泻之误也。湿土主脉缓大而长，燥金主紧细而短涩，以万物干湿明可见焉。时湿土盛，肤腠开通，汗液时泄，故脉虽大长而力缓，不能紧也。至秋深气衰，寒凉乍闭，故虽微细，而力紧也。

五之气，秋分日以至小雪，阳明燥金之位，气衰阴盛，故又云少阴主也。脉细而微。

终之气，一曰六之气。小雪日以至大寒，太阳寒水之位，阴极而终尽，天气之所收引，故曰厥阴主。厥者，尽也。

脉沉短以敦。敦，厚也。万物收藏在内，寒气闭塞，而肤腠气液不能散越，故脉沉短而反有力，敦厚而如石也。

凡四时六位平脉太过，则时气有余而为病。如春弦太过，则病为风。不及者，气衰而为病。

四时脉微见为平，此言过微也，如秋脉微而兼冬脉之类也。

及见他脉者，他气有余，而来为病也。

迟为寒，而数为热之类也。

结代脉

结脉者，迟缓而时一止，为阴也。主阴盛，发燥烦满。或阳厥极深，以至身冷，脉微欲绝而缓弱，时一止者，亦胸烦燥，此止为热极，而非寒也。皆须以標本明之。

促脉者，阳也，数而时一止也。主积聚气痞，忧思所成。亦或热剧失下，则令脉促，下之则平也。

代脉者，主缓弱而无力，不能动，因而复动，病必危而死。

趺阳脉

趺阳脉者，胃土之脉也。趺阳脉迟而缓者，胃气如经也。动在足趺阳之经，故曰趺阳。一曰冲阳者，阳明所过之原。过者，冲也。如经，如本经之常脉。

滑为胃实，紧为脾强。浮而滑者，浮为胃虚，滑则为哕。浮而鼻中燥者，必衄也。沉为胃实，上本下故也。数为消谷，胃热故也。紧则难治。盖四时五脏皆以胃为本，紧燥盛而土湿气衰。故曰难治。浮而大者，气实血虚也。气为阳、血为阴故也。浮而涩者，胃虚下利也。去液故涩。浮而涩者，浮则吐逆，水谷不化，内湿故也。涩则气不下食。脉不出，则身冷肤硬。

太溪脉者，肾水之脉也，动于左足内踝下，后跟骨下陷中。足少阴肾水之胃，故曰大浮也。太溪脉，则肾气如经也。弱则微烦，涩则厥逆。微厥也。

死生脉候

阳病热证不退，反见阴脉者死。脉近于绝故也。汗后热退，而见阴脉者愈。阴阳证，脉平愈。伤寒咳逆上气，脉散者死。形损故也。脉浮而洪，身汗如油，喘而不休，水浆不入，形体不仁，不仁者，不和也。乍静乍动，命绝也。汗出发润，喘不休者，肺先绝也。阳反独留，体如烟熏，直视摇头，心先绝也。

唇吻音稳。反青，四肢漐习者，肝先绝也。漐，丑入切，汗出也。习，水流不绝。此言汗不止也。环口黧黑，柔汗发黄者，脾先绝也。柔，虚也。溲便遗失，狂言直视者，肾先绝也。溲，小便。便，大便。寸口脉阴阳俱紧盛，寸口即气口，此言三部。关前为阳，关后为阴。大汗出，不解者，死。脉阴阳俱虚，热不止者，死。汗后身凉息微，见阴脉而静者，愈。身热喘粗，见阳脉而燥者，死。汗不胜病也。汗后微热不解者，病不可便言死也。脉如转索者，当日死。谵语，身微热，脉浮大，手足温者，生，欲作大汗故也。俗作好汗。脉暴出者，死。阴衰欲绝，而阳暴独胜，则脉暴出，少间阴气先绝，则阳气后竭而死矣。冷，脉沉细者，不过一日死。死证多矣，以至危极，则无越此矣。

卷　二

习医要用直格

伤寒总评

伤寒六经传受。

《经》言：寒伤形，寒伤皮毛，寒伤血，寒伤营卫。然寒主闭藏，而腠理闭密，阳气怫郁，不能通畅，怫然内作，故身热燥而无汗。故《经》曰：人之伤于寒也，则为病热，又曰：夫热病，皆伤寒之类也。《内经》既直言热病者，言一身为病之热气也。以至仲景，直言伤寒者，言外伤之寒邪也。以分风寒暑湿之所伤，主疗不同，故只言伤寒，而不言热病也。其寒邪为害至大，故一切内外所伤，俱为受汗之热病者，通谓之伤寒也。一名大病者，皆以为害之大也。又，春曰温病，夏曰热病，秋曰湿病，冬曰伤寒。伤寒者，是随四时天气春温、夏热、秋凉、冬寒为名，以明四时病之微甚，及主疗消息，稍有不等。大而言之，则一也，非为外伤及内病有此异也《经》云：冬伏寒邪于肌肤骨肉之间，至于春，变为温病，夏变为热病，秋变为湿病，冬变为正伤寒病者。及名冒其寒，而内生怫热，热微而不即病者，以至将来阳热变动，或又感之，而成热病，非谓伏其寒气而反变为热也。《经》曰：冬伤于寒，春必病温，亦其义也。亦有一时冒寒，而变为热病者。或感四时不正乖戾之气，或随气运兴衰变动，或内外诸邪所伤，或因他病变成，或因他人传染，皆能成之。但以分门，随证治之耳。《经》言：此六经传受，乃外伤于寒而为热病之大略，主疗之要法也。

大法曰：伤寒一日，太阳受之，故头项痛，腰脊强。

此足太阳膀胱之经也，故与《经》言五日足少阴肾水，为其表里。或言为手太阳者，误也。此六经之证也。或以此直云伤寒不传手经者，亦误也。岂不详《热论》云：五脏六腑皆受病。又刺热篇皆言五脏热病，但以热病多于足经，而其病甚少于手经，而其病微，且与足经为兼证。汗下之治，但分表里，故不单言手经，而但寄于足经而已。若针刺，则本经补泻，各分五脏手足经矣。

二日阳明受之，故身热目疼鼻干，不得眠也。

三日少阳受之，故胸胁痛而耳聋。

四日太阴受之故腹满而咽干。

五日少阴受之，故口燥舌干而渴。

六日厥阴受之，则烦满囊缩。

或言传手厥阴包络相火，则水火既济而愈，传足厥阴肝经，则土败木贼，而当死者，妄说也。此《经》言足厥阴肝经之证也。

大法曰：前三日，三阳病，在表，故宜汗之。

汗泻热退，身凉而愈。

后三日，三阴病，在里，故宜下之。

下退里热，则怫热宣通，汗出气和而愈也。亦有内热下尽，无汗气和而愈者也。或者曰：前三日，寒在表者，误也。此皆热证也。

或未愈者，再经衰之。七日太阳病衰，自此以下，皆言病自衰减。头痛少愈。八日阳明病衰，身热少愈。九日少阳病衰，耳能微闻。十日太阴病衰，身热少愈，腹满如故。十一日少阴病衰，渴止不满，以言腹不复满，舌干已而嚏。十二日厥阴病衰，囊纵，少腹微下，大气皆去，言大病热气散去，病则瘳音抽，愈也矣。

此亦大略言之耳，伤寒传受，不必拘此，但以明其证而如法治疗耳。

里外伤

如得病，脉便沉，而里病表和者，内伤也。脉浮，而表病里和者，外伤也。

病在身体四肢为表病。病在胸腹之内为里病。

表里证

身热，为病在表，言皮肤壮热而反憎寒，非谓自发热燥也。

引饮烦渴，或小便黄赤，亦热在里。身热饮水，或小便黄，亦为表里皆有热。身凉不渴，小便清白，则表里皆无热。

不言为寒者，盖表里热微，则亦有身表不热，而里亦不渴故也。

浑身疼痛拘急，表热恶寒，而脉浮者，皆为热在表也。引饮谵妄，腹满实痛，发热，而脉沉者，皆为热在里也。胸胁痞痛，或呕而寒热往来，脉在肌肉，不浮不沉，则邪热半在表、半在里也。

夫邪热在表而浅，邪微而畏正，故病热而反憎寒也。寒则腠理益闭，而怫热益加故也。邪热在里而深，邪甚则不畏于正，物盛则极，故不恶寒，而反自恶热也。半在表、半在里，进退无常，则寒热往来。寒多为表。多脉稍浮，热多为里，多脉稍沉也。诸病寒热并同，如疟疾。反此，由表之正气与邪热并之于里，表气虚而里热实，亢则害，承乃制，故里之火热极甚，而反兼寒水之化制之，故病热极，而反寒战也。临汗而战，及诸战皆然，寒战为里热，表虚故也，饮水而脉微不见也。里之正气与邪气并出于表，则表热里虚，是以烦热汗出，而脉浮也。《经》以热并于里之阴分，则为阴胜而发寒，热并于表之阳分，则为阳勝而发热也。俗未知其为表里之阴阳，而妄为寒热之阴阳，故皆失《内经》之本旨也。夫伤寒之寒热者，恶寒为表热里和，故脉浮。发热为里热表气不虚，故发热而脉沉实也。气并不并，故寒热相反，而有微甚也。热并则甚，不并则微也。

主疗

伤寒表证，当汗而不可下。

反下之，则畜热内余，而成结胸，或为虚痞，懊侬喘满，腹痛，下利不止，发黄，惊狂，斑出，诸热变证，危而死矣。

里证，当下而不可汗。

反汗之，则热甚，发黄，惊狂，斑出，谵妄而喘，闷乱，危极而死矣。

半在表、半在里，则宜和解，

相和通解表里也，

不可发汗、吐、下。妄治之，则有前诸证。

在上则涌音湧，吐也。之。

言病在膈上，如胸满而呕，或眩，脉关前紧甚者，宜瓜蒂散吐之。

在下者泻之，言蓄热下焦，则承气、抵当之类泻之。皆随病所在攻之。

伤寒无汗，表病里和，则麻黄汤汗之，或天水散之类亦佳，身热恶寒无汗脉浮紧而数者。

表不解，半入于里，半尚在表者，小柴胡汤主之，或天水、凉膈二药各一服，合同服之尤佳。表里之热势俱甚者，大柴胡汤微下之，更甚者，大承气汤下之。

表虽未罢，而里证已甚，若不下之，则表热更入于里，而里热危极，宜以大柴胡、大承气下，双除表里之热，则免使但下里热，而下后表热乘虚又入于里，而生结胸及痞诸病之类也。

表热多，里热少，天水一，凉膈半，以和解也。

煎凉膈半服，调天水一服。上下同法。

里热多，表热少，未可下之者，凉膈一，天水半调之。势更甚者，小承气汤下之。表证罷，但有里证者，热传于里也，调胃承气汤下之，但除里热也。凡此诸可下之，言大柴胡、三承气诸下证，通宜三一承气下之。善能开发、峻效，而使之无表热入里，而成结胸及痞之众病也。

发汗不解，下证，前后别无异证者，通宜凉膈散调之，以退其热，便无热甚危极也。除此之外，远胜小柴胡汤。两感仿此而已。

但随表里微甚，而以调之。两感谓一日太阳与少阴两证俱见，二日阳明与太阴、三日少阳与厥阴俱病，前六经之证是也。

伤风自汗，表病里和者，桂枝汤解肌。

无汗为伤寒，不可服桂枝汤。

有汗为伤风，不可服麻黄汤。

半在表、半在里，脉在肌肉，而半入于里，白虎汤和解之。病在里，脉当沉也，大承气汤下之。一法，无问风寒暑湿，有汗无汗，但有可下诸证，或表里两证俱不见，而病日深，但目睛不了了者，昏昧，不精明。或腹满实痛者，或烦渴，或谵妄，或狂燥喘满者，或畜热极深而将死者，通宜大承气汤下之，或三一承气汤下之尤良。伤寒大发汗，汗出不解，反恶寒，脉尚浮者，苍术白虎汤再解之。

或中暑，大汗自出，脉虚弱，头痛目干，倦怠烦燥，或时恶寒，或畏日气，无问表里，通宜白虎汤。或里热甚腹满而脉沉，可下者，宜大承气汤，或三一承气汤尤妙。伤寒，表热极甚，身痛头疼不可忍者，或眩或呕，里有微热，不可发汗、吐、下，拟以小柴胡、天水、凉膈之类和解，恐不能退其热势之甚者。

表热势甚，而里已有热，发表未开，则阳热暴甚，故不宜汗之。表热势甚，若吐下之，则表之热大，乘虚而入，反成结胸等证，则危极也。

或大下后，再三下之，热势尚甚，而不能退，本气损虚，而脉不能实，拟更下之，恐下脱而立死，不下之，则热极而死，寒温诸药，不能退其热势之甚者，或湿热内馀，小便赤涩，大便溏泄频并少而急痛者，欲作利也，宜黄连解毒汤以解之也。

或里热极甚，而恐承气不能退者，或已下后而热不退者，或蓄热内甚，阳厥极深，以至阳气怫郁，不能营运于身表四肢以致通身清一作青冷，痛甚不堪，头背拘急，目赤睛疼，烦冤闷乱，喘急郑声。

郁，滞不通。郑，音声连浊，邪恶而不清雅也。此乃热势过极，而语音浊乱不能清利也。俗反妄传以为寒极阴毒，误之甚矣。

脉复疾数，以其极热蓄甚，而脉道不利。及致脉沉细而欲绝。俗未明其造化之理，而反谓传为寒极阴毒者。或始得之，阳热暴甚，而便有此证候者。

夫辨伤寒阴阳之异证者，是以邪热在表，腑病为阳；邪热在里，而脏病为阴也。俗乃妄言有寒热阴阳之异证者，误之久矣。且《素问》伤寒直云热病，诚非寒也。其三篇名曰热论、刺热篇、评热病篇，及逐篇明言为热，竟无寒理，兼《素问》及《灵枢》诸篇，运气造化之理推之，则明为热病，诚非寒也。寒病固有，夫非汗病之谓也，且造化为汗液之气者，乃阳热之气所为，非阴寒之所能也。以观万物，热极而出液，明可知矣。《经》曰：夫热病，皆伤寒之类也。又曰：人之伤于寒也，则为病热。然既身内有阴寒者，止为杂病，终莫能为汗病也。况《病法》曰：身热为热在表，饮水为热在里。其伤寒汗病，本末身凉不渴，小便不黄，脉不数者，未有之也。虽仲景有四逆、姜附之类热药，是以治其本。里和，误以寒药下之太早，表热未入于里，而寒下利不止，及或表热里寒，而自利者，急以四逆汤攻里。利止里和，急以解于表也。故仲景四逆汤证后，复有承气下热之说也。由是观之，伤寒汗病，《经》直言热病，而不言其有寒，无疑也。《经》言三阴证者，为邪热在脏在里，以脏与里为阴也，宜下热者也。夫伤寒阴阳之别者，但非表热当汗，而下之则死，里热当下，而汗之亦死。故仲景曰：桂枝下咽，阳盛即毙，承气入胃，阴实即亡。死生之要，在乎须臾，视身之尽，不暇计日。此阴阳虚实之交错，其候至微。发汗、吐、下之相反，其祸至速。而医术浅短者，懵然不知病源为始，乃误使病者殒没。然则已谓邪热在表则汗之，邪热在里则下之，热在上则吐之，热在下则泄之，邪热半在表，半在里则和解之，岂分寒热阴阳之虚实，与阴阳汗病之证邪？况朱奉议自言：阴毒脉疾，至七八至以上，疾不可数者，阴毒已深也。夫既云疾至七八至已上，疾不可数者，正是阳热极深之脉也，岂是阴寒欤！凡世俗所谓阴毒诸证，以《素问》造化验之，皆阳热亢极之证，但蓄热极深在内，而身表有似阴寒也。《经》云：亢则害，承乃制。言五行之道，实甚过极，则反似克其已者，是为兼化。如万物热极，反出水液，以火炼金，热极而反似水，是以火极而似水之化也。五行皆然，故肝热甚则出泪，心热甚则出汗，脾热甚则出涎，肺热甚则出涕，肾热甚则出唾。今伤寒为作汗之病气者，乃阳热怫郁，而否极复泰，即热气蒸蒸，而为汗出也。如天时阳热亢旱，否极而泰，则复为雨也。故欲雨则天乃郁热，晴霁则天反凉。人凉则病愈，热在病在，故病寒者，自是寒病，非此汗病之气也。虽寒属阴水，而天地阴阳气液相生之道，则寒之化，不能更生阴水也。故古圣曰：阳中生阴，阴中生阳，气中生液，液中生气，又曰：积液生气，积气生液。又《经》曰：气和而生津液。然气为阳物，故万物之水液，皆生于阳热之气，如天气阳热极甚，则万物温润，而冬寒万物干燥。由是言之，为作汗之病，气本热，非寒明矣。故《经》又曰：凡伤寒而成温病者，先夏至日为温病，后夏至日为暑病，暑与其汗皆出。止言邪热随汗皆出尽而愈也。又《经》曰：饮食饱甚，汗出于胃。惊而夺精，汗出于心。负重远行，汗出于肾。疾走恐惧，汗出于肝。摇体劳苦，汗出于脾。此皆动乱劳苦，而致阳热，以为汗出，岂可反言作汗之病，以为阴寒耶！今之俗医，不明阴阳变化之道，而妄取阳主于生，阴主于死，而欲养于阳热者。殊不知此言自生之后，以显为阳，阳中生阴，故生者死之道也。既死之后，以隐为阴，阴中生阳，故死者生之道也。此古人之论道，乃死生有无动静隐显之阴阳，非言寒热之阴阳也。俗又妄言《仙经》云：纯阳升而为仙，纯阴死而为鬼，因以养阳热者。亦不知此以阳主虚无而言，神为阳正。形体而言，形为阴言。善养生者，调顺阳阴，炼就阳神，超升，弃其阴体，即纯阳之神，乃为仙也。不明道者，寒热不调，以致阴阳胜负，耗绝阳神，惟存阴壳，则游魂冥冥，非鬼何哉！此则修养家言形神之阴阳，而非医家寒热之阴阳也。俗又妄谓《周易》以阳为尊，为美、为善、为刚、为清、为正，而阴邪反之，因以但欲养于阳热者。此又不知《易》象言阴阳体用之道以为教，非言一身寒热之阴阳也。故阳健唱命，而阴顺和之。阴顺和之，则阴阳和平，而同归善道，非以干阳特为热也。且夫子云：乾为天，为圆、为君、为父、为玉、为金、为寒、为冰，然则乾之纯阳，岂谓热耶！此亦非特取寒冰为阳，是取寒冰之劲健整肃清刚，为乾健之象耳。夫寒热之卦，坎为中男，乃少阳之卦，即寒冰也。离为中女，乃少阴之卦，即火热也。坎离水火为夫妇，而《易》以阳刚坎水寒者为夫，而阴柔离火热者为妇，亦非以热为阳刚，而寒为阴柔也。故《易》言阴阳者，但以明其物象，而非《素问》论病寒热阴阳之气也。设云乾为寒者，本非取乾阳为寒，但取寒之劲慄清整，像乾之道也。俗又妄言：人生则身温，而死则身冷，及病虽身热，未至于死，将死者，必热反变寒，而后死也，因云阳则生，阴则死，以此专欲养于阳热。殊不知一身之内，寒暑燥湿风火六气，浑而为一，两停则和平，一兴一衰，病以生也。夫和平之常者，温凉得所，适当其阳和之气，如俗云人体温和是也。然冬寒而人腠理闭密，则身当温和，夏热则腠理开通，而多汗出，则身当微凉，相反者病，过与不及亦病。其中脏腑阴分，以为根本，则固守阳和之气，但当温和，乃为和平。唯脏腑之气，各随五行休囚旺相，死之时位，而微有虚实不一也。此之虚实，乃自然之道，而不为病者。然冬肾水阴至而寒，复以天气寒，则腠理闭密而阳气收藏，固守于内，则适当其平，而以能内外之寒。夏心火阳旺而热，复以天气热，则肤腠开泄，而阳热散越于外，适当其平，而以能内外之热，万物皆然。此阴阳否泰，大道造化之理，盖莫大乎此也。然虽秋冬否闭，此以其肺肾阴旺，而得其所，故康强生病，而病轻微也。春夏开泰，以其肝心阳旺，故肱音区弱多病，而病热怫郁，则阳气散越，故病甚而多死亡。及夫地理方位高下，四时寒热温凉，安危寿夭并同。故《经》曰：阴精所奉人多寿，阳精所奉其人夭。又，《仙经·西山记》言：平人四时当有唏，谓三焦相火无不足。八节不得吹，谓肾脏阴难得实。然则岂可不明阴阳虚实，但欲养于阳热耶！凡病致死者，阳和气既不存，则止为阴湿形体而已，非冷何哉！俗未知热甚则热蓄于内，而阳气不能营运于四肢身表，故四肢逆冷，以致身冷脉细，而亦身死。蓄热甚者，气血不通，而身面俱青，此则蓄热之深也。所以仲景言：伤寒热极，失下则厥，厥深者，热亦深，而厥微者，热亦微。如此则热极而死者，莫不身冷脉微，而以至于绝也。俗未明其然，直反妄曰阳在则生，阳去则死，又曰阳热变为阴寒则死，因以但欲养其阳热，而反致残阴暴绝，则阳气后竭而死者，不为少也。俗医未深明造化，又以妄为伤寒得之势恶，阳热暴甚，而便蓄热以深，身冷厥逆，手足无复温和者，直以为寒极而为阴厥，以对阳厥，及表里热势俱甚，而不蓄热于内者，以为阳毒，以配阴毒，分为寒热阴阳之异证。曾不知伤寒汗病，便是热病，实无阳毒阴厥者也。呜呼！病本热甚，热蕴于里，则阳气陷下，以至厥逆身冷或青而脉微，乃妄以寒极，而内外急救其阳，而反招其暴害。因以妄言必死之证。间或强实之人，素本不衰，及热郁怫结，况衰微者偶中，辛甘热药发散，而腠理气通，怫热以随汗泄而愈者，遂以为必死之病，而救之以活，反恨往之死者，救助其阳之不及。因以互相议论，但见蓄热内结厥逆者，或未厥者，早以温之，无用寒凉，恐成阴毒阴证而死。俗医治伤寒，误人多者，无过于此。后学之士，但以《素问》运气自然造化之理，原其标本，则明可见焉。且以依法救人，慎勿惑于众人之言。故《经》曰：谨熟阴阳，无与众谋，又曰：知逆与从，正行无问，此其道也。

或两感势甚者，通宜解毒加大承气汤下之。热不退者，宜再下之。然虽古人皆云三下之，热未退，即死矣。亦有按法以下四五次，利一二十行，热方退而得活者，免致不下退其热，而必死也。下后热稍退而未愈者，黄连解毒汤调之。或微热未除者，凉膈散调之。或失下热极，以致身冷脉微，而昏冒将死者，急下之，则残阴暴绝而死，盖阳气后竭而然也。不下亦死，宜凉膈散或黄连解毒汤，养阴退阳，蓄热渐以宣散，则心胸复暖，脉渐以生。至于脉复而有力，方可以三一承气汤下之，或解毒加大承气汤尤良。下后微热不解，凉膈散调之。愈后常宜服退热之药，忌发热诸物。

伤寒表证

夫伤寒之候，头项痛，腰脊强，身体拘急，表热恶寒，不烦躁，无自汗，或头面目痛，肌热鼻干，或胸满而喘，手足指末微厥，脉浮数而紧者，邪热在表，皆麻黄汤发汗之证，或天水散之类甚佳，无使药不中，数而益其痰也。

益元散一名天水散，一名六一散。

治身热呕吐，泄泻肠澼，下痢赤白。治淋闭癃闷疼痛，利小腑，偏主石淋。荡胸中积聚寒热，大益精气，通九窍六腑津液。去留结，消蓄水，止渴，利中，除烦热心躁，治腹胀痛闷。补益五脏，大养脾肾之气，此肾水之脏，非胃土之腑也。理内伤阴痿，安魂定魄。补五劳七伤，一切虚损。主痫瘈惊悸健忘，止烦满短气，脏伤咳嗽。疗饮食不下，肌肉疼痛。治口疮，牙齿疳蚀。明耳目，壮筋骨，通经脉，和气血，消水谷，保真元。解百药酒食邪热毒，耐劳役饥渴寒热，辟中外诸邪所伤。久服强志轻身，驻颜益寿，及解中暑、伤寒、疫疠、饥饱、劳损、忧愁、思虑、恚怒、惊恐、传染并汗后遗热劳复诸疾，兼解两感伤寒，能遍身结滞宣通，和气而愈。及妇人下乳催生，并产后损液血虚，阴虚热甚，一切诸证，并宜服之。兼遇吹乳乳发，或已觉吹乳乳痈，频服即愈。乃神验之仙药也。

石淋，服金石热药，结为砂石，自小便中出，痛不可忍。

伤风表证一曰中风。

夫伤风之候，头痛项强，骨节烦疼，或目疼肌热，干呕鼻鸣，手足温，自汗出，恶风寒，脉阳浮而缓，阴浮而弱也，关前曰阳，关后曰阴。此为邪热在表，皆桂枝汤解肌之证也。或汗出憎风，而加项背强痛者，宜桂枝加葛根汤也。反无汗者，宜葛根汤也。虽已服桂枝，反烦不解，而无里证者，先刺风池、风府，却与桂枝汤服之。或服桂枝，大汗出，脉浮而洪大，宜再服之。发汗后，半日许，复热烦，脉浮数者，宜再服桂枝汤也。当汗而反下之，不成结胸，而但下利，清谷不化，表证尚在者，表热里寒也。

此言承气寒药下之者也，急以四逆汤温里，利止里和，急以桂枝汤解表。或误用巴豆热药下之，而胁热利不止者，或表里皆热，自利，或呕者，皆宜五苓散止利，兼解表也。

或表热里和下利，同法。

或阳明病，脉浮迟，汗出，微恶寒，或太阴病，腹满而脉浮，或宜汗，而下之，但气上冲，而脉浮者，并宜桂枝汤也。

脉反沉实者，大承气汤下之。

或下之早，而心下痞，汗出恶寒，脉浮者，表未解也，先桂枝汤以解表，而后以大黄黄连泻心汤，以攻其痞也。太阳病不解而蓄血下焦者，见蓄血门。先桂枝解表，已而医蓄血也。

宜桃核承气汤或抵当圆攻之。

俱中风寒

头项痛，肢体疼，手足温，为中风也。反无汗恶寒，脉浮紧者，为伤寒也。或头项痛，腰脊强，身体拘急，指末微厥，不自汗，为中寒也。反烦躁，而脉缓者，为伤风也。风则伤卫，而寒则伤营，营卫俱伤，则表里热甚也。宜大青龙汤。

万物必以阴求阳，阳求阴，阴阳相应，则为和平。故营者，阴气也，寒加之，则伤耳。故又曰寒伤血，血亦阴也。卫，阳气也，风，亦阳也。故风加之，则伤耳。故曰热伤气，气为阳也。《经》言阴寒主于闭藏，而阳热主于开泄，故寒伤营，则腠理闭密，怫热内作，躁热而无汗，故脉数浮而紧也，风伤卫，则腠理开泄，而自汗也，故脉浮而缓，以邪热泄越，故脉不能紧。阳明主于肌肉，故自汗多，而脉反迟也。热乃阳中之至阳，故伤热气，则大汗自出。病虽为热，脉不能实，而虚弱也。然怫热痞闭，无汗者，故当病也。其汗泄通泰，而亦病者，盖泰极则否也。夫人气和而为汗，如天地气和而为雨，过多则涝，久不雨则旱。有无多少，贵于应时，盛衰失常，则灾害生矣。万物皆然。

荣卫俱伤，则表里热甚也，宜大青龙汤。

小青龙汤，治伤寒表未罢，心下有水气。

表虽未罢，而已有热入于里，怫郁于胃，则饮食水液，不能传化宣行，蓄积不散，而为此非里热大实，烦渴引饮过多，停积而为病者。

干呕发热而咳，或渴，或利，或噎，或小便不利，少腹满，或喘者，水不浸润宣散，滋润肠胃脏腑，故热而咳，或噎，或喘，或小便不利，少腹满而喘也。水液不能宣行，则湿热甚于肠胃，故或利也。

小柴胡汤，治伤寒中风，其病半在表、半在里，脉在肌肉，不沉不浮，筋脉拘急。身体疼痛，寒热往来，恶寒为表热，发热为里热。寒热往来者，邪热半在表、半在里也，进退不已，而言无常也。

或呕或咳，胸胁痞满硬痛下之，前后无问日数，及汗后余热不解，或无问伤寒杂病，蒸热发作，并两感可和解者，并宜服之。

凉膈散，一名连翘饮子。治伤寒表不解，半入于里，下证未全，或复未愈者，或燥热怫结于内，而心烦懊侬，不得眠者，及无问伤寒杂病，大人小儿，脏腑积热，烦躁多渴，面热头昏，唇焦咽燥，舌肿喉痹，目赤鼻衄，颔颊结硬，口舌生疮，痰实不利，咳唾稠粘，睡卧不安，谵语狂妄，肠胃干燥，便尿闭结。一切风热壅滞，风眩疮癣，及伤寒阳明胃热发斑，下证未全者。或误服暖药过多，为诸热证，并酒甚热毒，兼小儿斑疹痘疮未出，及惊风积热，伤寒不能辨别者。或热甚，痘疮已出未快者，或热极黑陷将死者。

小儿疹痘未出，误以热药发汗，致使阳热转甚，则重密出不快，多致黑陷而死，因以世俗多斑疮不敢服药，以误小儿诸病多矣。亦不知古人所留凉泻之药通治惊风、积热、伤寒、热病，纵误是斑疮，亦使热势稍退，而稀少出快，早得痊安也。若用此，最为妙也。

《阎孝忠集·小儿方论》未达钱氏本意，不明造化之理，反妄言痘病黑陷为寒，及曰凡疮疹，始终不可服凉泻之药。后人因之，反致热甚黑陷而死者，不可胜计也。阎公岂不详自所编钱氏方，治疮疹黑陷，用牛李膏及百祥圆？凡寒药下之，而多得痊愈者，而不救，则必死，然则痘疹之为热病，岂不明哉！况经曰诸痛痒疮疡，皆属于心。及夫斑疮黑陷，无不腹满喘喝，嘶声。而小便赤涩不通，岂不是热极！况疮疹本因热而生，病势转甚也，岂能反为寒也？

并两感诸证，三阴三阳，双传诸证。并宜服之。或伤寒热极将死，阴气衰残，则不宜下，下之则阴气暴绝，阳气后竭而死矣。惟宜养阴退阳，以至脉复而有力，而后以三一承气汤微下之。下后未愈者，更以凉膈散调之。虽愈后，犹宜少少服之，庶邪热不致再作也。

白虎汤

治伤风自汗，桂枝证，表未解，半入里，可以和解者，脉在肌肉，而不可下者也。

或中暑自汗，脉虚弱者。

热伤气，而反自汗大出，故脉不能自实而反虚弱。

或伤寒自汗，脉滑数而实，表里俱热。

脉沉浮皆得，有力而数，身热头痛，烦渴腹满，小便黄赤也。

或三阳合病，言太阳、少阳、阳明合受其为病之热气，腹满身重，难以转侧，口燥面垢，谵语遗尿，如误发汗，则谵言益甚，下之则便额上出汗，后必发黄。

或厥逆自汗者，是谓热越，言自汗散越也。如或里热，而脉厥者。或下证未全者。兼和解两感伤寒。此方最解头痛，并止自汗，无问中暑、伤寒、风热、杂病，及传染时疫，本非外伤风寒，脉便不浮，而自汗头痛，欲作汗病者，并宜服之。

无问四时，但随证详而用之。他药仿此。

五苓散

治中暑并伤寒大发汗后，胃中干，烦燥不得眠，脉浮，小便不利，发热烦渴，及表里俱热，饮水反吐。名曰水逆。或攻痞不解，或口干烦渴，小便不利，或痞尚在，而利不止者。或当汗而反下之，利遂不止，脉浮，表不解，自利或小便不利者。

凡用五苓散，无问脉之沉浮。

或一切留饮不散，以此散水止渴。并解两感，太阳少阳俱病。

《经》言六经病证者是也。

或一切吐泻霍乱，无问寒热。及小儿泄泻惊风，无问寒热。皆宜服之。

桂苓甘露散一名桂苓白术散。

治伤寒、中风、冒暑、饮食、内外一切所伤传受，湿热内甚，或头痛口干，或吐泻烦渴，或小便赤涩，大便急痛，或泻痢间作，并一切湿热、霍乱吐泻，转筋急痛，腹满痛闷，或中外诸邪所伤，而并吐泻者。湿热之时，尤宜服之。并治小儿惊风。

白术散

治伤寒杂病，一切吐泻、烦渴、霍乱、虚损，及气弱久虚，保衰老，兼酒膈呕哕。

四逆汤治伤寒表热未入于里，误以寒药下之太早，其表热本未入，而因里寒下利不止，或表热里寒，自利不止者，急以四逆汤温里。

脉浮不渴，小便清白不温，完谷不化者是也。或辨便溺之色者，须臾审其饮食万物之色也。或下后协热利不止者，咽干烦渴也，谨不宜温也，宜五苓散之类，散其湿热也。惟里寒者，可以温之，止其寒泻。

利止里和，表证尚在者，急以桂枝汤解表也。或杂病寒饮呕吐者，或寒湿泄泻者。

然虽杂病，若湿热吐泻者，不宜此方。虽亦有湿热痞闭之微者，误中辛热开发而效，甚者强劫不开，则怫热，病转加也。惟里寒，可通用四逆汤也。

茯苓半夏汤

治伤寒杂病，一切呕吐，或喘咳头痛者。

半夏茯苓汤

治伤寒杂病，呕哕、风眩、痰逆、咳喘、头痛，并风热反胃吐食诸证。

黄连解毒汤

治伤寒杂病，并酒燥热毒，烦闷干呕，口燥呻吟，错语，不得眠。凡一切大热狂躁喘满，及阳厥极甚，畜热内深，俗妄传为阴毒者。见前述。表热太甚，头项肢体痛不可忍，脉洪躁，里有微热，不可汗者。或湿热内甚，欲作痢者。或大便溏数而少，急痛，小便赤或涩者，必欲作利也，或已利，热势甚者，并服本方。及下之前后，寒凉诸药，不能退其热势之甚者。两感诸证同法。

两感者，一日太阳与少阴俱病，则头痛口干而烦满，二日阳明与太阴俱病，则腹满身热，不欲食，谵言，三日少阳与厥阴同病，则耳聋囊缩而厥，通宜此方，以退表里诸热。朱氏不明此皆热证，妄言前三日其为病寒，以四逆汤急温里，而后以桂枝汤急解表，大误人也！此二方皆不可用，但随表与里热势微甚，以退其热，便无致热极而死者是也。若势甚宜下者，加大承气汤下之。及夫经言此三日传受，亦大略之法也。大抵宜随证以施治，亦不必拘也。或势甚欲下，虑不能退其热者，加大承气汤下之。或热结极深而诸药数下，毕竟不能利，不救必死者，此法更下甘遂末一钱以下之。吐利同效。或但自热结胸中，心胸高起，腹虽不满，而但喘急闷结，谵妄昏冒，关脉沉数而紧者，尤宜此法急下之。

吐愈佳

瓜蒂散

治表证罢，邪热入里，结于胸中，烦满而饥，不能食，微厥，而脉乍紧者，宜以吐之。

诸可下证

大柴胡汤

诸小柴胡汤证，服后病不解，表里热势更甚，而心下急，郁微烦，或发热汗出不解，心下痞鞕，呕吐下利，已上属太阳。或阳明病，多汗，或少阴病，下利清水，心下痛而口干，或太阴病，腹满而痛，或无表里证，但发热七八日，虽脉浮而数，或脉在肌肉，实数而滑者，及两感诸证，可微下者，双除表里之热者，并宜此剂。

大承气汤

治大小二柴胡证后，表里俱热，病势更甚者，或阳明脉迟，汗出，不恶寒。

阳明主肌肉、热甚、自汗多、故脉不能数，而反迟也。里热更甚，故不恶寒，而反恶热也。

身重短气，腹满而喘，有时潮热，

恶寒为表热，当汗而不可下，发热为里热，当下而不可汗。

或手足心濈然汗出者。濈，阻立切，和也。

言唯我手足心气似和，然而汗出也，此大便已硬也。或吐下后，不解大便五六日至十余日，日晡潮热，不恶寒，独语，如见鬼状刺者，发则不识人，循衣摸床，惕而不安，微喘，此阳明里热极甚也。

足阳明胃经，外主肌肉，为十二经之长，内为五脏之本，六腑之大源。故阳明胃病，虽为腑病，其脉沉数而实者，皆当下之也。然肠胃热甚，则大便自黄赤，变褐，以至于黑者，难治也。凡潮热谵语，不能食者，肠中已有燥粪，能食者，但硬耳。旧云胸中有燥粪，是寄手阳明证在足阳明也，燥粪实非在于胸耳。

或阳明病，下之后，心胸燥热，而懊侬烦躁者，亡液故也。或烦热汗出则解，复如疟状，日晡发热，而脉沉实者，宜下之也。

脉浮虚者，桂枝汤主之。

或七八日不大便，目不了了，睛不和，无表里证，大便难，身微热者。或小便不利，大便乍难乍易，时发微热，喘冒不能卧者，有燥粪也。或三部脉皆平，心下硬，或脉大而紧者。或下利，脉滑而数者。或下利，脉迟而滑者。迟由热泄不止而致之，实非寒也。或少阳病二三日，口燥咽干者，或自利清水，色纯清，心下痞痛，口燥者，皆湿热相搏于肠胃之内，而成下利也。然热则郁结，湿则痞闭，故水液不结。浸润于外，则肠胃之外燥热太甚，而烦渴不止，肠胃之内，湿热泻也。本因热郁，而留饮以成湿也。或诸腹满实痛，烦渴谵妄，脉实数而沉者，无问日数，并宜大承气下之。或里热燥甚。肠胃怫郁，留饮不散，烦渴不止，胸腹高起，痛不可忍，但呕冷液，大渴，反不能饮，饮亦不能止其渴，喘急闷乱，但欲死者，热服，下咽立止其渴，有若无病之人，须臾大汗而愈。至此往往多未利而汗出，亦有药力，但随汗之宣通，则不利而愈者也。

小承气汤

治伤寒日深，恐有燥屎，欲知之法，少服小承气汤，腹中转矢气，谓动转矢泄之气也。有燥屎也，乃可攻之，不转矢气者，必初硬后溏，未可攻之，攻之则腹满不能食也。欲饮水而哕，其后发热者，大便复硬而少也，宜小承气和之。若腹大满不通，与小承气汤，微和胃气，勿大泄也。或阳明汗多，津液外出，肠胃燥热，大便必硬而谵语也。或谵语，脉滑疾，或发汗、吐、下后微烦，小便数，大便困硬者，或下利谵语者，多复有燥屎也，均与小承气汤下之。或得病二三日，脉弱，无太阳、柴胡证，烦躁，心下硬，至四五日，虽能食，少少与小承气汤和之，令小安。

调胃承气汤

治诸发汗、和解、吐后不恶寒，但发热，而或蒸蒸然者。或日深，心下温温欲吐，而胸中满痛，大便反溏，腹微满，郁郁微烦，先此时极吐下者。先，苏佃切。

先此时者，先于此时之前，已曾自极吐下，而复此证也。

或日深里热谵语，法当承气下之，误以银粉，巴豆燥热大毒丸药下之，以致真阴损虚，则邪热转甚，甚者为邪，衰者为正。因而协热下利不止，脉反调和也。协，胡劫切，和也，合也。

今言病本为热，而又与辛热大毒丸药下之，则两热协和，相合而热甚，下利不止也。下利脉当微厥，而以热药攻之，故脉反适当其调和也。言有热利不止，而脉反平，或滑实大而紧者也。及或表病里和，而下之太早，表热乘虚入里，而或不成结胸，但为热利不止，心下满硬而痛，烦渴咽干，脉滑数而或实者，或诸腹满实痛者，或烦渴谵妄者，小便赤涩，大便或硬，或热泄，脉滑实而紧甚者，并宜调胃承气汤下之。

三一承气汤

通治大、小调胃三承气汤证。大法，表证罢，热传于里，则宜下之，热除即愈，宜调胃承气也。此失下热极，则危而死矣。表病里和，当汗之，热泄身凉即愈。若反下之，则表热乘虚入里，而成结胸之类诸病也。或表热半传于里，半尚在表，则不可汗下，宜小柴胡之类和解之也。或表里两证热势俱甚，而和解不能已者，虽邪热半在里半在表，法当寒热往来，以其表里热势俱甚，故亦不恶寒，而但恶热也，宜大柴胡汤微下之，通除表里之热也。或误用调胃承气，则止能攻里，不能除其表热，或用小承气，多攻里，少除表，则表热乘虚入里，皆能为害也，其大柴胡证势更甚者，宜大承气下之。设未全愈，而或有表之微浅，邪热入之于里，以其厚朴、枳实之类善开结滞，而不能成其结胸之类诸病也。故《活人书》言：攻里之药，调胃承气最紧，小承气次之，大承气又次之，大柴胡最为缓慢，故表证未罢，而为里热已甚，须可缓下者，先大柴胡，次大承气，亦可通也。若论善开郁结怫热，峻疾得利，而效至大，设未痊除，而亦难再郁结者，大承气汤。故《活人书》复言：大承气最紧，小承气次之，调胃承气又次之，大柴胡最慢也，是以须急下之者，宜大承气也。故虽大柴胡亦可通用，而复无急下之证也。或须微下及微和胃气者，小承气汤，调胃承气，为先后之次。由此观之，而缓下急下，善开发而难郁结，可通用者，大承气汤最为妙也。故今加甘草，名曰三一承气汤，通治三承气汤证，于效甚速，而无加害也。然以其甘草，味能缓其急结，温能润燥，而又善以和合诸药，而能成功，故《本草》云国老也。是以大承气汤得其甘草，则尤妙也。然此一方，是三承气汤合而为一也，善能随证消息，但有此方，不须复用大、小、调胃承气等汤也。

或无问伤寒杂病，内外一切所伤，日数远近，但以腹满咽干，烦渴谵妄，心下按之硬痛，或但腹满实痛，或小便赤涩，大便结滞，或湿热内甚，而为滑泄，或热甚喘咳闷乱，惊悸癫狂，目疾口疮，舌肿喉痹，痈肿疮疡，或伤寒阳明胃热发斑，脉沉，须可下者。及小儿惊风，热极潮搐，涎喘昏塞，并斑疹痘疮，热极黑陷，小便不通，腹满喘急，将欲死者。或斑疹后热毒不退，久不作痂者。痂，音茄，疮痂也。或作斑痈疮癣，久不已者。或怫热内成痃癖坚积，腹满而喘，黄瘦潮热，惊风热积。及大人小儿，久新疟疾，卒暴心痛，风疾酒膈，肠垢积滞，久壅风热，暴伤酒食，烦心闷乱，脉数沉实。或肾水阴虚，阳热暴甚，而僵仆卒中。或一切暴瘖不语失音。或蓄热内甚，阳厥极深，脉反沉细而欲绝者。或表之冲和，正气与邪气。并之于里，则里热亢甚，而阳极似阴，反为寒战，脉微而绝者。或风热燥甚，客于下焦，而大小便涩滞，或不通者。

风木能胜湿土，火热能耗水液，因而成燥。燥则紧敛坚结滞不通，故风热燥甚于下焦，则燥粪结硬，复又紧敛者，其燥粪不能相离，并膀胱燥郁，不能渗泄，故不通也。慎不可用银粉，巴豆大毒燥热丸药下之，反生燥热，而耗其阴液也。故伤寒下热，古皆禁之。最宜三一承气汤，兼用下取法。或产妇胎死不下者风热燥湿紧敛，则产户不得自然开通也。其证逆，脉弦数而涩，面赤或青，或变五色，腹满急痛喘闷，胎已不动者是也。手足温而脉滑者，止为难产，但宜滑胎催生，慎不可下也。及两感表里热甚，欲可下者，并宜三一承气，大承气加甘草是也。或下食积，及急攻结滞者，调下轻粉一字，滞下，目疾、口疮，咽喉疮疡，斑疹，加凉膈散。下死胎，加益元散。

十枣汤

治太阳中风，下利呕逆，表证罢，干呕短气，不恶寒，漐漐汗出，发作有时，头痛，心下痞硬满，引胁下痛者。兼下水肿腹胀，并酒积食积，一切肠垢积滞，痃癖坚积，或蓄热心腹暴痛，或疟气久不已者。或表之正气与邪热并甚于里，热极似阴，而反寒战，表气入里，而阳厥极深，故脉微而欲绝也。并风热燥甚，结于下焦，大便不通。或实热腰痛者。及小儿热结，乳癖，积热作发，惊风潮搐，斑疹热毒，不能了绝者，宜以下之。

淤（原瘀）血下证

淤（原瘀），于预切，积也，又音于。

桃核承气汤

治太阳病不解，而循经热结在膀胱，其人如狂，血自下者愈。表不解者，先以桂枝汤解表，已而但小腹急结者，乃以下之。或言少腹者，误也。脐上为腹，脐下为小腹，小腹两旁，谓之少腹。凡下，皆作小腹也。

抵当圆

治伤寒里热，小腹满，当小便不利，今反利者，有蓄血也，宜以下之。

抵当汤

治太阳日深，表证仍在，循经而蓄热下焦，脉微而沉，不结胸，而发狂者，热在下焦，少腹当硬满，小便自利也，下血乃愈，宜以攻之。或太阳病，身黄，脉沉结，循经而蓄热下焦也，少腹硬，小便不利，为无血，小便自利，如狂者，瘀血证也，或阳明蓄热内甚而喜忘，喜，许记切。或狂，大便虽硬而反易不难也，其色黑者，有蓄血也。或无表里证，但发热日深，脉虽浮者，亦可下之，或已下后，脉数不解，胸热、消谷善饥，数日不大便者，有瘀血也，并宜抵当汤下之。

发黄

茵陈蒿汤

治伤寒里热极甚，烦渴热郁，留饮不散，以致湿热相搏，而身体发黄。

或言寒热相搏，而发黄者，误也。则如万物，湿热甚，则自生黄色也。本伤寒热极失下，或误汗之、温之、灸之、熨之，或误服银粉、巴豆大毒热药下之，反以亡液，损其阴气，邪热转甚，或下之太早，热入于里，不成结胸，但以发黄者。或失寒凉调治，或热势本恶，虽按法之而不能退其热势之甚者，或下后热势不退，皆能发于黄也。大抵本因热郁极甚，留饮不散，湿热相搏而黄也。

其候但头汗出，身无汗，剂颈而还，小便不利，渴饮水者，身必发黄也。怫热在表，燥而无汗，湿热在里，气甚不能散越于外，则湿热之气郁甚而上行，以至头面阳极之分，则湿热蒸为微汗，而颈下无汗。然湿热不能自然宣通散越于周身，故湿热郁之极甚，而面目遍身发黄色也。故白虎汤证遍身自汗出者，仲景谓之散越，不发于黄也。小便不利者，湿热发黄之证也。或小便自利，或狂，或大便黑者，瘀血证也。发黄亦有谵妄者，本所不言以黄证未明，故不须言也。

宜茵陈汤调下五苓散，以利小便，退其湿热也。黄者以茵陈汤，利大小便也。

结胸

汗下之后，不大便五六日，舌干而渴，日晡小有潮热，从心下至少腹硬满而痛不可近，脉尚沉紧滑数，或但关脉沉紧者，通宜大陷胸汤或丸下之。或脉浮者，表未罢也，不可下之，下之死，宜小陷胸汤及小柴胡之类和解。已罢者，方可下之。或结胸，虽脉浮，而里热势恶，须可下者，宜三一承气汤。一服分作三次，约三时许服讫。得利甚良。虽未利，稍减，脉必渐沉。病微者，止用三一承气汤半服，按法下之。里热甚者，以大陷胸汤半服而下之。

谓有前药之力也，然须二方中甘遂反甘草，或势恶者，故意以甘草击甘遂，使开发峻疾，而为效速矣。故世方及《活人书》双圆子，亦直用甘草、甘遂也。

或但结胸，别无大段热证，但头微汗出，脉沉潜者，水结胸也，通宜大陷胸汤。小结胸者，心下按之而痛，脉浮而滑，别无大段热证也。

此亦下之早，而热结心胸也。但以热微于大结胸而甚于痞，但热之微甚也。俗未明之，又以妄谓但结胸，无大热证，为寒实结胸。殊不知《素问》明言热病，而实非寒也。及夫脏结、阴结、阳结者，经以热结于腑，而腑为阳，是名阳结，热结于脏，而脏为阴，是名阴结，一名脏结也。然热结于腑，则微而浅，故病厥微而易治，热结于脏，则深而甚，故病厥深而难治矣。或脏结蓄热极深，而至身冷，脉微而欲绝者，表之热证，反不见也。俗未知本热极而致，反言阴寒脏结。本亦病热极，俗又妄加热药，反绝残阴而暴死，十无一生，因以世传脏结便为死病也。若以《素问》六气、脉证、标本验之，则明可见其热证也。留饮不散，而成头汗，而脉沉潜，反附于骨者，积饮以成水结胸，及水结胸者，通宜小陷胸汤也。

痞

伤寒表里俱热，下证未全，法当和解，误下之早，则成痞。心下痞满而不痛，按之软虚也。

然须里之阴分已受热入而为病，是谓病发于阴也。或微热，下证未全，则不任转泻，误下之早，则里之微热除去，之外反为热入所损虚而表热，故虚热入里，虽不能成结胸，亦作痞也。俗医妄谓阴寒之作发，下之早而成痞者，误也。然病既已为阴寒，何得更言发于阴也？寒病毕竟不可下，何得言其下之早也？既言其早，则病热发于阳也，故此之邪热，病之表于阳分，而里和未有邪热。反以下之太早，则里乃极虚，而表之全热，大入于里，此失之至大，故成结胸，而病热势恶也。痞则误之小，故为热势轻微也，小结胸者，微于大结胸，而甚于痞也。但分误之大小，热之微甚，非谓痞为寒也。故仲景本攻痞，多用大黄、黄连、黄芩寒药耳。后或以加附子、干姜之类者，是以辛热佐其寒药，欲令开发痞之怫热结滞也，非攻寒耳。故攻痞不开者，后当陷胸汤寒药下其热也。或当用大柴胡、大承气双下表里，而无使表热入里，以成结胸及痞。若误用调胃承气，但攻其里，则表热入里，而亦成痞也。或无问可下不可下，而误用银粉、巴豆燥热大毒丸药下之，反以损阴亡液，以使怫热太甚，亦或成痞，或为诸热变证，各以本论详之。

痞脉浮，而尚恶寒者，表未解也，当先桂枝汤解表，已而后攻痞也。或只服五苓散，使双散表里，甚良。或痞恶寒而汗出者，或痞而烦渴小便不利者，或痞而留饮湿热下利者，或已成痞，而因药利尚不止，以其痞满，误更下之，其痞转甚，呕哕下利，心烦躁者，无问痞脉沉浮，并宜煎生姜汤生姜汤，一味。调下五苓散，每服四五钱，频服。或痞不已，则后亦实热烦满，或谵妄，脉沉，无他证者，宜大黄黄连泻心汤，或用前方小陷胸亦得。

懊侬

懊侬者，烦心热躁，闷乱不宁也。甚者似中巴豆、草乌头之类毒药之状也。

栀子鼓汤

治懊侬烦心，反复颠倒，不得眠者。燥热佛郁于内，而气不能宣通也。

《经》曰：血气者，人之神。由营卫血气运行，则神在乎其中也。然神行于表，则营卫流注于经，谓之行阳，令人寤，犹天之日出为昼也。神行于里，则五脏相生而顺传，谓之行阴，令人寐，故神识外无所用而惑，神迷于内，则为梦也，犹日入为夜。其夫燥金主涩，而湿土主滑，夫燥湿之体，必先因之于彼气，而后为其兼化也。犹先大凉，而物后燥，及风胜湿，热耗其液，而成燥体，及热太甚，则万物湿润，而出液者也。由是表热无燥者。气血运行通利。而成癫狂，走呼而力大者也。燥热病于外者，气血壅滞，则痿弱而无力也。故病内热，而无燥者，津液润泽，气血滑利，则昏冒多睡也，如洗心散寒药，言治多睡是也。故小儿昼精健，夜安寝，由血液不衰也。夫燥热病于内者，气血涩滞，则懊侬烦心，不得眠也。夫伤寒之燥热者，因于发汗吐下，或呕吐泻利，自汗过多，或阳热太甚，损阴耗液，亡液则血衰，而成燥热也。或灸熨炙烙，或误服热剂，或误用银粉、巴豆燥热大毒圆药下之，反损阴亡液，血衰则燥热太甚，多为此误。《经》曰：目得血而能视，耳得血而能听，手指得血而能摄，掌得血而能握，足得血而能步，脏得血而能液，腑得血而能气，然则一身之至贵者，莫过于血。故阳热虽甚，而血液不衰，则营卫通利，而为病微。血液既衰，以化燥热佛郁，则病甚也。然燥热方甚，而血液未衰，则气血宣通而和畅。因其酒热，损阴亡液，以致血衰，而酒渐以散之，燥热佛郁而口渴，病于酒也。而再饮，后得平者，气液宣行，而燥热佛郁，后得散也。或不受，复有酒毒已甚，燥热不能散退。亦犹世俗妄意以分阳毒微于阴毒者，是谓内外燥热太甚，而血液不衰，则血气运行之太甚而为病者，犹泰极失常，以为阳毒也。以血液衰竭，燥热太甚，蓄之于内，则阳气不能营运于表，故遍身青冷厥逆病危极，将死者，妄谓寒极阴毒也。因以中外急救其阳，而反招暴祸。倘或病热尚微而误中，《素问》言：辛热开发强劫之效。因以妄矜已能，以谓阴毒必死之证，救之以活，致使世俗愈惑，而惟根救之不及，误人多矣。殊不知但以退热润燥散结，则气液宣行而愈也。故《经》曰：肾苦燥，急食辛以润之，开腠理，致津液，通气脉也。然气通和，即津液宣行也，故《经》曰：气和而生，津液相成而神自生。

或胸满结滞，或头微汗出，虚烦者，栀子鼓汤主之。或少气者，加甘草一钱。或加呕者，及初误以丸药下之者，加生姜半两。凡懊侬虚烦者，皆用凉膈散甚佳。及宜汤濯手足，使心胸结热宣散而已。

栀子厚朴汤

治心烦腹满，坐卧不安。

卷　三

习医要用直格

诸证药石分剂

麻黄汤

麻黄一两半，去节，汤泡，去黄汁，焙干，秤　桂枝一两，削去皴皮，官桂是也　甘草半两，炙　杏仁二十粒，汤浸，去皮尖，双仁者。下并同法

上剉如麻豆大，每服五钱匕，匕，匙也，谓钱作匙抄也。水一盏半，煎至八分，滤去滓，温服。滓，阴史切，澱也，炸也。衣覆，以取微汗。或湿病身烦痛，小便自利者，加白术四分，微汗之。每一分，二钱半也。

益元散一名天水散，一名太白散

滑石六两，白腻好者　甘草一两

上为细末，每服三钱，蜜少许，温水调下，或无蜜，亦可，日三服。或欲冷饮者，新井泉水调下亦得。解利发汗，煎葱白豆豉汤下。每服水一盏，葱白五寸，豆豉五十粒，煮取汁七分调，料三四服，以效为度。此药是寒凉解散热郁，设病甚不解，多服无害，但有益耳。本世传名太白散。俗恶性寒，葱易得之贱物，而又不明《素问》造化之理，故不取《本草》神验之言，而多不用焉。若以随证验之，乃凡人之仙药也，何可缺欠！夫伤寒，当汗则不可下，当下则不可汗，且如误服此药，则汗出自愈。亦有里热，便得宣通而愈者也。或半在表，半在里，可和解而不可吐下发汗者，若服此药，多愈。或不愈，亦小减，加凉膈散和解，尤佳。或自当汗解者，更加苍术粗末三钱，同葱、豉煎汤调服，尤良。或孕妇不宜滑石、麻黄、桂枝，要发汗，即用甘草一两、苍术二两，同为粗末，每服四钱，水一盏，葱白五寸，豉五十粒，同煎至六分，滤去滓，热服，併二三服，取微汗，是名逼毒散。非孕妇，亦可服。或太白散加麻黄二两，去节，如法煎服，世云神白散。或逼毒散加麻黄与苍术等分，《济众》云青龙散。或青龙散更加滑石末与苍术二倍，是为发汗之妙药，名曰大逼毒散。此方唯正可汗者即用，误服之，则转加热也。或解利两感，煎凉膈调下益元散四钱。

或下乳，用猪肉面羹粥饮汤之类调下四钱，不拘时候，日三服，及宜食肉面羹粥。催产，温香油浆调下五钱，併二三服，以产为度。或死胎不下者，煎三一承气汤一服，调下益元散五钱，须臾更频用油浆调益元散，温服，前后俱下，而

胎下可活产母也。凡难产或死胎不下，皆由风热燥涩，紧敛结滞，而不能舒缓，故产户不得自然开通也，此药力至，则结滞顿开而产矣。后慎不可温补，而反生燥热也。俗未知产后亡液损血，疼痛怖惧，以致神狂气乱，则阴气损虚，邪热太甚，而为诸证。由不读《素问》，不知造化，故不识证候阴阳，反以妄为产后诸虚百损，便为虚冷，而无热也，误以热药温补。或见烦渴者，不令饮水，本虽善心，为害多矣，岂治病之道。但以临时审其脏腑六气虚实，明其标本，如法治之而已矣。此药泛当多用，然须为效至大，而俗以病异药同，将谓妄行，反招侮慢。今以黄丹加令桃红色，名曰红玉散。加青黛，令轻碧色，名碧玉散。加薄荷叶一分，名鸡苏散。主疗虽殊，收效则一，俗目懵梦然，何能别此！可远妄侮，可显玄功。后之学者，其究心焉。

桂枝汤

桂枝去皴皮　芍药　甘草炙等分三分为率

上剉如麻黄大，每服八钱，水一盏半，姜三片、枣三枚、（擘破）煎至七分，去滓令温服。续后啜热稀粥，温覆，令遍身微汗，或暖也。及初夏，可加黄芩一两，名阳旦汤。大热之分，及素有热人，可再加知母半两、石膏一两（为末），或更加升麻一分。禁生冷、粘滑、肉、面、五辛、酒酪、臭物等。桂枝证，反下之，不成结胸及痞，但腹满痛证在者，本方倍加芍药，大实痛者，更加大黄半两，脉弱自利者，不加。

桂枝加葛根汤

桂枝　芍药　甘草各六钱三字　葛根一两三钱

上如桂枝汤服。谓如桂枝汤剉煎服也。下并仿此。

葛根汤

葛根一两　麻黄泡，去黄汁，焙干秤，三分　桂枝去皴皮　芍药　甘草炙，各半两

上如桂枝汤服。

大青龙汤

麻黄如前制　石膏为末。各三分　桂枝一分半　甘草炙，一分　杏仁十枚，汤泡去皮尖，双仁。

上剉如麻豆大，抄五钱，水一盏，生姜三片，枣三枚，擘破煎至半盏，滤去滓，温服。令身汗湿。未润，再服。

小青龙汤

麻黄如前制　半夏汤洗　芍药　细辛　干姜　甘草炙　桂枝去皴皮各三分　五味子二钱

上剉麻豆大，每服八钱，水一盏半，生姜四片，煎至七分，绞汁，温服。渴者，去半夏，加栝蒌根三钱。微利，去麻黄，加芫花弹子大。噎者，去麻黄，加附子二钱（炮），以开怫热结滞。小便不利，少腹满者，去麻黄，加茯苓四钱。喘者，加杏仁，制如前法。此方燥，至温散其水，以润肠胃脏腑之燥，以开发怫热结滞者也。

小柴胡汤

柴胡去苗称，二两　黄芩　甘草　人参各三分　半夏六钱，泡五七次

上剉如麻豆大，抄五钱，生姜三片、枣三枚（切），煎至半盏，滤去滓，温服，日三服。小儿一服作三服，诸药法同。

凉膈散一名连翘饮子

连翘一两　山栀子　大黄　薄荷叶去毛　黄芩各半两　甘草一两半　朴硝一分

上为粗末，每服二三钱，水一盏，蜜少许，或无蜜亦可。旧用竹叶，或亦不须。煎至七分，滤去滓，温服。热甚者可服四钱，亦有可服一二十钱者。治咽喉并涎嗽，加桔梗一两、荆芥穗半两。咳而呕者，本方加半夏半两，每服生姜三片煎。衄呕血者，加当归、芍药各半两，生地黄一两；淋者，加滑石四两、茯苓一两。风眩者，加川芎、防风各半两，石膏三两。酒毒者，加葛根一两。斑疹痘疮，加荆芥穗、赤芍药、川芎、防风、桔梗各半两，三岁儿，可服七八钱。或热甚黑陷，腹满喘急，小便赤涩，而将死者，此一服更加大承气汤，约以下之，得利立苏。

凡言加者，皆自本方加也。但加者，每服五七钱，以意加减调理。两感伤寒下证，前后以退表里之热者，煎本方四五钱，调下益元散三四钱。其本方皆能治此诸证，但加即为效也。

白虎汤

知母一两半　甘草一两，炙　粳米一合　石膏四两，为末

上剉，麻豆大，抄五钱，水一盏，煎至六分，去滓，温服，无时，日三四服。热甚者，服七八钱至十余钱。或眩，或呕，或咳者，加半夏半两、陈皮半两，每服用生姜三片煎服。或伤寒发汗不解，脉浮者，加苍术半两，名曰苍术白虎汤。或发汗，或下后，烦渴口干，或脉洪大，或微恶寒者，或不可下者，或除可下者之药外，并宜加人参半两以调之，名人参白虎汤。

五苓散

猪苓去黑皮　茯苓　白术各半两　桂去皴皮，一分　泽泻一两

上为细末，每服二三钱，热汤调下，恶热，欲冷饮者，新汲水调下，或生姜汤调下愈妙，或加滑石二两。甚或喘嗽咳，烦心，不得眠者，更加阿胶半两炮。

桂苓甘露饮一名桂苓白术散

桂枝半两　茯苓　白术各半两　甘草炙　石膏　寒水石各一两　滑石二两制如前

上为极细末，热汤调下三钱。欲冷饮者，新汲水调下，或生姜汤调下尤良。小儿服一钱。

白术散

白术　茯苓去皮　人参　藿香叶净，各半两　甘草炙，一两半　木香一分　葛根一两

上为细末，白汤调下三钱。若烦渴者，加滑石二两。病甚者，为粗末，每服一两半，水一大升，煎至七合，绞汁，放冷，纵意续续饮之，小儿尤宜。

四逆汤

甘草炙　干姜各一分　附子半个，去皮脐

上剉麻豆大，用水两盏，煮至一盏，绞汁，分温二服。强实人二剂，作三服。或蓄热极深者，手足厥冷，则不宜此方，当以下之也。

凡用附子，以半两重者佳。小者力弱，大者性恶，非秤处方之宜也。世皆美其大者，未知古人之有则也。

茯苓半夏汤

茯苓去皮　生姜取汁。各一分　半夏一钱

上剉麻豆大，用水一盏，煎至四分，绞汁，下姜汁，温服。

半夏橘皮汤

半夏泡如法　陈皮汤浸洗，去穰　甘草炙　人参　茯苓　黄芩去腐心。各一分　葛根半两　厚朴去皮，一分

上剉麻豆大，用水三盏，生姜一分，切，煎至一盏半，绞取汁，分四服，作一日，食后温服。

黄连解毒汤

黄连去须　黄柏　黄芩　大栀子各半两

上剉，麻豆大，每服秤半两，水一茶盏，煎至四分，绞取汁，温服，无时，日三四服，以效为度。每一二服效。或腹满呕吐，或欲作利者，每服加半夏三枚全用、厚朴二钱剉、茯苓去皮，剉，水一盏半，生姜三片，煎至半盏，绞汁，温服，名曰半夏黄连解毒汤。或欲急下者，本方加入承气汤一服，生姜煎，如前法，以利为度。一法：为细末，水丸如小豆大，温水下二十丸，治积热劳咳、泻痢，甚良。

瓜蒂散

瓜蒂　赤小豆等分

上为细末，以香豉半合，豆豉也。水一盏半，煮取汁半盏，调下一钱匕。不吐，加服，得快吐，乃止。虚人不宜。

大柴胡汤

柴胡去苗秤　大黄各半两　黄芩　芍药各一分　半夏二钱　枳实三钱，生用，小者是也。

枳实不去穰，为效甚速下并同。

上剉，麻豆大，分作三服，每服水一盏，生姜三片、枣三枚，煎至半盏，绞取汁，温服。未利，再服。

大承气汤

大黄　芒硝朴硝有芒头者亦得　厚朴去皴皮　枳实各半两

上剉，麻豆大，分一半，用水一盏半，生姜三片，煎至六分，纳硝，煎一二沸，绞去滓，热服。

凡煎药，须慢火煎沸。即下火，为一沸。或言煎至几分，亦如此法煎，不可强火耗去其水也。

凡病热郁甚而冷，服寒药则病能拒药，多不能下，故经曰寒因热用。未利，再服。热甚者，此一剂分大半作一服，未利，再服少半。热更甚者，一剂都作一服。热势甚者，亦可併此二剂为一服。剂，分剂为剂，为一料。方得利而效者，临时消息，以利为度。消息，谓损益多少也。

凡用药多少，仿于此耳。加甘草一两，是三一承气汤。

小承气汤

大黄半两　厚朴三钱　枳实三钱。

上剉如麻豆大，作二服，每服用水一盏，生姜三片，煎至半盏，绞取汁，热服。未利，再服。或微下者，一剂分作三服，或和胃气，不欲利者，一剂分为四五服。

调胃承气汤

甘草　大黄　芒硝各半两

上剉如麻豆大，分一半，用水一大盏，煎至半盏，绞去滓，纳硝，煎一二沸，热服。不利，再服。

十枣汤

芫花慢火炒变色　大戟　甘遂各等分

上为散，细末。用水一盏，肥枣十枚切开，煮取汁半盏，调下半盏匕，强实人服一钱匕。以意加减，快利为度。

桃核承气汤

桃仁泡，去皮尖，双仁，用板槌碎　芒硝半两　大黄六钱　桂去皴皮　甘草各三钱

上剉如麻豆大，分作三服，每服用水一盏，煎至半盏，下硝，绞取汁，热服，日三服。以微利为度。

抵当圆

水蛭炒　虻虫炒。各七枚　桃仁八粒　大黄一钱

上为细末，蜜和，作二圆，用水一小盏，煮一圆，至六分，温服。晬时血未下者，再服。

抵当汤

水蛭炒　蝱虫炒，去翅足。各十枚　桃仁七枚　大黄一钱

上剉如麻豆大，分作二服，每用水一盏，煮至半盏，绞去滓，温服。未下，再服。蛭，之吉，丁结二切，水虮也。蝱，莫庚切。

茵陈汤

茵陈蒿去茎，一两。名山茵陈　川大黄半两　山栀子七枚，小者十枚

上剉如麻豆大，用水两盏半，慢火煮至一盏，绞取汁，温服六分。未利，再服四分。以利为度。热甚者，作一服。未利，再作。以意加减。当下如烂鱼肚及脓血胶膘等物，及小便多出金色，如皂角汁。或见证将欲发黄者，此一剂分作四服，每服调下五苓散三钱。凡治发黄，不越此法也。

世俗有传，烙黄而或愈者。此强实之人，素本中气不衰，而及湿热郁之微

者，烙之而误中。强劫开发，得开，气血宣通，即作汗而愈。或体质本虚，湿热结甚，则劫发不开，而反致死者，不为少矣。莫若仲景法，对证以药攻之，则免致强劫不开，而反误人生命也。及夫近世，妄传有寒极阴黄，而内外急救其阳，为害多矣。设若病微而误中，开发得愈，亦以鲜矣，而伤生者，不可胜言也。大抵凡诸黄者有二，一则湿热气而黄，万物皆然。又如麦秀而黔雨，再湿热过极，则黄疸者也。及水涝而天气湿热，则草木将死，而色变黄者也。或病血液衰虚，则虚燥热太甚，而身面痿黄者，犹亢旱而草木萎黄也。夫病燥热而黄者，当退热润燥而已。此伤寒湿热极甚而发黄者，开结退热，双利大小腑以除水湿，则利和而愈也。黔，于林切，今作阴。

结胸而发黄者，同陷胸汤各半服，下之。或误肥巴豆热毒丸药下，反及损阴气，遂协热利不止而发黄者，同大承气各半服，下之。亦有协热利不止，更或结胸而发黄者，用茵陈五分，同陷胸汤三分、大承气二分以下之。或两感发黄者，本方加黄连解毒汤一服，急下之。或头微汗，小便利而微黄者，湿热微也，宜此。

栀子柏皮汤

大山栀子十枚　甘草一钱　黄柏半两

上剉如麻豆大，此剂则作二服，每服水三盏，煮至一盏，绞取汁，分三次，作一日服。

大陷胸汤

大黄　芒硝各三钱　甘逐末三字匕

上剉如麻豆大，一剂，分作二服，每服用水一盏，煮大黄至六分，内硝，煎一二沸，内甘遂末一字匕半，绞汁，温服。未快利，再服。热恶不利者，以意加服。

大陷胸圆

大黄半两　葶苈三钱，微炒　芒硝一分　杏仁二十个，草灰炒色变

上大黄为细末，下葶苈，杵，再罗，研杏仁、硝如泥，和圆如弹子大，每服一圆，入甘遂末三字匕，白蜜半匙，水一盏，煮至半盏，温服。当一宿许乃下，未利，再服。

小陷胸汤

半夏四钱，汤洗，全用，不剉　生姜二钱，切　黄连二钱，剉　括蒌实大者半个，惟剉其壳，子则不剉。或但用其中子者，非也。

上以水三盏，煮括蒌，取汁一盏半，内余药，煮至一盏，绞取汁一盏，分两次温服。以效为度。

大黄黄连泻心汤

大黄　黄连　黄芩各一分

一法，加生姜一分，甚良。

栀子豉汤　大栀子七枚，剉碎　豆豉半合

上以水两盏，煮栀子，至一盏半，内豉，煮至半盏，绞汁，温服。得吐者，止后服。

凡诸栀子汤，皆非吐人之药，以其燥热郁结之甚，而药顿攻之，不能开通，则郁发而吐。因其呕吐，开发郁结，则气通，津液宽行而已，故不须再服也。凡加者，皆用栀子，先煮。

栀子厚朴汤

大栀子七枚　厚朴半两，炙，去粗皮　枳实二钱

上剉如麻豆大，以水一盏半煮，绞汁半盏，温服。

泛论

凡伤寒热病，下后热不退，下证尚在者，再三下之，以热退为度。虽热退，尚未痊愈者，随证调之。凡下之前后，或大汗将出，或大汗已出，俗言好汗，是言大汗。或汗后烦渴，及诸吐泻杂病，一切烦渴者，须以细细饮之。渴未止者，频时与，但不可过多，以成留饮不散者也。留饮，一名水蓄，《经》曰积饮。

夫留饮，谓水液留积，蓄聚于内，而不湿润传化者也。夫肠胃燥热太甚，则结滞而气液不能宣通，故虽饮而难以止其烦渴也。若以顿饮过多，则水湿过极，而肠胃燥热怫郁，转以加其水湿痞闭，故成留饮，而心腹满痛，或为吐泻也。

设若不与饮之，则燥热转甚，危而死矣。

夫肠胃之燥湿，犹地旱涝，适当其宜，皆不可过与不及。凡治病之道，以调六气阴阳，使无偏颇，各守其常，平和而已。嗟夫！世俗或以妄为冷水寒药，伤损脾肾，隔却大汗，但令中外俱热，而欲望其作大汗者。或大汗欲出，肠胃燥热烦渴，及汗已出，及虑水却大汗，不与水者。或气弱久虚烦渴者，或吐泻烦渴者，或产妇烦渴，皆以妄为气虚，不可饮水也。此乃未知古人云渴欲饮水，为热在里也。若夫正气既衰，邪热燥甚而烦渴者，若非水液寒药滋润，救其残阴，退其邪热，则阳热暴甚，而为害甚大也。不与水而反以大毒热药燥之，宁无损者邪！且如酒之体者，水也，比之饮水，则过能多饮，而旋能消散之外，转能发于渴者。以其苦热，养于心火，则阳盛阴衰，而燥去水湿之体，故旋能消散，而善多饮水也。其酒之善多饮者，以其酒之热毒，若非复以水体胜之，则亦少饮即醉者。强以饮多，则燥热太甚，而多生病者。然酒力之热，善消水体、復制酒力，以其热力多于水体，故饮多即热。醉而燥尽水体，势力尚在，则燥热烦渴，而病于酒也。然酒之热，耗尽水体之外，尚能燥热烦渴为病，况病于燥热太甚而烦渴，反不与水者，岂不知其害耶！凡燥热烦渴者，肠胃易为怫郁，当以退热开结，散水润燥之药调之，免致燥热太甚，则怫郁以成留饮。虽多饮，亦不止其肠胃脏腑之燥热烦渴，而或肠胃之内湿甚，以成吐泻也。凉膈、白虎、五苓及桂苓甘露散之类，随证以调之也。

或成留饮诸病者，随证燥之，宜小青龙汤、五苓、桂苓甘露、黄连解毒汤、小陷胸、大承气之类。证，本方论中。

战汗

夫热病大汗将出，而反寒战者。古人以百病皆为杂病，惟伤寒名曰大病，俗

言汗病是也。《经》言大汗者，非谓邪热自汗大出者也。乃阳气怫热郁结，后得开通，发散宣通，则蒸蒸而为汗出，是谓大汗。言大病怫热邪毒之气，郁极乃发，以为汗出，故曰大汗也，《经》曰：大气皆去，病得已矣。

表之正气与邪热并甚于里，大热亢极，而反兼水化制之，故反寒慄也。化，谓造化之化也。《经》曰：少阴所至为惊，或恶寒战慄谵妄，谓少阴君火热气之所至，而为此等之病也。又，《经》曰：诸禁鼓慄，如丧神守，皆属于火，注云：热之内作，然禁俗作噤，鼓，振摇而动也，言禁冷振慄，反寒战也。《经》曰亢则害，承乃制。谓五行之道，微者当其本，此实其过，亢则反兼胜已之化，以制其甚。《老子》云：天之道，其张弓乎，高者抑之，斯其道也。《经》云水曰静顺，谓静而自已无为，但顺物之气味也。及方圆，不与物争，乃至柔顺者也。水本寒，寒极则水冰如地，而能载物。又《经》曰：水发而雹雪，是水寒亢极，而反似尅水之土化，是谓兼化也。故病寒极者，反坚满也。夫土主湿黔雲雨而安静，雨湿极甚，则飘骤散落，是反兼风木制其土湿也。故《经》言痉为湿极，而反似风强病也。木主生荣，而王于春，其气温，其本风，风大则反凉而毁折，是兼金化制其木也。故风病过极，则中外燥涩，皮肤皴揭，是反气运行之燥涩，而筋脉瘛缓，是反兼金化也。金主于秋，而属于阴，其气凉，凉极则天气清明而万物反燥。燥物莫若火，是金极反兼火化制之也。故为病血液衰少，燥金之化极甚，则反热也。燥物莫若火，夏月火盛热极甚，则天气曛昧，而万物反润，以出水液，林木流津，及体热极，而反出汗液，以火炼金，热极而反化为水，是火极而反兼水化制之也。故病热极，则反出五液。妇人带下淋沥，及厥逆身冷，或为恶寒战慄，而反冷痛也。俗以带下直言冷病，及恶寒战慄，便为阴寒者，俗医未知此也。夫天道造化，病微必当其本，化寒见水，化热见火也，病甚者，反似胜已之化。如寒极反似热火，热极反似寒水之化也。嗟夫！百病之极甚者，其状反似于已之相反者。俗医不求其病之本气，而百端拟疑，莫知真源，不得已而但随兼化之虚象，妄为其治，反助其病，而害于生命多矣。以至举世皆云病至危极之时，则阴阳反变，而无能辨别也。殊不知但以运气造化之理推之，则设若千变万化，而归其要则一也，何得有难易之二耶！故《经》曰：夫标本之为道，浅而博，小而大，可以言一而知百病之害。《经》又曰：善言始者，必验于终，善言近者，必知其远。是则至数而道不惑，所谓明矣。《老子》曰：不窥牖见天道，不出户见天下，其出弥远，其知弥少。盖知要与不知要也。古圣曰：反常合道。谓古圣天理大道合同，而常俗之心，则有相反者也。然古圣道不离于俗者，谓道包于俗而入俗也。又云：俗自离道者，常俗莫能合于道也。夫俗则有相，而道本无形者，正如五行之变化，微则守其常，而本化自见。乃有相之俗，是化以自见也。甚则反似胜已之化，乃无相而反常合道，是谓变，以其取变于本化之相，而反见胜已之化也。变化之道多端，此则微甚外相之变化也。故《仙经》曰：大道似不肖厚德。若不足，即藏其本相于内，而反变化胜已之化于外，无相乃反常合于道者也。却以道眼观之，则求其内也。若但以俗眼觀其外，则逐相而远，何由得其要也！故圣经所论：天地变化，与道合同。而俗无所慊，但随俗见，编集方论，有乖其理，秖和俗心。致使后人皆由是说，反自以为是，而圣经之妙理，梦然罔究，病者无辜，竟罹横夭，吁可痛者！且如《经》言：阳胜则热，阴胜则寒。俗直谓阳热之气胜则发热，阴寒之气胜则发寒者，背《经》之本旨也。此言表里之阴阳，正气之虚实，言正气胜者为不病，而不胜者为病也。故《经》曰：阴胜则阳病，阳胜则阴病，阳胜则热，阴胜则寒。是谓表阳之正气胜，为不病，里阴之正气衰，而为受病也。里阴之正气胜，为不病，表阳之正气衰，而为受病者也。此皆热在表里阴阳之部分者也。然热胜在里，为阳胜阴虚，病当发热，故发热为病热在里。阳胜阴虚，下之则愈，汗之即死者是也。表热里和，则病当恶寒，为阴胜则阳虚，汗之则愈，下之则死者是也。故热在表，为阴胜阳虚，而言恶寒之寒，则为寒也。热在里，为阳胜阴虚，而言发热之热，则为热也。故伤寒表热则恶寒，当汗，里热则发热，而当下之。又，《经》曰：重寒则热、重热则寒者。非谓病寒而极，重反变也，此重言当有两重恶寒，则不恶寒而恶热，谓表热恶寒，为一寒也。若里之阳和，正气又出之于表，则又当有一重恶寒，是谓重寒，则反不恶寒，而为发热也。若表之正阳之气与邪热并入于里，则为两重发热，则不发热，而后禁慄寒战也。此反言阳和卫气并之于表阳分，则病气之胜，为阳胜也，病气与卫气并甚于里之阴分，则为阴胜也。此亦表里之阴阳正气之与邪热相併，并而以言为虚实也。然邪热在于表则恶寒，而热与里之卫气并之于表，则反烦热也。邪热独在于里则发热，而表之正气与邪热并之于里，则反寒战也。故《经》云：阳虚则外寒，阴虚则内热。此言并不者也，正气虚而受邪热，故言虚也。又曰：阳胜则外热，阴胜则内寒，此言併者也。夫表里阴阳之分，受其邪热之所在，其冲和正阳之卫气，又为邪热相并，而为病之所，正气转实而不虚，故《经》言胜也。故《经·疟论》云：阳气并于阴。当是之时，阳虚而阴实，外无气，故先寒慄也。阴气逆极，则后出之阳，阳气后并于外，则阴虚而阳实，故后热而渴。又曰并于阳则阳胜，并于阴则阴胜，阴胜则寒，阳胜则热。是言表里之阴阳，热气之虚实，非寒热阴阳之虚实也。故《经》曰：病在阳则热而脉躁，在阴则寒而脉静。然气并于内而外无气，故寒战，脉不能躁，甚而沉细欲绝，静或不见也。夫瘧者，邪热与卫气并则作发，而不并则休止也，故《经》曰：卫气相离，或病得休，卫气集，则復病也。故又云阴虚而阳实，实则热矣。衰则气復反入，入则寒矣。此秖言表里之阴阳，气不并者为虚，而并者为实。其为病之气者，乃热之一也。俗未明之，直以《经》言阴胜则寒，不明其经意，以病热而反恶寒战慄，便为阴寒之病，误之久矣。其阴寒之为病者，脉迟细，不烦渴，小便清白，吐利腥秽，屈伸不便，厥逆禁固，体寒而不热，不恶寒，无战慄者也。故《经》言人多病气也，阳少阴多，故身寒如从水中出。又曰：人有身寒，汤火不能热，厚衣不能温，不冻慄，此是阴寒为病，而直云不冻慄，寒冷也。夫阳动阴静，故《经》云战慄动摇，为阳火热气以为病也。反寒冷者，亢则害，承乃制，是火热极而反似寒水者也，故病寒战者反渴。及杂病而害战者，多有燥粪也。及夫平人冒寒而战慄者，寒主闭藏，而外冒于寒，则里热怫郁，而表之阳和卫气以外寒逼入于里，则阳并于阴，而寒战也。夫恐极而战者，《经》言五志过极，则伤本藏，恐为肾，故《经》曰恐伤肾。然肾伤而虚，则肾火自甚而热也。又《经》曰恐则气下。然阳主出行舒荣，故心火之志喜，则身心放肆，而阴主收藏，故肾水之志恐，则身心收敛也。夫恐则肾虚心实而热，正气收藏，陷下于里，亦是阳并于阴，而寒战也。夫酒噤而战者，肠胃酒热未散，身表酒力已消，则阳热易为蓄热入里，故但冒于寒则阳并于阴，而寒战也。夫欲汗而寒战者，伤寒日深，表证罢，蓄热于里，则发热也。若表里之正气并入里，则火热无极，而反寒战也。阴分阳热之气，逆极而后出之阳，则烦热而大汗作也。

世所谓交阳者，非阴寒交热，以为阳热也。乃怫热蓄之于里，而郁极乃发，则交传出之于表之阳分，是谓交阳，而后作汗也。或怫郁过极，而不能交出于表者，是郁极不发，否极不泰，即正气衰残，阴气先绝，则阳气后竭而死矣。夫欲汗而脉忽沉细，而或不见者，阳表正气并入于里故也。交阳而躁乱昏冒者，里热郁极乃发，而欲出，以怫郁而阳之气极不能出，故气乱则神冒而燥扰也。凡欲作汗，无问病之微甚，或已经新下者，或下证未全者，恒以凉膈散调之，甚者宜黄连解毒汤。或下后二三日，或未经下，腹满烦渴，脉沉实而有下证者，三一承气汤下之。势恶者，加黄连解毒汤下之。或已战，不快者，或战后汗出不快者，或微战数次，经大战而汗不出者，乃并之不甚，而病之不愈也。通宜三一承气汤，或更加黄连解毒汤下之，以散怫热而开郁结也。大法曰：脉浮不可下。伤寒病已有里证，脉沉，下之，里证尚在，脉渐浮，至一二日，汗不能出者，里证郁发之不峻，三一承气汤微下之，病已。凡此诸可下者，或得利而汗始出者，或服药而怫郁顿然开发，先汗出而后利者，或利行但随汗出泄，则气和而愈。更不利者，谓不快，交不过而死者，止由里热极甚，而不能开发也。故常以寒凉或下怫热，免致但以其作汗而为邪热耗绝阴气而死也。或不战而汗出者，邪不能尽，而阳不并阴也。或战而无汗，而自愈者，津液已衰，以经发汗、吐利、或自汗、吐利、亡液过多，则津液衰竭，无由作汗，但气和而愈也。

或不战不汗而愈者，阳不并阴则不战，津液已衰，故无汗而已也。世俗未知，而直以恶寒战慄名阳热气虚，阴寒实胜，因而为治，误人多余。

受汗

夫大汗将出者，慎不可恨其烦热，而外用水湿及风凉制其热也。

阳热开发，将欲作汗而出者，若为外风凉水湿所薄，则怫热反入于里，而不能出泄，病多危极而死矣。

亦不可恨其汗迟，而厚衣壅覆，欲令大汗快而早出也。

怫热已甚，而郁极乃发，其发之微则顺，甚则逆，顺则发易，逆则发难。病已怫热作发，而烦热闷乱，更以厚衣壅覆太过，则阳热暴然太甚，阴气转衰，而正气不荣，则无由开发，即燥热喘满，危而死矣。

汗候

双解散

普解风寒暑湿，饥饱劳逸，忧愁思虑恚怒悲恐，四时中外诸邪所伤，亿觉身热头疼，拘倦强痛，无问自汗无汗，憎寒发热，渴与不渴，微甚，伤寒疫疠，汗病两感，风气杂病，一切旧病作发，三日里外，并宜服之。设若感之势甚，本难解者，常服，三两日间，亦无不可，并无所损。或里热极甚，腹满实痛，烦渴谵妄，气喘急甚者，以大承气汤下之，三一承气汤亦妙也。下后未愈，或证下未全，或大汗前后逆气，或汗后余热未解，或遗热劳復，或感他人病气，汗毒传染，或中瘴气、马气、羊气，一切秽毒，并漆毒、食毒、酒毒、一切药毒，及坠堕打扑伤损疼痛，或久新风眩头疼，中风偏枯，破伤风，洗头风，风痫病，或妇人产后诸疾，小儿惊风积热，疮疡疹痘诸证，无问日数，但服之。周身中外气血宣通，病皆除愈。是防风通圣散加天水散，各一半。

防风　川芎　当归切，焙　芍药　薄荷叶净　大黄　麻黄去根苗节　连翘　芒硝别研。各半两　石膏别研　桔梗各一两　滑石十五两别研　白术　山栀子　荆芥穗　甘草各四两，剉烂　黄芩一分

上为粗末，每服五钱，六钱，水一大盏半，入葱白五寸、盐豉五十粒，生姜三片，煎至一盏，滤汁，去滓，温服，无时，日三四服，以效为度。常服三钱，水一中盏，煎六分，绞汁，温服，不拘时，兼夜四服。设痊愈，后更宜常服，使病不再作，新病不生，并无过竟。无问岁数，乃平人常服之仙药也。凡人已衰老，则肾水真阴损虚，既风热燥郁，其精血涸竭枯燥而死，但以此药扶补滋润者也。嗟夫！世俗反以妄传，中年以上，火气渐衰，止是虚冷，更无热病。误服热毒之剂，害人无数。岂知识病之法，全凭辨证，以别寒热阴阳虚实，岂可以中年上下为则耶！此药除孕妇及产后、月事经水过多并泄泻者不宜服。或治杂病亦宜。治风热极妙。一名通气防风散，一名通解散。

伤寒传染论

夫伤寒传染之由者，由闻大汗秽毒，以致神狂气乱，邪热暴甚于内，作发于外，而为病也。则如《西山记》曰：近秽气而触真气。钱仲阳云：步粪秽之履，无使近于婴儿。若闻其气，则令儿急惊风搐也。孙真人云：乘马远行，至暮当沐浴更衣，然后方可近于婴儿，使不闻马汗气毒，不然则多为天吊急惊风搐也。故死马者，感其毒气，而成马气疔黄之疾，皆由闻其毒气之所作也。故《圣惠方》一法：大汗出，则悬药于户，避其大汗秽毒，无使伤于人也。世以艾灸席隅者，皆其义也。多染亲属、忧戚、侍奉之人劳役者，由其神气怯弱，易为变乱故也。何以知传染？脉不浮者是也。若误以热药解表，不惟不解，其病反甚而危殆矣。其治之法，自汗，宜以苍术白虎汤，无汗，宜滑石凉膈散，热散而愈。其不解者，适其表里微甚，随证治之，而与伤寒之法，皆无异也。

中医五运六气全书

素问要旨论

金 刘完素 撰

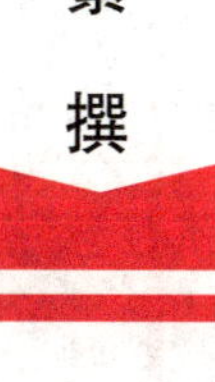

目录

CONTENTS

整理说明

《素问要旨论》全面发挥运气精义，即把自然界五运六气的一些变化发展规律，用来类比人体，说明人的生理病理。

本次整理出版，是在宋乃光主编的《刘完素医学全书·新刊图解素问要旨论》的基础上进行的。同时，参考了其他版本，并根据《中医五运六气全书》统一体例作相应调整、选择、校勘、注释。

序

天地之道，生一气而判清浊。清者轻而上升为天，浊者重而下降为地。天为阳，地为阴，乃为二仪。阴阳之气各分三品，多寡不同，故有三阴三阳之六气。然天非纯阳而亦有三阴，地非纯阴而亦有三阳，天地各有三阴三阳，总之一十二矣。然天之阴阳者，寒、暑、燥、湿、风、火也；地之阴阳者，木、火、土、金、水、火也。金火不同其运，是故五运彰矣。然天地之气运升降不以[①]，阴阳相感，化生万物矣。其在天者，则气结成象，以为日月星辰也；在地则气化为形，以生人、为万物也。然人为万物之灵也，非天垂象而莫能测矣。其非机理，归自然也。其非圣意而宣悟玄玄之理，故有祖圣伏羲占天望气，及视龙马灵龟，察其形象而密解玄机，无不符其天理。乃以始为文字画卦，造六甲历纪，命曰《太始天元册文》，垂示之于后人也；以诮[②]神农诏明其道，乃始令人食谷，以尝百药而制《本草》矣；然后黄帝命其岐伯及鬼臾区以发明太古灵文，宣陈造化之理，论其疾苦，以著《内经》焉。

凡此三皇三经，命曰三坟，通为教之本始，为万法宗源，诚为天之候也。若论愈病疾，济苦保命防危，非斯圣典，则安得致之矣！然经之所论，玄机奥妙，旨趣幽深，习者卒无所悟，而悟得其意者鲜矣。完素愚诚，则考圣经，撮其枢要，积而岁久，集就斯文，以分三卷，叙为九篇，勒成一部，乃号《内经运气要旨论》尔，乃以设图彰奥，绮贯纪倜，袭句注辞而敷其言意，或可类推者，以例旁通，例成而陈精粹之文，训古其难明兼义，释字音以附之于后，虽言词鄙陋，所乘从俗，而庶览者昌为悟古圣之妙道矣。河间刘守真谨序。

①以：通“已”。
②诮：至也。

卷　一

［新添］彰释玄机第一

六元之数者，乃天真之一气也。言一气之用者，得之则神，失之则丧真。故知一气为天地万物神应之母也。是故元一真人传庚桑楚六衍之法也。

一衍之道，穷通混玄变化之真源也；二衍之神，晓了造化神明之法用也；三衍之气，明辨升降动静之精微也；四衍之天，知天道运行万象也，以正刚健之德也；五衍之地，知地之化生万物也，以正柔顺之德也；六衍之万物，言万物者，可以明神气之变动，可以晓天地之逆从，然后可以知万物盛衰吉凶征兆也者。言万物者，天地上下为升降之中，神象不惑，天地不交，道无□[①]万物，万物实成于道。死者是六爻不通，三才不期，故有吉凶。故吉凶征兆之事彰，盛衰灾祥之化应也。是故天地上下，成临阴阳，左右成间，五运所加，六气所临，迁移有位，应期变化，无方布政，五运所加其干，六气所临其支，支干相推，一岁之气乃应。迁移有位而分早晚之期，变化无方以别盛衰之征。故圣人德以天地为心神，以阴阳为用，德与心政，神与用明，其道为万物之化诚也。

［旧经］五行生成数

昔天候灵龟，出于洛水，以负五行生成之数，于伏羲氏则其始也。或云此乃治画始于禹者，误也。然五行经彰，以五行配合之道，因纪之始，出《太始天元之册文》。又龙马出于洪河，以负九宫数，因而作命曰《河图》耳。又龟出于洛水，以负五行生成数，因而遂书命曰《洛书》耳，皆因伏羲为真始也。后因圣帝命天师推究太古灵文，乃著《内经》而已，言其五行生成之数也。

［新添］又按《太古天元玉册》灵文曰：是故五行得位，水、火、木、金、土也。正于五方，表混沌之初分，上下清浊以定，乃成天地也。

二神赑屭[②]，因万物之始生，分阴阳而立左右，辨清浊而分前后。故五行得位而变形。日月运行而化星。直日气之变，太虚澄清，黑气浮空，势乱[③]如麻，遐迩一色，元凝两分扰，濛雨昏翳，寒资阴化，水始生也。寒湿交□[④]生辰星，乃至阴之精感而化也。故水得其一数，故众水皆一体也。□□[⑤]乃阴极而阳化

---

①□：原文缺字。

②赑屭（bì xì）：勇猛有力貌。

③乱：原脱，据《素问·气交变大论》补。

④□：原文缺字。

⑤□□：原文缺字。

也。寒极而热生，乃物极而反也。太虚昏翳，宛若轻尘，色散如丹，乍盈乍缩，焰光郁懊，燔灼销融，热资阳化，火始生也。寒热交而生炟煌，阳光盛而生荧惑。

又云：水旺而生荧惑炟煌，以火而小赤，不行火令，至阳精之化也。故得其火之二数者，应水中之火，石中之火也。景霁山昏，苍埃四合，山川如堵，鼓拆太虚，天地远，气散焉，口风阳化阴长，木始生也。燥风交而生岁星，阴阳和而水资，草木敷荣，故木得三数也，乃树木、竹木、草木也。气交之极，阳气复降，阴气复升，劲风爽气，远近烟浮，白曚如绪，遐迩皎洁，势郁声退，木偃云腾，山川坚定，肃气凄清，燥热相交而金始生也。

阳气升，阴气降，水就润而生木焉，阴气升而阳气降，火就燥而生金。故知木为阳中之阴化，金为阴中之阳化。故金得四数，乃金银铜铁之类。言五者，铅草不能禁于火也。

燥气盛而生火，白云腾雨降，泉出地中，湿热相搏，五伏之下，土始生也。四方备而生镇星。

此火之子也，在五伏之下，而有五色之土者，清阳为天，浊阴为地，此乃坤正土，非火之子也。故阴土二，而阳亦二也。四方备而阴精之内，感阳光而生五土，上感气而镇星也。

故水一，火二，木三，金四，土五，论其次也。其坤元之土张于四方，乃得之为成数也。水、木、金、火为得土而成立，故而入土之土，故有成数，水一数加土五乃成六，而火二数加土五乃成七，木三数加土五乃成八，金四数加土五乃成九，土□①五方，方无成数，只得五也。是故天地五行生成之数者，四十五也。脉取四十五为平脉也。凡人气血、长短、息数皆生于四十五也。载图于后：

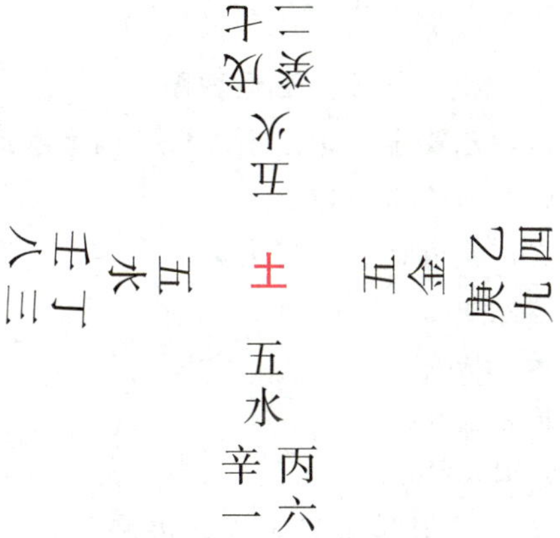

五 火 戊癸 二七

五 水 丁壬 三八　　土　　五 金 乙庚 四九

五 水 丙辛 六一

图一　五行生成数图

五行：金、木、水、火、土。

十干：甲、乙、丙、丁、戊、己、庚、辛、壬、癸。

十二支：子、丑、寅、卯、辰、巳、午、未、申、酉、戌、亥。

①□：原文缺字。

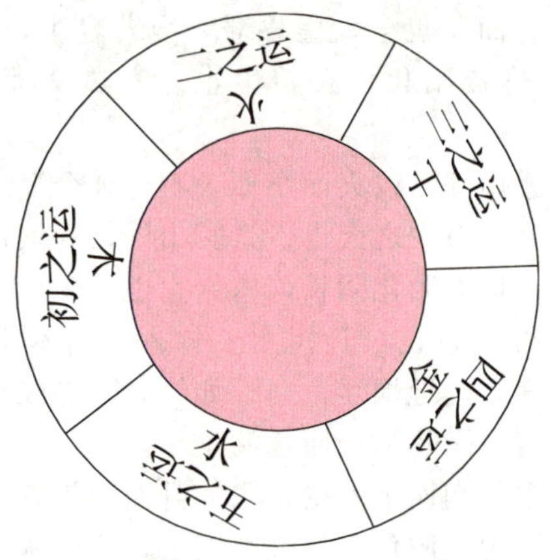

图二　五运主图

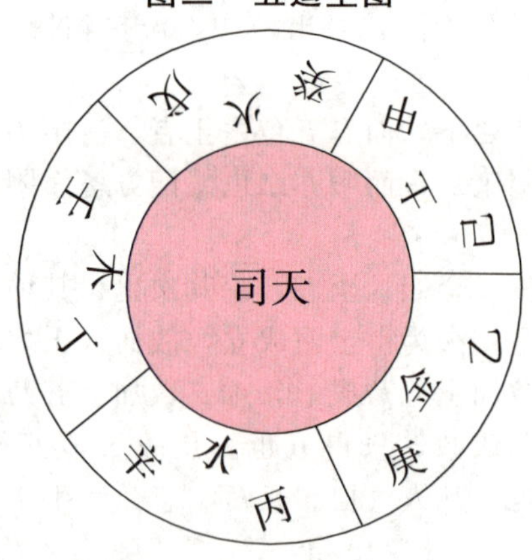

图三　五运客图

五运所生：甲己土运，乙庚金运，丁壬木运，丙辛水运，戊癸火运。

甲乃为夫，己乃为妇，所生真土也。

假令甲子年土运统之，其五运者，有夫运，有客运。有主运也。

五运歌曰：甲己土运乙庚金，

丁壬木运尽成林，

丙辛便是长流水，

戊癸离宫号曰心。

假令甲子年土运承天，乙丑年金运承天，丙辛年水运承天，丁壬年木运承天，戊癸年火运承天。

假令甲与己为土运，上半年乃甲土运，下半年己土运，余仿此。

客运

假令甲子年土为天运，便为初运，自大寒前十三日交初之运。乙为金运，乃第二运也。丙为水运，乃第三运也。丁为木运，乃第四运也。戊为火运，乃第五运。

主运

初运逐年木为主，二火三土相生取，四来是金以为常，土运寒水常相许。假

令逐年自大寒交司日，木为主运。火为二之运主，土为三之运主，金为四之运主，水为五之运主，主客兼运另有运策。

太少运：甲丙戊庚壬为太，

己辛丁癸己少寻，

阳年是太阴年少，

寄宫所在不相侵。

甲在寅，乙在辰，丙寄辰，丁在未，己寄巳，辛寄戌，戊在戌，癸寄丑。

五音：木角火征金为商，土宫水羽最为良，阳年为太阴年少，得地反为太少乡。假令己巳年，己寄巳，巳本是少宫，却为太宫。辛寄戌，丙戌年，戌内有辛，反为少羽。癸丑年为太徵。丁未年为太角。庚辰年，乙与庚合，内有乙，反为少商。余者，阳年为太，阴年为少也。其寄干者，所在之处，太少相反也。其余论阴阳年也。

又法：

假令甲子年便为太宫，乙丑年为少商，丙寅年为太羽，丁卯年为少角，戊辰年为太徵。

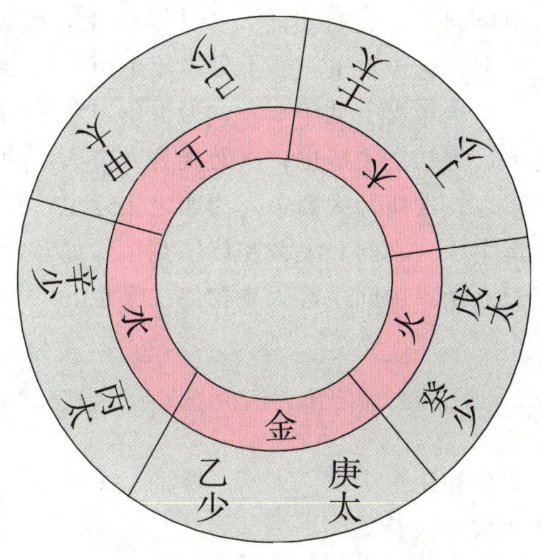

图四　太少宫图

客五运太少

假令甲子年五运，甲为太宫土运，为初之运；乙为少商金，为第二之运；丙为太羽水，为第三之运；丁为少角木，为第四之运；戊为太宫火，为第五之运也。主运太少法：

初运逐年木主选，阳年起壬阴丁年，

每岁轮至正对位，逢之本于是当年。

阳年起壬，阴年起丁。假令轮行十二支，于本年支上，或对重支上，于十二

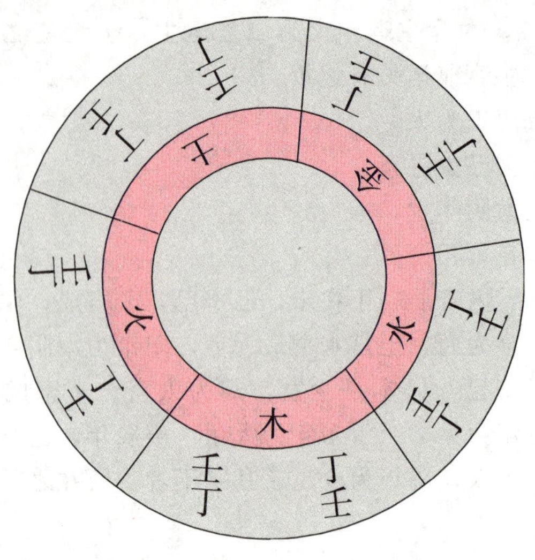

图五

支上寻本年干字是也。

假令庚戌年，乃阳年起壬，轮行十干，于十二支上，轮至辰上，见庚辰也，却为阳年起壬。壬为太羽，行至对重，辰上见本年干庚，便为少角也。

又如，阴年起于丁，本年支上见年干者，为少角，对重见者为太角也，便从庚辰上起丁，乃少角木，为初之主运也；次乃戊为太徵火，为二之主运也；次己为少宫土，为三之主运也；次庚乃太商金，为四之主运也，终乃辛为少羽水，为五之主运也。逐年五运主少《素问》上载初终字是也，如《六元正纪大论》。

［新添］《六元正纪大论》中问主客太少初终二字也。

壬子、壬午年：

上：少阴司天

中：太角木运

下：阳明司地　太角初正　少徵　太宫　少商　太羽终

戊子天符、戊午年太一天符：

上：少阴司天

中：太徵火运

下：阳明司地　太徵　少宫　太角　少羽终　少角初

此明太少二字也，戊子、戊午年客运为太角，主运为少角。

丁丑、丁未年：

上：太阴司天

中：少角木运

下：太阳司地　少角初　太徵　少宫　太商　少羽终

己丑太一天符、己未年太一天符：

上：太阴司天

中：少宫土运

下：太阳司地　少宫　太商　少羽终　少角初　太征

乙丑、乙未年：

上：太阴司天

中：少商金运

下：太阳司地　少商　太羽终　太角初　少徵　太宫

其角为初者，每岁以木为初，主运。羽为终者，乃水为每岁之五终运主也。五音者，五行之音声也。土曰宫，金曰商，木曰角，火曰徵，水曰羽。在阳年曰太，在阴年曰少。《晋书》：角，触动而生，其位丁壬之岁。徵者，止也，言物成则止，其位戊癸岁也。商，强，谓金性之坚强，其位乙庚岁也。羽，舒也，阳气将复，万物孳育而舒生，其位丙辛岁也。宫，中也，中和之道，无往而不理也，又，总堂室奥作而谓之宫，所图不一，盖土亦以通贯于金木水火，土旺于四季。荣养四脏，皆总之意也，其为甲己岁也。

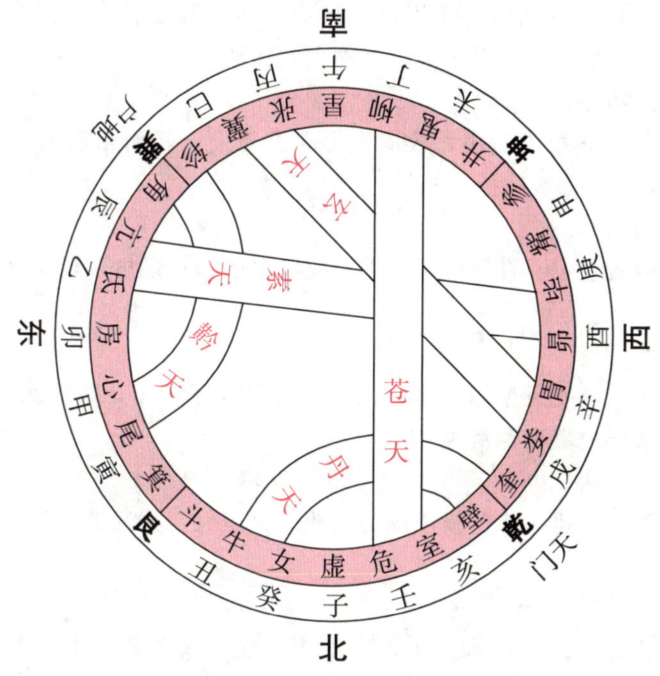

图六　旧经天元五气经天之图

《太始册文》曰：故五运从十干起，甲为土也。土生金，故乙次之；金生水，故丙次之；水生木，故丁次之；木生火，故戊次之，如此五行相生而转。甲为阳，乙为阴，亦相间而数，如环之无端也。详其五音、五运之由者，乃上下相召，太少相成，统归于口而已。是故因刻成日，因日而成月，因月而成岁，今象因以致岁，太古占天望气，天运所至，定表岁之灾变也。

黅天之气，横于甲己，为土运；素天之气，横于乙庚，为金运；元天之气，横于丙辛，为水运；苍天之气，横于丁壬，为木运；丹天之气，横于戊癸，为火运。

［新添］五天之气

凡五运者，乃五天之气也，皆主一年，太过来早、不及乘之。不及来晚，太过从之。即太过先至十三日，不及后至十三日也。旨在大寒交司日前后也。昔天垂象以示于伏羲，圣人占候，视其五色之气张列虚空，圣机测意，天以立气而为五行，以五气终始之际配名刚柔，而以立十干；次以十二支定位，立成二十八宿，命曰五气经天矣。故《太始天元玉册》曰：丹天之气经于牛[①]女戊分，黅天之气经于心尾己分，苍天之气，经于危室抑鬼壬分，素[②]天之气经于亢氐昴毕庚分，元天之气，经于张翼[③]娄胃辛分。所谓戊己分，主曰奎璧角轸，则天地之门户之所。其道矣，从卯辰巳午未申行阳度二十五度，半周天也，从酉戌亥子丑寅行阴度二十五度，半周天也。自房至毕十四宿为阳主昼，自昴至心十四宿为阴主夜，一日乃百刻之度也。

甲己黅黄司宫土。

黅者，黄色也。黅气即起于甲己，故应土运。其运者，色宫。宫者，音声也，太而和曰宫，故长也。夏土旺，万物太而和平。

乙庚素白主商金。

素者，白也。气积于乙庚，故应金运。其音商，轻而粗曰商，故秋万物凋零，辙微劲切。

丁壬青苍为角木。

苍者，乃薄青色也。青气横于丁壬，故应木运。其音角，轻而直曰角，故春则万物舒荣端直也。

丙辛黑元水羽音。

元者，黑也。上支见紫绀而黑之属也。黑气横于丙辛，故应水运。其音羽，沉而深曰羽，故冬物藏而深沉也。

戊癸丹赤应徵火。

丹者，深沉赤色也。赤气横于戊癸，故应火运也。其音徵，和而美曰徵，故爱物蕃鲜美也。

五太甲丙午庚壬。

甲，太宫土；丙，太羽水；午，太徵火；庚，太角金；壬，太角木。曰太过，阳干合阳支，阳用事故疾速，故太过而盛者也。

五少乙丁癸辛巳。

乙，少商金；丁，少角木；癸，少徵火；辛，少羽水；己，少宫土。乃曰不及，阴干合阴支，阴用事徐迟，不及而衰也。

于是平运命加临。

平气者，阳年太过，阴年者不及，非太过、非不及者，平气运也。木曰正

①于牛：原脱，据《素问·五运行大论》补。

②素：原脱，据《素问·五运行大论》补。

③翼：原作“翌”，据《素问·五运行大论》改。

角，火曰正徵，土曰正宫，金曰正商，水曰正羽，然上下干支加临推之。

［新添］求五运邪正二化

土为雨化，火热化，金清化，木风化，水寒化。

丁丑、丁未年，其运风清热，清热胜复同。

丁乃木运，风化。木运之下，金气承之，清化；木生火，热化。

癸丑、癸未年，其运热寒雨，寒雨胜复同。

癸乃火运，热化。火运之下，水气承之，寒化；火生土，土乃雨化。

己丑、己未年，其运雨风清，风清胜复同。

己乃土运，雨化。土运之下，木气承之，木乃风化。土生金，金，清化。

其运者，阴年不及，遇所克所生者，同化也，乃邪气化度也。阳年太过，运只一化，乃正气化度也。此乃邪正二化也。

［新添］求天运来时法

自大唐麟德元年[①]甲子岁正月一日己酉朔娄金狗直日[②]，先下积年乃减一算。自麟德至庚戌五百二十七年，明昌六年[③]也。此以七因之，以十九除之，一名闰数；次以十二乘之，乘后却加入闰数、除数后，又加之本月数；次下位别张之，乃去一年，次去其闰数，又虚去其五行数；次以上位进之一位后三因之；次出下位之数，名去小尽也；后加入月下零日数，看得几日，次六十去之，不尽，乃百乘之，又以八十七去之，不尽者乃加入运数，太过者加成数，不及者加生数，看得几何，如阳年逢偶数即加一，阴年逢奇数即减一，其余加减，毕其数过，当日下刻中之数也。

求五运交司日法

凡五运皆主一年，太过来早，不及乘之；不及来晚，太过从之。运来之日，在司天交司日前后各十三日，或同交司日，其间大至者每随冬至天正之日也，冬至后一月即丑正大寒之日，是天交司之日也，斗建丑正，阳年交司日前十三日至，阴年交司后十三日至。年值运干相符合得而平气年，即非有余，又非不及，曰平气也。即土运取己丑。己未，金运取乙酉，水运取辛亥，木运取辛卯，火运取癸巳，此皆阴不及运，反作平气运也。又，于太过年当有余，而天刑之，反作平气，不得其盛也。火运天刑有二，即戊辰、戊戌，上见太阳寒水司天，克之不盛也，故作平气运。金运即天刑有四，庚子、庚午、庚寅、庚申，其君相二火司天，上见二火，中见金运司天刑之，不得有余，故作平气也，皆同天至交司至也。太过曰先天，不及曰后天，平气曰齐天。齐天者，即同至于大寒交司日也。

---

①大唐麟德元年：公元 664 年。

②直日：逐日也。

③明昌六年：公元 1195 年。

［新添］求五运所交日时法

至大唐麟德元年甲子岁正月一日己酉朔，至今明昌三年癸丑岁，积得五百三十年，减一算，乘岁周分三百六十五度二十四分三十六秒，乘之，得一十九亿三千二百一十三万八千六百四十四分，除交司日，差一十四万六千一百单九，以天纪六十去外，有五十九日二千五百四十三分一秒，命己酉，大余得戊申日，大寒及分，得大寒前后或大寒日交也。

求二之运

至大寒交司日，大于五十九日，加运策七十三日。

求次之运

置二之运，累加运策，满六十，去之不用，命己酉，见交运日辰乃分。

求法敛加时

置主运下，小余分六，因之五百，分为一辰，六十分为一刻，命子正。算外得时刻也。已正四刻也。

假令大寒，小余二千五百四十三分，退一位作二百五十四分，以六乘之，得一千五百二十四分，一千分得五辰，于五百分上更除了二百五十，乃半辰也。有半辰者为正，无半辰者为初，外有二百五十分，更有二十五分，计行二百七十五分，六十分为一刻，又除了二百四十分，为四刻，外有三十五分弃之。从子起，五辰在巳，有半辰，巳正四刻也。

卷　二

五行司化第二

东方木者，乃厥阴风木，天地号令之始也。春木旺，厥阴司天为主化，春风胜，厥阴司天为主对。夏火旺，少阴司天为主化；夏热胜，少阴司天为主对。四季土旺，太阴司天为主化，四季太阴司天为主对。秋金旺，阳明司天为主化；秋燥胜，阳明司天为主对。冬水旺，太阳司天为主化；冬寒胜，太阳司天为主对。天地上下升降，阴阳相合，天地太一，天真元气判而为二，以为阴阳，列而为六，其在天则为寒暑燥湿风火，三阴三阳上奉之；在地则为木火土金水，则生长化收藏而下应之，则为知矣。天地各有三阴三阳，先圣测之，立为十二支矣。

求六气司天

歌曰：子午少阴君火暑，丑未太阴湿土雨，寅申少阳相火热，卯酉阳明燥金主，辰戌太阳水司寒，巳亥厥阴木风举。

少阴为标，气始生之元，正化生数，对化成数。

少阴君火司化于子午，其气暄暑。太阴土司化于丑未，其主雨湿化。少阳相火司化于寅申，气炎热。阳明司化于卯酉，主清凉干燥。太阳寒水司化于辰戌，主寒冷。厥阴风木司化于巳亥，主于风举。

求司天司地法

天气始于甲。甲者，十干之首也。地气始于子。子者，元气之初也。甲、子相合而为甲子，乃天地阴阳之气之始也。甲应土运，故为五运之君主。甲子与甲午相合，故子为阳气之首，午为阴气之初。子午之上，少阴火为六气之主，而为元气之标矣。标者，上首之始也。

少阴为初气，周普天气终于癸。癸者，子午之终也。地气终于亥者，元气终于癸亥也。相合为癸亥岁也，乃天地阴阳立者，并遍一周，终尽之岁也。癸亥与癸巳相合，故阴终于巳，阳终于子。终于己亥，己亥之上，厥阴主之，故为元气之终也。

［新添］六气司天司地

歌曰：倒者司天进司地，阴阳上下定灾危，后学医流如晓得，逐年病体见

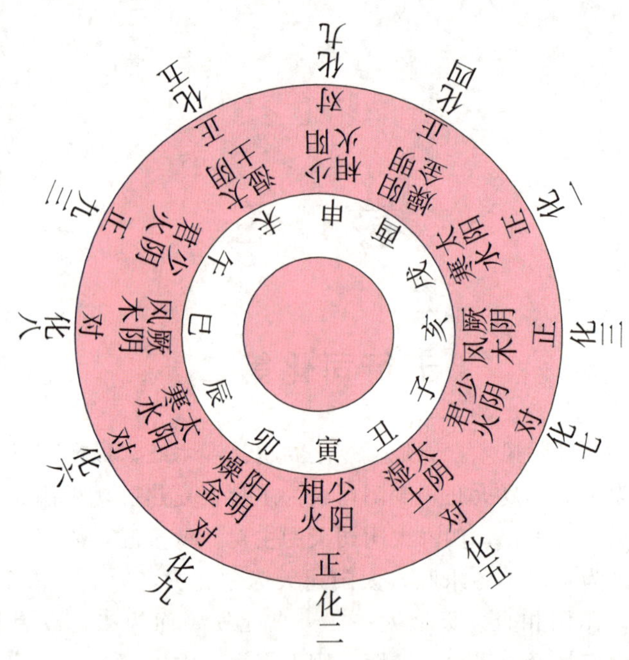

图七　主对化图

根机。

假令甲子年子午，少阴君火司天，阳明燥金司地。己丑年，太阴湿土司天，太阳寒水司地。

假令少阴君火司天，戊巳、戊午年，戊为火运司天，与运同，为天符岁会也。进四位，乃在泉也。如乙酉年，乙金运，酉金支，乃庚子司地，同天符。

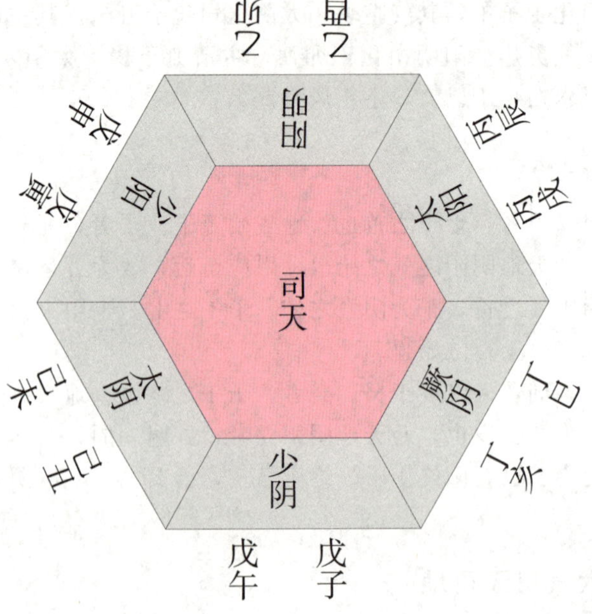

图八　天符岁会之图

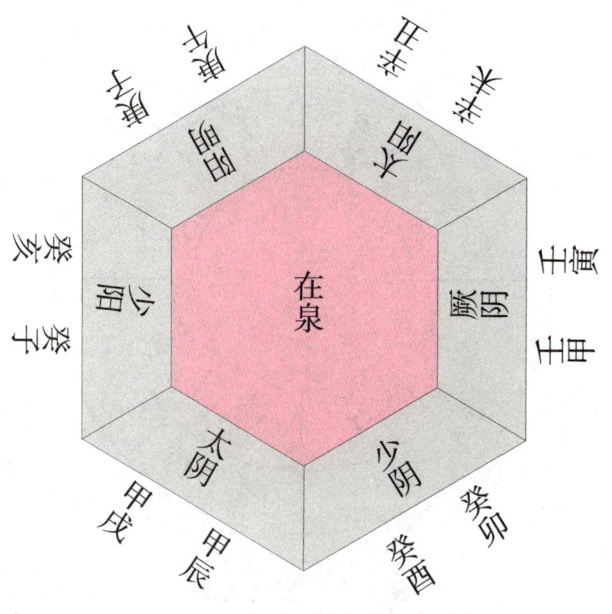

图九　天符同岁会图

推天符岁会太一天符法

《经》曰：岁运太过则其至先，岁运不及则其至后，此候之常也。然先后之至者，所为六步气候各于本位前后之至也。交司之先后之至各差十三日而应也，以观万物生长收藏而可知也。凡此之谓志少之异也。故云，非太过不及也，则其气当时而至，是谓平气之岁也。然虽皆以应期而至，细而推之，其用各异不可不通矣。故《经》云：“变行有多少，病形有危甚，生死有早晏”，此之谓也。

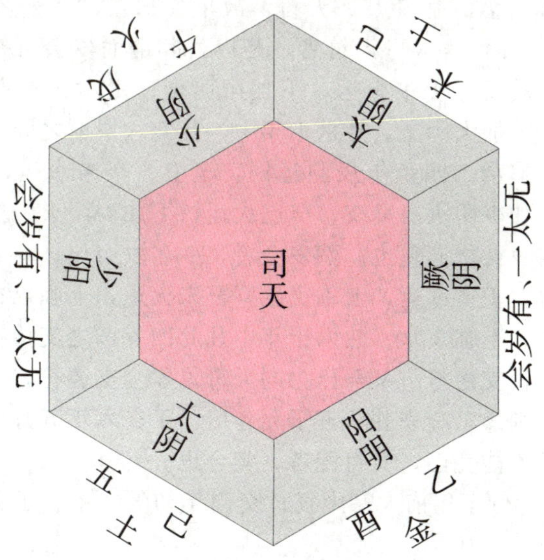

图十　岁会太一天符之图

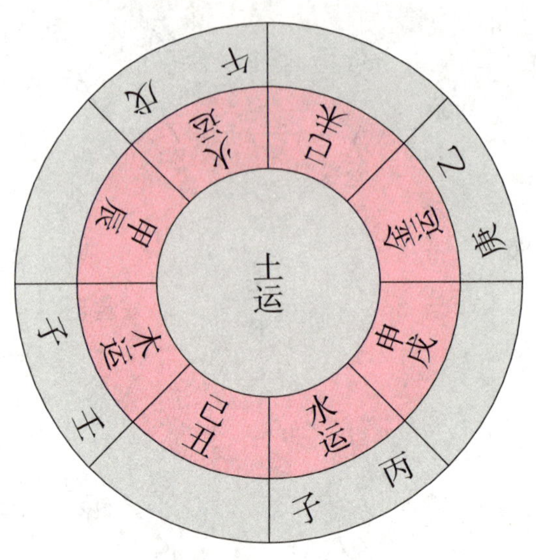

图十一　岁会之图

歌曰：运同天化号天符，运临本辰名岁位，丑未午酉运同天，岁会太一天符年，太过下加同符天。

诸运同天化者，木运上临厥阴，火运上临少阴，土运上临太阴，金运上临阳明，水运上临太阳，皆是运与司天气化合同。曰天符者，合也，木运临卯，火运临午，金运临酉，水运临子，土运临辰，戌、丑、未，常是本辰之位，故曰岁位。一名岁会者，谓运与本辰会合而同也。一名岁直，运直本辰也。直者，司也，至也；辰者，支也。己丑、己未之岁，己为土，丑未属土，上见太阴土；戊午之岁，戊为火运，午赤属火，上见少阴火；乙酉之岁，乙乃金运，酉亦属金，上见阳明金。然六十年中，凡此四岁，皆是运气与年辰符同，是为三合，一名会，二者岁，三者运会，命曰太一天符，故下文曰：“当六岁会，太一天符。”《经》说不言岁会，而惟言太一天符者，是以言其纲而岁会可知也。然太一天符者，尊者之名也。庚子、庚午金运，下加阳明金；壬申、壬寅木运，下加厥阴木；甲戌、甲辰，下加太阴土。然六十年中，凡此六岁谓之同符，亦与天符之化同也，不及下加同岁会。四孟年辰与运同，辛丑、辛未水运，下加太阳水；癸酉、癸卯火运，下加少阴火；癸亥、癸巳火运，下加少阳火。然六十年凡此六岁谓之同岁会，亦与岁会之同化也。然岁会者，一名岁会位，一名岁至，其义一而二名，不可不通也。壬寅木运，上临寅木，癸未火运，上临巳火；庚未金运，上临申金；辛未水运，上临亥水。然六十年中凡此四岁谓之支德符合，或于德符有邪也。又壬寅为同符支德符。又癸巳为同天符，岁会支德符，其用各异，不可不通也。少角木，多则燥，金来胜。五子元建曰：丁亥六年五月建寅，丁与壬合同木运，乃得平。金不能克己，又符配者，契合也。

凡当年运炁①，皆于年前大寒中气日交当年初气，申、子、辰三年同寅初一

①炁：同“气”。

刻交，丑、已、酉三年同巳初一刻交，寅、午、戌三年同，申初一刻交，亥、卯、未三年同亥初一刻交。凡此四年，为一水同，此乃三合之义也。

丁年木不及，癸年火不及，已年土不及，乙年金不及，辛年水不及。凡此五运不及，则胜己者来克之，已气衰而灾者，遇年前大寒时交气时，丁与年运干符合，则能相辅佐清金运，便为平岁，则各无胜克交灾之生月也。然甲与己合，乙与庚合，丙与辛合，丁与壬合，戊与癸合，各月干德符也，此者名为干德符也。以上同为平运岁同下天符，太一太乙，天符，同岁会支德符、干德符之类。此皆是平运之岁也，则其化运行皆是平运之岁也，则其运化行皆应期而至，万物生长收藏，及人之脉候，皆顺天气而无先后之至也，细而推之则可知也。

凡此诸岁，虽是平运，而胜衰之用亦有异也。何以明之？然若诸不及之岁，得与天符岁会同岁支德符、干德符之类，符合相助，则方得平和，而已不衰，则物化同化各无胜克之变也。若遇太过之岁，便得天符或岁会，天符支德符、干德符之类，符合相助，则其气转盛，安无胜克之变乎！然后虽有胜复之变，必然有变矣。故《经》言，岁火太过，上临少阳、少阴，火燔火焫，水泉涸，物焦槁，病反谵妄狂越，咳喘息鸣，下甚血溢，泄不已，太渊绝者，死不治。又言岁水太过，上临太阳，雨水雪霜不时降，湿气变物，民病反腹胀痛，肠鸣溏泄，食不化，渴而妄瞀，神门绝者死。

凡言赫曦之纪，云上徵而收，气后也。暴烈其政，脏气乃复，时见发凝惨，甚则雨水霜雹劲切，寒邪伤心也。

流衍之纪，云上羽而长，气不化也。政过则化气大举，而埃昏气交，大雨时降，邪伤肾也。凡此之类，皆是天符之岁也。又言曰，太角云上商，则其气逆，逆则病吐利，不务其德，则收气复，初气劲切，甚则肃杀，清气大至，草木凋零，邪乃伤肝。然太角上临少阳则下加厥阴，是谓同天符也。以上皆平运之岁也。既所载如此胜复之变者，安得平运之岁皆无变乎？斯义昭然，而无憾矣。

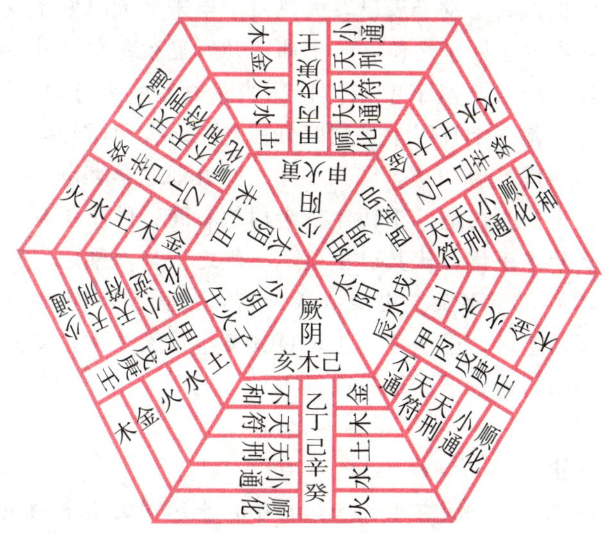

图十二　六十年运变化之图

推大小差郁复

《经》曰：天气下降，地气随之；地气上升，天气从之，运居其中而常先也。恶所不胜，归所同合，随运归从而生其病也。故上盛则天气降而下，下胜则地气迁而上，胜之多少而若其分，微者小差，甚者大差，甚则位易，气交易则大变生，而病作矣。

［新添］差者，差其平常之气候也，而有盛衰之变也。日得其位常化也，命其位而方月可知也。六位之气，太少异也。随其所在以定其方，随其各位之分占之。太少者，太者之至徐而常，少者暴而亡。

暴者，速而不长久。亡，无也。曰天地盈虚何如？天气不足，地气随之；地气不足，天气从之，运居其中也。地气胜则随运上升，天气胜则随运下降。上升下降，运气常先，无所不胜，归所同合。虽云归从而生其病，病生者非其位则变生病矣。

六气应五行之变，位有终始，气有初、中、上、下不同，求之异也。位者，地也。气者，天也。天地之气互有差移，故气之初终中者，地主事则气流于地，初者天用事则气腾于天。初与中，皆分六步①而率克尔。初中各差三十日余四十三刻四分到之三也。其差者，一气六十日，乃天地用事也。

前说多少而差其分者，乃天地之气升降差其分有多少也。微者小差，甚者大差，微者徐，暴者速。甚则位易，气交易则大变生而病作矣。《大要》曰：甚纪五分，微纪七分，其差可见。

微者小差，徐而迟也。一分乃十五日，七分者，乃一百十五日，而应其候，甚者大差，五分也，乃七十五日而差，差过其数也。其差一说，《六元正纪大论》曰：善，五运之气亦复岁乎先有胜，后有复，报也？郁极乃发，待时而作也。待，谓不及差分位也。大温发于辰巳，大热发于申未，大凉发于戌亥，大寒发于丑寅。其温热凉寒本发于四正之位，子午卯酉乃春夏秋冬也。其春温发于寅卯时也，差于辰巳，夏热当午，差于申未，秋凉当于酉位；差于戌亥，大寒当于子位，差于丑寅也。各差三十日四十三刻四分列之三。大纪微纪者，大纪暴急，其病危；微者徐，为病持持为相持，相执持也，明五郁之早宴也。

假令丙申岁，辛亥为司地，丁酉年亥为司地右间；戊戌年亥为司天左间，己亥年，迁正司，亥乃木正化，伏其己土运，土气之下与木乘之，其运雨风清，胜复同化也。亥年木胜，土不及。更或入天冲宫，治民恭小游太一，土郁不能升发，至庚子年，庚乃金运，己土之子也，克其亥年司天之木，救其己土，子来救母，土不能郁也。暴急者，七十五日而发也。

歌曰：［旧经］

天气生运为顺化

天气生者是谓二火生，天在上而土运在中，土运司天生金为主运，金司天生

---

①六步：原作“天步”，据《素问·六节藏象论》改。

水为主运，水司天生木为主运，木司天生火为主运之类，皆是临于子位之上而非为逆，故曰顺也、化也。

运生天气为小逆

运生天气者，是谓木运生火司天，火运生土司天，土运生金司天，金运生水司天，水运生木司天之类是也。然父子之义，则父为运，子为令，反子临父位之上，虽气用是，不当其位而亦为逆，故曰小逆。

［新添］假令壬子年，壬为木运司天，乃君火，木运待奉于天令也，子临父位为小逆。

天气克运号天刑

天气克运者，是谓司天气能克运化，则木运金司天克之，命曰天刑。金运上临少阴、少阳，火运上临太阳，水运上临太阴，土运上临厥阴之类，皆是运与天不相得，而天气克之运，故曰天刑。刑者，克也。

运胜天为不和契

是谓当岁运克司天之气也。然运克天气为不相得，故曰不和契也。

［新添］假令乙亥年，乙乃金运，亥乃厥阴木，司运克天令，不能和契而已。

太过天刑运反平

岁火运上临太阳，金运上临少阴、少阳。然虽岁运太过而气制之，其化减半，而运反平也。或云既反平则各无胜克之生者，误也。如岁金太过而上临二火，天气制之，金运反平而不胜，不能克于木，风木无畏而与金运齐化而和平也。其运本为太过而盛土，胜天气金气之下，木气承之，曲则强制于运，其化方减，非谓自然，安无病之为运；火运亦然。故《经》曰：太徵火运赫曦之纪，云上羽与正徵同，其生化举其病。颜氏曰：病金则反，炎运也，岂不深思！气相得则和，不相得则病，今既六气克运而不相得，安得反无病乎？太过天刑，运气反平，不能胜，亦有自沸之病而生于己矣。或不然者，是未明《经》之奥也。

或运胜天为大逆

水运上临少阳，土运上临太阳，皆运胜司天之气，是谓下克上，为逆运。更太过，故曰大逆而不和也。少宫不及者，天刑，谓木运上临阳明，土运上临厥阴，水运上临太阴也。胜天者，木运上临太阴，火运上临阳明，金运上临厥阴。然五行之道，己不及则己所不胜者克之，己所胜者来轻而侮之，命曰不及，而与天气更不相得，其运屈伏，而不能为用，其运不同司天正气之化也。故下文曰：如火运上临阳明，则其化反同天正气。

推太少正同，反同正商是谓与干金运之化同也。木运上临太阴则反同正宫，是谓土运之化同地。余皆仿此。故曰，其化反同天正气耳。或云既运同天正化则便为平岁而无变灾也，误也。何以明之？然言不详。《经》曰：少角木运，上商与正商周。

［新添］《内经》所说：太少二宫，庚为太商，乙为少商，乙卯、乙酉为正商，庚年三月为正商也庚年建戌，三月庚辰。

其病支废痈肿疮疡，邪伤肝也。其所伤于肝木，上宫与正宫同。萧瑟肃杀，则金元之化也。炎赫沸腾，火来复也。眚于三。三者，火为豕，复生在东方木；三也，其主飞蛊蛆雉者，乃物内自化也。飞乃羽虫也，蛊乃内生虫也。蛆乃蛆蝇之生也，乃为雷霆，如火之卒暴化霹靂[①]也。又言少徵火，云上商与正商同，邪伤心也。凝惨凓冽，则水之德也。暴雨霖霪[②]，土之复也，眚于九，火之分也。其骤注雷霆震惊，天地气争，气交之内，害反及伤鳞类，沉黔淫雨。又言少宫土，上角与正角同，其病飧泄，邪伤脾也。震惊飘扬，木之德也。苍干散落，金之复也，其眚四，为土之位也。其主败折虎狼诸兽，以害于木，及伤主命也。清气乃用，生政乃辱。然生政者，木气屈也。又言少商金，上角与正角同，邪伤肺也。炎光赫烈，火之德也，冰雪霜雹，水之复也，眚于七，金之灾也、害也。其主鳞状彘鼠出见于室，潜伏于林羽也。岁气早至，乃生大寒。又言少羽水运，上宫与正宫同。其病癃闭，邪伤肾也，其化丰满[③]，土之德也。埃昏骤雨，则振拉摧拔，木之复也。眚于一，水之分。其主毛虫显狐狢，变化不藏，见诸兽所伤，土化之谓，反害裸虫之长，并狐狢变化，妖魅虫见不藏也。凡此之言，皆是明其太少，运与天气不相得，而其化反同司天正气之化，胜复之纲也。细而推之，万物悉由之矣，安得言其一类推之者也。随运之经言病之寒热温凉，以运气推移上下，加临参合而取盛衰，则可以言其病之形势也。

［新添］六气六位

子午少阴君火，丑未太阴湿土，寅申少阳相火，卯酉阳明燥金，辰戌太阳寒水，已亥厥阴风木。

六气正化对化

子午少阴君火，午为火，子为水，午为正化，子为对化。丑未太阴湿土，丑未皆属土，未为正化，丑为对化。寅申少阳相火，寅为火，长胜之地，申属金，寅为正化，申为对化。卯酉阳明燥金，酉兑七宫属金，卯属木，酉为正化，卯为对化。辰戌太阳寒水，辰戌皆属火，《金镜》云：古以子为乾，水也。戌属乾，戌乃正化，辰为对化。已亥厥阴风木，亥上有甲，属木，巳属亥为正化，亥为对化。

六气主交歌曰

大寒厥阴气之初，春分君火二之居，
小满太阳分三气，太阴大暑四之居，
秋分阳明五之气，太阳小雪六之余。

凡六气者，不动也，静而守位。每岁自年前大寒日交初之气，厥阴风木为

①霹靂：原作“辟歷”，据《素问·五常政大论》改。
②霖霪：原作“淋淫”，据《素问·五常政大论》改。
③其化丰满：原作“邪伤肾也”，据《素问·五常政大论》改。

主，正月、二月之分也。春分日交二之气，少阴君火为主，三月、四分之分也。小满日交三之气，少阳相火为主，五月、六月之分，畏热炎火也。大暑日交四之气，太阴湿土为主，七月、八月之分，霖霪雨化也。秋分日交五之气，阳明燥金为主，九月、十月之分，金气收敛万物也。小雪日交六之气，太阳寒水。为主，十一月、十二月之分，大寒凛冽也。六气客交，有气策加之。

［新添］主气歌曰：

主气逐年木主先，二君三相火排连，

四来是土常为主，五气金当六水天添。

阳年为太过年，阴年为不及年。子、寅、辰、午、申、戌属阳年，丑、卯、未、酉、亥皆阴年。主客皆自大寒日交司。天气为客之气也。客气交者，后有气策累加之，见六气所交日辰者也。

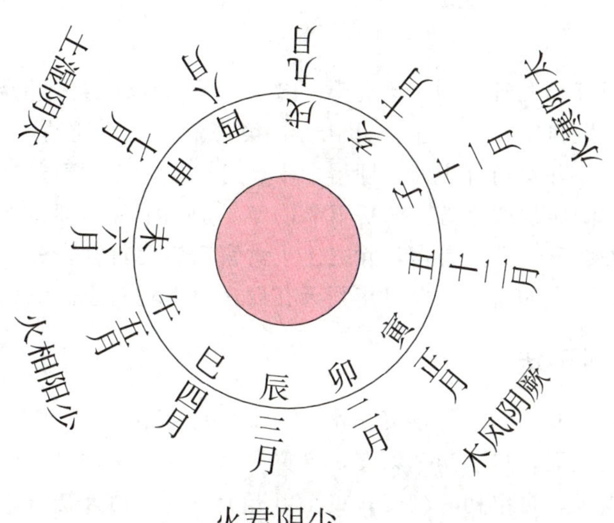

图十三　新添逐岁主气交守图

求大寒交司日法

演纪上元自大唐麟德元年正月一日己酉朔至大金明昌四年岁次癸丑，积得五百三十岁，减一算，以五百二十九年，乘周天度三百六十五度二十四分三十六秒，乘之得一十九万三千二百一十三日八十六分四十四秒，减交司，差一十四日六千一百单九，外有一十九万三千一百九十九日二十五分四十三秒奇一单九，八十分以上作为一日。以天纪六十去之，外有五十九日二十五分四十三秒奇一，命己酉，算外得戊申日大寒，乃交司日辰□[①]及分，乃壬寅年十二月冲，气大寒，变得癸丑司天气也。

①□：原文缺字。

求司天司地日交司

倒者司天进四地，阴阳上下定灾危，

后学医流如晓得，逐年病体见根机。

假令癸丑年，太阳湿土司天，前四位，太阳寒水司地。

求司天逐年客气

逐年退三是客乡，上行实所上临方，

初终六气轮排取，主客盛衰定者伤。

假定癸丑年司天，后三辰亥是也。厥阴风木为初之气，客也；子为少阴君火，二之气；丑太阴湿土，三之气；寅少阳相火，四之气；卯阳明燥金，五之气；辰太阳寒水，终之气。

入宫法

至大寒交司五十九日，加司天化数、支数、干迁数三数。化数太阴湿土五，支数丑五，干迁数自寄，干迁至交计几位，癸寄丑，更不迁动，只得一位一数，三位并得一十一，并交司五十九，即得七十，进二位，作七千。《天元玉册》云：阳年减四十九，阴年加四十五。今癸丑年阴年，加四十五，即得七千四十五，以四十五去之，外有五，命元首宫，除之土天禽宫，为元首宫，先除五运气，不入中宫，不叠六，只在四宫。今癸丑年司天在四宫，天辅宫也。

四六天交时刻法

申子辰三年，乃一六天，自寅初水下刻交大寒寅初一刻交初之气司天之气。巳酉丑三年乃二六天，自巳初一刻交，自寅至巳，计二十六刻，交司天初气。寅午戌三年乃三六天，自申初一刻交；寅至申五十一刻交司天初气。亥卯木三年乃四六天，自亥初一刻交，寅至亥，七十五刻交司天初气。

每一昼夜计一百刻，每时共八刻二十分，六十分，又为一刻也。

假令癸丑年二六天，巳初一刻交，自巳初一刻至寅初漏水下一刻，寅上八刻二十分，卯上八刻二十分，辰上八刻二十分，三八二十四刻，寅卯辰各二十分，计二十六刻，交得太阴湿土司天，厥阴风木之分，二十六刻已前属上年太阳终之气。二十六刻以后属今年厥阴木分。

求癸丑年交次气法

少阴君火之分。

每一气六十日余八十七刻半，交一气。假令癸丑年自巳初一刻交初之气，计二十六刻也。一气六十日，有气策加残零大余，外有八十七刻半，初之气，自巳初一刻数，一辰八刻二十分，数至寅上，自巳至寅也，计八十刻，少七刻半，巳上二十分，午上二十分，未上二十分，共六十分之为又是一刻，计八十一刻；又申上二十分，酉上二十分，戌上二十分，又成一刻，计八十三刻；子上取四刻，计八十七刻，少半刻；亥上二十分，子上十分，计三十分，为半刻也。二之气交在子中之右也。

求三之气少阳相火之分

自子中之左，四刻十分，自丑至戌，计十位，每一位八刻二十分，十位计八十刻也。自子至戌，八十四刻，外少三刻半。丑寅卯各二十分，计六十分；辰巳午又一刻；未申酉三位各二十分，又一刻，计八十七刻，少半刻。前子上十分，今戌上二十分，计三十分，为半刻，计八十七刻半，交得三之气。

求四之气太阴湿土之分

前三之气，少阴君火之分，终在戌上未二十分也。起自亥初一刻起，所至申未，十位计八十刻。亥子丑各二十分为一刻，寅卯辰各二十分又一刻，巳午未又一刻，计八十三刻外少四刻半。酉上取四刻，中上二十分，酉上十分，计三十分为半刻，交在酉中之右也。

求五之气阳明燥金之分

始自酉中之左，起四刻十分，从戌数之未，共十位，计八十刻，每一位二十分。子上又一刻，卯上又一刻，午上又一刻，计八十七刻少半刻。前酉上十分，未上二十分，计三十分，为半刻，计八十七刻半，交在未二十分也。

求终之气太阳寒水之分

始自申初一刻，数至巳，一十位，共八十刻，各二十分。戌上一刻，丑上一刻，辰上一刻。共计八十三刻，外更少四刻，却于巳上去四刻，计八十七刻，更少半刻，巳上又取三十分，计八十七刻半交也，终于巳中之左二十分也。

每一宫乃八刻二十分，六十分为一刻也。昼夜百刻，每次平旦寅初一刻，五运六气皆从寅初一刻起首，数至丑未二十，所以每位八刻二十分。六十分为一刻者，寅上二十分，卯上二十分，辰上二十分，计六十分，辰未戌丑各成一刻，其成一百刻也。

求六气交客气日辰法

置大寒残零大小余，加气策，命己酉得者日辰，乃六气所交日辰也。

求二之气

假令癸丑年，大寒五十九日二十五分一十三秒单九，加气策八十七分三十九秒奇一，满二收为一秒，乃三分之一也。满六去之，加之得空日一十二分五十二秒奇二，命己酉。算外空日，己酉日，壬子年，十二月十日，戊申日大寒，得癸丑年二月二十二日己酉，二之气也。

求三之气

置二之气一十二分五十二秒奇二，加气策八十七分三十九秒奇一，满三十为

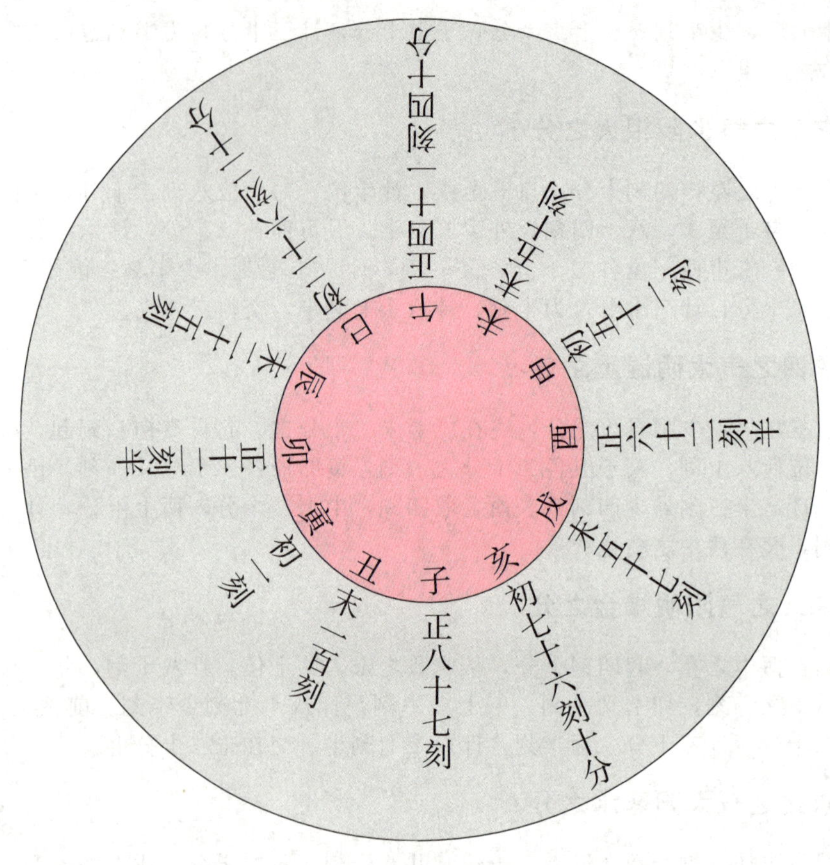

图十四　昼夜百刻图

一刻，加之得一日□□[①]二十二秒，命己酉，外得庚戌耳，癸丑年四月十四日庚戌，交三之气。

求四之气

置三之气一十二分二十二秒，加气策，得一日八十七分六十一秒奇一，命己酉，算外得庚戌六月十五日，时刻在前也。

求五之气

加气策得二日七十五分□□[②]奇二，命己酉，算辛亥日，八月十七日辛亥日交得五之气。

求六之气

加气策得三日六十二分四十秒，命己酉，得壬子日辰，十月九日壬子日交，得终之气。

［旧经］求九宫分野

昔天候龙马出于洪河，以负阴阳之数，亦于伏羲氏，其位有九，其数始于一

①□□：原文缺字。

②□□：原文缺字。

而终于九焉。圣人密符天意，务范而以意九宫，除次中位而以画成八卦矣。去相率之三位，数皆有五焉。然北方坎一，合南方离九成十，兼中五为十五也；东方震三，兼西方兑七成十也，兼中五为一十五也；西北方隅乾六，合东南方隅巽四成十，兼中为十五也，东北方隅艮八，合西南方隅坤二成十也，兼中五以成一十五也。又，乾六合艮八成一十四，兼坎一为一十五也；艮八合巽四成十二，兼震三为十五也；巽四合坤二成六，兼离九为十五也。又，坤二乾六成八，兼兑七为十五也，所以五位而合，一十五数者，以三位而应三十五也，以数应五，应生数也。以其一二三四五而积之，其数十有五矣，乃乾坤为用之数也。然乾为天者，阳也，其数奇，故一、三、五而为九，乃乾之用也，坤为地而阴也，其数偶，二、四为六，乃坤之用也。坤六画，是故用乾三画而用也，九六合又十五也。又，历候五日成候也，震三兑七中五成十五也。所以三位而合一十五数者，以三位而应，以数应五行之生数也。其一、二、三、四、五者，积之，其数一十五矣，乃乾坤为用之数者。然乾为天者，阳也。阳数奇，故一、三、五而成九，乃乾之用也；坤为地而成阴也，坤数偶，故二、四为六，乃坤之用也。坤六画而用六，乾三画而用九者，所谓乾道包坤，是以兼而为九，乃其数用焉。故九六合又十五也。又，历候取五日，五运周而为一候，三候为一气，而应三才之象也。月之亏盈而应之，则知阳，阳为用之数，以九、六为之纪也，阴气生于天，阳气生于地，故曰天以六六之节，地以九九制会。然乾道包而其数九，故有九宫，上应天之九星，下应地之九野。九星应人之九窍，九野应人之九脏耳。

故《经》云：自古通天者，生之本，本[①]于阴阳，其九州、九窍皆通乎天。故其生之，其气三，三而成天，三而成地，三而成人，三而三之，合则九也。九分而九野，九野为九脏，故形脏四，神脏五，合而成九脏，以应之也。然非天理，安得如是乎！

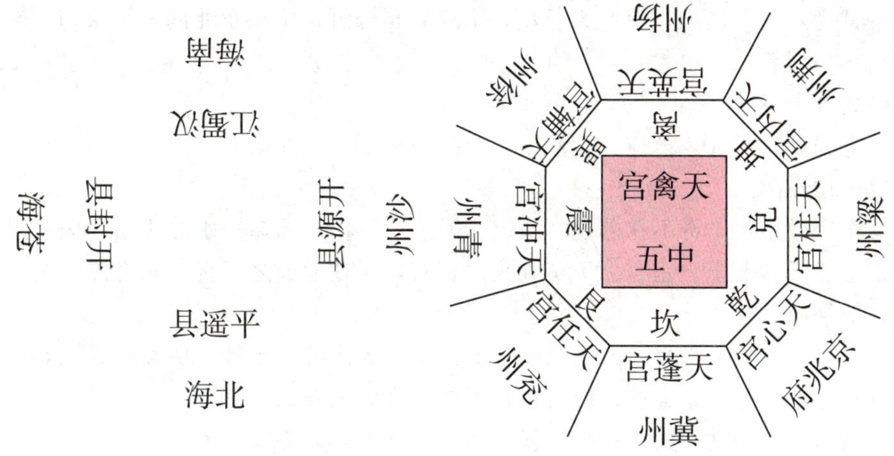

图十五　归经九宫分野图

①本：原脱，据《素问·生气通天论》改。

九宫分野

歌曰：

坎一天蓬水

坎一宫者，水，上应天蓬星，下应冀州分野，位在北方。

位北冀元双

夫五行九宫者，然水火土皆有应宫，惟天水独主冀州一宫而应宫。坤二天内司，坤为二宫，属土，应天内星，下应荆州分野，位在西南，故下之言曰房室宫。荆州宫室房。

震三天冲木

震为三宫，属木，上应天冲星，下应青州分野，位在东方。青州在东方。

巽四木天辅

巽为四宫，属木，上应天辅星。

东南徐是郡

下应徐州分野，位在东南隅。下应曰乡者，里也。

中五天禽土

中为五宫，上应天禽星，下应豫州分野，位在中央，故下文曰，豫州在中央。

乾六天心应

乾为天心六宫，属金，上应天心星，下应京兆府分野，位在西北隅，故下文曰，豫名界也，分也，豫金西北汉。

兑七金天柱

兑为七宫，属金，上应天柱星，下应梁州分野，位在西方，其左应西梁。

艮八天任火

艮为八宫，属火，上应天任星，下应兖州分野，位在东北隅，下文曰，东北兖司，当司者，主也；当者，直也。

离九天英分

离为九宫属火，上应天应星，下应扬州分野，位在南方。

火位在南阳

奇宫徵正位，奇不在隅也。按《天元玉册》曰：天蓬一水之正宫，天冲三木之正宫，天禽五土之正宫，天英九火之正宫，天柱七金之正宫，北之位也。

偶神应宫堂

偶者，双而不奇也。按《天元玉册》曰：天内者，土神之应宫；天辅，木神之应宫也；天心六，金神之应宫也；天柱八宫，火神之应宫也；其水者，无应宫者，所谓水为物之祖始，造化宗元，乃元气之本，数之首，太一居之，余皆从而有之，故无应宫也。

中原分五分

今译《经》注，东分自开封县，东至苍海，以应属木，大漫也；西分者，自开源县，西至沙州异界，属金应秋，其分气之大凉；南分者，自汉蜀江至南海，属火应夏，其气大热；北分者，自平遥县至北海，属水应冬，其气大寒，凡此四分之中属土，无正王之时，寄王四季之后，其气兼□□[①]，寒热温凉，兼此乃往古国家命土，以观万物生长收藏而应之也。以验□□[②]原之地分，气候正，为历同也。东方早温，每应百里而至早一日也。西方早凉，每四十里至早一日也。南方早热，川□□[③]地每十五里早一日，广平则五十里阳气发早一日，阴气至晚一日也。北方早寒，川形由南向北者，每二十五里阳气行晚一日，阴气行早一日，川有弓行向北者，每十五里也，广平之地每二十里阴气早一日，阳气晚一日也。然阳始于春盛于夏，故东方温而南方热也；阴气始于秋而盛于冬，故西方凉而北方寒。凡此之言大纲以明之矣。更地体之异，不可分通矣。夫天地势高下，亦有寒热温凉之异也。然居高则寒，居下则热。是故东南方阳也，阳气降于下，故地下而热也。西北方阴也，阴气盛于上，故地高而寒也。故曰：崇高主阴气治之，冷[④]。污下则阳气治之，热。至高之地，冬气常在，至下之地，春气常在，高山更热也则冷，污下易寒者则热，高下寒热，断可知也。居高寒则寿，居下而气热则夭。秋冬气寒凉而寿，春夏气温热而夭，则明可知矣。

凡此皆以明其中原五分，物化先后寿夭不同天位也。故《经》曰：春气西行，秋气东行，夏气北行，冬气南行。春气始于左，秋气始于右，夏气始于中，冬气始于北。此四时生化之常也。然此明其五分之义，诚非谓矣。及余外四方者，谓中原五分之外，西方之域而已。然东方之外，其气湿而寒微也；北方之外，寒极而热也；南方之域，热极而温也。凡此四分之外，至于孤阴独阳之分，则万物不能生化者也。何以明之？岂东方[⑤]生风西行，西方生燥东行，南方生热北行，北方生寒而南行，皆是阴阳始之生也。未得配合，而安有物象之生化乎？亦犹人始生之后，未得配合交感，而岂有主化矣。此亦为九野，是以言中原之内五分，及余外四分，而合而为九宫，亦应分野之主，不可不推详。夫九宫分野之道，其义不一，然则应于天地大小则天下九分中，明应中原之九宫也。仰而推之，则用邦家者，皆应之。

岁运不及有灾眚，而不可一概而言之。各随本化宫位而有胜负之至也。其灾方位宫分眚之甚也，后有征兆也。审其时位而可知也。

辛为少羽水，灾一宫，及北方；丁为少角木，灾三宫，及东方；己为少宫土，灾五宫，寄在二宫坤位；乙为少商金，灾七宫，及西方；癸为少徵火，灾九宫，乃南方。胜者先变，而行其盛也，复者胜已而反复其过也。然胜之动，而各有当位矣。故《经》曰：木不及灾则春有鸣条律畅之化，秋有雾露清凉之政。火不及则秋有光显炳明之化，炎热烦躁之候，冬有晏肃振寒之政，夏有惨凄凝冷之

①□□：原文缺字。

②□□：原文缺字。

③□□：原文缺字。

④冷：原作“法”，形近之误，据下文“热”改。

⑤方：原脱，据下文南方、西方补。

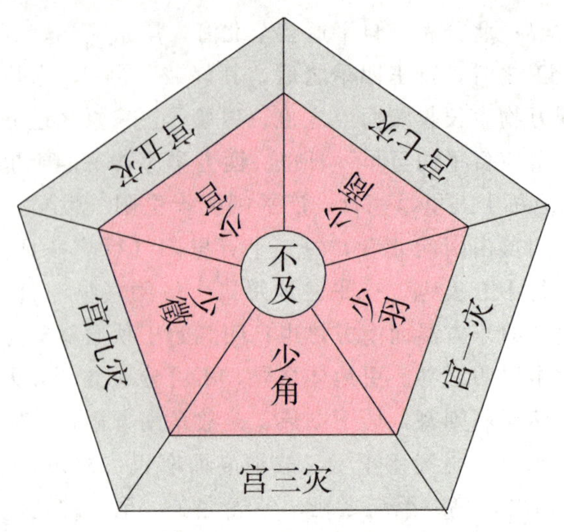

图十六　推灾宫图

胜，则有埃昏大雨之复；土不及则四时有埃昏润泽之化，则春有鸣条鼓拆之政，四维发振拉飘胜之变，则秋有肃杀霜露之复。金不及则夏有光显郁蒸之令，冬有严凝整肃之应，更有炎燥燔燎之变，秋有冰雹霜雪之复；水不及，则四维有润埃雪之化，不时有和风生发之应，四维发埃昏注雨之变，不时有飘荡振移之复也。九宫上应天之宫宿，下应地理分野，中应五脏，将旁通万物胜衰，悉皆应之也。岁运不及则本宫之化灾，若遇月干德符便为平运，而还正宫，复无胜己之灾。

丁年正运建壬寅，五子元建法，丁壬建壬寅，丁与壬合，乙岁三月遇庚辰，乙建戊寅，至三月庚辰，乙与庚合。癸年仲夏逢戊午，癸见甲寅，至五月见戊午，然戊与癸合。七月辛年遇丙申，辛建庚寅，是七月见丙申，然丙与辛合。己岁辛秋逢甲戌，己建丙寅，至九月见甲戌，然甲与己合。

欲还正位克元，因不及，灾三宫乃东方。然正月建壬，丁与壬为夫妇也，来相佐而为平运正位，乃金不能克也。余皆仿此。故曰：所有干德符，合契后为平运也。

［新添］月建歌曰：

甲己之年丙作首，乙庚之岁戊为头，

丙辛更向庚寅起，丁壬又寅顺流行，

戊癸建从何位起，正月须向甲寅求。

日建时歌曰：

甲己还生甲，乙庚丙作初，

丙辛从戊子，丁壬庚子居，

戊癸逢壬子，顺数不差殊。

假令戊子年五月建甲寅，五月戊午月建，日亦同也。

卷　三

六化变用第三

凡初之气，自年前十二月大寒中气日交当年初之气分，主六十日，余八十七刻半，至春分前六十日而有奇。自斗建至丑正，至卯之中，木之位，风之分也。天度至此，风气乃行，天地神明，号令之始也。天之始也，天气加临前有四六天交时刻法，俱在前也。

子午岁，太阳寒水为初，居之为寒，凛冽霜雪水冰也。初之气者，气乃迁，燥将去，寒乃始，蛰虫伏藏，水乃冰，雹霜复降，风乃烈，阳气郁，民乃周密，关节禁固，腰脽痛，炎暑将起，中外疮疡。

丑未岁，厥阴居之，为大风，发荣而毛气降。初之气，地气迁，寒乃去，春气正，风乃来，生和气，布化万物以荣，为之舒气，风湿相搏，郁乃复。民病血溢，筋络拘强，关节不利，身重筋痿。

寅申岁，少阴居之，为热风伤人，时气流行。初之气，地气迁，风胜乃摇。寒乃大温，草木早荣，寒来不杀，温病乃起。其病气怫于上，血溢，目赤，咳逆，头痛，血崩，胁痛，肤腠中疮。

卯酉岁，太阴主之，为风雨，凝寒不散。初之气，地气迁，阴如凝，气始肃，水乃冰，寒雨化。其病中热，面目浮肿，鼽衄，嚏欠，呕，小便黄赤，甚则淋。

辰戌岁，少阳居之，为温疫。初之气，地气乃迁，大温，草乃早荣，民病乃疠，温乃作，身热，头痛，呕吐，肌腠疮疡赤斑也。

巳亥岁，阳明居之，清风雾露曚昧。初之气，寒始煞，气方至。民病寒风，始发咳嗽，左右胁下痛。

凡二之气，自春分中气至，交入二气之中，终六十日余八十七刻半，至小满前六十日而有奇。自斗建卯五至巳之中，二气君火之位，为少阴热之分也。天度至此暄淑火行，君火热之分，不行炎暑，君位德也。

子午岁，厥阴居之，为风湿雨，化羽虫。二之气，阳气布，风乃行，春气以①正，万物应荣，寒风清，民乃和。其病目瞑，亦气郁于上而热。

丑未岁，少阴居之，为天正舒荣，以其得位，君令宣行故也。二之气，火正

①以：至也。

物荣，水化气乃和。其病温疠大行，远近感若，湿蒸相搏，雨乃时降，应顺天常□[①]时候，谓之时雨也。

寅申岁，太阴居之，为湿雨。二之气，及郁入阴，入阴分故也。白埃[②]四起，云趋雨府，风不胜湿，雨零，民乃康。其病热郁于上，咳逆，呕吐，疮发于中，胸嗌不利，头痛体热，昏愦脓疮。

卯酉岁，少阳居之，为潜逆，火热时行，疫疠乃生。二之气，阳乃布，百草乃舒，木乃主荣，疠疾大至，民善暴死。君居臣位，臣居君位君居臣位，壬午，臣居君位，甲子，故是。

辰戌岁，阳明居[③]之，为温凉不时。二之气，大凉乃至，民乃惨，草乃遇寒，火气遂折。民病郁，中满，寒乃始，自凉而又之于寒，故寒气始于来近人也。

巳亥岁，太阳居之，为寒雨兼热。二之气，寒不去，华霜雪水冰，杀气施化，霜乃降，各草木焦，寒雨数至，阳复藏，民病热于中。

三之气，自小满中气，交之三之气分，终于六十日余八十七刻半，至大暑前六十日而有奇，自斗建巳正至未之中。三之气分，相火之位也，夏至前后各三十日也，少阳之分也。天度至此，炎热大行。

子午岁，少阴居之，为大暑，亢，民病热。三之气，天政布，火大[④]行，应物蕃盘鲜，寒气时至，民病气厥心痛，寒热更作，喘咳，目赤。

丑未岁，太阴居之，为之雨雹。三之气，天政布，湿气降，地气升，雨乃时降，寒乃随之。感于寒湿，则民病身重浮肿，胸满。

寅申岁，少阳居之，为暴热至，草萎槁[⑤]干，炎光施化万物。三之气，天政布，炎暑至，少阳临上，雨乃涯，民病热中，耳聋，瞑，血溢，脓疮，咳呕，鼽衄，嚏，目赤，暴死。

卯酉岁，阳明居之，为凉气向发。三之气，天政布，燥热行，热交合，燥极而泽，民病寒热而疟也。

辰戌岁，太阳居之，为寒气兼至，热蒸冰雹。三之气，天政布，寒气行，雨乃降，民病乃寒反热中，痈疽，注下，心热瞀闷，不治者死，当寒反热是也。反天常，热起于心，神之危极，不急扶救，神乃消亡，故治则生，不治则死。

巳亥岁，厥阴居之，为风热大行，雨化羽虫。三之气，天政布，风乃时举，民病泣出，耳鸣，掉眩。

四之气，自大暑中气至交。

凡四之气，自大暑中气至，交入四之气分中，六十日余八十七刻半，至秋分

---

①□：原文缺字。

②埃：原作"坎"，形近致误，据《素问·六元纪大论》改。

③居：原脱，据前文例补。

④大：原作"火"，形近之误，据《素问·六元纪大论》改。

⑤槁：原作"犒"，据《素问·六元纪大论》改。

前，六十日而有奇。自斗建为正至酉之中，土气治之，雨之分，天度至此，云雨大行，湿热蒸乃作。

子午岁，太阴居之，为大雨霪。四之气，溽暑至，火行，寒热至，民病寒热嗌干，黄瘅，鼽衄，饮发中满。

丑未岁，少阳居之，为炎热，复生云雨冰雹。四之气，畏火临，溽蒸化，地气腾，天气痞隔，寒风晚暮，蒸热相薄，草木凝烟，湿化不流，则白露阴布，此成秋令，万物得之以成，民病腠理热，血暴溢，疟，心腹满，胞胀，甚则胕肿。

寅申岁，阳明居之，为清雨雾露。四之气，凉乃至，炎暑间化，白露降，民和，卒其病腹满浮肿。

卯酉岁，太阳居之，为寒雨害物。四之气，寒雨降，民病暴作，振栗谵妄，少气，嗌干引饮，烦厥，心痛，痈肿，疮疡而恶寒疾，骨萎血便。

辰戌岁，厥阴居之，为暴风雨，摧拉而生倮虫。四之气，风湿交争，风化为雨，物之乃长、乃化、乃成，民病大热，少气，肌肉萎，足痿，注下赤白。

巳亥岁，少阴居之，为寒热气反，山泽浮云，暴溽蒸。四之气，溽暑湿薄，争于左之上、民病黄疸为胕肿。

五之气。凡五之气，自秋分中气至，交入五之气分，六十日八十七刻半，至小雪前六十日而有奇。自斗建由正至亥之中，五之气分，金气治之，燥之分也。至此，万物穷燥。

子午岁，少阳居之，为清使正，万物乃荣。五之气，畏火临，暑反至，阳乃化，万物乃长、乃荣，民乃暴，其病温。

丑未岁，阳明居之，为大凉燥疾。五之气，惨令已行，寒露下，霜乃早降，草木黄落，寒气及体，君子固密，民病肤腠。

寅申岁，太阳居之，为早寒。五之气，阳乃去，寒乃来，霜乃降，气门乃闭，刚木凋，畏避邪气，君子固密。

卯酉岁，厥阴居之，为凉风大行，羽生介虫。五之气，春令乃行，草乃生荣，民气和。

辰戌岁，少阴居之，为秋，湿病时行。五之气，阳复化，草乃长、乃化、乃成，民乃舒，大火临御，故万物舒荣。

巳亥岁，太阴居之，为湿雨沉阴。五之气，燥湿更胜，沉阴乃布，寒湿及体，风雨施行。

凡六终之气，自小雪中气交，始入六之气分中，六十日余八十七刻半，至大寒前六十日而有奇。自斗建亥至丑之中终尽，六之气，水气治之，寒之分也。天度至此，寒气大行。

子午岁，阳明司地居之，为早寒行。终宫之气，燥令行，余火内格，病肿于上，咳喘，甚则血溢，寒气数举，则雾露雨霧翳，病生及膜内舍于胁下，连少腹而作寒中，地将易也。气胜则乃何可长也。

丑未岁，太阳居之，为大寒凝烈。终之气，大寒举，湿大化，霜乃积，阴乃凝，水坚冰，阳光不治。感于寒则关节禁固，腰脽痛，寒湿特于气交而病也。

寅申岁，厥阴居之，为寒风飘扬而生鳞虫。终之气，地气正，风乃至，万物反生，朦雾以行，其病关闭不藏而咳逆。

卯酉岁，少阴居之，则蛰虫出见，流水不冰。终之气，阳气布，候反温，蛰虫来见，流水不冰，民乃康平，其病温，君火之化也。

辰戌岁，太阴居之，为凝寒寄地，湿也。终之气正，湿令行，阴凝太虚，埃昏瞑，野味，民乃惨凄，寒风以至，反者孕死。

巳亥岁，少阳居之，为冬温，蛰虫不藏，流水不冰。终之气，畏火司政，阳乃大化，蛰虫出见，流水不冰，地气大发，草乃生，人乃舒其病湿疠？

凡此上文，每一主位之内，有主客气耳。是以此为其法也。始于子午，终于巳亥。每一岁之中，常以六位矣。气在其下，地应阴静，而位永定不易，岁岁皆然。天之气动而不息，居无常之谓，随其岁气交移，则司天为三之气。地为终之气，左右之间气也。地之左间为初之气，右间为五之气。天之左间为终之气，右间为二之气，所谓客气也。客行在主之上，主在客之下，上下相召，寒暑相临，阴阳相错而变由是也。

凡此之言人，是以犯其天①，微微而有异也。先立天地盈虚，以明岁运之太少，及更以别其盛衰，推六步之临御，通其分野，德而推之，察其得遇，可以其用也。

［新添］夫天之六气阴阳者，动而不息，以轮流而于六矣。主位之上，常以当岁之气，便为司天，而为三气相火之客也；后三气便为在泉之气之客也。第司天气者，有南北二政也。甲己土运乃南政司天，土独尊，其余金木火水皆北面。南政者，顺天而转，定左右间气也。

假令甲子年，南政司天，子午乃少阴，君火之上，为司地也。中太宫土运，下尽三位，卯位，甲与己合，乃己卯司天，司天气者，两相近者为间气也。子为司天，少阴君火也。亥，乃厥阴风木也，为右间气；丑，太阴湿土，为左间气也。卯，阳明燥金，为司地。寅，少阳相火，为左间气；辰，太阳寒水，为右间气。

一年移一位，以致六居而还会矣。然上下相临，阴阳相错，而变由生也。气相得则和，不相得则病。主胜客，则客病而为逆也；客胜主，则主病而为顺也。主客之胜而无复也。所谓三阴三阳自有胜衰之理②也。寅申、巳亥为一阴一阳。子午、卯酉为二阴二阳。辰戌、丑未为三阴三阳。以义推之，而知胜衰之变异也。

歌曰：岁辰之气是司天岁谓年也，辰为支也，则知子午岁少阴君火司之理也，则知子午之左进一位至丑年，每年到，便为司天气也，左进三辰为在泉进三辰，至卯酉，阳明在泉之类也，天皆南面言左右司天位在南，而北面言左右之间

---

①天：原作“大”，据《素问·六元纪大论》改。

②理：原作“里”，据上下文义改。

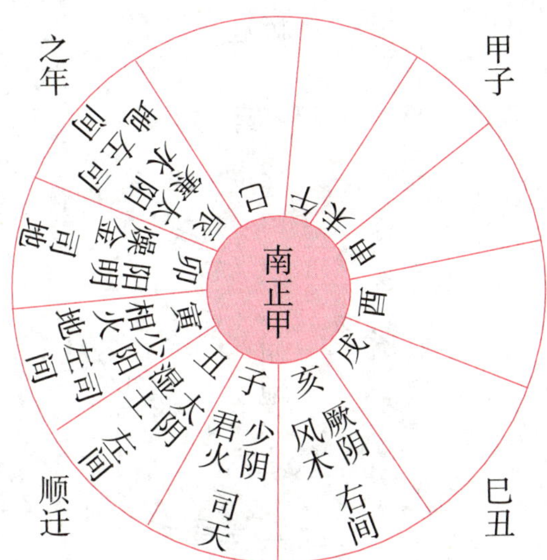

图十七　南政司天之图

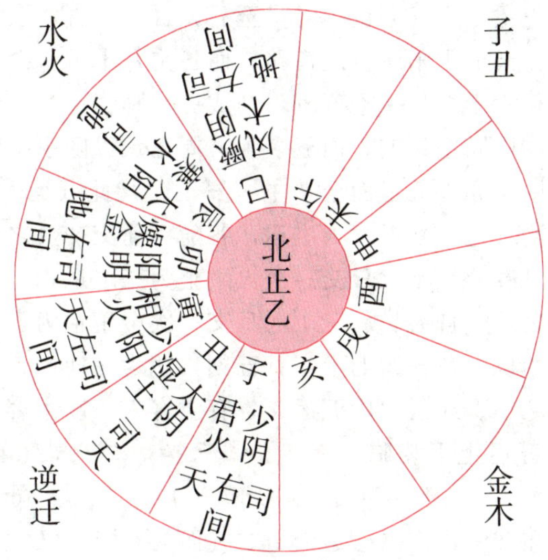

图十八　北政司天之图

气也，北地左右面南言司地位①在北面南，言其左右之间气也，司天便为三气客司天者，上也。南北二政皆司天，为之气，便是三之气，客也，地为终气必应然司地者，名在泉，所谓下也，乃为终之气可也，地左间居终之气司地左间为初之气，客也，地右间为五之气，可司天居三气，客也，欲知地气自排连四气天，右间居二气，司地终气同，而别推之也。

司天六元真气者，每一岁，前三气在天，后三气在地。其六气，二气在天地之间，余四气在间气也。司天之气者，主岁半之前三气也；其在泉者，主岁半之

①位：原脱，据司天位在南补。

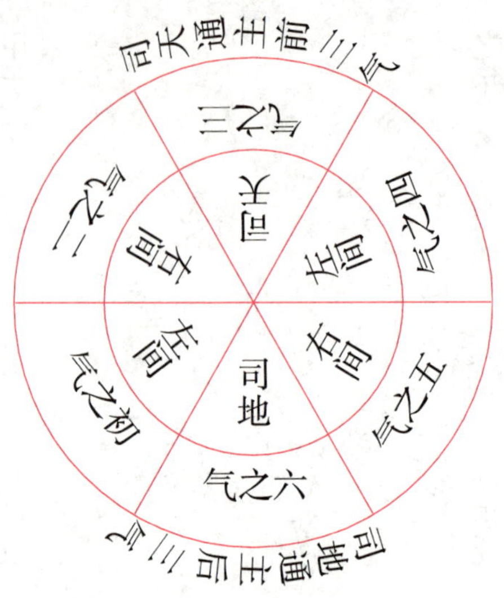

图十九　天地所生时位之图

后也。三为司天，正主三之气分也，乃是至后，合三十日，余四十三刻七十五分也。余四间气者，为天地阴阳所行之道路，而各主六十日，余八十七刻半也。然总之六部，则为三百六十五日一十五刻，乃成一岁耳。

夫五运者，每一周同主一期，而五多为一周也。以随乎一岁主一运，而太少相次也。然一岁之中，亦以五运而合，主一岁也。凡此五运，元[①]于之主所，以木火土金水而相悉治之也。常以木为主运，各随年前交初气之日，时刻皆同；次木生火为二之运，自春分后十三日交；次火生土为三之运，自小满日后二十五日交；次土生金为四之运，自大暑后三十七日交；次金生水为五之运，自秋分后四十九日交，终而复始也。凡一运七十三日五刻，总为一期此乃五运主客者，前后各有运策加临，易见也。或云岁中五运，各有主客，当以主客也，以年干前二干为初运之客，而以五运上下相临其年干前二干为客运者，具载《玉册》内。按《六元正纪大论》曰：天运复为初运，而为燥者，误也。然司天者在其上，司地者在其下，岁运者在其中，常以般运天地之气而为升降。又六步主客之气者，客气在上，主气在下，岁中天运在其中，而般运上下主客之气而升降也。

凡此皆是三才之道也。乃自然之理，犹造化物之由也。一生二，二生三，三生万物矣。安得有主客之气，反无以般之耶？以为谬矣。运由太少者，但同岁运之太少，上下太少相因，可知。谬以阳年先起太角，阴年先起少角者，非也前太少角图，载法在前，与《经》同也。

［新添］三阴三阳表里十二经歌

寅为三焦手少阳，卯手阳明大肠方，
辰手太阳小肠火，巳手厥阴包络乡，
午手少阴心是火，未手太阴肺金乡，

①元：始也。

申足少阳胆是木，酉足阳明胃土当，
戌足太阳膀胱水，亥足厥阴肝木乡，
子足少阴肾属水，丑足太阴脾土乡。

足少阴肾经，足太阳膀胱经，为足两感。手少阴心之经，手太阳小肠经，为手两感；足太阴脾之经，足阳明胃之经，为足两感；手太阴肺之经，手阳明大肠之经，为手两感；足厥阴肝之经，足少阳胆之经，为足两感；手厥阴包络经，手少阳三焦经，为手两感。其两感者，表里俱病，内外受病。凡上下加临，取病之本。《素问》曰：伤寒病，死在六七日之间，何也？皆两感所受也。

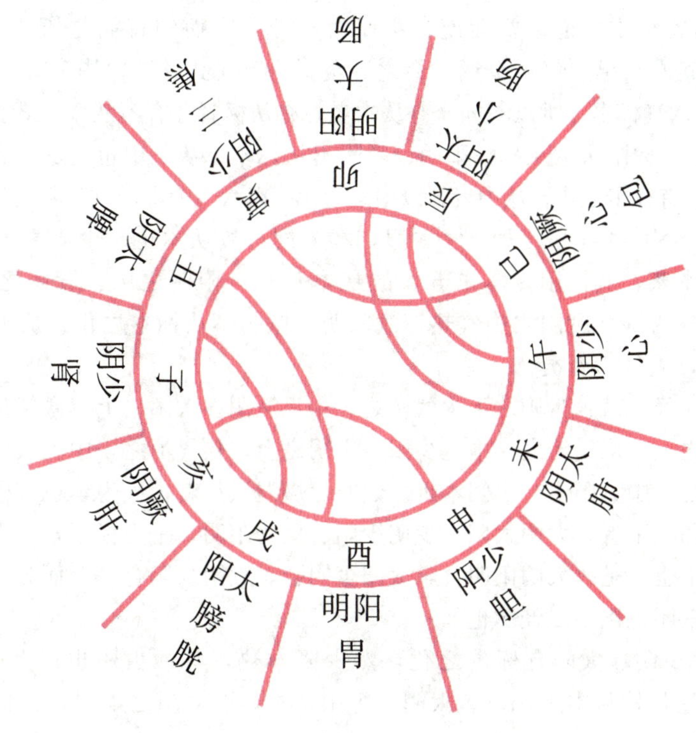

图二十　旧经六气表里之图

［新添］巨阳者，诸阳之属也，其脉连于风府，故为诸阳主气也。人之伤于寒者，则为病热，热虽甚则不死。其两感于寒而病者，必不免于死。伤寒一日，巨阳受之，故头项痛，腰脊强。二日，阳明受之，阳明主肉，其脉夹鼻络于目，故身热、目痛、鼻干、不得卧也。三日，少阳受之，少阳主胆，其脉循胁络于耳，故胸胁痛而耳聋。三阳经络皆受其病，而未入于脏者[①]，故可汗而已。四日，太阴受之，故腹满而嗌干。五日，少阴受之，口燥舌干而渴。六日，厥阴受之，故烦满而囊缩。三阴三阳五脏六腑皆受病，荣卫不行，五脏不通，则死矣。七日，巨阳病衰，头痛少愈。八日，阳明病衰。九日，少阳病衰。十日，太阴病衰。十一日，少阴病衰。十二日，厥阴病衰，囊纵，少腹微下，大气皆去，病日已矣。

①者：原作“也”，据《素问·热论》改。

两感于寒者病

一日，巨阳与少阴俱病，则头痛，口干而烦满。二日，则阳明与太阴俱病，腹满，身热，不欲食，谵语。三日，少阳与厥阴俱病，则耳聋，囊缩而厥，水浆不入，死。人而六日死，五脏已伤，后有传病法，在卷末。开说出三甲口诀，非《素问》说，故载此也。

论标本

《经》言：标本之道，要而博，小而大，可一言而知百病之害。言标与本，易而无损，察本与标，气可令调，命之胜负，为万民式，天之毕矣。

［旧经］六气标本，所以不同。有从本者，有从标者，有不从标本者。少阴、太阴从本，少阴、太阳从本从标，阳明、厥阴不从标本，从乎中也。从本者，化生于本；从标者，有标本之化；从中者，以中气为化，以六气为本，以三阴三阳为标也。

［新添］少阳之本火，太阴之本湿，本末同，故从本也。少阴之本热，其标阴，太阳之本寒，其标阳，本末异，故从本从标。阳明之中、厥阴之中气之化者，阳明中气为湿，厥阴之中气热，故阳明、厥阴不从标本之化，从乎中。中气者，人气也，人气为庸矣。

［旧经］《经》言：少阳之上火气治之，中见厥阴。太阳之上，寒气治之，中见少阴。厥阴之上，风气治之，中见少阳。少阴之上，热气治之，中见太阳。太阴之上，湿气治之，中见阳明。少阴本也。然寒暑燥湿风火者，气为本也，则三阴三阳上奉之。三阴三阳者，太阴太阳、少阴少阳、厥阴阳明，是为标也，与本相合为表里者，是为中也。是故太阴阳明合，太阳少阴合，厥阴少阳合，合而为六分，而亦为手足，应三阴三阳十二经脉也。

［新添］少阴、太阳有标本之化，然少阴本热，其标少阴也；太阳之本寒，其标太阳，遂从标从本之化也。太阴、少阳从本，然太阴之本湿，其标阴；少阳之本热，其标阳，故各从其本也。阳明、厥阴不从其标本，皆从乎中气。阳明其本燥，标为阳，其性凉，清化凉，与标本不同，而反同其太阴湿土也。又厥阴不从标本，而反从乎中气也。

［旧经］大凡治病，必明标本中气之化，而寒热温凉之治耳。又经气有初终，凡三十度而有奇，气同位者何也？然初终者，为一步间气，分为二分，故言三十日而有奇也。其为四十三刻七十五分，初终相合而成六十日余八十七刻半，乃为一步也。所以风气之中者，是以明其天地气之升降也。气之初，地气升；气之终，天气降。升降不已，为造化之由也。故《经》曰：天气下降，气流于地；地气上升，气腾于天，故高下相召，升降相因，而变作矣。故出入废则神机化灭，升降息则气立孤危。故非出入，则无以生长壮老已；非升降，则无以化收藏。是以升降出入，无器不有。故知人之眼、耳、鼻、舌、神识能为用者，皆由升降出入之通利也。故非出入则无以生长壮老已，非升降则无以生长化收藏。故无不出入，无不升降，化有大小，期有远近，四者有之，而贵常守，无常则害知矣。故

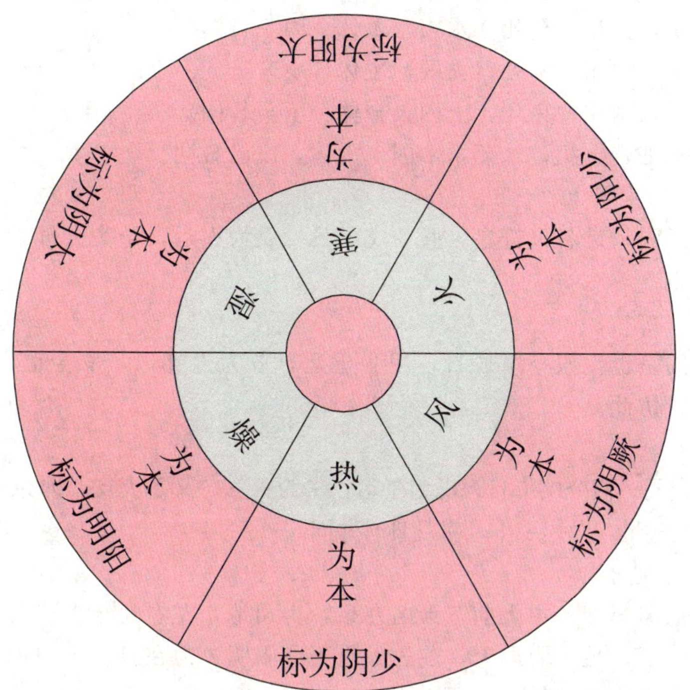

图二十一　标本之图

曰无形无患，此之谓也。天之有不生不化乎？然与道合同为真人。故曰真人者，提挈天地，把握阴阳，呼吸精气，独立守神，肌肉若一，故能寿比天地，无有终始，此其道生也。及夫至人，淳德全道，合于阴阳，调于四时，去世离俗，积精全神，游行天地之间，视听八远之外，此盖益其寿命而强者也，亦归于真人。真人皆成道者，天地人三才，运气加临胜负，注上中下矣。

癸未日患便是两感，火运加见子少阴，其运化，两感合死，标本合病。粗工不识阴阳升降，不知酸苦甘辛咸药性者，十人病九人死也。

传病

乙酉相女命，癸未日患者，癸火运，水手太阴肺，将未加在辰上，顺行至酉上，见子，子少阴火为两感。

［新添］四仲行流在巳上求，但逢季孟在龙头。

传病法

凡人多用《红丝经》传病法，全失《素问》造化之理，并无运气之说。马宗素述黄帝玉甲，金钥机要传病法，非《素问》经载。习之者，先明运气逆顺，胜负造化，四时旺相，调治四时所用，皆先看司天日也。

分五行王相

桑君所传加临法：

春，木王，火相，土死，金囚，水休，甲乙日同。

夏，火王，土相，金死，水囚，木休，丙丁日同。

秋，金王，水相，木死，火囚，主休，庚辛日同。

冬，水王，木相，火死，土囚，金休，壬癸日同。

四季，土王，金相，水死，木囚，火休，戊己日同。

天符

司天与运同，是名天符星。假令戊子日，戊为火运，子为火气，是天符，此日患病困半也。

岁会

运与支同是也。假令甲辰日，甲为土运，辰为土支，乃岁会也，得病皆重。年月时同，皆仿此。

太一天符

运气与交同。假令戊午日，戊为午运，午为火气，又是火支，即为太一天符也，三日若遇吉运善星，九死一生，年月日时并同。

分司天司地司人

当日日辰名司天，司天前三天名在泉，为司地，左右间气为司人。

假令甲子日，足少阴司天，前三天是丁卯阳明，为在泉，为司地，足少阳为右间气，足太阳为左间气，为司人也。

今四时伤寒传正候法

若要四时病传正候，须将人之相属加在左右间气之上，司地在阳乃加左间气，在泉在阴乃加右间气。数至司天气上，见何脏腑，先受病也。

假令庚申人己卯日得病者，以手阳明司天，前三辰壬午，手少阴心，阴，为在泉，手为阳支，手太阴为左间气，乃在左间气上，将午加至卯上，见寅为三焦也。

第一日，三焦受病，为主。第二日丑，太阴脾土，三焦火，火生土，为微邪，当先补心泻脾。第三日传至子，足少阴属火，三焦亦是火，当解心经。第四日传至亥，足厥阴肝属木，三焦是火，为木生火，为虚邪，当补肝泻心则愈。第五日传至戌，为足太阳膀胱，属水，三焦属火，水克火，为客胜主，其人必死也。兼日辰癸未，癸肾水也其法二也，一法用人名者，一法用时辰也，一法用时辰加左右间气，又一法加左右间气与相属者皆至日辰，医者详推，可验准也。

假令甲子年戊午日病，少阴司天，前三辰癸酉，足阳明为在泉，由寅至少阳右间气，将甲子加申，数至午上，见戌为膀胱。

第一日为膀胱主病，第二日传至酉，足阳明胃，胃属土，膀胱是水，为土克水，为客胜主，为贼邪，其病必死也。太一其日得病，十死一生也。第二日胃受病，日辰己未日土运，土气也。三土当克一水，其人未时而亡，为四土临身也。

假令壬申人己丑日得病，手太阴为司天，前三辰太阳，手太阳司地，辰为阳支，合加手厥阴，为左间气，将壬申数至司天，上见辰为手太阳火，第一日，小肠受病，为主。第二日，传至于卯，手阳明大肠属金，小肠属①火克金，主胜

①属：原作“大”，据上下文义改。

客，为微邪，宜泻肺补小肠而愈也。

假令丙寅生人，丙戌日病，此日丙辛水运，辰戌太阳为水气，天符日，其病难痊，当是足太阳司天，前三辰司地，辛丑足太阴司地，乃丑为阴支，子为右间气，将丙寅加在右间气，数之司天，上见子，为手少阴，是第一日受病也。生我者母，见子为虚邪，我克者为实邪，生我者为微邪，克我者为贼邪，生我者为正邪，自病。

第二日传至亥，足厥阴肝属木，心属火，水克火，客胜主，为贼邪，其日虽困不死。从初病戌至第三日是戌，子为火运。子为火气，为水不能克火，一水不能克三火也据子午，少阴君，太子者，本属肾水，传于戌，乃表里也，非贼邪也。第四日传至酉，足阳明胃属土，心属火，火生土，为虚邪，宜补心则愈。第五日传至申，足少阳胆属木，心属火，木生火，母见①子为虚邪，宜补肝泻脾。第六日传至未，足太阴脾属土，心火生土，为实邪，补脾愈。第七日传至午，少阴肾属水，心属火，病七日，至壬辰木运，水气为，木运生火，水气克火，中半之道，其人虽然不死，大困矣。第八日至巳，手厥阴心包络火，两火相逢，遇比合，或日合辰，自差也。

［新添］五脏病证

心病为主，面赤，口干，善笑，口苦，焦臭，多言，足汗，其病心烦，心痛，掌中热，干口也。

肝病面青，善怒，脐左痛，其病四肢，满闷，淋溲，难便，转筋也。

脾病面黄，善噫，当脐痛，腹胀满，食不消，体重节痛，怠惰嗜卧，四肢不收。

肺病为主，面白，善嚏，悲愁不乐，欲哭，脐右痛，病喘咳，洒淅寒热也。

肾病为主，面黑，恐，脐下痛，四肢厥逆，小腹急痛，泄注，下重，足寒而多逆也。

推三阴三阳病证歌

厥阴所至土当灾，令病交民水不来，
心痛胃脘两胁满，咽喉壅闭甚难开。
太阴湿土雨时行，民病头痛骨痹生，
脱项拔腰并折髀，皆因肾脏未通亨。
少阴君火热临身，民病心烦干呕频，
两胁疼痛时咳喘，恶寒瞀闷悸惊人。
少阳相火热司天，所胜之年金病先，
胸满痹惊两胁胀，喘咳腹胀火当年。
阳明燥胜木为殃，头痛昏昏左胁伤，

①母见：原脱，据上文“母见子，为虚邪”补。

男子伤筋腹肿胀，妇人腹痛又心狂。
太阳寒水心受灾，民病头痛寒热来，
腹痛肘挛筋急痛，面黄嗌响口干烦。

七十二候图

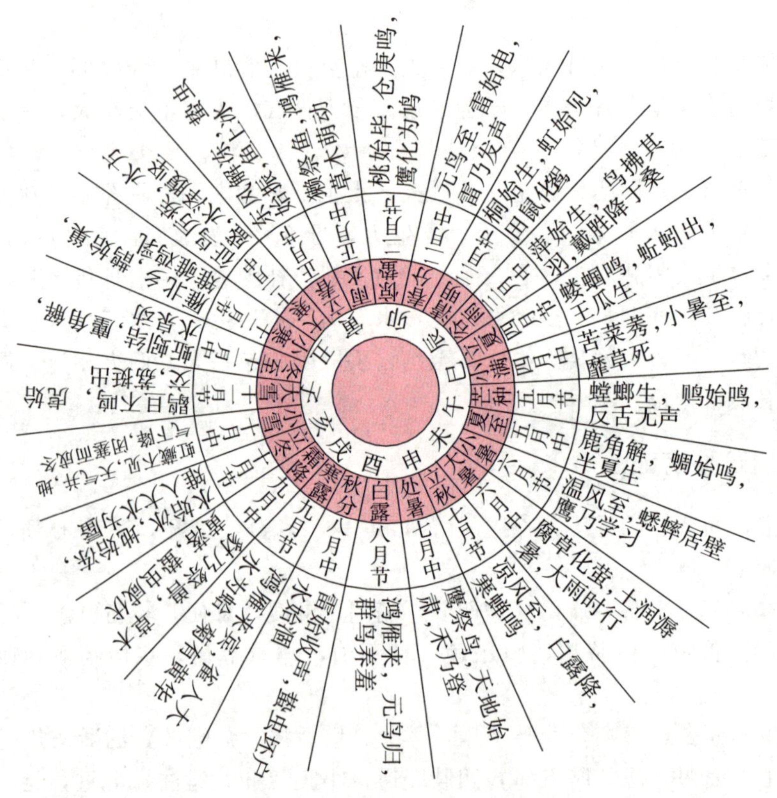

图二十二　归经七十二候图

［新添］求癸丑年七十二候

开元十二年甲子岁正月一日己酉朔，积至今明昌四年，积得四百七十年，减一𦊅[①]，乘岁周，分乘之，得一十七万一千二百九十九日二十四分八十四秒，去天纪，命己酉，𦊅外得戊申日交司日辰及分六十去之，外有□[②]，置大寒五十九日二十四分八十四秒，加候策五日零七分二十八秒，满六去之。

假令癸丑年大寒交司，五十九日二十四分八十四秒，加候策五日零七分二十八秒，得六十四日三十二分，命己酉，得癸丑日，鸷鸟厉疾，大寒气下，乃鸡始乳也。此鸷厉疾者，大寒后五日。

《经》曰：何为气？岐伯曰：上帝所秘，先师传之，曰五日谓之候，三候谓

①𦊅：音算。
②□：原文缺字。

之气，六气谓之时，四时谓之岁。岁者谓之期，四期谓一小周，十五小周谓一大周，乃六十年也。

凡此之数，九六为之纪也。故《经》曰：六六之节，九九制会者，所以成天之度，气之数。天度者，所以制日月之行也。气数者，所以生化之用也。天为阳，地为阴，日为阳，月为阴。行者，分纪也。周有道路，日行一度，月行十三度而有奇焉。故大小月三百六十五，曲成一岁，积气余而盈闰矣。然昼夜日行天之一度，月行十三度零十九分之后也载法在用针部补泻内，出《八正神明论》中。然五星者，皆属地，体循天而右行也，南面东转，北面西转行，故曰天顺地而左施，地承天而右行矣。是日行迟而月行疾也。

凡太阳一年三百六十五日，一日行一度，一年行一周天。月一日行十三度有奇，二十九日行一周天。日方行二十九度。此之比月，则月已先行一周天，三百六十五度之外，又行天之二十二度，则反少七度而不及日也。又加半日则统共而为一月，《阴阳说》云：月之行，月有前后，迟速分等，周天常转，则大小尽之异也。本三百六十五日四分度之一。

荆朴曰：周天三百六十五度四分度之一者，故日行天一度，月行十三度有奇。月二十七日行一周天，更二日半行，乃日与月相会，成二月，计日二十九度半，在人二十九时半，合个二十九度半，共五十九日。故月有大尽，有小尽。一岁日共行三百五十四度，在人计三百五十四日，周天三百六十五度四分度之一，成人间一年。今只行三百五十四度，在人计三百六十四日，余却一十三度四分度之一，计一十一日三时辰。故三年一闰，五年再闰，十九年七闰，方成一章，至八十章，然后盈余之数尽而复始。

求月周天法

［旧经］周天三百六十五日二十五分，以二十七时除之，每日得一十三度，余有十四度二十五分，以约法相减以二十七减十四度二十五分，得七十五停，相减停也。三次相减停，以七十五为法，先除母二十七日乃二千七百也，除之得母三十六为母也，以七十五除，十四度二十五分，得一十九也。故三十六分度之一十九，一日一十三度三十六分度之十九，二日二十七度二十六分度之二，三日四十度三十六分度之二十一、四日五十四度三十六分之四。五日六十七度三十六分之二十三。六日八十一度三十六分之六。七日九十四度三十六分之二十五。直候加至二十七日乃得三百六十五度一十六分度之九也。故二十七日合周天三百六十五日四分度之一也。度之一者，乃一百刻中得二十五，四个二十五也，乃一百刻也。共合之，今法以二六分为母，以合三百六十五度三十六分度之九。故四个九，亦三十六也，合四分度之一也。

［新添］当六岁也，自余岁外之法，别有三百五十四日，而为一岁。通少一十一日五十五刻，乃积其余而盈闰也。凡闰之月，无中气，皆是前后三辰之分也，乃天度之数。其象应期而有圆缺者，月象非有缺也。然月为太阴，水之精也。日象太阳，火之精也。日月相兼则为明，此乃天之道也。火为阳，明之于

外，月为阴，明之于内，以火大彰，以水鉴形，而可知也。目之见也，同其太阳，照而象方见也，日光不能照者，其象不彰而缺也，以视其象而可狂也。故上弦月南，则日乃西见而下之半也；下弦月南，则日乃东见而上之半也。望则日月相对，是故圆明，晦则同宫，是故视之不能见矣。又如冰虽莹，夜悬暗室，非火炳明而岂解见其形矣，是知冰虽内明，非明耀而形无所见，月虽中朗，非日辉其象不彰，是故月本无缺，因日月行之迟速不等，而故有盈缺也。

［新添］太阳早晚出入

《经》曰：地为人之下，太虚中者也。然地太虚之中，非为至下处也。以观平野之外，目视之极，天远之际，非谓天之有际，而与地相接也。

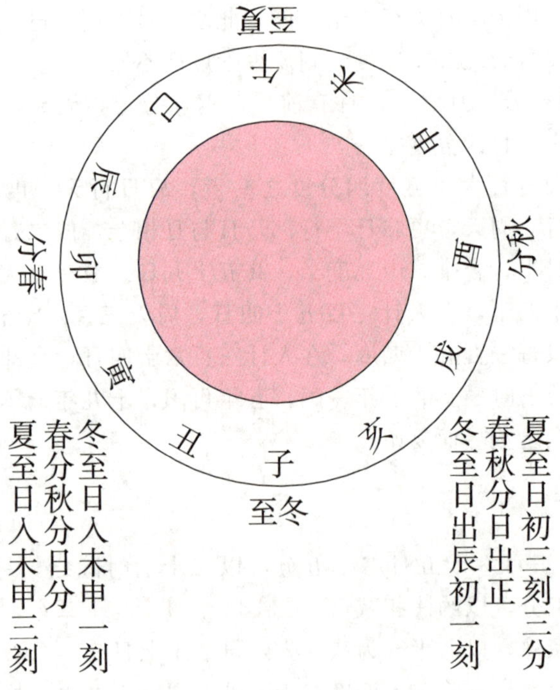

图二十三　太阳出入早晚之图

凡遐迩山休皆黄①，隔而致之然也。物格之际，是为日月运行，道路上下之中也。是故日未出入而先晓，日乍入而朗明矣。然日月星象，非为高下齐等，循天而运行也矣。

然南方阳火，其气炎上。北方阴水，其性下流。故上，南也；下，北也。北方下而为阴也。子午阴极而反生阳而上升，日乃上行，循于丑寅，至卯乃晓以上，物格之际而乃出也。次乃上循自辰巳，至午正高，阳极而反生阴而下降，日乃下行，循于未申，至酉乃暮，物格之际而入之，皆然也。此下循于戌亥，至子，周而复始也。此乃一日之中，阴阳升降运行之道也。岁中升降，亦如是也。故冬至为子正

①黄：光也。

也，日行至下，循天运行，道路阔远，故曰昼行南道，而迟出早入也。乃昼凡四十刻，而夜凡六十刻也。然冬至之后，阳乃始生，始反上行，而渐高也，则循天之远行，道路穿狭，故曰昼渐北行，而早出迟入也。凡九日，昼加一刻而为约也。至为春分，日行中道，故昼夜停而各得五十刻也。至于夏至，为午正也，日行之道而至高也，高则循天，收而穿行，故日昼行北道，而早出迟入也。

昼夜一日刻，二十四气定时刻也：

立春，正月节，甲☶，手太阴经也，昼四十三刻，夜五十七刻。

雨水，正月中，寅☳，手太阴肺络也，昼四十五刻，夜五十五刻。

惊蛰，二月节，乙☰，手阳明经也，昼四十七刻，夜五十三刻。

春分，三月中，卯☳，手阳明络大肠，昼五十刻，夜五十刻。

清明，三月节，戊☵，足阳明经，昼五十三刻，夜四十七刻。

谷雨，三月中，辰☷，足阳明胃络，昼五十五刻，夜四十五刻。

立夏，四月节，己☴，足太阴经，昼五十七刻，夜四十三刻。

小满，四月中，巳☲，足太阴脾络，昼五十九刻，夜四十一刻。

芒种，五月节，丙☱，手少阴经，昼六十刻，夜四十刻。

夏至，五月中，午☳，手少阴心络，昼六十刻，夜四十刻。

小暑，六月节，丁☰，手太阳经，昼六十刻，夜四十刻。

大暑，六月中，未☰，手太阳络小肠，昼五十九刻，夜四十一刻。

立秋，七月节，坤☷，足太阳经，昼五十七刻，夜四十三刻。

处暑，七月中，申☱，足太阳络膀胱，昼五十五刻，夜四十五刻。

白露，八月节，庚☰，足少阴经，昼五十三刻，夜四十七刻。

秋分，八月中，酉☱，足少阴络肾，昼五十刻，夜五十刻。

寒露，九月节，辛☵，手厥阴经，昼四十七刻，夜五十三刻。

霜降，九月中，戌☷，手厥阴络手心主，昼四十五刻，夜五十五刻。

立冬，十月节，乾☰，手少阳经，昼四十三刻，夜五十七刻。

小雪，十月中，亥☷，手少阳络三焦，昼四十一刻，夜五十九刻。

大雪，十一月节，壬☳，足少阳经，昼四十刻，夜六十刻。

冬至，十一月中，子☵，足少阳络胆，昼四十刻，夜六十刻。

小寒，十二月节，癸☲，足厥阴经，昼四十刻，夜六十刻。

大寒，十二月中，丑☷，足厥阴络肝，昼四十九刻，夜五十一刻。

乃昼凡六十刻而夜凡四十刻也。然夏至之后，阴乃始生，日反下行，故曰昼渐南，迟出早入，凡九日昼减一刻而为月也。时秋分日行中道，乃昼夜停而各得五十刻也。至于冬至，周而复始。然日一所行之道路，虽有高下昼夜大小之异，皆合天度而行，故日高则远视之小而行之夜，至夏则视之大而行之疾也。又日高则阳居阳分，故煊而热也；日下则阳居阴分，故凉而寒也。然一日阴阳升降之小，故寒热温凉异之小也。一岁阴阳升降之大，乃寒热温凉异之大也。又夏日循天，天高行，故昼长夜短，是为阴少而阳多，故热也。冬日循天下行，故昼短夜长，是故阳少阴多，而寒也。又冬至之后，阳生则昼渐长，夏至之后阴生，则夜渐永也。此乃天地自然升降运行之道也。故春秋二分阴阳两停，春居阳分，故为温也。秋居阴分，故为凉也。分则日月同道而行，余则日月行下，高下而相反也。

其五星者，岁星十二年行一周天，荧惑七百四十日行一周天，镇星二十八年行一周天，太白辰星常以太阳同宫，而三百六十五日四分度之一乃行一周天也。各行气运盛衰而有高下，所行之道路之异也。然升则其星荧明大，高而上行循天，北越其道也，气运各无盛衰，则不失其常矣。其同天星象，皆是阴阳升降之理而行也。子正之后，上而行之；午正之后，下而行之。故皆于相隔之际，而为出入期也。又，星昼伏，明而不明者，盖日月光曦而为然也。故曰大明见则小明不彰也。凡此之道，昭而无惑也。故《经》曰：天变代惑之用，天垂象，地成形，七曜纬实，五行丽地者，所以载生成之形类也。灵者，所以列应天之精气也。形精之功，犹根之与枝叶也。仰观其象，虽远可悟其道也。

［新添］五形旁通

夫天地之道者，以五运阴阳为变化之用也。故《经》曰：其在天为玄，在人为道，在地为化，化生五味，道生智，元生神。神在天为风火暑湿燥寒，在地为水火土金木。故在天为气，在地成形。气形相感而化生万物矣。

五气：风、暑、湿、燥、寒。

五行：木、火、土、金、水。

五星：岁星、荧惑[①]星、镇星、太白、辰星。

五音：角、徵、宫、商、羽。

五方：东、南、中、西、北。

五应：春、夏、长夏、秋、冬。

五化生气：生、长、化、收、藏。

五运平纪：敷和、炎暑、溽蒸、清切、凝坚。

五候气：端素、高茂、充平、凋凉、澄明。

五性：煊而随、暑而速、泽静直平、凉而洁、澶而下。

五用：曲直摇动、燔灼躁动、高茂满化、坚成散落、泼衔下流。

五虫：毛、羽、倮、介、鳞。

五畜：羊、马相火化马属火，辛一、牛、鸡、猪。

五谷：麻、麦、稷、稻、豆。

五果：李、杏、枣、桃、栗。

五菜：韭、薤、葵、葱、藿豆叶蕃味没。

五实：核、络、肉、谷、濡。

五物：坚、脉、肤、外坚、濡。

五色：青、赤、黄、白、黑。

五臭：臊、焦、香、腥、腐。

①惑：原脱，据《素问·气交变大论》补。

五味：酸、苦、甘、辛、咸。

五运成数：八、七、五、九、六。

五德：敷和、彰显、润泽、清洁、凄怆。

五化：生荣、繁茂、丰盈、坚敛、清谧。

五政：发散舒启、明曜、安静、动肃、清静。

五令：和风暄发、暑热郁蒸、湿黔阴雨、燥湿雾、雾露寒。

五变：振拉摧拔、销铄炎赫、动骤注雨、肃杀惨凄、凛冽严凝。

五灾：散落、燔焫、溃复、冰雪、霜雹。

五病：衰、急然相火运，夏满闰变，亦君火化、否、咳、厥。

五脏神：魂、神、志、魄、意。

五脏：肝、心下皆君火之化也、脾、肺、肾。

五志：怒、喜、思、忧、恐。

五官：目、舌、口、鼻、耳①。

五脏开窍：目、耳少火相清故也、口、鼻、溺。

五脏主：目、舌、口、鼻、二阴。

五养：筋膜、血脉、肌肉、皮毛、骨髓。

五脏内应：胸胁、膺肋、心腹、膺胁腹背、腰下脊骨髓。

五脏外应：关节、经络、肌肉四肢、皮毛、鸡谷蹄膝。

凡此五化，非太过不及，以平为期也。生长化收藏，先后之至，各务其德，则无胜淫。治之生月，五化宣平，不失其常。是化而无变也者，谓之五极盛也。《经》曰：物生谓之化，物极谓之变，则天道失常，而病由生也。则如木太过则变，风气大行，邪淫脾土，湿化屈伏，皆病也。风木过极而亦自病。木不务德，轻侮谓金，胜注脾土，土气屈伏，求救于子，子者金也。子复母仇，则清气大举，燥令乃行；而肝木病也。若木不及，则金来胜克，肝乃受邪侮，反病于虚也。金乃胜木，火复母仇，则金反病也。

五星万物，尽皆应之，人亦由之，余皆仿此，推而可知也。故《经》曰：五气而立，各有所先。非其位则邪，当其位②则正。病生之变也者，气相得则微，不相得则甚者，主③岁者，气有余则制己所胜，不及则己所不胜侮而乘之，己所胜轻而侮之。侮反受邪，寡于畏也。斯之道欤！夫五运太过者，与己不胜而齐化也，是谓木齐金化之类也。夫复则化淳，其气变动则病由生也。以胜衰者，受邪盛之过及极，而亦同病也。随行胜之微甚，复其过而反照其害也。

太过五纪，木曰发生，火曰赫曦，土曰敦阜，金曰坚成，水曰流衍④。

①耳：原作“牙”，据《素问·阴阳应象大论》改。

②位：其下原衍“邪”，据《素问·五运行大论》删。

③主：原脱，据《素问·五运行大论》补。

④衍：原作“行”，据《素问·五常政大论》改。

辰戌，上羽，其运风、暑、阴埃①、凉、寒肃。其化鸣条启拆②，煊暑郁燠、柔润重泽、雾露肃杀、凝惨凛冽。其变振拉摧拔、炎赫沸腾、振惊飘骤、肃杀凋零、冰雪霜雹。其病眩目瞑、热郁、湿下重③，燥，背膂满、大寒流于谿谷。

寅申上徵，其运风鼓、暑、阴雨、凉、寒。其化鸣紊启坼，煊嚣郁燠，柔润重泽、雾露霜飚、凝惨凛冽。其变振拉摧拔、炎烈沸腾、振④惊飘骤，同前。其病掉眩支胁惊骇⑤、炽热血热、血泻心痛、体重胕肿痞饮、肩背胸中寒浮肿。

子午岁，上徵，其运风热、炎暑、淫雨、凉劲、寒。其化同前（即鸣条启坼），暄曜郁燠、同前即柔润重泽、同前即雾露霜飚、同前即凝惨凛冽。其变同前即振拉摧拔、同前即炎烈沸腾、同前即震惊飘骤、同前即肃杀凋零、同前即冰雪霜雹。其病支满、上热血溢、中满身肿、下清、寒下。

凡定期，是以疏其纪，不必皆然。有变动，病之用也。所以其间亦非太过者，推之可知也。其病者，病由生也。则如太角风胜，脾土受邪，民⑥病飧泄食减，体重烦冤，肠鸣支满，息忽眩冒，颠疾，云物皆动，草木不宁，甚而摇落。反胁痛而吐，甚则冲阳绝者，死。

岁太徵，火胜，肺金受邪，民病疟疾，少气咳喘，血泄注下，嗌燥干，耳中热，肩背热，甚则病反胸中痛，胁支满痛，膺背胛间痛而臂内痛，身热，肤痛而为浸淫。复则雨水霜寒，天符则火燔焫，水泉不冻，病反谵妄狂越，咳喘息鸣，下身则血溢血泄不已，太渊绝者，死不治。

岁太宫，土旺胜，肾水受邪。民病腹痛清厥，悒悒不乐，体重烦冤，甚则肌肉萎，足痿不收，行善瘈，腹下痛，饮发肿满食减，四肢不收，反下甚，太渊绝，不治。

岁太商，金胜，肝木受邪。民病两胁下满，少腹痛，目赤，目眦痛，耳□⑦开，肃杀，而甚则体重烦冤，胸引背痛，甚则喘咳，噫气，肩背痛，引尻阴股肱髀，喘，足皆病，金气峻，木气下，草木苍干，反心，胁暴痛，不可反侧，咳逆，甚而血溢，太冲绝者，死不治。

岁太羽，水胜，心火受邪。民病身热烦心，躁烦阴厥，上下皆寒，谵妄，心痛，寒气早至，甚则反病腹大胫肿，喘咳，寝汗出，憎风。复则大雨且至，埃湿霖雾朦郁，天符则雨水霜雪不时雨降，湿气变，反病腹满肠鸣，飧泄食不化，神门绝者，死不治。

凡此五运太过之胜，由乎变也。变则胜至。有胜则后复之胜之，作病之畜也。

---

①埃：原作“雨”，据《素问·六元正纪大论》改。
②拆：原作“折”，据《素问·六元正纪大论》改。
③重：原脱，据《素问·六元正纪大论》补。
④振：原作“震”，据《素问·六元正纪大论》改。
⑤骇：原脱，据《素问·六元正纪大论》补。
⑥民：原作“风”，据《素问·气交变大论》改。
⑦□：原文缺字。

五运不及，则其化减半，己所不胜来兼其化，则如土不及而无木化之数也。己所不胜来，于其胜衰而受邪，屈伏不伸，求救于子，子执母仇，后复其过，随胜而复，病之作也。

不及五纪

木、火、土、金、水。

委和、伏明、卑坚、从革、涸流。

其运，风燥热，热寒雨；雨风凉；燥热寒；寒雨风。所谓运不及而兼其胜复之化也。其灾宫：三、九、五、七、一。所谓运不及而兼胜负之化也。

凡此定期，是以专明不及之运，非谓但逢阴干，便为不及。凡阴干之中，亦有平运，不可不通乎。岁运不及，则如此之化及灾也。

岁少角，木衰，燥令大举，草木晚荣，肃杀而甚，则刚木萃者，柔萎苍干。民病中清，胠胁痛引少腹；侮反受邪，脾病肠鸣溏泄，金土并化则凉雨时至，天刑克，木气失正，草木焦槁，苍木再凋。火后则炎暑流行，湿性乃燥，柔脆，草木焦槁，体再生华，先开者华实，土气急则故也。则病寒热，疮疡，痱疹，痈痤。白露早降，收杀气行，寒雨害物，虫食甘黄，脾反病也。

岁少徵，火衰，寒气大举，物荣而下，凝惨而甚，则阳气不化，乃折荣美。民病胸中痛，胁支满，胁下痛，膺背肩胛[①]间痛，两臂内痛，郁冒瞀昧，心痛暴喑，上下与腰背相引而痛，甚则反病屈不能伸，髋髀如裂[②]；复则埃郁，大雨且至，黑气乃辱，则病鹜溏泄，腹满食饮不下，寒中肠鸣，泄注腹痛，暴挛痿痹，足不任身也。

岁少宫，土衰，风气乃行，草木荣茂，燥烁以行，飘扬而甚，秀不实。民病飧泄霍乱，体重腹痛，筋骨绵洴，肌肉𥆧酸，善怒；金复则木乃苍凋，筋暴痛，下引少腹，善太息，虫食甘黄，气客于脾，黅谷乃莠。民病食少失味，苍谷，上角则无复民康矣。

岁少商，金衰，炎火乃行，生[③]气乃用，庶物以茂，燥烁以行。民病肩背瞀肿，鼽衄、血便，注下。复则寒雨暴至，乃零冰雹霜雪杀物，阴厥且格，阳反上行，头脑户痛，延胸烦发热，口疮，甚则心痛也。

岁少羽，水衰，湿令大举，火气乃用，其化乃速，暑雨数至。民病腹满身重，濡泄，寒疡流水，腰股痛发，腘股膝不便，烦冤，足痿，清厥，胠下痛，甚则跗肿，上宫则大寒数举，蛰虫早藏，地积坚冰，阳光不治。民病寒疾于下，甚则腹满浮肿。木复则大风暴至，草偃木零，生长不鲜，面色忽变，筋骨并辟，肌肉𥆧瘛，视䀮䀮，物疏璺，肌肉胗发，气并膈中，痛于心腹。

凡此五运太过不及，虽有常位，胜无必也。然有胜则复，无胜则否。亦有胜而不能复，今其所在，推其至理而可至也。

---

①胛：原作“脾”，形近之误，据《素问·气交变大论》改。

②裂：原作“别”，形近致误，据《素问·气交变大论》改。

③生：原作“大”，据《素问·气交变大论》改。

卷　四

抑怫郁发第四

五运之气，虽有天气，抑而怫之，郁极乃发，待四时而作也。故《经》曰：土郁发之，岩谷震惊，雷殷气交，云之分也。埃昏黄黑，化为白气，飘骤高深，击石飞空，洪水乃从，川流漫衍，田牧土驹，大水去已，土石如群驹散，牧于田野，化气乃敷，善为时雨，物之始生、始长、始化、始成。故民病心腹胀，肠鸣，而为数候，甚则前心痛，胁膜，呕吐，霍乱，饮发注下，胕肿身重，脾热之生也。云奔雨府，霞拥明阳，山泽埃昏，其乃发也，云横天山，浮游生灭，怫之先兆。王冰云：天际云横，土犹冠带，岩谷丛薄，乍减乍生，有土之化，怫兆已彰，皆平明占之，浮游以午前后望也。

金郁之发，天洁地明，物风清气劲切，大凉乃举，草树浮烟，燥气以行，雾露数起，丑后辰前，杀气时来，至其色黄赤黑而杂至，草木不生苍干，金乃有声。故民病咳逆，心胁满，引少腹，善暴痛，不可反侧，嗌干，面尘色恶，金胜而木病也。山泽焦枯，土凝霜卤，怫乃发也。王冰云：夜寒白露，林莽声凄，怫之兆也。

水郁之发，阳气乃辟，阴气暴举，大寒乃至，川泽严凝，寒雾霜雪，甚则黄黑昏翳，流行气交，乃为霜杀，腐水见祥。故民病寒客心痛，腰脽痛，大关节不利，屈伸不便，善逆，痞坚腹满，阴胜阳故也。阳光不治，空积沉阴，白埃昏暝，而乃发也。太虚深玄，气犹麻散，微见而隐，色微黄，怫之先兆也。王冰云，寅至辰分，可候也矣。

木郁之发，太虚埃昏，云物以扰，大风乃至，屋发折木，木有变室奇异之状。故民病胃脘当心而痛，上支两胁，膈咽不通，食饮不下，甚则耳鸣眩转，目不识人，善暴僵仆。是为筋骨强直而不用，卒倒无所知也。大虚苍埃，天山一色，或气浊，色黄黑，郁若横云不起雨，而乃发也。长川草偃，无风自低，柔叶呈阴，白杨叶无风，而叶皆背见，松吟高山，虎啸岩岫，怫之先兆也。王冰云：甚者发速，微者发徐。山行之候则以虎松期之，原行以麻黄为候，秋冬以梧桐蝉叶候之。

火郁之发，太虚曛翳而空见赤气也。大明不彰而昏暗是也。炎火行，大暑至，山泽燔燎，林木流津，广厦腾烟，土浮霜卤，止水乃减，蔓草[①]呈黄，南风

①草：原作“焦”，据《素问·六元正纪大论》改。

行令，感云雨而不作，湿化乃后。故民病少气，疮疡痈肿，胁腹胸背面首四肢肿胀，疡痱，呕逆，瘛郁骨痛，节乃有动，注下，温疟，腹中暴痛，血溢流注，精液乃少，目赤心热，甚则瞀闷懊侬，善暴死，刻终大温，汗濡玄府，甚乃发也。

［新添］郁极乃发，待时而作者，天气不足，地气随之，地气不足，天气从之，运属其中。木气欲升，金气郁之，火气欲升，水气郁之，土气欲升，木气郁之，金气欲升，火气郁之。丁酉、己亥、己巳、庚午、辛丑、庚寅。假令庚午金运上升，天气抑之，又逢三之气，上下火郁不能升降，故曰天气下降，气流于地，地气上升，气腾于天，故高下相召，升降相因，而变作矣。多少而差，其分微者小差，甚者大差，甚则易位，气变易则大变，生而病作矣。《大要》曰：甚纪五分，微纪七分。甚纪者速，微纪者缓。一纪者十五日，甚纪者七十五日，而待时而发也。微纪者缓慢，一百五十日而发也。所以知天地阴阳过差矣。

动复则静，阳极反阴，湿令乃化乃成，华发水凝，山川冰雪，阳焰午泽，怫之先兆也。有怫之应，而后报也，皆观其极而乃发也。其发无时，始发无常，水随二火之位，水火发于四气，金发五气，然有多少，发有微甚。微者当其气而不兼他气，甚则兼其己所不胜，故水发而冰雹，土发而飘骤，木发而毁折，金发而清明，火发而曛昧，皆所不胜之气，推其下承而可知也。然下承者，所谓实胜过极，则有承袭之害也。故《经》曰：相火之下，水气承之，水位之下，土气承之，土位之下，风气承之，风位之下，金气承之，金位之下，火气承之，君位之下，阴精承之，皆所以制其胜也，视其物而明也。如人物热极，而体流津，以火炼金，热极反化为水，是知火热过极，而兼水气下承之也。又，水气寒极则物坚水凝如地，是知水气过极而兼土之相承也。又，雨湿极胜，则为骤注烈风而淫溃，是知土气过极，而兼风气下承之也。又，风大则反凉，而草木散落，是知风气过极而兼金气承之也。又，秋气大凉，而物皆干燥，是兼火气下承之象也。然万物不可过，太过者必有胜己者来承而制之也。故《经》曰：亢则害，承乃制，制则生化，外列胜衰，害则败乱，生化大病。然亢者，过极也，物其极，故曰物生谓之化，物极谓之变。又俗云“物极则反”，皆此道也。

［新添］善，郁之甚者，治之奈何

木郁达之。达者，在上用之，吐令条达。火郁发之，解表发汗，令其疏散。土郁夺之，夺为宣下之，令无壅碍也。金郁泄之，渗泄解表利小便也。水郁折之，抑制其盛气，折者，折其冲逆也，过者折之，以其畏也。

［旧经］元相胜复篇第五

夫六气之胜，元相为邪，随其所乘而生其病，不必皆然。邪淫已胜而为病始，故有虚实微正贼之五邪也。大凡治病，先求其治病之由，次审病生之所，知本知标，而悉明矣。其胜者，风胜者，风胜则耳鸣，头眩，愦愦欲吐，胃膈如寒，大风数举，倮虫不滋，胕胁气并，偏著一边，化而为热，小便黄赤，胃脘当心而痛，上支两胁，肠鸣飧泄，少腹痛，注下赤白，甚则呕吐，膈咽不通，饮食入而复出焉。

热甚则心下热，善饥，脐下反动，气游三焦。炎暑至，木流津，草乃萎，呕逆，躁[①]烦，腹满，溏泄，传为赤沃[②]也。

湿胜则火湿气内郁，寒迫下焦，痛留囟顶，元引眉间，胃满。雨数至，鳞见于陆，燥乃化见。少腹满，腰膝肿强，内不便，善注泄，足下温，足重，足胻胕肿，饮发于中，浮肿于上，湿胜，湿及火气内郁，则疮疡于中，流散于外，病在胠胁，甚则心痛，热膈头痛，喉痹项强。

火胜热客于胃，则烦心心痛，目赤欲呕，呕酸，善饥，心痛，溺赤，善惊，谵妄，暴热焇烁，草萎水涸，介虫乃去，少腹痛，下沃赤白。

燥胜则清发于中，胠胁痛，溏泄，内为嗌咽，外发产癞疝，大凉肃杀，华英改容，毛虫乃殃，胸中不利，嗌塞而咳。

寒胜则寒凛且至，非时水冰，羽虫后化。痔疟发，寒厥，入于胃则内为心痛，阴中生疮，隐曲不利，元引阴，阴股筋肉拘疴，血脉凝涩，络满色变，成为血泄，皮肤浮肿，腹满时减，热反上行，头项脑，户肿痛，目如脱，寒入下焦，传为濡泄。

六气所胜用药

治此诸胜，风胜治以甘清，佐以苦辛，以酸泻之。厥阴之胜，木旺，当先补其不胜。木旺者，先补其脾土，然后方泻其肝木也。治以甘清者，甘味和其脾；清者，春木旺，凉为用，可以甘清。佐以辛苦者，脾苦湿，急食苦以燥之，以辛润之，以酸泻之，使酸泻肝之旺气也。实乃先归其不胜者，然后方泻之。

热胜，治以辛寒，佐以苦咸，以甘泻之。

君相二火所至，肺病生也。先以辛寒，辛寒者，佐其肺也。夏以寒用散其火气。佐以苦咸者，肺苦气上逆，急食苦以泻之；咸者，佐于君相火，脾宜食咸。然后以甘味泻之。可以用咸补甘泻，方得和平。

湿胜，治以咸热，佐以辛甘，以苦[③]泻之。

湿土太阴之病，土旺而肾水受邪，木归于不胜者，今此湿胜之治，为相火之后，湿胜相搏。咸热者，咸者柔而水也，肾为胃之关机，取咸柔软之性味也；热者，以辛甘发散出汗，散其湿气也。

火胜，治以辛寒，佐以甘咸，以甘泻之。

同热胜治。佐以甘咸者，佐其脾土，后以甘泻旺火也。

燥胜，治以酸温，佐以辛甘，以苦泻之。

秋胜于燥，土气受邪，以酸泻其木。秋用温，佐以甘辛者，辛泻其肺气，乃

①躁：原作“燥”，据《素问·至真要大论》改。
②沃：原作“泼”，据《素问·至真要大论》改。
③以苦：原脱，据《素问·至真要大论》补。

先归其不胜也。然后甘泻其火旺，以苦泻去其病也。

寒胜者，治以甘热，佐以辛酸，以咸泻之。

冬用热，太阳水化，治以甘热，佐以辛酸者，甘者以辛相佐，发散寒邪，酸增金气。以咸泻者，咸泻肾水补心，人缘冬用热，合补火泻水也。六化惟太阳不归不胜，与前异也。

凡此之用，先有其胜，后行其复，所谓其复者，过也。

［旧经］风胜复则少腹坚满，里急暴痛，偃木飞砂，倮虫不荣，厥逆心痛，汗发呕吐，饮食不入，入而复出，筋骨掉眩，肉中动也。清厥甚则湿痹而吐，冲阳绝者死。

热复则懊热内作，烦躁，鼽嚏，少腹绞痛，火见燔焫，嗌燥，分注之时止，动气于左，上行于右而咳，皮肤痛，暴喑，心痛，郁冒，不知人，洒淅恶寒，振栗谵妄，寒已而热，渴而欲饮，少气。骨痿膈肠不便，外为浮肿，噫哕，赤气后化，热气大行，介虫不俯，痱胗，疮疡，痈疽，痤痔，甚则入肺，咳而鼻渊，天府绝者死。

湿复则湿变乃举，体重中满，饮食不化，阴气上厥，胸中不便，饮发于中，咳喘有声，大雨将至，鳞见于陆，头项痛重而掉瘛尤甚，呕而密，唾吐清液，甚则入肾，窍泄泻无度，太谿绝者死。

火复则大热将至，枯燥烦热，介虫乃耗，惊瘛，咳衄，心热烦躁，便数憎风，厥气上行，面如浮埃，目乃瞤之，火气内发，上为口噤，呕逆血溢，血泄，发而为咳，疟疾，恶寒鼓栗，寒极反热，嗌络焦槁，渴饮浆水，便色黄赤，少气，脉萎化而为水，传而为浮肿，甚则入肺，咳而血泄，尺泽绝者死。

燥复则清气大举，森木苍干，毛虫乃栗，病生胠胁，气归于左，善太息，甚则心痛，痞满，腹胀而泄，呕苦[①]渴哕，烦心，病在膈中，头痛，甚则入肝，惊骇筋挛，太冲绝者死。

寒复则厥气上行，水凝雨冰，羽虫乃死。心胃生寒，胸中不利，心痛痞满，头痛，善悲，时眩晕，时减，腰脽烦痛，屈伸不便，地裂冰坚，阳光不治，少腹控睾引腰脊，上冲心痛多出清水及为哕噫，甚入心，善忘、善悲，神门绝者死。

治诸复者，风复治以酸寒，佐以甘辛，以咸泻之，以甘缓之。热复治以咸寒，佐以苦辛，以甘泻之，以酸收之，以辛苦发之，以咸软之。湿复治以苦热，佐以酸辛，以苦燥之，以辛泄之。火复治以咸冷，佐以苦辛，以酸收之，辛苦发之，发表不远热，无温凉，少阴同候。燥复治以辛温，佐以苦甘，以苦泻之，以咸补之。寒复治以咸热，佐以甘辛，以苦坚之复者，有胜而有复也。

［新添］假令少阳下降，肺气乘之，金乃受邪，病喘咳，头痛，肺金主水，传入肾，病脐腹痛，腿脚肿痛，身寒，水为金之子，水克火，金水相生，子母同制于火，乃子救于金母也，此名复也。治者补其子，折其肝气也。

风复者，治以酸寒，佐以甘辛，以咸泻之，以甘缓之。

---

①苦：原作“若”，据《素问·至真要大论》改。

木胜则土气受邪，土生金，为子者，治酸寒者，酸补金，寒去热，更以甘辛佐之，甘者补脾泻火之盛势，辛佐肺气，泻其邪气；以咸泻之者，脾宜食之，肾者为之机关，咸柔和之性以利机关也。其余湿火燥寒，治之皆若此也。

［旧经］凡治诸胜复者，以寒治热，以热治寒，以清治温；以温治清，以酸收散收缓，以辛散结润燥，以甘润急，以咸软坚，以苦坚脆，以燥除湿，泻盛补衰，以平为期，必安其气，而病已矣。有胜至而未复者，上胜下俱病，以地名之，病上胜，其方顺地气而逆天气；下胜上俱病者，以天名之，病下胜①，其方同天化而逆地也，为制。复气至则不以天地异名，悉如复气为法。然胜复之变，虽有常位，而气无必至，上三气天主之，胜之常也，下三气地主之，复之常也。有胜则复，无胜则否。胜复之至，无其常数。衰则自止，复罢而再胜。无复者，复气已衰也。复而反自病者，为属其所不胜之位也。大复其气主其胜之，故此病也。所谓二火在泉。居其水位为司天，金居其火位也，余气则否也。然治气胜者，虽微制甚，制气复者，和以平调。暴者泻盛补衰，其气自平，而以主客之气，胜而无复，所谓阴阳自有胜衰则故也。主胜为逆，客胜为从，上下之道也。巳亥，上角，客胜则耳鸣，掉眩，甚则咳，主胜则胸胁痛，舌难以言。子午上徵，君臣位，客胜则鼽嚏，颈项强，肩背瞀热，头痛少气，发热②耳聋，目瞑，甚则胕③肿，血溢，疮疡，咳喘；主胜则心热烦躁，甚则胁痛支满。丑未上宫，客胜则面目浮肿，呼吸气喘，主胜则胸腹满，食已而瞀。寅申上徵，主客是相火则热，腹内于外发瘭胗、丹毒、疮疡、嗌肿、喉痹、头痛、耳聋、呕逆、血溢、手热、瘛疭、胸满仰息、咳而有血。卯酉上商，金君火之位，上火气上行，则清复，内郁，咳而鼽衄，嗌塞，心膈中热，咳而不止，自汗者死。浅淡红色，血似肉似肺者，是白血也。辰戌上羽，客胜则胸中不利，而出清涕，感寒而咳，主胜则喉嗌中鸣。

在泉主客：

下角，客胜则大关节不利，所谓腰脊也，内为颈强拘痉，外为不便，主胜则筋骨腰并腰腹时痛，寅申岁也。

卯酉下徵，火居水位之上，水曰下流，故有客胜之象，理或同然。客胜则腰痛，尻、股、膝、髀、腨、足皆病，瞀热以疫，胕肿，不能久立，溲便变；主胜则厥气上行，心痛，发热，膈肿，众痹皆作，发于胠胁，魄汗不藏，四逆而起。

辰戌下宫，客胜则足痿下肿，便溲不利，湿客下焦，发而为濡泄④，及为肿隐曲之疾，是谓隐蔽委曲之处，主胜则寒逆⑤满，食饮不下，甚则为疝。

巳亥下徵，客胜则腰腹痛，反恶寒，甚则下溺白；主胜则热反上行，而客于

①下胜：原脱，据上文“病上胜”补。

②热：原脱，据《素问·至真要大论》补。

③瞑，甚则胕：原脱，据《素问·至真要大论》补。

④泄：原作“洪”，形近致误，据《素问·至真要大论》改。

⑤逆：原作“道”，形近致误，据《素问·至真要大论》改。

心，心痛，发热，格[1]中而呕，少阴同候。

子午下商，客胜则清气洞下，少腹坚满，而数便泄，主胜则腰痛，腹痛，少生寒，下为鹜溏，是为鸭溏之候也。则寒厥于肠上冲胸中[2]甚则喘，不能久立。

丑未下羽，客主俱水，寒复内郁，病腰尻痛，而屈伸不利，股胫足膝中痛。凡治主客之胜者，举下抑高，补衰泻盛，适气同异，主客气相得，则逆所胜气以治之。其不相得，则顺其不胜气也治之。逆者，主治之法也。然客者，天之六气行乎主位之上。主者，地之六气在于客气之下。客气动而不息，每一岁二气司天地，四气为左右之间气，随岁气之所在，居无常位。主气静而守位，永定无移。常以木为初气，君火为二气，相火为三气，土为四气，金为五气，水为终气。凡此六气之中，各有主客之胜。《经》唯言天地主客之胜者，以居水火二位，余皆可知也。

故《经》曰：木位之主，其泻以酸，其补以辛；火位主，其泻以甘，其补以咸；土位之主，其泻以苦，其补以甘；金位之主，其泻为辛，其补以酸；水位之主，其泻以咸，其补以苦。厥阴之客，以辛补之，以咸泻之，以甘缓之；少阴之客，以咸补之，以甘泻之，以酸收之；太阴之客，以甘补之，以苦泄之，以甘缓之；少阳之客，以咸补之，以甘泻之，以咸软之；阳明之客，以咸补之，以辛泻之，以苦泻之；太阳之客，以苦补之，以咸泻之，以苦坚之，以辛润之，开发腠理，致津液，通气也。适主客之胜而补泻也。所以，妙道不可以不通矣。

①格：原作“膈”，据《素问·至真要大论》改。

②胸中：原脱，据《素问·至真要大论》补。

卷　五

六步气候变用第六

其标：厥阴、少阴、太阴、少阳、阳明、太阳。

其本：风、热、湿、火、燥、寒。

其时之常：和平、煊焫、埃溽、炎暑、清劲、寒雾。

其用之常：风府莹启、火府舒荣、雨府员盈、热府出行、杀府庚苍、寒府归藏①。

其化之常：生而风摇、荣而形见、化而云雨、长而蕃鲜、收而雾露、藏而周密。

德化之常：风生终肃、热生终寒、湿生终注雨、火生终溽蒸、凉生终燥、寒生终温。

□□②之常：毛、羽薄明羽翼蜂螗之类、倮、介、鳞。

布政之常：生、荣、溽、茂、坚、藏。

令行之常：挠动迎随、高明焰曛、沉阴白埃晦明、光显形云而曛、烟埃霜肃劲切凄鸣、坚芒而立。

气变之常：飘怒大凉、火煊而寒、雷霆注烈、飘风燎霜、散落而温、寒雪冰雹白埃。

六气化为病

厥阴所至，为病里急，筋缓缩也，支痛，软戾，胁痛、呕泄，吐逆。

厥阴者，风木之病。肝胆之气，二脏所受也。木者风化，以风为本，以厥阴为标也。又，阳明、厥阴不从标本，从乎中气。然阳明本燥，标为阳；厥阴以风为本，标为阴，标本不同也，乃从其中气。中气者，厥阴之上，风气治之，中见少阳。《经》曰：热极生风。治风者，治于风热。又曰：风淫于内，治以辛凉。皆治于中见也。

少阴所至，为痒疹，身热，恶寒，战栗，惊惑，悲笑，谵妄，衄衊血污也。

---

①藏：原作“戏”，据《素问·六元正纪大论》改。

②□□：原文缺字。

少阴君火，热之化也。足少阴肾、手少阴心也。少阴君火，以热为本，以少阴为标。少阴、太阳从标、从本。少阴乃肾经，太阳乃膀胱经。肾与膀胱为表里之经也。手与手合，足与足合，以合为中。少阴以热化为本，其标阴；太阳寒化为本，其标阳，标本不同，遂从标从本也。

太阴所至，为积饮，痞膈中满，霍乱，吐下，体重胕肿，肉如泥，按之不起。太阴乃湿土化，以湿为本，足太阴脾经。太阴与少阳从本。然太阴本湿，其标阴；少阳其本热，其标阳，标本皆同，遂从本也。太阴与阳明为表里，手与手合，足与足合者，为中气。《经》曰：木为主，泻以酸，补以辛，金为主，泻以辛，补以酸。

少阳所至，为嚏呕，疮疡，喉痹，呕涌，耳鸣，惊躁，瞀昧，目不明，暴注，瞤瘛，暴病暴死。

少阳热化，相火之气也，三焦之经也。少阳、太阴从本也。少阳之本火，其标少阳；太阴之本湿，其标阴，二脏本末同，故从本也。手少阳三焦，手太阴肺，足少阳胆，足太阴脾，皆从本。《经》曰：火淫所胜，平以咸冷，佐以苦甘。湿淫所胜，平以苦热，佐以酸辛。

阳明所至，为鼽嚏，浮虚肿，皴揭，尻、阴、膝、髀、腨、骱、足病也。以上皆燥本病也。阳明燥化，又为清化，卯酉之气，肺与大肠之病也，以燥为本。阳明与厥阴不从标本，从乎中气。阳明之上，燥气至之，中见太阴；厥阴之上，风气治之，中见少阳，皆从其中气之化也。足阳明胃，足厥阴肝，手阳明大肠，手厥阴心包络，阳明燥为本，性寒，阳为标；厥阴以风为本，化为热。标为阴，标本不同，反得中气之化也。

太阳所至，为屈伸不利，腰痛，寝汗，痉，流泄，禁固。

太阳所至，寒水之化。肾与膀胱病，是以寒为本也。其上伤者，为足太阳膀胱受之，为水之化也，皆传足经，不传手经，为从足经受也。六日遍足经也。叔和云：初至风门过太阳，七日之内见脱厄。六曰：巳至风门，辰为太阳，七日过也。此标本表里之说者，前少阴已说也。

凡此诸变，皆随德化政令变用而布之，各随阴阳所在之分而变生其病也。故《经》曰：风胜则动，热胜则肿，然热气则为丹熛，热盛血则为痈脓，热盛骨肉则为胕肿也，燥胜则干，燥于外则皮肤皴揭，燥于内津血枯干，燥于气及津液则肉干而皮著于骨也，寒胜则浮，虚肿也，湿胜则濡泄，湿胜则水闭而浮肿也，随其在以言其变耳。

六气施用

夫六气之用，各归不胜而为化也。太阴雨化，始于太阳。太阳寒化，始于少阴。少阴热化，始于少阳。少阳火化，始于阳明。阳明燥化，始于厥阴。厥阴风化，始于太阴，各命其所在而治之也。

所在旁通

司天之化：风、热、湿、火、燥、寒。

司地之化：酸、苦、甘、苦、辛、咸。

司运之化：苍君火不主运、黄、丹、素、玄。

间气之化：动、灼君火不名，名居气也、柔、明、清、藏。

凡此之化，司天者，在乎上；司地者，在乎下；司运者，在乎中。间气之化，纪其步。客行主之上，主在客之下。五运更始，而终期日度之亦然。上胜不衰则天气下降，下胜上衰则气上升，升极则降，降极则升，升降不已，而变化之为用也。变者物之初，极者病之始也。化者，令布化，而物之生也。随其所在，阴阳胜衰，气之异同，故万物生化。虽有异否厚薄多少，化而不等也。然五虫之类，虽有胎孕不育，制之不全者，随其司天在泉气所制之也。同天者静而不育，化生者少，所谓天自抑之也。同地者育而化多，司地所胜者，耗而不成，运乘其胜则甚也。地所制者，制其形也。天所制者，制其色也。随胜天之色而制之也。故《经》曰：地气制已胜，天气制胜已，天制色，地制形，此之谓也。

夫五虫者，毛、羽、倮、介、鳞也，以应木、火、土、金、水之化也。五虫之长者，麟、凤、人、龟、龙也。凡诸有形，其行飞走喘息之类，各有胎生、化生、湿生、卵生，悉从乎五虫之类也。凡此者，生气根于肾中，地无根系，所谓动物，以神为主，命曰神机。此等之外，金玉土石草木之类，悉宗其味色也。凡此之类，则气根于外，生源系地，所谓植物，以气为主，命曰气立。然神机气立，悉由天真之气化与变化。气化则物生，气变则物易，气胜则物壮，气弱则物衰，气绝则物死。皆随气之所在胜衰，而为变化之用也。故万物原有生、原有成、原有死、原有胜衰不齐，其化者，悉由所在之气使然也。虽有气立，生化薄厚、少多不同者，盖随其天地气之同异而以制之也。异者，寒与热殊，燥湿小异，温清不同也。凡寒热、燥湿、温清之类，毒药皆由五运标胜暴烈之气所化。若异司之气者，不生而化少也。五味、五色、五谷者，若司地之气所胜之类，不生化少，运乘其胜则甚也。同天地之化者，厚而化多，同天地化多之谷，命曰岁谷。木司天地，木火同德，元相胜克，则气专正而化淳，则不兼化，兼容岁，谷者苍丹也。金司天地，金火同德，化素丹为岁谷，兼化黅为间谷，以间上下金火之克伐也。水司天地，水土合德，化元黄为岁谷，上下虽有胜克，寒湿不为大忤则不然，兼化素为间谷，而兼水土之客伐也。然万物变化皆以气而为用。故《经》曰：出入废则神机化灭，升降息则气立孤危，此之谓也。夫天地之气，神明之用，正则化而无生，邪则变而病作。五行应见，万物皆有，人亦应之也。

司天之变者

已亥岁，上角，风胜则太虚埃昏，云雾飞腾，民病胃脘当心而痛，上支①两胁膈咽不通，饮食不下，舌本强，食则呕，冷泄，腹胀，溏泄，瘕，水闭，病本于脾，冲阳绝者死。

子午岁，上徵，热胜则怫热大至，火行其政，民病胸中烦热，嗌干，右胁

①支：原作“肢”，据《素问·至真要大论》改。

满，皮肤痛，寒热，咳喘，唾血，血泄，鼽衄，嚏，呕，溺色变，甚则疮疡，胕肿，肩、背、臑、腨及缺盆中痛，心痛，肺䐜，腹大满，膨膨而喘咳，病本于肺，尺泽绝者死。

丑未岁，上宫，湿胜，则沉阴且布，雨变枯槁，民病胕肿，骨痛，阴痹。阴痹者，按之不得，腰脊头项痛，时眩，大便难，阴气不用，饥不欲食，咳唾则有血，心如悬，病本于肾，太溪绝者死。

寅申岁，上徵，火胜则温气流行，金政不平，民病头痛，发热恶寒而疟，热上皮肤痛，色变黄赤，传为水，身面胕肿，腹满仰息，泄注赤白，疮疡，咳唾血，烦心，胸中热，甚则鼽衄，病本于肺，天府绝者死。

卯酉岁，上商，燥胜则木乃晚荣，草乃晚生，筋骨内变，民病左胠胁痛，寒清于中而疟，大凉革候，咳，腹中鸣，注泄鹜溏，名木敛生，菀于下，草焦上首，心胁暴痛，不可反侧，嗌干，面尘，腰痛，丈夫㿗疝，妇人少腹痛，目昧眦，疮疡痤痈，蛰虫来见，病本于肝，太冲绝者死。

辰戌岁，上羽，寒胜则寒气反至，水且冰，血变于中，发为痈疮，民病厥心痛，呕血，血泄，鼽衄，善悲，时眩仆运，火炎烈，雨暴乃雹，胸腹满，手热，肘挛，腋肿，心憺憺大动，胸胁胃脘不安，面赤目黄，善噫嗌干，甚则色炲，渴而欲饮，病本于心，神门绝者，死不治。

司天之气补泻用药

歌曰：土位甘和药，辛温本治金，木酸凉为好，火苦水咸分。

肝木主酸，心火主苦，肺金主辛，肾水主咸，脾土主甘。

补泻歌曰：司天气胜药凉辛，甘补辛泻病自安，火主甘泻咸补命，土言苦泻补甘欢。金辛味泻酸宜补，水主泻咸苦补痊，此是上工医未病，药归五脏体同天。

假令东方肝病，宜酸泻治之，以西方辛补之；西方金病以辛泻之，以酸补之；南方火病以甘泻之，以北方咸补之；北方肾病以本味咸泻之，以南方苦补之；中央土病以苦泻之，以本味甘补之。

司天之气

风淫所胜，平以辛凉，佐以苦甘，以甘缓之，以酸泻之。

东方本性酸，以西方辛味补之，辛凉者风，以热为中见之脏也。兼风木春和之气，以凉为用。佐以甘苦，苦者补肾泻脾。又恐春木旺，以甘补土，以甘能缓之。以酸泻之者，肝木得辛补，兼木旺生风，恐伤脾土，是以甘佐，甘缓之，酸泻肝之旺气也。

热淫所胜，平以咸寒，佐以苦甘，以酸收之。

少阴君火之热，乃君天有德之火，平以咸寒者，咸泻肾水，寒平火热。佐以苦甘者，甘泻心火补脾土以酸收之。《经》曰：心苦缓，急食酸以收之也。

湿淫所胜，平以苦热，佐以酸辛，以苦燥之，以淡泄之。

太阴脾土之湿化也，平以苦热者，《经》曰：脾苦湿，急食苦以燥之。湿淫者，湿气溢于内，皆为肿满。除其肿满者，宜在上者以苦吐之，在下者以苦泄之苦热者，或出汗也。佐以酸辛者，以酸收之，以辛润之，为苦燥，急以酸收敛。湿气中满，辛润燥，以淡泄之，辛润之，为通利小便，渗泄利水道也。治湿之病，不利小便，非其治法也。

湿上甚而热，治以苦温，佐以甘辛，以汗为故而止。

身半以上湿气有余，火气复郁，郁湿相薄，则以苦温甘辛之药解表发汗而祛之，除其病。

火淫所胜，平以咸寒，佐以酸冷①苦甘，以酸收之，以苦发之，以酸伏之。热淫同法。

前君火之热化皆同，更不复解。

燥淫所胜，平以苦湿，佐以酸辛，以苦下之。

燥者，西方肺金之化也。苦湿者，详《经》之说，苦温也。肺苦气之上逆，急食苦以泻之。

苦者，补肾水，泻脾土，乃泻母补子。佐以酸辛者，以酸收之，辛润之，辛泻酸补，正补泻其肺，平以为期。以苦下之者，故以苦温渗泄之也。

寒淫所胜，平以辛热，佐甘苦，以酸泻之。

太阳寒水，肾病之主也。平以辛热者，肾宜食辛，肾苦燥，而宜食辛以润之也。润其燥，辛热，热者冬寒为用，宜以服热，恐辛热过极，木气有余，遂以甘苦佐之，以甘缓其中，苦微燥之，故补其肾也，以平为期。

邪反胜天者

清反胜温，治以酸温，佐以甘苦。

谓厥阴在泉，风司于地，清反胜之，治以酸温，以酸泻其厥阴木。佐以甘苦者，以肝宜食甘缓之，脾宜食苦燥之。甘苦和之，以平为期也。

寒反胜热，治以甘热②，佐以苦辛，以咸平之。

少阴在泉，热司于地，谓为卯酉金司天，火司地也。以此地邪胜也，治宜同前说。

热反胜湿，治以苦冷，佐以咸甘，以苦平之。

太阴在泉，湿司于地，辰午之岁也。水司天，丑为土司地，土湿胜，反热于天，治以苦冷，泻脾土之气，佐以咸甘，咸泻水气，以甘缓之，以苦平之者，苦泻土而补肾水。

寒反胜热，治以甘热，佐以苦辛，以咸平之。

寅申之岁，火司于天，寒反胜热也。治以甘热，甘热者缓其寒，甘补其脾土也。佐以苦辛者，苦燥辛润，和其肾水，以咸平之，咸泻心火补肾，以平为期。

---

①酸冷：原作“咸寒”，据《素问·至真要大论》改。

②热，原作“温”，据《素问·至真要大论》改。

热反胜燥，治以辛寒，佐以苦甘，以酸平之，以和为利。

子午之岁，燥司于地，性恶热而畏寒，治以辛寒者，寒合其热，燥以润之，辛润之也。恐辛寒过极伤肺经，遂乃佐以苦甘者也。苦以燥，甘以缓，以酸收之，以和为平。

热反胜寒，治以咸冷，佐以甘辛，以苦平之。

丑未之岁，太阳司地，乃辰戌寒司地也。热反胜之，治以咸冷者，咸泻肾水补心火也。佐以甘辛者，辛散甘缓，辛咸二味，恐伤其肾水肺金，复以苦燥坚之，以和为期。

司地变者

寅申岁，下角，风胜则地气不明，平野昧，草乃早莠，民病洒洒振寒，善伸数欠，心痛支满，两胁里急，饮食不下，膈咽不通，腹胀善噫，得后与气则快然如衰，身体皆重。

卯酉岁，下徵，热胜，则焰浮川泽，阴处反明，民病腹中常鸣，气上冲胸，喘，不能久立，寒热，皮肤痛，目瞑、齿痛，䪼肿，恶寒发热如疟，小腹大，蛰虫不藏也。

辰戌岁，下宫，湿胜，则埃昏岩谷，黄反见黑，至阴之交，民病饮积心痛，耳聋，浑浑焞焞，嗌干肿喉痹，阴病血见，少腹痛肿，不得小便，病冲头痛，目似脱，项似拔，腰似折，髀不可以回，腘如结，腨如裂。

巳亥岁，下徵，火胜，则焰明①郊野，寒热更至，民病注泄赤白，少腹痛，溺赤，甚则便血，少阴同候。

子午岁，下商，燥胜，则瞀雾清瞑，民病喜呕，呕有苦，善太息，心胁痛，不能反侧，甚则嗌干，面尘身无膏泽，足外反热。

丑未岁，下羽，寒胜，则凝肃惨栗，民病少腹控睾引腰脊上冲心痛，血见，嗌痛颔肿。

诸气在泉

风淫于内，治以辛凉，佐以苦甘，以甘缓之，以辛散之。热淫于内，治以咸寒，佐以甘苦，以酸收之，以苦发之。湿淫于内，治以苦热，佐以酸淡，以苦燥之，以淡泄之。火淫于内，治以咸冷，佐以苦辛，以酸收之，以苦发之。燥淫于内，治以苦温，佐以甘辛，以酸收之，以辛润之。寒淫于内，治以甘热，佐以苦辛，以咸泻之，以苦坚之。

邪反胜地之旺

清反胜风，治以酸温，佐之以甘，以辛平之。寒反胜热，治以甘热，佐以苦辛，以咸平之。热反胜湿，治以苦冷，佐以咸甘，以苦平之。热反胜燥，治以辛

①明：原作“浮”，据《素问·至真要大论》改。

寒，佐以苦甘，以酸平之。

凡此淫邪在内也者，淫者，溢也。子母相生，皆为淫溢也。胜者得地而太过，别刑克也。假令心火太旺，更治肝气，所生乃子母相生，皆为淫溢之病治也。别无刑克，相生独味者，为胜之治也。淫反胜复者，补泻皆取前五运六气歌治法用之。

肾为胃关，脾与胃令软，假咸柔软而以利其关也。胃气乃行，脾气方化。故宜味与众脏不同也。

五脏补泻

肝木，酸泻辛补。

心火，甘泻咸补。

脾土，苦泻甘补。

肺金，辛泻酸补。

肾水，咸泻苦补。

五脏互换苦急

肝苦急，急食甘以缓之。

心苦缓，急食酸以收之。

脾苦湿，急食苦以燥之。

肺苦气上逆，急食苦以泄之。

肾苦燥，急食辛以润之。

五脏所宜

肝宜食甘，心宜食酸，肺宜食苦，脾宜食咸，肾宜食辛。

凡天地淫胜，不必皆然。随气胜衰，变生其病。盛则胜淫已，胜气则衰，则己所不胜，邪反胜邪，无有胜衰，以平为期，病无由起。推其至理，命其所在而可征矣。

凡天之六气所至，则人脉亦应之而至也。其至而脉应者，是谓和平之脉，故曰天合六脉也。岁厥阴所至，其脉弦。软虚而滑，端直以长，是谓弦，风之性也，木之象也。实而强则病，不实而微亦病，不端直以长亦病，不当其位亦病，不能强亦病。

岁少阴所至，其脉钩，来盛去衰，如偃带钩，是谓弦。暑气之性，火之象也。来不盛，去反盛则病，来盛去盛亦病，不偃带钩亦病，不当其位亦病，不能钩亦病。

岁太阴所至，其脉大而长，往来远，是谓长，湿之性也，土之象也。太甚则病，长甚则病，不太长亦病，不当其位亦病，位不能太长亦病也此脉在太阳所至之下，其气亦安，今移于此也。

岁少阳所至，其脉大而浮。浮，高也，大谓稍大于诸位脉也。热之性也，火之象也。大浮甚则病，浮而不大亦病，大而不浮亦病，不当其位亦病，位不能浮大亦病。

岁阳明所至，其脉短而涩。往来不利是谓涩；往来不大不远是谓短。燥之性也。短甚则病，涩甚则病，不短不涩亦病，不当其位亦病，不能短涩亦病。

岁太阳所至，其脉沉。沉，下也，按之乃得，下于诸位脉，寒之性也，水之象也。沉甚则病，不沉亦病，不当其位亦病，位不能沉亦病。

凡此天和六脉所至之状，咸有归旨，天之道也。然厥阴风主肝，故其脉弦。少阴心火主心，故其脉钩。太阴湿土主脾，故其脉大而长，少阳相火主手心主，故其脉大而浮。阴明燥金主肺，故其脉短而涩。太阳寒水主肾，故其脉沉。《经》云太阴所至，其脉沉；太阳所至，其脉大而长者，误也。非古圣之误，乃传写者误书之过也，乃校正补注者亦不明斯之道也。不详土火而长远，水性下流，其义昭矣。或曰太阳旺五月六月，其脉洪大而长，亦为此太阳之脉如[①]此也。此乃地之六脉也，是一岁中六位脉，其胜衰而言太少，以为三阴三阳，非谓天和六脉，应标本之阴阳也。

察阴阳所在而调之，以平为期。正者正治，反者反治。阴病阳不病，阳病阴不病，是为正病，则正治之之谓也。以寒治热，以热治寒。阳位宜见阳脉，阳位又见阴脉，是谓反病。则反治之谓耳，以寒治寒，以热治热，故曰反者反治。论言：人迎与寸口相应，若引绳大小齐等，命曰平脉者，寸口主中，人迎主外，两者相应，俱往俱来，若引绳大大齐平，如拽绳平齐曰平脉。夏则人迎为大，秋则寸口为大，命曰平脉。

司天不应脉

北政少阴在泉，则寸口不应卯酉二年，两手寸口不应，厥阴在泉，则右寸不应寅申二年，君火在右，太阴在泉，左寸不应君火在左，少阴在泉者丙子、庚戌、壬子、戊午年两手寸口不应，司天者，尺不应厥阴司天，左尺不应，太阴司天，右尺不应。

南政少阴司天甲子、甲午则寸口不应土难行令，君火在上，两手寸口不应，厥阴司天己巳、己亥则右寸口不应，太阴司天己未、己丑、丑未三年则左寸不应君火在左，在前者，尺不应也少阴在泉，两尺不应，厥阴在泉，右尺不应，太阴在泉，左尺不应，皆君火在上，为不应也，诸不应者，凡诊则见矣。不应为脉沉下者，仰手而沉，俯手则沉为应也。细为大也凡诊者，反手合手诊之，大为小，小为大。

《经》曰：天地之气，胜复之作，不形于证候。诊脉法曰：天地之变，无以脉诊，此之谓也。又曰：随其所在，期于左右，以其气则合，逢其气则病。迭移其位者病，失守其位者危。寸尺交反者死，阴阳交者死。阴阳交者为岁当，阳在左而反于右，谓岁当阴在右而交于左，右交者死。若左右独然非交，是谓不应，惟寅申巳亥辰戌丑未八年有应也。谓寸尺反者死，谓岁当在寸而反见于尺，为岁

①脉如：原脱，据上下文义补。

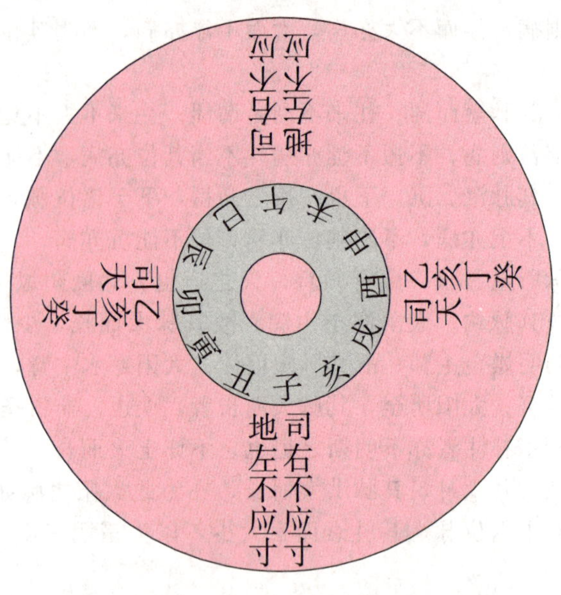

图二十四　（一）北政少阴在泉之图

当阳在尺而反见于寸，若寸尺反者死。若寸尺独然非反见谓不应，惟子午卯酉四年应之。今依《素问》正经直言图局。又言脉法，先立其年以知其气左右应见，然后乃言死生也。

凡三阴司天在泉，上下南北二政，左或右两手寸尺不相应，皆为脉沉。下者仰手而沉，覆手则沉，为浮细，为大也。

女人反此，背看之者。女人者，阴也。男人者，阳也。阳者，南政司天，天面北也。阳南政者，覆而下。北阴者，仰而上。南政者，东为左；北政者，东为右。此者，女人反此也。

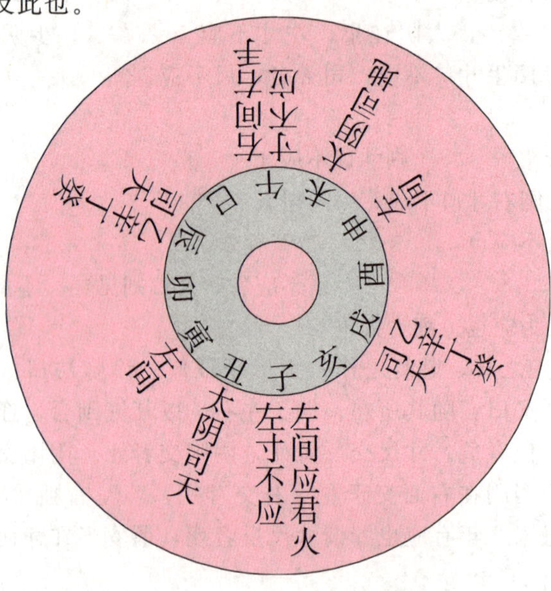

图二十四　（二）北政太阴在泉之图

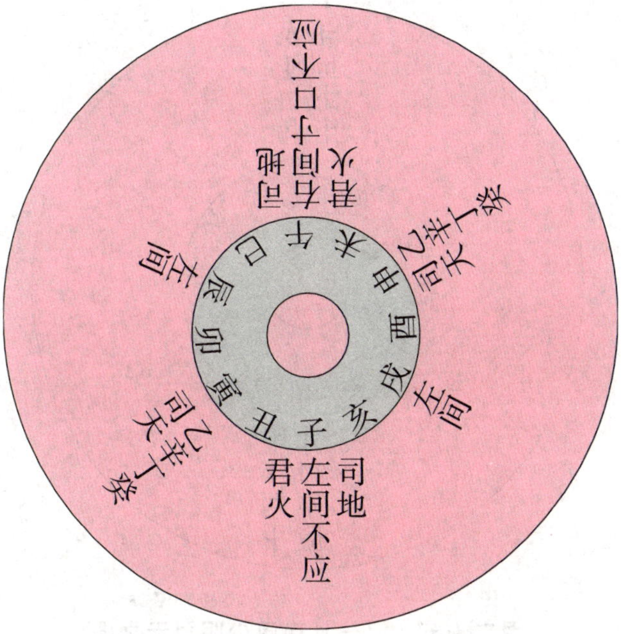

图二十四　（三）北政厥阴在泉之图

少阴司天尺脉不应，
厥阴司天左寸不应，
太阴司天右尺不应。

图二十四　（四）北政三阴司天之图

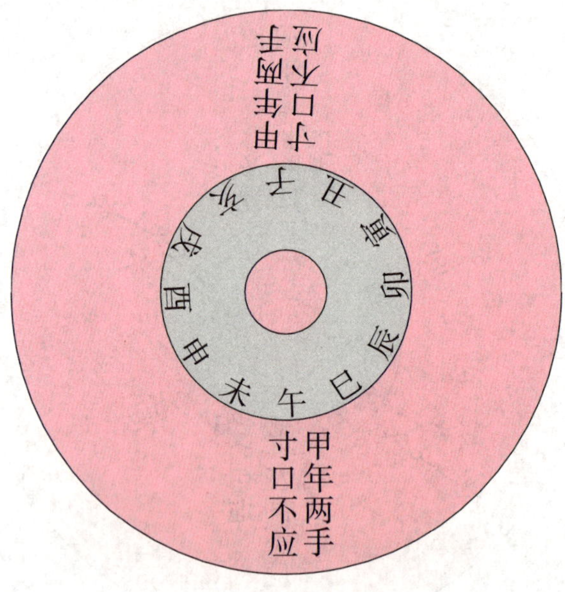

图二十五　（一）南政少阴司天之图

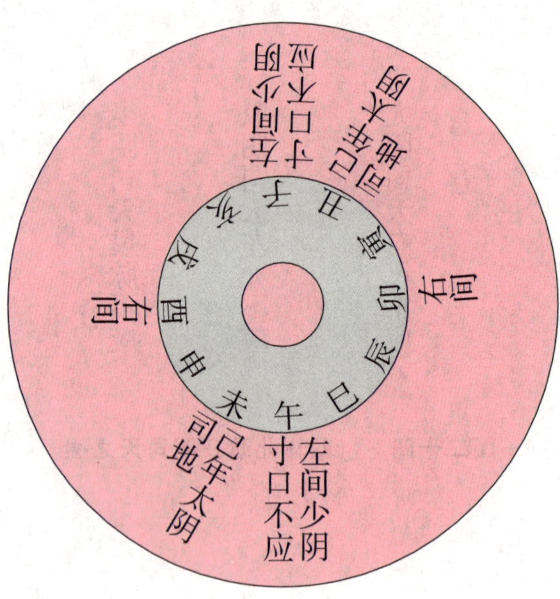

图二十五　（二）南政太阴司天之图

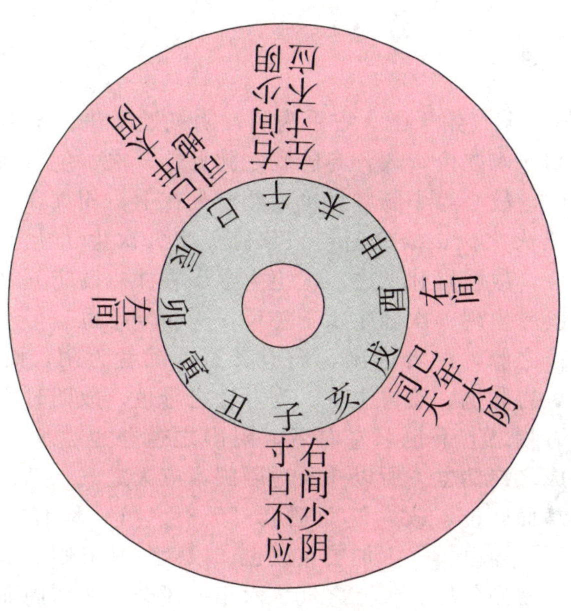

图二十五　（三）南政厥阴司天之图

少阴在泉左右尺脉不应，

厥阴在泉右尺不应，

太阴在泉左尺不应。

图二十五　（四）南政三阴在泉之图

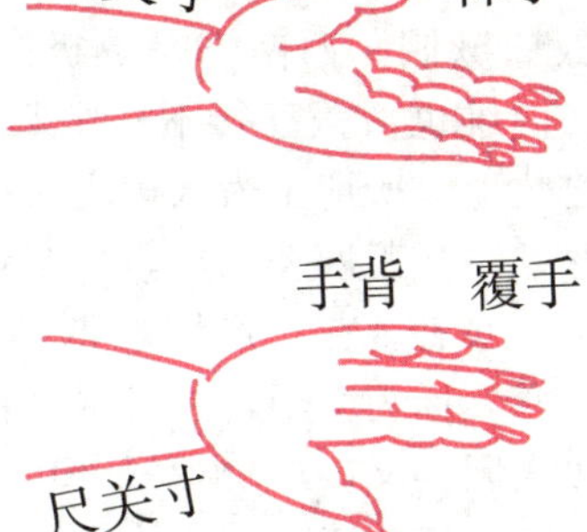

图二十六　仰手覆手诊脉图

六气脉出现图

夫左手[①]为阳，阳气始于子。右手为阴，阴气始于午。子午故左尺属水以应初之气分，是太阳寒水之位，故肾与膀胱之脉见也；次木生君火，左手以应之气分，少阴暑火之位，故心与小肠脉见也，然君火在上，相火在下，应于右，以应三之气分，少阳热火之位，故命门与三焦脉见也；次生于土于右关，以应四之气，太阴湿土之位，故脾胃脉见之，次土生金于右寸，以应五之气分，阳明燥金之位，故肺与大肠脉出现；次金生水于左尺，周而复始也。

凡此六气六位之脉，浮者为阳，而应其府，沉者为阴，而应其脏。不沉不浮，中而和缓者，胃脉也。然胃土者，为万物之母也，故四时皆以胃气为本。

夫天地者，万物之上下也。左右者，阴阳之道路也。水火者，阴阳之征兆也。金木者，生成之终始也。所以知天地阴阳，应天之气，动而不息，故五脏右迁。应地之气，静而守位，故六气而还会。天有六气，地有五位。天以六气临地，地以五位承天。盖以天气不加君火故也。以六气加五则五气而余一气，故迁一位。若以五乘六岁乃备尽。天元之气，六年一还会，所谓周而复始也。又地气左行，往而不返，天气东转，常自大运数五岁已。其次气正当君火之上，法不加临，则右迁君火，上气以临相火之上，故曰五岁而右迁也。由其动静上下相临而天地万物之情，变化之机也。

故冬至之后，得甲子，少阳王，其脉乍大乍小，乍短乍长者，其无常准。约其大纲，则当一周甲子分为二分，则各得三十日也。加在冬至之后，正谓大寒中气日也，是始交入初之气分。至春分之前，风木之位也。阳气已旺而天用事，其气尚少，故曰少阳也。物之始生而乍生，大小、长短不等，是其脉之象。风令为用，以应肝木之脉也。若得甲子以来，天气温和，是应至而至也。已得甲子，天气大寒者，是至而不至也。未得甲子，天气温和，是未至而至也。应至而天气大暄，是至而太过。应至而气反大寒者，是至而不及也。人脉亦应之，非应者病也。复得甲子，阴阳旺，其脉浮大而短者，是春分至小满前，二之气分，君火之位也。其气非太非少，故曰阴阳。物之蕃鲜矣，虽旺而未至高茂，是其脉之象也。暑令为用，以应心火之脉也。或曰辰为三月，主左足之阳明，巳为四月，主右足之阳明，以谓阳明之义者，非也。此是分寒暑幽明之义也。故戌为九月，主右足之厥阴，亥为十月，主左足之厥阴。然东南方阳也，与阳合明，故曰阳明。西北方阴也，两阴交尽，故曰厥阴。西南方是热极之分也，东北方是寒极之分也。故曰寒热温凉，皆生于四维也。盖五行不极则其数生，是谓不兼土之数也。太过则其数成，是兼其土之数也。所谓土为五运之君主，是万物之母，物得之则旺，失之则衰也。土气兼并，寄旺于四季之末，故寒热温凉之盛也。

故《经》曰：幽显既位，寒暑弛张。厥阴之谓幽，阳明之谓显。此之谓也，非谓脉之异也。亦犹水之本寒，标为太阳，月是水之精，名曰太阴。火之本热标为少阴，日是火之精，名曰太阳。又，《灵枢经》曰：心为手太阳，肺为手少阴，肾为足太阴，脾为足厥阴。又《经》曰：寅亦为太阳，此等之类，而义甚多，元

①左手：原作“在手左”，据上下文义改。

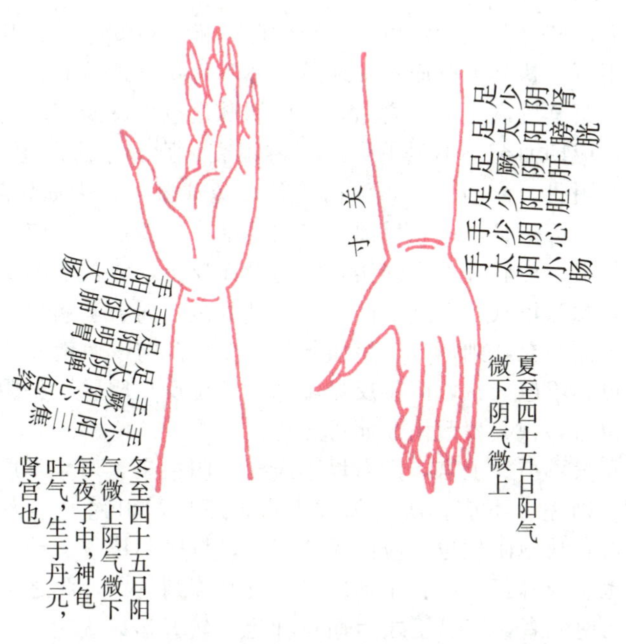

图二十七

相不同者，非有误也，盖各随其用而言之。文言虽同而用之各异，不可不通矣。复得甲子，太阳旺，其脉洪大而长者，所谓小满至大暑之前三之气分，相火之位也，其气甚盛，太阳已至洪盛高茂，是其脉之象也。火令为用，以应心包络相火之脉也。复得甲子太阴旺，其脉紧大而长者，所谓大暑至秋分之前四之气分，主四之气分，湿土之位也，阴气已旺而地主之。当阴之分不可言其阳，其气尚盛而不可言其少，故曰太阴，物之至矣。长盛而化速，是其脉之象也。湿令为用，以应脾土之脉也。复得甲子少阴旺，其脉紧细而微者，为秋分至小雪之前五之气分，燥金之位，其气收敛而渐少，故曰少阴，物之凋陨穷燥紧劲细微，是脉之象也。燥令为用，以应金肺之脉也。复得甲子厥阴旺，其脉沉细而敦者，所谓小雪至大寒之前终之气分，寒水之位也，其气已衰，将尽而交也，故曰厥阴，物之收藏在内，而坚守不伸，是其脉之象也。寒令为用，以应肾水之脉也。

然此之六脉，是为岁中六步主位之脉也。此三阴三阳者，随其脉气胜衰，天地阴阳之分，言其太少，以为三阴三阳，非为六气标本之阴阳也。天合六脉，是随六部客气所至，而应见之脉，所谓气有主客，脉亦有主客也。主客气同则人脉赤同，是俱本位也。则如岁少阳相火司天，是居相火之位也。少阳之客，其脉大而浮，相火之主，其脉洪大而长，是大同而小异。所谓之气守位不移，客气居无常位，天地同异，则故脉大同而有异也。假令岁少阳司地，是火居水位也。少阳之客，其脉大而浮，水位之主，其脉沉短以敦，所谓主客不同，故人脉异之也。此乃古圣之奥旨，使天下莫能释矣。然应主脉反不应客脉者，而为病也。若应客脉则反不戌主脉，而为病也。此之二脉元相为反者，视气胜衰而可明也。水位之主气盛，则天气大寒，脉当沉短以敦，反此者，病也。少阳之客，气胜则天气大煊，脉当稍大而浮，所谓火居水位，其用不全，则故也。反此之脉者病也。若主客气平，冬无胜衰，则天气不寒而微温，而脉可见其半，微沉微浮，大不胜大，短不胜短，中而以和，反此者病也。余皆仿此，推而可知也。大凡脉候神明，天地主客之脉，不可以执其天脉而去其地脉，亦不可执其地脉而去其天脉。天地相参，审其同异，察其胜衰，适气之用，可以切脉之盈虚，断病之祸福矣。

天之六脉，应期而至，不强不弱，不盛不衰，则和平之脉也。弦似张弓弦，滑如连珠，沉而附骨，浮高于皮，涩而止住，短如麻黍，大如冒簪，长为引绳，皆为至而太甚，则为病也。应弦反涩，应大反细，应微反大，应沉反浮，应浮反沉，应短涩反长滑，应软虚而反强实，皆为至而反也，异常之候，则为病也。

凡此诸脉，悉当审其主客气之同异，视其胜衰，而言其病也。气位已得，而脉气不应，是至而不至，则病气未至而脉气先变，及与岁政南北改易而应者，是未至而至则病也。不应天常，阴位反见阳脉，阳位反见阴脉，是阴阳反矣，病而危也。阴阳之位者，视其岁政南北而可知也。

上角，则左尺不应。上宫，则右尺不应。少阴在泉，两寸不应。下角，则右寸不应。下宫，则左寸不应。所谓脉沉于指下不应，引绳大小齐等，故云不应也。不应而沉者，故曰阴位也。应而浮者阳也，故曰阳位也。凡不应者，于指下反其平常之真也。故《经》曰：主不应者，反其真则见矣，此之谓也。

欲知岁政之南北者，审君臣之运而可知也。然五运以土运为君主，面南而为君[①]，故曰南政。余四运为臣，主面北而待君，故曰北政也。阴阳之脉位者，亦为君臣之道也。然六气以少阴火为君主，余皆为臣。君治内而降其命，臣奉命而治其外。外者阳也，故其脉浮；内者阴也，故其脉沉。假令南政之岁，是面南而君之也。遇少阴司天，所谓天位在南，故两寸不应，而脉沉也。遇厥阴司天，则少阴在右，故曰上角则右寸不应。遇太阴司天，则少阴在右，故曰下宫则右寸不应。遇少阴在泉，亦名司地，为在北，故两尺不应也。左右同法，余皆仿此，皆随君火所在乃脉沉不应也。斯其妙道，至真之要，昭然可征，而诚非谬矣。故《经》曰：知其要者，一言而终，不知其要者，流散无穷。此之谓也。

当阴之位而脉沉，当阳之位而脉浮者，平和之脉也。阴位反见阳脉，阳位反见阴脉者，遇君火司天，地四岁有之之谓反。反者，殆而死。若阴位独见阳脉，或阳位独见阴脉者，是为不应，其非反也。反者，谓尺寸也。遇木或土司天，地之八岁有之，不名反而谓之交，阴阳俱交，是谓二次者，殆而死。或阴独然，或阳独然，是谓不应气，非交也。交者，谓左右也。不应气者，病也。阳位反见阴脉者，是谓君居臣位，虽失其常，不为大忤，则病而微。阴位反见阳脉者，是谓臣居君位，为大逆，则病而甚。交反着，殆而死。所谓君反居其臣位，臣反居其君位，君臣异位，大反其常，逆天之道，其不殆而澌乎？

夫脉者，血之府也。心之所养，其应于火。其动躁，故能动也。血气流通，神之用。故可以候其脉而知其病否。然四时之脉，春弦夏数秋涩冬沉者，乃平和之脉也。若不应者，亦不得便言其病。盖人脉候悉应于天地之气也。四时之脉，盖由寒热温凉气候使然也。气温则脉弦，气热则脉数，气凉则脉涩，气寒则脉沉。脉与天气中外相应则为平和，不相应则病也。中外相应而亦病者，是脉应之甚也。假令天气炎热，其脉当数，虽而一息，不过五至也。所谓炎热则呼吸急

①为君：原脱，据上下文义补。

速，脉也应之，故曰数也，命其息而可知矣。一息六至或七至者病，所谓热也。在里则脉沉数，当以下之；在表则脉浮数，当以汗之，此为治之大体也，反其治者死矣。一息八至以上者死，所谓数之过极也。余皆仿此，推而可知也。或曰春得秋脉，秋得夏脉，夏得冬脉，冬得长夏脉，长夏得春脉，是四时官鬼相刑之脉，其病当死者，慎不可便言也。然春脉当弦，秋脉当涩，若岁阳明金居初之气，为客气盛则其气大凉，其脉短而涩。虽是春得秋脉，金当克木，是鬼贼之脉，又有何咎？所谓脉应天时而至，虽反时位不反天常，皆为平和之脉也。或曰肝病得肺脉，肺病得心脉，心病得肾脉，肾病得脾脉，脾病得肝脉，此实鬼贼之脉，其病必死者，亦不可便言其死。假令春有脾病，或遇厥阴所至，其病欲愈，脉本位而见肝脉，是为和平之候也。若便言死，岂非粗工之谬也。若春气温和而肝有病，反见秋脉者，此是鬼贼之脉也，其病殆而殂也。余仿此。又，孟春脉沉而不弦，孟夏脉弦而不数，孟秋脉弱而不涩，孟冬脉涩而不沉者，虽不应时，而亦非病也。盖四时之气皆始于仲月而盛于季月，差在一月之后，人脉亦从之。故《经》曰：命其差。此之谓也。

大凡切脉，心明三部九候，可以候其脉。盖各人瘦肥长短不等，故谨察之也。三指之下，各得同身寸之一寸，率而成三，以应三才之道也。或曰三部之脉非应三指者，同身寸以验之而可知也。取寸之法，亦从男左女右，以中指与大指相接如环，度中指上侧两横纹之际乃为一寸也。或言此非一寸者，是未知其道。《经》言天地之数，始于一而终于九。一天二地三人，因而三之，此三三成九也。然九而因之则为八十一也。故冬至之后阳生则数九，终于八十一也。《素问》及《道德经》皆八十一篇，越人《八十一难》，皆合九九之数，乃自然之道也，人亦应之。故人足至顶，长八尺一寸。又，手掌谓之咫尺，长八寸一分，以应九九之数。将此度之，则可证也。又关前为阳，将寸量至尺泽，一尺，故曰尺也，尺寸之间，阴阳之隔，故曰关也。以寸脉应天，尺脉应地，关脉应人，以为三部也。部有浮沉中，而又应三部，故有三部九候也。以应其身，则上部天主头角，地主唇，人主二目；中部天主肺，地主胸中，人主心；下部天主肝，地主肾，人主脾。凡此三部九候及十二经皆有动脉，独取寸口，是谓手太阴肺之经脉之大会也。凡人食气入胃，浊气归心，淫溢于精微，入于脉也。脉气流经，经气归于肺，肺朝百脉。盖肺为华盖，位复居高，治节之由，故受百脉朝会也。肺始自寅初，起于中焦，下络大肠，还循胃口，上膈属肺，从肺系横出腋下，循臑内侧，至气口，以成寸关尺三部，应期而脉之见也。故《经》曰：诊法常以平旦，阴气未动，阳气未散，饮食未进，经脉未盛，络脉调匀，气血未乱，故乃可诊有过也。欲将持脉，审其荣辱勇怯、性之缓急，察色听声，徇其憎欲，穷其所病，工无所感，方可切其脉也。凡诊之手，亦从男左女右，先以中指按高骨为关，视其远近而按其寸尺，诊其脉则目无所授，耳无乱闻，口无乱言，意无妄想，恂明部候，谨察阴阳，视岁政南北之君臣位，视主客同异，而气之盛衰，追乎从法而应于心手，中外俱明，得其标本，可以言病患之由，断病吉凶之皆处，谓治之方，愈疾人之苦矣。

卷　六

通明形气篇第七

夫人之始生[①]者，禀天地之阴阳，假父母之精血，交感凝结，以为胞胎矣。若先生右肾则为男，以外精内血，阴为里也；先生左肾则为女，以外血内精，阳为里也。其次肾生脾，脾生肝，肝生肺，肺生心。然脏为阴，故始于肾水，而终于心火，以其胜己也。其次自心生小肠，小肠生大肠，大肠生胆，胆生胃，胃生膀胱。然腑为阳，故始于小肠火，而终于膀胱水也，以生其己胜矣。脏腑一定，自膀胱生三元，三元生三焦，三焦生八脉，八脉生十二经，十二经生十二络，十二络生一百八十孙络，一百八十孙络生一百八十缠络，一百八十缠络生三万六千系络，三万六千系络生三百六十五骨，三百六十五骨生五百筋脉，五百筋脉生六百五十五大穴，六百五十五穴生八万四千毛窍，胎完气足，灵光入体，则与母分解而生为人也。然当十月满足而生者，期之常也。或不然者，盖由灵光早晚之届也。自生之气随其变蒸而生其神智，爪发满也。然神者，气之余也；智者，意之余也；爪者，筋之余也；发者，血之余也；齿者，骨之余也。皆发于生育之后，故言余也。逮夫从道受生谓之性，所以任物谓之心，心有所忆谓之意，意有所思谓之志，志无不周谓之智，智周万物谓之虑，动以营身谓之魂，静以镇身谓之魄，魄思不得谓之神，莫然变化谓之灵，流行骨肉谓之血，保形养气谓之精，气清而快谓之荣，气浊而迟谓之卫，众象备见谓之形，块然有阂谓之质，形貌可测谓之体，大小有分谓之躯，总括百骸谓之身。

然骸者，处形名之也。其首者脑户，后项大筋宛宛中为风府，项两旁为颈，颈上为脑，脑上为巅，巅前为顶顸，顶顸前为囟，囟前为发际，发际前为额颅，额颅两旁为额角，额角两旁耳上发际陷中为曲髃，前为肩骨，肩骨间为颜，颜下为鼻，鼻山根为頞，頞两旁为目，目内连深处为系，目内眦为睛明，黑为瞳子，目外眦为锐眦，锐眦外为耳，耳本脉中为鸡足，耳下曲颊端陷中为颊中，耳前鬓角为兑发，耳前上廉其鼓开口有孔处为客主人，一名上关，耳前目为颇，颇下为腮，腮下为颔，颔下为颐，一名地阁，颐下为渐，一名下颐，地阁上陷中为承浆，承浆上为口，口内前小者为齿，两旁大者为牙，牙齿根肉为龈，牙齿间为舌，舌根为舌本，舌本相对为悬雍，口两旁为颊，颊口内为唇，唇上为人中，人

①生：原脱，据《灵枢·经脉》补。

中上两旁为鼻孔。

其手臂者，肩前后直下为髆，髆下为腋为臑，臑有内外，各有前廉后廉，臑尽处为肘，一名腱，腱下为肱，一名为臂，臂有上骨、下骨，臂上骨为辅骨，臂有上廉、下廉，臂分内外，亦有前廉后廉，臂骨尽处为腕。腕下髁为兑骨，上髁为高骨，高骨旁动脉为关，关后为尺，关前为寸口，寸口骨为束骨，束骨前掌骨后肥肉为鱼际，鱼际外为两筋，两筋前为两骨，一名歧骨，歧骨前为虎口。

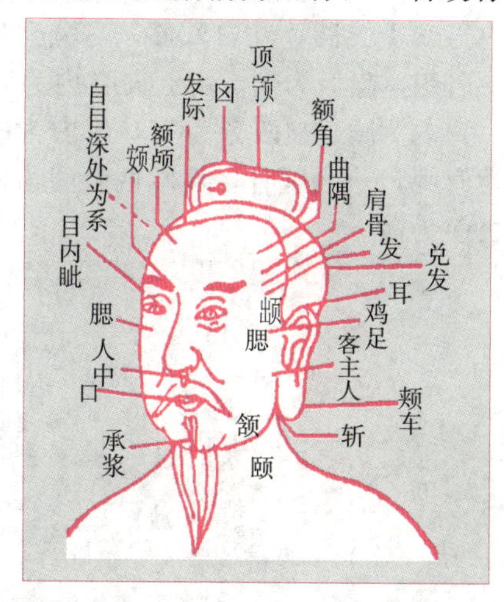

图二十八

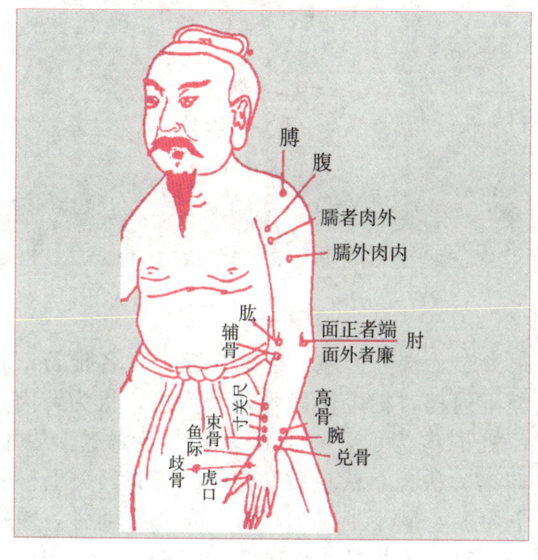

图二十九

其胁肋者，胁上际为腋，胁骨为肋，胁下三寸从胁至胠入肋骨间为季胁，季胁下空软处为胗，胗外为胗，其胸腹者，前阴后，后阴前，屏医两筋间为纂，内深处为下极，下极之前男为阴延，女为窈漏，阴延下为阴器，阴器上为聚阴，聚阴上为毛际，毛际两旁动脉中为气冲，一名气衔，气衔上为少腹，少腹内为中极，中极上为关元，关元上为脐，脐上至鸠尾为腹，鸠尾骨为蔽骨，一名臆，臆上为胸，胸中两乳间为膻中，一名元儿，胸两旁高处为膺，膺上横骨为巨骨，巨骨上为缺盆，缺盆骨为髑骬，一名肞，肞中会处为额、额下连舌本起者为结喉，结喉两旁各一寸五分、在颈大脉应手以候五脏气处为人迎，一名五会，五会上曲颔前一寸三分陷中动脉为大迎，大迎内喉咙，喉咙上为颃颡，颃颡内为咽门。

其腰脊者，脊骨节为顀，顀骨下尽处为焦尾，焦骨锐为尾骨，一名骶骨，骶骨两旁为扁骨，扁骨之内男曰十二髎，女曰八髎，尽分合处为尻，尻上横者为腰监骨，监骨上为腰骨，一名髗，髗上为䯊，䯊上夹脊内为脊骨，凡二十一节，通顶骨三节，则二十四节，脊内为膂，膂两旁为膂，膂内为胛，一名胸，胸上两角为肩解骨，解下成片者为肩胛，一名膊骨，肩端两骨间为髃骨，肩胛上际会处为三柱，三柱之上、两旁之前为骹。

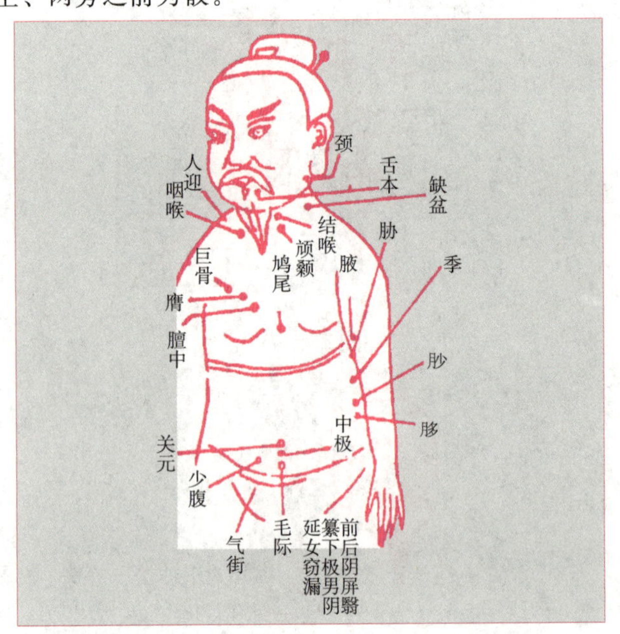

图三十

其股膝者，足跟为端，端上为踵，踵上为腨，一名腓肠，腓肠之上、脥后去处为腘，脥上至腰髋下通楗，楗上侠髋骨两旁为机，机为臀肉，臀肉为脽，机前为髀厌，一名髀枢，机下内为股，一名胯，胯骨为骩骫，股下为鱼腹，股外为髀，股髀之前脥上起肉为伏兔，伏兔后交髗中为髀关，关上横骨为枕骨，关下膝解为骸关，侠膝解中为髌，髌下通为髑，髑外为之后辅骨，髑两旁为骹，骹前为骭，一名胻，一名京，京骨下尽处为曲节，一名腕。

其足者，大趾爪甲之后为三毛，三毛后横纹为聚毛，聚毛后为本节，本节后为歧骨，歧骨上为跗，跗内下为窍骨，一名核骨，大趾下为跖，跖下为踶，踶后为板，板后为足心，足心后为足掌，足掌后为跟，跟两踝相对为腕，内踝之前大骨下陷中为然谷，外踝上为绝骨，足外侧大骨下赤白肉际为京骨。

其腑脏者，下喉咙之前为气系，气系下连为肺，肺下连为心，心下为膈，膈下为肝，肝左三叶，短叶相连为胆，肝右四叶之下为脾，脾后之上连属为胃，一

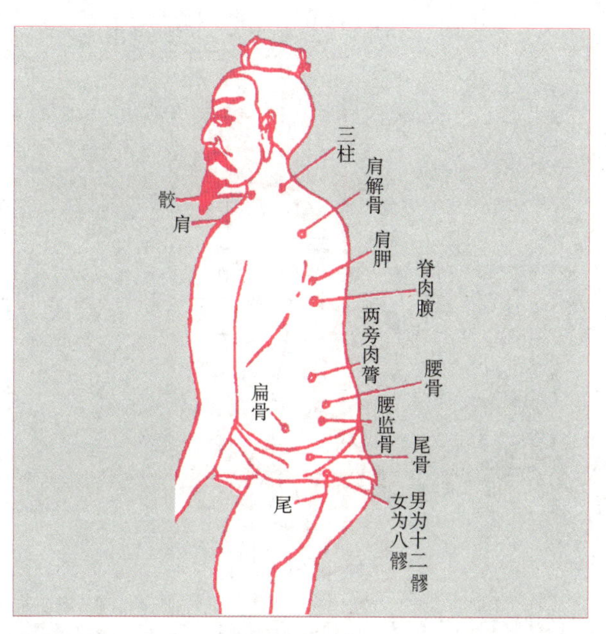

图三十一

名太仓；亦名水谷之海。胃下两旁入脊胎，左为肾，右为命门，两肾下之前为膀胱，膀胱下为延孔。咽门下为食系，食系下连太仓，太仓下连小肠。小肠近下右连大肠，大肠下连肛门，小肠下连膀胱。又曰唇为飞门，齿为户门，会厌为吸门，太仓上口为贲门，下口为幽门，二肠相会处为阑门，下极为魄门，一名肛门。又曰心以上为上焦，心以下至脐为中焦，脐以下为下焦，通为三焦。凡脏腑各主一脉，以为手足三阴三阳十二经脉也。通行荣卫，纵贯百骸，周流而无已矣。凡一脉左右双行，手三阴之脉从脏走至手，次手三阳之脉从手走至头，次是三阳之脉从头下走至足，足三阴之脉从足上走至腹，其脉常以十二经络自寅初，起于中焦，流注手太阴、阳明，足阳明、太阴，手少阴、太阳，足太阳、少阴，手厥阴、少阳，足少阳、厥阴等脉，一遭毕而复注于手太阴之脉也。

手太阴之脉，起于中焦，下络大肠，还循胃口，上膈属肺，从肺系横出腋下，循臑内，行少阴心主之前，下肘中，循臂内侧骨下廉，入寸口，上鱼[①]循鱼际，出大指之端；其支者，从腕后直出次指内廉，出其端，次注阳明。

手阳明之脉，起于大指次指之端，循指上廉，入合谷两骨之间，上入两筋之中，循臂上廉，入肘外廉，循臑外前廉，上肩，出髃骨之前廉，上出柕骨之会上，下入缺盆，络肺，下膈，属大肠，其支别者，从缺盆环颈贯颊，下入齿缝中，环出夹口，交入人中，左之右，右之左，上夹鼻孔，次注足阳明。

足阳明之脉，起于鼻之交頞中，旁纳太阳之脉，下循鼻外，入上齿缝中，还出夹口环唇，下交承浆，却循颐后下廉，出大迎，循颊车，上耳前，过客主人，循发际，至额颅；其支别者，从大迎前下人迎，循喉咙，入缺盆，下膈，属胃络脾；其直行者，从缺盆下乳内廉，下夹脐，入气街中；其支者，起于胃口，下循

①鱼：原脱，据《灵枢·经脉》补。

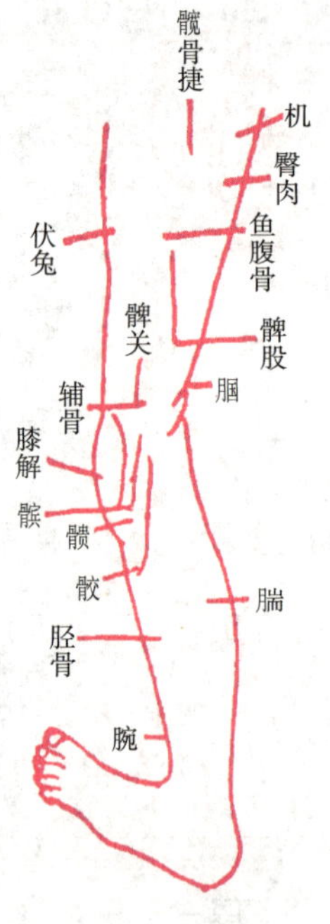

图三十二

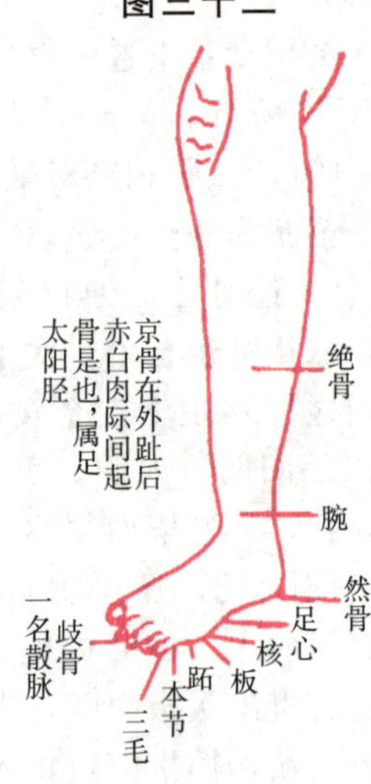

图三十三

腹里，至气街中而合，以下髀关，抵伏兔，下入膝髌中，下循骨行外廉，下足跗，入中趾内间；其支者，下廉三寸而别，以下入中指外间；其支者，别跗上，入大指间，出其端，次注足太阴。

足太阴之脉，起于大趾之端，循指内侧白肉际，过窍骨后，上内踝前廉，上腨内，循骱后，交出厥阴之前，上膝股内前廉，入腹，属脾络胃，上膈，夹咽，连舌本，散舌下；其支别者，复从胃别上膈，注心中，次注手少阴。

手少阴之脉，起于心中，出属心系，下膈，络小肠；其支者，从心系上夹咽，系目系；其直者，复从心系却上肺出腋下；下循臑内后廉，行太阴、心主之后，下肘内[①]循臂内后廉，抵掌后兑骨之端，入掌内廉，循小指之内，出其端，次注手太阳。

手太阳之脉，起于小指之端，循臂内侧，上腕，出踝中，直上，循臂骨下廉，出肩解，绕肩胛，交肩上，入缺盆，循咽，络心，下膈，抵胃，属小肠；其支别者，从缺盆循颈上颊；至目锐眦，却入耳中；其支别颊者，上䪼抵鼻，至目内眦，次注足太阳。

足太阳之脉，起于目内眦，上额交巅上，其支者，从巅至耳上角；其直行者，从巅入络脑，还出别下项，循肩髆内，夹脊，抵腰中，入循膂，络肾，属膀胱；其支者，从腰中下贯胛，夹脊内，过髀枢，循髀外后廉，下合腘中，下贯腨内，出外踝之后，循京骨，至小趾外侧之端，次注足少阴。

足少阴之脉，起于小趾之下，斜趋足心，出然谷之后，循内踝之后，别入跟中，上腨内，出腘内廉，上股内后廉，贯脊，属肾，络膀胱；其直[②]者，从肾上贯肝膈，入肺中，循喉咙，夹舌本；其支者，从肺出，络心，注胸中，次注手厥阴。

手厥阴之脉，起于心中，出属心包，下膈，历络三焦；其支者，循胸，出胁下腋三寸，上抵腋下，循臑内，行太阴、少阴之间，入肘中，下臂，行两筋之间，入掌中，循中指出其端；其支者，从掌中循小指、次指出其端，次注手少阳。

手少阳之脉，起于小指次指之端，上出次指之间，循手表腕，出臂外两骨之间，上贯肘，循臑外，上肩，交出足少阳之后，入缺盆，交膻中，散络心包，下膈，遍属三焦；其支者，从膻中，上出缺盆，上项夹耳后，直上出耳上角，以出下颊至䪼；其支者，从耳中却出，至目锐眦，次注足少阳。

足少阳之脉，起于目锐眦，上抵角，下耳后，循经行手阳明之脉前，至肩上，却交出手少阳之后，入缺盆；其支别者，从耳中出，走耳前，至目锐眦后；其支别者，从目锐眦下大迎，合阳明于䪼下，夹颊车下颈，合缺盆，下胸中，贯膈，络肝属胆，循胁里，出气街，绕毛际，横入髀厌中；其支者，从缺盆下腋，循胸，过季胁，下合髀厌中；以下循髀太阳，出膝外廉，下外辅骨之前□[③]至下抵绝骨之端，下出外踝之前，循足跗上，出小趾之间；其支别者，别跗上，入大趾之间[④]，循大指歧骨内，出其端，还贯入爪甲，出三毛，次注足厥阴。

足厥阴之脉，起于大趾聚毛之上，循足跗上廉，去内踝一寸，上踝八寸，交出太阴之后，上腘内廉，循股，入阴毛中，环阴器，抵少腹，夹胃，属肝络胆，上贯膈，布胁肋，循喉咙之上，入颃颡，连目系，上出额，与督脉会于巅；其支者，从目系下颊里，环唇内；其支者，复从肝别贯膈，上注肺，下腹，注十二经脉。

夫天有五运，人有五脏。五脏者，应五行，乃金木水火土，五运者，乃风火燥湿寒，皆应阴阳，天地之道也，万物之纲纪，变化之父母，生杀之本始，神明之府也，可不通乎！用针者，明脏腑阴阳，调合逆顺，补泻迎随。《经》曰：一曰治神，调养神气，专精其身。二曰养身，用针者以我知彼，用之不殆。三曰知

①内：其下原衍“廉”，据《灵枢·经脉》删。

②直：原作“支”，据《灵枢·经脉》改。

③□：原文缺字。

④之间：原脱，据《灵枢·经脉》补。

毒药为真，攻邪顺宜王真之道，其在兹乎？四曰制砭石大小，用针者随病所宜，内外调之，以平为期。五曰知腑脏血气之诊，诸阳为腑病，诸阴为脏病。故曰少阳、少阴少血多气，厥阴多血少气，太阴多气少血，阳明多气多血。是以刺阳明出血气，刺太阳出血恶气，刺少阳出气恶血，刺太阴出气恶血，刺少阴出气恶血，刺厥阴出血恶气也。五脏已定，九候已备，后乃存针。又曰治补有多少，力化有浅深，五虚勿近，五实勿远，至期当发，过者穴闭，精心专一，神不外营也。刺实须其虚者，留针引阴至阳，阴气隆至，乃去针也。针虚须其实者，引阳至阴，阳气隆至，针下热，乃去针。用针者一经有五穴，五脏各归其本脏穴也。虚则补其母，实则泻其子，不虚不实，以经取之，当刺本脏[①]穴也。

《素问》曰：凡刺之法者，法天则地，合以天光。必候日月星辰，四时八正之气，气定乃刺之，谨推昼夜百刻，人气日行周天三百六十五度四分度之一也。故人十息气行六尺，日行二分；二百七十息，气行再周于身，水[②]下二刻，日行二十分；五百四十息，气行再周，水下四刻，日行四十分。二千七百息，计一万三千五百息，气行五十周，周天三百六十五度四分度之一。故曰：日行十三度有奇。月二十七日行一周，更二日半行，乃日与月相会。成二月计日二十九度半，在人二十九度，合个二十九度半者，共五十九日。故月有大尽小尽，一岁日共行三百六十五度四分度之一，成人间一年。今上行三百五十四度，在人计三百五十四日，余缺一十三度四分度之一，计一十一日三时辰。故三年一闰，五年再闰，十九年七闰，方成一章，至八十章，然后盈虚之数尽而复始也。

置周天三百六十五日二十五分，以二十八日为除之，得每日十三度有奇，余有零者，以之分法分之，是日月行之度数也。

谨按《灵枢经》《素问》所说流注，不比诸家所说流注，补泻生脉如神，用之勿惧，须明病之标本、虚实、反正、迎随、逆从、补泻、生刑。井、荥、输、经、合，人气所至者，经络便为开，过者为闭。八般补泻：迎随补泻、递顺补泻、转针补泻、开合补泻、呼吸补泻、从逆补泻、针头补泻、六字气诀补泻。

《素问》曰：推昼夜百刻人气日行周天度数法，人气日行三百六十五度四分度之一也。度数合日月星辰躔度也。昼夜一百刻，乃一千单八分，人气行八百一十丈，一万三千五百息。通计行八百一十丈，行尽二十八宿，共为五十周也。人气行二十八舍，每一舍三十六分，计一千单八分，每一周气，一十六丈二尺。法曰：置一百刻以二十八除之，得三十五外又一十六之分，先于二十八内减一十六之后相减，再除母一十六次，如此一十八相减，各得四，以先除二十八，得七为母，次除一十六，得四为子，累加，过母者为刻，每一舍得三刻与七分之四，每一舍得三十六分，计一千单八分，昼夜其五十周，每一周计一十六丈二尺，五十周计八百一十丈，计一万三千五百息数。

法置三十六分，以八尺一寸乘之，得二十九丈一尺六寸，以一十六丈除每一周得一十六丈二尺，除得周数也，乃血气长短，人气所行度数也。人气行于十分身之人也，日行一舍，计三刻与七分之四。一刻人气行足太阳、二刻行足少阳，

①脏：原脱，据上下文义补。

②水：原作“少”，据《灵枢·五十营》改。

图三十四（一）

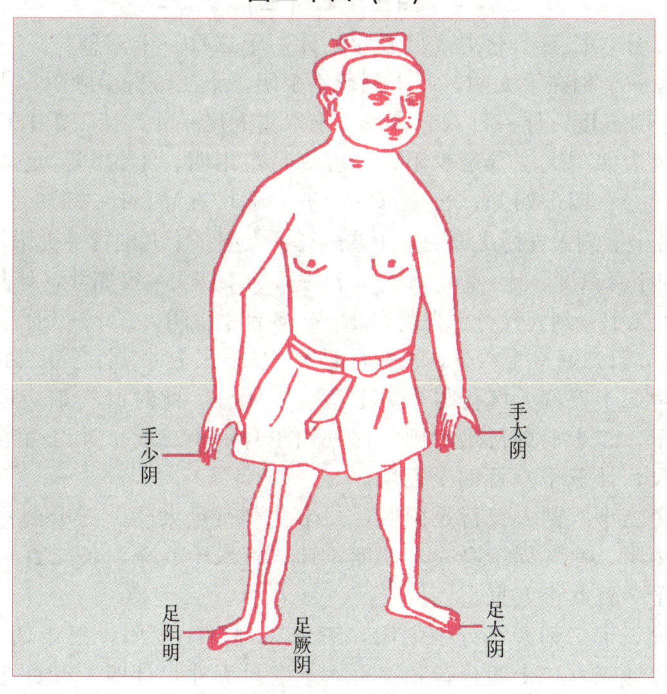

图三十四（二）

三刻行足阳明，四刻行足太阴，五刻行足少阴，六刻行足厥阴，血气周身一度。计三十六分，长二十八丈九尺二寸，计八百一十息。

日行二舍七刻人气在手太阳，八刻行手少阳，九刻行手阳明，血气周于身三

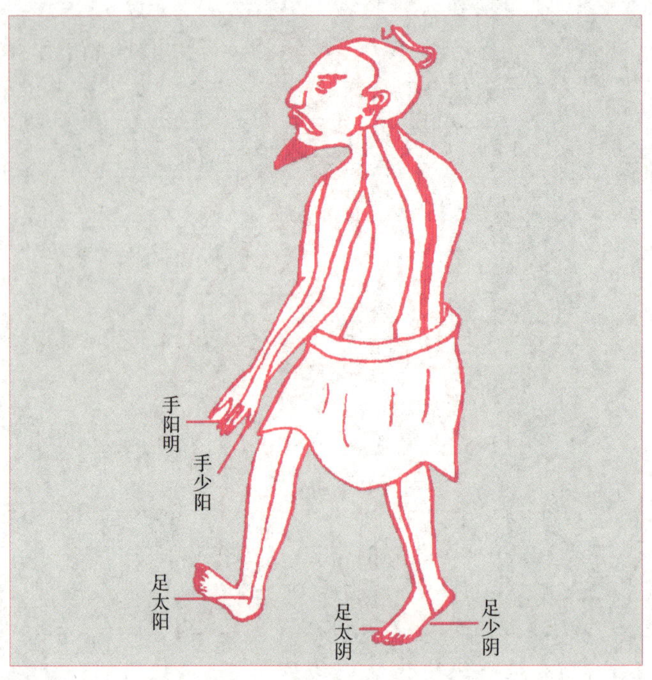

图三十四（三）

度，计七十二分，长五十七丈八尺五寸，计一千二百一十五息。

日行三舍一十刻在手太阴，一十刻行手少阴，十二刻行手厥阴，十三刻行足太阳，血气周于身五度，计一百八分，长八十六丈七尺一寸，计一千七百五十五息。

日行四舍十四刻人气行足少阳，十五刻行足阳明，十六刻行足太阴，血气周于身七度，计一百四十四分，长一百一十五丈七尺五寸，计二千一百六十息。

日行五舍十七刻人气行足厥阴，十八刻行手太阳，十九刻行手少阳，二十刻行手阳明，血气周于身八度，计一百八十分，长一百四十四丈六尺四寸，计两千七百息。

日行六舍二十一刻人气行手太阴，二十二刻行手少阴，二十三刻行手厥阴，血气周于身一十度，计二百一十六分，长一百七十三丈五尺七寸，计三千二百四十息。

日行七舍二十五刻人气行尽东方七宿，入阴分，此时血气难交也。二十六刻人气行足太阳，二十七刻行足少阳，血气周于身一十二度，计二百五十二分，长二百二丈五尺，计三千六百四十五息。

日行八舍二十八刻人气行足阳明，二十九刻行足太阴，三十刻行足少阴，三十一刻行足厥阴，血气周于身一十四度，计二百八十八分，长二百三十一丈四尺二寸，计四千一百八十五息。

日行九舍三十二刻人气行手太阳，三十三刻行手少阳，三十四刻行手阳明，血气周于身，计三百二十四分，长二百六十三尺五寸，计四千五百九十息。

日行十舍三十五刻人气行手太阴，三十六刻行手少阴，三十七刻行手厥阴，三十八刻行足太阳，血气周于身一十七度，计二百六十分，长二百八十九丈二尺八寸，计五千一百三十息。

日行十一舍三十九刻人气行足阳明，四十一刻行足太阴，血气周于身一十九度，计三百九十六分，长三百一十八丈二尺一寸，计五千五百三十五息。

日行十二舍四十二刻人气行足少阴，四十三刻行足厥阴，四十四刻行手太阳，四十五刻行手少阳，血气周于身二十一度，计四百三十二分，长三百四十七丈一尺四寸，计六千七十五息。

日行十三舍四十六刻人气行手阳明，四十七刻行手太阴，四十八刻行手少阴，四十九刻行手厥阴，血气周于身二十三度，计四百六十八分，长三百七十六丈七寸，计六千六百一十五息。

日行十四舍五十刻行尽南方七宿，人气入阴分，此时难交也。五十一刻人气行手太阴，五十二刻行手少阴，血气周于身二十五度，计五百四十分，人气长四百五十丈，计七千二十息。

日行十五舍五十三刻人气行手厥阴，五十四刻行手太阳，五十五刻行手少阳，五十六刻行手阳明，血气周于身二十六度，计五百四十分，血气长四百三十三丈九尺三寸，计七千五百六十息。

十六舍漏水下五十七刻人气行足太阴，五十八刻行足少阴，五十九刻行足厥阴，血气周于身二十八度，计五百七十六分，长四百六十二丈八尺五寸，计七千九百六十五息。

十七舍漏水下六十刻人气行足太阳，六十一刻行足少阳，六十二刻行足阳明，六十三刻行手太阴，血气周于身三十度，计六百一十二分，长四百九十一丈七尺八寸，计八千五百五息。

十八舍漏水下六十四刻人气行手少阴，六十五刻行手厥阴，六十六刻行手太阳，血气周于身三十二度，计六百四十八分，长五百二十丈七尺八寸，计八千九百一十息。

十九舍漏水下六十七刻人气行手少阳，六十八刻行手阳明，六十九刻行足太阴，七十刻行足少阴，血气周于身三十三度，计六百八十四分，长五百四十九丈六尺，计九千四百五十息。

二十舍漏水下七十一刻人气行足厥阴，七十二刻行足太阳，七十三度行足少阳，七十四刻行足阳明，血气周于身三十五度，计七百二十分，长五百七十八丈五尺七寸，计九千九百九十息。

二十一舍漏水下七十五刻人气行阴分，行尽西方七宿，此时难交也。七十六刻行手太阴，七十七刻行手少阴，血气周于身三十七度，计七百九十六分，长六百七丈五尺，计一万三百九十五息。

二十二舍漏水下七十八刻人气行手厥阴，七十九刻行手太阳，八十刻行手少阳，八十一刻行手阳明，血气周于身三十九度，长六百三十六丈四尺一寸，计一万九百三十五息。

二十三舍漏水下八十二刻人气行足太阴，八十三刻行足少阴，八十四刻行足厥阴，血气周于身四十度，计八百二十八分，长六百六十五丈三尺五寸，计一万一千三百四十息。

二十四舍漏水下八十五刻人气行足太阳，八十六刻行足少阳，八十七刻行足阳明，八十八刻行手太阴，血气周于身四十二度，计八百六十四分，长六百九十四丈二尺八寸，计一万一千八百八十息。

二十五舍漏水下八十九刻人气行手太阴，九十刻行手少阴，九十一刻行手厥阴，

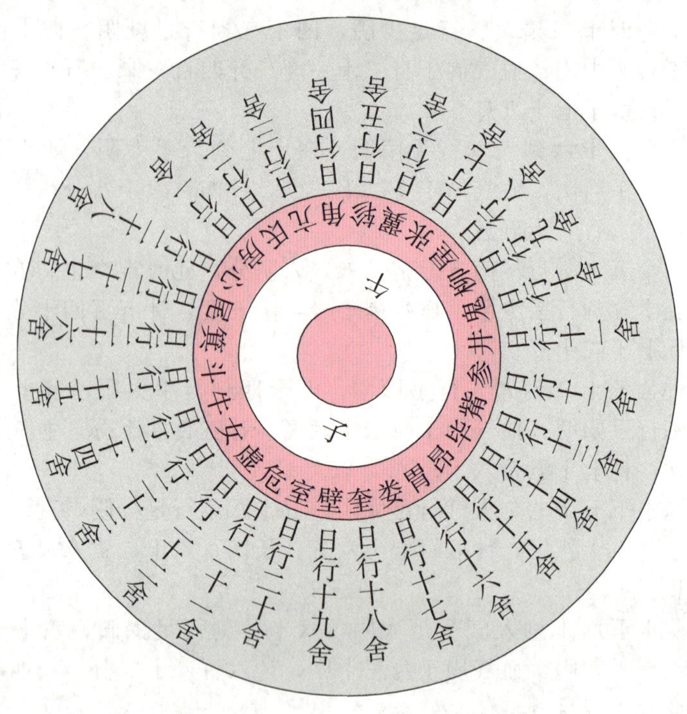

图三十五　《素问》百刻流注图

血气周于身四十四度，九百分，长七百二十三丈二尺一寸，计一万二千二百八息。

二十六舍漏水下九十二刻人气行手太阳，九十三刻行手少阳，九十四刻行手阳明，九十五刻行足太阴，血气周于身四十六度，计九百三十六分，长七百五十二丈一尺四寸，计一万二千八百二十五息。

二十七舍漏水下九十六刻人气行足少阴，九十七刻行足厥阴，九十八刻行足太阳，九十九刻行足太阳，血气周于身四十八度，计九百七十二分，长七百八十一丈七寸，计一万三千三百六十五息。

二十八舍漏水下一百刻人气行足阳明，血气周于身五十度，计一千单八分，长八百一十丈，计一万三千五百息。

凡此十二经脉流注一遭，谓之一度。凡一昼一夜百刻，如此注五十度而为期，不然则病也。加一遭则热，减一遭则寒，是故病热则脉数，病寒则脉迟，随其微甚而加减应之矣。又，四时之脉，不必常准，皆随昼夜之刻数，而为流注之数矣。然昼者阳也，夜者阴也。冬至之日，昼四十刻，夜六十刻，而阳少阴多，是故天气寒，则脉行迟，而脉行四十度也。夏至之日，昼六十刻，夜四十刻，是谓阴少阳多，是故天气热矣，则脉行疾数，而脉行六十度也。脉与昼夜之刻数，凡九十而为一刻，及度加减之约也。若天气暴寒暴热，而脉之迟速以应其流注矣，不然则病也。及夫十二经脉者，非谓一身有十二经脉也。脉惟一道而周流，贯注流身一遭毕，而相次还会于寸口，以成三部九候，以见腑脏之神脉也。所以十二经者，随其手足三阴阳所注部分，为十二经脉矣。然十二经脉内应五脏六腑，其数不合者，所谓心包络亦是一脏，以应手厥阴之经，是脏亦有六也。今详近代医书及世工所论，皆不知心包络之脏若何形状，及何处所居，咸云有名无

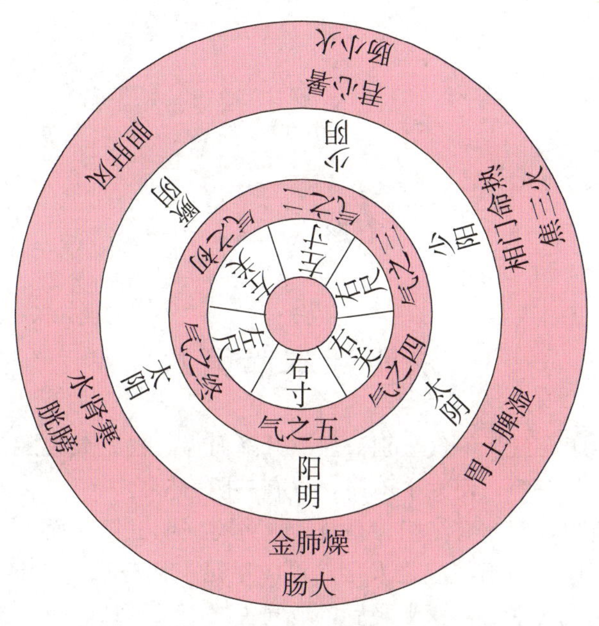

图三十六　六部脉位之图

形，指膻中是也。以此为义，是以指本而言。若以穷其至理，则未尽其善哉。然虽《经》曰膻中者，臣使之官，喜乐出焉。然末[1]者为言其标，而不言其本，以举用事之处，故不言脏之所居，乃古圣之奥也。岂不详《经》言“七节之旁，中有小心”。然，人之脊骨，有二十一节，从下第七节之旁，左为肾，右为命门。命门者，便是心包络之脏，以应手厥阴之经，是经与手少阳三焦合主表里，二经皆是相火，相行君命，故曰命门而义昭。又，《玄[2]珠》先取化源，于三日迎而取之，刺大陵曰：此是泻相火，小心之源也。是知相火包络是小心，小心便是右肾命门也。又《仙经》云：心为君火，肾为相火。是以言其右肾，右命门属火不属水也。或云，其命门属相火，何故喜乐出于膻中乎？答曰：火气炎上，水气下流。夫命门者，位居下部，是火居在水之乡，而火气不能为用，其气上行，至于膻中者，在胸中两乳间，为气之海，是手厥阴少阳脉之交会之处，是乍出鬼贼之乡，得其本位君相二火相近，得其君命，权势方施，其气始发。故曰：膻中者，臣使之官，喜乐出焉。及夫脏为阴而主其里，在腑为阳而主其表，然一脏一腑，合主表里，而为阴阳者，非谓夫妇阴阳配合之道，乃兄妹之义，皆同姓矣。

凡一脏一腑相合，于左右三部之中各主一部，从其方气主位而相次见其脉也。

①末：通“端”，详审也。

②玄：原作“悬”，据王冰所著书《玄珠》改。

卷 七

法明标本篇第八

夫大道始生于一气，一气分别清浊，升降而为二仪。天为阳，地为阴，其二也。天地阴阳各分三等，而太少不同，故有三阴三阳之六气也。天非纯阳，而亦有三阴，地非纯阴，而亦有三阳，是故天地各有三阴三阳，而为十二矣。天之阴阳，应之人手，地之阴阳，应之人足，以应手足三阴三阳十二经脉也。故《经》曰：岁半之前，天气主之，岁半之后，地气主之。又《经》曰：身半之上，天气主之，身半之下，地气主之。然正谓脐以上应春夏，脐以下应秋冬。然春为天中之阳，夏为天中之阴，秋为地中之阳，冬为地中之阴。故《经》曰：天以阳生，地以阴长，地以阳杀阴藏。是以明其春生、夏长、秋收、冬藏之令也。是知寅卯辰为手三阳，巳午未为手三阴，申酉戌为足三阳，亥子丑为足三阴也。天地阴阳，其运以平为期，各无胜衰，则无胜复淫治灾眚之变。人之手足三阴三阳十二经脉亦然。和平各无胜衰，则无疾病。不和则病由生也。

十二经本病

足厥阴肝病，则腰痛不可俯仰，丈夫㿗疝，妇人小腹肿，胠胁痛引少腹，甚则嗌干，面尘，喜怒，忽忽眩冒，巅疾，目赤肿痛，耳聋颊肿，虚则目𥉂𥉂无所见，耳无所闻，善恐，如人将捕之，胸满呕逆，飧泄。

足少阳胆病，则喜呕，呕有苦，善太息，心胁痛，不能转侧，甚则面尘，身无膏泽，足外反热；虚则头痛，目锐眦痛，缺盆中痛，腋下肿痛，马刀夹瘿，汗出振寒，疟，胸中、肋、体、膝外至胻、绝骨、外踝及诸节皆痛，小趾、大趾不能为用。

手少阴心病，则胸中痛，两胁痛，膺背肩胛间痛，两臂内痛，甚则嗌干，心痛，渴而欲饮，身热，腹痛，烦心谵妄；虚则善悲，嗜睡卧，胸腹大，胁下与腰背相引痛，目黄，胁痛，臑臂内后廉痛，掌中热痛。

手太阳小肠病，则嗌痛，颔痛肿，不可回顾，肩似拔，臑似折；虚则少腹控卵引腰胁，上冲心痛，耳聋目黄，颊颔肿，臂、臑、肘、臂外后廉痛。

手厥阴心包络病，则手心热，臂肘挛急，腋肿，甚则胸胁支满，心憺憺大动，面赤目黄，喜笑不休；虚则烦心，心痛，掌中热。

手少阳三焦病，则耳聋浑浑焞焞，嗌肿喉痹，少腹肿，不得小便；虚则汗出，目锐眦痛，耳后、肩、臑、肘、臂外皆[①]痛，小指次指不能为用。

足太阴脾病，则舌本强，食则呕，腹胀，溏泻，瘕，水闭，饮发中满，食减，善噫，身体皆重，甚则肌肉痛，痿，足不收，行善瘛，脚下痛，四肢不举，大小便不通；虚则腹满肠鸣，飧泄食不化，舌本痛，体不能动摇，食不下，烦心，心下急痛，寒疟，溏泄，瘕，水闭，黄疸，不能卧，强立[②]，股膝内肿，厥，大趾不能为用。

足阳明胃病，则洒洒振寒，善伸数欠，病至则[③]恶人与火，闻木音则惕然而惊，心欲动，独闭户牖而处，欲上高而歌，弃衣而走，贲响腹胀，骂詈不避亲疏，气盛则病身前皆热，消谷善饥，溺色黄；气虚则身前皆寒栗，胃中寒则腹胀满生，胃脘当心而痛，上支两胁，膈咽不通，饮食不下，狂，疟温淫汗出，鼽衄，口㖞，唇胗，颈肿，喉痹，腹胀，水肿，膝膑肿重，循膺、乳、冲、伏兔、骭外廉、足跗上皆肿，中趾不能为用。

手太阴肺病，则肺胀满，膨胀而喘咳，缺盆中痛，咳喘上气，喘喝烦心，胸满，臑臂内前廉痛，甚则交两手而瞀，肩臂痛而汗出；虚则气少，不能报息，小便数变。

手阳明大肠病，则齿痛颛肿；虚则目黄口干，鼽衄，喉痹，腹中雷鸣，气常冲胸，喘，不能久立，肩前臑痛，大指次指不能为用。

足少阴肾病，则饥不欲食，面黑如漆，咳唾则有血，喝喝而喘，坐而欲起，目䀮䀮如无所见，心悬如饥，腹大，胫肿，喘咳，身寝汗出，憎风；虚则腹满身重，濡泄，寒疡流水，腰肢痛发，腘、腨、股、膝不便，烦冤，足痿，清厥，意不乐，大便难，善恐心惕，如人将捕，口热舌干，咽肿上气，嗌干及痛，烦心，心痛，黄疸，肠澼，膝、臀、股后廉痛，痿厥，嗜卧不宁，足下热而痛。

足太阳膀胱病，则囟顶脑户中痛肿，头痛，目似脱，项似拔，腰似折，髀不可以曲，腘如结，腨如裂；虚则瘛疭，癫疾，颈项、囟顶、脑户中痛，目出黄泪，项、背、腰、膝、尻、腘、脚皆[④]痛，小趾不能为用。

五邪生病

凡此诸病，是以言脏腑十二经脉所受虚实之证，所谓标也。为其病者，寒暑风火燥湿之气，所谓本也。六气之用，己胜则克其妻，己衰则夫来克者，淫治之纪也。大抵腑脏之气，以平为期，气胜则行其胜也。无问夫妻子母，乘虚而感之，生其病也，实感过极，而亦自病矣。气虚者受邪，无问相生相克，但感其邪，而病由生矣。夫五行之道，正则和平，而递元相生相济，否则邪生，元相克伐，故有虚邪、实邪、贼邪、微邪、正邪，而此之五邪也。然虚邪者，谓母邪乘

①皆：原作“眦”，据《灵枢·经脉》改。
②立：原作“久”，据《灵枢·经脉》改。
③病至则：原作“或”，据《灵枢·经脉》改。
④皆：原作“背”，据《灵枢·经脉》改。

其子而病也。假令风木行胜，则肝气有余，心火感而以生其病。然风木行胜，则土气自衰，土衰不能制水，则水胜制火，而心不能实，故曰虚邪也。实邪者，谓土来乘火，而心病也。然土胜则水衰，水衰不能制火，则心火自胜，故曰实邪也。贼邪者，谓水来乘火，心病也。然水能克火，故曰贼邪也。微邪者，谓金来乘火，而心病也。然火能克金，故曰微邪也。正邪者，谓心火有余，而自其病也。然无相下，故曰正邪。余仿此推之。

凡此五邪，各有微甚。至微者，微邪也。次甚者，实邪也。其次者，正邪也。更次者，虚邪也。至甚者，贼邪也。欲知五邪之要，必明脉与病气，而以受病脏腑经脉参合，推其五行相生相克，昭然可知矣。大凡病生之处谓之标，为病之气谓之本也。

［新添］夫受病之由者，或从外而得者，或从内而得者。其六气为病者，乃风火寒三气，皆外感而得者。所谓邪风似箭，元府开张，风寒暑感于皮毛，在于腠理，入于卫，乃肺经所受也。或风池、风府；口鼻而入，未入于荣，当有汗，可以解肌而已，或入于荣者属心，无汗，当发汗而已也。若燥湿热三气者，或饥饱劳损，忧愁郁怒，悲恨孤独，魑魅，皆内感而得之者。《经》曰：从外而得者治其外；从内而得者治其内；从外而得者，盛于内者，先治其外，然后治于内；从内而得者，盛于外者，先治其内，然后治于外，不在内，不在外，治于诸病。

五运本病

夫病之气者，诸风掉眩，皆属肝木。诸痛痒疮疡，皆属心火。诸湿肿满，皆属脾土。诸气膹①病痿，皆属肺金。诸寒收引，皆属肾水。

六气本病

诸暴强直，支痛緛戾。里急，筋缓缩也，皆属于风。

诸病喘呕吐酸，暴注下迫转筋，小便混浊，腹胀大而鼓之有声如鼓，痈疽疮疡，瘤气结核，吐下霍乱，瞀郁肿胀，鼻塞鼽衄，血泄，淋闷，身热恶寒，战栗惊惑，悲笑谵妄，衄衊血汗也，皆属于热。

诸痉强直，积饮否隔，中满，霍乱吐下，体重胕肿，肉如泥，按之不起也，皆属于湿。

诸热瞀瘛，暴喑，冒昧，躁扰狂越，骂詈惊骇，胕肿疼酸，气逆上冲，禁栗如丧神守，嚏呕疮疡，喉痹，耳鸣，呕涌溢，食不下，目昧不明，暴注瞤瘛，暴病暴死，皆属于火。诸涩枯涸，干劲皴揭，皆属于燥。

诸病上下所出水液，澄澈清冷，癥瘕㿗疝，坚痞腹满急痛，下利清白，食已不饥，吐利腥秽，屈伸不便，厥逆禁固，皆属于寒。

［新添］夫医教者，伏自三坟，流于黄帝，至今数十万载，人皆不达《素问》五运六气造化之理，皆检寻方论，妄行调治，全不论五运六气造化之理、标本顺

---

①膹：原作"愤"，据《素问·至真要大论》改。

逆，与三阴三阳虚实邪正者也。《素问》曰：治之者，正者正治，反者从治，从少从多，皆平是也。正治者，寒者热之，热者寒之是也。病逆者，可以从治。病反逆者，脉大气衰，脉小气盛，谷入多而气少，谷入少而气多，此为反也。可以从顺其病势，若逆之者，命已危之矣。药有四时之宜：用温远温，用热远热，用凉远凉，用寒远寒，食宜同法，有假者反常，此乃四时之用也。春宜服凉药，夏宜服寒药，秋宜服温药，冬宜服热药。又曰：不远寒不远热者奈何？《经》曰：不远寒则寒至，寒至则坚痞腹满急痛，下利清白；不远热则热至，热至则惊骇，瞀闷，悲笑，谵妄，疮疡，鼻塞鼽衄，血溢，血淋闷病生矣。又曰：不知标本，是谓妄行。治标与本，易而勿损。察本与标，气可令调，此之谓也。夫标本之道，要而博，小而大。可以一言而知百病之害。言标与本，易而勿损，察标与本，气可令调。明知逆顺正行胜复，为万民式，天之大道也。

［旧经］凡此六气，为病之本也。候其六脉，而可知矣。大凡治病，必明此之寒暑燥湿风火六气，最为要也。其治病之法者，以寒治热，以热治寒，以清治温，以燥治湿，以湿治燥，乃正治之法。又云逆治，所谓药气逆病之气也。诊其脉候，惟不应气，而无左右尺寸交反，其病轻微，则当如此之治也。或其左右尺寸肺见交反，君臣易位，其病必重而危，当从反治之法也。其反治者，亦名从治，所谓药气从顺于病气也。是故以热治热，以寒治寒。然以热治热者，非谓病气热甚而更以热性之药治之，本是寒性之药，反热佐而服也。所谓病气热甚，药气反寒，病热极甚而拒其药寒，则寒攻不入，寒热交争，则其病转加也。故用寒药热佐而服之，令热气与病气不相为忤。其药本寒，热服下咽之后，热体既消，寒性乃发，由是病气随之。余皆仿此也。然正治之法，犹君刑臣过，逆其臣性而刑之矣。故病热不甚，治之以寒，逆其病气而病除自愈矣。反治之法，犹臣谏君，非顺其君性，而以说之，其始则从，其终则逆。可以谏君，去其邪而归其正也。又王冰云：病小犹救人火，火得草而焫，得木而燔，得水而灭；病大犹救龙火。然火得湿而焫，得水而燔，以人火逐之，其火自灭耳。然病其热甚，攻之以寒。病气热盛，必能与药气相持，而反生其祸也。故以寒药反热佐而服之，是始顺其病气，使病不为相忤，而终必去其邪矣。又，久病热泄，以寒药下之；久病寒泄，以热药下之。又，中满下虚，则竣补于下，疏通于中，下虚得实，中满通利，乃得和平，亦皆反治之法也。故《经》曰：热因寒用，寒因热用，塞因塞用，通因通用，必伏其所主，而先其所因，其始则同，其终则异，可使溃坚，可使气和，可使必已。此之谓也。

凡此之道，是以明其药寒热温凉之性也。药有酸苦辛咸甘淡之味，皆各有所能，而不可不通也。夫药之气味，不必气寒之物而味皆咸，味咸之物其气皆寒之类也。凡同气之物皆有诸味，同味之物皆有诸气。原相气味各有厚薄，性用不等。制其方者，必且明其用矣。《经》曰：味为阴，味厚为纯阴，味薄为阴中之阳；气为阳，气厚者为纯阳，气薄为阳中之阴。气味者，各有五也。五味者，酸苦甘辛咸。五气者，寒热温凉平。又曰：辛散、酸收、甘缓、苦坚、咸软。又曰：五气，肝凑臊，心凑臭，肺凑腥，脾凑香，肾凑腐也。气味厚薄，性用躁静，治补多少，力化浅深是也。然味厚则泄，味薄则通；气薄则发泄，气厚则发热。又云：辛甘发散为阳，酸苦咸涌泄为阴，淡味渗泄为阳。然发之谓发汗也，涌之谓吐也，泄为下也，渗泄谓利小便也。凡此之味，各有所能。然辛能散结润燥，苦能燥湿坚软，咸能软坚，酸能收缓、收散，甘能缓急，淡能利窍。故《经》曰：肝苦急，急食甘以缓之；心苦缓，急食酸以收之；脾苦湿，急食苦以燥之；肺苦气上逆，急食苦以泄之；肾苦燥，急食辛以润之，开腠理，致津液，通气也。肝欲散，急食辛以散之，以辛补之，以酸泻之；心欲软，急食咸以软之，用咸补之，以甘泻之；脾欲缓，急食甘以缓之，用甘补之，以苦泻之，肺欲收，急食酸以收之，用酸补之，以辛泻之；肾欲坚，急食苦以坚之，用苦补之，以咸泻之。凡此者，是以明其味之用也。若用其味，必明气之可否，用其气者，必明味之所宜，适其病之标本，腑脏寒热虚实、微甚缓急，而以将其药之气味，随正所宜，而以制其方也。是故方有君臣佐使、轻重缓急、大小反正逆从之制也。然，主治病者为君，佐君者为臣，应臣之用者为使。皆随病之所宜，而有赞成方而用之也。故《经》曰：君一臣二，奇之制也；君二臣四，偶之制也；君二臣三，奇之制也；君三臣六，偶之制也。咽嗌近者奇之，远者偶之；汗者不可奇，下者不可偶，补上治上制以缓，补下治下制以急。急者，气味厚也。服剂大、缓者，气味薄也，服剂小、薄，则少服而频于食后；厚则多服而稀于食前。肺少九服，肾多二服。余皆相似而为加减，随证大小而以治之。故曰，君一臣二，制之小也；君一臣三佐五，制之中也；君一臣三佐九，制之大也。微者，逆其病气，治之正治之法也；甚者，从其病气，佐之反治之法也。故从少从多，观其证用。然一同二异，谓之从少；二同三异，谓之从多，随证所宜而从其毒。然，毒者，所谓药有三品，上品为小毒，中品为常毒，下品为大毒。三品之外，谓之无毒。又《神农》云：药有三品，以应三才之义也。上品为君，主养命，小毒以应天；中品为臣，主养性，常毒以应人；下品为佐使，主治病，大毒以应地。凡此君臣佐使之义，是以明其药性善恶之殊贯，乃服饵之道也。治病之道，不当从此，皆从病之所宜，而以用毒矣。又，其人皮厚色黑，大骨肉肥者，皆能毒制胜之，宜其厚药；瘦而薄，肤色皏白者，皆不能胜毒，治宜其薄药。故《经》曰：能胜毒者以厚药，不能胜毒者以薄药。宁小勿①其大，宁善勿其毒。小者，是谓奇方。奇之不去，偶方主之。偶方病在，则反偶之佐之，而以同病之气而取之，勿令太过而反中其毒。若妇人重身而病癥瘕坚积，痛甚不堪，不救必死者，以其毒而衰其大半而止，则子母无损，若令太过则伤其命。故《经》曰：病有久新，方有大小，有毒无病，故以常治矣。大毒治病，十去其六；常毒治病，十去其七；小毒治病，十去其八；无毒治病，十去其九；谷肉果菜，食养尽之，勿使过之，伤其正也。不尽，行复如法。必先岁气，勿伐天和，无盛盛，无虚虚，而遗人夭殃，无失邪，无失正，绝人长命。此之谓也。

及夫治病之要旨，必明五气为病，郁之甚者，如法治之。故曰木郁达之，所

①勿：原作“与”，据上下文义改。

谓吐令条达也；火郁发之，所谓汗令疏散也；土郁夺之，所谓下令无雍碍也；金郁泄之，所谓渗泄，解表、利小便也；水郁折之，所谓折其冲逆也。通其五法，气乃平调。复视其盛虚，而以调之，乃治病之大体也。及夫诸阳病，热而脉数，重而按之，其脉不动者，乃寒盛格阳而致之，非热也，是为阳中伏阴，而寒气郁之甚也。治之则当以热逆其外而顺其内也。诸阴病，寒脉至而顺其阴证，重手按之，其脉反甚，鼓击于指下而盛者，所谓热盛而拒阴而生其病，非为寒也。是为阴中伏阳，热气郁之甚也。治之以寒，是以逆其外而顺其内也。逆外顺内则生，逆内顺外则死矣。故曰知标与本，用之不殆，明知逆顺，正行无问。然病有标本，治有顺逆。百病之起，有生于本者，有生于标者，有生于中气者，有在其标而求之于标，有在其本而求之于本，有在其本而求之于标，有在其标而求之于本。故治病有取之本而得者，有取之标而得者，有取之中气而得者，有逆取而得者，有从取而得者。然反佐取之是谓逆取，乃反治之法也。奇偶取之，是谓从取之，乃正治之法也。故曰：治逆与从，正行无问，知标本者，万举万当，不知标本，是谓妄行。夫阴阳逆从标本之谓道也。然先病为本，后病为标，或既先病而后逆者，先逆而后病者，先寒而后生热病者，先热而后生寒病者，先中满而后烦心者，先大小便不利而后生病者，先病而后泻者，先泻而后生大病者，皆治之本，必且调之，乃治其他病，必谨察之矣。其或先热或先病而后生中满者，皆治其标。人有客气，有同气，小便不利者治其标；大小便不利者先治其本；其或先病而重大者，后发病而轻小者，先治其本，后治其标，是谓本而标之；其或先发病而微缓，后发病而甚急者，先治其标后治其本，是谓标而本之；审量标本不足有余而以治之，谨察间甚，以意调之，间者并行，甚者独行。然间而并行者，非谓一经病也。所谓他脉共受邪而令病也。甚而独行者，一经受病而无一气相渗也。标本相传，随证治之，寒者热之，热者寒之，温者清之，清者温之，微者逆而治之，甚者从而伏之，燥者润之，湿者燥之，散者收之，结者散之，坚者软之，软者坚之，劳者温之，逸者行之，惊者平之，衰者补之，盛者泻之，吐者下之，摩之浴之，薄之劫之，开之发之，灸之刺之，适其为用，各安其气，必清必静，而病气衰去，五脏和平，归其所宗，此治之大体也已矣。夫历古及今，圣贤先达之谈论，修真保命治病防危之言，不为少矣，世人多不能悟者，由乎心不明而志不坚，行非良功而所误也。然圣经所论，妙道玄机，非谓圣意故惑后人，而以藏机隐意，惟恐轻泄圣传，乃密传于有志之士。是故愚昧莫能明矣。况有非其人者，其于《经》旨，百未达一二，强自分别，以为小法旁门，编成歌颂，自为己能，递相传授，以矜己德，而祸乱他人，及其为用，全无征应，致使圣经妙典，日远日疏，而习者少矣。修学之士，真伪邪正，不可辨也。则如世传《灵枢》《甲乙》，以为课之术，以六十甲子为法，将日干取运，日支取气，便言何脏受病，其宜何治，而几时痊愈。然将甲为土运，子为足少阴肾水，土能克水，便言肾病，则当泻脾补肾，则六日痊愈，所谓水一土五，而至六日，以此之类治法误也。何以明之？且天下地理方位、节令气候不同，其人之老幼、男女、脏腑，病受所生大小高下前后偏侧、厚薄、长短、坚脆、虚实各个不同，岂能世人同时得病而证候皆同？及宜一法治疗亦同时愈者耶？及夫世传十二经络病证歌诀以为课病之法，然以始病之日，以干取运，以病人支干加在日运帝王之辰，阳命之人顺而数之，阴命之人逆而数之，至于得病之日，见何干支，便为是何脏腑受病，如何传，若以此为法者误也。此法世工多传，以为运气推病法治，及其为用，而多不应焉。何以明之？且天下同属之人，同日得病，岂能其证候而一般传变者邪！及夫日中运气与人命相合加临，取其相生相克以定吉凶者误也。何以明之？且天下同命之人有病岂能同时吉凶者邪！或将日中支干纳音[①]与病人命及支干相合而定吉凶者，此是推平人灾福之法，非为占病之道也。凡此之类，皆非圣经之旨，足以诳惑人心，征之无验矣。

然圣经妙旨，大包天地，细入毫毛，合造化咸有所宗，何至于此端异论乎！欲穷病之吉凶，必明岁之天地盈虚，运之太少，谨察复胜之用，适主客同异盛衰，次推病之标本，何气使然，以厉何脏，及虚与实，将岁中运气加临，取其同异逆从，而可定其吉凶者也。故《经》曰：天符为执法，犹辅相；岁位为行令，犹方伯；太一天符为贵人，犹君主。若中其邪者，其病速而危。执法、官人绳准，自为邪僻，故病速而危也。中行令者，其病徐而迟，犹方伯无执法之权，故无速害，故病但执持而已。中贵人者，其病暴死，义无凌犯，故病暴而死也。然邪者，五运六气复胜之受也。有变则病，乘其气之至也。清气大来，燥之胜也。风本受邪，肝病生而留于胆也。热气大来，火之胜也，金燥受邪，肺病生而留于大肠也。寒气大来，水之胜也，火热受邪，心病生而留于小肠也。湿气大来，土之胜也，寒水受邪，肾病生而留于膀胱也。风气大来，木之胜也，湿土受邪，脾病生而留于胃也，所谓感邪而生其病也。外有其气而内恶之中，外不喜周而遂病，是谓感也。衰年之虚，则邪乃甚也，则年木不足，而外有清邪至而肝病之类也。失时之和亦邪甚也，所谓六气临统，与主气相克，感之而病者也。遇月下弦之后上弦之前，是谓月空，感于邪则亦甚也，重感于邪则病危也。所谓年已不足，邪气大至，是谓一感；年已不足，天气客之，此时感邪，是谓重感。内气召邪，天气不佑，不危何哉！则如丁卯、丁酉之岁，外有风邪至而脾病，辛丑、辛未之岁，外有湿邪至而肾病。凡言病之吉凶，必明病之脏腑虚实，而与岁中运气胜负之变而以加临，可以言也。

假令风木之胜，民病脾肺实而肝气虚者，病皆危也。若病脾肺虚而肝气实者，皆甚也。余皆仿此，推而可知也。欲治五脏得失间甚之时死生之期者，必明其脉候以知何脏也。其病□[②]者，为已愈于子，子不愈，甚于鬼，鬼不死，持于母，于四时日干时辰同法。故《经》曰：夫邪之客于身也，以胜相加，至其所生而愈，是谓病脏生之子也；至其所不胜而甚，是谓脏之鬼也；至其所生而持，是谓所生脏之母也；自得其位而起，是四时五行旺相及日干时辰与病之脏同也，必先定五脏之脉，乃可言间甚之时、死生之期，此之谓也。

---

①纳音：古乐音律按五行之序旋相为宫也，此借指日中之干之音。

②□：原文缺字。

欲知热病间甚，大汗之期，取其本脏遇胜己日，甚己旺日大汗，气逆则胜己日死。故《经》曰：肝热病者，小便先黄[1]，腹痛，多卧，身热，热争则狂言及惊，胁痛，手足烦，不安卧，庚辛甚，甲乙大汗、气逆则庚辛死。心热病者，心先不乐，数日乃热，热争则卒心痛，烦满喜呕，头痛无汗，壬癸甚，丙丁大汗，气逆则壬癸死。脾热病者，头重颊痛，心烦，眼青，欲呕，身热，热争则腰痛，腹满溏泻，两颔痛，甲乙甚，戊己大汗，气逆则甲乙死。肺热病者，洒淅然起毫毛，恶风寒，舌上黄，身热，热争则喘咳，痛走胸膺，皆不得太息，头痛，身汗出而寒，丙丁甚，庚辛大汗，气逆则丙死。肾热病者，先腰痛骺酸，苦渴数饮，身热，热争则项痛而强，骺寒且酸，足下热，不欲言，其逆则项痛，员员澹澹然，戊己甚，壬癸大汗，气逆则戊己死。及夫肝热病者，左颊先赤；心热病者，咽先赤；脾热病者，鼻先赤；肺热病者，右颊先赤；肾热病者，颐先赤，皆所谓病之始也。诸汗者，至其所胜日汗出，谓其旺日为所胜，则如肝甲乙、心丙丁之类也。汗后脉迟静而愈，脉尚躁盛者死。今不与诸汗相应，此不胜其病也，狂言失志者死矣。然皆圣经之旨也。必凭闻望问切知其病，总而与天地时日阴阳相合，推其生克而为法。审察间甚逆从而以随证治之，适其治之逆从可否而以言其吉凶，慎不可治其阴阳而已。然虽阴阳为万物之纲纪，论其吉凶亦须由其用也。大抵死因病致，病由邪生，邪因变起，变由不平，平则安而无咎，否则祸患由生。内则内验，外则外征。外者，心行德过；内者，腑脏衰兴。大小缓急，无不相应。故《经》曰：德者福之，过者伐之。有德则天降福之应之，有过则天降祸以淫之。则知祸福无门，惟人所召耳。故曰主明自安。以此养生则寿，殁世不殆，以为天下则大昌；主不明则十二官危，使道闭塞而不通，形乃大伤，以此养生则殃，以为天下者，其宗大危。然则岂不亦由其人所为乎！

[1] 先黄：原脱，据《素问·刺热》补。

卷 八

守正防危篇第九

夫天地阴阳，与人之无异，天地乃得长久，惟人不然者，所谓人事不合天仪，失其至道则故也。夫天地之道者，犹权衡也。高者抑之，下者举之，强者制之，弱者益之，盛者复之，有者应之，德化政令，无不报之，致使其远，无有终始，故能长久而已矣。人之道者不然也。高者不抑或更举之，下者不举或更抑之，强者不制或更益之，弱者不补反更损之，真伪不辨，邪正不分，虚实不察，损益不明，虚者误损，实者误益，终无所悟，迷于六欲七情之邪，种种盗扰天真之气，数犯其禁，累冒贼邪，致使脏腑偏倾，气乱而病，不已则气绝而死，不能尽其天寿也。大体内真则外假，不能为害；内正则外邪，不能有伤。故有达士密符天机，预防祸患，勿使受邪而生其疾，乃得身安而满其天寿矣。或持功积行而圆成，亦得与天同长久矣。且夫世人多以内邪而外盗，耗竭真气，以致为妄而已。先圣恤之，故传修真保命备患御疾之道。然养生之要，内功外行，衣饮药食，诸所动止，应其时候，各有宜否，宜者为之，禁者避之，盛者制之，衰者益之，使气血和平，精神清利，内无邪辟，外没冤嫉，安得有袱患夭枉而至于已矣！

夫岁主药食之宜者：上下徵火，宜以咸寒。上下宫苦热。下宫中徵下甘温。上宫中角徵上苦温。下宫中宫下苦温。下宫中商羽下甘热。上商苦小温。下商苦小温。下商中宫下酸热。下商中商角徵羽下酸温。上羽宜苦温。下羽宜苦热。上羽中宫商羽上甘热。下羽中宫商甘徵下甘温。上下角辛凉。

木运之岁，是谓中角：上商角中辛和，上宫中辛温，上徵中酸凉，上火羽中酸和。

火运之岁，是谓中徵：上徵中甘寒，上角中咸和，上宫商中咸温，上火羽甘和。

土运之岁，是谓中宫：上羽中苦温，上宫商角中甘和，上火中咸和，上徵中苦热。

金运之岁，是谓中商：上徵火羽中辛温，上商中苦和，上宫中酸和。

木运之岁，是谓中羽：上火羽中咸温，上宫商角中苦和，上徵中咸热。

凡此五味四气者，所谓岁主药食之宜也。上谓司天，前三气也；下谓司地，后三气也。中谓司运，通主岁也。或上下火者，谓寅申少阳相火司天地之岁也。

然药食之宜者，必明岁中运气同异多少而以制之也。然同异者，寒湿燥同阴也，风热火同阳也。否者，异也。又，燥湿者小异也。将其岁运参合，取其同异，同天化者多地化以治之，同地化者多天化以治之。同少同多，加减治之；有毒无毒，谷肉果药法服之，勿使太过而生其害。适其气岁，先取化源而以刺之，郁者取而折之，衰者资而益之，强者抑而制之，弱者扶而补之，以平为期，勿使盛衰而生其病矣。然取其化源者，是谓先与五常气位未主之前，适其运气胜复之甚兆已张，方可取其化源，而用针补泻也。则如风木则将胜，苍埃乃见，于林木乃由声，东风数举，雨湿不行，岁星明大，镇星光芒，彰其兆召也，则于年前十二月先取其化源，用针泻其木而补其土矣。

二火将生，远视天涯，光辉赤气，草乃萎，南风频至，荧火明，太白光芒，其兆已彰，于三月先取化源，泻其二火，补于金矣。

土湿将生，黄埃四起，濡蒸乃作，浓云数布，燥物皆濡，辰星光，震星朗然，有此之兆，于五月先取化源，泻土补于水矣。

燥金将生，西风数举，地气先燥，濡物皆干，土生白卤，山彰白气，林起青烟，肃杀乃作，柔叶先凋，太白明，太岁星微彰，是其兆也，于六月先取化源，泻金补于木矣。

寒水将生，太虚深元，阳光不治，寒气至，蛰虫早藏，辰星明，荧光失色，胜兆已彰，于九月先取化源，泻水补于二火矣。

凡言化源者，所谓六化之源也。肝木之源名曰中封，在足内踝前一寸，仰足而取之。君火真心之源，名曰通里，在手腕后一寸。相火少阳心包络之源名曰内关，在掌后腕二寸。脾土之源名曰公孙，在足大趾本节之后一寸[①]。金肺之源名曰列缺，去腕后侧上一寸，两筋间陷中。肾水之源名曰涌泉，在足内踝骨后动脉中为太溪，此下一寸是也。

凡取化源者，其气欲旺之前，迎而取之，泻其盛气，勿使行盛而生其疾；补衰之源，勿令受邪而生其疾。谨候其时，各无志乱，以手持针内之，至于经脉之分，无问息数，不可久留，于欲得气之前后，呼而徐徐引至其门，呼尽乃出，勿按其穴，大气皆出，是为泻之法也。其补者，必先以左手指循按其穴，令其舒缓宣散，推感其皮，弹而怒之，使脉气膜满，呼[②]而下之，置针有准，感按穴皮，令当应针之处，则令神气内守，候呼尽而内针，无令气恶，无问息数，静以久留，使邪布，吸则转针以得气，故气至慎守，无令改变而生其咎，候吸引针，急按其穴，气不得出，各在其处，推合其门，令神气存，大气留止，是谓补之法也。

[新添] 补泻生脉法

惟针补泻，最为多用，偏取一脏，不防他脏也。假令治心者，依前说，左手

①一寸：原脱，据《灵枢·经别》补。
②呼：原作“狐”，音近致误，据上下文义改。

扪背俞穴，第三椎两旁各一寸半，捻定其穴，先以六字气法调合阴阳，泻心者呵气七口，次呼气五口，嘘气九口，次吹气六口，次呬气八口，自穴内气至，然后诊脉之，脉当高现。补者，先呼气一口，气尽下针，先以缓缓入针二分，候气至而推而内之，候而脉大得气，左手按穴，吸气一口，缓缓出针，气尽针出，勿令真气随针出，以左手闭其穴，名曰补。针阴跻穴，乃曰阴中生阳也，即左手先应也。次针阳跻穴，乃曰阳中生阴也。右手脉应后，再针左边心俞穴，而胃气和也，其病愈。凡用针者，甲子日子时，乙丑日丑时，丙寅日寅时，丁卯日卯时，补泻最验。余准此也。

十二腧穴：肺三，心五，肝九，胆十，脾十一，胃十二，三焦十三，肾十四，大肠十六，小肠十八，膀胱十九，白环二十。其穴皆在背脊骨旁一寸半。

阳跻者，申脉，二穴在外踝下赤白肉际，针入三分。阴跻者，照海，二穴在内踝下赤白肉际中，针入三分。

其药食者之法

[旧经] 假令风木之胜，多食辛凉制其肝木之胜，少食酸温勿佐木强，多食甘物佐其土衰，以平①为期。余皆仿此。五运六气之用，有胜至则以制其胜，而益其衰。无胜衰则当明主客同异而以为其法。客气同，其至则不可犯其主化，宜服主气不相得之化。客气异，其至者则可小犯其主之化也。邪反胜其主者，是为主气衰也。则如春反凉，夏反寒，秋反热，冬反温之类也，则可犯其主化，而以助其主之衰也。其诸所宜及可犯者皆不可太过，以平而为期。如太过则反生其害也。若假寒热温凉治其病，则无问四时主客气之同异宜否，皆当从其治病之法为其制耳。则如汗不远热，下不远寒之类也。故《经》曰：用温远温，用热远热，用凉远凉，用寒远寒，食宜同法，有假反常。此之谓也。又《经》曰：司气以热，用热无犯；司气以寒，用寒无犯；司气以凉，用凉无犯；司气以温，用温无犯，司气间气同其主则无犯之，异其主则小犯之，亦其道也。是故冬气寒则安处衣饮药食之类，皆不可以其寒也，夏气热则不犯其热也，春秋温凉亦不可犯之。故曰寒无寒犯，热无热犯，是谓远也。远者，避忌之禁也。若不避而犯其禁者，无病则生，有病则甚，病大则危而死矣。然犯寒则寒病起，而上下所出水液澄澈②清冷，癥瘕㿗疝，播，坚痞腹满急痛，不利清白，食已不饥，吐利腥秽，屈伸不便，厥逆禁固之类也。犯热则热病生，而喘呕吐酸，暴注下迫，转筋，小便混浊，腹胀大而鼓之有声如鼓，吐下霍乱，瞀郁肿胀，鼽衄，血溢血泄，淋閟，痈疽疮疹，身热，恶寒战栗，惊惑悲笑，谵妄衄衊，暴喑，瞀昧，躁扰狂越，骂詈惊骇，胕肿疼酸，气逆冲上，禁栗如丧神守，嚏呕，喉痹，耳鸣或聋，呕涌，目昧不明，瞤瘛，暴病暴死之类也。其犯温凉者，虽无暴过，以积温而成热，则始生热；以积凉而成寒，则始生寒病矣。其治者，求其所犯而抑其胜制之。犯热

①平：原作“生”，据《素问·至真要大论》改。

②澈：原作“徹”，据《素问·至真要大论》改。

治之咸寒，犯寒治之甘热，犯温治以辛凉，犯凉治以苦温，以平为期，勿使太过而反伤其正矣。然五味四气当所宜者，尚有不可过度，况乎犯其禁忌，岂无祸患哉！

及夫五味者，食入于口，聚入胃，脾胃变磨，布化五味，以养五脏气。酸先入肝，苦先入心，甘先入脾，辛先入肺，咸先入肾。然五脏得其五味，随其本化，便为五气也。酸化为温，苦化为热，甘化重阴，辛化为凉，酸化为寒也。是故气味不可偏食，偏食则久而五脏偏倾生其病。以故《经》曰：味过酸则肝气以津，脾气乃绝；味过于咸，则大骨气劳短肌，心气抑；味过于甘，则心气喘满，色黑，肾气不充；味过于苦，则脾气不濡，胃气乃厚；味过于辛，则筋脉沮弛，精神乃殃。又《经》曰：多食咸则脉凝泣而变色；多食苦则皮槁而毛拔；多食酸则胝皱而唇揭；多食甘则骨病而毛落；多食辛则筋急而爪枯。凡此之谓戒偏。他多不必禁所不宜者，以平为期，亦不可过其度矣。又《经》曰：辛走气，故气病勿多食辛；苦走骨，故骨病勿多食苦；甘走肉，故肉病勿多食甘；咸走血，故血病勿多食咸；酸走筋，故筋病勿多食酸。又《经》曰：肝病禁当风，心病禁温食热衣，脾病禁温食暴食，湿地濡衣，肺病禁寒衣饮食，肾病禁焠烪热食温衣矣。凡此之谓病之禁忌也。又，卒风暴雨，大寒大热，无问病否，悉当避之。故《经》曰：冬伤于寒，春必病温；春伤于风，夏必飧泄；夏伤于暑，秋必痎疟，秋伤于湿，冬必咳嗽。然四时之气，性用不同，此乃顺其四时生长收藏之道也。及夫卒暴喜怒、悲思、惊恐，寒热、劳逸，亦当禁之。故《经》曰：怒则气上，喜则气缓，悲则气消，恐则气下，寒则气收，炅则气泄，惊则气乱，思则气结，劳则气耗。然怒则气上，逆甚则呕血及飧泄而气逆，故气上也；喜则气和志达，荣卫行通，故气缓矣；悲则心系急，肺布叶举而上焦不通，荣卫不散，热在中，故气消矣；恐则精却，坏而不行，上焦闭而气还，下焦胀，故气下矣；思则心有所存，神有所归，正气留止不行，故气结矣；寒则腠理闭，气不行，故气收矣；热则腠理开，荣卫通，故气泄矣；惊则心无所依，神无所着，意无所定，故气乱矣；劳则喘息汗出，内外皆越，故气耗矣。又曰：喜怒伤气，寒暑伤形，暴怒伤阴，暴喜伤阳，厥气上行，满脉以形。又《经》曰：怒伤肝，悲胜怒；喜伤心，恐胜喜，思伤脾，怒胜思；忧伤肺，喜胜优；恐伤肾，思胜恐。凡此之谓五脏之志，其志过度则伤其本脏，以其所胜之志制之则止矣。则如怒胜思，怒发而无思之类也。又《经》曰：风伤肝及筋，燥胜风；热伤气，寒胜热；湿伤肉，风胜湿；热伤皮毛，寒胜热；寒伤血，燥胜寒。然则性用不同，故各随其性用而以言其伤及胜也。不必皆取所胜而推矣。又《经》曰：酸伤筋，辛胜酸；苦伤气，咸胜苦；甘伤脾、肌肉，酸胜甘；辛伤肺、皮毛，苦胜辛；咸伤血，甘胜咸。然此之五味，性用不同，故有自伤及伤其己胜而不等也。则如肝主伤风，心主伤热，是中本化之气，自伤也；脾主饮食劳倦者，是谓大化之用自伤也；肺主伤寒者，是中子之邪而伤也；肾主伤湿者，是中己所不胜之邪伤也。凡此之道，各随其脏所恶者感之而生其病也。此之五邪所伤，是以明其所主。细而推之，则五脏原有五邪相乘而病矣。逮夫五方者，东、南、中、西、北也；五方生五气者，风、热、湿、燥、寒；五气生五行者，木、火、土、金、水也；五行生五味者，酸、苦、甘、辛、咸也；五味生五脏，肝、心、脾、肺、肾也；五脏五养者，筋脉、血脉、肌肉、皮毛、骨髓也；五养生五子者，心、脾、肺、肾、肝；五脏生五神者，魂、神、智、魄、志也；五神生五志者，怒、喜、思、忧、恐也。凡此之道，乃五行造化之理，养生之道也，正则和平，互相济养；变则失常，而克伐陵[①]生。若论养生之道，则当诚心，避忌一切能为害者矣。故《仙经》曰：冬夏处于深堂，避于大寒大热之气，勿使伏留肌腠生疾也。寒多衣不顿多，暖来亦不顿减。久劳则安闲以保极力之处；久逸则导引以行积滞之气；暑汗当风则荣卫闭结，夏热卧湿则气散而血注；冬居极热则肾受虚阳，而春夏肝与心有壅蔽之疾；夏冒极凉，则心抱浮寒，而秋冬肺与肾有沉滞之患。大饥则损胃，食勿极饱，极饱则伤神。极渴伤血，饮无过多，多则损气。沐浴不频，频则气壅于上，脑滞于中，令人体重而形瘦，久而经络不能通畅，血凝而气散，气不生血，身不生形，则成瘫之疾也。夫五日五行气流传遍，浴之则荣卫通畅，旬日十干数足，真气复还于脑，一沐之则耳目聪明。又，远唾则损气，极视昏睛，极听则伤肾，久立则伤骨，久卧则伤肉，多睡则浊神，频醉则散气，多汗则损血，立困则伤形，奔车走马则气乱而神惊，登峻望高则魂飞而魄散。及夫气者，为形之主，神之母，不可以伤也。然才所不敏而强思，力所不及而强举，悲哀憔悴，喜乐过度，汲汲所欲，戚戚所怀，久谈语笑，寝息失时，拽弓引弩，啖酒呕吐，饱食便卧，跳步喘息，欢呼哭泣，皆伤其气也。又观死气而触生气，近秽气而触真气，朝饥暮饱，亦皆伤其气也。又多思则神怠，多念则志散，多欲则损气志，多事则役形，多语则弱气，多笑则伤心，多愁则摄血，多乐则溢志，多喜则气错，行而多言则损气；睡而张口则气泄而神散，吊死问病喜神自散，看斗则气结，解救怨生，狂禽异兽戏之则神恐，古庙凶祠入之则神惊，对三光濡溺则折人年寿，负四重深恩则减人大数，饮宴圣象之侧则魂不宁，坐卧于塚墓之间则精神自散，歇息于枯木大树之下则久阴之气触入阳神，渡于深水大泽则寒性逼人真气，折出众花卉则多招媚狂入室，食非时果实则多带邪气入腹，非济患难而频说妄言绮语则减人正寿，非遇会合而频饵肥醇酒则除人本禄，负贤忘恩则必有祸应，轻则毁物则自无福生，酷爱美物则少吉，深入大山则多凶，损人害物则以冤极冤，妒贤嫉能则以怨起怨，虚传慢友妄受则轻师。凡此之类，皆能为其祸患，悉当避忌，无使犯禁而生其害，是谓其真斋戒也。故曰“洗心日斋，防患日戒”，斯之道矣。然病生之绪，其有四焉，一者因其变动而内成积聚、癥瘕、瘤气、瘿气、结核、癫痫之类，二者因其变动而外成痈肿、疮疡、痂疥、疽、痔、掉瘛胕肿、目赤、瘭疹、痛痒之类也；三者不因气之变动而病生于内，则留饮、痞食、饥饱劳损、宿食、霍乱、悲恐、喜怒、想慕、忧结之类也；四者不因气之变动而疾病生于外，则喑气、贼魅、虫蛇、蛊毒、飞矢、鬼击、冲薄、坠堕、斫射、刺割、摇仆、打扑、磕位、触抹、风寒暑湿之类也。凡此之类，乃一切祸患之由，其非六欲七情之邪

①而克伐陵：原脱，据上下文义补。

而祸患无由生矣。然六欲者，眼、耳、鼻、舌、身、意，此之六贼是也。七情者，喜、怒、哀、乐、好、恶、爱是也。凡此六欲七情之邪，而为祸患之本、死亡之因，世人不悟恣纵其心、悦乐其志，有误养生之道，不畏危亡，种种耗失天真之气，而致精神衰弱，根蒂不坚，多感邪而生其祸患，及乎殆而澌矣。故《养身法》曰：少思寡欲，而以养心；绝念妄起，而以养身；饮食有节，而以养形；劳逸有度，而以养性；鼻引清气而入，口吐浊气而出以养气；绝淫戒色，而以养精。又曰：少思、少念、少食、少欲、少笑、少愁、少乐、少喜、少怒、少好、少恶，故得灵光不乱，神气不狂，方可奉道。保生之要，以忍为其上也。其忍者，不必忍其嗔怒，而以凡事皆能忍之为其妙矣。所以制其心而养其性，守其意而保其神也。

故心者，火也，纵之则狂，制之则止。狂则躁乱邪生，止则安宁清净。然火本不燔，因风而灼；心本不乱，逐境而狂。若能对景心意动时忍之不动，是谓无为。若能临事忍事，不为其事，是谓无事。无为无事，则为清净，乃习道之本、养生之要。勿谓忍之不已而反不忍，但能忍之，多则多福，少则少福，不能忍之则生患害。若能全固守其一则为妙矣。然一者，丹田也。若能忍其外境，不扰其心，常以志意存想下田，深视内定，则是火入水乡，其火息矣。是故《玉皇圣胎诀》言：人常降心火于丹田，外境不入，内景不出，泯绝狂虑，一气不散，委于气海，肾气不能上升，其息渐少，纵出之则亦悠悠然减省也。故先圣曰：自然胎息也。及夫达磨胎息至理，言人气升自有走。先莫若内观诸世界，游玩自己之天宫，超清灵妙境。其法贵乎无漏，一念不生，一意不动。无漏则善果成，不动而真圣贤。面壁九年岂无毫发走失，阴灵自外而身外有身，超凡入圣矣。故先圣曰真胎息也。及夫扁鹊解《灵枢》，以冬至之后，真铅积之一分，状如戏药而镇丹田，以鼻引清气，闭口不出，以定息二十四数为火一两，四十五日火进一十六两，而炼就阳，夏至之后，阴积之三分，状如胞卵而镇绛宫，亦以鼻引清气，闭口不出，以定息数二十四数为火一两，四十五日进火一十六两，而炼阴息。以阴息投阳胎而生真气，真气生元神，人形合而为一，与天齐年。离而为二，身外有身，而为羽客仙子，不在尘世，以返三岛十洲者也。及夫葛洪《胎息论》曰：凡胎息之要一如在母腹中，母呼则呼，母吸则吸，令人不达妙理，纵能用之，稍时随手出之，喘息不已，非止不能留所闭之息，而又元气损虚，反为乘阳之所夺。若气急未急之前升身，则可停留少时，无使太急，示气急之际，先鼻引清气一口，续后更以新取之气换出旧闭急者之余气也。故得夺其气积而形神清爽，可以除疗百病。曲留强住，亦非自然。所以为下等胎息。真仙上圣而有三品之论也，鼻引口吐可以去浮寒、逐客热、冲结滞、行经络。若定百息，通开万病；若定千息，气血不交，阴阳自构；若定万息，气住神藏，大乘之功，不可言也。补气之道，此为上矣。

华阳真人曰：伤寒之疾既觉，急居静室，盘膝正坐，闭目瞑心，定息住气，以双手迭之兜其外肾，向前倒身跪礼，不过二三十度，汗出清凉，病气自散。昔人以梦泄遗漏，或下元虚冷，乃于日落之后，静坐幽室，以手兜外肾，以手搓脐下八十一数，九遍为度，但左右换手而已。遂丹元补暖，真气充盈。昔人以幽室静坐，绝念忘言，以向下心火，闭目存想如火轮炎炎，积日气海坚固，颜色异常，日久下尽诸秽，自耐寒暑矣。昔人以饮食过度，胸臆注满，或寒热凝滞，或痛结壅塞，当静坐、鼻引清气，闭口不开，真气多入少出，以攻所病之处，太紧方放其气，不下三五次，自然消除矣。

昔人以心上为阳而阴不能到，以肾为阴而不能及，故涌泉之上，气升而不降，血注而不升，致使脚膝沉重，阴凝而阳散；又况终日奔驰，无时休息，当夜后汤灌二足，此二益而少矣，不若高举二足，使气倒行，流于涌泉，逆统于丹阙，积日足轻，行及奔马，起步如飞矣。

昔人以四肢小疾，五脏微疴，气血凝滞壅塞，静坐澄心，闭目绝念，运心气于所病之所，暂息少时，无攻不胜矣。

昔人以五脏积滞，用六字气治之，即黄庭图之法也。张证道以此留形住世，王悟真以此治病延年，孙思邈以此修身治人。六字之法者，春不可呼，夏不可呬，冬不可呵，秋不可吁，四时常唏，谓三焦无不足，八节不得吹，谓肾府难得实。

凡有余则引其子，不足则杀其鬼，此法古今无知者。西山上圣得其咏也，不须禁忌，但朝不虚食，暮不实食，上也；素无味，淡无荤，次也。何虑四体之不充悦乎！及夫六字气有余、子不足杀鬼者，肝本呼也。余则用呼，呼亦不能引肝气。若引子气则用呬字泻心之气，心气既行，肝气自传也。

中医五运六气全书

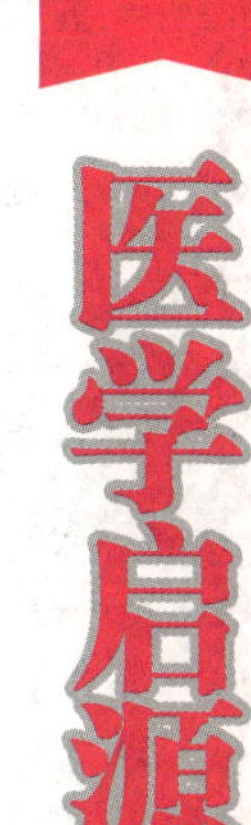

金　张元素　撰

目录

CONTENTS

整理说明

《医学启源》共三卷，张元素对五运六气很有研究。主张治病从辨识脏腑的虚实着手，根据气候和病人的体质灵活用药。

本次整理出版，是在郑洪新主编的《张元素医学全书·医学启源》的基础上进行的。同时，参考了其他版本，并根据《中医五运六气全书》统一体例作相应调整、选择、校勘、注释。

序

先生张元素，字洁古，易水人也。八岁试童经，廿七经义登科，犯章庙讳出落[①]，于是怠仕进，遂潜心于医学，廿余年虽记诵广博书，然治人之术，不出人右[②]。其夜梦人柯斧长凿，凿心开窍，纳书数卷于其中，见其题曰《内经主治备要》，骇然惊悟，觉心痛，只为凶事也，不敢语人。自是心目洞彻，便为传道轩岐，指挥秦越也。河间刘守真医名贯世，视之蔑如也。异日守真病伤寒八日误下证，头疼脉紧，呕恶不食，门人侍病，未知所为，请洁古诊之，至则守真面壁不顾也。洁古曰：何视我直如此卑也？诊其脉，谓之曰：脉病乃尔，初服某药犯某味药乎？曰：然。洁古曰：差之甚也。守真遽然起曰：何谓也？曰：某药味寒，下降，走太阴，阳亡，汗不彻故也。今脉如此，当以某药服之。守真首恳大服其能，一服而愈，自是名满天下。洁古治病，不用古左，但云：古方新病，甚不相宜，反以害人。每自从病处方，刻期见效，药下如攫[③]，当时目之曰神医。暇日辑集《素问》五运六气，《内经》治要，《本草》药性，名曰《医学启源》，以教门生，及有《医方》三十卷传于世。壬辰遗失，□□□[④]存者惟《医学启源》。真定李明之[⑤]，门下高弟也，请余为序，故书之。兰泉老人张吉甫序。

①犯章庙讳出落：因违犯避讳使用已故皇帝之名，而被罢黜落第。

②不出人右：古时尚右，右指较高的地位。

③药下如攫：攫，疾取。药下如攫，即服药后病邪很快被排除。

④□□□：原文缺字。

⑤真定李明之：即金元四大家之一李杲。李杲，字明之，晚号东垣老人，河北真定（今河北保定）人。

卷　一

天地六位脏象图

天地六位脏象之图					
属上二位天	太　虚	金 金火合德	燥金主清	肺上焦象天	下络 大肠
属	天　面	火	君火主热	心包络	下络 小肠
属中二位人	风云之路	木 木火合德	风木主湿	肝中焦象人	下络 胆经
属	万物之路	火	相火主极热	胆	
属下二位地	地　面	土 土水合德	湿土主凉	脾下焦象地	下络胃
属	黄　泉	水	寒水主寒	肾	旁络 膀胱

图一

手足阴阳

手足三阴三阳

注云：肝、心、脾、肺、肾，皆属阴，五脏也。胆、胃、三焦、膀胱、大肠、小肠，皆属阳，六腑也。分而言之，手足皆有三阴三阳是也。

手三阴三阳

肺寅燥金手太阴，大肠卯燥金手阳明；心午君心手少阴，小肠未君火手太阳；包络戌相火手厥阴，三焦亥相火手少阳。

足三阴三阳

胃辰湿土足阳明，脾己湿土足太阴；膀胱申寒水足太阳，肾酉寒水足少阴；胆子风木足少阳，肝丑风木足厥阴。

歌　曰

手经太阳属小肠，膀胱经属足太阳；
肝足厥阴手包络，胃足阳明手大肠；
胆属少阳足经寻，三焦手内少阳临；
脾足太阴手经肺，肾足少阴手是心。

五脏六腑，除心包络十一经脉证法

夫人有五脏六腑，虚实寒热，生死逆顺，皆见形证脉气，若非诊切，无由识也。虚则补之，实则泻之，寒则温之，热则凉之，不虚不实，以经调之，此乃良医之大法也。

肝之经，肝脉本部在于筋，足厥阴，风，乙木也

经曰：肝与胆为表里，足厥阴少阳也。其经王于春，乃万物之始生也。其气软而弱，软则不可汗，弱则不可下。其脉弦长曰平，反此曰病。脉实而弦，此为太过，病在外，令人忘忽眩运；虚而微，则为不及，病在内，令人胸胁胀满。凡肝实则两胁下引痛，喜怒；虚则如人将捕之。其气逆则头痛、耳聋、颊赤，其脉沉而急，浮之亦然，主胁支满，小便难，头痛眼眩。脉急甚主恶言，微急气在胸胁下。缓甚则呕逆，微缓水痹。大甚内痈吐血，微大筋痹。小甚多饮，微小痹。滑甚癞疝[①]，微滑遗尿。涩甚流饮，微涩疭挛。肝之积气在左胁下，久而不去，发为咳逆，或为痎疟[②]也。虚梦花草茸茸，实梦山林茂盛。肝病旦慧、晚甚、夜静。肝病头痛目眩，胁满囊缩，小便不通，十日死。又身热恶寒，四肢不举，其脉当弦而急；反短涩者，乃金克木也，死不治。又肝中寒，则两臂不举，舌燥，多太息，胸中痛，不能转侧，其脉左关上迟而涩者是也。肝中热，则喘满多嗔，目痛，腹胀不嗜食，所作不定，梦中惊悸，眼赤，视物不明，其脉左关阳实者是也。肝虚冷，则胁下坚痛，目盲臂痛，发寒热如疟状，不欲食，妇人则月水不来，气急，其脉左关上沉而弱者是也。此寒热虚实，生死逆顺之法也。

《主治备要》云：是动则病腰痛，甚则不可俯仰，丈夫癞疝，妇人小腹肿，甚则嗌干，面尘脱色，主肝所生病者，胸中呕逆，飧泄狐疝，遗溺闭癃病。肝苦急，急食甘以缓之，甘草。肝欲散者，急食辛以散之，川芎。补以细辛之辛，泻以白芍药之酸。肝虚，以陈皮、生姜之类补之。经曰：虚则补其母。水能生木，

①癞疝：古病名。癞，音颓。癞疝，阴囊肿硬重坠，如升如斗，麻木不知痛痒。
②痎疟：疟疾。痎，音阶。《说文·疒部》：“痎，二日一发疟也”。

水乃肝之母也。苦以补肾，熟地黄、黄柏是也。如无他证，惟不足，钱氏[①]地黄丸补之。实则芍药泻之，如无他证，钱氏泻青丸主之，实则泻其子，心乃肝之子，以甘草泻之。

胆之经，足少阳，风，甲木

经曰：胆者，中清之腑也，号曰将军，决断出焉。能喜怒刚柔，与肝为表里也，足少阳是其经也。虚则伤寒，恐畏头眩，不能独卧；实则伤热，惊悸，精神不守，卧起不定，玄水发，其根在胆。又肝咳不已，则传邪入胆，呕青汁也。又胆有水，则从头肿至足也。胆病则善太息，口苦，吐宿汁，心中戚戚恐，如人将捕之，咽中介介然数唾。又睡卧则胁下痛，口苦，多太息。邪气客于胆，则梦斗讼，脉在左关上浮而得之者，是其部也。胆实热，则精神不守。胆热则多肿，胆冷则多眠。又左关上脉阳微者，胆虚；阳数者，胆实；阳虚者胆绝也。已[②]上皆虚实寒热，生死脉证之法也。

《主治备要》云：是动则病口苦，善太息，胸胁痛，不能转侧，甚则面微有尘，体无膏泽，足外反热，是为阳厥。是主胆所生病者，头痛颔肿，目锐眦痛，缺盆中肿痛，腋下肿，马刀挟瘿[③]，汗出振寒，疟，胸、肋、胁、髀、膝，外至胫、绝骨、外踝前及诸节皆痛。《脉诀》云：左关，肝与胆脉之所生也。先以轻手得之，是胆，属表；后以重手取之，是肝，属里也。肝合筋，肝脉循经而行。持脉指法，如十二菽之重，按至筋平，脉道如筝弦者，为弦；脉道迢迢者，为长。此弦长，乃肝家不病之状也。肝脉本部在筋，若出筋上，见于皮肤血脉之间者，是其浮也；入于筋下，见于骨上，是其沉也。临病细推之，举一知十之道也。

心之经，心脉本部在于血，手少阴君，丁火也

经曰：心者，五脏之尊也，号帝王之称也。与小肠通为表里，神之所舍，又主于血，属火，旺于夏，手少阴太阳是其经也。凡夏脉钩，来盛去衰，故曰钩，反此者病。来盛去亦盛，为太过，病在外；来衰去亦衰，为不足，病在内。太过，令人身热而骨痛，口疮而舌焦引水；不及，令人躁烦，上为咳唾，下为气泄。其脉如循琅玕，如连珠，曰平；来而啄啄连属，其中微曲，曰病；脉来前曲后倨，如操带钩，曰死。思虑过多则怵惕，怵惕则伤心，心伤则神失，神失则恐惧。又真心痛，手足寒而过节，则旦占夕死。又心有水气，身肿不得卧，烦躁。心中风，则吸吸发热，不能行立，饥而不能食，食则呕吐。夏心脉王，左手寸口浮大而散，曰平；反此则病。若沉而滑者，水“来”克火，十死不治。长而弦

①钱氏：指宋代《小儿药证直诀》的作者钱乙。下同。

②已：通“以”，下同。

③马刀挟瘿：即瘰疬，多见于颈腋部淋巴结结核。生于腋下，形如马刀，故名“马刀”；生于颈旁，形如贯珠，名曰“挟瘿”。

者，木来归子，不治自愈。缓而大者，土来入火，为微邪相干，无所害。心病则胸中痛，胁满胀，肩背臂膊皆痛；虚则多惊悸惕惕然无眠，胸腹及腰背引痛，喜悲。心积气久不去，则苦烦，心中痛。实则笑不休，梦火发；心气盛则梦喜笑及恐畏。邪气客于心，则梦烟火，心胀气短，夜卧不宁，懊侬，气逆往来，腹中热，喜水涎出。心病，日中慧，夜半甚，平旦静。又左手脉大，手热腋肿；大甚，胸中满而烦，澹澹大动，面赤目黄也。心病，先心痛，时刻不止，关格不通，身重不已，三日死。心虚甚，则畏人，瞑目欲眠，精神不守，魂魄妄行。心脉沉之小而紧，浮之不喘，苦心下气坚，食不下，喜咽唾，手热烦满，多忘，太息，此得之思虑太过也。其脉急甚，瘈疭；微急则心中痛，引前后胸背，不下食。缓甚则痛引背，善泪。小甚则哕，微小则消瘅。滑甚则为渴，微滑则心疝，引脐腹鸣。涩甚谙不语。又心脉坚搏而长，主舌强不能言；软而散，当慑怯不食也。又急甚则心疝，脐下有病形，烦闷少气，大热上煎。又心病狂言，汗出如珠，身厥冷，其脉当浮而大，反沉濡而滑，其色当赤，而反黑者，水克火，不治，十死。又心积，沉之空空，上下往来无常处，病胸满悸，腹中热，面颊赤，咽干，躁烦掌热，甚则吐血，夏差冬甚，宜急疗之，止于旬日也。又赤黑色入口必死也。面日赤色亦死，赤如衃血亦死。又忧恚思虑太过，心气内去，其色反和而盛者，不出十日死。扁鹊云：心绝一日死，色见凶多，人虽健敏，号曰行尸，一年之中，祸必至矣。又其人语声前宽后急，后声不接前声，其声浊恶，其口不正，冒昧善笑，此风入心也。又心伤则心损，手足不遂，骨节离解，舒缓不自由，利下无休，此病急宜治之，不过十日而亡矣。又笑不休，呻而复忧，此水乘火也。阴击于阳，阴起阳伏，伏则热，热生狂冒，谵乱妄言，不可采问，心已损矣。扁鹊云：其人唇口赤色可治，青黑色即死。又心疟，则先烦而后渴，翕翕发热也，其脉浮紧而大是也。心气实而大便不利，腹满身热而重，温温欲吐，吐而不出，喘息急，不安卧，其脉左寸口与人迎皆实大者是也。心虚则恐悸多惊，忧思不乐，胸腹中苦痛，言语战栗，恶寒恍惚，面赤目黄，喜血衄，其脉左寸口虚而微者是也。此心脏寒热虚实，生死逆顺脉证也。

《主治备要》云：是动则病嗌干心痛，渴而欲饮，是为臂厥。主心所生病者，目黄，心胁痛，臑臂内后廉痛厥，掌中热痛。心苦缓，以五味子之酸收之。心欲软，软以芒硝之咸，补以泽泻之咸，泻以人参、甘草、黄芪之甘。心虚则以炒盐补之。虚则补其母，木能生火，肝乃心之母，肝母生心火也。以生姜补肝，如无他证，钱氏安神丸是也。实则甘草泻之，如无他证，钱氏方中，重则泻心汤；轻则导赤散是也。

小肠经，手太阳，丙火

小肠者，受盛之腑也，与心为表里，手太阳是其经也。小肠绝者，六日死，绝则发直如麻，汗出不已，不能屈伸。又心病传小肠，小肠咳则气咳，气咳一齐出也。小肠实则伤热，伤热则口疮生；虚则伤寒，伤寒则泄脓血，或泄黑水，其根在小肠也。小肠寒则下肿，重有热久不出，则渐生痔；有积则夕发热而旦止；

病气发则使人腰下重，食则窘迫而便难，是其候也。小肠胀则小腹䐜胀，引腰而痛厥；邪入小肠，则梦聚井邑中，或咽痛颔肿，不可回首，肩似拔，臑似折也。又曰：心者，主也，神之舍也，其脏固密，而不易伤，伤则神去，神去则心死矣。故人心多不病，病即死不可治也，惟小肠受病多也。又左寸口阳绝者，则无小肠脉也，六日死。有热邪则小便赤涩，实则口生疮，身热往来，心中烦闷，身重。小肠主于舌之官也，和则能言，而机关利健，善别其味也。虚则左寸口脉浮而微，软弱不禁按，病惊惧狂无所守，心下空空然不能言语者。此小肠虚实寒热，生死逆顺脉证之法也。

《主治备要》云：是动气也，则病嗌痛颔肿，不可以顾，肩似拔，臑似折，是主液血所生病者，耳聋，目黄，颊肿，颈、颔、肩、臑、肘、臂外后廉痛。《脉诀》云：左寸，小肠心脉之所出也，先以轻手得之，是小肠，属表；后以重手得之，是心，属里。心合血脉，心脉循血脉而行，持脉指法，如六菽之重，按至血脉而得者为浮；稍稍加力，脉道粗大者为大；又稍稍加力，脉道润软者为散。此乃浮大而散，心家不病脉之状也。心脉本部，在于血脉，若出于血脉之上，见于皮肤之间，是其浮也；入于血脉之下，见于筋骨之分，是其沉也。

脾之经，脾脉本在肌肉，足太阴，湿，己土

经曰：脾者，土也，谏议之官，主意与智，消磨五谷，寄在胸中，养于四旁，旺于四季，正主长夏，与胃为表里，足太阴阳明，是其经也。扁鹊云：脾病则面黄色痿，实则舌强直，不嗜食，呕逆，四肢缓；虚则多澼喜吞，注痢不已。又脾虚，则精不胜，元气乏力，手足缓弱，不能自持。其脉来似流水，曰太过，病在外也；如鸟距，曰不及，病在内。太过令人四肢沉重，言语謇涩；不及令人中满，不食乏力，手足缓弱不遂，涎引口中，四肢肿胀，溏泄不时，梦中饮食。脾脉来而和柔者，如鸡践地，曰平；来实而满，稍数，如鸡举足，曰病；又如鸟之啄，如鸟之距，如屋之漏，曰死。中风则翕翕发热，状如醉人，腹中烦满，皮肉瞤瞤而起，其脉阿阿然缓，曰平；反弦急者，肝来克脾也，真鬼①相遇，大凶之兆也。又微涩而短者，肺乘于脾，不治自愈；又沉而滑者，肾来乘脾，亦为不妨；又浮而洪，心来生脾，不为疾耳。脾病色黄体重，失便，目直视，唇反张，爪甲青，四肢沉，吐食，百节疼痛不能举，其脉当浮大而缓，今反弦急，其色青，死不治。又脾病，其色黄，饮食不消，心腹胀满，体重节痛，大便硬，小便不利，其脉微缓而长者，可治。脾气虚，则大便滑，小便利，汗出不止，五液注下，为五色注痢下也。又积在其中，久不愈，四肢不收，黄疸，食不为"肌肤"，气满胀喘喘而不定也。脾实则时梦筑墙垣盖屋，盛则梦歌乐，虚则梦饮食不足。厥邪客于脾，则梦大泽丘陵，风雨坏屋。脾胀则善哕，四肢急，体重，不食善噫。脾病日昳慧，平旦甚，日中持，下晡静。脉急甚，则瘈疭；微急，则膈中不利，食不下而还出。缓甚，则痿厥；微缓，则风痿，四肢不收。大甚，则暴仆；

①真鬼：从所不胜传所胜，谓之贼邪，或谓真鬼。下同。

微大，则痹疝，气裹大脓血在肠胃之外。小甚，则寒热作；微小，则消瘅。滑甚，则癞疝；微滑，则虫毒，肠鸣中热。涩甚，则肠癞；微涩，则内溃下脓血。脾脉至，大而虚，则有积。脾气绝，则十日死。唇焦枯无纹理，面青黑者，脾先死。脾病，面黄目赤者，可治；青黑色入口，半年死；色如枳实者，一日死，吉凶休咎，皆见其色出于部分也。又口噤唇青，四肢重如山，不能自持，大小便利无休歇，饮食不入，七日死。又唇虽痿黄，语声啭啭者，尚可治。脾病，水气久不去，腹中痛鸣，徐徐热汗出，其人本意宽缓，今反急，怒语而鼻笑，不能答人，此不过一日，祸必至矣。又脾中寒热，则使人腹中痛，不下食，病甚舌强语涩，转筋卵缩，阴股腹中引痛，身重，不思食，膨胀，变则水泄不能卧者，十死不治。脾土热，则面黄目赤，季胁痛满；寒则吐涎沫而不食，四肢痛，滑泄不已，手足厥，甚则战栗如疟也。临病之时，切要明察脉证，然后投药，此脾脏虚实寒热，生死逆顺脉证之法也。

《主治备要》云：是动则病舌本强，食则呕，胃脘痛，腹胀善噫，得后与气，则快然如衰，身体皆重。主脾所生病者，舌本痛，体不能动摇，食不下，烦心，心下急痛，寒疟，溏瘕泄，水闭黄疸，不能卧，强立，股膝内肿厥，足大指不用。脾苦湿，急食苦以燥之，白术；脾虚则以甘草、大枣之类补之，实则以枳壳泻之，如无他证，虚则以钱氏益黄散，实则以泻黄散。心乃脾之母，炒盐补之；肺乃脾之子，桑白皮泻之。

胃之经，足阳明，湿，戊土

胃者，脾之腑也，又名水谷之海，与脾为表里。胃者，人之根本，胃气壮，则五脏六腑皆壮也，足阳明是其经也。胃气绝，五日死。实则中胀便难，肢节痛，不下食，呕逆不已。虚则肠鸣胀满，滑泄。寒则腹中痛，不能食冷物；热则面赤如醉人，四肢不收持，不得安眠，语狂目乱，便硬者是也。病甚则腹胁胀满，呕逆不食，当心痛，下上不通，恶闻香臭，嫌人语，振寒，善欠伸。胃中热，则唇黑；热甚，则登高而歌，弃衣而走，颠狂不定，汗出额上，衄衄不止。虚极则四肢肿满，胸中短气，谷不化，中满也。胃中风，则溏泄不已；胃不足，则多饥，不消食。病人鼻下平，则胃中病，渴者可治。胃脉搏坚而长，其色黄赤者，当病折髀。其脉弱而散者，病食痹。右关上浮而大者，虚也；浮而短涩者，实也；浮而微滑者，亦实也；浮而迟者，寒也；浮而数者，热也。此胃腑虚实寒热，生死逆顺脉证之法也。

《主治备要》云：是动则病凄沧振寒，善呻数欠，颜黑，病至则恶人与火，闻木声则惕然而惊，心欲动，独闭户塞牖而处，甚则登高而歌，弃衣而走，贲响腹胀，是为骭厥①。《脉诀》云：右关上，脾胃脉之所出也，先以轻于得之，是胃，属表；后以重手得之，是脾，属里。脾合肌肉，脾脉循肌肉而行，持脉指法，如九菽之重，按至肌肉，脉道如微风轻飐柳梢者为缓；又稍稍加力，脉道敦

①骭厥：骭，音干，即解剖学之胫骨。骭厥，指小腿内侧厥冷。

实者为大，此为缓大，脾家不病脉之状也。脾脉本部在肌肉，若出于肌肉之上，见于皮毛之间者，是其浮也；入于肌肉之下，见于筋骨之分者，是其沉也。

心包络，手厥阴，为母血

是动则病手心热，肘臂挛急，腋肿，甚则胸胁支满，心中憺憺大动，面赤目黄，喜笑不休，是主脉所生病者，烦心，心痛，掌中热，治法与小肠同。

三焦，手少阳，为父气

三焦者，人之三元之气也，号曰中清之腑。总领五脏六腑，荣卫经络，内外左右上下之气也。三焦通，则上下内外左右皆通也。其于灌体周身，和内调外，荣养左右，宣通上下，莫大于此也。又名玉海水道。上则曰三管，中则曰霍乱，下则曰走泄，名虽三而归其一，有其名而无其形，亦号孤独之府。而卫出于上，荣出于中，上者络脉之系也，中者经脉之系也，下者水道之系也，亦又属膀胱之宗始，主通阴阳，调虚实，呼吸。有病则善腹胀气满，小腹坚，溺而不得，大便窘迫也。溢则作水，留则作胀，手少阳是其经也。又上焦实热，则额汗出而身无汗，能食而气不利，舌干、口焦、咽闭之类，腹胀肋胁痛。寒则不入食，吐酸水，胸背引痛，嗌干，津不纳也。实则食已而还出，膨膨然不乐。虚则不能制下，遗溺，头面肿也。中焦实热，则下上不通，腹胀而喘，下气不上，上气不下，关格不利也。寒则下利不止，饮食不消，中满。虚则肠鸣膨膨也。下焦实热，则小便不通，大便亦难，苦重痛也；虚寒则大小便泄下不止也。三焦之气和则内外和，逆则内外逆也。故云三焦者，人之三元之气也。此三焦虚实寒热，生死逆顺之法也。

《主治备要》云：是动则病耳聋，浑浑焞焞，嗌肿喉痹。是主气所生病者，汗出，目锐眦痛，颊痛，耳后肩臑肘臂外皆痛，小指次指不用。《脉诀》云：右尺三焦、命门脉之所出，先以轻手得之，是三焦，属表；后以重手得之，是命门，属里也。上焦热，凉膈散、泻心汤；中焦热，调胃承气汤、泻脾散；下焦热，大承气汤、三才封髓丹。气分热，柴胡饮子、白虎汤；血分热，桃仁承气汤、清凉饮子；通治其热之气，三黄丸、黄连解毒汤是也。

肺之经，肺之脉本部在于皮毛，手太阴，燥，辛金

经曰：肺者，魄之舍也，生气之源，号为相傅，乃五脏之华盖也。外养皮毛，内荣肠胃，与大肠为表里，手太阴阳明是其经也。肺气通于鼻，和则知其香臭。有病则善咳，鼻流清涕。凡虚实寒热，则皆使人喘嗽，实则梦刀兵恐惧，肩息，胸中满；虚则寒热喘息，利下，少气力，多悲感，王于秋。其脉浮而毛，曰平；又浮而短涩者，肺脉也；其脉来毛而中央坚，两头虚，曰太过，则令人气逆，胸满背痛；不及，令人喘呼而咳，上气见血。又肺脉来厌厌聂聂，如循榆荚，曰平；来如循鸡羽，曰病；来如物之浮，如风吹鸟背上毛者，死。真肺脉至，大而虚，如以毛羽中人皮肤，其色白赤不泽，其毛折者死。微毛曰平，毛多

曰病，毛而弦者春病，弦甚者即病。又肺病，吐衄血，皮热脉数，颊赤者死。又久咳而见血身热，而短气，脉当涩，而今反浮大，色当白，而今反赤者，火克金，十死不治。肺病喘咳身寒，脉迟微者，可治。秋王于肺，其脉多浮涩而短，曰平；反此为病。又反洪大而长，是火刑金，亦不可治；反得沉而软滑者，肾乘于肺，不治自愈；反浮大而缓者，是脾来生肺，不治自差；反弦而长者，是肺被肝横，为微邪，虽病不妨。虚则不能息，身重；实则咽嗌干，喘嗽上气，肩背痛。有积，则胁下胀满痛。中风则口燥而喘，身运而重，形似冒而肿，其脉按之虚弱如葱叶，下无根者死。中热则唾血，其脉细紧浮数芤者，皆主失血，此由躁扰嗔怒劳伤得之，气壅结所为也。肺胀则其人喘咳而目如脱，其脉浮大者是也。又肺痿则吐涎沫，而咽干欲饮者，欲愈；不饮者，未差[①]。又咳而遗小便者，上虚不能制其下故也。其脉沉涩者，病在内；浮滑者，病在外。肺死则鼻孔开而黑枯，喘而目直视也。肺绝则十二日死，其状腹满，泄利不觉出，面白目青，此为乱经，虽天命亦不可治。又饮酒当风，中于肺，咳嗽喘闷，见血者，不可治也；面黄目白，亦不可治也。肺病颊赤者死。又言谙，喘急短气，好唾，此为真鬼相害，十死十，百死百，大逆之兆也。又阳气上而不降，燔于肺，肺自结邪，胀满喘急，狂言瞑目，非当所说，而口鼻张，大小便俱胀，饮水无度，此因热伤于肺，肺化为血，半年死。又肺疟使人心寒，寒甚则发热，寒热往来，休作不定，多惊，咳喘如有所见者是也。其脉浮而紧，又滑而数，又迟而涩小，皆为肺疟之脉也。又其人素声清而雄者，暴不响亮，噎而气短，用力言语难出，视不转睛，虽未为病，其人不久。肺病实，则上气喘闷，咳嗽身热，脉大是也。虚则力乏喘促，右胁胀，言语气短者是也。乍寒乍热，鼻塞颐赤面白，皆肺病之象也。此肺脏虚实寒热，生死逆顺脉证法也。

《主治备要》云：是动则病肺胀满，膨膨而喘咳，缺盆中痛甚，则交两手而瞀，此为臂厥。是主肺所生病者，咳嗽上气，喘渴烦心，胸满，臑臂内前廉痛厥，掌中热，气盛有余，则肩背痛，风寒，汗出中风，小便数而欠；气虚则肩背痛寒，少气不足以息，溺色变，遗矢无度。肺苦气上逆，黄芩。肺欲收以酸，白芍药也，补以五味子之酸，泻以桑白皮之辛。虚则五味子补之，实则桑白皮泻之。如无他证，钱氏泻白散，虚则用阿胶散。虚则补其母，则以甘草补土；实则泻其子，以泽泻泻肾水。

大肠经，手阳明，燥，庚金

经曰：大肠者，肺之腑也，传道之司，号监仓之官。肺病久，则传入大肠，手阳明是其经也。寒则泄，热则结，绝则利下不止而死。热极则便血。又风中大肠则下血。又实热则胀满而大便不通；虚寒则滑泄不止。大肠者，乍虚乍实，乍来乍去，寒则溏泄，热则后重，有积物则发寒栗而战，热则发渴如疟状。积冷不去，则当脐痛，不能久立，痛已则泄白物是也。虚则喜满喘嗽，咽

①差：同“瘥”。病愈。

中如核妨矣。此乃大肠虚实寒热，生死逆顺脉证之法也。

《主治备要》云：是动则病齿痛，颈肿。是主津液所生病者，目黄，口干，鼽衄，喉痹，肩前臑痛，大指次指痛不用。气有余，则当脉所过者热肿，虚则寒栗不复。《脉诀》云：右寸大肠肺脉之所出也，先以轻手得之，是大肠，属表；后以重手得之，是肺，属里。肺合皮毛，肺脉循皮毛而行，持脉指法，如三菽之重，按至皮毛而得之者，为浮；稍稍加力，脉道不利，为涩；又稍加力，脉道缩入关中，上半指不动，下半指微动者，为短。此乃浮涩而短，肺不病之状也。肺脉本部出于皮毛之上，见于皮肤之表，是其浮也；入于血脉肌肉之分，是其沉也。

肾之经，命门，肾脉本部在足少阴，寒，癸水

经曰：肾者，精神之舍，性命之根，外通于耳，男子以藏精，女子以系胞，与膀胱为表里，足少阴太阳是其经也。肾气绝，则不尽天命而死也。王于冬，其脉沉滑曰平，反此者病。其脉来如弹石，名曰太过，病在外；其去如解索，谓之不及，病在内。太过令人解㑊脊痛，而少气不欲言；不及则令人心悬，小腹满，小便滑，变黄色。又肾脉来喘喘累累如钩，按之紧曰平；又来如引葛，按之益坚曰病；来如转索，辟辟如弹石曰死。又肾脉但石无胃气亦死。肾有水，则腹胀脐肿，腰重痛，不得溺，阴下湿，如同牛鼻头汗出，足为逆寒，大便难。肾病，手足冷，面赤目黄，小便不禁，骨节烦疼，小腹结瘀热，气上冲心，脉当沉细而滑，今反浮大，其色当黑，今反黄，其人吸吸少气，两耳若聋，精自出，饮食少，便下清谷，脉迟可治。冬则脉沉而滑曰平，反浮大而缓，是土来克水，大逆，十死不治；反浮涩而短，是肺来乘肾，虽病易治；反弦细而长者，肝来乘肾，不治自愈；反浮大而洪，心来乘肾，不妨，肾病腹大胫肿，喘咳身重，寝汗出，憎风。虚则胸中痛。阴邪入肾，则骨痿腰痛，上引背脊痛。过房，汗出当风，浴水久立，则肾损。其脉急甚，则病痿；微急则沉厥奔豚，足不收。缓甚则虚损；微缓则洞泄，食不下，入咽还出。大甚则阴痿；微大则水气起脐下，其肿埵埵然而上至胸者，死不治。小甚则亦洞泄；微小则消瘅。滑甚则癃㿉；微滑则骨痿，坐不能起，目视见花。涩甚则寒壅塞；微涩则不月痔疾。其脉之至也，坚而大，有积气在阴中及腹内也，名曰肾痹，得之浴清水，卧湿地来。沉而大坚，浮之而紧，手足肿厥，阴痿不起，腰背痛，小腹肿，心下有水气，时胀满而洞泄，此因浴水未干，而房事得之也。虚则梦舟舡溺人，得其时，梦伏水中，若有所畏；实则梦临深投水中。肾胀则腹痛满，引脊腰痹痛。肾病夜半平，四季甚，下晡静。肾生病，口热舌干，咽肿，上气，嗌干及痛，烦心而痛，黄疸，肠澼，痿厥，腰脊背急痛，嗜卧，足心热而痛。胻酸。肾病久不愈，而膂筋疼，小便闭，而两胁胀满，目盲者死。肾之积，苦腰脊相引而痛，饥见饱减，此肾中寒结在脐下也。积脉来细而软，附于骨者是也，面白目黑，肾已内伤，八日死。又阴缩，小便不出，出而不止者，亦死。又其色青黄连耳，其人年三十许，百日死；若偏在一边，一年死。实则烦闷，脐下重；热则口舌焦而小便涩黄；寒则阴中与

腰背俱肿疼，面黑耳聋，干呕而不食，或呕血者是也。又喉鸣，坐而喘咳，唾血出，亦为肾虚寒，气欲绝者。此肾脏虚实寒热，生死逆顺脉证之法也。

《主治备要》云：是动则病饥不欲食，面如漆柴，咳唾则有血，喝喝而喘，坐而欲起，目䀮䀮如无所见，心如悬若饥状，气不足则善恐，心惕惕然如人将捕之，是为骨厥。是主肾所生病者，口热，舌干，咽肿，上气，嗌干及痛，烦心，心痛，黄疸，肠澼，脊股内后廉痛，痿厥，嗜卧，足下热而痛也。肾苦燥，则以辛润之，知母、黄柏是也。肾欲坚，坚以知母之苦，补以黄柏之苦，泻以泽泻之咸。肾虚则以熟地黄、黄柏补之。肾本无实，不可泻，钱氏止有补肾地黄丸，无泻肾之药。肺乃肾之母，金生水，补母故也，又以五味子补之者是也。

膀胱经，足太阳，寒，壬水

经曰：膀胱者，津液之府也，与肾为表里，号为水曹掾，又名玉海，足太阳是其经也。总通于五腑，所以五腑有疾，则应膀胱；膀胱有疾，即应胞囊[①]也。伤热则小便不利，热入膀胱，则其气急，而小便黄涩也；膀胱寒则小便数而清白也。又水发则其根在膀胱，四肢瘦小，而腹反大是也。又膀胱咳久不已，传之三焦，满而不欲饮食也。然上焦主心肺之病，人有热，则食不入；寒则神不守，泄下利不止，语声不出也。实则上绝于心气不行也；虚则引热气于肺。其三焦和，则五脏六腑之气和，逆则皆逆。膀胱经中有厥气，则梦行不快；满胀，则小便不下，脐下重闷，或肩痛也。绝则三日死，死在鸡鸣也。此膀胱虚实寒热生死逆顺脉证之法也。

《主治备要》云：是动则病气冲头痛，目似脱，项似拔，脊痛，腰似折，髀不可以曲，腘如结，踹如裂，是为踝厥。是主筋所生病者，痔，疟，狂，癫疾，头囟项痛，目黄泪出，鼽衄，项、背、腰、尻、腘、踹，脚皆痛，足小指不用。《脉诀》云：左尺，膀胱肾脉之所出也，先以轻于得之，是膀胱，属表；后以重手得之，是肾，属里。命门与肾脉循骨而行，持脉指法，按至骨上得之为沉；又重手按之，脉道无力者，为濡；举手来疾流利者为滑。此乃沉濡而滑，命门与肾脉不病之状也。命门与肾部近骨，若出于骨上，见于皮肤血脉筋骨之间，是其浮也；入而至骨，是其沉也。

三才治法

华氏《石函经》[②] 曰：夫病有宜汤者、宜丸者，宜散者、宜下者、宜吐者、宜汗者。汤可以荡涤脏腑，开通经络，调品阴阳；丸可以逐风冷，破坚积，进饮食；散可以去风、寒、暑、湿之气，降五脏之结伏，开肠利胃。可下而不下，使人心腹胀满，烦乱鼓胀；可汗而不汗，则使人毛孔闭塞，闷绝而终；可吐而不

①胞囊：当为三焦，参见上文三焦“亦又属膀胱之宗始”。

②华氏《石函经》：见于华佗《中藏经》卷中“论诸病治疗交错致于死候第四十七”。

吐，则使人结胸上喘，水食不入而死。

三感之病

《内经》治法云：天之邪气感，则害人五脏，肝、心、脾、肺、肾，实而不满，可下之而已。水谷之塞热感，则害人六腑，胆、胃、三焦、膀胱、大肠、小肠，满而不实，可吐之而已。地之湿气感，则害人肌肤，从外而入，可汗而已。

四因之病

注云：外有风寒暑湿，天之四令，无形者也；内有饥饱劳逸，亦人之四令，有形者也。

一者，始因气动而内有所成者，谓积聚癥瘕，瘤气、瘿气、结核，狂瞀癫痫。

二者，始因气动而外有所成者，谓痈肿疮疡，疥癞疽痔，掉瘛浮肿，目赤熛胗[①]者痤，胕肿痛痒。

三者，不因气动而病生于内者，谓留饮癖食，饥饱劳逸，宿食霍乱，悲恐喜怒，想慕忧结。

四者，不因气动而病生于外者，谓瘴气魅贼，虫蛇蛊毒，蜚尸鬼击，冲薄坠堕，风寒暑湿，斫射刺割等。

五郁之病注云：五运之法也

木郁之病，肝酸木风。

注云：故民病胃脘当心而痛，四肢两胁，咽鬲不通，饮食不下，甚则耳鸣眩转，目不识人，善暴僵仆，筋骨强直而不用，卒倒而无所知也。经曰：木郁则达之，谓吐令其调达也。

火郁之病，心苦火暑。

注云：故民病少气，疮疡痈肿，胁腹胸背，面首四肢，䐜膹胪胀，疡痱呕逆，瘛疭骨痛，节乃有动，注下温疟，腹中暴痛，血溢流注，精液乃少，目赤心热，甚至瞀闷懊侬，善暴死。经曰：火郁发之，谓汗令其发散也。

土郁之病，脾甘土湿。

注云：故民病心腹胀，肠鸣而为数便，甚则心痛胁䐜，呕吐霍乱，饮发注下，胕肿身重，则脾热之生也。经曰：土郁夺之，谓下之令无壅滞也。

金郁之病，肺辛金燥。

注云：故民病咳逆，心胁满，引少腹，善暴痛，不可反侧，嗌干面尘色恶，

①熛胗：熛，音标，即瘭。瘭疽，多指手指头的化脓性炎症。胗，口唇溃疡。

乃金胜木而病也。经曰：金郁泄之，解表利小便也。

水郁之病，肾咸水寒。

注云：故民病寒客心痛，腰椎痛，大关节不利，屈伸不便，善厥逆，痞坚腹满，阴乘阳也。经曰：水郁折之，谓抑之制其冲逆也。

五运之政，犹权衡也，高者抑之，下者举之，化者应之，变者复之，此生长化收藏之理也，失常则天地四塞也。

六气主治要法

大寒丑上，初之气，自大寒至春分，厥阴风木之位，一阳用事，其气微。故曰少阳得甲子元头，常以大寒初交之气，分以六周甲子，以应六气下。十二月、正月、二月少阳，三阴三阳亦同。

注云：初之气为病，多发咳嗽，风痰，风厥，涎潮，痹塞口㖞，半身不遂，失音，风癫，风中妇人，胃中留饮，脐腹微痛，呕逆恶心，旋运惊悸，阳狂心风，搐搦颤掉。初之气依《内经》在上者宜吐，在下者宜下。

春分卯上，二之气，春分至小满，少阴君火之位，阳气动清明之间，有阳明之位也。

注云：二之气为病，多发风湿风热。经曰：风伤于阳，湿伤于阴，微则头痛身热，发作风湿之候，风伤于血也，湿伤于胃气也。是以风湿为病，阴阳俱虚，而脉浮，汗出，身重，眠多鼻息，语言难出。以上二证，不宜热药，下之必死。二之气病，宜以桂枝麻黄汤发汗而已。

小满巳上，三之气，小满至大暑，少阳相火之位，阳气发万物俱盛，故云太阳旺。其脉洪大而长，天气并万物人脉盛。

注云：三之气为病，多发热，皆传足经者多矣，太阳、阳明、少阳、太阴、厥阴、少阴。太阳者，发热恶寒，头项痛，腰背强。阳明者，肌痛目痛，鼻干不得卧。少阳胸胁痛，耳聋，口苦，寒热往来而呕。此三阳属热。太阴者，腹满咽干，手足自温，自利不渴，或腹满时痛。少阴，口燥舌干而渴。厥阴烦满，舌卷囊缩，喘热闷乱，四肢厥冷，爪甲青色。三之气病，宜下清上凉及温养，不宜用巴豆热药下之。

大暑未上，四之气，大暑至秋分，太阴湿土之位，阳气发散之后，阴已用事，故曰太阴旺，此三阴三阳，与天气标本阴阳异矣。脉缓大而长，燥金旺；紧细短涩，以万物干燥，明可见矣。

注云：四之气为病，多发暑气，头痛身热，发渴，不宜作热病治宜以白虎汤，得此病不传染，次发脾泄，胃泄，大肠泄，小肠泄，大瘕泄[①]，霍乱吐泻，白利及赤白相杂，米谷不消，肠鸣切痛，面浮足肿，目黄口干，胀满气痞，手足无力。小儿亦如之。四之气病宜渗泄，五苓之类是也。

①大瘕泄：大瘕泄，即痢疾。

秋分酉上，五之气，秋分至小雪，阳明燥金之位，阳衰阴盛，故曰金气旺，其脉细而微。

注云：五之气为病，多发喘息，呕逆咳嗽，及妇人寒热往来，痞疟[1]痹痔，消渴中满，小儿斑疹痘疮。五之气病，宜以大柴胡汤解治表里。

小雪亥上，终之气，小雪至大寒，太阳寒水之位，阴极而尽，天气所收，故曰厥阴旺。厥者，极也，其脉沉短而微。万物收藏在内，寒气闭塞肤腠，气液不能越，故脉微也。

注云：终之气为病，多发风寒，风痰湿痹，四肢不收。秋尽冬水复旺，水湿相搏，肺气又衰，冬寒甚，故发则收引，病厥痿弱无以运用。水液澄澈清冷，大寒之疾，积滞瘕块，寒疝血瘕。终之气病，宜破积发汗之药是也。

主治心法

随证治病用药

头痛须用川芎，如不愈，各加引经药，太阳蔓荆，阳明白芷，少阳柴胡，太阴苍术，少阴细辛，厥阴吴茱萸。

顶巅痛，用藁本，去川芎。肢节痛，用羌活，风湿亦用之。小腹痛，用青皮、桂、茴香。腹痛用芍药，恶寒而痛加桂；恶热而痛加黄柏。腹中窄狭，用苍术、麦芽。下部腹痛川楝子。腹胀用姜制厚朴、紫草。腹中实热，用大黄、芒硝。心下痞，用枳实、黄连。肌热去痰，用黄芩；肌热亦用黄芪。虚热，用黄芪，亦止虚汗。胁下痛，往来寒热，用柴胡。胃脘痛，用草豆蔻。气刺痛，用枳壳，看何经，分以引经药导之。眼痛不可忍者，用黄连、当归根，以酒浸煎。茎中痛，用甘草梢。脾胃受湿，沉困无力，怠惰嗜卧，去痰。用白术枳实、半夏、防风、苦参、泽泻、苍术。破滞气，用枳壳、高者用之，能损胸中至高之气，三二服而已。陈皮、韭白、木香、白豆蔻、茯苓。调气用木香、香附子、丁、檀、沉。补气用人参、用膏、粳米。去滞气用青皮，多则泻元气。破滞血用桃仁、苏木、红花、茜根、玄胡索、郁李仁。补血不足，用甘草、当归、阿胶。和血用当归，凡血受病皆用。血刺痛用当归，详上下用根梢。上部血，防风使、牡丹皮、剪草、天麦二门冬。中部血，黄连使。下部血，地榆使。新血红色，生地黄；陈血瘀色，熟地黄。去痰用半夏，热痰加黄芩，风痰加南星。胸中寒邪痞塞，用陈皮、白术。然，多则泻脾胃。嗽用五味、杏仁、贝母，去上焦湿及热，须用黄芩，泻肺火故也。去中焦湿与痛，用黄连，泻心火故也。去下焦湿肿及痛，并膀胱火，必用汉防已、草龙胆、黄柏、知母。渴者用干葛、茯苓天花粉、乌梅，禁半夏。心烦，用栀子仁、牛黄、朱砂、犀角、茯苓。饮水多致伤脾，用白术、茯苓、猪苓。喘用阿胶。宿水不消，用黄连、枳壳。水泻，用白术、茯苓、芍药。

①痞疟：痞，音阶。痞疟，疟疾。

肾燥香豉。疮痛不可忍者，用苦寒药，如黄芩、黄连，详上下分根梢及引经药则可。小便黄用黄柏，涩者加泽泻余沥者杜仲。惊悸恍惚，用茯神、金虎睛珠。凡春加防风、升麻；夏加黄芩、知母、白芍药；秋加泽泻、茯苓；冬加桂、桂枝。凡用纯寒纯热药，必用甘草，以缓其力也；寒热相杂，亦用甘草，调和其性也；中满者禁用。经曰：中满勿食甘。

用药凡例

凡解利伤风，以防风为君，甘草、白术为佐。经曰：辛甘发散为阳。风宜辛散，防风味辛，乃治风通用，故防风为君，甘草、白术为佐。

凡解利伤寒，以甘草为君，防风、白术为佐，是其寒宜甘发散也。或有别证，于前随证治病药内选用，其分两以君臣论。

凡水泻，茯苓、白术为君，芍药、甘草佐之。

凡诸风，以防风为君，随证加药为佐。

凡嗽，以五味子为君，有痰者半夏为佐；喘者阿胶为佐；有热无热，俱用黄芩为佐，但分两多寡不同耳。

凡小便不利，黄柏、知母为君，茯苓、泽泻为使。

凡下焦有湿，草龙胆、汉防己为君，黄柏、甘草为佐。

凡痔漏，以苍术、防风为君，甘草、芍药为佐，详别证加减。

凡诸疮，以黄连为君，甘草、黄芩为佐。

凡疟疾，以柴胡为君，随所发之时，所属之经，分用引经药佐之。

已上皆用药之大要，更详别证，于前随证治病药内，逐款加减用之。

解利外感

伤风者恶风，用防风二钱，麻黄一钱，甘草一钱。如头痛，加川芎一钱；项下脊旁至腰痛者，羌活一钱；体沉重，制苍术一钱；肢节痛，羌活一钱；目痛鼻干及痛，升麻一钱；或干呕、或寒热、或胁下痛者，俱加柴胡一钱。

伤寒恶寒者，麻黄二钱，防风一钱，炙甘草一钱；头沉闷者，羌活一钱。

伤寒表热，服石膏、知母、甘草、滑石、葱、豉之类寒药，汗出即解。如热病半在表、半在里，服小柴胡汤能令汗出而愈者。热甚，服大柴胡汤下之；更甚者，小承气汤下之；里热大甚者，调胃承气汤下之，或大承气汤下之。发黄者，茵陈汤下之；结胸中，陷胸汤下之。此皆大寒之利药也。又言：身恶寒，麻黄汤汗泄之，热去身凉即愈。

伤寒热食物

伤西瓜、冷水、牛乳寒湿之物，白术二钱，川乌半钱，防风一钱，丁香一个，炙甘草一钱。

伤羊肉、面、马乳皆湿热之物，白术一钱，黄连一钱，大黄二钱，炙甘草半钱，制黄芩一钱。

已上二证，腹痛加白芍药一钱；心下痞，枳实一钱；腹胀，厚朴半钱；胸中不利，枳壳半钱；腹中寒，陈皮三分；渴者，白茯苓一钱；腹中窄狭，苍术一钱；肢体沉重，制苍术一钱；因怒而伤者，甘草半钱；因忧而伤者，枳壳半钱；因喜而伤者，五味子半钱；因悲而伤者，人参半钱。大抵伤冷物以巴豆为君，伤热物以大黄为君，详认病证，添加为佐之药，或丸或散均可也。

目疾

日疾暴发赤肿，羌活、防风、柴胡、香白芷、升麻、二制黄芩、黄连、甘草。白睛红，白豆蔻；少许，则当归为主。去翳，谷精花、蝉蜕、瞿麦、秦皮洗。养目血，菊花。明日，蕤仁、蜀椒、龙脑。凡眼暴发赤肿，以防风、黄芩为君以泻火；和血为佐，黄连、当归是也；兼以各经药引之。凡目昏暗，以熟地黄、当归根为君，以羌活、防风、甘菊花、甘草之类为佐。

泻痢水泄

凡痢疾腹痛，以白芍药、甘草为君，当归、白术为佐，见血先后，分三焦热论。凡泻痢小便白，不涩为寒，赤涩为热也。又法曰：完谷不化，而色不变，吐利腥秽，澄澈清冷，小便清白不涩，身凉不渴，脉细而微者，寒证也。谷虽不化，而色变非白，烦渴，小便赤黄而或涩者，热证也。凡谷消化，无问他证及色变，便为热也。寒泄而谷消化者，未之有也。泻痢，白术、甘草；水泻，米谷不化，防风；伤食微加大黄；腹胀，厚朴；渴者，白茯苓；腹痛，白芍药、甘草为主；冬月，白芍药一半，白术一半，夏月，制黄芩。先见脓血，后见大便者，黄柏为君，地榆佐之；脓血相杂而下者，制大黄；先大便而后脓血者，黄芩二制，皆以当归根梢，详其上下而用之；腹不痛，白芍药半之。身体困倦，目不欲开，口不欲言，黄芪、人参；沉重者，制苍术。不思饮食者，木香、霍香叶。里急，大黄、芒硝、甘草下之。后重者，木香、霍香、槟榔和之。

中风

手足不遂者，中腑也，病在表也，当先发汗，羌活、防风、升麻、柴胡、甘草各二钱，作一服，取发汗，然后行经养血，当归、秦艽、甘草、独活各一两，行经者，随经用之。

耳聋目瞀及口偏，邪中脏也，病在里也，当先疏大便，然后行经。白芷、柴胡、防风、独活各一两，又川芎半两，薄荷半两。

上为末，炼蜜丸弹子大，每服一丸，细嚼，温酒下，茶清亦可。

破伤风

脉浮在表，当汗之；脉沉在里，当下之。背后搐者，羌活、防风、独活、甘草。向前搐者，升麻、白芷、防风、独活、甘草。两傍搐者，柴胡、防风、甘草；右搐者，白芷加之。

破伤中风法

经曰：凡疮热甚郁结，而荣卫不得宣通，故多发白痂，是时疮口闭塞，气不通泄，热甚则生风也。《治法》曰：破伤中风，风热燥甚，怫郁在表，而里气尚平者，善伸数欠，筋脉拘急，或时恶寒而搐，脉浮数而弦者，以辛热治风之药，开冲结滞，荣卫宣通而愈也。凡用辛热之药，或以寒凉之药佐之尤妙，免致药不中病，而风转甚。若破伤中风，表不已，而渐入于里，则病势转甚；若里未太甚，而脉在肌肉者，宜以退风热、开结滞之寒药调之。或以微加治风辛热药，亦得以意消息，不可妄也。至宝丹亦凉药也。如热甚于里，以大承气汤下之。

疮疡

苦寒为君：黄芩、黄柏、黄连、知母、生地黄酒洗。甘温为佐：黄芪、人参、甘草。大辛解结为臣：连翘、当归、藁本。辛温活血去瘀：当归梢、苏木、红花、牡丹皮。脉浮者为在表，宜行经：黄连、黄芩、连翘、当归、人参、木香、槟榔、黄柏、泽泻。在腰以上至头者，枳壳仍作引药，引至疮所。出毒消肿：鼠粘子。排脓：肉桂。入心引血化经汗而不溃，伤皮：王瓜根、三棱、莪术、黄药子。痛甚：芩、连、柏、知母。脉沉者在里，当疏利脏腑，利后，用前药中加大黄，取利为度，随虚实定分两。痛者，止以当归、黄芪止之。

妇人

产妇临月未诞者，凡有病，先以黄芩、白术安胎，然后用治病药。发热及肌热者，黄连、黄芩、黄芪、人参。腹痛者，白芍药、甘草。感冒者，依前解利。

产后诸病，忌用白芍药、黄芩、柴胡。内恶物上冲，胸胁痛者，大黄、桃仁。血刺痛者，当归。内伤发热，黄连。渴者，白茯苓。一切诸病，各依前法，惟渴去半夏，喘嗽去人参，腹胀忌甘草。

妇人带下，举世皆曰寒，误之甚矣。所谓带下者，任脉之病也。经曰：任脉者，起于中极之下，以上毛际，循腹里，上关元，至于咽喉，上颐循面入目。注言：任脉自胞上，过带脉，贯络而上，然其病所发，正在带脉之分，而淋沥以下，故曰带下也。其赤白说者，与痢义同，而无独寒者。法曰：头目昏眩，口苦舌干，嗌咽不利，小便赤涩，大便涩滞，脉实而数者，皆热证也。

小儿

小儿但见上窜及摇头咬牙，即是心热，黄连、甘草。目连闪，肝热，柴胡、防风、甘草。若左腮红，是肝风，与钱氏泻青丸。右腮红，肺热，与泻白散。额上红者，是心热，与黄连一味。鼻上红，是脾热，与钱氏泻黄散。颏上红者，肾热，知母、黄柏皆二制，甘草炙。

凡治小儿病，药味与大人同，只剂料等差少。如见腮、目胞赤，呵欠，嚏喷，惊悸，耳尖、手足梢冷，即是疮疹。三日后其证不减，亦不见疮苗，即以柴胡、升麻、甘草，加生姜煎，慎不可投以寒凉利脏腑之剂，使疮不能出，其祸不可测。

凡养小儿，酒肉油腻生硬冷物及生水等，不可食，自无痞癖二证。惊风搐者，与破伤风同。

潮热

潮热者，黄连、黄芩、生甘草。辰戌时发，加羌活；午间发，黄连；未间发，石膏；申时发，柴胡；酉时，升麻；夜间，当归根。若有寒者，加黄芪、人参、白术。

咳嗽

咳嗽有声无痰者，生姜、杏仁、升麻、五味子、防风、桔梗、甘草。无声有痰者，半夏、白术、五味子、防风、枳壳、甘草，冬月须加麻黄、陈皮少许。有声有痰者，白术与半夏、五味子、防风。久不愈者，枳壳、阿胶。痰有五证，风、气、热、寒、温也，详见《活法机要》中。

五脏补泻法

肝

虚以陈皮、生姜之类补之，经曰：虚则补其母，水能生木，肾乃肝之母。肾，水也，若补其肾，熟地黄、黄柏是也。如无他证，钱氏地黄丸主之。实则白芍药泻之，如无他证，钱氏泻青丸主之。实则泻其子，心乃肝之子，以甘草泻心。

心

虚则炒盐补之，虚则补其母，木能生火，肝乃心之母。肝，木也；心，火也。以生姜泻肝。如无他证，钱氏安神丸是也。实则甘草泻之，如无他证，以钱氏方中重则泻心汤，轻则导赤散。

脾

虚则甘草、大枣之类补之，实则以枳壳泻之。如无他证，虚则以钱氏益黄散，实则泻黄散。心乃脾之母，以炒盐补之；肺乃脾之子，以桑白皮泻肺。

肺

虚则五味子补之，实则桑白皮泻之。如无他证，实则用钱氏泻白散，虚则用阿胶散。虚则以甘草补土，补其母也；实则泻子，泽泻泻其肾水。

肾

虚则熟地黄、黄柏补之，泻以泽泻之咸。肾本无实，本不可泻，钱氏止有补肾地黄丸，无泻肾之药。肺乃肾之母，金生水，补之故也。补则以五味子。

已上五脏，《内经·藏气法时论》中备言之，欲究其详，精看本论。

卷　二

《内经》主治备要

五运主病

诸风掉眩，皆属肝木。

诸痛痒疮疡，皆属心火。

诸湿肿满，皆属脾土。

诸气膹郁、病痿，皆属肺金。

诸寒收引，皆属肾水。

六气为病

诸暴强直，支痛软戾，里急筋缩，皆属于风。

诸病喘呕吐酸，暴注下迫，转筋，小便浑浊，腹胀大而鼓之有声如鼓，痈疽疡疹，瘤气结核，吐下霍乱，瞀郁肿胀，鼻窒鼽衄，血溢血泄，淋闷身热，恶寒战栗，惊惑悲笑，谵妄，衄蔑血污，皆属于热。

诸痉强直，积饮痞隔中满，霍乱吐下，体重胕肿，肉如泥，按之不起，皆属于湿。

诸热瞀瘛，暴喑冒昧，躁扰狂越，骂詈惊骇，胕肿疼酸，气逆冲上，禁栗如丧神守，嚏呕，疮疡喉痹，耳鸣或聋，呕涌溢，食不下，目昧不明，暴注瞤瘛，暴病卒死，是皆属于火。

诸涩枯涸，干劲皴揭，皆属于燥。

诸病上下所出水液，澄澈清冷，癥瘕癞疝，痞坚，腹满急痛，下痢清白，食已不饥，吐利腥秽，屈伸不便，厥逆禁固，皆属于寒。

五运病解

五运主病，木、火、土、金、水，顺则皆静，逆则变乱，四时失常，阴阳偏胜，病之源也。

诸风掉眩，皆属肝木。

注云：掉，摇也。眩，昏乱眩运也。风主动故也。所谓风气甚则头目眩者，由风木旺，则必是金衰不能制木，而木生火，木火者皆阳也，故风火多兼化也。

风热相抟，则头目眩运而转也。火性本动，火得风则成焰而旋转也。风势甚，则曲直动摇，更加呕吐也。

诸痛痒疮疡，皆属心火。

注云：痛痒而为疮，火之用也。五常之道，过极则胜己者反来制之，故火热过极，而反兼于水化也。所谓盐能固物，而令不腐者，咸寒水化，制其火热，使无热之过极，乃水化制之，而久固也。热极即是木来生火也，甚则皮肉肌肤之间，不得宣通，故生疮疡而痛痒也。

诸湿肿满，皆属脾土。

注云：湿，地之体也。湿极甚则痞塞肿满，物湿亦然。故长夏暑湿之甚，则庶物隆盛也。

诸气膹郁、病痿，皆属肺金。

注云：肺主气，气为阳，阳主轻清而升，故肺居上部，而为病则气郁。至于痿弱，手足无力，不能收持，乃血液衰少，故病然也。秋金旺，则雾气蒙郁，而草木萎落，病之象也。

诸寒收引，皆属肾水。

注云：收敛引急，寒之用也，故冬寒则物拘缩也。

六气病解

六气为病，风、热、湿、火、燥、寒，乃天之六气也。

风木厥阴，肝胆之气也。

诸暴强直，支痛緛戾，里急筋缩，皆属于风。

暴强直

注云：暴，卒也，虐害也。强劲有力而不柔和也。直，筋劲强也。

支痛緛戾，里急筋缩

注云：支痛，支，持也，坚固支持，筋挛不柔而痛也。緛，緛缩也，戾，乖戾也，谓筋缩里急，乖戾失常而病也。然燥金主为紧敛、短缩、劲切，而风木为病，反见燥金之化者，由亢则害，承乃制也。况风能湿而为燥也，筋缩者，燥之甚也，故谓风甚皆兼于燥也。

热者，少阴君火之热，乃真心小肠之气也。

诸病喘呕吐酸，暴注下迫，转筋，小便浑浊，腹胀大而鼓之有声如鼓，痈疽疡疹，瘤气结核，吐下霍乱，瞀郁肿胀，鼻窒鼽衄，血溢血泄，淋闭身热，恶寒战栗，惊惑悲笑，谵妄，衄衊血污，皆属于热。

喘

注云：喘，热则息数气粗而为喘也，故热则脉实而甚数，喘之象也。

呕

注云：火气炎上之象也，故胃膈热甚，则为呕也。

吐酸

注云：酸者，肝木之味也。由火实制金，不能平木，则肝木自甚，故为酸也。法宜湿药散之，亦犹解表之义也。使肠胃结滞开通，怫热散而和之。若久喜酸而不已，不宜温之，宜以寒药下之，后以凉药调之，结散热去，则气和也。

暴注

注云：卒暴注泄，肠胃热甚，则传化失常，火性疾速，故如是也。

下迫

注云：后重里急，窘迫急痛也。火性急速，而能燥物故也。

转筋

注云：转，反戾也，热气燥烁于筋，则挛瘛而痛也。所谓转者，动也，阳动阴静，热证明矣。多因热甚，霍乱吐泻，以致脾胃土衰，则肝木自甚，而热燥于筋，故转筋也。大法曰：渴则为热，凡霍乱转筋而不渴者，未之有也。或不因吐泻，而但外冒于风，腠理闭密，阳气郁结，怫热内作，热燥于筋，则转筋也。故诸转筋，以汤渍之，而使腠理开泄，阳气散而愈也。因汤渍之而愈，故反疑为寒也。

小便浑浊

注云：天气热则水浑浊，寒则水清洁，水体清，火体浊故也。又如清水为汤，则自然浊也。

腹胀大而鼓之有声如鼓

注云：气为阳，阳为热，气甚则然也。

痈

注云：浅而大也。经曰：热胜血则为痈脓也。

疽

注云：深而恶也。

疡

注云：有头小疮也。

疹

注云：浮而小瘾疹也。

瘤气

注云：赤瘤丹熛，热胜气也，火之色也。

结核

注云：火气热甚，则郁结坚硬如果中核也，不必溃发，但以热气散，则自消也。

吐下霍乱

注云：三焦为水谷传化之路，热气甚，则传化失常，而吐下霍乱，火性燥动故也。大法曰：吐利烦渴为热，不渴为寒。或热吐泻，始得之亦有不渴者，若不止，则亡液而后必渴也。或寒本不渴，若不止，亡津液过多，则亦燥而渴也。若寒者，脉当沉细而迟；热者，脉当实大而数。或损气亡液过极，则脉亦不能实数，而反缓弱也，虽尔，亦不为热矣。

瞀

注云：昏也，热气甚，则浊乱昏昧也。

郁

注云：怫热结滞，而气不通畅也。所谓热甚则腠理闭密而郁结也，则如火炼物，反相合而不离也，故热郁则闭塞不通畅也。然寒水主于闭藏，而今反属热者，谓火热亢甚，则反兼水化制之故也。

肿胀

注云：热胜于内，则气郁而为肿也。阳热气甚则腹胀。火主长而高茂，形貌彰显，升明舒荣，皆肿胀之象也。

鼻窒

注云：窒，塞也。火主膜膹肿胀，故阳明热，而鼻中膜胀，则窒塞也。

鼽

注云：鼽者，鼻出清涕也。夫五常之道，微则当其本化，甚则兼其鬼贼，故经曰：亢则害，承乃制也。由是肝热甚则出泣，心热甚则出汗，脾热甚则出涎，肺热甚则出涕，肾热甚则出唾。此乃寒伤皮毛，则腠理闭密，阳热怫郁，而病愈甚也。

衄

注云：阳热怫郁于足阳明，而上热甚，则血妄行为鼻衄也。

血溢

注云：血溢者，上出也。心养于血，故热甚则血有余而妄行也。

血泄

注云：热在下焦，而大小便血也。

淋

注云：小便涩痛，热客膀胱，郁结而不能渗泄故也。可用开结利小便之寒药，以使结散热退，血气宣通，荣卫和平，精神清利而已。

闷

注云：大便涩滞也。热耗其液，则粪坚结，大肠燥涩紧敛故也。俗谓风热结者，谓火甚则制金，不能平木，则肝木自甚故也。或大便溏而闷者，燥热在乎肠胃之外，而湿热在内故也。

身热恶寒

注云：此热在表也。邪热在表而浅，邪畏其正，故病热而反恶寒也。仲景云：无阳不可发汗。又云：身热恶寒，麻黄汤汗之。汗泄热去，身凉即愈。

战栗

注云：战栗动摇，火之象也。阳动阴静，而水火相反。故厥逆禁固，屈伸不便，为病寒也。栗者，寒冷也。此由心火热甚，亢极而战，反兼水化制之，故寒栗也。然寒栗者，由火甚似水，实非兼有寒气也。故以大承气汤下之，多有燥粪，下后热退，战栗愈矣。

惊

注云：心卒动而不宁也。火主于动，心火热甚故也。虽尔，止为热极于里，乃火极而似水，则喜惊也。反兼肾之恐者，亢则害，承乃制故也。

惑

注云：疑惑、犹豫、浊乱，而志不一也。象火参差而惑乱，故火实则水衰，失志而惑乱也。志者，肾水之神也。

悲

注云：金肺之志也。金本燥，能令燥者，火也。所谓悲泣五液俱出者，火热亢极，而反兼水化制之故也。

笑

注云：蕃茂鲜淑，舒荣彰显，火之化也，故喜为心火之志也。喜极而笑者，犹燔烁火喜而鸣，笑之象也。

谵

注云：多言也。言为心声，犹火燔而鸣，故心火热则多言，犹心醉而热，故多言也。

妄

注云：虚妄也。火为阳，故外清明而内浊昧，其主动乱。故心火热甚，则肾水衰而志不专一，虚妄见闻，而自为问答，则神志失常，而如见鬼神也。

衄蔑血污

注云：血出也。污，浊也。心火热极，则血有余；热气上甚，则为血溢。热势亢极，则燥而污浊；亢则害，承乃制，则色兼黑而为紫也。

湿者，太阴湿土，乃脾胃之气也。

诸痉强直，积饮痞隔中满，霍乱吐下，体重胕肿，肉如泥，按之不起，皆属于湿。

诸痉强直

注云：筋劲强直，而不柔和也，土主安静故也。阴痉曰柔痉，阳痉曰刚痉，亢则害，承乃制，故湿过极，则反兼风化制之。然，兼化者，虚象也，实非风也，治风则误。

积饮

注云：留饮积蓄而不散也。水得燥则消散，湿则不消，以为积饮，土湿主痞故也。

痞

注云：与否同，不通泰也。谓纹理闭密，而为痞也。

隔

注云：阻滞也，谓肠胃隔绝，而传化失常也。

中满

注云：湿为积聚痞隔，而土主形体，位在中央，故中满也。

霍乱吐下

注云：湿为留饮，为痞隔，而传化失常，故甚则霍乱吐泻也。大法曰：若利色青者，肝木之色，由火甚制金，使金不能平木，则肝自甚，故色青也。或言利色青为寒者，误也。则如仲景曰：少阴病，下利清水，色纯青者，热在里也，大承气汤下之。及小儿热甚急惊，利色多青，为热明矣。利色黄者，由火甚则水必衰，而脾土自王，故色黄也。利色红者为热，心火之色也；或赤者，热深也。利色黑而反为热者，由火盛过极，而反兼水化制之，故色黑也。则如伤寒阳明热病，则日晡潮热，甚则不识人，循衣摸床，如见鬼状，独语，法当大承气汤下之。大便不黑者易治，黑则难治也。诸痢同法。然辨痢色以明寒热者，更当审其饮食药物之色也。则如小儿病热，吐利霍乱，其乳未及消化，而痢尚白者，不可便言是寒，当以脉证别之。又法曰：凡泄利，小便清白，不涩为寒，赤涩者为热也。又法曰：完谷不化，而色不变，吐利腥秽，澄澈清冷，小便不涩，身凉不渴，脉迟细而微者，寒证也。谷虽不化，其色变非白，烦渴，小便赤黄而或涩者，热证也。凡谷消化者，无问他证，便为热也。

体重

注云：轻清为天，重浊为地，故土湿为病，则体重痞宜也。

胕肿、肉如泥，按之不起

注云：按之不起，泥之象也，土过湿则为泥。湿为病也，积饮痞隔，中满体重，霍乱吐下，故甚则胕肿也。

火者，少阳相火之热，乃心包络、三焦之气也。

诸热瞀瘛，暴喑冒昧，躁扰狂越，骂詈惊骇，胕肿疼酸，气逆冲上，禁栗如丧神守，嚏呕，疮疡喉痹，耳鸣或聋，呕涌溢，食不下，目昧不明，暴注瞤瘛，暴病卒死，是皆属于火。

瞀

注云：昏也。则如酒醉而心火热甚，则神浊昧而瞀昏也。

瘛

注云：动也。惕跳动瘛，火之体也。

暴喑

注云：卒瘂也。金肺主声，火旺水衰，热乘金肺，而神浊气郁，则暴喑而无声也。

冒昧

注云：冒，昏冒也；昧，昏暗也。气热则神浊冒昧，火之体也。

躁扰

注云：躁动烦热，扰乱而不宁，火之体也。热甚于外，则肢体躁扰；热甚于内，则神志躁动，反覆颠倒，懊侬烦心，不得眠也。由水衰而火之动也。故心胸躁动，谓之怔忪，俗云心忪，皆为热也。

狂越

注云：狂者，无正定也；越者，乖越理法而失常也。夫外清内浊，动乱参差，火之体也；静顺清朗，准则信平，水之体也。由是肾水主智，而水火相反，故心火旺则肾水衰，乃失志而狂越也。凡发热于中，则多干阳明胃经也，故经云：阳明之厥，面赤而热，妄言。

骂詈

注云：言为心之声也。骂詈，言之恶也。今病阳实阴虚，则水弱火强，制金而不能平木，而善言恶发，骂詈不避亲疏，本火热之所生也。

惊骇

注云：惊骇者，惊愕也，火之用也。

胕肿

注云：热胜肉而阳气郁滞故也。

疼痠

注云：酸疼也。由火实制金，不能平木，则木王而为兼化，故酸疼也。

气逆冲上

注云：火气炎上故也。

禁栗如丧神守

注云：战栗禁冷也。如丧神守者，神能御形，而反禁栗，则如丧失保守形体之神也。

嚏

注云：鼻中因痒，气喷作声也。鼻为肺窍，痒为火化，心火邪热，干于阳明，发于鼻而痒，则嚏也。

疮疡

注云：君火化同也。

喉痹

注云：痹，不仁也，俗作闭，犹塞也。火主肿胀，故热客于上焦，而咽嗌肿胀也。

耳鸣

注云：有声非妄闻也。耳为肾窍，交会手太阳、少阴，足厥阴、少阴、少阳之经，若水虚火实，而热气上甚，客其经络，冲于耳中，则鼓其听户，随其脉气微甚而作音声也。故经曰：阳气为物，上甚而跃，故耳鸣也。然音在耳中，故微亦闻之也。

聋

注云：聋为肾虚冷，俗已误之矣。夫《正理》曰：心火本热，衰则寒矣；肾水本寒，衰则热矣。肾水既少，岂能反为寒邪？故经言：足少阴肾水虚，则腹满身重，濡泻，疮疡，大便难，口苦，舌干，咽肿，上气，嗌干及痛，烦心心痛，黄疸，肠澼下血，皆热证也。凡治聋者，适其所宜，若热证已退，其聋不已者，当以辛热发之；二三服不愈者，不可久服，恐热极而成他病耳。若聋有热证相兼者，宜以散风退热凉药调之，热退结散而愈也。然聋甚闭绝，亦为难矣。慎不可攻之，过极，则伤正气也。

呕涌溢食不下

注云：火气炎上故也。胃膈热甚，则传化失常故也。

目昧不明

注云：目赤肿痛，翳膜眦伤，皆为热也。经云：热甚目瞑，眼黑也。仲景言伤寒病：热极则目不识人，乃目盲也。《正理》曰：由热甚怫郁于目，而致之然也。

暴注

注云：卒泻，与君火义同。

瞤瘛

注云：惕跳动也。火主动，故夏热则脉洪大而长，瞤瘛之象也。

暴病卒死

注云：火性速疾故也。或心火暴甚，而肾水衰弱，不能制之，热气怫郁，心神昏冒，则筋骨不用，卒倒而无所知，是为僵仆也。甚则水化制火，热甚而生涎，至极即死也。俗云暗风，由火甚制金，不能平木，故风木自甚也。肥人腠理致密，而多郁滞，气血难以通利，若阳热又甚而郁结，甚则故卒中也。瘦人反中风者，由暴然阳热太甚，而郁结不通故也。

燥者，阳明燥金，乃肺与大肠之气也。

诸涩枯涸，干劲皴揭，皆属于燥。

涩

注云：凡物湿润则滑泽，干燥则涩滞，燥湿相反故也。如遍身中外涩滞，皆属燥金之化，故秋脉涩。涩，涩也。或麻者，亦由涩也。由水液衰少而燥涩，气行壅滞，而不得滑泽通利，气强攻冲，而为麻也。俗方多用乌附辈者，令气因之冲开道路，以得通利，气行，故麻愈也。无热证，即当此法，治之甚佳。或风热胜湿为燥，因而病麻，则宜以退风散热，活血养液，润燥通气之凉药调之，则麻自愈也。治诸燥涩，只如此法是也。

枯涸干劲

注云：枯，不荣王也；涸，无水液也；乾，不滋润也；劲，不柔和也。

然春秋相反，燥湿不同故也。大法曰：身表热为热在表；渴饮水为热在里；身热饮水，表里俱有热；身凉不渴，表里俱无热。经所不取火化渴者，谓渴非特为热，如病寒吐利，亡液过极，则亦燥而渴也；虽病风热，而液尚未衰，则亦不渴也。岂可止言渴为热，而痞为寒也。

皴揭

注云：皮肤启裂也。乾为天，为燥金；坤为地，为湿土。天地相反，燥湿异用，故燥金主于紧敛，故秋脉紧细而微；而湿土主于纵缓，故六月其脉缓大而长也。如地湿则纵缓滑泽，干则紧敛燥涩，皴揭之理明矣。俗言皴揭为风者，由风能胜湿，而为燥故也。经云：厥阴所至，为风府，为璺启[①]，由风胜湿而为燥也。

寒者，太阳寒水，乃肾与膀胱之气也。

---

①璺启：璺，音问，裂纹；启，开拆。璺启，指植物萌芽破土而出。

诸病上下所出水液，澄澈清冷，癥瘕癫疝，痞坚，腹满急痛，下利清白，食已不饥，吐利腥秽，屈伸不便，厥逆禁固，皆属于寒。

诸病上下所出水液，澄澈清冷

注云：澄湛而不浑浊也。水体清净，而其气寒冷，故水谷不化，而吐利清冷，水液为病寒也。如天气寒，则浊水自然澄清也。

癥犹征也

注云：腹中坚硬，按之应手，谓癥之也。水体柔顺，而今反坚硬如地体者，亢则害，承乃制也。故病湿过极而为痓，反兼风化制之也。风病过极而反燥，筋脉劲急，反兼金化制之也。燥病过极而烦渴，反兼火化制之也。热病过极而反出五液，或为战栗恶寒，反兼水化制之也。其为治者，俾以泻其过极之气，以为病本，不可反误治其兼化也。夫五常之道，甚而无以制之，则造化息矣。如春木王而多风，风大则反凉，是反兼金化制其木也。大凉之下，天气反温，乃火化承其金也。夏火热极，体反出液，是反兼水化制其火也。因而湿蒸云雨，乃土化承于水也。雨湿过极，而兼烈风，乃木化制其土也。飘骤之下，秋气反凉，乃金化承于木也。凉极而反燥，乃火化制其金也。因而以为冬寒，乃水化承于火也。寒极则水凝如地，乃土化制其水也。凝冻极而起东风，乃木化承土而成岁也。凡不明病之标本者，由未知此变化之道也。

瘕

注云：腹中虽硬，而忽聚忽散，无有常准。经曰：血不流而寒薄，故血内凝不流而成瘕也。一云：腹内积病也。又曰：小肠移热于大肠，为伏瘕，为沉。注曰：小肠热以传入大肠，两热相搏，则血溢而为虙瘕①也。血涩不利，则月事沉滞而不行，故云为虙假、为沉虙。乃或阳气郁结，怫热壅滞而坚硬不消者，非寒瘕也，宜以脉证别之。瘕一为疝，传写之误。

癫疝

注云：小腹连卵肿急绞痛也，寒主拘缩故也。寒极而土化制之，故肿满也。经云：丈夫癫疝，谓阴器连小腹急痛也。经注曰：寒气聚而为疝也。脉急者，寒之象也。然，寒则脉当短小而迟，今言急者，非急数而洪也，由紧脉主痛，急为痛甚也。病寒缩急，亦短小也。所以有痛而脉紧急者，脉为心所养也。凡气为痛，则心神不宁而紧急，不得舒缓，故脉亦从之而见也。欲知何气为其痛者，诊其紧急相兼之脉可知矣。如紧急洪数，则为热痛之类也。

坚痞腹满急痛

注云：寒主拘缩，故急痛也。寒极则血脉凝冱，而反兼土化制之，故坚痞而腹痛也。或热郁于内，而腹满坚结痛者，不可言为寒也，当以脉别之。

下利清白

注云：寒则清净明白故也。

①虙瘕：虙，音意同伏。虙瘕，即伏瘕，古病名，出于《素问·气厥论》。因大肠热气郁积所致，症见下腹部有时鼓起块状，但有时却消散，可伴有腹痛、便秘等。

食已不饥

注云：胃热则消谷善饥，故病寒则食虽已而不饥也。胃膈润泽，而无燥热故也。或邪热不杀谷，而腹热胀满，虽数日而不食，亦不饥者，不可言为寒也。由阳热太甚而郁结，传化失常，故虽不食。亦不饥也。二证以脉别之自见。

吐利腥秽

注云：肠胃寒而传化失常，我子能制鬼贼，则己当自实，故寒胜火衰金王，而吐利腥秽也。腥者，金之臭也。由是热则吐利酸臭，而寒则吐利腥秽也。亦犹饭浆，热则喜酸，寒则水腥也。

屈伸不便，厥逆禁固

注云：阴水主于清净，故病寒则四肢逆冷，而禁止坚固，舒卷不便利也。故冬脉沉而短以敦，病之象也。或病寒尚微，而未至于厥逆者，不可反以为热；或热甚而成阳厥者，不可反以为病寒也。然阴厥者之病脉候，皆为阴证，身凉不渴，脉迟细而微，未尝见于阳证也。其阳厥者之病脉证，皆为阳证，热极而反厥，时复反温，虽厥而烦渴谵妄，身热而脉数也。若阳厥极深，而至身冷，反见阴脉，而欲绝者，止为热极而欲死也。经曰：一阴一阳之谓道，偏阴偏阳之谓疾，阴阳以平为和，以偏为病，万物皆负阴抱阳而生，故孤阴不长，独阳不成；是以阳气极甚，而阴气极衰，则阳气怫郁，阴阳偏倾，而不能宣行，则阳气蓄聚于内，而不能营运于四肢，则手足厥冷为阳厥。仲景曰：热深则厥亦深；热微则厥亦微。又曰：厥当下之，下后厥愈。当以凉药养阴退阳，凉膈散、调胃承气汤下之是也。大凡治病者，必先明其标本，标者末，本者根源也。故经曰：先病为本，后病为标。又曰：标本相传，先以治其急者。又言：六气为本，三阴三阳为标，故病气为本，受病经络脏腑谓之标。夫标本微甚，治以逆从，不可不通也。故经曰：知逆与从，正行无问；明知标本，万举万当；不知标本，是谓妄行。正此谓也。

六气方治

风

防风通圣散

治一切风热郁结，气血蕴滞，筋脉拘挛，手足麻痹，肢体焦痿，头痛昏眩，腰脊强痛，耳鸣鼻塞，口苦舌干，咽嗌不利，胸膈痞闷，咳呕喘满，涕唾稠粘，肠胃燥热结，便溺淋闭。或肠胃蕴热郁结，水液不能浸润于周身，而为小便多出者；或湿热内甚，而时有汗泄者；或表之正气与邪热并甚于里，阳极似阴，而寒战烦渴者；或热甚变为疟疾，久不已者；或风热走注，疼痛麻痹者；或肾水阴虚，心火阳热暴甚而中风；或暴喑不语，及暗风痫者；或破伤中风，时发潮热搐搦，并小儿热甚惊风，或斑疹反出不快者；或热极黑陷，将欲死者；或风热疮疥久不愈者；并解耽酒热毒．及调理伤寒，发汗不解，头项肢体疼痛，并宜服之。

防风二钱半　川芎五钱　石膏一钱　滑石二钱　当归一两　赤芍五钱　甘草二钱半炙　大黄五钱　荆芥穗二钱半　薄荷叶二两　麻黄五钱去根苗节　白术五钱　山栀子二钱　连翘五钱　黄芩五钱　桔梗五钱　牛蒡酒浸五钱　人参五钱　半夏姜制，五钱

已上共五钱，上为粗末，每服四钱，水一盏，生姜三片，煎至六分，去滓，温服。不计时候，日三服。病甚者五、七钱至一两；极甚者，可下之，多服，二两、三两；得利后，却当服三五钱，以意加减。病愈，更宜常服，则无所损，不能再作。

灵砂丹

治风热郁结，血气蕴滞，头目昏眩，鼻塞清涕，口苦舌干，咽嗌不利，胸膈痞闷，咳嗽痰实，肠胃燥涩，小便赤；或肾水阴虚，心火炽甚，及偏正头风痛，发落齿痛，遍身麻木，疥癣疮疡，一切风热，并皆治之。

独活　羌活　细辛　石膏　防风　连翘　薄荷各三两　川芎　山栀　荆芥　芍药　当归　黄芩　大黄生　桔梗已上各一两　全蝎微炒半两　滑石四两　菊花　人参　白术各半两　寒水石一两生用　砂仁一钱　甘草三两生　朱砂一两为衣

上为细末，炼蜜为丸，每两作十丸，朱砂为衣。每服茶清嚼一丸，食后服。

神仙换骨丹

治气血凝滞，荣卫郁结，风热湿气相搏筋骨之间，内舍偏虚，发为不遂之病，气感八风，血凝五痹，筋挛骨痛，瘫痪偏枯，一切风证，并宜治之。服之神妙，难以言宣。

槐角炒黄熟　桑白皮去皮　川芎　苍术泔浸去皮　白芷　蔓荆子去萼　人参　威灵仙　何首乌　防风各二两　苦参　五味子　香附各一两　麝半两别研　麻黄十斤　朱砂水飞一两

上将麻黄去根、苗、节，用河水三石三斗三升，小斗七升是也，熬至六升，滤去麻黄，澄清，再熬至二升半，入其余药末，每一两三钱作十丸，朱砂为衣。每一丸，酒一盏，浸至晚，溶化，临卧服。

不换金丹

退风散热。治风有二法，行经和血及开发腠理。经脉凝滞，非行经则血不顺，是治于内也。皮肤郁结，非开发则荣卫不和，是调理于外也。此亦发散之药也。

荆芥穗　白僵蚕炒　天麻　甘草各一两　羌活去芦　川芎　白附子生　川乌头生　蝎梢去毒炒　藿香叶各半两　薄荷三两　防风一两

上为细末，炼蜜丸弹子大。每服细嚼茶清下。如口㖞向左，即右腮上涂之，即止。

花蛇续命汤

治卒中风，牙关紧急，精神昏愦，口眼㖞斜，不知人事，痰涎不利，喉中作声。

白花蛇酒浸，去皮骨，焙干　全蝎炒　独活去土　天麻　附子　人参　防

风　肉桂　白术　藁本　白附子炮　赤箭　川芎　细辛去叶　甘草炙　白僵蚕去丝灰炒　半夏汤浸切　白茯苓去皮　麻黄去节，水煮三沸去沫，细切，已上各一两

上为粗末，每服五钱，水一盏，生姜五片，煎至七分，去滓，稍热服，不拘时。

加减冲和汤

治中府之病，宣外阳，补脾胃，泻风木，实表里，养荣卫。

柴胡五分　升麻三分　黄芪五分　半夏二分　黄芩　陈皮　人参　芍药　甘草各二分半　当归　黄柏酒浸，各三分

上锉如麻豆大，作一服，水二盏，煎至一盏，去滓，稍热服。

如有自汗多者，加黄芪半钱；嗽者加五味子二十粒。

防风天麻散

治风痹走注，肢节疼痛，中风偏枯，或暴瘖不语，内外风热壅滞，解昏眩。

防风　川芎　天麻　羌活　白芷　当归　草乌头　白附子　荆芥穗　甘草炙，各半两　滑石二两

上为末，热酒化蜜少许，调半钱，加至一钱，觉药力运行微麻为度。或炼蜜丸如弹子大，每服一丸，热酒化下。或半丸，细嚼，白汤下亦得。散郁结，宣气血。如甚者，服防风通圣散。

祛风丸

治风偏，手足颤掉，语言謇涩，筋骨痛。

乌头炮　天南星　草乌头炮　半夏　绿豆粉各一两　甘草　川芎　白僵蚕　藿香　零零香　地龙　蝎梢各三两　川姜半两炮

上末一两，用绿豆粉一两，白面二两，滴水丸梧桐子大。每三五丸，细嚼，茶清下，或五七丸亦得，食后服，初服三丸，渐加多。

大通圣白花蛇散

中府之药也。大治诸风，无问新久，手足亸曳①，腰脚缓弱，行步不正，精神昏昧，口眼㖞斜，语言謇涩，痰涎壅盛，筋脉挛急，肌肉顽痹，皮肤燥痒，骨节疼，目眩，下注腰脚，疼痛腿重，肿疡生疮；或痛无常处，游走不定，及风气上攻，面浮肿耳鸣，并宜服之。

天麻去苗　赤箭　防风去苗　藁本木香　海桐皮　肉桂　杜仲炒　干山药　当归　威灵仙　白附子炮　菊花　蔓荆子　羌活去芦　虎骨酥炙　白芷　干蝎白花蛇酒浸去皮，骨肉用　萆薢　甘草炙　牛膝去苗　郁李仁去皮研　厚朴姜制，各一两

上为末，每服一钱至二钱，温酒调下，荆芥汤调下亦得，空心服之。常服祛风逐气，通行荣卫，久病风人，尤宜常服。轻者中风，不过二十服，平安如故。

---

①手足亸曳：亸，音朵，下垂；曳，拖。手足亸曳，指手足下垂拖曳，不能随意运动。

活命金丹

治风中脏不语，半身不遂，肢节顽痹，痰涎上潮，咽嗌不利，饮食不下，牙关紧禁，及解一切药毒，发热腹胀，大小便不利，胸膈痞满，上实下虚，气闭面赤，汗后余热不退，劳病诸证，无问老幼妇人，俱得服之。

川芎　甘草　板蓝根　葛根各一两　龙脑二钱研　麝香二钱研　牛黄研五分　生犀　桂各三钱　珠子粉半两　川大黄二两半　甜硝一两　辰砂四钱，一半为衣　青黛三钱　薄荷五钱

上为细末，炼蜜同水浸蒸饼，糊为剂，每一两作十丸，别入朱砂为衣，就湿，以真金箔四十叶为衣。葛月修合，磁器内收贮，多年不坏。如风毒，茶清送下；解毒药，新冷水化下；余热劳病，及小儿惊热，薄荷汤化下。已上煎，量大小加减用之。

至宝丹

治卒中风急不语，中恶气绝，中诸物毒，暗风，中热疫毒，阴阳二毒，山岚瘴气毒，中暑毒，产后血晕，口鼻血出，恶血上攻心，烦躁，心肺积热，霍乱吐利，风注筋惕，大肠风秘，神魂恍惚，头目昏眩，眠卧不安，唇口干焦，伤寒狂语，小儿急惊，风热卒中，客忤①，不得眠睡，惊风搐搦，以上无不治者。

辰砂五两水飞　生犀五两　麝香二两半　玳瑁五两　牛黄二两　龙脑五两水飞　人参五两　银箔一百二十片，一半为衣，余入药　琥珀五两　安息香五两，用酒半升熬膏　金箔二百二十片，一半为衣，余入药　雄黄一两半　南星三两，水煮软，切片。一法：酒二升半，浸蒸七次，焙干用

上为细末，半用安息香膏，次炼蜜，一处搜和为丸，梧桐子大，每服三丸至五丸，煎人参汤下之。小儿一丸至二丸，汤下之同上。

牛黄通膈汤

治初病风证，觉一二日实，则急下之。

牛黄二钱别研　大黄一两　甘草一两炙　朴硝三钱别研

上件为末，每服一两，水二钟，除牛黄、朴硝外，煎至一盏，去滓，入牛黄、朴硝一半调服，以利三二行为度。未利，再量虚实加减服之。

暑热

白虎汤

伤寒大汗出后，表证已解，心胸大烦，渴欲饮水。及吐或下后七八日，邪毒不解，热结在里，表里俱热，时时恶风，大渴，舌上干燥而烦，欲饮水数升者，宜服之。又治夏月中暑毒，汗出，恶寒，身热而渴。

知母去皮一两半　甘草一两炙　粳米一合　石膏乱文者，别研，四两

上为末，每服三钱，水一盏半，煎至一盏，去滓，温服。小儿量力与之。或加人

①客忤：小儿突然受到外界异物、巨响等惊吓，表现面色发青，口吐涎沫，喘息腹痛，肢体抽搐，状如惊痫。

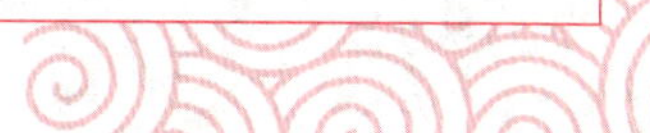

参少许同煎亦得，食后服。此药立夏后立秋前可服，春时及秋后并亡血虚人不宜服。

桂苓甘露饮

治饮水不消，呕吐泻利，流湿润燥，宣通气液，水肿腹胀，泄泻不能止者。兼治霍乱吐泻，下利赤白，烦渴，解暑毒大有神效，兼利小水。

白茯苓去皮　白术　猪苓　甘草炙　泽泻以上各一两　寒水石一两别研　桂去粗皮半两　滑石二两别研

上为末，或煎，或水调，二三钱任意，或入蜜少许亦得。

桂苓白术散

治冒暑、饮食，所伤转甚，湿热内甚，霍乱吐泻，转筋急痛，腹满痞闷，小儿吐泻惊风，宜服之。

木香　桂枝　藿香　人参　茯苓去皮各半两　甘草炙　白术　葛根　泽泻　寒水石各一两　滑石　石膏

上为末，每服三钱，白汤调下，新水或生姜汤亦得。

益元散

桂府滑石二两烧红　甘草一两

上为极细末，每服三钱，蜜少许，温水调下，无蜜亦得。或饮冷者，新水亦得。或发汗，煎葱白豆豉汤调，无时服。

竹叶石膏汤

治伤寒解后，虚羸少气，气逆欲吐。

淡竹叶六钱半锉　石膏四两别研　人参　甘草炙，各半两　麦门冬一两半　半夏二钱半汤洗

上锉如麻豆大，每服五钱，水一盏半，入粳米百余粒，煮取八分，米熟，去滓温服。

化痰玉壶丸

南星　半夏生　天麻各一两　白面三两

上为细末，滴水丸梧子大，每服二十丸，用水一大盏，先煎令沸，下药煮，候浮，漉出，方熟。放温，别用生姜汤下，不拘时候。

四君子汤

治烦热燥渴。

白茯苓去皮　人参去芦　甘草炙　白术各等分

上㕮咀，每服三钱，水一盏，煎至七分，去滓，温服。

白术散

治诸烦热渴，津液内耗，不问阴阳，服之止渴生津液。

白术　人参　白茯苓去皮　甘草炙　藿香　木香各一两　干葛二两

上为粗末，每服三钱，水一盏，煎至七分，去滓，温服，不拘时。

小柴胡汤

治伤寒温病，恶风，颈项强急，胸膈胁痛，呕哕烦渴，寒热往来，身面皆黄，小便不利，大便秘硬；或过经未解，潮热不除；及差后劳复，发热头痛，妇

人伤风，头痛烦热，经血适断，寒热如疟，发作有时；及产后伤风，头痛烦热，并宜服之。

柴胡四两去苗　黄芩　人参　半夏汤洗七次　甘草各一两半

上为粗末，每服二钱，水一盏半，生姜五片，枣子一枚，擘破，同煎至七分，去渣，热服，不拘时。小儿分作二服，更量加减。

升麻葛根汤

治大人小儿，时气瘟疫，头痛发热，肢体烦热，疮疹未发，并宜服之。

升麻　葛根　甘草炙　芍药各半两

上为末，每服三钱，水一盏半，煎至一盏，去渣，稍热服，不拘时。日进二三服，病去身凉为度。小儿量力与服。

湿土

葶苈木香散

治湿热内外甚，水肿腹胀，小便赤涩，大便滑泻。

葶苈　茯苓去皮　白术　猪苓去皮，各一两　木香半钱　泽泻　木通　甘草各半两　桂一钱　滑石三两

上为细末，每服三钱，白汤调下，食前服。此药下水湿，消肿胀，止泻利，利小便。若小便不得通利，而反转泄者，此乃湿热癃闷①极深，而攻之不开，故反为注泻，此正气已衰，多难救也。慎不可攻之，而无益耳。

白术木香散

治喘嗽肿满，欲变成水病者，不能卧，不欲饮食，小便闭者。

白术　猪苓去皮　泽泻　赤茯苓已上各半两　木香　陈皮各二两去白　槟榔　官桂各二钱　滑石三两

上为粗末，每服五钱，水一盏，生姜三片，煎至七分，去渣，食前温服。

大橘皮汤

治湿热内甚，心腹胀满，水肿，小便不利，大便滑泄。

橘皮一钱半　木香一钱　滑石六钱　槟榔三钱　茯苓一两去皮　猪苓去皮　泽泻　白术　官桂各五钱　甘草三钱

上为末，每服五钱，水一盏，生姜五片，煎至七分，去渣，温服。

桂苓白术丸

消痰逆，止咳嗽，散痞满壅塞，开坚结痛闷，推进饮食，调和脏腑，无问寒湿湿热，呕吐泻利，皆能开发，以令遍身流湿润燥，气液宣平而愈。并解酒毒，兼疗肺痿痨嗽，水肿腹胀，泻利不能止者。服之，利止为度，后随证治之。

楝桂　干生姜各一分　茯苓去皮　半夏各一两　白术　红皮去瓤　泽泻各半两

上为末，面糊为丸，如小豆大。每服二三十丸，生姜汤下，日进三服。病在

①癃闷：即癃闭。癃，指小便不畅，点滴而出；闷，小便不通，点滴不出。

膈上，食后服；膈下，食前服；在中者，不拘时。或一法：加黄连半两，黄柏二两，水丸，取效甚妙。

六一散

治身热呕吐泄泻，肠澼下利赤白。治癃闭淋痛，利小便。偏荡胃中积聚寒热，宣积气，通九窍六腑，生津液，去留结，消畜水，止渴，宽中，除烦热心躁。治腹胀痛，补益五脏，大养脾胃肾之气，理内伤阴痿，安魂定魄，补五劳七伤，一切虚损。主痫痓惊悸，健忘，心烦满短气，脏伤咳嗽，饮食不下，肌肉疼痛。治口疮，牙齿疳蚀，明耳目，壮筋骨，通经脉，和血气，消水谷，保真元，解百药酒食邪毒，耐劳役饥渴，宣热，辟中外诸邪所伤，久服强志轻身，驻颜延寿；及解中暑、伤寒、疫疠、饥饱、劳损、忧愁、思虑、恚怒、惊恐、传染。并汗后遗热，劳复诸病，并解两感伤寒，能令遍身结滞宣通，气和而愈。及妇人下乳催生，并产后损液血衰，阴虚热甚，一切热病，并宜服之。兼防发吹奶[①]乳痈，或已觉吹乳乳结，顿服即愈，乃神验之仙药也，惟孕妇不可服。

滑石六两烧红　甘草一两微炒

上为细末，每服三钱，蜜少许，温水调下，无蜜亦得，日三四服，或水调下亦得。解利发汗，煎葱白豆豉汤下四钱，并三、四服，以效为度。此药寒凉，解散郁热，若病甚不可解，多服无害，但有益耳。

五苓散

治伤寒温热，病在表里未解，头痛发热，口燥咽干，烦渴饮水，或水入即吐，小便不利，及汗出表解，烦渴不止者，宜服之。及治霍乱吐利，烦渴饮水。

泽泻二两半　猪苓　赤茯苓去皮　白术　官桂去皮各一两

上为粗末，每服三钱，热汤下。恶热，欲饮冷者，新水调下，或生姜汤下愈妙。或加滑石二两甚佳。或喘嗽咳烦心不得眠者，加阿胶半两。及治瘀热在里，身发黄疸，浓煎茵陈蒿汤调下，食前服。疸病发渴，及中水引饮，亦可服，新汲水调下。小儿加白术末少许，如虚热，加黄芪、人参末少许。

赤茯苓丸

治脾胃水湿太过，四肢肿满，腹胀喘逆，气不宣通，小便赤涩。

葶苈四两炒　防己二两　赤茯苓一两　木香半两

上为细末，枣肉丸梧桐子大，每服三十丸，桑白皮汤食前下。

人参葶苈丸

治一切水肿喘满不可当者。

人参一两去芦　苦葶苈炒四两

上为细末，枣肉丸梧子大，每三十丸煎桑白皮汤下。

海藻散

治男子遍身虚肿，喘满闷不快者。

---

①吹奶：即乳痈的早期，又名产后吹乳。《校注妇人良方·卷二十三》："产后吹乳。因儿饮口气所吹，令乳汁不通，壅结肿痛。"

海藻锉碎　川大黄　大戟并锉　续随子去壳，已上各二两

上件，好酒二钟，净碗内浸一宿，取去晒干候用。

甘遂面炒黄色一两　白牵牛生一两　滑石半两　肉豆蔻　青皮去瓤　橘皮去白，已上各一两

上为细末，每服二钱，如气实者，三钱半，平明冷茶清调下，至辰时取下水二三行，肿减五七分。隔二三日，平明又一服，肿消。鱼肉盐皆忌。一曰：小儿肿一钱，五岁以下者半钱，孕妇勿服。

火

凉膈散

治伤寒表不能解，半入于里，下证未全，下后燥热怫结于内，心烦懊侬不得眠，脏腑积热，烦渴头昏，唇干咽燥，喉痹目赤，颊硬，口舌生疮，咳唾稠粘，谵语狂妄，肠胃燥涩，便溺闭结，风热壅滞，疮癣发斑，惊风热极，豆黑陷欲死者。

连翘一两　山栀　大黄　薄荷　黄芩已上各半两　甘草一两半　朴硝一钱

加减法：咽喉痛涎嗽，加荆芥半两，桔梗一两；咳而呕者，加半夏半两，每服生姜三片同煎。血衄呕血，加当归、芍药各半两，生地黄一两。淋者加滑石四两，茯苓一两。风眩目痛，加川芎半两，石膏三两，防风半两。斑疹，加葛根一两，荆芥半两，赤芍、川芎、防风、桔梗各半两。

上为末，每服二钱至五钱，水一盏，蜜少许，同煎至七分，去渣温服。虚实加减如前。或小儿可服七分八分，或无热，甚黑陷，腹胀喘息，小便赤涩而将死者，此一服，更加大承气汤约下之，得和者即差。

黄连解毒汤

治伤寒杂病燥热毒，烦闷干呕，口燥，呻吟喘满，阳厥极深，畜热内甚，俗妄传为阴毒者。及汗吐下后，寒凉诸药，不能退热势，并两感证同法。

黄连　黄柏　黄芩　大栀子各半两

上锉麻豆大，每服半两，水一盏，煎至四分，去渣温服。或腹满呕吐，或欲作利者，每服加半夏三个，厚朴二钱，茯苓四钱去皮，水一盏半，姜三片，煎半盏，去滓温服，名曰黄连半夏解毒汤。

三一承气汤

治伤寒杂证，内外所伤，日数远近，腹满咽干，烦渴谵妄，心下按之硬痛，小便赤涩，大便结滞，或湿热内甚而为滑泄，热甚喘咳闷乱，惊悸狂颠，目病口疮，舌肿喉痹痈疡，阳明胃热发斑，脉沉而可下者。小儿热极风惊，潮搐昏塞，并斑疹黑陷不起，小便不通，腹满欲死。或斑疹后，热不退，久不作痂，或作斑痈疮癣，久不已者，怫热内盛，痃癖[1]坚积，黄瘦疟疾，久新暴卒心痛，风痰酒

①痃癖：古病名。痃，指脐的两旁有条状筋块扛起，状如弓弦，大小不一，或痛或不痛；癖，指潜匿于两胁之间的积块，痛时摸之才觉有物。

隔，肠垢积滞，久蕴风热，暴伤酒食，烦心闷乱，脉数沉实。或肾水阴虚，阳热暴甚，而僵仆卒中，一切暴瘖不语，畜热内伤，阳厥极深，脉反沉细欲绝。或表之冲和正气，与邪气并之于里，则里热亢极似阴，反为寒战，脉微而绝。或风热燥甚，客于下焦，而大小便涩滞不通者。或产妇死胎不下；或两感表里热甚，须可下者。

大黄　芒硝　枳壳　厚朴各半两　甘草一两

上锉如麻豆大，水一盏半，姜三片，煎至六分，下硝一二沸，去渣热服，以利为度。热甚者，作一服，得利为效，临时消息。

八正散

治大人小儿心经邪热，一切蕴毒，咽干口燥，大渴引饮，心忪面热，烦躁不宁，目赤睛痛，唇焦鼻衄，口舌生疮，咽喉肿痛；又治小便赤涩，或癃闭不通，及热淋血淋，并宜服之。

大黄面裹煨干用　瞿麦　木通　扁蓄　车前子　山栀　甘草炙　滑石已上各一两

上为散，每服二钱，水一盏，入灯心些子，煎至七分，去滓温服，食后临卧。小儿量力与之。

洗心散

治风壅壮热，头目昏痛，肩背拘急，肢节烦疼，热气上冲，口苦唇焦，咽喉肿痛，痰涎壅滞，涕唾稠粘，心神烦躁，眼涩睛疼，及寒热不调，鼻塞声重，咽干多渴，五心烦热，小便赤涩，大便闭硬宜服。

大黄面裹煨净用　甘草炙　当归去苗洗　芍药　麻黄去根　荆芥穗各半两　白术三钱半

上为细末，每服二钱，水一盏，生姜、薄荷各少许，同煎至七分，内硝更上火煎一二沸，去滓，温服。如小儿麸豆疮疹，欲发先狂语，多渴，及惊风积热，可服一钱，并临卧服。如大人五脏壅实，欲要溏转，加至四五钱，乘热服之。

调胃承气汤

治胃中热实而下满，一切胃经实热者，皆可服之。

大黄炙半两　芒硝半两　甘草半两①

《内经》曰：热淫于内，治以咸寒，佐以苦甘。芒硝咸寒以除热，大黄苦寒以荡实，甘草甘平以助二物，推陈致新法也。

上件锉如麻豆大，水一盏，煮二味至七分，去滓，内硝更上火煎一二沸，服之。

大承气汤

治痞满燥实，地道不通。

大黄苦寒一两　厚朴苦寒姜制二两　芒硝咸寒一合　枳壳五个去瓤麸炒

《内经》曰：燥淫于内，所胜以苦下之，大黄枳实之苦，以除燥热。又曰：

①甘草半两：原书作“大黄半两”，据下文方解改正方。

燥淫于内，治以苦温，厚朴之苦下燥结。又曰：热淫所胜，治以咸寒，芒硝之咸，以攻郁热蕴结。

上四味，以水五升，先煮二味，取三升，去滓，内大黄，取二升，去滓，入芒硝，更上火微煎一二沸，分二服，得下勿服余者。方内去硝，即小承气汤也，治证同。

柴胡饮子

解一切肌热、蒸热、积热，及寒热往来，畜热或寒战，及伤寒发汗不解，或不经发汗传受，表里俱热，口干烦渴，或表热入里，下证未全，下后热未除，及汗后余热、劳复，或妇人经病不快，产后但有如此之证，并宜服之，乃气分热也。

柴胡　人参　黄芩　甘草炙　大黄　当归　芍药各半两

上为粗末，每服四钱，水一盏，姜三片，煎至六分，去滓温服。小儿分三服，不拘时日，三服除病为度，热甚者加服。

白虎汤

方见前暑热内，此方加甘草半两。

桃仁承气汤

治热结膀胱，其人如狂，热在下焦，与血相搏，血下则热随出而愈。

芒硝　甘草　桂枝各六钱　桃仁五十个去皮尖　大黄一两三钱

甘以缓之，辛以散之，小腹急结，缓以桃仁之甘；下焦蓄血，散以桂枝之辛；大热之气，寒以取之；热甚搏血，加二物于调胃承气汤中也。

上五味，㕮咀，以水二升三合，煮取一升二合，去滓，内芒硝，煎一二沸，分五服。

神芎丸

治一切热证，常服保养，除痰，消酒食，清头目，利咽膈，能令遍身结滞宣通，气利而愈。神强体健，耐伤省病。并妇人经病，产后血滞，腰脚重痛，小儿积热，惊风潮搐，藏用丸，亦曰显仁丸。加黄连、薄荷、川芎各半两，名曰神芎丸。

大黄　黄芩各二两　牵牛　滑石各四两

上为末，滴水丸如小豆大，或炼蜜丸亦妙。每十五丸加至五七十丸，温水下，冷水亦得。

燥

脾约丸

约者，结约之象，又曰约束之约也。《内经》曰：饮入于胃，游溢精气，上输于脾，脾气散精，上归于肺，通调水道，下输膀胱，水精四布，五经并行，为其津液者。脾气结，约束精液，不得四布五经，但输膀胱，致小便数，大便硬，故曰其脾为约。麻仁味甘平，杏仁甘温，《内经》曰：脾欲缓，急食甘以缓之。麻仁、杏仁润物也，《本草》曰：润可以去枯，肠燥必以甘润之物为主，是以麻仁为君，杏仁为臣。枳壳味苦寒，厚朴味苦温，润燥者必以甘，甘以润之；破结者必以苦，苦以泄之。枳壳、厚朴为佐，以散脾之约；芍药味酸微寒，大黄味苦涌泄为阴，芍药、大黄为使，以下脾之结。燥润结化，津液还入胃中，则大便利，小便数愈。

麻仁一两　白芍药　枳壳　厚朴各半两　大黄二两　杏仁汤浸去皮尖研三钱

上为极细末，蜜丸梧子大，米饮下三十丸，日进三服，渐加，以利为度。

润肠丸

治脾胃中伏火，大便秘涩，或干燥不通，全不思食，此乃风结秘、血结秘，皆令閟塞也。风以润之，血以和之，和血疏风，自通利矣。

麻仁　桃仁去皮尖　羌活　当归　大黄各半两

上除麻仁、桃仁别研如泥，余药细研，炼蜜丸梧子大，每服五十丸至百丸，空心白汤下。如血涩而大便燥者，加桃仁酒洗大黄。如大便不通而涩，滋其荣甚者，急加酒洗大黄；如风结燥，大便不行，加麻仁、大黄；如风湿大便不行者，加皂角仁、大黄、秦艽以利之；如脉涩，觉身有气涩而大便不通者，加郁李仁、大黄以除气涩。

当归润燥汤

升麻一两　当归一两　生地黄二两　甘草一钱炙　干地黄一钱　桃仁一钱研　麻仁一钱　红花半钱　大黄一钱煨

上桃仁、麻仁别研如泥，余锉麻豆大作一服，水二钟，入桃、麻仁煎至一盏，去渣，空心宿食消尽，稍热服。

橘杏丸

治气闭，老人虚弱人皆可服。

橘皮　杏仁汤浸去皮尖

上二味等分，炼蜜丸梧子大，每服七十丸，空心米饮下。

七宣丸

疗风气，治结聚宿食不消，兼砂石皮毛在腹中，及积年腰脚疼痛，冷如冰石，脚气冲心，烦愦，头眩暗倒，肩背重，心腹胀满，胸膈痞塞，风毒肿气，连及头面，大便或秘，小便时涩，脾胃虚痞，不能饮食，脚转筋，挛急掣痛，心神恍惚，眠卧不安等疾。

柴胡去苗五两　桃仁去皮六两　枳实麸炒五两　诃子皮五两　木香五两　大黄面煨十五两　甘草炙四两

上为细末，炼蜜丸梧子大，每服二十丸，食前临卧服，米饮下一服，加至四五十丸，宣利为度。觉病势退，服五补丸，不问男女老幼，并可服之，量与加减。

麻仁丸

调三焦，和五脏，润肠胃，除风气，及治风热壅结，津液耗少，令大便闭涩不通，高年及有风人大便秘，宜服之。

枳实面炒　白槟榔各一两半　羌活一两洗　菟丝子一两半酒浸别末　山茱萸

一两半　郁李仁四两去皮　车前子一两半　肉桂一两　木香一两　大黄四两半　麻仁四两别研

上为细末，炼蜜丸如梧子大，每服十五丸至二十丸，临卧温水下。

神功丸

治三焦气壅，心腹痞闷，六腑风热，大便不通，腰脚疼痛，肩背重疼，头昏面热，口苦咽干，心胸烦躁，眠卧不安，及治脚气，并素有风人大便结燥。

大黄四两面煨　麻仁二两别研　人参二两　诃子皮四两

上一处研，炼蜜丸如梧子大，每服三十丸，温水下，酒亦得，食后服。如大便不通，倍服，利为度。

厚朴汤

凡治脏腑之秘，不可一例治疗，有虚秘，有实秘。有胃实而秘者，能饮食，小便赤，当以麻仁丸、七宣丸之类主之。胃虚而秘者，不能饮食，小便清利，厚朴汤宜之。

厚朴三两锉　白术五两　半夏二两泡　枳壳二两炒　陈皮三两

上为细末，每服三钱，水盏半，姜三斤，枣三个，煎至一盏，去滓温服，空心食前。胃实秘，物也；胃虚秘，气也。

七圣丸

治风气壅盛，痰热结搏，头目昏重，涕唾稠粘，心烦面热，咽干口燥，精神不爽，夜卧不安，肩背拘急，胸膈痞闷，腹胀胁满，腰腿重痛，大便秘涩，小便赤涩，宜服之。

川芎　肉桂　木香　大黄各半两酒浸　羌活一两　郁李仁一两去皮　槟榔半两

上七味为末，炼蜜丸梧子大，每服十五丸至二十丸，温水下，食后临卧服。山岚瘴地，最宜服之。更量脏腑虚实加减。

犀角丸

治三焦邪热，一切风气，又治风盛痰实，头目昏重，肢体拘急，痰涎壅塞，肠胃燥结，大小便难。

黄连　犀角各一两　人参二两　大黄八两　黑牵牛二十两

上与黑牵牛和合为细末，炼蜜丸如梧子大，每服十五丸至二十丸，卧时温水下，更量虚实加减。

寒水

大已寒丸

治大寒积冷，脏腑虚寒，心腹疼痛，胸胁胀满，泄泻肠鸣，下利自汗，米谷不化，阳气暴衰，阴气独盛，手足厥冷，伤寒阴胜，神昏脉短，四肢怠惰，并宜服之。

干姜　良姜各六两　桂　荜拨各四两

上为末，水糊丸梧子大，每二十丸，米饮汤下，食前服。

四逆汤

治阴证伤寒，自利不渴，呕哕不止，或吐利俱作，小便涩；或利，脉微欲绝，腹痛胀满，手足厥冷；或病内寒外热，下利清谷，四肢沉重；或汗出不止，并宜服之。此药助阳救衰。

甘草炙六钱　干姜半两　熟附子一枚去皮

上㕮咀，每服四钱，水一盏半，煎至七分，温服，不拘时。

附子理中丸

治脾胃冷弱，心腹绞痛，呕吐泻利，转筋霍乱，体冷微汗，手足厥冷，心下逆满，腹中雷鸣，呕吐不止，饮食不进，及一切沉寒痼冷，并宜服之。

人参　白术　干姜炮　甘草　附子各二两，炮去皮脐

上五味为末，炼蜜丸，每两作十丸，每服一丸，水一盏，拍破，煎至七分，稍热，空心食前服之。

胡椒理中丸

治脾胃虚寒，气不通宣，咳嗽喘急，逆气虚痞，胸膈噎闷，腹胀满痛，迫塞短气，不能饮食，呕吐痰水不止。

胡椒　荜拨　干姜炮　款冬花　甘草　陈皮　良姜　细辛去苗各四两　白术五两

上为细末，炼蜜丸梧子大，每服五丸至七丸，温酒下，不拘时，日进三服。

理中丸

治中焦不和，脾胃宿冷，心下虚痞，腹疼痛，胸胁逆冷，饮食不下，噫气吞酸，口苦失味，怠惰嗜卧，不思饮食，及肠鸣自利，米谷不化。

白术　干姜炮　人参去芦　甘草炙，各等分

上为末，炼蜜丸梧子大，每服三十丸至五十丸，空心沸汤下。为粗末，理中汤也，味数相同。

铁刷汤

治积寒痰饮，呕吐不止，胸膈不快，饮食不下，并宜服之。

半夏　草豆蔻　丁香　干姜炮　诃子皮各三钱　生姜一两

上㕮咀，水五盏，煎至二盏半，去渣，分三服，相继不拘时。大吐不止，加附子三钱，生姜半两。

桂附丸

治风邪冷气，入乘心络，或脏腑暴感风寒，上乘于心，令人卒然心痛，或引背膂，甚则经久不差。

川乌头三两炮去皮脐　附子三两　干姜二两炮　赤石脂二两　桂二两　蜀椒去目微炒

上六味为末，蜜丸如梧子大，每服三十丸，温水下，觉至痛处即止；若不止，加至五十丸，以知为度。若早服无所觉，至午后，再服二十丸。若久心痛，每服三十丸至五十丸，尽一剂，终身不发。

姜附汤

治五脏中寒，或卒然晕闷，手足厥冷。

干姜　附子炮去皮脐　甘草炙各半两

上㕮咀，每服四钱，水盏半，姜五片，煎至七分，去渣，食前服。挟风不仁，加防风半两；兼湿肿满，加白术半两；筋脉挛急，加木瓜半两；肢节疼，加桂心半两。

加减白通汤

治形寒饮冷，大便自利，完谷不化，腹脐冷痛，足胫寒逆。《内经》云：寒淫于内，治以辛热；湿淫于内，治以苦热，以苦发之。以附子大辛热，助阳退阴，温经散寒，故以为君。干姜、官桂，辛甘大热，亦除寒湿；白术、半夏苦辛，温胃燥脾湿，故为臣。草豆蔻、炙甘草、人参，甘辛大温，温中益气；生姜辛大温，能除湿之邪；葱白辛温，以通上焦阳气，故以为佐。又云：补下治下制以急，急则气味厚，故大作汤剂投之，不数服而止痛减，足胫渐温，调饮食数次平复。

附子一两，去皮脐　干姜一两，炮　官桂五钱　白术五钱　草豆蔻煨　甘草　人参　半夏炮，各五钱

上㕮咀，每两，水二盏半，生姜五片，葱五茎，煎至一盏二分，去滓，空心服。

二姜丸

治痼冷。

良姜　干姜炮，各三两

上二味等分，为末，酒糊丸梧子大，每服三十丸，空心下。

术附汤

治沉寒痼冷。

黑附子炮一两　白术一两半　甘草炙七钱半

上为细末，每服三五钱，水盏半，姜五片，枣二枚，拍破，煎至一盏，去滓，食后温服。

卷　三

用药备旨

气味厚薄寒热阴阳升降之图

桂枝之甘	白虎之甘
附子	茯苓
阳中之阳	阳中之阴
心	**肺**
气	气
之	之
厚	薄
者	者
夏至阴生	
卯	酉
冬至阳生	
味	味
之	之
薄	厚
者	者
肝	**肾**
阴中之阳	阴中之阴
麻黄	大黄
柴胡之甘	调胃之甘

图二

注云：味为阴，味厚为纯阴，味薄为阴中之阳；气为阳，气厚为纯阳，气薄为阳中之阴。又曰：味厚则泄，味薄则通；气厚则发热，气薄则发泄。又曰：辛甘发散为阳，酸苦涌泄为阴；咸味通泄为阴，淡味渗泄为阳。

升降者，天地之气交也，茯苓淡，为天之阳，阳也，阳当上行，何谓利水而泄下？经云：气之薄者，阳中之阴，所以茯苓利水而泄下，亦不离乎阳之体，故入手太阳也。麻黄苦，为地之阴，阴也，阴当下行，何谓发汗而升上？经曰：味之薄者，阴中之阳，所以麻黄发汗而升上，亦不离乎阴之体，故入手太阴也。附子，气之厚者，乃阳中之阳，故经云发热；大黄，味之厚者，乃阴中之阴，故经云泄下。竹淡，为阳中之阴，所以利小便也；茶苦，为阴中之阳，所以清头目也。清阳发腠理，清之清者也；清阳实四肢，清之浊者也；浊阴归六腑，浊之浊者也，浊阴走五脏，浊之清者也。

药性要旨

苦药平升，微寒平亦升；甘辛药平降，甘寒泻火，苦寒泻湿热，甘苦寒泻血热。

用药升降浮沉补泻法

肝胆：味辛补，酸泻；气温补，凉泻。

注云：肝胆之经，前后寒热不同，逆顺互换，入求责法。

心小肠：味咸补，甘泻；气热补，寒泻。

注云：三焦命门补泻同。

脾胃：味甘补，苦泻；气温热补，寒凉泻。

注云：温凉寒热，各从其宜；逆顺互换，入求责法。

肺大肠：味酸补，辛泻；气凉补，温泻。

肾膀胱：味苦补，咸泻；气寒补，热泻。

注云：五脏更相平也，一脏不平，所胜平之，此之谓也。故云：安谷则昌，绝谷则亡，水去则荣散，谷消则卫亡，荣散卫亡，神无所居。又仲景云：水入于经，其血乃成；谷入于胃，脉道乃行。故血不可不养，卫不可不温，血温卫和，荣卫乃行，常有天命。

脏气法时补泻法

肝苦急，急食甘以缓之，甘草。

心苦缓，急食酸以收之，五味子。

脾苦湿，急食苦以燥之，白术。

肺苦气上逆，急食苦以泄之，黄芩。

肾苦燥，急食辛以润之，黄柏、知母。

注云：开腠理，致津液，通气血也。

肝欲散，急食辛以散之，川芎。以辛补之，细辛。以酸泻之，白芍药。

心欲软，急食咸以软之，芒硝。以咸补之，泽泻。以甘泻之，黄芪、甘草、人参。

脾欲缓，急食甘以缓之，甘草。以甘补之，人参；以苦泻之，黄连。

肺欲收，急食酸以收之，白芍药。以酸补之，五味子。以辛泻之，桑白皮。

肾欲坚，急食苦以坚之，知母。以苦补之，黄柏。以咸泻之，泽泻。

注云：此五者，有酸、辛、甘、苦、咸，各有所利，或散、或收、或缓、或软、或坚，四时五脏病，随五味所宜也。

治法纲要

气交变论云：五运太过不及。夫五运之政，犹权衡也，高者抑之，下者举之，化者应之，变者复之，此长、化、收、藏之运，气之常也，失常则天地四塞矣。

注云：失常之理，则天地四时之气，无所运行。故动必有静，胜必有复，乃天地阴阳之道也。以热治热法，经曰：病气热甚，而与寒药交争，则寒药难下，故反热服，顺其病势，热势既休，寒性乃发，病热除愈，则如承气汤寒药，反热服之者是也。病寒亦同法也。凡治病，必求其所在，病在上者治上，在下者治下，故中外脏腑经络皆然。病气热，则除其热；病气寒，则退其寒，六气同法。泻实补虚，除邪养正，平则守常，医之道也。

大法曰：前人方法，即当时对证之药也。后人用之，当体指下脉气，从而加减，否则不效。余非鄙乎前人而自用也。盖五行相制相兼，生化制承之体，一时之间，变乱无常，验脉处方，亦前人之法也。厥后通乎理者，当以余言为然。

用药用方辨

如仲景治表虚，制桂枝汤方，桂枝味辛热，发散、助阳、体轻，本乎天者亲上，故桂枝为君，芍药、甘草佐之。如阳脉涩，阴脉弦，法当腹中急痛，制小建中汤方，芍药为君，桂枝、甘草佐之。一则治其表虚，一则治其里虚，是各言其主用也。后人之用古方者，触类而长之，则知其本，而不致差误矣。

去脏腑之火

黄连泻心火，黄芩泻肺火，白芍药泻肝火，知母泻肾火，木通泻小肠火，黄芩泻大肠火，石膏泻胃火。柴胡泻三焦火，须用黄芩佐之；柴胡泻肝火，须用黄连佐之，胆经亦然。黄柏泻膀胱火，又曰龙火，膀胱乃水之府，故曰龙火也。

已上诸药，各泻各经之火，不惟止能如此，更有治病，合为君臣，处详其宜而用之，不可执而言也。

各经引用

太阳经，羌活；在下者黄柏，小肠、膀胱也。少阳经，柴胡；在下者青皮，胆、三焦也。阳明经，升麻、白芷；在下者，石膏，胃、大肠也。太阴经，白芍药，脾、肺也。少阴经，知母，心、肾也。厥阴经，青皮；在下者，柴胡，肝、包络也。已上十二经之的药①也。

①的药：即引经药，因其具有靶向性作用，故名。

五味所用

苦以泻之，甘以缓之及发之，详其所宜用之，酸以收之，辛以散之，咸以软之，淡以渗之。

用药各定分两

为君最多，臣次之，佐使又次之。药之于证，所主停者，则各等分也。

药性生熟用法

黄连、黄芩、知母、黄柏，治病在头面及手梢皮肤者，须酒炒之，借酒力上升也。咽之下，脐之上者，须酒洗之；在下者，生用。凡熟升生降也。大黄须煨，恐寒伤胃气；至于乌头、附子，须炮去其毒也。用上焦药，须酒洗曝干。黄柏、知母等，寒药也，久弱之人，须合之者，酒浸曝干，恐寒伤胃气也；熟地黄酒洗，亦然。当归酒浸，助发散之用也。

药用根梢法

凡根之在上者，中半已上，气脉上行，以生苗者为根。中半已下，气脉下行，入土者为梢。当知病在中焦用身，上焦用根，下焦用梢。经曰：根升梢降。

五脏六腑相生相克为夫妻子母

肺为金，肝为木，肾为水，心为火，脾为土。生我者为父母，我生者为子孙；克我者为鬼贼，我克者为妻财。相生：木生火，火生土，土生金，金生水，水生木。相克：木克土，土克水，水克火，火克金，金克木。假令木生火，木乃火之父母，火乃木之子孙；木克土，木乃土之夫，土乃木之妻。余皆仿此。

七神

心藏神，肺藏魄，肝藏魂，脾藏意与智，肾藏精与志。

制方法

夫药有寒、热、温、凉之性，有酸、苦、辛、咸、甘、淡之味，各有所能，不可不通也。夫药之气味不必同，同气之物，其味皆咸，其气皆寒之类是也。凡同气之物，必有诸味，同味之物，必有诸气，互相气味，各有厚薄，性用不等，制方者，必须明其用矣。经曰：味为阴，味厚为纯阴，味薄为阴中之阳；气为阳，气厚为纯阳，气薄为阳中之阴。然，味厚则泄，薄则通；气厚则发热，气薄则发泄。又曰：辛甘发散为阳，酸苦涌泄为阴，咸味涌泄为阴，淡味渗泄为阳。凡此之味，各有所能。然，辛能散结润燥，苦能燥湿坚软，咸能软坚，酸能收缓，甘能缓急，淡能利窍。故经曰：肝苦急，急食甘以缓之；心苦缓，急食酸以收之；脾苦湿，急食苦以燥之；肺苦气上逆，急食苦以泄之；肾苦燥，急食辛以润之，开腠理，致津液通气也。肝欲散，急食辛以散之，以辛补之，以酸泻之；心欲软，急食咸以软之，以咸补之，以甘泻之；脾欲缓，急食甘以缓之，以甘补之，以苦泻之；肺欲收，急食酸以收之，以酸补之，以辛泻之；肾欲坚，急食苦以坚之，以苦补之，以咸泻之。凡此者，是明其气味之用也。若用其味，必明其味之可否；若用其气，必明其气之所宜。识其病之标本脏腑，寒热虚实，微甚缓急，而用其药之气味，随其证而制其方也，是故方有君臣佐使，轻重缓急，大小反正逆从之制也。主病者为君，佐君者为臣，应臣者为使，此随病之所宜，而又赞成方而用之。君一臣二，奇之制也；君二臣四，耦之制也。去咽喉之病，近者奇之；治肝肾之病，远者耦之。汗者不可以奇；下者不可以耦。补上治上制以缓，缓则气味薄；补下治下制以急，急则气味厚。薄者则少服而频服；厚者则多服而顿服。又当明五气之郁，木郁达之，谓吐令调达也；火郁发之，谓汗令其疏散也；土郁夺之，谓下无壅滞也；金郁泄之，谓解表利小便也；水郁折之，谓制其冲逆也。凡此五者，乃治病之大要也。

㕮咀药味

古之用药治病，择净口嚼，水煮服之，谓之㕮咀。后人则用刀桶内细锉，以竹筛齐之。

药类法象

药有气味厚薄，升降浮沉补泻主治之法，各各不同，今详录之，及拣择制度修合之法，俱列于后。

风升生

味之薄者，阴中之阳，味薄则通，酸、苦、咸、平是也。

防风

气温味辛，疗风通用，泻肺实，散头目中滞气，除上焦风邪之仙药也，误服泻人上焦元气。《主治秘要》云：味甘纯阳，太阳经本药也，身去上风，梢去下风。又云：气味俱薄，浮而升，阳也。其用主治诸风及去湿也。去芦。

羌活

气微温，味甘苦，治肢节疼痛，手足太阳经风药也。加川芎治足太阳、少阴头痛，透关利节。《主治秘要》云：性温味辛，气味俱薄，浮而升，阳也。其用有五：手足太阳引经一也。风湿相兼二也。去肢节疼痛三也。除痈疽败血四也。风湿头痛五也。去黑皮并腐烂者，锉用。

升麻

气平，味微苦。足阳明胃、足太阴脾引经药。若补其脾胃，非此为引用不能补。若得葱白、香芷之类，亦能走手阳明、太阳，能解肌肉间热，此手足阳明经伤风之的药也。《主治秘要》云：性温味辛，气味俱薄，浮而升，阳也。其用有四：手足阳明引经一也。升阳于至阴之下二也，阳明经分头痛三也。去风邪在皮肤及至高之上四也。又云：甘苦，阳中之阴，脾痹非升麻不能除。刮去黑皮腐烂者用，里白者佳。

柴胡

气味平，微苦，除虚劳烦热，解散肌热，去早晨潮热，此少阳、厥阴引经药也。妇人产前产后必用之药也。善除本经头痛，非他药所能止。治心下痞，胸膈中痛。《主治秘要》云：味微苦，性平微寒，气味俱轻，阳也，升也，少阳经分药，能引胃气上升，以发散表热。又云：苦为纯阳，去寒热往来，胆痹非柴胡梢不能除。去芦用。

葛根

气平味甘，除脾胃虚热而渴，又能解酒之毒，通行足阳明之经。《主治秘要》云：味甘性寒，气味具薄，体轻上行，浮而微降，阳中阴也。其用有四：止渴一也。解酒二也。发散表邪三也。发散小儿疮疹难出四也。益阳生津液，不可多用，恐损胃气。去皮用。

威灵仙

气温味苦甘，主诸风湿冷，宣通五脏，去腹内瘕滞，腰膝冷痛，及治伤损。《主治秘要》云：味甘，纯阳，去太阳之风。铁脚者佳，去芦用。

细辛

气温，味大辛。治少阴经头痛如神，当少用之，独活为之使。《主治秘要》云：味辛性温，气厚于味，阳也，止诸阳头痛，诸风通用之。辛热，温少阴之经，散水寒，治内寒。又云：味辛，纯阳，止头痛。去芦并叶。华山者佳。

独活

气微温，味甘苦平，足少阴肾引经药也，若与细辛同用，治少阴经头痛。一名独摇草，得风不摇，无风自动。《主治秘要》云：味辛而苦，气温，性味薄而升，治风须用，及能燥湿。经云：风能胜湿。又云：苦头眩目运，非此不能除。去皮净用。

香白芷

气温，味大辛，治手阳明头痛，中风寒热，解利药也，以四味升麻汤中加之，通行手足阳明经。《主治秘要》云：味辛性温，气味俱轻，阳也，阳明经引经之药，治头痛在额，及疗风通用，去肺经风。又云：苦辛，阳明本药。

鼠粘子

气平味辛，主风毒肿，消利咽膈，吞一枚，可出痈疽疮头。《主治秘要》云：辛温，润肺散气。捣细用之。

桔梗

气微温，味辛苦，治肺，利咽痛，利肺中气。《主治秘要》云：味凉而苦，性微温，味厚气轻，阳中阴也，肺经之药也。利咽嗌胸膈，治气。以其色白，故属于肺，此用色之法也。乃散寒呕，若咽中痛，非此不能除。又云：辛苦，阳中之阳，谓之舟楫，诸药中有此一味，不能下沉，治鼻塞。去芦，米泔浸一宿用。

藁本

气温，味大辛，此太阳经风药，治寒气郁结于本经，治头痛脑痛齿痛。《主治秘要》云：味苦，性微温，气厚味薄而升，阳也，太阳头痛必用之药。又云：辛苦纯阳，足太阳本经药也。顶巅痛，非此不能除。

川芎

气味辛温，补血，治血虚头痛之圣药也。妊妇胎动，加当归，二味各二钱，水二盏，煎至一盏，服之神效。《主治秘要》云：性温，味辛苦，气厚味薄，浮而升，阳也。其用有四：少阳引经一也。诸头痛二也。助清阳之气三也。去湿气在头四也。又云：味辛纯阳，少阳经本药。捣细用。

蔓荆子

气清，味辛温，治太阳头痛、头沉、昏闷，除目暗，散风邪之药也。胃虚人不可服，恐生痰疾。《主治秘要》云：苦甘，阳中之阴，凉诸经之血热，止头痛，主目睛内痛。洗净用。

秦艽

气微寒，味苦，主寒热邪气，风湿痹，下水，利小便，疗骨蒸，治口噤，及肠风泻血。《主治秘要》云：性平味咸，养血荣筋，中风手足不遂者用之。又云：阴中微阳，去手足阳明经下牙痛、口疮毒，及除本经风湿。去芦净用。

天麻

气平味苦，治头风，主诸风湿痹，四肢拘急，小儿惊痫，除风气，利腰膝，强筋力。《主治秘要》云：其苗谓之定风草。

麻黄

气温味苦，发太阳、太阴经汗。《主治秘要》云：性温，味甘辛，气味俱薄，体轻清而浮升，阳也。其用有四：去寒邪一也。肺经本药二也。发散风寒三也。去皮肤之寒湿及风四也。又云：味苦，纯阳，去营中寒。去根，不锉细，微捣碎，煮二三沸，去上沫，不然，令人烦心。

荆芥

气温，味辛苦，辟邪毒，利血脉，宣通五脏不足气。《主治秘要》云：能发汗，通关节，除劳渴。冷捣和醋封毒肿。去枝茎，以手搓碎用。

薄荷

气温，味辛苦，能发汗，通关节，解劳乏，与薤相宜，新病差人不可多食，令人虚，汗出不止。《主治秘要》云：性凉味辛，气味俱薄，浮而升，阳也。去高颠及皮肤风热。去枝茎，手搓碎用。

前胡

气微寒，味苦，主痰满胸胁中痞，心腹结气，治伤寒寒热，推陈致新，明目益精。锉用。

热浮长

气之厚者，阳中之阳，气厚则发热，辛甘温热是也。

黑附子

气热，味大辛，其性走而不守，亦能除肾中寒甚，以白术为佐，谓之术附汤，除寒湿之圣药也。治湿药中宜少加之，通行诸经，引用药也。及治经闭。

《主治秘要》云：辛，纯阳，治脾中大寒。又云：性大热，味辛甘，气厚味薄，轻重得宜，可升可降，阳也。其用有三：去脏腑沉寒一也。补助阳气不足二也。温暖脾胃三也。然不可多用。慢火炮制用。

干姜

气热，味大辛，治沉寒痼冷，肾中无阳，脉气欲绝，黑附子为引，用水同煎二物，姜附汤是也。亦治中焦有寒。《主治秘要》云：性热味辛，气味俱厚，半沉半浮，可升可降，阳中阴也。其用有四：通心气助阳一也。去脏腑沉寒二也。发散诸经之寒气三也。治感寒腹疼四也。又云：辛温纯阳，《内经》云：寒淫所胜，以辛散之，此之谓也。水洗，慢火炙制，锉用。

干生姜

气味温辛，主伤寒头痛，鼻塞上气，止呕吐，治咳嗽，生与干同治。与半夏等分，治心下急痛。锉用。

川乌头

气热，味大辛，疗风痹半身不遂，引经药也。《主治秘要》云：性热味辛甘，气厚味薄，浮而升，阳也。其用有六：除寒疾一也。去心下坚痞二也。温养脏腑三也。治诸风四也。破积聚滞气五也。治感寒腹痛六也。先以慢火炮制去皮，碎用。

良姜

气热味辛，主胃中逆冷，霍乱腹痛，翻胃吐食，转筋泻利，下气消食。《主治秘要》云：纯阳，健脾胃。碎用。

肉桂

气热，味大辛，补下焦火热不足，治沉寒痼冷之病，及表虚自汗，春夏二时为禁药也。《主治秘要》云：若纯阳，渗泄止渴。又云：甘辛，阳，大热。去营卫中之风寒。去皮，捣细用。

桂枝

气热，味辛甘，仲景治伤寒证，发汗用桂枝者，乃桂条，非身干也，取其轻薄而能发散。今又有一种柳桂，乃桂枝嫩小枝条也，尤宜入治上焦药用也。《主治秘要》云：性温，味辛甘，气味俱薄，体轻而上行，浮而升，阳也。其用有四：治伤风头痛一也。开腠理二也。解表三也。去皮肤风湿四也。

草豆蔻

气热，味大辛，治风寒客邪在于胃口之上，善去脾胃寒，治客寒令人心胃痛。《主治秘要》云：纯阳，益脾胃去寒。面裹煨熟，去面皮，捣细用。

丁香

气味辛温，温脾胃，止霍乱，消痃癖、气胀，及胃肠内冷痛，壮阳，暖腰膝，杀酒毒。《主治秘要》云：纯阳，去胃寒。

厚朴

气温味辛，能除腹胀，若元气虚弱，虽腹胀，宜斟酌用之，寒腹胀是也。大热药中，兼用结者散之，乃神药也。误服，脱人元气，切禁之。紫色者佳。《主治秘要》云：性温，味苦辛，气厚味厚，体重浊而微降，阴中阳也。其用有三：平胃气一也。去腹胀二也。孕妇忌之三也。又云：阳中之阴，去腹胀，厚肠胃。去粗皮，姜汁制用。

益智仁

气热，味大辛，治脾胃中寒邪，和中益气，治人多唾，当于补中药内兼用之，不可多服。去皮捣用。

木香

气味辛苦，除肺中滞气，若疗中下焦气结滞，须用槟榔为使。《主治秘要》云：性热味辛苦，气味俱厚，沉而降，阴也。其用，调气而已。又曰：辛，纯阳，以和胃气。广州者佳。

白豆蔻

气热，味大辛，荡散肺中滞气，主积冷气，宽膈，止吐逆，久反胃，消谷，下气，进饮食。《主治秘要》云：性大温，味辛，气味俱薄，轻清而升，阳也。其用有五：肺金本药一也。散胸中滞气二也。治感寒腹痛三也。温暖脾胃四也。赤眼暴发，白睛红者五也。又云：辛，纯阳，去太阳经目内大眦红筋。去皮捣用。

川椒

气温味辛，主邪气，温中，除寒痹，坚齿发，明目，利五脏。凡用须炒去汗，又去含口者。《主治秘要》云：辛，阳，明日之剂。手搓细用。

吴茱萸

气热味辛，治寒在咽喉，隘塞胸中。经云：咽膈不通，食不可下，食则呕，令人口开目瞪，寒邪所结，气不得上下，此病不已，令人寒中腹满，膨胀下利，寒气诸药，不可代也。《主治秘要》云：性热味辛，气味俱厚，半沉半浮，阴中之阳也，气浮而味降。其用有四：去胸中寒一也。止心痛二也。治感寒腹痛三也。消宿酒，为白豆蔻之佐四也。又云：辛，阳中之阴，温中下气。洗去苦味，晒干用。

茴香

气平味辛，破一切臭气，调中、止呕、下食。须炒黄色，捣细用。

玄胡索

气温味辛，破血治气，妇人月事不调，小腹痛甚，温暖腰膝，破散癥瘕，捣细用。

缩砂仁

气温味辛，治脾胃气结滞不散，主虚劳冷泻，心腹痛，下气消食，捣细用。

红蓝花

气温味辛，主产后口噤血晕，腹内恶血不尽，绞痛，破留血神验，酒浸，佐当归生新血。

神曲

气暖味甘，消食，治脾胃食不化，须用于脾胃药中少加之。《主治秘要》云：

辛，阳，益胃气。炒黄色用。

湿化成中央

戊土其本气平，其兼气温凉寒热，在人以胃应之；己土其本味淡，其兼味辛甘咸苦，在人以脾应之。

黄芪

气温，味甘平，治虚劳自汗，补肺气，实皮毛，泻肺中火，脉弦、自汗。善治脾胃虚弱，疮疡血脉不行，内托阴证，疮疡必用之药也。《主治秘要》云：气温味甘，气薄味厚，可升可降，阴中阳也。其用有五：补诸虚不足一也。益元气二也。

去肌热三也。疮疡排脓止痛四也。壮脾胃五也。又云：甘，纯阳，益胃气，去诸经之痛。去芦并皱，锉用。

人参

气温味甘，治脾肺阳气不足，及肺气喘促，短气少气，补中缓中，泻肺脾胃中火邪，善治短气，非升麻为引用，不能补上升之气，升麻一分，人参三分，可为相得也。若补下焦元气，泻肾中之火邪，茯苓为之使。甘草梢子生用为君，善去茎中痛。或加苦楝，酒煮玄胡索为主，尤妙。《主治秘要》云：性温味甘，气味俱薄，浮而升，阳也。其用有三：补元气一也。止渴二也。生津液三也。肺实忌之。又云：甘苦，阳中之阳也，补胃嗽喘勿用，短气用之。去芦。

甘草

气味甘，生大凉，火炙之则温，能补三焦元气，调和诸药相协，共为力而不争，性缓，善解诸急，故有“国老”之称。《主治秘要》云：性寒味甘，气薄味厚，可升可降，阴中阳也。其用有五：和中一也。补阳气二也。调诸药三也。能解其太过四也。去寒邪五也。腹胀则忌之。又云：甘苦，阳中阴也，纯阳、养血、补胃。梢子，去肾茎之痛，胸中积热，非梢子不能除，去皮，碎用。

当归

气温味甘，能和血补血，尾破血，身和血。《主治秘要》云：性温味辛，气厚味薄，可升可降，阳也。其用有三：心经药一也。和血二也。治诸病夜甚三也。又云：甘辛，阳中微阴，身和血，梢破血，治上治外，酒浸洗糖黄色，嚼之，大辛，可能溃坚，与菖蒲、海藻相反。又云：用温水洗去土，酒制过，或焙或晒干，血病须去芦头用。

熟地黄

气寒味苦，酒暾熏如乌金，假酒力则微温，补血虚不足，虚损血衰之人须用，善黑须发，忌萝卜。《主治秘要》云：性温味苦甘，气薄味厚，沉而降，阴也。其用有五：益肾水真阴一也。和产后气血二也。去脐腹急痛三也。养阴退阳四也。壮水之源五也。又云：苦，阴中之阳，治外治上、酒浸，锉细用。

半夏

气微寒，味辛平，治寒痰，及形寒饮冷伤肺而咳，大和胃气，除胃寒，进饮食，治太阴痰厥头痛，非此不能除。《主治秘要》云：性温，味辛苦，气味俱薄，沉而降，阴中阳也。其用有四：燥脾胃湿一也。化痰二也。益脾胃之气三也。消肿散结四也。渴则忌之。又云：平，阴中之阳，除胸中痰涎。汤洗七次，干用。

白术

气温味甘，能除湿益燥，和中益气，利腰脐间血，除胃中热。《主治秘要》云：性温味微苦，气味俱薄，浮而升阳也。其用有九：温中一也。去脾胃中湿二也。除脾胃热三也。强脾胃、进饮食四也。和脾胃，生津液五也。主肌热六也。治四肢困倦，目不欲开，怠惰嗜卧，不思饮食七也。止渴八也。安胎九也。

苍术

气温味甘，主治与白术同。若除上湿、发汗，功最大。若补中焦、除湿，力少。《主治秘要》云：其用与白术同，但比之白术，气重而体沉。治胫足湿肿，加白术。泔浸，刮去皮用。

橘皮

气温味苦，能益气。加青皮减半，去滞气，推陈致新。若补脾胃，不去白；若理胸中滞气，去白。《主治秘要》云：性寒味辛，气薄味厚，浮而升，阳也。其用有三：去胸中寒邪一也。破滞气二也。益脾胃三也。少用同白术则益脾胃；其多及独用则损人。又云：苦辛，益气利肺，有甘草则补肺，无则泻肺。

青皮

气温味辛，主气滞，消食破积。《主治秘要》云：性寒味苦，气味俱厚，沉而降，阴也。其用有五：足厥阴、少阳之分，有病则用之一也。破坚癖二也。散滞气三也。去下焦诸湿四也。治左胁有积气五也。

藿香

气微温，味甘辛，疗风水，去恶气，治脾胃吐逆，霍乱心痛。《主治秘要》云：性温味苦，气厚味薄，浮而升，阳也。其用，助胃气。又云：甘苦，纯阳，补胃气，进饮食。去枝茎用。以手搓用。

槟榔

气温味辛，治后重如神，性如铁石之沉重，能坠诸药至于下。《主治秘要》云：性温，气味苦，气薄味厚，沉而降，阴中阳也。其用，破滞气下行。又云：辛，纯阳，破滞气，泄胸中至高之气。

广茂

气温，味苦辛，主心膈痛，饮食不消，破痃癖气最良。火炮开用。

京三棱

气平味苦，主心膈痛，饮食不消，破气，治老癖癥瘕结块，妇人血脉不调，心腹刺痛。《主治秘要》云：味苦，阴中之阳，破积气，损真气，虚人不用。火炮制使。

阿胶

气微温，味甘平，主心腹疼痛，血崩，补虚安胎，坚筋骨，和血脉，益气止痢。《主治秘要》云：性平味淡，气味俱薄，浮而升，阳也。能补肺气不足。慢火炮脆搓细用。

诃子

气温味苦，主腹胀满，不下饮食，消痰下气，通利津液，破胸膈结气，治久痢赤白、肠风，去核，捣细用。

桃仁

气温，味甘苦，治大便血结、血秘、血燥，通润大便，七宣丸中用之，专疗血结，破血。汤浸去皮尖，研如泥用。

杏仁

气温，味甘苦，除肺中燥，治风燥在于胸膈。《主治秘要》云：性温味苦而甘，气薄味厚，浊而沉降，阴也。其用有三：润肺气一也。消宿食二也。升滞气三也。麸炒，去皮尖用。

大麦蘖

气温味咸，补脾胃虚，宽肠胃。捣细，炒黄色，取面用之。

紫草

气温味苦，主心腹邪气、五疳，利九窍，补中益气，通水道，疗腹肿胀满。去土用茸，锉细用。

苏木

气平，味甘咸，主破血，产后血胀闷欲死者。排脓止痛，消痈肿瘀血，妇人月经不调，及血晕口噤。《主治秘要》云：性凉，味微辛，发散表里风气。又云：甘咸，阳中之阴，破死血。锉细用。

燥降收

气之薄者，阳中之阴，气薄则发泄，辛、甘、淡、平、寒、凉是也。

茯苓

气平味甘，止消渴，利小便，除湿益燥，利腰脐间血，和中益气为主。治小便不通，溺黄或赤而不利，如小便利，或数服之，则损人目；如汗多人服之，损元气，夭人寿。医言赤泻白补，上古无此说。《主治秘要》云：性温味淡，气味俱薄，浮而升，阳也。其用有五：止泻一也。利小便二也。开腠理三也。除虚热四也。生津液五也。刮皮，捣细用。

泽泻

气平味甘，除湿之圣药也。治小便淋沥，去阴间汗，无此疾服之，令人目盲。《主治秘要》云：味咸性寒，气味俱厚，沉而降，阴也。其用有四：入肾经一也。去旧水，养新水二也。利小便三也。消肿疮四也。又云：咸，阴中微阳，渗泄止渴。捣细用。

猪苓

气平味甘，大燥除湿，比诸淡渗药，大燥亡津液，无湿证勿服。《主治秘要》云：性平味淡，气味俱薄，升而微降，阳也。其用与茯苓同。又云：甘苦，纯阳，去心中懊侬。去黑皮，里白者佳。

滑石

气寒味甘，治前阴窍涩不利，性沉重，能泄气，上令下行，故曰滑则利窍，不比与淡渗诸药同。白者佳，捣细用；色红者服之令人淋。

瞿麦

气寒，味苦辛，主关格诸癃结，小便不通，治痈肿排脓，明目去翳，破胎堕胎，下闭血，逐膀胱邪热。《主治秘要》云：阳中之阴，利小便为君，去枝用穗。

车前子

气寒味甘，阴癃气闭，利水道，通小便，除湿痹，肝中风热冲目赤痛，捣细用。

木通

气平味甘，主小便不通，导小肠中热，刮去粗皮用。

灯草、通草

气平味甘，通阴窍涩不利，利小便，除水肿、癃闭、五淋。《主治秘要》云：辛甘，阳也，泻肺，利小便。锉细用。

五味子

气温味酸，大益五脏气。孙真人曰：五月常服五味子，以补五脏之气。遇夏月季夏之间，令人困乏无力，无气以动，与黄芪、人参、麦门冬，少加黄柏，锉煎汤服之，使人精神、元气两足，筋力涌出。生用。

白芍药

气微寒，味酸，补中焦之药，炙甘草为辅，治腹中痛；如夏月腹痛，少加黄芩；若恶寒腹痛，加肉桂一分，白芍药二分，炙甘草一分半，此仲景神品药也。如冬月大寒腹痛，加桂一钱半，水二盏，煎至一盏服。《主治秘要》云：性寒味酸，气厚味薄，升而微降，阳中阴也。其用有六：安脾经一也。治腹痛二也。收胃气三也。止泻利四也。和血脉五也。固腠理六也。又云：酸苦，阴中之阳，白补赤散，泻肝补脾胃，酒浸引经，止中部腹痛。去皮用。

桑白皮

气寒，味苦酸，主伤中五痨羸瘦，补虚益气，泻肺气，止吐血、热渴，消水肿，利水道。去皮用。

天门冬

气寒，味微苦，保肺气，治血热侵肺，上喘气促，加人参、黄芪，用之为主，神效。《主治秘要》云：甘苦，阳中之阴。汤浸，晒干，去心用。

麦门冬

气寒，味微苦甘，治肺中伏火，脉气欲绝。加五味子、人参二味，为生脉散，补肺中元气不足，须用之。《主治秘要》云：甘，阳中微阴，引经酒浸，治经枯、乳汁不下。汤洗，去心用。

犀角

气寒，味苦酸，主伤寒、瘟疫头痛，安心神，止烦渴霍乱，明目镇惊，治中风失音，小儿麸豆，风热惊痫。镑末用。

乌梅

气寒味酸，主下气，除热烦满，安心调中，治痢止渴。以盐豉为白梅，亦入除痰药。去核用。

牡丹皮

气寒味苦，治肠胃积血，及衄血、吐血必用之药，是犀角地黄汤中一味也。《主治秘要》云：辛苦，阴中之阳，凉骨热。锉用。

地骨皮

气寒味苦，解骨蒸肌热，主消渴、风湿痹，坚筋骨。《主治秘要》云：阴，凉血。去骨用皮，碎用。

枳壳

气寒味苦，治胸中痞塞，泄肺气。《主治秘要》云：性寒味苦，气厚味薄，浮而升，微降，阴中阳也。其用有四：破心下坚痞一也。利胸中气二也。化痰三也。消食四也。然不可多用。又云：苦酸，阴中微阳，破气。麸炒，去瓤用。

琥珀

气平味甘，定五脏，定魂魄，消瘀血，通五淋。《主治秘要》云：甘，阳，利小便，清肺。

连翘

气平味苦，主寒热瘰疬，诸恶疮肿，除心中客热，去胃虫，通五淋。《主治秘要》云：性凉味苦，气味俱薄，轻清而浮升，阳也，其用有三：泻心经客热一也。去上焦诸热二也。疮疡须用三也。手搓用之。

枳实

气寒味苦，除寒热，去结实，消痰癖，治心下痞，逆气，胁下痛。《主治秘要》云：气味升降，与枳壳同，其用有四：主心下痞一也。化心胸痰二也。消宿食，散败血三也。破坚积四也。又云：纯阳，去胃中湿。去瓤，麸炒用。

寒沉藏

味之厚者，阴中之阴，味厚则泄，酸、苦、咸、寒是也。

大黄

味苦气寒，其性走而不守，泻诸实热不通，下大便，荡涤肠胃中热，专治不大便。《主治秘要》云：性寒味苦，气味俱厚，沉而降，阴也。其用有四：去实热一也。除下焦湿二也。推陈致新三也。消宿食四也。用之须酒浸煨熟，寒因热用也。又云：苦，纯阴，热淫所胜，以苦泻之。酒浸入太阳，酒洗入阳明，余经不用。去皮锉用。

黄柏

气寒味苦，治肾水膀胱不足，诸痿厥，腰脚无力，于黄芪汤中少加用之，使两足膝中气力涌出，痿软即时去矣。蜜炒此一味，为细末，治口疮如神，瘫痪必用之药也。《主治秘要》云：性寒味苦，气味俱厚，沉而降，阴也。其用有六：泻膀胱龙火一也。利小便热结二也。除下焦湿肿三也。治痢先见血四也。去脐下痛五也。补肾气不足，壮骨髓六也。二制则治上焦，单制则治中焦，不制则治下焦也。又云：苦厚微辛，阴中之阳，泻膀胱，利下窍。去皮用。

黄芩

气寒，味微苦，治肺中湿热，疗上热目中肿赤，瘀血壅盛，必用之药，泄肺中火邪，上逆于膈上，补膀胱之寒水不足，乃滋其化源也。《主治秘要》云：性凉，味苦甘，气厚味薄，浮而降，阳中阴也。其用有九：泻肺经热一也。夏月须用二也。去诸热三也。上焦及皮肤风热风湿四也。妇人产后，养阴退阳五也。利胸中气六也。消膈上痰七也。除上焦及脾诸湿八也。安胎九也。单制、二制、不制，分上中下也。又云：苦，阴中微阳，酒炒上行，主上部积血，非此不能除。肺苦气上逆，急食苦以泄之，正谓此也。去皮锉用。

黄连

气寒味苦，泻心火，除脾胃中湿热，治烦躁恶心，郁热在中焦，兀兀欲吐，心下痞满，必用药也仲景治九种心下痞，五等泻心汤皆用之。《主治秘要》云：性寒味苦，气味俱厚，可升可降，阴中阳也。其用有五：泻心热一也。去上焦火二也。诸疮必用三也。去风湿四也。赤眼暴发五也。去须用。

石膏

气寒，味辛甘，治足阳明经中热、发热、恶热、躁热、日晡潮热，自汗，小便浊赤，大渴引饮，身体肌肉壮热，苦头痛之药，白虎汤是也。善治本经头痛，若无此有余之证，医者不识而误用之，则不可胜救也。《主治秘要》云：性寒味淡，气味俱薄，体重而沉降，阴也，乃阳明经大寒药，能伤胃气，令人不食，非腹有极热者，不宜轻用。又云：辛甘，阴中之阳也，止阳明头痛，胃弱者不可服，治下牙痛，用香芷为引。捣细用。

草龙胆

气寒，味大苦，治两目赤肿睛胀，瘀肉高起，痛不可忍，以柴胡为主，龙胆为使，治眼中疾必用药也。《主治秘要》云：性寒味苦辛，气味俱厚，沉而降，阴也。其用有四：除下部风湿一也，除湿热二也。脐下以至足肿痛三也。寒湿脚气四也。其用与防己同。又云：苦，纯阳，酒浸上行。去芦用。

生地黄

气寒味苦，凉血补血，补肾水真阴不足，此药大寒，宜斟酌用之，恐损人胃气。《主治秘要》云：性寒味苦，气薄味厚，沉而降，阴也。其用有三：凉血一也。除皮肤燥二也。去诸湿热三也。又云：阴中微阳，酒浸上行。

知母

气寒，味大辛，治足阳明火热，大补益肾水、膀胱之寒。《主治秘要》云：性寒味苦，气味俱厚，沉而降，阴也。其用有三：泻肾经火一也。作利小便之佐使二也。治痢疾脐下痛三也。又云：苦，阴中微阳，肾经本药，欲上头引经，皆酒炒。刮去毛，里白者佳。

汉防己

气寒，味大苦，疗胸中以下至足湿热肿盛，脚气，补膀胱，去留热，通行十二经。《主治秘要》云：辛苦，阴也泄湿气。去皮净用。

茵陈蒿

气寒，味苦平，治烦热，主风湿风热，邪气热结，黄疸，通身发黄，小便不利。《主治秘要》云：苦甘，阴中微阳，治伤寒发黄。去枝茎，用叶，手搓。

朴硝

气寒，味苦辛，除寒热邪气，六腑积聚，结固血癖，胃中饮食热结，去血闭，停痰痞满，消毒。《主治秘要》云：芒硝性寒味咸，气薄味厚，沉而降，阴也。其用有三：治热淫于内一也。去肠内宿垢二也。破坚积热块三也。妇人有孕忌之。又云：咸寒，纯阴，热淫于内，治以咸寒，正谓此也。

瓜蒌根

气寒味苦，主消渴，身热烦满大热，补虚安中，通月水，消肿毒、瘀血及热疖毒。《主治秘要》云：性寒味苦，阴也，能消烦渴。又云：苦，纯阴，心中枯渴，非此药不能除。

牡蛎

气寒，味咸平，主伤寒、寒热、温疟，女子赤白带，止汗，止心痛，气结大小肠，治心胁痞。《主治秘要》云：咸，软痞积。烧白捣用。

玄参

气寒味苦，治心中懊憹，烦而不能眠，心神颠倒欲绝，血滞，小便不利。

苦参

气寒味苦，足少阴肾经之君药也，治本经须用。《主治秘要》云：苦，阴，气沉逐湿。

川楝子

气寒，味苦平，主伤寒大热烦躁，杀三虫疥疡，通利大小便之疾。《主治秘要》云：入心，止下部腹痛。

香豉

气寒味苦，主伤寒头痛、烦躁、满闷，生用之。《主治秘要》云：苦，阴，去心中懊憹。

地榆

气微寒，味甘酸，主妇人乳产，七伤带下，经血不止，血崩之病，除恶血，止疼痛，疗肠风泄血，小儿疳痢。性沉寒，入下焦，治热血痢。《主治秘要》云：性微寒，味微苦，气味俱薄，其体沉而降，阴中阳也，专治下焦血。又云：甘苦，阳中微阴，治下部血。去芦用。

栀子

性寒味苦，气薄味厚，轻清上行，气浮而味降，阳中阴也。其用有四：去心经客热一也。除烦躁二也。去上焦虚热三也。治风热四也。又云：苦，纯阳，止渴。

续添

巴豆

性热味苦，气薄味厚，体重而沉降，阴也。其用有三：导气消积一也。

去脏腑停寒二也。消化寒凉及生冷硬物所伤三也。又云：辛，阳，去胃中寒积。

白僵蚕

性微温，味微辛，气味俱薄，体轻而浮升，阳也，去皮肤间诸风。

生姜

性温，味辛甘，气味俱厚，清浮而生升，阳也。其用有四：制厚朴、半夏毒一也。发散风邪二也。温中去湿三也。作益胃脾药之佐四也。

杜仲

性温，味辛甘，气味俱薄，沉而降，阴也。其用壮筋骨，及足弱无力行。

已上诸药，此大略言之，以为制方之阶也，其用有未尽者。

法象余品

蜀葵花

冷，阴中之阳，赤治赤带，白治白带。

梧桐泪

咸，瘰疬非此不能除。

郁金

辛苦，纯阳，凉心。

款冬花

辛苦，纯阳，温肺止嗽。

香附子

甘，阳中之阴，快气。

大戟

苦甘，阴中微阳，泻肺，损真气。

白及

苦甘，阳中之阴，止肺血，涩，白蔹同。

甘遂

苦，纯阳，水结胸中，非此不能除。

蜀漆

辛，纯阳，破血。

射干

苦，阳中之阴，去胃中痈疮。

天南星

苦辛，去上焦痰及头眩晕。

御米壳

酸涩，固收正气。

胡芦巴

阴，治元气虚寒，及肾经虚冷。

马兜铃

苦，阴中之阳，主肺湿热，清肺气，补肺。

白附子

阳，温，主血痹，行药势。

槐花

苦，阴，气薄，凉大肠热。

槐实

苦酸，同上。

茯神

阳，疗风眩、风虚。

沉香

阳，补肾。

檀香

阳，主心腹痛，霍乱，中恶，引胃气上升，进食。

乳香

阳，补肾。

竹叶

苦，阴中微阳，凉心经。

山茱萸

酸，阳中之阴，温肝。

郁李仁

苦，辛，阴中之阳，破血润燥。

金铃子

酸苦，阴中之阳，心暴痛，非此不能除。即川楝子。

草豆蔻

辛，阳，益脾胃，去寒。

红花

苦，阴中之阳，入心养血。

朱砂

心热非此不能除。

赤石脂

甘酸，阴中之阳，固脱。

甘菊

苦，养目血。

茜根

阴中微阳，去诸死血。

王不留行

甘苦，阳中之阴，下乳引导用之。

艾叶

苦，阴中之阳，温胃。

硇砂

咸，破坚癖，独不用。

五行制方生克法附汤例

夫木火土金水，此制方相生相克之法也，老于医者能之。

风

制法：肝、木、酸，春生之道也，失常则病矣。风淫于内，治以辛凉，佐以苦辛，以甘缓之，以辛散之。

暑

制法：心、火、苦，夏长之道也，失常则病矣。热淫于内，治以咸寒，佐以甘苦，以酸收之，以苦发之。

湿

制法：脾、土、甘，中央化成之道也，失常则病矣。湿淫于内，治以苦热，佐以咸淡，以苦燥之，以淡泄之。

燥

制法：肺、金、辛，秋收之道也，失常则病矣。燥淫于内，治以苦温，佐以甘辛，以辛润之，以苦下之。

寒

制法：肾、水、咸，冬藏之道也，失常则病矣。寒淫于内，治以甘热，佐以苦辛，以辛散之，以苦坚之。

注云：酸苦甘辛咸，即肝木、心火、脾土、肺金、肾水之本也。四时之变，五行化生，各顺其道，违则病生。圣人设法以制其变，谓如风淫于内，即是肝木失常也，火随而炽，治以辛凉，是为辛金克其木，凉水沃其火，其治法例皆如此。下之二方，非为治病而设，此乃教人比证立方之道，容易通晓也。

当归拈痛汤

治湿热为病，肢节烦痛，肩背沉重，胸膈不利，遍身疼，下注于胫，肿痛不可忍。经云：湿淫于内，治以苦温，羌活苦辛，透关利节而胜湿；防风甘辛，温散经络中留湿，故以为君。水性润下，升麻、葛根苦辛平，味之薄者，阴中之阳，引而上行，以苦发之也。白术苦甘温，和中除湿；苍术体轻浮，气力雄壮，能去皮肤腠理之湿，故以为臣。血壅而不流则痛，当归身辛，温以散之，使气血各有所归。人参、甘草甘温，补脾养正气，使苦药不能伤胃。仲景云：湿热相合，肢节烦痛，苦参、黄芩、知母、茵陈者，乃苦以泄之也。凡酒制药，以为因用。治湿不利小便，非其治也，猪苓甘温平，泽泻咸平，淡以渗之，又能导其留饮，故以为佐。气味相合，上下分消，其湿气得以宣通矣。

羌活半两　防风三钱，二味为君　升麻一钱　葛根二钱　白术一钱　苍术三钱　当归身三钱　人参二钱　甘草五钱　苦参酒浸二钱　黄芩一钱炒　知母三钱

酒洗　茵陈五钱酒炒　猪苓三钱　泽泻三钱

上锉如麻豆大，每服一两，水二盏半，先以水拌湿，候少时，煎至一盏，去滓温服，待少时，美膳压之。

天麻半夏汤

治风痰内作，胸膈不利，头眩目黑，兀兀欲吐，上热下寒，不得安卧，遂处此方。云眼黑头眩，虚风内作，非天麻不能治，故以为君。偏头痛乃少阳也，非柴胡不能治；黄芩苦寒酒制炒，佐柴胡治上热，又为引用，故以为臣。橘皮苦辛温，炙甘草甘温，补中益气为佐。生姜、半夏辛温，以治风痰；白茯苓甘平，利小便，导湿热，引而下行，故以为使。不数服而见愈。

天麻一钱君　柴胡七分　黄芩五分酒制　橘皮七分去白　半夏一钱　白茯苓五分　甘草五分

上锉碎如麻豆大，都作一服，水二盏，生姜三片，煎至一盏，去滓温服。

附：珍珠囊

防风 甘，纯阳，太阳经本药。身去上风，稍去下风。与干姜、藜芦、白蔹、芫花相反。

贯芎 辛，纯阳，少阳本药。治头痛、颈痛。

细辛 辛，纯阳。主少阴苦头痛。

白芷 辛，纯阳，阳明经本药。去远①治正阳阳明头痛。

黄芩 苦，阴中微阳。酒炒，上颈，主上部积血。东垣曰：泄肺火而解肌热，肺苦气，急食苦以泄之。

甘草 生甘平，炙甘温，纯阳。补血养胃。梢去肾经之痛。与远志、大戟、芫花、甘遂、海藻相反。

当归 阳中微阴。头破血，身行血，尾止血。治上酒浸，治外酒洗，糖色，嚼之②大辛，可能溃坚。与蒲黄、海藻相反。

连翘 苦平，阴中微阳。诸客热非此不能除，又治手足少阳疮瘘痈肿。

黄连 苦，纯阴。泻心火、心下痞。酒炒、酒浸，上颈已上。与芫花、菊花、僵蚕、款花相反。

苍术 甘辛，阳中微阴。诸肿湿非此不能除。足阳明太阴，能健胃安脾。

羌活 甘苦，纯阳。太阳经头痛，去诸骨节疼痛非此不能除，亦能温胆，太阳风药也。

白术 苦甘温，阳中微阴。脾苦湿，急食苦以燥之。又利腰脐间血。与苍术同用，海藏③云：苍白有止发之异。

生地黄 甘寒，阴中微阳。凉血，补不足血。治颈已上酒浸。恶贝母，芜荑相反。

白芍药 甘酸，阴中之阳。曰补赤散，泻肝，补脾胃。酒浸行经，止中部腹痛。与石斛、硝石相反。

人参 甘苦，阳中微阴。养血，补胃气，泻心火，喘嗽勿用之，短气用之。与藜芦相反。

柴胡 苦，阴中之阳。去往来寒热，胆痹非柴胡梢子不能除。与皂荚、藜芦

①“去远”二字，疑衍。

②嚼之：据《汤液本草》当归部分补改。

③“藏”字据《汤液本草》苍术部分补改。

相反。少阳、厥阴行经药也。

黄芪 甘，纯阳。益胃气，去肌热，止自汗，诸痛用之。与鳖甲相反。

葛根 甘，纯阳。止渴，升阳，解酒毒。阳明经之本药也。

泽泻 咸，阴中微阳。渗泄，止渴，泄伏水。

升麻 甘苦，阳中微阴。主脾胃，解肌肉间热，脾痹非升麻梢不能除。手足阳明伤风引用之的药也。

半夏 苦辛，阴中之阳。除痰涎、胸中寒痰，治太阳痰厥头痛。与乌羊血、鳖甲、皂荚、雄黄相反。

桔梗 辛苦，阳中之阴。疗咽喉痛，利肺气，治鼻塞，为舟楫之剂。与草龙胆相反。

蔓荆子 苦辛，阴中之阳。凉诸经血，止头痛，主目睛内痛。与石膏相反。

枳壳 苦酸，阴中微阳。破气，泄肺中不利之气。

枳实 苦酸，纯阴。去胃中湿热，消心下疼痞。

厚朴 苦，阴中之阳。去腹胀，厚肠胃。

栀子 苦，纯阴。去心懊侬烦躁。

橘皮 苦辛，阴中之阳。利肺气，有甘则补，无则泻脾，活人，治哕。

五味子 酸，阴中微阳。治嗽，补真气。与葳蕤、乌头相反。

知母 苦，阴中微阳。凉肾经本药，上颈行经皆酒炒。

干姜 辛，纯阳。经曰：寒淫所盛，以辛散之。见火后稍苦，故止而不走也。

麻黄 苦甘，阴中之阳。泄卫中实，去荣中寒。发太阳少阴之汗，入手太阴。

藁本 辛苦，阳中微阴，太阳经本药。治巅顶痛、脑齿痛。与青葙子相反。

地榆 苦甘酸，阳中微阴。治下部有血。与麦门冬相反。

大黄 苦，纯阴。热淫所盛，以苦泄之。酒浸入太阳经，酒洗入阳明经，其余经不用酒，其性走而不守。

独活 甘苦，阴中之阳。头眩目晕非此不能除，足少阴行经药。

吴茱萸 辛，阳中微阴。温中下气腹痛，温胃。与丹参、硝石、五石英相反。

郁李仁 苦辛，阴中之阳。破血润燥。

豉 苦咸，纯阴。去心中懊侬、伤寒头痛、烦躁。

黄柏 苦辛，阴中之阳。治肾水膀胱不足，诸痿厥腰膝无力。

防尾 辛苦，阳中之阴。泄湿气。与细辛相反。

川乌头 辛，纯阳。去寒湿风痹、血痹，行经。与半夏、瓜蒌相反。与附子同。

瞿麦 辛，阳中微阴。利小便为君。

黍粘子 辛，纯阳。润肺，散气，主风毒肿，利咽膈。

白豆蔻 辛，纯阳。散肺中滞气，主积冷气，止吐逆反胃，消谷进食。

麦门冬　甘，阳中微阴。治肺中伏火，生脉保神，强阴益精。与苦参相反。

茯苓　甘淡，纯阳。渗泄止渴，伐肾邪，小便多则能止之，涩则能利之。白入辛壬癸，赤入丙。与白蔹、地榆相反。

熟地黄　甘苦，阴中微阳。大补血虚不足，通血脉，益气力。忌萝卜。

阿胶　甘，纯阳。补肺，补虚，安胎，止痢。

苏木　甘咸，阳中之阴。破死血及血胀欲死。

猪苓　甘苦，阳中之阴。渗泄止渴，又治淋肿。

肉桂　甘辛，纯阳，太阳经本药。去卫中风邪，秋冬下部腹痛非桂不能除。《汤液》发汗用桂枝，补肾用肉桂。忌生葱。

草龙胆　苦，纯阴。泻肝热，止眼睛疼，酒浸上行。

木香　辛，纯阳。和胃气，疗中下焦气结滞刺痛，须用槟榔为使。

石膏　辛甘，阴中之阳。止阳明头痛，止消渴、中暑、潮热。

甘遂　甘，纯阳。水结胸中非此不能除。与甘草相反。

天南星　苦，与半夏同。

金铃子　酸苦，阴中之阳。心暴痛非此不能除。

神曲　辛，纯阳。益胃气。

红蓝花　苦，阴中微阳。入心养血，又治血晕，恶血不尽绞痛。

地骨皮　苦，纯阴。凉骨热，酒浸，解骨蒸非此不能除。

瓜蒌根　苦，纯阴。心中枯渴非此不能除。与干姜、牛膝相反。

秦艽　苦，阴中微阳。去阳明经风湿痹，仍治口疮毒。

通草　甘，纯阳。泻肺，利小便，通阴窍涩。

牡丹皮　苦辛，阴中微阳。凉骨蒸，又治肠胃积血、衄血、吐血。手厥阴、足少阴治无汗骨蒸也。

地骨皮　手少阳、足少阴治有汗骨蒸也。

琥珀　甘，纯阳。利小便，清肺，又消瘀血，安魂魄。

姜黄　辛。

牡蛎　咸，软痞积，又治带下，温疟，疮肿。为软坚收涩之剂。

梧桐泪　咸，治瘰疬非此不能除。

草豆蔻　辛，纯阳。益脾胃，去寒，又治客寒心胃痛。

巴豆　辛，纯阳。去胃中湿，破癥瘕结聚。斩关夺门之将不可轻用。

茯神　甘，纯阳。疗风眩，心虚非此不能除。

蜀葵花　阴中微阳。治带下，赤治赤，白治白。

槟榔　辛，纯阳。破气滞，泄胸中至高之气。

苦参　苦，纯阴。气沉去湿。与菟丝子相反。

藿香　甘苦，纯阳微阴。补卫气，益胃气，进饮食，又治吐逆霍乱。

青皮　苦辛咸，阴中之阳。主气滞，破积结，少阳经下药也。陈皮治高，青皮治低。

甘菊花　苦，纯阳。养目血。

茵陈蒿　苦甘，阴中微阳。治伤寒散黄。

丁香　辛，纯阳。去胃中之实，又治肾气奔豚痛。

大枣　甘，纯阳。温胃。

天门冬　甘苦，阳中之阴。保肺气，治血热侵肺、上喘气促。

生姜　辛，纯阳。益脾胃，散风寒。

郁金　辛苦，阴中微阳。凉心。

京三棱　苦甘，阴中之阳。破气，泻真气，主老癖癥瘕气结块，血脉不调。气虚者不用。

高良姜　辛，纯阳。温通脾胃。

款冬花　辛甘，纯阳。温脾，止嗽。

香附子　甘苦，阳中之阴。快气。

黑附子　辛，纯阳。治脾中大实，肾中寒甚，通行诸经。与防风相反。

白及　苦甘，阳中之阴。止肺涩。白蔹同。

蜀膝　辛，纯阳。破血。

射干　苦甘，阳中之阴。去胃中痈疮。

威灵仙　甘，纯阳。去风，去大肠之风，通十二经络。

马兜铃　苦，阴中微阳。利小便，主肺热，安肺气，补肺。

灯草　甘，纯阳。利小便。

胡芦巴　苦，纯阴。治元气虚冷及肾虚冷。

白附子　辛苦，纯阳。温中，血痹，行药势，主中风失音，乃行而不止者也。

槐花　苦，纯阳。凉大肠之热。

槐实　苦，同上。

沉香　甘，纯阳。补肾，又能去恶气调中。东垣曰：能养诸气，上而至天，下而及泉，与药为使。

檀香　甘苦，阳中微阴。主心腹霍乱中恶，引胃气上升进食。

乳香　甘，纯阳。定经之痛。

川楝子　甘，纯阳。入心，主上下部腹痛。

竹叶　苦，阴中微阳。凉心经。

山茱萸　酸，阴中之阳。温肝，又能强阴益精。经云：滑则气脱，涩则可以收之，山茱萸之涩以收其滑。

蜀椒　辛，纯阳。明目，又温中，止精泄。

朱砂　苦，纯阴。凉心热非此不能除。

龙骨　甘，纯阳。固大肠脱。

赤石脂　甘酸，阳中之阴。固脱。白石脂同。

芎䓖　辛，纯阳。散诸经之风。

茜根　苦，阴中微阳。去诸死血。

艾叶　苦，阴中之阳。温胃。

王不留行　苦甘，阳中之阴。奶子导引，利疮疡，主治痢。

引经报使[①]

足太阳膀胱经：羌活、藁本[②]。

足少阳胆经：柴胡、青皮[③]。

足阳明胃经：升麻、葛根、白芷、石膏[④]。

足太阴脾经：芍药白者补，赤破经、升麻、苍术、葛根[⑤]。

足少阴肾经：独活、桂、知母、细辛[⑥]。

足厥阴肝经：柴胡、吴茱萸、川芎、青皮[⑦]。

手太阳小肠经：羌活、藁本。

手少阳三焦经：柴胡、连翘、上地骨皮、中青皮、下附子[⑧]。

手阳明大肠经：白芷、升麻、石膏[⑨]。

手太阴肺经：白芷、升麻，加葱白亦能走经、桔梗[⑩]。

手少阴心经：独活、黄连、细辛。

手厥阴心包络：柴胡、牡丹皮。

疮疡主治心法[⑪]

苦寒以为君：黄芩去心、黄连去须、黄柏去皮、知母去须、生地黄，但用酒洗过用之，以酒热为因也。甘寒以为佐：黄芪、人参、甘草。大辛以解结为臣：结者散之，连翘、当归去芦、藁本。通经以为使：手之三阳，手走头而头走足；足之三阴，足走脏而腹走手。

辛温活血去恶血：当归梢、苏木、红花、牡丹皮专治胃流血、凝血。

必先岁气，无伐天和：春防风、升麻；夏黄芩、知母、白芍药；秋泽泻、茯苓；冬桂、桂枝。

---

①原无题目，据《本草纲目序例·引经报使洁古珍珠囊》补充，但内容有所不同。

②“藁本”据《本草纲目》补。

③“青皮”据《本草纲目》补。

④“石膏”据《本草纲目》补。

⑤“升麻、葛根、苍术”据《本草纲目》补。

⑥“知母、细辛”据《本草纲目》补。

⑦“吴茱萸、川芎、青皮”据《本草纲目）补。

⑧“连翘、上地骨皮、中青皮、下附子”原在《本草纲目序例·引经报使》胆条下，根据文意加以调整补充。

⑨“升麻、石膏”据《本草纲目》补。

⑩“桔梗”据《本草纲目》补。

⑪原无题目，据其内容与《医学启源·主治心法》中“疮疡”部分类似而增补。

补胃实胃进饮食：橘皮、人参、甘草。

内实内热者：黄连、黄柏、知母。

表虚表寒者：黄芪、人参、桂枝内发在外。

气虚气弱者：陈皮、黄芪、人参入脾。

气实气结者：青皮、厚朴、木香、沉香。

血虚者：生地黄、当归身。

血实，恶血积聚者：当归梢、苏木、红花。

散阴疮之结聚排脓者：肉桂，入心，引血化汗化脓。

出疮毒消疮肿：黍粘子，用半生半熟，解表里，一名大力子、牛蒡子、恶实子。

疮出膈已上，须用防风上节、羌活、桔梗，此一味为舟楫，使诸药不能下沉。

疮出身中以下，须用酒水中半盏。

疮坚而不溃者：昆布、王瓜根、广茂、京三棱。

疮痛甚者：加用黄芩、黄连、黄柏、知母。

十二经中但有疮，皆血结气聚，必用连翘。

疮发而渴者：加葛根。

疮出而呕吐者：半夏、姜屑。

疮出而渴闷者：黄连。

疮出而饮水者：泽泻、茯苓。

疮出而大便不通者：煨大黄。

大便结燥而难得者：桃仁、麻子仁、郁李仁。

上焦有疮者：须用黄芩酒洗。

中焦有疮：须用黄连酒洗。

下焦有疮：须用黄柏、知母、防已，俱酒洗。

先有燥热而病疮者：盖胃火受邪，当补肾水之不足，黄柏、知母。

因酒过多疮出者：当除膀胱留热，用泽泻、防尾。

泻肾火，补下焦元气：生甘草梢子。

补三焦元气，调和诸药，共力成功者炙甘草。

马刀挟瘿须用：昆布、王瓜根、草龙胆。

马刀未破而坚者须用：广茂、京三棱。

地之湿气，湿寒伤之，外郁壅经络不行，外有大寒湿之邪，而内必生大热。当以辛温之药及行本经药，通其皮毛壅滞；内则苦寒之剂，泻其当气之不从，是其治也。

制方之法[①]

病在上为天，制度宜炒、酒洗；煎药宜武、宜清，服之宜缓饮。病在下为地，煎药宜文、宜浓，服之宜急饮。

去咽嗌之病[②]，近者奇之；治肝肾之病[③]，远者偶之。汗不可以[④]奇，下不可以[⑤]偶。

补上治上制[⑥]以缓，缓者气味薄，能远其表，剂小服而频食，后使气味能远去表去上，故曰：治肺者，盖欲少而频者也。

骨　蒸[⑦]

肺，气，石膏辛；血，黄芩苦。肾，气，知母；血，黄柏。

地骨皮，泻肾火，总治热在外。地为阴，骨为里，皮为表。牡丹皮，治包火，无汗而骨蒸。四物内加上二味，治妇人骨蒸。知母，泻肾火，有汗而骨蒸。

①原无题目，因其文字与《医学启源·制方法》、《本草发挥·制方之法》、东垣《用药珍珠囊·制方之法》题目内容类似而缺文颇多，故增补之。

②“之病”二字原脱，据《本草发挥·制方之法》补。

③此五字原脱，据《本草发挥·制方之法》补。

④“以”字原脱，据《本草发挥·制方之法》补。

⑤“以”字原脱，据《本草发挥·制方之法》补。

⑥“制”字原脱，据《素问·至真要大论》补。

⑦原无题目，据文中内容增补。

脏腑标本药式

金 张元素 撰

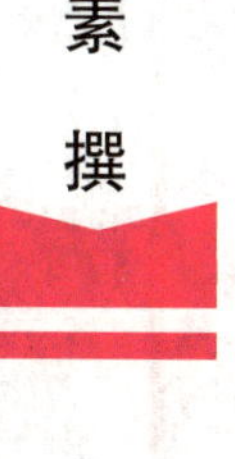

中医五运六气全书

目录

CONTENTS

整理说明

《脏腑标本药式》重视五运六气发病，又制“脏腑标本寒热虚实用药式”，依据各脏腑的本病、标病，辨其寒热虚实，分列临证用药，其对脏腑辨证及脏腑用药自成体系。

本次整理出版，是在郑洪新主编的《张元素医学全书·脏腑标本药式》的基础上进行的。同时，参考了其他版本，并根据《中医五运六气全书》统一体例作相应调整、选择、校勘、注释。

肺

藏魄，属金，总摄一身元气，主闻，主哭，主皮毛。

本病

诸气膹郁，诸痿，喘呕，气短，咳嗽，上逆，咳唾脓血，不得卧，小便数而欠，遗矢不禁。

标病

洒淅寒热，伤风自汗，肩背痛冷，臑臂前廉痛。

气实泻之

肺主气实者，邪气之实也，故用泻，下分四法：

泻子

水为金之子，泻膀胱之水，则水气下降，肺气乃得通调。

泽泻　葶苈　桑皮　地骨皮

除湿

肺气起于中焦，胃中湿痰凝聚，其气上注于肺，去胃中湿痰，正以清肺。

半夏　白矾　白茯苓　薏苡仁　木瓜　橘皮

泻火

肺属金，畏火，火有君相之别，君火宜清，相火有从逆两治，气实只宜逆治。

粳米　石膏　寒水石　知母　诃子

通滞

邪气有余，壅滞不通，去其滞气，则正气自行。

枳壳　薄荷　干[①]生姜　木香　厚朴　杏仁　皂荚　桔梗　紫[②]苏梗

气虚补之

正气虚，故用补，下分三法：

补母

土为金母，补脾胃，正以益肺气。

甘草　人参　升麻　黄芪　山药

润燥

补母是益肺中之气，润燥是补肺中之阴，金为火刑则燥，润燥不外泻火，泻实火则用苦寒，泻虚火则用甘寒。

①据《本草纲目》补“干”字。

②据《本草纲目》补“紫”字。

蛤蚧　阿胶　麦门[1]冬　贝母　百合　天花粉　天门[2]冬

敛肺

久咳伤肺，其气散漫，或收而补之，或敛而降之，宜于内伤，外感禁用。

乌梅　粟壳　五味子　白芍　五倍子

本热清之

清热不外泻火润燥，前分虚实，此分标本寒热，意各有注，故药味亦多重出。

清金

清金不外滋阴降火，甘寒苦寒，随虚实而用。

黄芩　知母　麦门冬[3]　栀子　沙参　紫菀　天门[4]冬

本寒温之

金固畏火，而性本寒冷，过用清润，肺气反伤，故曰形寒饮冷则伤肺。

温肺

土为金母，金恶燥而土恶湿，清肺太过，脾气先伤，则土不能生金，故温肺必先温脾胃，亦补母之义也。

丁香　藿香　款冬花　檀香　白豆蔻　益智仁[5]　缩砂仁　糯米　百部

标寒散之

不言标热者，肺主皮毛，邪气初入，则寒尤未变为热也。

解表

表指皮毛，属太阳，入肌肤则属阳明，入筋骨则属少阳，此解表解肌和解，有浅深之不同也。

麻黄　葱白　紫苏

大　肠

属金，主变化，为传送之官。

本病

大便闭结，泄痢下血，里急后重，疽痔脱肛，肠鸣而痛。

①据《本草纲目》补“门”字。

②据《本草纲目》补“门”字。

③据《本草纲目》补“门”字。

④据《本草纲目》补“门”字。

⑤据《本草纲目》补“仁”字。

标病

齿痛喉痹，颈肿口干，咽中如梗，鼽衄，目黄，手大指次指痛，宿食发热，寒栗。

肠实泻之

大肠主出糟粕，邪气有余，壅滞不通，则为实，故用泻，下分两法：

热

热结于肠，大便不通，寒以下之。

大黄　芒硝　芫花　牵牛　巴豆　郁李仁　石膏

气

气塞则壅，行气破气则滞自下。

枳壳　木香　橘皮　槟榔

肠虚补之

大肠多气少血，气血不足则虚，故用补，下分五法：

气

补气不外下文升阳降湿二法，此所谓气，疑指风言，盖风为阳气，善行空窍，风气入肠，则为肠鸣、泻泄诸证，故药只举皂荚一味，正以其入肠而搜风也。

皂荚

燥

燥属血分，金被火伤，则血液枯燥，养血所以润燥也。

桃仁　麻仁　杏仁　地黄　乳香　松子　当归　肉苁蓉

湿

土为金母，脾虚湿胜，则水谷不分，下渗于大肠，而为泻泄，燥脾中之湿，所以补母也。

白术　苍术　半夏　硫黄

陷

清气在下，则生飧泄，胃中清阳之气，陷入下焦，升而举之，如补中益气，升阳除湿之法是也。

升麻　葛根

脱

下陷不已，至于滑脱，涩以止之，所以收敛正气也。

龙骨　白垩　诃子　粟壳　乌梅　白矾　赤石脂　禹余粮　石榴皮

本热寒之

大肠属金恶火，肺火下移大肠，每多无形之热，故宜寒之。

清热

实热则泻，虚热则清，前言其实，此言其虚，省文也。

秦艽　槐角　地黄　黄芩

本寒温之

金寒水冷，每多下利清谷，故用温。

温里

温里亦所以补虚，前补虚条中未之及，亦省文也。

干姜　附子　肉豆蔻①

标热散之

不言标寒者，邪入阳明，已变为热，且手阳明经脉在上，非寒邪所干。

解肌

阳明主肌肉，已非在表，不可发汗，第用解肌之法。

石膏　白芷　升麻　葛根

胃

属土，主容受，为水谷之海。

本病

噎膈反胃，中满肿胀，呕吐泻痢，霍乱腹痛，消中善饥，不消食，伤饮食，胃管当心痛，支两胁。

标病

发热蒸蒸，身前热，身后寒，发狂谵语，咽痹，上齿痛，口眼㖞斜，鼻痛，鼽衄赤齄。

胃实泻之

胃主容受，然太实，则中焦阻塞，上下不通，故用泻，下分二法：

湿热

热胜则湿者化而为燥，故用下法。

大黄　芒硝

饮食

重者用下，轻者用消。

巴豆　神曲　山楂　阿魏　硇砂　郁金　三棱　轻粉

胃虚补之

土喜冲和，或热或寒，皆伤正气，耗津液，故用补，下分二法：

①原作“肉果”，据《本草纲目》改。

湿热

气虚湿胜，湿胜热生，去湿即所以去热，热去而正气自生。

苍术　白术　半夏　茯苓　橘皮　生姜

寒湿

脾中之阳气不足，则胃中之津液不行，补阳乃以健脾，亦以燥胃，故寒去而湿除，乃能上输津液，灌溉周身。

干姜　附子　草果　官桂　丁香　肉豆蔻[①]　人参　黄芪

本热寒之

不言本寒者，治寒湿之法，已见上条也。

降火

土生于火，火太过则土焦，降心火，乃以清胃热。

石膏　地黄　犀角　黄连

标热解之

邪入阳明，则病在肌肉，寒变为热，故不言标寒。

解肌

阳明主肌肉，邪及肌肉，已不在表，故用解不用发。

升麻　葛根　豆豉

脾

藏意[②]，属土，为万物之母，主营卫，主味，主肌肉，主四肢。

本病

诸湿肿胀痞满，噫气大小便闭，黄疸痰饮，吐泻霍乱，心腹痛，饮食不化。

标病

身体胕[③]肿，重困嗜卧，四肢不举，舌本强痛，足大指不用，九窍不通，诸痉项强。

土实泻之

脾胃俱为仓廪之官，而脾主运化，脾气太实，则中央枢轴不灵，故用泻，下分三法：

①原作“肉果”，据《本草纲目》改。

②原误作“志”，据《素问·宣明五气》改。

③原作“肤”，据《本草纲目》改。

泻子

金为土之子，土满则肺气壅遏，泻肺气，所以消满。

诃子　防风　桑白[①]皮　葶苈

吐

经云，在上者因而[②]越之，痰血食积，壅塞上焦，涌而去之，其势最便，故用吐法，胃实不言吐者，胃主容受，脾主消化，积虽在胃，而病生于脾也。

豆豉　栀子　萝卜子　常山　瓜蒂　郁金　齑汁　藜芦　苦参　赤小豆　盐汤　苦茶

下

下法不止去结除热，凡驱逐痰水皆是也，盖脾恶湿，脾病则湿胜，土不足以制水，每生积饮之证，故与肠胃三焦下热结之法稍异。

大黄　芒硝　青礞石　大戟　续随子　芫花　甘遂

土虚补之

土为万物之母，而寄旺于四时，土虚则诸脏无所禀承，故用补，下分三法：

补母

土生于火，益心火，所以生脾土也。

桂心　茯苓

气

气属阳，阳气旺，则湿不停，而脾能健运。

人参　黄芪　升麻　葛根　甘草　陈橘[③]皮　藿香　葳蕤　缩砂仁　木香　扁豆

血

脾统血，喜温而恶寒，寒湿伤脾，则气病而血亦病，甘温益脾，则阳能生阴，所以和血而补血也，与他脏养血之法不同。

白术　苍术　白芍药[④]　胶饴　大枣　干姜　木瓜　乌梅　蜂蜜

本湿除之

不言寒热者，实兼寒热也，下分二法：

燥中宫

脾恶湿，燥湿所以健脾，脾喜温，故只言寒湿，不言湿热，且湿去而热自除也。

白术　苍术　橘皮　半夏　吴茱萸　南星　草豆蔻[⑤]　白芥子

---

①据《本草纲目》补“白”字。
②原作“为”，据《素问》改。
③据《本草纲目》补“橘”字。
④据《本草纲目》补“药”字。
⑤原脱，据《本草纲目》补。

洁净府

水乃湿之原，行水乃以除湿，故治湿必利小便。

木通　赤茯苓　猪苓　藿香

标湿渗之

脾之经络，受伤者，不止于湿，外感之湿中人，不止脾之一经，脾专言湿，举一以概其余也，以湿属脾，从其类也。

开鬼门

湿从汗解，风能燥湿。

葛根　苍术　麻黄　独活

小　肠

主分泌水谷，为受盛之官。

本病

大便水谷利，小便短，小便闭，小便血，小便自利，大便后血，小肠气痛，宿食夜热旦止。

标病

身热恶寒，嗌痛颔肿，口糜耳聋。

实热泻之

小肠承胃之下脘，而下输膀胱，大肠实热则不能泌别清浊，故用泻，下分二法：

气

气分有热则水谷不分，行水即以导热。

木通　猪苓　滑石　瞿麦　泽泻　灯草

血

热入血分则血妄行，清热所以凉血止血。

地黄　蒲黄　赤茯苓　栀子　丹皮

虚寒补之

小肠属火，化物出焉，虚寒则失其职，故用补，下分二法：

气

胃为小肠上流，胃气虚则湿流小肠而水谷不分，调补胃气，即以补小肠之气也。

白术　楝实　茴香　砂仁　神曲　扁豆

血

血分寒虚，则多凝滞，补阳行气，所以活血而补血也。

桂心　玄[①]胡索

本热寒之

不言本寒者，虚寒已见上条，省文也。

降火

小肠与心为表里，心火太旺，往往下传于小肠，降心火，所以清小肠之上流也。

黄柏　黄芩　黄连　连翘　栀子

标热散之

阳邪中上，阴邪中下，手太阳经脉在上，非寒邪所能干，故止言标热。

解肌

阳邪每多自汗之证，故不用发表，且小肠经专主上部，与足阳明解肌不同。

藁本　羌活　防风　蔓荆

膀　胱

主津液，为胞之府，气化乃能出，号州都之官，诸病皆干之。

本病

小便淋沥，或短数，或黄赤，或白，或遗矢，或气痛。

标病

发热恶寒，头痛，腰脊强，鼻塞，足小指不用。

实热泻之

膀胱主津液，实热则津液耗散，泻之所以救液也，下一法。

泄火

水不利则火无由泄，行水所以泄火。

滑石　猪苓　泽泻　茯苓[②]

下虚补之

膀胱气化乃出，或热或寒，皆能伤气，气虚则下焦不固，故用补，下分

①据《本草纲目》补“玄”字。

②原脱“泽泻、茯苓”，据《本草纲目》补。

二法：

热

热在下焦，乃真水不足，无阴则阳无以化，宜滋肾与膀胱之阴。

知母　黄柏

寒

虚寒则气结于下，或升或散，皆所以通其气，虚寒则元气不固，或温或涩，皆所以固其气。

桔梗　升麻　益智仁　乌药　萸肉

本热利之

不言本寒者，已见补虚条中，省文也。

降火

水在高源，上焦有火，则化源绝，清金泻火，亦补母之意，前虚热条中所载，乃正治法，此乃隔一治法，互文也，至行水泄火，惟实者宜之，已见前泻实条中，与此条有别。

地黄　栀子　茵陈　黄柏　牡①丹皮　地骨皮

标寒发之

不言标热者，寒邪中下，初入太阳，尤未变为热也。

发表

太阳主表，寒邪入表，急宜驱之使出，故发汗之法，较解表尤重。

麻黄　桂枝　羌活　防己　黄芪　木贼草　苍术

肾

藏志②，属水，为天一之源，主听，主骨，主二阴。

本病

诸寒厥逆，骨痿腰痛，腰冷如冰，足胻肿寒，少腹满急疝瘕，大便闭泄，吐利腥秽，水液澄澈清冷不禁，消渴引饮。

标病

发热不恶热，头眩头痛，咽痛舌燥，脊股后廉痛。

①据《本草纲目》补“牡”字。

②原误作“智”，据《素问·宣明五气篇》改。

水强泻之

真水无所谓强也，膀胱之邪气旺，则为水强，泻膀胱乃以泻水也，下分二法：

泻子

木为水之子，水湿壅滞，得风火以助之，结为痰涎，控去痰涎，正所以疏肝而泄水也。

牵牛　大戟

泻腑

膀胱为肾之腑，泻腑则脏自不实。

泽泻　猪苓　车前子　防己　茯苓

水弱补之

肾为水脏，而真阳居于其中，水亏则真阳失其窟宅，无所依附，故固阳必先补水。

补母

肺为肾之母，补肺金，所以生肾水也。

人参　山药

气

火强则气热，火弱则气寒，寒热皆能伤气，补气之法，亦不外泻火补火二端，内经肾脏不分左右，本草虽分，究竟命门治法，已该左肾中。

知母　元参　破故纸　砂仁　苦参

血

血属阴，阴与阳相配，阳强则阴亏，无阳亦无以生阴，故滋阴温肾，皆所以益精而补血也，亦兼命门治法在内。

黄柏　枸杞　熟地黄　锁阳　肉苁蓉　萸肉　阿胶　五味子

本热攻之

邪热入里，直攻肾脏，非如前补气条中，用清热之法，可以缓图者也，惟有急攻一法。

下

热入肾脏，真水已亏，岂可攻下，而伤寒少阴条中，有用大承气汤下之者，以有口燥咽干之证，故属之少阴，其实乃少阴阳明也，热结于足阳明，则土燥耗水，热结于手阳明，则金燥不能生水，攻阳明之热，正所以救肾水也，况肾主二阴，泻腑所以通小便，攻下所以通大便，此亦泻实之法，补前条所未备。

本寒温之

北方水脏，加以寒邪，恐真阳易至消亡，故有急温一法。

温里

温里亦不外下条益阳之法，但本非真阳不足，以寒邪犯本，急用温法，故所用皆猛烈之药，与下补火法大同小异。

附子　干姜　官桂　白术　蜀椒

标寒解之

寒邪直入阴分，然尚在经络，未入脏腑，故曰标寒。

解表

寒邪入于少阴，经络虽在表，未入于里，已与太阳之表不同，第可引之从太阳而出，不可过汗以泄肾经，故不言发表而言解表也。

麻黄　细辛　独活　桂枝

标热凉之

寒邪入于骨髓，久之变而为热，以邪犹在表，故为标热。

清热

热自内出，发热而不恶寒，不可发汗，故用清热之法。

元参　连翘　甘草　猪肤

命　门[①]

为相火之原，天地之始，藏精生血，降则为漏，升则为铅，主三焦元气。

本病

前后癃闭，气逆里急，疝痛奔豚，消渴膏淋，精漏精寒，赤白浊，溺血，崩中带漏。

火强泻之

火强非火实也，水弱故火强，火强则水愈弱，故泻法仍是补法。

泻相火

肾火与水并处，水不足，火乃有余，滋阴即以泻火，所谓壮水之主以制阳光，是也。

黄柏　知母　牡[②]丹皮　地骨皮　生地黄　茯苓　元参　寒水石

火弱补之

火居水内，即坎中一画之阳，先天之本，是也，弱则肾虚，而真阳衰败，故

①自命门至本病结束，原在肾之标病后，据《本草纲目》及文意，移此。

②据《本草纲目》补“牡”字。

宜补。

益阳

肾中元阳不足，无以藏精而生血，故补火而不失之燥，则阳能配阴，而火不耗水，即用燥药，亦必以滋肾之药佐之，益阳与温里，所以不同，所谓益火之源，以消阴翳，是也。

附子　肉桂　益智仁　破故纸　沉香　川乌头　硫黄　天雄　乌药　阳起石　舶茴香　胡桃　巴戟天　丹砂　当归　蛤蜊　覆盆

精脱固之

血生于阴，而精化于阳，阳不能固则精不能藏，故固精属之右肾。

涩滑

涩以止脱，涩之所以固之也。

牡蛎　芡实　金樱子　五味子　远志　萸肉　蛤蚧

心

藏神，为君火，包络为相火，代君行令，主血，主言，主汗，主笑。

本病

诸热瞀瘛，惊惑谵妄烦乱，啼笑詈骂，怔忡健忘，自汗，渚痛痒疮疡。

标病

肌热，畏寒战栗，舌不能言，面赤目黄，手①心烦热，胸胁满，痛引腰背肩胛肘臂。

火实泻之

心属火，邪气有余，则为火实，故用泻，下分四法：

泻子

土为火之子，泻脾胃之热，而心火自清。

黄连　大黄

气

火入上焦，则肺气受伤，甘温以益元气，而热自退，虽以补气，亦谓之泻火，火入下焦，则小肠与膀胱气化不行，通水道，泻肾火，正以导赤也。

甘草　人参　赤茯苓　木通　黄柏

血

火入血分，则血热，凉血所以泻火。

①原无“手”字，据《本草纲目》补。

丹参　牡丹皮　生地黄　元参

镇惊

心藏神，邪入心包，则神不安，化痰清热，兼以重坠，亦镇惊之义也。

朱砂　牛黄　紫石英

神虚补之

心藏神，正气不足，则为神虚，故用补，下分三法：

补母

木为火之母，肝虚则无以生火，故补心必先补肝。

细辛　乌梅　酸枣仁　生姜　陈皮

气

膻中为气海，膻中清阳之气不足，当温以补之，即降浊升清，亦所以为补也。

桂心　泽泻　白茯苓　茯神　远志　石菖蒲

血

心主血，补心必先补血，生新去滞，皆所以为补也。

当归　熟地黄　乳香　没药

本热寒之

不言本寒者，心虚则寒，上补虚条中已载，省文也。

泻火

虚用甘寒，实用苦寒，泻火之法不外二端。

黄芩　竹叶　麦门冬　芒硝　炒盐

凉血

凉血亦不外泻火，但泻血中之火，则为凉血。

生地黄　栀子　天竺黄

标热发之

不言标寒者，心经在上，非寒邪所能干。且心主血脉，邪入于脉，已非在表，有热无寒可知。

散火

火郁则发之，升散之药，所以顺其性而发之，与解表发表之义不同。

甘草　独活　麻黄　柴胡　龙脑

三　焦

为相火之用，分布命门元气，主升降出入，游行天地之间，总领五脏六腑营卫经络内外上下左右之气，号中清之腑。上主纳，中主化，下主出。

本病

诸热瞀瘛，暴病暴卒暴瘖，躁扰狂越，谵妄惊骇，诸血溢血泄，诸气逆冲上，诸疮疡痘疹瘤核。

三焦本病，上已详叙，以下六条，皆他脏他腑之病，诸经已载，此复详叙三焦条下者，以三焦总领五脏六腑、营卫经络，无所不贯故也。

上热，则喘满，诸呕吐酸，胸痞胁痛，食饮不消，头上汗出。

中热，则善饥而瘦，解㑊中满，诸胀腹大，诸病有声，鼓之如鼓，上下关格不通，霍乱吐利。

下热，则暴注下迫，水液浑浊，下部肿满，小便淋沥或不通，大便闭结，下痢。

上寒，则吐饮食痰水，胸痹，前后引痛，食已还出。

中寒，则饮食不化，寒胀，反胃吐水，湿泻不渴。

下寒，则二便不禁，脐腹冷，疝痛。

标病

恶寒战栗，如丧神守，耳鸣耳聋，嗌肿①喉痹，并诸病胕肿，疼酸惊骇，手小指次指不用。

实火泻之

三焦属火，邪气有余则实，故用泻，下分三法：

汗

实在表则发汗，亦兼诸经解表之法。

麻黄　柴胡　葛根　荆芥　升麻　薄荷　羌活　石膏

吐

实在上焦，则用吐法。

瓜蒂　食盐　齑汁

下

实在中焦下焦，则用下法。

大黄　芒硝

虚火补之

虚火谓火不足之证，即寒也，故温之所以为补。

上焦

人参　天雄　桂心

①原作“嗌干”，据《本草纲目》及上下文意改。

中焦

人参　黄芪　丁香　木香　草果

下焦

黑附子　肉桂　硫黄　人参　沉香　乌药　破故纸

本热寒之

不言本寒者，虚火即寒，省文也。实火亦热，但前言泻法，此不用泻而用寒，则本热不必皆实火，泻热亦不止汗吐下三法也，参看具有精义。

上焦

黄芩　连翘　栀子　知母　元参　石膏　生地黄

中焦

黄连　连翘　生芐　石膏

下焦

黄柏　知母　生芐　石膏　牡丹皮　地①骨皮

标热散之

三焦经脉在上，且少阳居表里之间，无所谓寒也，故不言标寒。

解表

解表亦是汗法，但前通言诸经汗法，此则专指本经言，故前条首言麻黄，而此条首言柴胡，不用麻黄也。

柴胡　细辛　荆芥　羌活　葛根　石膏

胆

属木，为少阳相火，发生万物，为决断之官，十一脏取决于此。

本病

口苦，呕苦汁，善太息，心中澹澹，如人将捕之，目昏，不眠。

标病

寒热往来，痁疟，胸胁痛，头额痛，耳痛鸣聋，瘰疬结核马刀，足小指次指不用。

实火泻之

木旺生火，火有余则为实，故用泻。

①原无“地”字，据《本草纲目》补。

泻胆

相火有余，则胆实，泻火所以泻胆也。

龙胆草　牛胆　猪胆　生蕤仁　生酸　枣仁　黄连　苦茶

虚火补之

肝肾亏弱，相火易虚，故用补。

温胆

胆虚则寒，故宜温补，补气补血，所以温之也。

人参　细辛　半夏　当归　炒蕤仁　炒酸　枣仁　地黄

本热平之

不言本寒者，已具温胆条中，省文也。

降[①]火

泻胆条中，亦多降火之药，但火兼虚实，前言其实，此兼言其虚。

黄芩　黄连　芍药　连翘　甘草

镇惊

肝藏魂，有热则魂不安，而胆怯，重以止怯，所以镇之也。

黑铅　水银

标热和之

不言标寒者，少阳半表，所主在筋，邪入于筋，较肌肉更深，则寒变为热。

和解

和法，较解肌更轻。

柴胡　芍药　黄芩　半夏　甘草

肝

藏血，属木，胆火寄于中，主血，主目，主筋，主呼，主怒。

本病

诸风眩运，僵卧强直惊痫，两胁肿痛，胸肋满痛，呕血，小腹[②]疝痛，癥瘕，女人经病。

标病

寒热疟，头痛吐涎，目赤面青多怒，耳闭颊肿，筋挛卵缩，丈夫癞疝，女人

①原作“除火”，据《本草纲目》及上下意改之。

②据《本草纲目》补“呕血，小腹”四字。

少腹肿痛阴病。

有余泻之

肝实则为有余，故用泻，下分五法：

泻子

心为肝之子，泻心火，所以泻子也。

甘草

行气

肝主血，而气者所以行乎血，气滞则血凝，行血中之气正以行血也。

香附　川芎　瞿麦　牵牛　青橘[1]皮

行血

血凝滞不行则为实，旧血不去则新血不流，破血乃所以行血也。

红花　鳖甲　桃仁　莪术　京三棱　穿山甲　大黄　水蛭　虻虫　苏木　牡丹皮

镇惊

邪入肝经则魂不安而善惊，逐风热，坠痰涎，皆所以镇之也。

雄黄　金箔　铁落　珍珠　代赭石　夜明砂　胡粉　银箔　铅丹　龙骨　石决明

搜风

肝主风木，故诸风属肝，搜风之法，于肝经独详。

羌活　荆芥　薄荷　槐子　蔓荆子　白花蛇　独活　皂荚　乌头　防风　白附子　僵蚕　蝉蜕

不足补之

肝虚则为不足，故用补，下分三法：

补母

肾为肝之母，故云肝无补法，补肾即所以补肝也。

枸杞　杜仲　狗脊　熟地黄　苦参　萆薢　阿胶　菟丝子

补血

血宜流通，而恶壅滞。补血之中，兼以活血，乃善用补者也。

当归　牛膝　续断　白芍药　血竭　没药　川芎

补气

木性条达，郁遏之则其气不扬，辛以补之，所以达其气。

天麻　柏子仁　苍术　菊花　细辛　密[2]蒙花　决明　谷精草　生姜

---

①据《本草纲目》补“橘”字。

②原误作“蜜”，据《本草纲目》改。

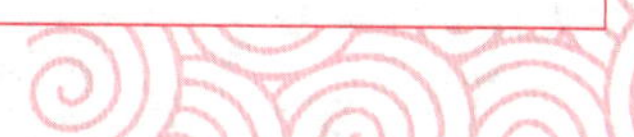

本热寒之

不言本寒者，不足即为虚寒，温补之法，已见上条，省文也。

泻木

木中有火，泻木亦不外泻火，但酸以泻木，咸以泻火，泻中有补，与下泻火攻里，有虚实之分，与上补母补气血，又有寒温之辨。

芍药　乌梅　泽泻

泻火

苦寒泻火，亦是泻其有余，但不用攻伐，止用寒凉，亦是和解之法。

黄连　龙胆草　黄芩　苦茶　猪胆

攻里

行血亦用大黄，是行血亦攻里，但攻里不必行血，故另立攻里一条，皆所以泻实火也。

大黄

标热发之

肝主筋，在肌肉之内，邪入肝经，寒变为热，故不言标寒。

和解

肝之表，少阳也，故用少阳和解之法。

柴胡　半夏

解肌

邪入筋而用解肌法，解肌而用太阳发表药，盖邪已深入，引之从肌肉而皮毛也。

桂枝　麻黄

中医五运六气全书

儒门事亲（节选）

金 张从政 撰

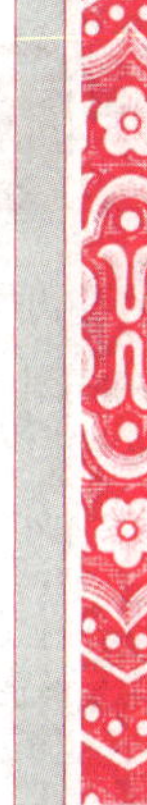

目录 CONTENTS

整理说明

《儒门事亲》提出“病如不是当年气，看与何年气运同，便向某年求活法，方知都在至真中”（运气歌）的运用原则，为五运六气运用开创了新机。

本次《儒门事亲（节选）》的整理出版，是在王雅丽校注的《儒门事亲》的基础上进行的。同时，参考了其他版本，并根据《中医五运六气全书》统一体例作相应调整、选择、校勘、注释。

撮要图

<table>
<tr><td colspan="60">难素撮要究治识病用药之图</td></tr>
<tr><td colspan="12">太易
未见气也</td><td colspan="12">太初
气之始也</td><td colspan="12">太极</td><td colspan="12">太始
形之始也</td><td colspan="12">太素
质之始也</td></tr>
<tr><td colspan="6">甲
胆</td><td colspan="6">乙
肝</td><td colspan="6">丙
小肠</td><td colspan="6">丁
心</td><td colspan="6">戊
胃</td><td colspan="6">己
脾</td><td colspan="6">庚
小肠</td><td colspan="6">辛
肺</td><td colspan="6">壬
膀胱</td><td colspan="6">癸
肾</td></tr>
<tr><td colspan="5">三
焦</td><td colspan="5">大
肠</td><td colspan="5">小
肠</td><td colspan="5">包
络</td><td colspan="5">心</td><td colspan="5">肺</td><td colspan="5">胆</td><td colspan="5">胃</td><td colspan="5">膀
胱</td><td colspan="5">肝</td><td colspan="5">肾</td><td colspan="5">脾</td></tr>
<tr><td colspan="5">手寅
少相
阳火</td><td colspan="5">手卯
阳燥
明金</td><td colspan="5">手辰
太寒
阳水</td><td colspan="5">手巳
厥风
阴木</td><td colspan="5">手午
少君
阴火</td><td colspan="5">手未
太湿
阴土</td><td colspan="5">足申
少相
阳火</td><td colspan="5">足酉
阳燥
明金</td><td colspan="5">足戌
太寒
阳水</td><td colspan="5">足亥
厥风
阴木①</td><td colspan="5">足子
少君
阴火</td><td colspan="5">足丑
太湿
阴土</td></tr>
<tr><td colspan="60">从其气则和违其气则病</td></tr>
<tr><td colspan="12">是动则病者，气之所感者。</td><td colspan="12">天之邪，感则害人五脏。肝、心、脾、肺、肾，实而不满，可下之而已也。</td><td colspan="12">水谷之寒热，感则害人六腑。胆、胃、三焦、膀胱、大肠、小肠，满而不实，可吐之而已也。</td><td colspan="12">地之湿气，感则害人皮肉、筋脉、肌肤，从外而入，可汗之而已也。</td><td colspan="12">所生病者，血之所成也。</td></tr>
</table>

图一

①木：原作“水”，据日正德本、千顷堂本改。

天地六位脏象之图					
此论元无此图添之					
属上二位天	太虚	金金火合德	燥[①]金主清	肺上象焦天	下络大肠
属	天面	火	君火主热	心包络	下络小肠
属中二位人	风云之路	木木火合德	风木主温	肝中象焦人	下络胆经
属	万物之路	火	相火主极热	胆次	卷终
属下二位地	地面	土土水合德	湿土主凉	脾下象焦地	下络胃[②]
属	黄泉	水	寒水主寒	肾黄泉	旁[③]络膀胱

图二

外有风寒暑湿，属天之四令，无形也。

内有饥饱劳逸，属天之四令，有形也。

一者，始因气动而内有所成者，谓积聚、癥瘕、瘤气、瘿起、结核、狂瞀、癞[④]痫。疏曰：癥，坚也，积也；瘕，气血也。

二者，始因气动而外有所成者，谓痈肿、疮疡、疥癣、疽痔、掉瘈、浮肿、目赤、熛痓、胕肿、痛痒之类是也。

三者，不因气动而病生于内者，谓留饮、癖食、饥饱、劳损、宿食、霍乱、悲、恐、喜、怒、想慕、忧结之类是也。

四者，不因气动而病生于外者，谓瘴气、贼魅、虫蛇、蛊毒、伏尸、鬼击、冲薄、坠堕、风、寒、暑、湿、斫、射、割、刺之类是也。

风木郁之病

故民病胃脘当心而痛，四肢、两胁、咽膈不通，饮食不下，甚则耳鸣眩转，目不识人，善僵仆，筋骨强直而不用，卒倒而无所知也。

暑火郁之病

故民病少气、疮疡、痈肿，胁肋、胸背、首面、四肢䐜膹胪胀，疡痱呕逆，瘛疭，骨痛节疼，及有动泄注下，温疟，腹中暴痛，血溢流注，精液衰少，目赤心热，甚则瞀闷懊恼，善暴死也。

①燥：原作“为”，据千顷堂本改。

②胃：原作“肾”，据千顷堂本改。

③旁：原作“下”，据日正德本、千顷堂本改。

④癞：《素问》王冰注文作“癫”。

湿土郁之病

故民病心腹胀，腹鸣而为数后，甚则心痛，胁䐜，呕逆，霍乱，饮发注下，胕肿身重，脾热之生也。

燥金郁之病

故民病咳逆，心腹满引少腹，善暴痛，不可反侧，嗌干，面尘色恶，金胜而木病也。

寒水郁之病

故民病寒客心痛，腰椎痛，大关节不利，屈伸不便，善厥，痞坚腹满，阴乘阳故也。

初之气

自大寒至立春、春分，厥阴风木之位，阳用事而气微。故曰：少阳得甲子，元头常准，以大寒交初之气，分以六周甲子，以应六气，下傲一月。正月、二月少阳，三阴三阳亦同。

二之气

春分至小满，少阴君火之位。阳气清明之间，又阳明之位。

三之气

小满至大暑，少阳相火之位。阳气发，万物俱成，故亦云太阳旺。其脉洪大而长，天气并万物，人脉盛衰，造物造化亦同。

四之气

大暑至秋分，太阴湿土之位。天气吉感，夏后阴已用事，故曰：太阴旺。此三阴三阳，与天气标本阴阳异矣。脉缓大而长，燥金旺，紧细短涩。以万物干燥，明可见矣。

五之气

秋分至小雪，阳明燥金之位。气衰阴盛，故云金气旺，其脉细而微。

终之气

小雪至大寒，太阳寒分之位。阴极而尽，天气所收，故曰：厥阴旺。厥者，尽也。

风木肝酸　达针

与胆为表里，东方木也，色青，外应目，主治血。芍药味酸微寒，泽泻咸平，乌梅酸热。诸风掉眩，皆属于肝木，主动。治法曰：达者，吐也。其高者，因而越之。可刺大敦，灸亦同。

暑火心苦　发汗

与小肠为表里，南方火色，外应舌，主血运诸经。大黄苦寒，木香苦温，黄连苦凉，没药苦热。

诸痛痒疮疡，皆属于心火。治法曰：热者汗之，令其疏散也。可刺少冲，灸之亦同。

湿土脾甘　夺针

与胃为表里，中央土也，色黄应唇，主肌肉，应四时。蜜甘凉，甘草甘平。

诸湿肿满，皆属于脾土。治法曰：夺者，泻也。分阴阳，利水道。可刺隐白，灸亦同。

燥金肺辛　清针

与大肠为表里，西方金也，色白，外应皮毛、鼻，亦行气。干姜辛热，生姜辛温，薄荷辛凉。

诸气膹郁，皆属于肺金。治法曰：清者，清膈、利小便、解表。可刺少商，灸亦同。

寒水肾咸　折针

与膀胱为表里，北方水也，色黑，外应耳，主骨髓。牡蛎咸寒，水蛭咸寒。诸寒收引，皆属于肾水。治法曰：折之，谓抑之，制其冲逆。可刺涌泉，灸亦同。

大寒子上初之气

初之气为病，多发咳嗽、风痰、风厥、涎潮、痹塞、口㖞、半身不遂、失音、风癫，风中妇人，胸中留饮、两脐腹微痛、呕逆恶心、旋运、惊悸、狂阳、心风、搐搦、颤掉。初之气病，宜以瓜蒂散吐之，在下泄之。

春分卯上二之气

二之气为病，多发风温、风热。经曰：风伤于阳，湿伤于阴。微头痛，身热发作，风温之候。风伤于卫气也，湿伤于脾气也。是以风温为病，阴阳俱自浮，汗出，身重，多眠，鼻息，语言难出。此以上二证，不宜下。若与巴豆大毒丸药，热证并生，重者必死。二之气病，宜以桂枝麻黄汤，发汗而已。

小满巳上三之气

三之气为病，多发热，皆传足经者多矣。太阳、阳明、少阳、太阴、少阴、厥阴。太[①]阳者，发热恶寒、头项痛、腰脊强；阳明者[②]，身热、目疼、鼻干、不得卧；少阳者，胸胁痛、耳聋、口苦、寒热往来而呕。此三阳属热。太阴者，腹满、咽干、手足自温、自利不渴，或腹满时痛；少阴者，故口燥舌干而渴；厥阴者，腹满囊缩、喘热闷乱、四肢厥冷、爪甲青色。三之气病，宜以清凉，上温下养，不宜用巴豆丸下之。

大暑未上四之气

四之气为病，多发暑气、头痛、身热、发渴。不宜作热病治，宜以白虎汤。得此病不传染，次发脾泄、胃泄、大肠泄、小肠泄、大瘕泄、霍乱吐泻、下痢及

①太：原脱，据医学大成本补。
②者：原脱，据医学大成本补。

赤白相杂、水谷不分消、肠鸣切痛、面浮足肿、目黄口干、胀满气痞、手足无力。小儿亦如此。四之气病，宜渗泄，五苓散之类也。

秋分酉上五之气

五之气为病，多发喘息、呕逆、咳嗽及妇人寒热往来、瘖疟、痹、痔、消渴、中满、小儿斑瘾疮疱。五之气病，宜以大、小柴胡汤，宜解治表里之类。

小雪亥上终之气

终之气为病，多发风痰、风寒湿痹四肢。秋收多，冬水复旺，水湿相搏，肺气又衰。冬寒甚，故发则收，则痿厥弱，无以运用。水液澄清冷，大寒之疾。积滞、瘕块、寒疝、血瘕，凡气之疾。终之气病，宜破积发汗之类。

肝之经足厥阴风乙木

是动则病腰痛不可以俯仰、丈夫㿗疝、妇人少腹肿，甚则嗌干、面尘脱色。是肝所生病者，胸满、呕逆、飧泄、狐疝、遗溺、闭癃。为此诸病。

胆之经足少阳风甲木

是动则病口苦、善太息、心胁痛、不能转侧，甚则面微有尘、体无膏泽、足外反热，是为阳厥。是主骨所生病者，头痛、颔痛、目内眦痛、缺盆中肿痛、腋下肿、马刀挟瘿、汗出振寒、疟、胸、胁、肋、髀、膝，外至胫绝骨外踝前及诸节皆痛、小指次指不用。为此诸病。

心之经手少阴暑丁火

是动则病嗌干、心痛、渴而欲饮，是为臂厥。是主心所生病者，目黄、胁痛、臑臂内后廉痛厥、掌中热痛，为此诸病。

小肠经手太阳暑丙火

是动则病嗌痛、颔肿、不可以顾、肩似拔、臑似折。是主液所生病者，耳聋、目黄、颊肿、颈、颔、肩、臑、肘、臂外后廉痛。为此诸病。

脾之经足太阴湿己土

是动则病舌本强、食则呕、胃脘痛、腹胀、善噫、得后与气则快然，如衰，身体皆重。是主脾所生病者，舌本痛、体不能动摇、食不下、烦心、心下急痛、溏瘕泄、水闭、黄疸、不能卧、强立、股膝内肿、厥、足大指不用。为此诸病。

胃之经足阳明湿戊土

是动则病洒洒振寒、善呻数欠、颜黑、至则恶人与火、闻木声则惕然而惊、心欲动、独闭户塞牖而处，甚则欲上高而歌、弃衣而走、贲响腹胀，是为骭厥。是主血所生病者，狂疟、温淫、汗出、鼽衄、口㖞、唇胗、颈肿、喉痹、大腹水肿、膝膑肿痛，循膺乳气冲股、伏兔、骭外廉、足跗上皆痛、中指不用。气盛则身以前皆热，其有余于胃，则消谷善饥，溺色黄；气不足，则身以前皆寒栗；胃中寒，则胀满。为此诸病。

心包络手厥阴为母血

是动则病手心热、臂肘挛急、腋肿，甚则胸胁支满、心中憺憺大动、面赤目黄、喜笑不休。是主脉所生病者，烦心、心痛、掌中热。为此诸病。

三焦经手少阳为父气

是动则病耳聋、浑浑焞焞、嗌肿喉痹。是主气所生病者，汗出，目锐眦痛，耳后、肩臑、肘臂外皆痛，小指次指不用。为此诸病。

大肠经手阳明燥庚金

是动则病齿痛颈肿。是主津液所生病者，目黄、口干、鼽衄、喉痹、肩前臑痛、大指次指痛不用。气有余，则当脉所过者热肿；虚则寒栗不复。为此诸病。

肺之经手太阴燥辛金

是动则病肺胀满、膨脝而喘咳、缺盆中痛，甚则交两手而瞀，此为臂厥。是主肺所生病者，咳、上气喘、渴、烦心、胸满、臑臂内前廉痛厥、掌中热。气盛有余，则肩背痛、风寒汗出、中风、小便数而欠；气虚则肩背痛寒、少气不足以息、溺色变。为此诸病。

肾之经足少阴寒癸水

是动则病饥不欲食、面如漆柴、咳唾则有血、喝喝[①]坐而欲起、目䀮䀮[②]如无所见、心如悬若饥状。气不足则善恐，心惕惕如人将捕之，是为骨厥。是主肾所生病者，口热舌干、嗌肿上气、嗌干及痛、烦心、心痛、黄疸、肠澼、脊股内后廉痛、痿厥、嗜卧，足下热而痛。为此诸病。

膀胱经足太阳寒壬水

是动则病冲头痛、目似脱、项如拔、脊痛、腰似折、髀不可以曲、腘如结、踹如裂，是为踝厥。是主筋所生病者，痔、疟、狂、癫疾、头囟项痛、目黄泪出、鼽衄、项背腰尻腘踹脚皆痛，小指不用，为此诸病。

风治法：风淫于内，治以辛凉，佐以甘苦，以甘缓之，以辛散之。防风通圣散　天麻散　防风汤　祛风汤　小续命汤　消风散　排风汤

暑治法：热淫于内，治以咸寒，佐以甘苦，以酸收之，以苦发之。白虎汤　桂苓汤　玉壶丸　碧玉散　玉露散　石膏汤

湿治法：湿淫于内，治以苦热，佐以咸淡，以苦燥之，以淡泄之。白术木香散　桂苓白术丸　五苓散　葶苈木香散　益元散　神助散

火治法：火淫于内，治以咸寒，佐以甘[③]辛，以酸收之，以苦发之。凉膈散　解毒丸　神功丸　八正散　调胃散　大小承气汤

燥治法：燥淫于内，治以苦温，佐以甘辛，以辛润之，以苦下之。神功丸　麻仁丸　脾约丸　润体丸　润肠丸　四生丸　葶苈散

寒治法：寒淫于内，治以甘热，佐以苦辛，以辛散之[④]，以苦坚之。姜附汤　四逆汤　二姜汤　术附汤　大戊己丸　附子理中汤

六门病证药方

风门独治于内者：防风通圣散　防风天麻丸　防风汤　小续命汤　消风散　祛风丸　承气汤　陷胸汤　神芎丸　大黄丸　备急丹

①喝喝：原作“喝喝”，据日正德本、千顷堂本改。

②䀮（huāng）䀮：视物模糊不清的样子。

③甘：《素问·至真要大论》作“苦”。

④佐以苦辛，以辛散之：《素问·至真要大论》作“佐以苦辛，以咸泻之，以辛润之”。

暑门独治于外者：白虎汤　桂苓甘露散　化痰玉壶丸　益元散　玉露散　石膏散　拔毒散　水澄膏　鱼胆丸　金丝膏　生肌散

湿门兼治于内者：五苓散　葶苈木香散　白术木香散　益元散　大橘皮汤　桂苓白术丸　神助散　大柴胡汤　小柴胡汤　柴胡饮子　防风通圣散　防风当归饮子

火门兼治于外者：凉膈散　黄连解毒汤　泻心汤　神芎丸　八正散　调胃散　调胃承气汤　桂苓汤　麻黄汤　小建中汤　升麻汤　五积散

燥门先治于内，后治于外者：神芎丸　脾约丸　麻仁丸　润体丸　四生丸

谓寒药攻其里，大黄兼牵牛之类。

谓热药攻其表，桂枝、麻黄、升麻之类。姜附汤　四逆汤　二姜汤　术附汤

寒门先治于外，后治于内者：大已寒丸　理中丸

谓热药攻其表，谓寒药攻其里。

《内经》湿变五泄

六气属天，无形，风、暑、湿、火、燥、寒。

五形湿属戊己，湿入肺经为实。

六味属地，有质，酸、苦、甘、辛、咸、淡。

五脏湿属脾胃，湿入大肠为虚。

胃泄风湿

夫胃泄者，饮食不化，完谷出，色黄，风乘胃也，宜化剂之类。

脾泄暑湿

夫脾泄者，腹胀满，注，实则生呕逆。三证宜和剂、淡剂、甘剂、清剂之类。

大肠泄燥湿

夫大肠泄者，肠鸣切痛。先宜寒剂夺之，次宜甘剂分其阴阳也。

小肠泄热湿

夫小肠泄者，溲而便脓血，少腹痛。宜寒剂夺之，淡剂、甘剂分之。

大瘕泄寒湿

夫里急后重，数至圊而不能便。先宜清剂、寒剂夺之，后以淡剂、甘剂分之。或茎中痛，亦同。

《金匮》十全之法

飧泄：春伤于风，夏必飧泄，暮食不化，亦成飧泄。风而飧泄者，先宜发剂，次宜淡剂、甘剂、分剂之类。

洞泄：春伤于风，邪气留连，乃为洞泄，泻下褐色。治法同上。又宜灸分水穴①。湿气在下，又宜以苦剂越之。

洞泄寒中：洞泄寒中，俗呼曰休息痢。洞泄，属甲乙风木，可灸气海、水分、三里，慎勿服峻热之药。小便涩则生；足肿、腹胀满者，死于庚辛之日。如尸臭者不治。

霍乱：吐泻，水谷不化，阴阳错乱。可服淡剂，调以冰水，令顿服之则愈。

注下：火气太过，宜凉剂，又宜淡剂，调冰水，令顿服之则愈。此为暴下不止也。

肿蛊：三焦闭溢，水道不行，水满皮肤，身体痞肿。宜越剂、发剂、夺剂。

䐜胀：浊气在上不散，可服木香槟榔丸、青皮、陈皮。属大肠，为浊气逆，肺金为清气逆，气化则愈矣。

肠鸣：燥湿相搏为肠鸣；中有湿，亦为肠鸣；火湿相攻，亦为肠鸣。治法同上，治之大效。

支满鹜溏：上满而后泄，下泄而后复上满。治法同上。久则反寒，治法同寒中。如鹜溏而肠寒者，亦斯义。风湿亦有支满者。

肠澼：大、小便脓血，治法同上。又宜不二丸、地榆散、驻车丸及车前子等药，次宜淡剂、甘剂、分剂之类。

脏毒：下血，治法同上。又宜苦剂、夺剂，以苦燥之。如酒毒下血同。

大、小便血：大、小便治法同上。血温身热者死。火之成数，七日而死。如尸臭者不治。

脱肛：大肠热甚也。用酸浆水煎三五沸，稍热渫洗三五度，次以苦剂坚之则愈。

广肠痛：治法同上。又大黄牵牛丸、散，夺之法，燥涩亦同。痔漏、广肠痛、肠风下血，皆同脏毒治法。

---

①分水穴：诸本同。疑作“水分穴”。

乳痔肠风：肛门左右有核。《内经》曰：因而饱食，筋脉横解，肠澼为痔。属大肠经，可服枳壳之属。大癖生肠风，乳痔相连。

《金匮》十全五泄法后论

天之气一也。一之用为风、火、燥、湿、寒、暑。故湿之气，一之一也，相乘而为五变。其化在天为雨，在地为泥，在人为脾，甚则为泄。故风而湿其泄也，胃暑而湿其泄也，脾燥而湿其泄也，大肠热而湿其泄也，小肠寒而湿其泄也。

大瘕，若胃不已，变而为飧泄；飧泄不已，变而为洞泄；洞泄不已，变而为脾[①]泄寒中，此风乘湿之变也。若脾泄不已，变而为霍乱；霍乱不已，变而为注下；注下不已，变而为肿蛊。此暑乘湿之变也。若大肠泄不已，变而为腹胀；膜胀不已，变而为肠鸣；肠鸣不已，变而为支满鹜溏。此燥乘湿之变也。若小肠泄不已，变而为肠澼；肠澼不已，变而为脏毒；脏毒不已，变而为前后便血。此热乘湿之变也。若大瘕泄不已，变而为脱肛；脱肛不已，变而为广肠痛；广肠痛不已，变而为乳痔肠风。此寒乘湿之变也。凡此二十五变，若无湿则终不成疾。况脾胃二土，共管中州，脾好饮，脾亦恶湿，此泄之所由生也。

凡下痢之脉，微且小者生，浮大者死。水肿则反是，浮大者生，沉细者死。夫病在里脉沉，在表脉浮。里当下之，表当汗之。下痢而脉浮滑，水肿者脉沉细，表里俱受病，故不治也。凡脏血、便血，两手脉俱弦者死绝，俱滑大者生，血温身热者死。王太仆则曰：若下血而身热血温，是血去而外逸也，血属火故也。七日而死者，火之成数也。

夫飧泄得之于风，亦汗可愈。或伏惊怖，则胆木受邪，暴下绿水。盖谓戊己见伐于甲木也。婴儿泄绿水，《素问》有婴儿风，理亦如之。洞泄者，飧泄之甚，但飧泄近于洞泄，洞泄久则寒中，温之可也。治法曰：和之则可也，汗之则不可。盖在腑则易治，入脏则难攻。洞泄寒中，自腑而入脏，宜和解而勿争。

水肿之作者，未遽而然也。由湿遍于大肠，小溲自涩，水湿既潴，肿满日倍，面黄腹大，肢体如泥，湿气周身，难专一法。越其高而夺其下，发其表而渗其中，酸收而辛散，淡渗而苦坚，用攻剂以救其甚，缓剂以平其余。如是则孤精得气，独魄反阳，亦可保形，陈莝去而净府洁矣。

彼豆蔻、乌梅、罂粟囊勿骤用也。设病形一变，必致大误。或通而塞，或塞而通，塞塞通通，岂限一法？世俗止知塞剂之能塞，而不知通剂之能塞者，拘于方也！凡治湿，皆以利小溲为主。诸泄不已，宜灸水分穴，谓水谷之所别也。脐之上一寸半，灸五七壮。腹鸣如雷，水道行之候也。凡湿勿针。《内经》虽云缪

①脾：原作“洞”，据日正德本、千顷堂本改。

刺其处，莫若以张长沙治伤寒法治之。盖泄者，亦四时伤寒之一也。仲景曰：上涌而下泄，表汗而里攻，半在表，半在里，则宜和解之，表里俱见，随证渗泄。此虽以治伤寒，其于治湿也同。仍察脉以视深浅，问年壮以视虚实，所投必如其意矣。

顷，商水县白堤酒监单昭信，病飧泄，逾年不愈。此邑刘继先命予药之。为桂枝麻黄汤数两，一剂而愈。因作五泄图，摭《难经》、《素问》本意。书录于上，刊而行之，诚有望于后之君子。戴人张子和述以上之图，校改为篇法。

中医五运六气全书

伤寒钤法

元 马宗素 撰

目录

CONTENTS

整理说明

《伤寒钤法》注重从病者的生年干支和得病之日的干支，推算出所患何病，所病何经，当现何症，当用何方，当于何日汗解、小愈或大凶。

本次整理出版，是在元泰定间由程德斋刊行的《伤寒钤法》的基础上进行的。同时，参考了其他版本，并根据《中医五运六气全书》统一体例作相应调整、选择、校勘、注释。

五运歌

甲己化土乙庚金，丁壬木运尽成林，丙辛水运分清浊，戊癸南方火焰清。

注曰：此言五运之化也。

纳甲歌

甲己还加甲，乙庚丙作初，丙辛生戊子，丁壬庚子居，戊癸生壬子，逢龙是化途。

注曰：且如甲己顺数到辰，见戊辰，是为化火。乙庚到辰，见庚辰，是为化金也。其余仿此而推之。

六气歌

子午少阴君火天，丑未太阴湿上连，寅申少阳相火位，卯酉阳明燥金边，辰戌太阳寒水是，巳亥厥阴风木全。

注曰：此六气之主也。子午属火，主曰心君。丑未属土，脾主太阳。少阳胆火，乃是寅申。阳明卯酉，肺燥之金。太阳辰戌，寒水是临。巳为风木，号曰厥阴。识得钤法，胜万两金。

主运歌

初运逐年木主先，二君三相火排连，四季是土常为主，五运金宫六水天。

客运歌

逐年支干是客乡，上临实数下临方，初终六气轮流数，客主盛衰须见伤。

十二支化歌

寅巳化木，卯丑化土，子辰水国，亥戌申午，是为火宫，未酉化金，是曰气六。

精华录云

寅木卯土辰是水，巳木午火未属金，申火酉金戌是火，子水丑土合其真。

注曰：义见《阴阳烛神经》。

五运帝旺，甲己未中，乙庚酉上，子壬丙辛，丁壬卯地，戊癸午宫。

注曰：五运者，金木水火土是也。且如甲己化土，土随火生于卯，旺于未也。乙庚化金，金生巳土，旺于酉是也。

症分南北

甲己年南北政有甲乙丙等干。

钤法诗云

甲己之年面向南，乙庚戊年正北方，丙辛壬癸同归北，此是司天之阴阳。

图见精华指要

精华运气自古传，等闲谁识就中玄，干璇天上阴阳柄，擅执人间生死权。但向袖中分汗瘥，何须脉理辨钩玄，医门若得如斯法，万两黄金也不传。

〔子〕少阴地字号
〔丑〕太阴母字号
〔寅〕少阳巳字号
〔卯〕阳明劳复号
〔辰〕中太阳禄字号
〔甲巳〕厥阴坤字号
〔午〕少阴地字号
〔未〕太阴母字二号
〔申〕少阳巳字号
〔酉〕阳明劳复号
〔戌〕中太阳禄字号
〔亥〕厥阴坤字号
〔子〕少阴地字号
〔丑〕太阴母字三号
〔寅〕少阳巳字号
〔卯〕阳明少字号
〔辰〕中太阳廉字暍症号
〔巳〕厥阴乾字号
〔午〕少阴地字号
〔未〕太阴母字号
〔申〕少阳巳字号
〔酉〕阳明火字号
〔戌〕中太阳暍症廉字号
〔亥〕厥阴坤字号
〔子〕少阴人字号

〔丑〕太阴母字二号
〔寅〕少阳巳字号
〔卯〕阳明水字号
〔辰〕中太阳贪字号
〔巳〕厥阴坤字号
〔午未〕少阴人字号
〔未〕太阴母字二号
〔申〕少阳巳字号
〔酉〕阳明水字号
〔戌〕中太阳巨字号
〔亥〕厥阴坤字号
〔子〕少阴人字号
〔丑〕太阴母字一号
〔寅〕少阳巳字号
〔卯〕阳明金字号
〔辰〕中太阳贪字号
〔巳〕厥阴坤字号
〔午〕少阴人字号
〔未〕太阴母字二号
〔申〕少阳巳字号
〔酉〕阳明金字号
〔戌〕中太阳贪字号
〔亥〕厥阴坤字号
〔子〕少阴人字号
〔丑〕太阴母字二号
〔寅〕少阳巳字号
〔卯〕阳明土字号
〔辰〕上太阳月字号
〔巳〕厥阴坤字号
〔午巳〕少阴人字号
〔未〕太阴母字二号
〔申〕少阳巳字号
〔酉〕阳明土字号
〔戌〕上太阳月字号
〔亥〕厥阴坤字号
〔子〕少阴天字号
〔丑〕太阴母字一号
〔寅〕少阳巳字号
〔卯〕阳明火字号

〔辰〕下太阳日字痓症
〔巳〕厥阴乾字号
〔午〕少阴人字号
〔未〕太阴母字二号
〔申〕少阳巳字号
〔酉〕阳明火字号
〔戌〕上太阳日字湿症
〔亥〕厥阴乾字号
〔子〕少阴地字号
〔丑〕太阴母字号
〔寅〕少阳巳字号
〔卯〕阳明木字号
〔辰〕中太阳禄字号
〔酉巳〕厥阴坤字号
〔午〕少阴地字号
〔未〕太阴母字二号
〔申〕少阳巳字号
〔酉〕阳明木字号
〔戌〕中太阳文字号
〔亥〕厥阴坤字号
〔子〕少阴地字号
〔丑〕太阴母字三号
〔寅〕少阳巳字号
〔卯〕阳明土字号
〔辰〕中太阳武字号
〔巳〕厥阳乾字号
〔午亥〕少阴地字号
〔未〕太阴母字三号
〔申〕少阳巳字号
〔酉〕阳明上字号
〔戌〕中太阳武字号
〔亥〕厥阴乾字号
〔子〕少阴天字号
〔丑〕太阴母字三号
〔寅〕少阳巳字号
〔卯〕阳明金字号
〔辰〕中太阳破字号
〔巳〕厥阴坤字号
〔午子〕少阴天字号

〔未〕太阴母字三号
〔申〕少阳巳字号
〔酉〕阳明金字号
〔戌〕下太阳震字号
〔亥〕厥阴乾字号
〔子〕少阴天字号
〔丑〕太阴母字一号
〔寅〕少阳巳字号
〔卯〕阳明水字号
〔辰〕下太阳离字号
〔巳〕厥阴乾字号
〔午〕少阴天字号
〔未〕太阴母字号
〔申〕少阳巳字号
〔酉〕阳明水字号
〔戌〕下太阳离字号
〔亥〕厥阴乾字号
〔子〕少阴人字号
〔丑〕太阴母字一号
〔寅〕少阳巳字号
〔卯〕阳明火字号
〔辰〕上太阳日字号
〔巳〕厥阴乾字号
〔午辰〕少阴人字号
〔未〕太阴母字二号
〔申〕少阳巳字号
〔酉〕阳明火字号
〔戌〕上太阳巳字号
〔亥〕厥阴乾字号
〔子〕少阴天字号
〔丑〕太阴母字一号
〔寅〕少阳巳字号
〔卯〕阳明霍乱
〔辰〕下太阳兑字号
〔巳〕厥阴乾字号
〔午〕少阴天字号
〔未〕太阴母字一号
〔申〕少阳巳字号
〔酉〕阳明霍乱

〔戌〕下太阳离字号
〔亥〕厥阴乾字号

归号用药歌

若论某病某号某药上太阳症辰日巳月

注曰：上太阳十六症，用日月二字为号也。辰宫见辰戌为日字号，管其症有十。巳上见辰戌为月字号，管其症有六。

假如戊申生人，乙巳日得病，巳属阴支，前进五辰到酉，却将戊申二字，顺数到巳，见丙辰，即上太阳，用月字号下第三症，白虎汤内加人参主之。

假如壬子生人，丙辰日得病，辰属阳支，进三辰到午，却将壬子二字顺行到辰，见壬戌，即上太阳，日字号下第九症，桂枝汤加附子除芍药主之。

上太阳症指掌图日月号十六症

〔申〕	〔酉〕	〔戌〕	〔亥〕
〔未〕			〔子〕
〔午〕			〔丑〕
〔巳〕月六症	〔辰〕日字十症	〔卯〕	〔寅〕

日字号十症

甲　阴浮阴弱热虚惶，阴弱阳浮汗出洋，
　　啬啬恶寒翕翕热，鼻鸣干呕桂枝汤。
乙　太阳头痛热而隆，汗出之时又恶风，
　　荣气犹虚于卫气，桂枝汤下可宜攻。
丙　太阳为病项背强，汗出滋滋反恶寒，
　　桂枝葛根汤可主，麻黄不饵岂良方。
丁　太阳头痛病当攻，下后其人气上冲，
　　可与桂枝汤疗治，更宜消息乐而通。
戊　太阳三日已发汗，若吐若下若温针，
　　不解相将成坏症，桂枝不可毋思寻。
己　桂枝本为解肌药，酒客不喜桂枝汤，
　　喘家却加朴香子，吐者服之脓血伤。
庚　发汗恶风漏不干，小便秘涩屈伸难，
　　桂枝附子汤煎疗，阳复经温病即安。
辛　下之脉促满胸间，煎与桂枝去芍餐。
　　症在太阳当解表，邪因散去始能痊。
壬　太阳脉促客邪干，下早须知少恶寒，

桂枝汤内除芍药，却加附子病当宽。

癸　寒热如虚见脉微，恶寒吐汗下皆非。
无汗有热浑身痛，桂枝各半正相宜。

甲　先服桂枝烦不解，风池风府刺而安。
太阳经病风邪泄，再与桂枝立见安。

乙　桂枝已汗脉浮洪，不解如前形似疟，
桂枝汤二一麻黄，解散寒邪良不错。

丙　桂枝汗没再寻思，大渴烦时病未除，
表热寒邪洪大脉，人参白虎病加祛。

丁　热多寒少脉弱微，发热恶寒应有之，
此症先阳何可汗，桂枝越婢一汤宜。

戊　下之头项仍犹痛，发热便难汗又无，
桂枝去桂加苓术，小便若利病当除。

己　脉浮自汗小便多，筋急恶寒厥奈何，
烦躁咽干并呕逆，干姜甘草剂汤和。

庚　厥愈足温伸足胫，芍药甘草可调和。
胃气不和何以治，承气调胃不为讹。

辛　里汗表热浮迟脉，发汗烧针同大过，
因而下利清谷者，四逆之功唱凯歌。

中太阳症歌六十六症

中太阳症，贪午巨未，禄申文酉，廉居戌地，武亥破子，破只六位。

注曰：中太阳六十六症，以七星为号也。其法从午至子，每星管十症，独破军六症。

假如戊子生人，壬戌日得病，戌为火，支进三辰到子，却将本命戊子顺行，到戌见戊戌，即中太阳膀胱经，受症廉子号第五症，四逆汤主之。其余一例推之。

〔申〕禄	〔酉〕文	〔戌〕廉	〔亥〕武
〔未〕巨			〔子〕破六
〔午〕贪			〔丑〕
〔巳〕	〔辰〕	〔卯〕	〔寅〕

中太阳指掌图，六十六症，贪字为号，诗病症治，俱在运气内看。

下太阳歌三十九症

下太阳症，震子离丑，兑寅坎卯，四号实有。

注曰：下太阳三十九症，以四卦为号，卯上属坎号，寅上属兑号，丑上属离号，子上属震号。或问云：中太阳子上有破字号，如何下太阳又有震字号？答曰：子上见辰，便是中太阳破字号。管见戌字，便是下太阳震字号管也。

假如丙寅生人，癸丑日得病，丑属阴支，前进五辰到巳，却将丙寅二字，顺行到司天，见甲戌即太阳，小肠经受症，离字号第一症，小柴胡汤主之。

阳明症歌四十四症

阳明症号，木火土金，第五属水，从卯酉行。

注曰：阳明以木火土金为号，卯酉木字号，辰戌火字号，巳亥土字号，子午金子号，丑未水字号是矣。皆四十症，独水字只有四症。又有寅申二字在外，寅为霍乱六症，申为劳复六症是也。

假如丁未生人，辛酉日得病，酉为阴支，进五辰到丑，顺行到司天酉上，见乙卯即阳明第二症乙字号，下大承气汤主之。其余一例推之。

少阳症歌纪字号一症寅申

少阳一症，纪字为号，柴胡所主，更无别敖。

假令丙子日生人，丁丑日得病，丑为阴支，前进五辰到巳，却将丙子二字，顺数到丑上，见甲申，即少阳纪字号第一症也。

太阴三症母字三号

太阴之症，母字三号，从丑至辰，乃第一道，巳午未甲，第二症要，酉戌亥子，为三症号。

注曰：太阴症有三，皆用母字为号，丑寅卯辰四处，母字第三管也。

假如丁亥生人，巳卯日得病，卯属阴支，前进五辰到未，便将丁亥二字，顺数到卯，见乙未，未属太阴脾经受患，卯字上即母字号第二症也，四逆汤主之。其余仿此推之。

少阴之症天地人号
歌二十三症从子至卯

少阴之症，号天地人。

号曰天星，自辰到未，乃号曰人，申酉戌亥，地字号而论。

注曰：少阴二十三症，用天地人三字为号。子丑寅卯十症为天字号，辰巳午未十症为人字号，申酉戌亥三症为地字号。

假如甲辰生人，乙丑日得病，乙属阴支，前进五辰到巳，却将甲辰二字，顺数到丑，见壬子，即少阴肾经受患，丑上属天字号管，即天字号第九症，其病主上下不利，咽痛心烦，猪肤汤主之。其余一例而推之。

厥阴症歌十九症乾坤为号

厥阴十九症，用乾坤二卦为号，各有所分。从巳到戌，乃号为坤，自亥到辰，乾之所因。

注曰：厥阴十九症，用乾坤二卦为号，每字管十症。

假如巳卯生人，丁未日得病，未为阴支，前进五辰到亥，却将巳卯二字，顺数到未，见丁亥，即厥阴肝经受患，坤字号第四症，白头翁汤主之。余仿此。

霍乱劳复症歌共十二症

霍乱劳复，只在阳明，寅为霍乱，劳复居申。

注曰：霍六乱六，共十二症，俱在阳明症内管也。寅申二日受症是也。若寅日得病，便是霍乱，申日受病，便是劳复。寅上见申至未，为劳复六症。申上见丑，为霍乱六症也。

假如乙巳生人，戊寅日得病，寅为阳支，进三辰见辰，却将乙巳顺行到寅，见乙卯，即霍乱第二症也，理中汤主之。

假如乙亥生人，丙申日得病，申为阳支，进三辰到戌，却将乙亥顺行到申，见乙酉，即劳复第二症，用枳实栀子豉汤等药主治之。

痓湿暍症歌共十四症痓五湿六暍二

痓湿与暍，卯戌两分，卯为痓湿，戌为暍症，皆在太阳，共十四症。

注曰：痓五症，卯上见辰，为太阳症也。从辰至申，便是痓五症。卯上见戌，为太阳湿症也。从卯至酉，便是湿六症。暍有三症，戌上见庚辛壬三字，便是太阳暍三症也。症见庚一辛二壬三是也。

假如丙申生人，乙卯日得病，卯属阴支，前进五辰到未，却将丙申二字顺数到卯，见甲辰，系是太阳痓症第一症也。其病发热恶寒，桂枝汤主之。

假如丙寅生人，乙卯日得病，卯属阴支，前进五辰到未，却将丙寅二字，顺数到卯，见甲戌，即太阴湿症第一症也，五苓散主之。余仿此。

假如庚午生人，戊戌日得病，戌属火支，前进三辰到子，却将庚午二字，顺数到戌，见庚辰，即太阳暍症第七病也，白虎汤主之。

论司天歌

得病之日，是名司天。不拘男女，都是顺迁。

假如正月卯日得病，就以卯上为司天，卯属阴支，前进五辰到未，为在泉，申为左间气，午为右间气。申与午二字夹未为司人，申为左间气，午为右间气。

却又将本命干支，从左间气司人处，数到司天上是也。余皆仿此。如遇阳支，则加三辰起例。

与支一同。

阴阳支起数歌

阳支加三，阴支加五，却将本命，顺行而数。

子寅辰午申戌属阳，丑卯巳未酉亥属阴。凡逢阳支加三辰，逢阴支加五辰。加临之例也见前。

论两感症歌

若论两感，起例如前，仲居巳上，季孟辰迁，子不宜戌，丑破酉嫌，寅逢巳是，卯愁未缠，辰最怕午，申忧亥占，病逢两感，决主嫣嫣。

注曰：寅申巳亥辰戌丑未八支起辰，子午卯酉四支日起巳。

精华指要诗曰：

肾与膀胱两感伤，心与小肠表里乡，

胞络三焦俱是火，肺与大肠不为良，

肝胆同归两感症，脾胃相连治应难。

又云：

四仲传流巳上求，但逢季孟向龙游，

便将人命加其上，数到司天见病由。

其法以司天之法加临，看是何经受患，次将得病日支，依前季孟之法，顺行到病人本命支上是也。

假如戊子生人，庚辰日得病，辰属阳支，前进三辰到午，却将戊子顺行到辰，见戊戌，系太阳膀胱经受患。

得病日辰，系是辰上起，却将得病日辰字，从辰上顺行病人本命上，见子字，子属少阴君火，肾经受症，即肾与膀胱两感，并子不宜戌也。

假如丁未生人，庚子日得病，加临到子，见丁巳，又将得病日子字，属仲起巳，用子字从巳行到未，见寅巳，为包络，寅为三焦，俱是火，并日寅逢巳是也。其余一例而推之。

论天符岁会歌

若论天符，先观岁气。运气若同，天符难治。与运同名，故曰岁会。

假如甲辰日司天，甲属土运，前进四辰见丁未，未是脾土，与运相同，故曰岁会。

又云：甲既是土运，辰又是土支，年月日时同得病，皆重司天，与运同名，天符是也。其余一例推之。

太乙天符论

太乙天符，十人九毙。若运占方，却非此例。

假如戊午得病，戊为火运，午为火气，又是午支属火，即名曰太乙天符，三日如逢吉运，减一半。

假如甲于生人，戊午日得病，进三辰见庚申，为司人，加临到午，见戊，即太阳膀胱水。第一日受患，其日犯太乙天符，其病逆传。第二日巳未，胃经受患，巳为土运，未为土气，胃又属土，其人必至此日丑未日死。何则？丑未又是土是也。余仿此，不看不加临。

交天交地歌

交天交地，左右分箱。南离北坎，阳明症当。

诗曰：交天交地司天起，兼和司地尽关连。南症加离北加坎，阳明到处不虚言。

其法寅申巳亥辰戌丑未八年为交逢，子午卯酉四年为反逢，三阴为之不应，甲己为南政，乙丙丁戊庚辛壬癸为北政。

假如乙丑南政，司天丑未，太阴没一辰，少阴左手寸口不应，前一辰少阳右手，交见于左，谓之交。见于左者为之交，交者死。其余仿此。

汗墓瘥法歌

汗墓瘥法，先熟钤歌。壬辰日病，木水如何。运气合看，切勿蹉跎。

三阴三阳运气汗瘥例

假如甲午日病，是手少阴经，甲为土运，午为火气。歌云；土火乙庚疾大减，乙日不愈，庚日大愈。乙未日病，是手太阴经，乙为金运，未为金气。歌云：金见丁辛，第三日小愈，第七日大愈。其余一例推之。

又歌云：

金见丁辛火乙丁，丙己木水乙巳并，戊壬上水火丙火，巳水木元来号甲丁，土水甲巳从来道，金土丁壬汗似蒸，金水甲戊相交汗，木火乙戊不瘥争。

注云：寅申巳亥一四七，此是病人出汗日。子午卯酉二五八，定是病人战汗发。辰戌丑未三六九，血汗至时应血走。

汗瘥定时歌

少阳寅卯辰为先，阳明申酉戌相连，太阳巳午未汗至，太阴亥子丑门边，少阴子丑寅为伴，厥阴丑卯寅相穿。

棺墓歌

土为墓兮木为棺，金为尸兮仔细看，水为命兮火为气，加临上下要精颛。

假如甲午生人，丁丑日得病，丁壬化木运，木旺子卯，却将丁丑二字，从卯上顺行至病人命支上，午见庚辰，庚化金运，辰为水气。歌曰：金水尸中有命随。又曰金水甲戊，言交汗出甲戊二日。

假如戊戌生人，庚子日得病，庚化金，金旺于酉，却将庚子二字，顺行到戌命支上，见辛丑，辛化水运，丑化土，是命墓相形。其余仿此。

又汗瘥用药例

假如甲寅生人，丁丑日得病，丁壬化木，木旺在卯，就将丁丑二字，从卯上顺行到病人本命，寅上见戌子，立为司天，便断头疼发热。

假如戊午生人，丙子日得病，加临到子，见戌辰，是中太阳破字号症。第二日到已，三日到午，主胜客衰。四日到未，小愈。五日到申，六日到酉，七日到戌，八日到亥，九日到子，十日到丑，此日大愈，汗出巳酉时。

假如丁丑生人，壬午日得病，加临到司天上，见丁亥，系厥阴坤字号第四症也，白头翁汤主之。

歌曰：

木火棺中生有气，二日子客胜主衰，泻咸补苦，桂枝汤主之。三日丑，四日寅，小柴胡汤主之。五日到卯，阳明主胜客衰，小承气汤主之。六日到辰，客胜主衰，桂枝汤主之。泄咸补苦。七日入本经平气。

假如戊戌生人，壬子日得病，加临到司天，见申纪字号少阳症。第二日传未，太阴湿土，为微邪，当补心泻脾。三日午，少阴火，当解心经。四日到巳木，木生火，为虚邪。五日到辰，太阳水火相克战，其人必死。

相生相克论

相生相克，皆论支干。干来克支，治不为难。又曰：《素问》运气且须知，上下加临仔细推。阳日在前左间气，阴日前位右间随。数至司天为病日，十二支上见本基。运克气时终有始，气来克运不看医。此是先贤玄妙法，医家岂可不言知。

传经诀歌

传经妙诀，女逆男顺，一日一宫，便见所病；精华指要，女顺男逆，与此不同，学者详识。依前所言，故不再述。